T0132938

BIBLIOTHÈQUE DES TEXTES PHILOSOPHIQUES

Fondateur Henri GOUHIER   Directeur Emmanuel CATTIN

Georges CANGUILHEM

ŒUVRES COMPLÈTES

Tome II

ÉCRITS DE MÉDECINE ET DE PHILOSOPHIE : LES THÈSES

Textes présentés et annotés par
Claude DEBRU, Jean-Claude K. DUPONT,
Anne FAGOT-LARGEAULT, Jacques LAMBERT,
et Henning SCHMIDGEN

*Ouvrage publié avec le concours
du Centre national du livre*

PARIS
LIBRAIRIE PHILOSOPHIQUE J. VRIN
6 place de la Sorbonne, V e
2021

Georges Canguilhem, *Le normal et le pathologique*
Paris, Presses Universitaires de France.

© *Librairie Philosophique J. VRIN*, 2021

Imprimé en France

ISSN 0249-7972

ISBN 978-2-7116-2361-7

www.vrin.fr

INTRODUCTION

Douze années séparent le doctorat de médecine, que Georges Canguilhem soutint le 12 juillet 1943 à Clermont-Ferrand, et le doctorat ès lettres, que Canguilhem soutint le samedi 30 avril 1955 à Paris. Le présent volume contient les thèses présentées en vue de l'obtention de ces deux doctorats. Ce volume 2 des *Œuvres complètes* est composé de trois parties.

Dans la première partie, relative au doctorat de médecine, on trouve les textes sur *Le normal et le pathologique*, en leur dernière formulation relue par Canguilhem lui-même (Presses universitaires de France, seconde édition, 1972). Cette partie contient la thèse de 1943, *Essai sur quelques problèmes concernant le normal et le pathologique* suivie des trois articles ajoutés par Canguilhem « vingt ans après… » sous le titre *Nouvelles réflexions concernant le normal et le pathologique (1963-1966)* : « du social au vital » ; « sur les normes organiques chez l'homme » ; « un nouveau concept en pathologie : l'erreur ». La présentation de cette première partie est due à Anne Fagot-Largeault en collaboration avec Jean-Claude K. Dupont. Entre le manuscrit initial de la thèse (1943, conservé au CAPHÉS[1]) et les éditions successives que ce texte a connues, il existe nombre de variantes. Canguilhem a eu l'occasion de relire maintes fois son texte, et d'y introduire des corrections. Il a toujours affirmé que ces corrections sont minimes et de peu d'importance. Seules sont retenues explicitement ici les variantes signalées par l'auteur dans le volume publié en 1972. Les notices biographiques sur les auteurs cités ont été rédigées par Jean-Claude K. Dupont et Claude Debru.

Le doctorat ès lettres soutenu par Canguilhem à la Sorbonne le 30 avril 1955 (salle Louis Liard) est un doctorat d'État ancien régime, qui devait selon la règle comporter une « grande » thèse, et une « petite » thèse. Canguilhem fut autorisé à présenter comme « petite thèse » un recueil d'articles publié chez Hachette en 1952

---

1. Le CAPHÉS, Centre d'archives en philosophie, histoire et édition des sciences, est une unité mixte de service du CNRS associée à l'École normale supérieure de Paris. Il conserve les archives personnelles de Georges Canguilhem qui ont fait l'objet d'un don par la famille à l'ENS.

sous le titre *La connaissance de la vie*. Lors de sa soutenance, Canguilhem remercie les membres de son jury de la « faveur » qui lui est ainsi faite, et il s'attache à démontrer l'unité thématique de ce livre, à première vue un peu disparate. Ce livre a connu en 1965, à la librairie J. Vrin, et sous le même titre, une seconde édition « revue et augmentée ». L'auteur y a ajouté une étude sur « la monstruosité et le monstrueux ». Le texte reproduit ici, dans la seconde partie du volume 2 des *Œuvres complètes*, est celui de la seconde édition, postérieure de dix ans à la soutenance de la thèse. La présentation en est faite par Claude Debru avec la collaboration de Jacques Lambert. Ils ont également rédigé les annotations et les notices biographiques sur les auteurs cités.

La « grande thèse » est un ouvrage expressément rédigé en vue du doctorat ès lettres. Il s'agit d'une étude d'histoire des sciences intitulée : *La formation du concept de réflexe aux XVIIe et XVIIIe siècles*. Ce texte, initialement publié aux PUF (1955), est reproduit dans la troisième partie du présent volume. Canguilhem explique, dans son avant-propos, que le travail préliminaire de recherche a été fait à Strasbourg, en particulier grâce aux ressources de la bibliothèque de l'Institut de physiologie de la Faculté de médecine ; et qu'il a pu contrôler ses informations en consultant un livre rare de Franklin Fearing, paru en 1930 aux États-Unis : *Reflex Action, a study in the history of physiological psychology*, dont il a pu (tardivement) obtenir un microfilm. En appendice à la thèse on trouve un choix de textes de Thomas Willis (original latin, et traduction française). Nonobstant l'allure très savante de cet ouvrage historique, la vivacité du philosophe transparaît dans quelques remarques lapidaires, lorsque l'auteur raille les « précurseurs » qu'on prétend trouver aux vrais inventeurs, ou qu'il lance (dès l'avant-propos) qu'on peut être à la fois « vitaliste » et excellent chercheur. La présentation du livre sur l'histoire du concept de réflexe est due à Henning Schmidgen et a été traduite en français par Claude Debru. Ont collaboré à la confection des notices : Henning Schmidgen, Armelle Debru, Claude Debru, Wolfgang Eckart, Marie-Laure Massot, Jean-François Michard et Helen Nield. Des notices sur certains auteurs non compris dans l'index de l'édition originale de 1955 mais mentionnés dans le texte ont été introduites. L'ensemble des notices sur les auteurs cités dans les trois ouvrages objets de la présente édition a été revu par Claude Debru avec l'aide de Marie-Laure Massot.

La consultation des archives a été rendue possible grâce à Nathalie Queyroux, responsable du Centre documentaire du CAPHÉS. La mise en forme et l'index des noms de personnes du volume ont été réalisés par Marie-Laure Massot, ingénieure d'études au CAPHÉS. L'établissement des notices biographiques des auteurs cités a nécessité la consultation d'un certain nombre de bibliothèques ou d'institutions françaises ou étrangères : outre le Centre documentaire du CAPHÉS, la bibliothèque de l'Université Martin-Luther de Halle-Wittenberg, la Société royale de médecine d'Écosse, la bibliothèque de l'Académie nationale de médecine, la bibliothèque

Abréviations et éditions utilisées

Pour les références aux œuvres de Canguilhem, nous utilisons les abréviations communes suivantes (les indications de pagination renvoyant aux éditions courantes, actuellement disponibles dans le commerce) :

CV :   *La Connaissance de la vie* (selon l'édition de poche Vrin)
EHPS :   *Études d'histoire et de philosophie des sciences* (selon l'édition Vrin)
FCR :   *La Formation du concept de réflexe* (selon l'édition Vrin)
IR :   *Idéologie et rationalité* (selon l'édition de poche Vrin)
NP :   *Le Normal et le pathologique*, Paris, PUF, 4ᵉ édition, 1984
OC :   La présente édition des *Œuvres complètes* de Georges Canguilhem
TLM :   *Traité de logique et de morale* (selon le tome I des *OC*).

Les références aux papiers inédits conservés dans le Fonds Canguilhem au CAPHÉS, sont conformes aux indications portées sur les dossiers et celles données dans l'indispensable inventaire établi sous la direction de Madame Nathalie Queyroux et désormais accessible en ligne (URL:http://www.caphes.ens.fr/wp-content/uploads/2010/03/archivesgcanguilhem.pdf).

dans le maquis au Mont Mouchet, et dans les mêmes circonstances il dit avoir eu un contact avec l'hôpital psychiatrique de Saint-Alban, où François Tosquelles (1912-1994) et Lucien Bonnafé (1912-2003) étaient en train d'inventer la psychothérapie institutionnelle («groupe du Gévaudan»). Ce contact réconcilia Canguilhem avec la psychiatrie, qu'il avait précédemment dédaignée[1]. Mais les médecins strasbourgeois qu'il dit avoir admirés pendant ses études médicales (Charles Kayser, physiologiste; et Marc Klein, histologiste) n'étaient pas des cliniciens. C'étaient, au demeurant, des médecins sans malades, la Faculté de médecine ayant été repliée à Clermont quand les hôpitaux étaient restés à Strasbourg. Cependant le dossier de l'étudiant Canguilhem aux archives de l'Université strasbourgeoise témoigne de son assiduité aux travaux pratiques de la Faculté mixte de médecine et pharmacie de l'Université de Toulouse (deux premières années : physique, chimie, histologie…), puis aux stages hospitaliers, à Toulouse encore (troisième et quatrième année : obstétrique, cancérologie, dermatologie, urologie, etc.), ainsi que pendant les deux dernières années à Clermont (clinique chirurgicale du Pr. Weiss, clinique médicale du Pr. Merle, clinique neurologique)[2]. L'étudiant Canguilhem a donc fréquenté l'hôpital. Il en parle peu. Les connaissances dont il fait état reflètent moins le contact humain avec les malades qu'un rapport instrumental à la médecine. Qui plus est, il dit volontiers avoir fait des études de «physiologie», ou avoir appris «la biologie et la médecine». C'est la technique du médecin qui l'intéresse, et la manière dont elle rationalise l'intervention thérapeutique; c'est l'enracinement des normes dans la vie qui l'intrigue (comme Nietzsche, ou Bergson[3]).

La vocation médicale de Canguilhem est donc, à première vue, spéculative plus que soignante. D'une part, quand il affirme dans l'introduction à la première édition que «la philosophie est une réflexion pour qui toute matière étrangère est bonne»,

1. F. Bing, J.-F. Braunstein : «les psychiatres dont vos camarades d'École suivaient les cours, Dumas par exemple, semblaient moins vous intéresser puisque vous ne suiviez pas ses cours à Sainte-Anne. Georges Canguilhem : J'y suis allé une fois. Une fois avec Lagache. FB, JB : C'est Lagache qui vous avait entraîné? GC : Bien sûr! Lagache, nous sommes de la même promotion. Et c'était l'époque où précisément mon alanisme était incompatible avec, si je peux dire, l'enseignement de Georges Dumas. Lagache m'a emmené, j'ai assisté à une présentation de malades. Enfin, cela ne m'a pas intéressé et je n'ai pas recommencé. Par contre, à Clermont-Ferrand où j'ai retrouvé Lagache, là, j'avais un peu changé d'opinion, précisément par mon passage à Saint-Alban, et j'ai suivi les présentations de Lagache.» (Entretien avec Georges Canguilhem, dans *Actualité de Georges Canguilhem*, op. cit, p. 124).

2. Nous avions en vain cherché la trace des stages hospitaliers de l'étudiant Canguilhem aux archives toulousaines et clermontoises. C'est Pierre F. Daled qui, préparant un livre sur Canguilhem, a retrouvé le dossier aux archives de l'université de Strasbourg, et nous a montré copies des certificats attestant que Georges Canguilhem, en vue de son doctorat, a accompli tous les stages hospitaliers requis. Que le Pr. Daled soit ici remercié chaleureusement d'avoir permis que l'existence de ce dossier soit mentionnée dans les *OC*.

3. «*Toute morale, pression ou aspiration, est d'essence biologique*», Henri Bergson, *Les deux sources de la morale et de la religion*, 1932, fin du chapitre 1.

on saisit que la médecine est « matière étrangère » et que le choix d'une autre matière pouvait être aussi bon. D'autre part, il affirme explicitement que les problèmes qu'il se pose sont des problèmes philosophiques qui ont préexisté à son choix d'étudier la médecine : « *Deux problèmes qui nous occupaient, celui des rapports entre Sciences et Techniques, celui des Normes et du Normal, nous paraissaient devoir bénéficier, pour leur position précise et leur éclaircissement, d'une culture médicale directe* »[1] (*NP*, 1943, Introduction). Canguilhem apprend la médecine pour acquérir une culture technique et résoudre des problèmes philosophiques, et non pas pour se dévouer corps et âme aux malades, les soigner, les guérir. Il ne se vit pas comme médecin, mais comme visiteur des sciences du vivant, abordées par la voie de la pathologie. Cette observation demande toutefois à être nuancée. Au témoignage de son fils Bernard, quand en 1940-1941 Georges Canguilhem a délibérément suspendu son enseignement au lycée parce qu'il se sentait en désaccord avec ce que le gouvernement de Vichy attendait de la fonction publique, il a (pendant quelques mois) sérieusement envisagé de s'établir comme médecin de campagne dans la région toulousaine[2]. Ce projet est devenu caduc après que Jean Cavaillès l'eut contacté pour entrer en résistance. Et s'il a repris l'enseignement après la guerre, il n'a pas renié la médecine. Contrairement à ce que certains ont pu croire, il était inscrit au tableau de l'Ordre des médecins[3]. Et comme médecin, il s'interrogeait sur la relation médecin/malade, insistant sur « l'importance de la réflexion que le malade entame concernant sa propre maladie », et sur « la part que cette réflexion prend au processus de guérison »[4].

1.4. *L'éclairage donné par le cours de 1942-1943*

Les notes du cours sur « Les normes et le normal », enseigné par Canguilhem pendant l'année où il rédigeait sa thèse de médecine, sont conservées aux archives du CAPHÉS : « Strasbourg à Clermont-Ferrand 1942-43 », 138 f.ms. Ces notes sont éclairantes sur ce qui meut le philosophe. Elles sont en partie réminiscentes du *Traité de logique et de morale* de 1939 (*OC*, vol. 1, p 633 *sq.*).

---

1. *Essai sur quelques problèmes concernant le normal et le pathologique*, 1943, Introduction.
2. Probablement à Belpech (Aude), selon Bernard Canguilhem.
3. Un courrier de l'Ordre National des Médecins (Conseil National de l'Ordre), daté du 24 mars 2015, signé du Docteur Jackie Ahr, Secrétaire Général Adjoint, nous dit ceci : « Nous accusons réception de votre courriel concernant le Dr Georges CANGUILHEM né le 4 juin 1904 à Castelnaudary et décédé en 1995. Après recherche au Fichier National, nous vous confirmons l'inscription de ce médecin au tableau du Conseil départemental de l'Ordre des médecins des Yvelines (78), anciennement Seine-et-Oise, sous le n° 4285 du 25 février 1951 au 11 septembre 1995. »
4. Bernard Canguilhem, communication personnelle, 19 février 2015.

Le cours est composé de 13 leçons. Ces leçons sont rédigées à la main (la dernière leçon est également dactylographiée). Chaque leçon porte un titre différent. Les titres sont :

[Notes préliminaires (pages numérotées de 2 à 8)],

De la priorité normale de l'infraction et de l'interdiction (9 à 13),

Propositions normatives et jugements de valeur (14 à 17),

Les disciplines normatives (18 à 22),

Logique et science (23 à 27),

Logique et psychologie (28 à 32),

Du caractère normatif de la pensée philosophique (33 à 38),

Le normal et la moyenne (39 à 52),

La maladie : identité du normal et du pathologique – chez A. Comte, Cl. Bernard, R. Leriche (53 à 74),

De la monstruosité (75 à 84),

Le normal et le problème des mentalités (85 à 95),

Normalité et normativité (96 à 100),

Esquisse d'une théorie des valeurs comme fondement d'une théorie des normes (101 à 113),

La valeur et la polarité du jugement (122-127, « reprise en 1943-1944 »).

La première leçon commence par une définition : « *Une norme ou une règle c'est la détermination d'un mode de référence d'une Existence à une Exigence. Cette référence a pour résultat de conférer une Valeur à quelque Objet, Événement ou Acte dans leur rapport à quelque fin implicite ou explicite seulement visée ou bien explicitement recherchée.* » (p. 5). On comprend qu'une norme n'est pas une chose matérielle : « *Une norme n'est donc pas un Être ou un Fait* » (*ibid.*). La valeur visée (par exemple, la sécurité) est un *idéal*. Les normes se formulent dans des règles, supposées instaurer un ordre, pour éviter le chaos. Ce ne sont pas des « lois de la nature » : elles ne sont pas intangibles, et « c'est l'infraction qui confirme la règle » (p. 10).

Ces concepts philosophiques sont testés par une incursion dans les « disciplines normatives », ou « sciences morales »[1] (p. 18) : logique (supposée mettre de l'ordre dans nos raisonnements), psychologie, philosophie, sociologie (Halbwachs, Quételet). Canguilhem en profite pour ébaucher un argument qui tend à établir que l'homme « normal » n'est pas l'homme « moyen » d'Adolphe Quételet :

---

1. Le programme de philosophie pour le baccalauréat alors en vigueur confiait aux professeurs le soin d'enseigner les disciplines qui traitent « du vrai, du beau, du bien » (logique, esthétique, morale, métaphysique), auxquelles était associée la psychologie. C'est pourquoi Canguilhem peut parler du « caractère normatif de la pensée philosophique » (« philosophie, c'est amour de la sagesse » : p. 33), tout en laissant entendre que la psychologie n'est que partiellement normative (p. 28).

« *Biologiquement, le type spécifique n'est pas normal parce qu'il est moyen, il est moyen parce qu'il est normal, il est normal parce qu'il est normatif, il est normatif parce qu'il est la solution d'un conflit de normes* » (p. 47). On retrouve ce thème, développé et amplifié, dans la thèse de médecine : « *la norme ne se déduit pas de la moyenne, mais se traduit dans la moyenne* » (*Essai*, II, 3, p. 104). Mais le message que le professeur Canguilhem veut surtout faire passer à ses étudiants de philosophie est que la normativité, c'est la créativité de la vie – un message teinté d'anti-réductionnisme, voire de *vitalisme* : « *Tout le mal que se donne l'intelligence pour réduire la vie à la matière serait inintelligible si d'avance, et de toujours, la vie n'était rien d'autre que de la matière* » (p. 47). Émile Durkheim est critiqué pour sa « prudence normative », à laquelle Canguilhem oppose que c'est le « sur-normal qui est le vrai normal, étant le seul normatif » (p. 52).

La partie du cours qui traite de la maladie (p. 53-74) fait l'exégèse de la pensée de trois auteurs : Auguste Comte, Claude Bernard, René Leriche. On en trouve l'écho direct dans la première partie de la thèse (*Essai*, I, 2, 3 et 4). Comte est apprécié pour avoir adopté l'idée de Broussais que la maladie est une expérimentation naturelle, et qu'il y a continuité (non pas opposition) entre l'état sain et l'état pathologique. Claude Bernard est longuement cité, lui aussi, pour avoir défendu la thèse de la continuité : « La santé et la maladie ne sont pas deux modes différant essentiellement comme ont pu le croire les anciens médecins et comme le croient encore quelques praticiens. Il ne faut pas en faire des principes distincts, des entités qui se disputent l'organisme vivant et qui en font le théâtre de leurs luttes »[1]. Mais Cl. Bernard est resté flou sur la nature de la maladie, et Canguilhem lui oppose ceci : « *les concepts de santé et de maladie sont concepts normatifs, car les façons de vivre qu'ils désignent ne sont pas des états, c'est-à-dire des faits, mais des prises de positions, c'est-à-dire des valeurs* » (p. 65). De René Leriche, chirurgien de la douleur, Canguilhem retient d'abord que la maladie est ce qui « fait souffrir », donc ce qui amène le malade au médecin : c'est « *parce qu'il y a des hommes malades qu'il y a une médecine, et non parce qu'il y a des médecins que des hommes se savent malades* », (p. 69). En bref, la douleur n'a pas de finalité organique, il n'y a pas de « bonne » douleur.

La dernière page de ce cours, rédigée d'une petite écriture pressée, témoigne d'un moment d'inspiration. Sous couvert de trouver aux propos de Leriche « un autre sens », Canguilhem explicite sa propre thèse : « *La santé c'est la vie dans le silence des organes. La santé c'est l'innocence organique. De même que les règles sont confirmées dans leurs fonctions de règles par les exceptions et les infractions, de même la santé est confirmée dans sa valeur de norme par les maladies (...) Le fond de la santé pour l'homme sain c'est proprement l'assurance éprouvée*

---

1. Cours de Canguilhem, p. 60 ; citation tirée des *Leçons sur la chaleur animale*, de Cl. Bernard, dans *Morceaux choisis de Claude Bernard*, publiés par Jean Rostand, Paris, Gallimard, 1938, p. 194 (cette référence est donnée par Canguilhem).

de pouvoir tomber malade, mieux, de pouvoir se rendre malade (...) C'est l'abus
possible de la santé qui fait le prix de la santé (...) L'homme ne se sent normal que
lorsqu'il se sent normatif (...) » (p. 74).

2. LES « NOUVELLES RÉFLEXIONS (…) VINGT ANS APRÈS » [1]

2.1. *Que fait Canguilhem entre 1943 et 1963 ?*

Après avoir soutenu sa thèse de doctorat en médecine, Canguilhem reste un
an à Clermont, Strasbourg n'étant pas encore libérée. Puis il enseigne trois ans
à Strasbourg. Un document conservé au CAPHÉS témoigne de la persistance du
thème des normes : « Strasbourg à Strasbourg, 1945-1948. 13. "Logique, théorie de
la science et normativité, 1947" 7 f.ms ». En 1948, il accepte le poste d'inspecteur
général de philosophie, fonction qu'il garde jusqu'en 1955. Le recueil de textes
intitulé *La connaissance de la vie* paraît en 1952, il contient un article sur « le
normal et le pathologique » [2], et tiendra lieu de thèse secondaire pour l'obtention
du doctorat d'État.

En 1955, Georges Canguilhem soutient sa thèse de doctorat d'État en
philosophie, avec en thèse principale l'ouvrage *La formation du concept de réflexe*
aux XVIIe et VIIIe siècles (Paris, PUF, 1955). En 1955 encore, il succède à Gaston
Bachelard : il devient professeur à la Sorbonne et directeur de l'Institut d'Histoire
des Sciences et des Techniques (IHST), poste qu'il occupera jusqu'en 1971.

2.2. *Le cours professé à la Sorbonne, 1962-1963*

En 1962-1963 Canguilhem reprend le thème du normal et du pathologique
pour un cours à la Sorbonne, et il fait lui-même le parallèle entre le cours de
1943 qui accompagnait la préparation de la thèse de médecine, et ce cours en
Sorbonne qui va être l'occasion d'une réédition de la thèse, enrichie d'un réexamen
du thème [3]. Les notes préparatoires à ce cours sont conservées au Fonds Georges
Canguilhem du CAPHÉS (GC. 15.1.). Sous le titre « Sorbonne 1962-1963 », on
trouve deux liasses : l'une « Normal et pathologique, Norme et normal » (GC 15.1.1,

---

1. Désormais cité « *Vingt ans après* ».
2. « Le normal et le pathologique », dans *La connaissance de la vie*, Paris, Vrin, 1952,
p. 155-169. Texte reproduit plus loin dans le présent volume.
3. « En 1943, comme chargé d'enseignement à la Faculté des lettres de Strasbourg, à
Clermont-Ferrand, j'ai donné un cours sur *Les normes et le normal*, en même temps que je
rédigeais ma thèse de doctorat en médecine soutenue, en juillet de la même année, devant la
Faculté de médecine de Strasbourg. En 1963, comme professeur à la Faculté des lettres et
sciences humaines de Paris, j'ai donné un cours sur le même sujet. J'ai voulu, vingt ans après,
me mesurer aux mêmes difficultés avec d'autres moyens. » (*Nouvelles réflexions (...)*, « Vingt
ans après », *NP*, début, p. 171).

116 feuillets), l'autre « Cours en Sorbonne, 1963-1964, documents » (GC. 15.1-2, 68 feuillets). La seconde ne nous intéresse que de loin ici (un article reproduit dans *La connaissance de la vie*, et divers tirés à part et coupures de journaux). La première contient les notes du cours professé en 1962-1963 : 116 pages manuscrites, manifestement une suite de leçons intitulées :

Norme et normal,

Norme et normalisation,

Les systèmes normatifs,

Jugement, valeur et vie,

Norme et normal en biologie,

Norme physiologique et statistique,

Anomalie et anormalité (la cécité).

suivies de :

Références bibliographiques (quelques tirés à part), et

Kalinowski, Lublin, théorie des propositions normatives, tirés à part.

Les documents relatifs à ce cours en Sorbonne sont moins soigneusement rédigés que ceux du cours de 1942-1943, et beaucoup plus riches en notes de lecture et références diverses[1]. Nombre d'auteurs nouveaux sont mentionnés : Gaston Bachelard, Edmund Husserl, Claude Lévi-Strauss, Adolphe Quételet, Max Weber, Jean Starobinski, etc. On trouve trace d'échanges avec des collègues : Robert Pagès signale à *Monsieur Canguilhem* qu'il y a un chapitre sur la *normalité* dans un livre de P. M. Symonds ; Francis Courtès[2] recopie pour Canguilhem des textes de Kant touchant la vaccination contre la variole. Dans ce cours il est peu question de médecine, sauf sous l'angle des normes physiologiques : les noirs américains auraient (en moyenne) une glycémie plus basse que les blancs ; les occidentaux auraient une pression sanguine plus élevée que les chinois, ce que pourrait refléter la « nonchalance » chinoise ? Là-dessus Canguilhem a trouvé quelques articles en anglais[3], consulté un collègue de l'Institut de physiologie de Strasbourg (Bernard Metz) en déplacement aux États-Unis ; et il admet que pour juger de la signification des valeurs « moyennes » (de la glycémie, de la pression sanguine), la méthode statistique est « utile parce qu'elle apprend à être critique » (p. 48). Mais avant les normes biologiques, bien d'autres normes sont évoquées

---

1. Dans la préface à la seconde édition (1950) de sa thèse de médecine, Canguilhem mentionne la pauvreté des ressources documentaires qu'il a connue au moment où il rédigeait sa thèse à Clermont-Ferrand, pendant la guerre : « Il suffit de se rappeler les conditions de la diffusion des livres en 1943 pour comprendre les difficultés de la documentation à l'époque. »

2. Canguilhem salue son « jeune collègue, bon spécialiste de Kant » dans « Vingt ans après » (p. 171). Francis Courtès est vraisemblablement allé consulter pour Canguilhem le tome XV de l'édition de Berlin des œuvres de Kant.

3. A. C. Ivy, « What is normal or normality », *Quart. Bull. Northwestern M. School*, 18 : 22, 1944 ; et John A. Ryle, « The meaning of normal », *The Lancet*, 1947, 1, 1.

ici : normes industrielles, hygiéniques, juridiques, grammaticales, etc. On sait que Canguilhem aimait à mentionner la normalisation de l'écartement des voies de chemin de fer. La *normalisation* est l'institution d'un ordre, qui fait sortir d'un désordre, lequel n'était pas perçu comme tel. L'attention de l'étudiant est attirée sur la différence entre normaliser, standardiser, planifier (p. 10-12). Suit une question : « D'où sort la norme ? » Là commence la réflexion philosophique. « *La référence de normalisation est une référence de caractère axiologique. Les normes expriment des valeurs. Les valeurs impliquées dans les normes fondent des évaluations* » (p. 18-21). La philosophie canguilhémienne est là tout entière : « *La norme est la forme de la pensée philosophique* », et « *la philosophie n'est pas un savoir pour savoir, c'est un savoir pour savoir-vivre* » (*ibid*).

Le cours sur les « systèmes normatifs » (p. 23-35) s'inspire de Kant, Husserl et Bachelard pour esquiver les errements de l'époque entre « science positive » et « science normative », et aboutir à la conclusion que la science est en soi une valeur, mais une valeur parmi d'autres. D'où le « programme de travail » développé dans le cours suivant (p. 36-40), qui consiste à reconnaître qu'il y a une pluralité de valeurs (vitales, techniques, critiques, philosophiques, etc.), la tâche de la philosophie étant d'arbitrer les conflits de valeurs : « *La conscience intégrale philosophique c'est la conscience de la hiérarchie des valeurs* » (p. 39), et : « *C'est à la philosophie de confronter les valeurs* » (p. 40). Canguilhem en fait la démonstration à sa manière (à l'occasion de la lecture d'une thèse, p. 76-85) en posant la question : les aveugles sont-ils des anormaux ? Réponse : la vision est *la norme*, dans l'espèce humaine ; la cécité est une *anomalie*, qui rend l'aveugle *différent*. Conclusion : « *L'humanité c'est la tolérance consciente des différences, c'est la conscience de la valeur de la différence, la conscience de l'égalité dans la différence* » (p. 82).

Les 14 feuillets bleus (GC-15-1-2 p. 1-14), manuscrits, bien écrits, à l'encre noire, avec des notes, intitulés par Canguilhem « Le normal et le pathologique », et dont l'auteur lui-même mentionne que le texte est reproduit dans *La connaissance de la vie* (p. 155-169), témoigne du premier état de cet article. La référence ici la plus récente date de 1947. Dans la version publiée on trouvera des références plus tardives (Foucault 1963, Dagognet 1964, Grmek 1964). La conclusion de ce texte précise bien l'ambition au service de laquelle Canguilhem s'est intéressé, entre autres, à la médecine. Cette ambition est de construire une *anthropologie* philosophique, qui ne se réduise pas à une juxtaposition de sciences positives : « *Nous pensons que la biologie humaine et la médecine sont des pièces nécessaires d'une "anthropologie", qu'elles n'ont jamais cessé de l'être, mais nous pensons aussi qu'il n'y a pas d'anthropologie qui ne suppose une morale, en sorte que toujours le concept du "normal", dans l'ordre humain, reste un concept normatif et de portée proprement philosophique.* »

2.3. *Les trois articles de « Vingt ans après »*

Notons d'abord que Canguilhem a choisi de conserver l'*Essai* en l'état, et d'y ajouter trois petites études qui abordent le même sujet « par des voies différentes » : c'est que l'essentiel de son propos lui paraît acquis, à savoir : 1) que « la vie est en fait une activité normative »[1] (*i.e.* « qui institue des normes »), et 2) que « c'est l'anormal qui suscite l'intérêt théorique pour le normal » (autrement dit : que la pathologie précède et appelle la physiologie[2]) – thèse que les références fournies par Courtès permettent de placer sous la haute autorité de Kant. Canguilhem estime donc avoir bien « posé le problème », en admettant que la vie est lutte contre l'entropie[3], et que le « normal » est ce qui va dans le sens de la vie. Il quitte maintenant les *normes vitales* (les sciences de la vie) pour regarder du côté des *normes sociales* (les sciences humaines).

Le premier article (I. *du social au vital*) suit de près le cours donné à la Sorbonne. Il vise à montrer qu'une société « est à la fois machine et organisme », que l'ordre social est conçu et imposé de façon artificielle, extérieure à ce qu'il organise, par opposition à l'ordre vital, qui procède de l'intérieur de la vie ; mais qu'en faisant « prévaloir l'esprit d'ensemble », on crée une impression d'harmonie spontanée – d'où (à propos des normes juridiques) cette célèbre petite phrase : « *La norme des normes reste la convergence* » (p. 185). Auguste Comte est longuement cité, pour avoir compris ce problème de l'intégration sociale : « *La régulation sociale c'est la religion, et la religion positive c'est la philosophie* » (p. 187). En conclusion : « *La régulation sociale tend donc vers la régulation organique et la mime, sans pour autant cesser d'être composée mécaniquement* » (p. 191).

Le second article (II. *sur les normes organiques chez l'homme*) rend compte des travaux de Walter B. Cannon[4] (*et alii* : sur l'homéostasie), d'Andrew C. Ivy. et John A. Ryle (sur la normalité statistique), de Hans Selye[5] (sur le *stress*). Canguilhem y maintient la thèse que l'organisme humain (physico-psycho-social) se régule et se donne sa norme, même s'il y a dans ce processus des ratés (stress, hypertension, hyperréactivité) qui font que l'organisme en réagissant se rend malade. Mais

---

1. *Essai*, II, p. 77.

2. *Essai*, V, p. 139.

3. La conception canguilhémienne de la vie est celle de Xavier Bichat, « *La vie est l'ensemble des fonctions qui résistent à la mort* » (Bichat, *Recherches physiologiques sur la vie et la mort*, 1800, I, Art. 1).

4. Walter Bradford Cannon, *The Wisdom of the Body*, 1932. Ce professeur à la Harvard Medical School a introduit le mot et le concept de *serendipité* dans le monde scientifique médical en 1945, par un chapitre « Gains from Serendipity » du livre *The Way of Investigator. A Scientist's Experiences in Medical Research*.

5. Endocrinologue d'origine hongroise, travaillant à Montréal, Hans Selye a introduit en médecine la notion de *stress*. Voir *The Stress of Life*, New York, McGraw-Hill, 1956 ; trad. fr. *Le Stress de la vie*, Paris, Gallimard, 1re éd. 1962, 2e éd. 1975.

l'article se termine sur la notion d'*erreur* : faisant allusion aux travaux de Sir Henry Dale sur l'histamine, Canguilhem admet que son hyperréactivité peut tuer le sujet. « *Nous voici assez loin de la sagesse du corps* » (p. 206).

Le troisième article (III. *un nouveau concept en pathologie : l'erreur*) contient l'aveu que la définition précédemment donnée du « normal » doit être révisée. Canguilhem, en une phrase, résume sa position initiale : « Dans l'*Essai* de 1943 nous avons appelé *normativité* la capacité biologique de mettre en question les normes usuelles à l'occasion de situations critiques, et proposé de mesurer la santé à la gravité des crises organiques surmontées par l'instauration d'un nouvel ordre physiologique » (p. 215). Mais depuis que Garrod (1909) a identifié une « erreur innée du métabolisme », et maintenant que les progrès de la génétique permettent de diagnostiquer un nombre croissant d'anomalies des gènes, responsables de dysfonctionnements organiques, on ne peut plus affirmer que « chacun fixe ses normes ». « *Dans une telle conception de la maladie, le mal est réellement radical* » (p. 210). Devant la tentation du tri génétique consécutive à cette situation, Canguilhem affirme une position assez sage. Rêvons-nous de supprimer les mauvais gènes ? « *À l'origine de ce rêve, il y a l'ambition généreuse d'épargner à des vivants innocents et impuissants la charge atroce de représenter les erreurs de la vie. À l'arrivée, on trouve la police des gènes, couverte par la science des généticiens. On n'en conclura pas cependant à l'obligation de respecter un "laisser-faire, laisser-passer" génétique (...)* » (p. 212). Mais la conclusion de cet article déçoit. Loin de donner une méditation philosophique sur ce qu'il a nommé « mal radical », Canguilhem se limite à envisager la répercussion sur l'homme « normal » de la prise de conscience qu'il y a des maux insurmontables : elle va provoquer une inquiétude, et donc « *une faille dans sa confiance biologique en lui-même* ».

Des travaux ultérieurs, publiés dans les volumes suivants des *OC* ou conservés dans les Archives, permettent de suivre l'évolution de Canguilhem sur ce thème du normal et du pathologique.

3. TEXTE, VARIANTES, BIBLIOGRAPHIE

3.1. *Le texte et ses variantes*

Le texte de Canguilhem sur *Le normal et le pathologique* retenu comme référence pour la publication dans les *Œuvres complètes* est, comme on l'a dit plus haut, celui des Presses Universitaires de France, publié en 1966 (première édition PUF), rectifié en 1972 (seconde édition PUF). Il est composé de deux morceaux distincts : la thèse de doctorat en médecine (1943) et les « quelques considérations inédites » (trois articles séparés) ajoutées par l'auteur vingt ans après. Il a été réédité un grand nombre de fois.

Le texte de la thèse de médecine a connu au cours du temps une série de menues corrections, introduites par l'auteur à mesure qu'il se relisait. Il existe donc des variantes : entre manuscrit et tapuscrit, entre tapuscrit et première impression, entre la première et la seconde édition, entre celle-ci et le premier volume des PUF, entre la première et la seconde édition des PUF. Camille Limoges a soigneusement relevé ces variantes et il les explore dans le tome VI. Elles ne sont donc pas signalées ici, afin de ne pas surcharger le texte par une série supplémentaire de notes. Canguilhem lui-même qualifiant ces variantes de « rectifications de détails », la version retenue comme version commune est donc la dernière version relue par lui.

3.2. *Analyse descriptive de la bibliographie de Canguilhem*

Le travail mené sur les auteurs cités a essentiellement consisté à les identifier de manière unique. Cela mène parfois à traquer la source sur laquelle se fonde la réflexion de Canguilhem[1]. Ceci est particulièrement utile concernant les auteurs dont la notoriété s'est aujourd'hui estompée, bien que cet estompement n'indique en rien une moindre pertinence historique de leurs travaux. Ensuite, pour tous les auteurs, aussi les plus notoires, le même travail est utile aussi pour l'occasion qu'il offre de collecter des informations biographiques uniformes sur les références de Canguilhem. Afin de minimiser les risques d'erreur ou de variations entre les sources, les données personnelles et professionnelles ont été extraites des bases suivantes : en priorité le catalogue général la Bibliothèque Nationale de France et le Référentiel des Autorités SUDOC (pour la pertinence pour le lectorat francophone) et, de manière subsidiaire, le *Virtual International Authority File* (pour son exhaustivité) ; les outils standards, moteurs de recherche ou catalogues de bibliothèques étrangères, ont été mobilisés seulement dans une phase préliminaire, lorsque l'identification des auteurs restait problématique. Cette approche a permis la collecte la plus homogène possible de données sur les sources de Canguilhem dans les deux opus formant *Le normal et le pathologique*, la thèse de médecine de 1943 et les *Nouvelles réflexions (...)* accompagnant sa réédition par les Presses universitaires de France en 1966. Certaines dates ou détails biographiques collectés ainsi diffèrent des informations données par Canguilhem ; sont rapportées ici les données issues des sources contemporaines.

Cette partie d'introduction a pour objet de mener une analyse à plat de ces données, pour deux raisons. Premièrement, Canguilhem ne détaille pas, dans les deux textes, les choix structurants qu'il a opérés pour sélectionner les références sur lesquelles il se fonde. S'il appartient au commentaire d'analyser la pertinence

---

1. Par exemple, la citation de Mainzer par Canguilhem n'est pas plus documentée dans l'ouvrage de Goldstein auquel il se réfère (p. 267 de l'édition originale, p. 429 de l'édition en anglais) ; elle provient certainement de *Über die logischen Prinzipien der ärztlichen Diagnose* (1925) de Fritz Mainzer.

de ces choix, il est intéressant d'en révéler les caractéristiques principales, statiques (relatives aux références) et dynamiques (relatives à leur inclusion dans la réflexion de Canguilhem). Deuxièmement, outre leur nature différente, les deux textes témoignent d'évolutions importantes dans la pensée de Canguilhem, bien qu'il choisît de conserver en l'état l'*Essai* de 1943. De 1963 à 1966, d'autres « problèmes concernant le normal et le pathologique » sont envisagés en dehors de la sphère médicale (la technique, la société) tandis que des thèmes sont réinvestis à la lumière d'une évolution des connaissances (la génétique, constitutionnelle ou populationnelle). La comparaison des références dans les deux opus peut éclairer cette évolution : s'agit-il simplement d'une actualisation de la documentation de 1943 ou plutôt d'une révision complète après 20 années ?

Deux cent six et soixante-sept auteurs sont cités respectivement dans chaque opus. En analysant les caractéristiques des sources de Canguilhem indépendamment de leur intégration dans sa réflexion, les observations suivantes peuvent être faites.

Tout d'abord, presque toutes les références ont pu être identifiées de manière unique, ce qui suggère un niveau satisfaisant de notoriété et d'autorité scientifique. Malgré des recherches approfondies auprès de diverses institutions, quelques unes n'ont pu l'être. Les auteurs cités sont de nationalités ou origines géographiques variées, respectivement dix-huit et onze pour chaque opus, essentiellement d'Europe, en incluant les îles britanniques, avec une part marginale d'auteurs issus d'autres continents. Cette tendance s'affirme encore « 20 ans après » avec, pour évolution notable, une baisse significative de la part des auteurs allemands [1] ; cette baisse s'accompagne d'une hausse proportionnelle de la part des Français qui représentent dans les deux cas la majorité des auteurs cités.

Il est intéressant aussi d'observer les profils et spécialités des auteurs cités, ainsi que la part des contemporains de Canguilhem au moment où il écrit. Les humanités (incluant les sciences sociales) représentent un quart des références dans le premier écrit tandis qu'un équilibre avec les sciences (incluant la médecine) est rétabli dans le second [2]. De manière prévisible, philosophe ou médecin sont les deux profils les plus représentés, avec une part d'un quart pour trois quarts en 1943 et un quasi-équilibre en 1966 [3]. Autre observation prévisible, dans les humanités comme en sciences, les philosophes et les médecins représentent plus des deux tiers des références citées, avec une surreprésentation des médecins dans une proportion de 8 pour 10 par rapport aux autres disciplines scientifiques dans l'*Essai* de 1943. On

1. De la deuxième place sur neuf à la quatrième place sur cinq en ordre d'importance. La part d'auteurs britanniques reste stable dans une proportion de 1 pour 10 dans les deux opus.
2. La comparaison est légèrement favorable aux humanités car les auteurs philosophes et scientifiques (dont médecins) ont été inclus dans ce groupe (sept dans l'*Essai* de 1943, trois dans *Vingt ans après*).
3. La part des philosophes est légèrement privilégiée par l'inclusion des philosophes médecins.

n'observe pas de tendance significative à privilégier des auteurs contemporains par rapport à des sources plus historiques au moment de l'écriture des deux ouvrages, et ce quel que soit le niveau d'observation (humanités ou sciences, philosophie ou médecine [1]). Par contre, si on élargit les bornes, on observe que les références historiques de Canguilhem se limitent essentiellement aux XIX [e] et XX [e] siècles [2].

Parmi les spécialités médicales, le point d'articulation principal intervient dans la thèse de médecine entre physiologistes et pathologistes qui, à parts égales, contribuent pour la moitié des spécialités identifiées ; les autres spécialités qui retiennent principalement l'attention de Canguilhem sont, par ordre d'importance, la psychiatrie (dont la psychologie), la neurologie et la chirurgie. Les autres spécialités interviennent de manière épisodique. Dans *Vingt ans après*, le paysage des spécialités médicales est moins structuré, avec un élément notable cependant : la permanence de la physiologie pour près de la moitié des spécialités identifiées alors que la pathologie n'apparaît plus.

De manière dynamique, c'est-à-dire en analysant l'intégration de ces références dans la réflexion de Canguilhem, d'autres observations peuvent être faites, qu'il appartient au lecteur d'interpréter ou de commenter. Les deux textes de 1943 et 1966 sont évidemment de taille différente : 157 pages et 300 paragraphes pour l'un, 49 pages et 166 paragraphes pour l'autre. On observe que la fréquence des renvois documentaires diminue entre la thèse de médecine et *Vingt ans après* [3], tandis que la diversité des sources tend à s'enrichir dans le deuxième opus [4]. Ces données moyennes dissimulent des différences importantes au sein de chaque texte. Dans la thèse de médecine, cinq pages contiennent neuf renvois ou plus (jusqu'à 16 sources mentionnées), quarante-deux de quatre à neuf, soit plus que la moyenne, contre cent dix la moyenne ou moins ; dans *Vingt ans après*, on observe quatorze pages au-dessus de la moyenne (jusqu'à 8 sources mentionnées) et trente-cinq à la moyenne ou moins.

Au-delà des approximations liées à la notion même de moyenne, ces observations brutes dissimulent deux caractéristiques importantes de la manière dont Canguilhem intègre les résultats de sa « recherche bibliographique ». Ces caractéristiques peuvent être détaillées dans le texte de 1943, avant d'examiner si des évolutions apparaissent à ce niveau dans celui de 1966.

---

1. Si on prend une date-seuil de décès à 1936 pour la thèse de médecine (début des études de médecine de Canguilhem) et, parallèlement, à 1966 pour *Vingt ans après*.

2. Trois quarts d'auteurs des XIX [e] et XX [e] siècles pour les philosophes, deux tiers pour les humanités et neuf sur dix pour les auteurs scientifiques ou médecins.

3. 132 et 41 pages renvoient à au moins une source, pour un volume de 444 et 92 renvois, passant de 3 références à 1 référence tous les deux paragraphes en moyenne. Cette diminution reste observable si l'on se réfère au nombre de renvois par page (de 3 à 2 en moyenne).

4. Respectivement, 130 et 68 références, rapportées au nombre de pages.

Premièrement, la bibliographie ne reflète pas précisément les sources de Canguilhem, ni les choix qu'il opère. D'abord, toutes les références de Canguilhem ne sont pas recensées dans la bibliographie ; vingt-cinq références sont données seulement dans le corps du texte ou en bas de page. La bibliographie n'apporte donc qu'une information parcellaire sur la diversité et la nature des sources de Canguilhem[1]. Les choix qu'il opère dans ses références se manifestent aussi à travers des volumes de citation très variables selon les auteurs. Les cinq auteurs de prédilection de Canguilhem en 1943 sont, par ordre d'importance, Claude Bernard, Auguste Comte, François Broussais, Kurt Goldstein et René Leriche ; à l'inverse, deux tiers des auteurs cités par Canguilhem le sont seulement une fois dans tout le texte. Un élément d'explication de cette disparité entre richesse documentaire et faible nombre d'auteurs cités plusieurs fois dans l'ouvrage peut tenir à la place importante, dans la bibliographie de Canguilhem, des manuels et ouvrages généraux sur les théories médicales et l'histoire de la médecine[2].

Deuxièmement, Canguilhem a une pratique du renvoi aux auteurs qui fait la part belle aux références indirectes. Il y a là une particularité qu'il convient d'éclaircir. Pour près de la moitié des auteurs cités, Canguilhem s'y réfère sans renvoyer le lecteur à une source précise. Cette particularité peut étonner au premier abord – peut-être surtout rétrospectivement. Des éléments qualitatifs permettent sinon d'interpréter, du moins de ne pas sur- ou mal interpréter cette caractéristique. Dans les humanités, il apparaît que les auteurs dont les références ne sont pas renseignées sont convoqués soit à titre d'illustration (par ex. La Fontaine ou Michel-Ange), soit sous le couvert d'une source elle-même renseignée (par ex. le paléontologue Marcelin Boule, commenté par Léon Pales). Les exceptions aussi sont instructives, puisqu'elles concernent essentiellement des philosophes. Indépendamment du crédit que l'on peut accorder à Canguilhem de s'y référer de manière pertinente, cela montre surtout qu'on ne peut pas conclure d'une référence indirecte à une connaissance elle-même indirecte ou « de seconde main ». La même prudence paraît s'imposer s'agissant des sources scientifiques et médicales de Canguilhem. Les noms cités sans référence directe concernent les médecins dans une proportion de 8 sur 10. L'importance identifiée des manuels ou ouvrages généraux sur la médecine et l'histoire de la médecine paraît éclairer cette caractéristique dans l'*Essai* de 1943 et fonder de manière satisfaisante la référence, à titre d'illustration, à une découverte ou à une doctrine notoires.

---

1. Vingt-deux auteurs référencés dans la bibliographie ne sont pas cités dans l'*Essai* de 1943 ; seuls quatre-vingt-deux auteurs sur les deux cent six cités dans le texte se trouvent référencés dans la bibliographie.

2. Par exemple, l'*Introduction à la médecine* de Henry Sigerist vaut à son auteur de figurer en cinquième position, à égalité avec Xavier Bichat, en termes de références tandis que huit de ces ouvrages et manuels sont mentionnés seulement dans la bibliographie, pas dans le texte.

Comparons à *Vingt ans après*. Des variations identiques apparaissent en termes de références, le texte et la bibliographie se reflétant imparfaitement [1]. Là encore, ceci est surtout vrai pour les sciences et la médecine et, si l'on excepte les mentions incidentes (« Cet article nous a été signalé et procuré par (…) ») à une découverte ou à une doctrine notoires, les sources manquantes sont marginales [2]. Canguilhem opère des choix bien moins marqués en 1966 qu'en 1943, les auteurs étant plus également représentés [3]. L'importance d'un auteur dans la réflexion de Canguilhem se mesure certainement mieux à l'aune de sa permanence dans les deux ouvrages [4]. Parmi les philosophes récurrents, seuls Henri Bergson et Auguste Comte* sont réellement discutés par Canguilhem ; les scientifiques ou médecins récurrents sont Claude Bernard*, Xavier Bichat*, John Brown*, Walter Cannon, Charles Kayser, Henri Laugier, René Leriche*, André Mayer et Adolphe Quételet* [5].

Les différentes caractéristiques mises en exergue peuvent apporter différents éléments de réponse à la question posée d'une simple actualisation ou d'une révision complète de la bibliographie de Canguilhem entre 1943 et 1966. Des suppositions raisonnables soutiennent a priori l'hypothèse d'une révision complète par rapport à celle d'une simple évolution et actualisation, à savoir : un accès restreint aux sources en temps de guerre, des études et connaissances médicales récentes en 1943, des aspects inédits de la « normalisation » en 1966 par rapport à 1943, le choix d'un texte inédit par rapport à une réédition (suggérant qu'une simple actualisation est impossible). Cette dernière supposition est matière à interprétation, dans la mesure où conserver le texte de 1943 peut aussi être vu comme une manière de l'assumer dans son intégralité en 1966. Les ajouts de 1966 dans les notes du texte de 1943 semblent conforter la seconde interprétation (référence à Mirko Grmek ou à ses propres travaux, par ex.). Les autres suppositions peuvent aussi être battues en brèche, au moins partiellement, sur la base des observations précédentes.

1. On recense quatorze références dans la bibliographie qui ne sont pas citées, ni leurs auteurs, dans le texte ; par ailleurs, quarante-deux auteurs cités dans le texte, sur soixante-sept, sont référencés dans la bibliographie. Dix références sont absentes de la bibliographie et ajoutées dans le texte.

2. Sur trente-trois auteurs des humanités, les sources manquent pour seulement quatre références, lesquelles sont nécessairement connues de Canguilhem (trois philosophes) et sont convoquées à titre d'illustration. Parmi les sources médicales et scientifiques, onze font l'objet d'une référence indirecte, tous médecins à l'exception d'Adolphe Quételet et de John Haldane.

3. Tous les auteurs oscillent entre une et trois citations (Claude Bernard, Emmanuel Kant, Charles Kayser, Henri Péquignot).

4. Seize auteurs, soit une frange de ceux cités en 1943 et un quart de ceux cités en 1966, sont récurrents dans la pensée de Georges Canguilhem.

5. Les auteurs marqués d'un astérisque sont parmi les dix plus cités dans la thèse de médecine.

À propos d'un accès supposément restreint aux sources en temps de guerre, l'analyse des références indirectes que fait Canguilhem suggère un choix de sa part plutôt qu'une limitation, dans la mesure où l'on peut les rattacher quasi-systématiquement soit à un fond de culture philosophique ou générale, soit à une finalité de simple illustration à partir d'éléments notoires (découvertes, doctrines). Au minimum, l'usage qu'il fait des références mentionnées dans des manuels ou ouvrages généraux ne peut pas être caractérisé comme un choix par défaut (dû à un manque) sur la seule base de l'observation des références dans l'*Essai* de 1943. Si l'on prend la troisième supposition, celle d'un mûrissement des connaissances entre 1943 et 1966, Canguilhem indique lui-même que ce mûrissement concerne tant ses connaissances médicales (les erreurs innées du métabolisme) que philosophiques (Kant sur la clinique et la pathologie à l'origine de la physiologie); de plus, il est délicat d'établir une distinction stricte entre facteurs disciplinaires (état nouveau des connaissances) et personnels (meilleure information). Enfin, concernant les aspects techniques et sociaux de la normalisation introduits en 1966, le contexte contraint du texte de 1943, une thèse de médecine, ne permet pas d'attribuer *a priori* ce manque à une lacune appelant une révision substantielle. On observera simplement que, si une approche clinique et individuelle du normal et du pathologique domine en 1943, on identifie déjà des mentions à une approche populationnelle (médecine coloniale) et de santé publique (hygiène), approche approfondie en 1966.

Pour ces différentes raisons, l'analyse descriptive des sources de Georges Canguilhem dans la thèse de médecine et dans *Les nouvelles réflexions* accrédite plutôt l'hypothèse d'une simple actualisation, par incrément de références et de connaissances, plutôt que d'une révision profonde des réflexions de 1943 et des savoirs sur lesquels elles se fondent. La récurrence, en 1966, de l'essentiel des auteurs qui forment les autorités sur la discussion desquelles Canguilhem construit sa thèse sur *Le normal et le pathologique* suggère aussi que le philosophe et médecin de la maturité ne remet pas en cause la solidité et la pertinence des soubassements conceptuels et scientifiques du jeune docteur.

LE NORMAL ET LE PATHOLOGIQUE

| AVERTISSEMENT [1]

Le présent ouvrage est la réunion de deux études, dont l'une inédite, relatives au même sujet. Il s'agit d'abord de la réédition de ma thèse de doctorat en médecine, facilitée par l'aimable consentement du Comité des Publications de la Faculté des Lettres de Strasbourg au projet des Presses Universitaires de France. A ceux qui ont conçu le projet comme à ceux qui en ont favorisé la réalisation, j'exprime ici ma vive reconnaissance.

Il ne m'appartient pas de dire si cette réédition s'imposait ou non. Il est vrai que ma thèse a eu le bonheur de susciter quelque intérêt dans le monde médical aussi bien que parmi les philosophes. Il me reste à souhaiter qu'elle ne soit pas maintenant jugée trop passée.

En ajoutant quelques considérations inédites à mon premier Essai, *je cherche seulement à fournir un témoignage de mes efforts, sinon de ma réussite, pour conserver un problème, que je tiens pour fondamental, dans le même état de fraîcheur que ses données de fait, toujours changeantes.*

G. C.

1966

La deuxième édition comporte quelques rectifications de détails et quelques notes complémentaires en bas de pages qui sont signalées par un astérisque.

G. C.

1972

---

1. La pagination donnée en marge est celle de la 10ᵉ édition, « Quadrige », Paris, P.U.F., 2007.

ESSAI SUR QUELQUES PROBLÈMES
CONCERNANT LE NORMAL ET LE PATHOLOGIQUE
(1943)

| PRÉFACE DE LA DEUXIÈME ÉDITION *   3

Cette deuxième édition de ma thèse de doctorat en médecine reproduit exactement le texte de la première, publiée en 1943. Ce n'est nullement pour des raisons de contentement définitif de moi-même. Mais, d'une part, le Comité des Publications de la Faculté des Lettres de Strasbourg – que je remercie très cordialement d'avoir décidé la réimpression de mon ouvrage – ne pouvait supporter les frais qu'eût entraînés un remaniement du texte. D'autre part, les corrections ou compléments à ce premier essai trouveront place dans un travail à venir, plus général. Je voudrais seulement indiquer ici de quelles nouvelles lectures, de quelles critiques qui ont été faites, de quelles réflexions personnelles j'aurais pu et dû faire bénéficier la première version de mon essai.

Et tout d'abord, même en 1943, j'aurais pu signaler quel secours je pouvais trouver, pour le thème central de mon exposé, dans des ouvrages comme le Traité de psychologie générale *de M. Pradines*[1] *et la* Structure du comportement *de M. Merleau-Ponty*[2]. *Je n'ai pu qu'indiquer le second, découvert alors que mon*

* 1950. – La première édition datant de 1943.

1. Maurice Pradines (1874-1958), philosophe français, docteur ès lettres en 1909, devint professeur à la Sorbonne où il enseigna la psychologie dans un esprit de philosophie biologique (et particulièrement la psychologie de la perception).

2. Maurice Merleau-Ponty (1908-1961), philosophe français, ancien élève de l'École normale supérieure, agrégé de philosophie, docteur ès lettres en 1945, professeur à la Sorbonne (1949) puis au Collège de France (1952), développa une philosophie originale de la perception en élargissant la perspective phénoménologique à la considération du corps. Parmi ses nombreux ouvrages, *La structure du comportement* (Paris, PUF, 1942) et *Phénoménologie de la perception* (Paris, Gallimard, 1945), sont des classiques qui continuent d'inspirer certaines tendances de la psychologie et des neurosciences actuelles.

manuscrit était à l'impression. Je n'avais pas encore lu le premier. Il suffit de se rappeler les conditions de la diffusion des livres en 1943 pour comprendre les difficultés de la documentation à l'époque. Du reste, je dois avouer ne pas trop les regretter, préférant de beaucoup à un acquiescement aux vues d'autrui, même pleinement sincère, une convergence dont le caractère fortuit fait mieux ressortir la valeur de nécessité intellectuelle.

4 | *Je devrais, si j'écrivais aujourd'hui cet essai, faire une grande place aux travaux de Selye*[1] *et à sa théorie de l'état d'alarme organique. Cet exposé pourrait servir de médiation entre les thèses, à première vue bien différentes, de Leriche*[2] *et de Goldstein*[3], *dont j'ai fait le plus grand cas. Selye a établi que des ratés ou des dérèglements du comportement, comme les émotions et la fatigue qu'elles engendrent, produisent, par leur réitération fréquente, une modification structurale du cortex surrénalien analogue à celle que détermine l'introduction dans le milieu intérieur de substances hormonales, soit impures soit pures mais à hautes doses, ou bien de substances toxiques. Tout état organique de tension désordonnée, tout comportement d'alarme et de détresse* (stress) *provoque la réaction surrénalienne. Cette réaction est « normale », eu égard à l'action et aux effets de la corticostérone dans l'organisme. D'ailleurs, ces réactions structurales, que Selye nomme réactions d'adaptation et réactions d'alarme, intéressent aussi bien la thyroïde ou l'hypophyse que la surrénale. Mais ces réactions normales (c'est-à-dire biologiquement favorables) finissent par user l'organisme dans le cas de répétitions anormales (c'est-à-dire statistiquement fréquentes) des situations génératrices de la réaction d'alarme. Il s'installe donc, chez certains individus, des maladies de désadaptation. Les décharges répétées de corticostérone provoquent soit des troubles fonctionnels, tels que le spasme vasculaire et l'hypertension, soit des lésions morphologiques,*

1. Hans Selye (1907-1982), médecin canadien d'origine hongroise, docteur en médecine de la Faculté de Prague en 1929, y développa un intérêt pour la physiologie du stress et contribua par la suite à l'endocrinologie. Il est l'auteur de l'ouvrage classique *Le stress de la vie* (1956, trad. fr. de P. Verdun, Paris, Gallimard, 1962).

2. René Leriche (1879-1955), médecin et chirurgien français, docteur en médecine de Lyon en 1906 avec un travail de chirurgie, auteur de travaux sur l'ostéogenèse et d'innovations remarquables au cours de la première guerre mondiale, ainsi que d'importants travaux sur la physiopathologie et sur le système nerveux sympathique, fut nommé professeur à la Faculté de médecine de Strasbourg, titulaire de la chaire de clinique chirurgicale en 1924, puis professeur au Collège de France en 1937, membre de l'Académie de médecine et de l'Académie des sciences en 1945.

3. Kurt Goldstein (1878-1965), neurologue allemand, docteur en médecine de Breslau en 1903, puis assistant à Francfort en 1904, fonda pendant la première guerre mondiale un Institut de recherche sur les conséquences des lésions cérébrales, et fut nommé en 1923 professeur de neurologie à Francfort. Expulsé d'Allemagne, il émigra en Hollande, où il écrivit son ouvrage classique *La structure de l'organisme* (1934), puis aux États-Unis. Sa théorie holistique de l'organisme eut une influence considérable, tant sur le plan philosophique que pratique, en particulier en matière de récupération fonctionnelle des grands blessés de guerre. Son œuvre constitue l'une des références importantes de Georges Canguilhem.

telles que l'ulcère de l'estomac. C'est ainsi qu'on a observé, dans la population des villes anglaises soumises aux raids aériens de la dernière guerre, une multiplication notable des cas d'ulcère gastrique.

Si on interprète ces faits du point de vue de Goldstein, on verra la maladie dans le comportement catastrophique, si on les interprète du point de vue de Leriche, on la verra dans la détermination de l'anomalie histologique par le désordre physiologique. Ces deux points de vue ne s'excluent pas, bien loin de là.

De même, je tirerais aujourd'hui un grand parti des ouvrages d'Étienne Wolff[1] sur Les changements de sexe *et* La science des monstres *à l'occasion de mes références aux problèmes de la tératogenèse. J'insisterais davantage sur la possibilité et même l'obligation d'éclairer par la connaissance des formations monstrueuses celle des formations normales. Je proposerais avec encore plus de force qu'il n'y a pas en soi et a priori de différence ontologique entre une forme vivante réussie et une forme manquée. Du reste peut-on parler de formes vivantes manquées ? Quel manque peut-on bien déceler chez un vivant, tant qu'on n'a pas fixé la nature de ses obligations de vivant ?*

| J'aurais dû aussi tenir compte – plus encore que des approbations ou 5 *confirmations qui me sont venues de médecins, psychologues comme mon ami Lagache[2], professeur à la Sorbonne, ou biologistes, comme MM. Sabiani et Kehl[3], de la Faculté de Médecine d'Alger – des critiques à la fois compréhensives et fermes de M. Louis Bounoure[4], de la Faculté des Sciences de Strasbourg. Dans*

1. Étienne Wolff (1904-1996), biologiste français, embryologiste et tératologiste, licencié ès lettres (philosophie) à la Sorbonne en 1921, assistant du professeur Paul Ancel à la Faculté de médecine de Strasbourg en 1931, devint en 1945 professeur à la Faculté des sciences de Strasbourg puis professeur au Collège de France en 1955. Ses découvertes en tératogénèse expérimentales en font un acteur majeur de l'embryologie du XXᵉ siècle. Il fut membre de l'Académie des sciences, de l'Académie nationale de médecine, et de l'Académie française.

2. Daniel Lagache (1903-1972), philosophe français, élève de l'École normale supérieure, agrégé de philosophie (1928), docteur en médecine (1934) avec un travail sur les hallucinations verbales, puis médecin des hôpitaux psychiatriques et chef de clinique de neurologie, devint maître de conférences de psychologie à l'Université de Strasbourg (1937). Docteur ès lettres en 1946, professeur de psychologie à la Sorbonne en 1947, psychanalyste, il devint professeur de psychopathologie en 1955. Il développa la psychologie clinique et fut un acteur important du mouvement psychanalytique en France.

3. Raymond Kehl (1908-1962), médecin français, docteur en médecine (Alger 1934), docteur ès sciences naturelles (Alger 1943), agrégé des Facultés de médecine (Alger 1939), professeur d'histologie et embryologie à la Faculté de médecine d'Alger (1946), puis professeur d'histologie à la Faculté de médecine de Lyon (1960), a effectué de nombreux travaux en endocrinologie, en collaborant à Alger avec les professeurs Robert Courrier avec lequel il a publié *La Physiologie du sexe* (Actualités scientifiques et industrielles, Paris, Hermann, 1939), puis Jacques Benoit. Il fut élu membre correspondant de l'Académie nationale de médecine en 1961.

4. Louis Bounoure (1885-1966), biologiste français, docteur ès sciences, fut professeur à la Faculté des sciences de Strasbourg. Il s'est intéressé à l'embryologie et à la reproduction, ainsi qu'à la philosophie biologique.

son ouvrage L'autonomie de l'être vivant, *M. Bounoure me reproche avec autant d'esprit que de cordialité de céder à « l'obsession évolutionniste » et considère avec une grande perspicacité, s'il m'est permis de le dire, l'idée d'une normativité du vivant comme une projection sur toute la nature vivante de la tendance humaine au dépassement. C'est en effet un grave problème, à la fois biologique et philosophique, que de savoir s'il est ou non légitime d'introduire l'Histoire dans la Vie (je pense ici à Hegel* [1] *et aux problèmes soulevés par l'interprétation de l'hégélianisme). On comprend que je ne puisse aborder cette question dans une préface. Je veux du moins dire qu'elle ne m'échappe pas, que j'espère bien l'aborder plus tard et que je suis reconnaissant à M. Bounoure de m'aider à la poser.*

Enfin, il est certain qu'aujourd'hui je ne pourrais pas ne pas tenir compte, dans l'exposé des idées de Claude Bernard [2]*, de la publication en 1947 par le Dr Delhoume* [3] *des* Principes de médecine expérimentale, *où Claude Bernard apporte plus de précision qu'ailleurs dans l'examen du problème de la relativité individuelle du fait pathologique. Mais je ne pense pas que mon jugement sur les idées de Cl. Bernard serait modifié pour l'essentiel.*

J'ajoute en terminant que certains lecteurs se sont étonnés de la brièveté de mes conclusions et du fait qu'elles laissent ouverte la porte philosophique. Je dois dire que ce fut intentionnel. J'avais voulu faire un travail d'approche pour une future thèse de philosophie. J'avais conscience d'avoir assez sinon trop sacrifié, dans une thèse de médecine, au démon philosophique. C'est délibérément que j'ai donné à mes conclusions l'allure de propositions simplement et sobrement méthodologiques.

---

1. Georg Wilhelm Friedrich Hegel (1770-1831), philosophe allemand, enseigna la philosophie aux Universités d'Iéna, de Nuremberg, de Heidelberg et de Berlin. Il est l'auteur d'une œuvre philosophique incomparable par l'ampleur et la profondeur de sa vision systématique et dialectique.

2. Claude Bernard (1813-1878), physiologiste français, élève et successeur de François Magendie, fut l'auteur de très importants travaux sur la digestion, sur le système nerveux, sur le milieu intérieur. Il apporta une contribution de portée historique à la philosophie des sciences de la vie avec son *Introduction à l'étude de la médecine expérimentale* (Paris, J.-B. Baillière et fils, 1865) et ses *Leçons sur les phénomènes de la vie communs aux animaux et aux végétaux* (Paris, J.-B. Baillière et fils, 1878-1879). Membre de l'Académie des sciences (1854), il fut professeur au Collège de France (1855), et membre de l'Académie française (1868).

3. Léon Delhoume (1887-1965), médecin français, docteur en médecine de la Faculté de Paris en 1914, fut un historien de la médecine remarqué, membre de l'Académie internationale d'histoire de la médecine, tout en faisant une carrière politique dans le Limousin.

Le problème des structures et des comportements pathologiques chez l'homme est immense. Un pied-bot congénital, un inverti sexuel, un diabétique, un schizophrène posent des questions innombrables qui renvoient finalement à l'ensemble des recherches anatomiques, embryologiques, physiologiques, psychologiques. Notre opinion est cependant que ce problème ne doit pas être divisé et que les chances de l'éclairer sont plus grandes si on le prend en bloc que si on le découpe en questions de détail. Mais nous ne sommes pas en mesure, pour le moment, de soutenir cette opinion par la présentation d'une synthèse suffisamment documentée, que nous espérons mener à bien quelque jour. Ce n'est pourtant pas seulement cette impossibilité actuelle que traduit la publication de quelques-unes de nos recherches, mais aussi l'intention de marquer des temps successifs dans l'examen.

La philosophie est une réflexion pour qui toute matière étrangère est bonne, et nous dirions volontiers pour qui toute bonne matière doit être étrangère. Ayant entrepris des études médicales quelques années après la fin des études philosophiques, et parallèlement à l'enseignement de la philosophie, nous devons quelques mots d'explication sur nos intentions. Ce n'est pas nécessairement pour mieux connaître les maladies mentales qu'un professeur de philosophie peut s'intéresser à la médecine. Ce n'est pas davantage nécessairement pour s'exercer à une discipline scientifique. Nous attendions précisément de la médecine une introduction à des problèmes humains concrets. La médecine nous apparaissait, et nous apparaît encore, comme une technique ou un art au carrefour de plusieurs sciences, plutôt que comme une science proprement dite. Deux problèmes qui nous occupaient, | celui des rapports entre sciences et techniques, celui 8 des normes et du normal, nous paraissaient devoir bénéficier, pour leur position précise et leur éclaircissement, d'une culture médicale directe.

Appliquant à la médecine un esprit que nous voudrions pouvoir dire « non prévenu », il nous a semblé que l'essentiel en restait, malgré tant d'efforts louables pour y introduire des méthodes de rationalisation scientifique, la clinique et la thérapeutique, c'est-à-dire une technique d'instauration ou de restauration du normal, qui ne se laisse pas entièrement et simplement réduire à la seule connaissance.

Le travail présent est donc un effort pour intégrer à la spéculation philosophique quelques-unes des méthodes et des acquisitions de la médecine. Il ne s'agit, est-il besoin de le dire, de donner aucune leçon, de porter sur l'activité médicale aucun jugement normatif. Nous n'avons pas l'outrecuidance de prétendre à rénover la médecine en lui incorporant une métaphysique. Si la médecine doit être rénovée, c'est aux médecins de le faire à leurs risques et à leur honneur. Mais nous avons l'ambition de contribuer au renouvellement de certains concepts méthodologiques, en rectifiant leur compréhension au contact d'une information médicale. Qu'on n'attende donc pas de nous plus que nous n'avons voulu donner. La médecine est très souvent la proie et la victime de certaine littérature pseudo-philosophique à laquelle, il est juste de le dire, les médecins ne sont pas toujours étrangers, et dans laquelle médecine et philosophie trouvent rarement leur compte. Nous n'entendons pas porter de l'eau à ce moulin. Non plus d'ailleurs nous n'entendons faire œuvre d'historien de la médecine. Si dans notre première partie nous avons placé un problème en perspective historique, c'est uniquement pour des raisons de plus facile intelligibilité. Nous ne prétendons à aucune érudition dans l'ordre de la biographie.

Un mot sur la délimitation de notre sujet. Le problème général du normal et du pathologique peut, du point de vue médical, se spécifier en problème tératologique et en problème nosologique, et ce dernier, à son tour, en problème de nosologie somatique ou de physiopathologie, et en problème de nosologie psychique ou de psychopathologie. C'est très précisément au problème de nosologie somatique, ou de physiologie pathologique, que nous désirons limiter le présent exposé, sans toutefois nous interdire d'emprunter à la tératologie ou à la psychopathologie telle donnée, telle notion ou telle solution qui nous paraîtraient particulièrement

9 aptes à éclairer l'examen ou à confirmer quelque résultat. | Nous avons tenu également à proposer nos conceptions en liaison avec l'examen critique d'une thèse, généralement adoptée au XIXe siècle, concernant les rapports du normal et du pathologique. Il s'agit de la thèse selon laquelle

les phénomènes pathologiques sont identiques aux phénomènes normaux correspondants, aux variations quantitatives près. En procédant ainsi, nous pensons obéir à une exigence de la pensée philosophique qui est de rouvrir les problèmes plutôt que de les clore. Léon Brunschvicg [1] a dit de la philosophie qu'elle est la science des problèmes résolus. Nous faisons nôtre cette définition simple et profonde.

---

1. Léon Brunschvicg (1869-1944), philosophe français, ancien élève de l'École normale supérieure, agrégé de philosohie (1891), docteur ès lettres (1897), fut nommé professeur à la Sorbonne en 1909. Il est l'auteur d'ouvrages majeurs d'histoire de la philosophie et des sciences, dont *Les étapes de la philosophie mathématique* (Paris, Félix Alcan, 1912). Il fut élu membre de l'Académie des sciences morales et politiques en 1932.

L'ÉTAT PATHOLOGIQUE
N'EST-IL QU'UNE MODIFICATION QUANTITATIVE
DE L'ÉTAT NORMAL ?

I

INTRODUCTION AU PROBLÈME

Pour agir, il faut au moins localiser. Comment agir sur un séisme ou sur un ouragan ? C'est sans doute au besoin thérapeutique qu'il faut attribuer l'initiative de toute théorie ontologique de la maladie. Voir dans tout malade un homme augmenté ou diminué d'un être c'est déjà en partie se rassurer. Ce que l'homme a perdu peut lui être restitué, ce qui est entré en lui peut en sortir. Même si la maladie est sortilège, envoûtement, possession, on peut espérer de la vaincre. Il suffit de penser que la maladie survient à l'homme pour que tout espoir ne soit pas perdu. La magie offre des ressources innombrables pour communiquer aux drogues et aux rites d'incantation toute l'intensité du désir de guérison. Sigerist [1] a noté que la médecine égyptienne a probablement généralisé, en la composant avec l'idée de la maladie-possession, l'expérience orientale des affections parasitaires. Rejeter des vers c'est récupérer la santé [2] 3. La maladie entre et sort de l'homme comme par la porte. Aujourd'hui encore il existe une hiérarchie vulgaire des maladies, fondée sur la plus ou moins grande facilité d'en localiser les | symptômes. C'est ainsi que la paralysie agitante est plus 12 une maladie que le zona thoracique et le zona, plus que le furoncle. Sans vouloir attenter à la majesté des dogmes pastoriens, on peut bien dire que

---

1. Henry Sigerist (1891-1957), historien de la médecine suisse, docteur en médecine de l'Université de Zurich en 1917, dirigea l'Institut d'histoire de la médecine de l'Université Johns Hopkins à Baltimore de 1932 à 1947 et fut un pionnier de la médecine sociale et de l'assurance médicale.

[2]. H.-E. Sigerist, *Introduction à la médecine*, Paris, Payot, 1932, p. 120.

3. Les références entre crochet dans le texte ont été remplacées par des notes appelées par des chiffres entre crochets ([1], [2], [3] …). Elles proviennent – tout comme les mentions bibliographiques entre crochets dans les notes de Canguilhem –, de l'« Index bibliographique » (ici, p. 231-237).

la théorie microbienne des maladies contagieuses a dû certainement une part non négligeable de son succès à ce qu'elle contient de représentation ontologique du mal. Le microbe, même s'il y faut le truchement compliqué du microscope, des colorants et des cultures, on peut le voir, au lieu qu'on ne saurait voir un miasme ou une influence. Voir un être c'est déjà prévoir un acte. Personne ne contestera le caractère optimiste des théories de l'infection quant à leur prolongement thérapeutique. La découverte des toxines et la reconnaissance du rôle pathogénique des terrains spécifique et individuel ont détruit la belle simplicité d'une doctrine, dont le revêtement scientifique dissimulait la persistance d'une réaction devant le mal aussi vieille que l'homme lui-même.

Mais si on éprouve le besoin de se rassurer c'est qu'une angoisse hante constamment la pensée, si on délègue à la technique, magique ou positive, le soin de restaurer dans la norme souhaitée l'organisme affecté de maladie, c'est qu'on n'attend rien de bon de la nature par elle-même.

Inversement, la médecine grecque offre à considérer, dans les écrits et les pratiques hippocratiques, une conception non plus ontologique mais dynamique de la maladie, non plus localisationniste mais totalisante. La nature (*physis*), en l'homme comme hors de lui, est harmonie et équilibre. Le trouble de cet équilibre, de cette harmonie, c'est la maladie. Dans ce cas, la maladie n'est pas quelque part dans l'homme. Elle est en tout l'homme et elle est tout entière de lui. Les circonstances extérieures sont des occasions mais non des causes. Ce qui est en équilibre dans l'homme, et dont le trouble fait la maladie, ce sont quatre humeurs dont la fluidité est précisément apte à supporter des variations et des oscillations, et dont les qualités sont couplées selon leur contraste (chaud, froid, humide, sec). La maladie n'est pas seulement déséquilibre ou dysharmonie, elle est aussi, et peut-être surtout, effort de la nature en l'homme pour obtenir un nouvel équilibre. La maladie est réaction généralisée à intention de guérison. L'organisme fait une maladie pour se guérir. La thérapeutique doit d'abord tolérer et au besoin renforcer ces réactions hédoniques et thérapeutiques spontanées. La technique médicale imite l'action médicale naturelle (*vis medicatrix naturae*). Imiter c'est non seulement copier une apparence, c'est mimer une tendance, prolonger un mouvement intime. Certes, une

13 telle | conception est aussi un optimisme, mais ici l'optimisme concerne le sens de la nature et non pas l'effet de la technique humaine.

La pensée des médecins n'a pas fini d'osciller de l'une à l'autre de ces deux représentations de la maladie, de l'une à l'autre de ces deux formes d'optimisme, trouvant chaque fois pour l'une ou pour l'autre attitude quelque bonne raison dans une pathogénie fraîchement élucidée. Les maladies de carence et toutes les maladies infectieuses ou parasitaires font marquer un point à la théorie ontologique, les troubles endocriniens et toutes les maladies à préfixe *dys*, à la théorie dynamiste ou fonctionnelle. Ces deux conceptions ont pourtant un point commun : dans la maladie, ou mieux dans l'expérience de l'être malade, elles voient une situation polémique, soit une lutte de l'organisme et d'un être étranger, soit une lutte intérieure de forces affrontées. La maladie diffère de l'état de santé, le pathologique du normal, comme une qualité d'une autre, soit par présence ou absence d'un principe défini, soit par remaniement de la totalité organique. Passe encore cette hétérogénéité des états normal et pathologique dans la conception naturiste qui attend peu de l'intervention humaine pour la restauration du normal. La nature trouvera les voies vers la guérison. Mais dans une conception qui admet et attend que l'homme puisse forcer la nature et la plier à ses vœux normatifs, l'altération qualitative séparant le normal du pathologique était difficilement soutenable. Ne répétait-on pas depuis Bacon[1] qu'on ne commande à la nature qu'en lui obéissant ? Commander à la maladie c'est en connaître les rapports avec l'état normal que l'homme vivant – et aimant la vie – souhaite de restaurer. D'où le besoin théorique, à échéance technique différée, de fonder une pathologie scientifique en la reliant à la physiologie. C'est Thomas Sydenham[2] (1624-1689), qui pense que pour aider le malade il faut délimiter et déterminer son mal. Il y a des espèces morbides comme il y a des espèces végétales ou animales. Il y a un ordre dans les maladies, selon Sydenham, comme il y a une régularité dans les anomalies selon I. Geoffroy Saint-Hilaire[3]. Pinel[4] justifiait tous ces essais

1. Francis Bacon (1561-1626), philosophe et homme d'État anglais, est considéré comme le père de l'empirisme moderne. Il proposa une philosophie de l'enquête scientifique basée sur l'expérience et l'induction, exposée dans son *Novum organum* (1620), ainsi qu'une philosophie du progrès.

2. Thomas Sydenham (1624-1689), médecin britannique, docteur en médecine de l'Université de Cambridge, considéré comme le père de la médecine en Angleterre, est resté célèbre pour ses travaux sur les fièvres, leur guérison, et pour sa conception nosologique des maladies.

3. Isidore Geoffroy Saint-Hilaire (1805-1861), zoologiste français, fils d'Étienne Geoffroy Saint-Hilaire, effectua principalement des travaux de tératologie dans le fil des arguments et descriptions de son père. Il fut professeur au Muséum national d'histoire naturelle et à la Faculté des sciences de Paris.

4. Philippe Pinel (1745-1826), médecin français, docteur en médecine de la Faculté de Toulouse en 1773, fut médecin des aliénés de Bicêtre, puis médecin-chef de la Salpêtrière. Il proposa une classification des maladies mentales de nature physiologique. Il entra à l'Académie des sciences en 1803.

de classification nosologique en portant le genre à sa perfection dans sa *Nosographie philosophique* (1797) dont Daremberg[1] dit que c'est l'œuvre d'un naturaliste plutôt que d'un clinicien[2].

Entre-temps Morgagni[3] (1682-1771), en créant l'anatomie pathologique, avait permis qu'on rattachât à des lésions d'organes définies des groupements de symptômes stables. En sorte que la classification nosographique trouvait un substrat dans la décomposition anatomique. 14 Mais comme depuis Harvey[4] et Haller[5] | l'anatomie s'était « animée » pour devenir physiologie, la pathologie venait naturellement prolonger la physiologie. De toute cette évolution des idées médicales, on trouve chez Sigerist un exposé sommaire et magistral[6]. L'aboutissement de cette évolution, c'est la formation d'une théorie des rapports entre le normal et le pathologique selon laquelle les phénomènes pathologiques ne sont dans les organismes vivants rien de plus que des variations quantitatives, selon le plus et le moins, des phénomènes physiologiques correspondants. Sémantiquement, le pathologique est désigné à partir du normal non pas tant comme *a* ou *dys* que comme *hyper* ou *hypo*. Tout en retenant de la théorie ontologique sa confiance apaisante dans la possibilité de vaincre techniquement le mal, on est ici très loin de penser que santé et maladie

1. Charles-Victor Daremberg (1817-1872), médecin français, docteur en médecine de Paris avec une thèse sur Galien en 1841, historien de la médecine, fut bibliothécaire de l'Académie de médecine, puis de la Bibliothèque Mazarine. Il enseigna l'histoire de la médecine au Collège de France. Il est le traducteur d'œuvres médicales anciennes dont celles d'Hippocrate et de Galien.

[2]. Ch. Daremberg, *La médecine, histoire et doctrines*, Paris, J.-B. Baillière et fils, 1865, p. 1201.

3. Giovanni Battista Morgagni (1682-1771), médecin italien, docteur de la Faculté de Bologne en 1701, anatomiste, professeur de médecine théorique puis d'anatomie à l'Université de Padoue, fut un fondateur de l'anatomie pathologique moderne, la maladie résultant de la détérioration d'éléments microscopiques. Sa philosophie restait pénétrée d'idées mécanistes.

4. William Harvey (1578-1657), médecin et physiologiste anglais, docteur en médecine de Padoue en 1602, puis de l'Université de Cambridge, exerça la médecine à l'hôpital Saint Bartholomée de Londres à partir de 1609. Il exposa sa théorie de la circulation du sang dans l'*Exercitatio anatomica de motu cordis et sanguinis in animalibus* (1628). Également pionnier de l'embryologie moderne, il défendit la théorie de l'épigénèse contre les doctrines préformationnistes admises.

5. Albrecht von Haller (1708-1777), médecin et naturaliste suisse, docteur en médecine de Leyde en 1727, professeur à l'Université de Göttingen en 1743, est connu principalement pour ses travaux sur l'irritabilité et la sensibilité. Ses *Elementa Physiologiae corporis humani* (Lausanne et Berne, 8 volumes, 1757-1766) représentent la somme du savoir physiologique du XVIIIe siècle.

[6]. H.-E. Sigerist, *Introduction à la médecin, op. cit.*, p. 117-142.

soient des opposés qualitatifs, des forces en lutte. Le besoin de rétablir la continuité, pour mieux connaître afin de mieux agir, est tel qu'à la limite le concept de maladie s'évanouirait. La conviction de pouvoir scientifiquement restaurer le normal est telle qu'elle finit par annuler le pathologique. La maladie n'est plus objet d'angoisse pour l'homme sain, elle est devenue objet d'étude pour le théoricien de la santé. C'est dans le pathologique, édition en gros caractères, qu'on déchiffre l'enseignement de la santé, un peu comme Platon [1] cherchait dans les institutions de l'État l'équivalent agrandi et plus facilement lisible des vertus et des vices de l'âme individuelle.

* * *

L'identité réelle des phénomènes vitaux normaux et pathologiques, apparemment si différents et chargés par l'expérience humaine de valeurs opposées, est devenue, au cours du XIXe siècle, une sorte de dogme, scientifiquement garanti, dont l'extension dans le domaine de la philosophie et de la psychologie semblait commandée par l'autorité que les biologistes et les médecins lui reconnaissaient. En France, ce dogme a été exposé, dans des conditions et conformément à des intentions bien différentes, par Auguste Comte [2] et par Claude Bernard. Dans la doctrine de Comte, c'est une idée dont il se reconnaît très explicitement et respectueusement redevable à Broussais [3]. Chez Cl. Bernard c'est la conclusion tirée de toute une vie d'expérimentation biologique dont la célèbre *Introduction à l'étude de la médecine expérimentale* codifie méthodiquement la pratique. Dans la pensée de Comte, l'intérêt se porte du pathologique vers le normal, aux fins de déterminer spéculativement les lois du normal, car c'est comme | substitut 15 d'une expérimentation biologique souvent impraticable, surtout sur

---

1. Platon (env. 428 av. J.-C. – env. 348 av. J.-C.), philosophe grec, est le symbole de la philosophie occidentale, qu'il a marquée de son idéalisme.

2. Auguste Comte (1798-1857), mathématicien et philosophe français, ancien élève de l'École Polytechnique, fut le fondateur du positivisme, exposé dans son œuvre majeure, le *Cours de Philosophie positive* (Paris, Bachelier, 1830-1842), ainsi que dans le *Discours sur l'Esprit positif* (Paris, Carilian-Gœury et V. Dalmont, 1844). Il développa également l'idée de sociologie. Son œuvre eut une influence considérable, de longue durée, sur la philosophie et la société en France et dans de nombreux autres pays.

3. François Broussais (1772-1838), médecin français, docteur en médecine de Paris en 1802, fut médecin militaire et professeur à l'hôpital militaire du Val-de-Grâce. Il est l'auteur du « système de Broussais », théorie médicale exclusivement fondée sur l'inflammation. Il fut membre de l'Académie des sciences morales et politiques.

l'homme, que la maladie apparaît digne d'études systématiques. L'identité du normal et du pathologique est affirmée au bénéfice de la connaissance du normal. Dans la pensée de Cl. Bernard, l'intérêt se porte du normal vers le pathologique, aux fins d'une action raisonnée sur le pathologique, car c'est comme fondement d'une thérapeutique décidément en rupture avec l'empirisme que la connaissance de la maladie est recherchée au moyen de la physiologie et à partir d'elle. L'identité du normal et du pathologique est affirmée au bénéfice de la correction du pathologique. Enfin, l'affirmation d'identité reste, chez Comte, purement conceptuelle, alors que Claude Bernard tente de préciser cette identité dans une interprétation d'allure quantitative et numérique.

Ce n'est point pour la déprécier qu'on qualifie de dogme une telle théorie, mais pour bien en faire saisir la résonance et la portée. Ce n'est point par hasard qu'on choisit de rechercher chez A. Comte et Cl. Bernard les textes qui en ont fixé le sens. L'influence de ces deux auteurs sur la philosophie, la science et plus encore peut-être sur la littérature du XIXe siècle est considérable. Or, il est constant que les médecins cherchent plus volontiers la philosophie de leur art dans la littérature que dans la médecine ou dans la philosophie elles-mêmes. La lecture de Littré[1], de Renan[2], de Taine[3] a certainement suscité plus de vocations médicales que

---

1. Émile Littré (1801-1881), médecin français, d'orientation positiviste, philologue, fut l'éditeur et le traducteur des œuvres d'Hippocrate et l'auteur avec Charles Robin d'un *Dictionnaire de médecine et de chirurgie et de pharmacie*. Son principal ouvrage est le *Dictionnaire de la langue française* (Paris, Hachette, 1863-1872, 1873, 1877).

2. Ernest Renan (1823-1892), philosophe français, agrégé de philosophie en 1848, philologue et historien, fut l'auteur de travaux sur des notions de moralité et de désintéressement à l'origine des religions ou des savoirs humains. Son essai *La vie de Jésus* (1863) retrace sa biographie sans référence divine ou supranaturelle. Il y plaide pour une définition de l'histoire comme science. Il est également l'auteur de *L'Avenir de la science. Pensées de 1848* (1890). Professeur d'hébreu (1862, réintégré en 1870) puis administrateur du Collège de France, membre de l'Académie des Inscriptions et belles lettres (1856) et de l'Académie française (1879, en remplacement de Claude Bernard), il y prononça notamment la réponse au discours de réception de Louis Pasteur (1882).

3. Hippolyte Taine (1828-1893), philosophe français, ancien élève de l'École normale supérieure (1848), est un représentant, à la carrière peu conformiste, du positivisme. Dans sa *Philosophie de l'art* (Paris, Librairie Germer-Baillière, 1865, réédition 1882) dans laquelle l'esthétique est « une sorte de botanique appliquée aux œuvres de l'homme », « le milieu, c'est-à-dire l'état général des mœurs et des esprits, détermine l'espèce des œuvres d'art en ne souffrant que celles qui lui sont conformes et en éliminant les autres espèces ». Cette détermination met en œuvre trois facteurs : la race (facteur individuel), le milieu (facteur géographique) et le moment (facteur sociologique). Il fut élu à l'Académie française en 1878.

celle de Richerand[1] ou de Trousseau[2], car c'est un fait avec lequel il faut compter qu'on vient à la médecine généralement en toute ignorance des théories médicales, mais non sans idées préconçues sur bien des concepts médicaux. La diffusion des idées de Comte dans les milieux médicaux, scientifiques et littéraires a été l'œuvre de Littré et de Charles Robin[3], premier titulaire de la chaire d'histologie à la Faculté de Médecine de Paris[a]. C'est surtout dans le domaine de la psychologie que leur écho s'est prolongé. Nous l'entendons chez Renan : « Le sommeil, la folie, le délire, le somnambulisme, l'hallucination offrent à la psychologie individuelle un champ d'expérience bien plus avantageux que l'état régulier. Car les phénomènes qui, dans cet état, sont comme effacés par leur ténuité, apparaissent dans les crises extraordinaires d'une manière plus sensible par leur exagération. Le physicien n'étudie pas le galvanisme dans les faibles quantités que présente la nature, mais il le multiplie par l'expérimentation | afin de l'étudier avec plus de facilité, bien sûr d'ailleurs que les lois 16 étudiées dans cet état exagéré sont identiques à celles de l'état naturel. De

a. Sur les rapports de Comte et de Robin voir V. Genty[4] [*Un grand biologiste : Charles Robin, sa vie, ses amitiés philosophiques et littéraires*, Thèse de médecine, Lyon, 1931] et M. Klein[5] [*Histoire des origines de la théorie cellulaire*, Paris, Hermann, 1936].

1. Balthasar-Anthelme Richerand (1779-1840), médecin, chirurgien et physiologiste français, fut chirurgien de Louis XVIII et directeur de l'Institut de pathologie chirurgicale de la Faculté de Paris (1807). Ses publications portent principalement sur des questions de physiologie.

2. Armand Trousseau (1801-1867), médecin français, professeur de lettres puis docteur en médecine en 1825 à la Faculté de Tours, professeur de thérapie et pharmacologie à la Faculté de médecine de Paris en 1839, développa la clinique médicale.

3. Charles Robin (1821-1885), médecin français, docteur en médecine de Paris en 1846, agrégé puis docteur ès sciences naturelles en 1847, est l'auteur des ouvrages *Anatomie microscopique* (Paris, Librairie Germer-Baillière, 1868), *Anatomie et physiologie cellulaires ou des cellules animales et végétales du protoplasma et des éléments normaux et pathologiques qui en dérivent* (Paris, J.-B. Baillière et fils, 1873) la même année que la 13e édition du *Dictionnaire de médecine, de chirurgie...* en collaboration avec É. Littré (J.-B. Baillière et fils, 1873). Il fut nommé membre de l'Académie impériale de médecine en 1858, et devint professeur d'histologie à la Faculté de médecine de Paris (1862) et membre de l'Académie des sciences (1865).

4. Victor Genty (1890-1961), médecin français, historien de la médecine, est entre autres l'auteur d'une thèse de médecine de Lyon sur Charles Robin.

5. Marc Klein (1905-1975), médecin français, histophysiologiste, fut titulaire de la chaire de biologie médicale de la Faculté de médecine de Strasbourg à son retour des camps de concentration dont ceux d'Auschwitz et de Buchenwald. Auteur de contributions marquantes à l'endocrinologie sexuelle, il le fut aussi à l'histoire des sciences et de la médecine avec ses travaux classiques sur la théorie cellulaire.

même la psychologie de l'humanité devra s'édifier surtout par l'étude des folies de l'humanité, de ses rêves, de ses hallucinations qui se retrouvent à chaque page de l'histoire de l'esprit humain »[1]. L. Dugas[2], dans son étude sur Ribot[3], a bien montré la parenté entre les vues méthodologiques de Ribot et les idées de Comte et de Renan, son ami et protecteur[4]. « La physiologie et la pathologie – celles de l'esprit aussi bien que celles du corps – ne s'opposent pas l'une à l'autre comme deux contraires, mais comme deux parties d'un même tout... La méthode pathologique tient à la fois de l'observation pure et de l'expérimentation. C'est un puissant moyen d'investigation et qui a été riche en résultats. La maladie est, en effet, une expérimentation de l'ordre le plus subtil, instituée par la nature elle-même dans des circonstances bien déterminées et avec des procédés dont l'art humain ne dispose pas : elle atteint l'inaccessible »[5].

Non moins large et profonde est l'influence de Claude Bernard sur les médecins de l'époque 1870-1914, soit directement par la physiologie, soit indirectement par la littérature, comme l'ont établi les travaux de Lamy[6] et

[1]. E. Renan, *L'avenir de la science, Pensées de 1848* (1890), Paris, Calmann-Lévy, nouv. éd., 1923, p. 184.

2. Ludovic Léon Dugas (1857-1943), philosophe français, a enseigné au lycée puis à l'Université de Rennes. Il a collaboré à la *Revue philosophique* et fut éditeur de l'*Année philosophique*. À côté d'ouvrages pédagogiques, il a traité des notions de psychologie et de morale, notamment la timidité (1900, 1922), le rire (1902), l'aphasie (1908) ou *Les maladies de la mémoire et de l'imagination* (1931), et a publié un *Vocabulaire de psychologie* (1937). Dans un essai intitulé *L'absolu* (1904), il étudie « la forme pathologique et normale des sentiments ».

3. Théodule Ribot (1839-1916), philosophe français, ancien élève de l'École normale supérieure, agrégé de philosophie, docteur ès lettres avec son travail *L'hérédité – Étude psychologique* (Paris Ballière, 1873), est l'auteur d'ouvrages majeurs sur l'hérédité des traits psychologiques, la psychologie comparée (allemande, anglaise – ayant traduit les travaux du psychologue anglais Herbert Spencer), les maladies psychologiques (personnalité, mémoire, volonté), la « logique des sentiments », à savoir la consécution d'états psychiques par le biais d'affections, qu'il voit comme complémentaire à la logique rationnelle basée sur les connaissances. Ses recherches ont contribué à la reconnaissance de la psychologie comme discipline universitaire. Il s'est également intéressé à la psychiatrie. Titulaire de la chaire de psychologie expérimentale et comparée au Collège de France (1888), il fut élu membre de l'Académie des sciences morales et politiques (1889).

[4]. L. Dugas, *Le philosophe Théodule Ribot*, Paris, Payot, 1924, p. 21 et p. 68.

[5]. Th. Ribot, Psychologie, dans *De la méthode dans les sciences, I*, par Bouasse, Delbet, etc., Paris, Alcan, 1909.

6. Pierre Lamy (1890-?), philosophe français, docteur ès lettres (1931), a travaillé sur *Claude Bernard et le matérialisme* (Paris, Félix Alcan, 1939).

de Donald-King[1] sur les rapports du naturalisme littéraire et des doctrines biologiques et médicales du XIXe siècle [2]. Nietzsche[3] lui-même emprunte à Claude Bernard, et précisément l'idée que le pathologique est homogène au normal. Citant un long passage sur la santé et la maladie, tiré des *Leçons sur la chaleur animale*[a], Nietzsche le fait précéder de la réflexion suivante : « La valeur de tous les états morbides consiste en ceci qu'ils montrent sous un verre grossissant certaines conditions qui, bien que normales, sont difficilement visibles à l'état normal » (*La volonté de puissance*, § 533, trad. fr. de Bianquis, N.R.F., I, 364).

Ces indications sommaires paraissent devoir suffire à montrer que la thèse dont on voudrait définir le sens et la portée n'est pas inventée pour les besoins de la cause. L'histoire des idées n'est pas nécessairement superposable à l'histoire des sciences. Mais comme les savants mènent leur vie d'hommes dans un milieu et un entourage non exclusivement scientifiques, l'histoire des sciences ne peut négliger l'histoire des idées. Appliquant à une thèse sa propre conclusion, on pourrait dire que les déformations | qu'elle subit dans le milieu de culture en peuvent révéler la   17 signification essentielle.

On a choisi de centrer l'exposé autour des noms de Comte et de Cl. Bernard parce que ces auteurs ont vraiment joué le rôle, à demi volontaire, de porte-drapeaux ; d'où la préférence qui leur est donnée sur tant d'autres, également cités, qu'on aurait pu éclairer plus vivement dans telle ou telle autre perspective[b]. Si l'on a choisi d'adjoindre à l'exposé des idées de Comte et de Cl. Bernard l'exposé des idées de Leriche c'est pour une raison précisément inverse. Ce dernier auteur est discuté, tant

a. C'est le texte cité à la p. 36, *in fine*.

b. Une trouvaille bibliographique de dernière heure nous confirme dans notre choix. Le dogme pathologique que nous voulons discuter est exposé, sans réserves ni réticences, en 1864 dans le *Journal des débats* par Ch. Daremberg, sous l'égide de Broussais, Comte, Littré, Ch. Robin et Cl. Bernard [Ch. Daremberg, *La médecine, histoire et doctrines*].

1. Donald Lawrence King (1888-?), docteur ès lettres et sciences humaines, a présenté à l'Université de Paris en 1929 une thèse intitulée *L'influence des sciences physiologiques sur la littérature française, de 1670 à 1870*.

[2]. P. Lamy, *L'Introduction à l'étude de la Médecine expérimentale. Claude Bernard, le Naturalisme et le Positivisme*, Thèse lettres, Paris, 1928 ; M. Donald C. King, *Influence de la physiologie sur la littérature française de 1670 à 1870*, Thèse lettres, Paris, 1929.

3. Friedrich Nietzsche (1844-1900), philosophe allemand, est l'auteur d'une œuvre critique qui exerça une influence considérable sur la philosophie européenne. Georges Canguilhem a commenté ses idées.

en médecine qu'en physiologie, et ce n'est pas le moindre de ses mérites. Mais il est possible que l'exposé de ses conceptions dans une perspective historique découvre en elles des profondeurs et une portée insoupçonnées. Sans sacrifier au culte de l'autorité, on ne peut contester à un praticien éminent une compétence en matière de pathologie bien supérieure à celle de Comte ou de Cl. Bernard. Il n'est pas d'ailleurs tout à fait sans intérêt, pour les problèmes examinés ici, que Leriche occupe actuellement au Collège de France la chaire de médecine illustrée par Cl. Bernard lui-même. Les dissonances n'en ont que plus de sens et de prix.

AUGUSTE COMTE ET LE « PRINCIPE DE BROUSSAIS »

Auguste Comte affirme l'identité réelle des phénomènes pathologiques et des phénomènes physiologiques correspondants durant les trois stades principaux de son évolution intellectuelle, dans la période préparatoire au *Cours de philosophie positive*, marquée au début par l'amitié avec Saint-Simon[1], dont Comte se sépare en 1824[a]; – dans la période dite proprement de la philosophie positive; – dans la période, par certains traits si différente de la précédente, du *Système de politique positive*. Comte attribue à ce qu'il appelle le principe de Broussais une portée universelle, dans l'ordre des phénomènes biologiques, psychologiques et sociologiques.

C'est en 1828, en rendant compte du traité de Broussais *De l'irritation et de la folie*, que Comte adhère à ce principe et le reprend pour son propre usage[2]. Comte attribue à Broussais le mérite qui revient en réalité à Bichat[3],

a. Sur les lectures de Comte en matière biologique et médicale, dans la période de 1817 à 1824, où « il se prépare à devenir non un biologiste mais un philosophe de la biologie », voir H. Gouhier[4], [*La jeunesse d'Auguste Comte et la formation du positivisme*, t. III : *Auguste Comte et Saint-Simon*, Paris, Vrin, 1941, p. 237].

1. Claude-Henri de Rouvroy, comte de Saint-Simon (1760-1825), philosophe et économiste français, témoin et acteur de la Révolution industrielle et de ses conséquences sociales en France, entretint des relations avec Auguste Comte qui fut son secrétaire particulier, et qui lui doit, à travers l'expression de « Politique positive », le terme de « positif ».

[2]. A. Comte, *Examen du Traité de Broussais sur l'irritation*, appendice au *Système de politique positive*, 4 volumes, Paris, 4e éd., 1912, t. IV, p. 216.

3. Xavier François Marie Bichat (1771-1804), médecin français, anatomiste et physiologiste, fut médecin de l'Hôtel-Dieu en 1800. Il défendit la doctrine vitaliste dans ses *Recherches physiologiques sur la vie et la mort* (Paris, Brosson, Gabon et Cie, 1799). Son *Anatomie générale appliquée à la physiologie et à la médecine* (1801) développa la notion de propriété de tissu. Il exerça une grande influence sur la pensée médicale.

4. Henri Gouhier (1898-1994), philosophe français, historien de la philosophie et critique dramatique, fut l'auteur de tavaux sur l'histoire de la pensée religieuse et sur le théâtre. Professeur à la Faculté de Lille (1929) et à la Sorbonne (1941), il fut élu à l'Académie des sciences morales et politiques (1961), et à l'Académie française (1979.

et avant lui à Pinel, d'avoir proclamé que toutes les maladies admises ne sont que des symptômes et qu'il ne saurait exister de dérangements des fonctions vitales sans lésions d'organes ou plutôt de tissus. Mais surtout, ajoute Comte, « jamais on n'a conçu d'une manière aussi directe et aussi satisfaisante la relation fondamentale entre la pathologie et la physiologie » ; Broussais explique en effet toutes les maladies comme consistant essentiellement « dans l'excès ou le défaut de l'excitation des divers | tissus au-dessus et au-dessous du degré qui constitue l'état normal ». Les maladies ne sont donc que les effets de simples changements d'intensité dans l'action des stimulants indispensables à l'entretien de la santé.

De ce jour, Comte élève la conception nosologique de Broussais au rang d'axiome général, et ce ne serait pas trop de dire qu'il lui accorde la même valeur dogmatique qu'à la loi de Newton [1] ou au principe de d'Alembert [2]. Il est certain du reste, que lorsqu'il cherche à rattacher son principe sociologique fondamental « le progrès n'est que le développement de l'ordre » à quelque autre principe plus général, capable de le valider, Comte hésite entre l'autorité de Broussais et celle de d'Alembert. Tantôt il se réfère à la réduction par d'Alembert des lois de la communication des mouvements aux lois de l'équilibre [3], tantôt à l'aphorisme de Broussais. La théorie positive de la modificabilité des phénomènes « se condense entièrement dans ce principe universel, résulté de l'extension systématique du grand aphorisme de Broussais : toute modification, artificielle ou naturelle, de l'ordre réel concerne seulement l'intensité des phénomènes correspondants…, malgré les variations de degré, les phénomènes conservent toujours le même arrangement, tout changement de *nature* proprement dit, c'est-à-dire de

---

1. Isaac Newton (1642-1727), mathématicien, physicien et philosophe anglais, est la figure emblématique de la physique moderne. Son invention, parallèlement à Leibniz, du calcul infinitésimal, ses travaux en optique, son énoncé des lois universelles de la physique et sa théorie de la gravitation universelle, exposés dans son ouvrage *Philosophiae Naturalis Principia Mathematica* (1687) en ont fait un modèle pour le développement des sciences, y compris des sciences humaines et sociales, pendant deux siècles. Il fut professeur à l'Université de Cambridge en 1669, et membre de la Royal Society en 1672.

2. Jean Le Rond D'Alembert (1717-1783), mathématicien et philosophe français, a donné de nombreuses contributions aux mathématiques, à l'astronomie, à la physique et à la musique. Il créa avec Diderot l'*Encyclopédie* dont le premier volume fut publié en 1751 et dont il rédigea le *Discours préliminaire* ainsi que de nombreux articles. Il fut admis à l'Académie royale des sciences en 1741. Élu en 1754 à l'Académie française, il en fut le secrétaire perpétuel.

[3]. A. Comte, *Système de politique positive*, *op. cit.*, vol. I, p. 490-494.

classe, étant d'ailleurs reconnu contradictoire »[1]. Progressivement, Comte en vient presque à revendiquer pour lui-même la paternité intellectuelle de ce principe, en raison de l'extension systématique qu'il lui a donnée, exactement comme au début il estimait que Broussais l'ayant emprunté à Brown[2] pouvait le revendiquer pour lui-même, en raison de l'usage personnel qu'il en avait fait[3]. Il faut citer ici un assez long passage qu'un abrégé affaiblirait : « La judicieuse observation des maladies institue, envers les êtres vivants, une suite d'expériences indirectes, beaucoup plus propres que la plupart des expériences directes à éclaircir les notions dynamiques et même statiques. Mon Traité philosophique a fait assez apprécier la nature et la portée d'un tel procédé, d'où émanent réellement les principales acquisitions biologiques. Il repose sur le grand principe dont je dus attribuer la découverte à Broussais parce qu'il ressort de l'ensemble de ses travaux, quoique j'en aie seul construit la formule générale et directe. L'état pathologique était jusqu'alors rapporté à des lois toutes différentes de celles qui régissent l'état normal : en sorte que l'exploration de l'un ne pouvait rien décider pour l'autre. Broussais établit que les phénomènes de la maladie coïncident essentiellement avec ceux de la | santé dont ils 20 ne diffèrent jamais que par l'intensité. Ce lumineux principe est devenu la base systématique de la pathologie, ainsi subordonnée à l'ensemble de la biologie. Appliqué en sens inverse, il explique et perfectionne la haute aptitude de l'analyse pathologique pour éclairer les spéculations biologiques... Les lumières qu'on lui doit déjà ne peuvent donner qu'une faible idée de son efficacité ultérieure. Le régime encyclopédique l'étendra surtout aux fonctions intellectuelles et morales, auxquelles le principe de Broussais n'a pas encore été dignement appliqué, en sorte que leurs maladies nous étonnent ou nous émeuvent sans nous éclairer..., outre son efficacité directe pour les questions biologiques, il constituera, dans le système général de l'éducation positive une heureuse préparation logique aux procédés analogues envers la science finale. Car l'organisme collectif, en vertu de sa complication supérieure, comporte des troubles encore plus graves, plus variés et plus fréquents que ceux de l'organisme individuel. Je ne crains pas d'assurer que le principe de Broussais doit être étendu jusque-

[1]. A. Comte, *Système de politique positive*, *op. cit.*, vol. III, p. 71.

2. John Brown (1735-1788), médecin écossais, docteur en médecine de l'Université de Saint Andrews en 1779, développa une influente théorie médicale, le « système de Brown », fondée sur l'excitabilité du corps.

[3]. A. Comte, *Système de politique positive*, *op. cit.*, vol. IV, *App.*, p. 223.

là, et je l'y ai souvent appliqué pour confirmer ou perfectionner les lois sociologiques. Mais l'analyse des révolutions ne saurait éclairer l'étude positive de la société, sans l'initiation logique résultée à cet égard des cas plus simples que présente la biologie »[1].

Voilà donc un principe de nosologie investi d'une autorité universelle, y compris dans l'ordre politique. Il est du reste assuré que c'est cette ultime utilisation projetée qui lui confère rétroactivement toute la valeur dont il est déjà capable, selon Comte, dans l'ordre biologique.

*

C'est la 40ᵉ leçon du *Cours de philosophie positive* : considérations philosophiques sur l'ensemble de la science biologique, qui contient le texte le plus complet de Comte, sur le problème qui nous occupe. Il s'agit de montrer quelles difficultés rencontre dans les caractères originaux du vivant la simple extension des méthodes d'expérimentation qui ont fait dans l'ordre des phénomènes physico-chimiques la preuve de leur fécondité : « Une expérimentation quelconque est toujours destinée à découvrir suivant quelles lois chacune des influences déterminantes ou modificatrices d'un phénomène participe à son accomplissement, et elle consiste, en général, à introduire dans chaque condition proposée un changement bien défini, afin d'apprécier directement la variation correspondante du phénomène 21 lui-même ».[2] | Or en biologie, la variation imprimée à une ou plusieurs conditions d'existence du phénomène ne peut pas être quelconque, mais doit être comprise entre certaines limites compatibles avec l'existence du phénomène ; en outre, le fait du *consensus* fonctionnel propre à l'organisme interdit de suivre avec une suffisante précision analytique le rapport qui lie une perturbation déterminée à ses effets exclusifs supposés. Mais, pense Comte, si l'on veut bien admettre que l'essentiel dans l'expérimentation ce n'est pas l'intervention artificielle du chercheur dans le cours d'un phénomène qu'il tend intentionnellement à perturber, que c'est bien plutôt la comparaison entre un phénomène témoin et un phénomène altéré quant à quelqu'une de ses conditions d'existence, il s'ensuit que les maladies doivent pouvoir jouer le rôle, aux yeux du savant, d'expérimentations spontanées, permettant une comparaison entre les divers états anormaux de l'organisme

[1]. A. Comte, *Système de politique positive, op. cit.*, vol. I, p. 651-653.

[2]. A. Comte, *Cours de philosophie positive* : 40ᵉ leçon : *Considérations philosophiques sur l'ensemble de la science biologique*, Paris, Schleicher Frères, t. III, 1908, p. 169.

et son état normal. « Suivant le principe éminemment philosophique qui sert désormais de base générale et directe à la pathologie positive, et dont nous devons l'établissement définitif au génie hardi et persévérant de notre illustre concitoyen, M. Broussais, l'état pathologique ne diffère point radicalement de l'état physiologique, à l'égard duquel il ne saurait constituer, sous un aspect quelconque, qu'un simple prolongement plus ou moins étendu des limites de variation soit supérieures soit inférieures, propres à chaque phénomène de l'organisme normal, sans pouvoir jamais produire de phénomènes vraiment nouveaux, qui n'auraient point, à un certain degré, leurs analogues purement physiologiques » [1]. Par suite toute conception de pathologie doit s'appuyer sur une connaissance préalable de l'état normal correspondant, mais inversement l'étude scientifique des cas pathologiques devient un moment indispensable de toute recherche des lois de l'état normal. L'observation des cas pathologiques présente sur l'exploration proprement expérimentale des avantages réels et nombreux. Le passage du normal à l'anormal est plus lent et plus naturel quand il s'agit d'une maladie, et le retour à l'état normal, lorsqu'il se produit, fournit spontanément une contre-épreuve vérificatrice. De plus, lorsqu'il s'agit de l'homme, l'exploration pathologique est plus riche que l'exploration expérimentale nécessairement limitée. Valable au fond pour tous les organismes, même végétaux, l'étude scientifique des cas morbides convient éminemment aux phénomènes vitaux les plus complexes et donc les plus délicats et les plus fragiles qu'une expérimentation directe, trop brusquement perturbatrice, risquerait de dénaturer. Comte pense ici aux phénomènes | de la vie de relation chez les animaux supérieurs et chez 22 l'homme, aux fonctions nerveuses et aux fonctions psychiques. Enfin l'étude des anomalies et monstruosités, conçues comme des maladies à la fois plus anciennes et moins curables que les perturbations fonctionnelles des divers appareils végétatifs ou neuro-moteurs, complète l'étude des maladies : le « moyen tératologique » vient s'ajouter pour l'investigation biologique au « moyen pathologique » [2].

Il convient de remarquer d'abord le caractère particulièrement abstrait de cette thèse, l'absence au cours de son exposé littéral de tout exemple précis d'ordre médical propre à l'illustrer. Faute de pouvoir référer à des exemples ces propositions générales, on ignore à quel point de vue

[1]. *Ibid.*, p. 175.
[2]. *Ibid.*, p. 179.

Comte se place pour affirmer que le phénomène pathologique a toujours son analogue dans un phénomène physiologique, qu'il ne constitue rien de radicalement nouveau. En quoi une artère sclérosée est-elle analogue à une artère normale, en quoi un cœur asystolique est-il identique à un cœur d'athlète en possession de tous ses moyens ? Sans doute, faut-il entendre que dans la maladie comme dans la santé les lois des phénomènes vitaux sont les mêmes. Mais alors pourquoi ne pas le dire expressément et pourquoi n'en pas proposer d'exemples ? Et même alors, cela entraîne-t-il que des effets analogues soient déterminés dans la santé et dans la maladie par des mécanismes analogues ? Qu'on réfléchisse à cet exemple donné par Sigerist : « Pendant la digestion, le nombre des globules blancs augmente. Il en est de même au début d'une infection. Par conséquent, ce phénomène est tantôt physiologique, tantôt pathologique, selon la cause qui l'a provoqué » [1].

On remarque ensuite qu'en dépit de la réciprocité d'éclaircissement que le normal reçoit de son rapprochement avec le pathologique et le pathologique de son assimilation au normal, Comte insiste à plusieurs reprises sur l'obligation de déterminer préalablement le normal et ses vraies limites de variation avant d'explorer méthodiquement les cas pathologiques. C'est bien dire qu'à la rigueur, privée des leçons de la maladie, espèce du genre expérimentation, une connaissance des phénomènes normaux est possible et requise, uniquement fondée sur l'observation. Mais une grave lacune se présente en ceci que Comte ne propose aucun critère permettant de reconnaître qu'un phénomène est normal. On est donc fondé à penser que, sur ce point, il se réfère au concept usuel correspondant, étant donné qu'il utilise indifféremment les notions d'état normal, d'état physiologique et d'état naturel [2]. Mieux encore, ayant à définir les limites
23 | des perturbations pathologiques ou expérimentales, compatibles avec l'existence des organismes, Comte identifie ces limites avec celles d'une « harmonie d'influences distinctes tant extérieures qu'intérieures » [3]. En sorte que, finalement éclairé par ce concept d'*harmonie*, le concept de normal ou de physiologique est ramené à un concept qualitatif et polyvalent, esthétique et moral plus encore que scientifique.

[1]. H.-E. Sigerist, *Introduction à la médecine*, p. 109.
[2]. A. Comte, *Cours de philosophie*, 40ᵉ leçon, *op. cit.*, p. 175-176.
[3]. *Ibid.*, p. 169.

Pareillement, en ce qui concerne l'affirmation d'identité du phénomène normal et du phénomène pathologique correspondant, il est clair que l'intention de Comte est de nier la différence qualitative que les vitalistes admettaient entre l'un et l'autre. En bonne logique, nier une différence qualitative doit conduire à affirmer une homogénéité quantitativement exprimable. C'est sans doute à quoi tend Comte en définissant le pathologique comme « simple prolongement plus ou moins étendu des limites de variation, soit supérieures, soit inférieures, propres à chaque phénomène de l'organisme normal ». Mais enfin il faut bien reconnaître que les termes utilisés ici, pour n'être que vaguement et lâchement quantitatifs, conservent encore une résonance qualitative. Ce vocabulaire inadéquat à l'intention qu'il veut exprimer, Comte le tient de Broussais et c'est en remontant jusqu'à Broussais que nous comprendrons les incertitudes et les lacunes de l'exposé de Comte.

*

Nous résumons la théorie de Broussais de préférence d'après le traité *De l'irritation et de la folie*, puisque c'est parmi ses œuvres celle que Comte connaissait le mieux. Nous avons pu constater que ni le *Traité de physiologie appliquée à la pathologie*, ni le *Catéchisme de médecine physiologique* ne formulent cette théorie plus clairement ni d'une autre manière [a]. Broussais reconnaît dans l'excitation le fait vital primordial. L'homme n'existe que par l'excitation exercée sur ses organes par les milieux dans lesquels il est forcé de vivre. Les surfaces de rapport, tant internes qu'externes, transmettent par leur innervation cette excitation au cerveau qui la réfléchit dans tous les tissus, y compris les surfaces de rapports. Ces surfaces sont placées entre deux sortes d'excitations : les corps étrangers et l'influence du cerveau. C'est sous l'action continue de ces multiples sources | d'excitation 24 que la vie s'entretient. Appliquer la doctrine physiologique à la pathologie, c'est rechercher comment « cette excitation peut dévier de l'état normal et

---

a. On trouvera de bons exposés d'ensemble des idées de Broussais dans [E. Boinet, *Les doctrines médicales. Leur évolution*, Paris, Flammarion, s.d.]; [Ch. Daremberg, *La médecine, histoire et doctrines*, Paris, J.-B. Baillière et fils, 1865]; [H. De Blainville, *Histoire des Sciences de l'organisation et de leurs progrès comme base de la philosophie*, t. III, Paris, Périssé, 1845]; [M. Mignet, *Notices et portraits historiques et littéraires*, t. I, Paris, Charpentier, 1854].

constituer un état anormal ou maladif » [1]. Ces déviations sont de l'ordre du défaut ou de l'excès. L'irritation diffère de l'excitation sous le seul rapport de la quantité. On peut la définir comme l'ensemble des troubles « qui sont produits dans l'économie par les agents qui rendent les phénomènes de la vie plus ou moins prononcés qu'ils ne le sont dans l'état normal » [2]. L'irritation c'est donc « l'excitation normale, transformée par son excès » [3]. Par exemple l'asphyxie par défaut d'air oxygéné prive le poumon de son excitant normal. Inversement, un air trop oxygéné « surexcite le poumon d'autant plus fortement que ce viscère est plus excitable et l'inflammation en est la suite » [4]. Les deux déviations, par défaut ou par excès, n'ont pas la même importance pathologique, la seconde l'emportant notablement sur la première : « Cette seconde source de maladies, l'excès d'excitation converti en irritation, est donc beaucoup plus féconde que la première, ou le défaut d'excitation, et l'on peut affirmer que c'est d'elle que découlent la majeure partie de nos maux » [5]. Broussais identifie les termes *d'anormal* et de *pathologique* ou de *morbide* [6] en les employant indifféremment. La distinction entre le normal ou physiologique et l'anormal ou pathologique serait donc une simple distinction quantitative, à s'en tenir aux termes d'excès et de défaut. Cette distinction vaut pour les phénomènes mentaux, comme pour les phénomènes organiques, une fois admise par Broussais la théorie physiologique des facultés intellectuelles [7]. Telle est, sommairement présentée, la thèse dont la fortune est due plus certainement à la personnalité de son auteur qu'à la cohérence de sa composition.

Il est clair d'abord que Broussais confond dans la définition de l'état pathologique la cause et l'effet. Une cause peut varier quantitativement et de façon continue et provoquer cependant des effets qualitativement différents. Pour prendre un exemple simple, une excitation quantitativement accrue peut déterminer un état agréable bientôt suivi de douleur, deux sentiments que nul ne voudra confondre. Dans une telle théorie on mêle

---

[1]. F.-J.-V. Broussais, *Traité de physiologie appliquée à la pathologie*, 2 vol., Paris, Mlle Delaunay, 1822-1823, p. 263.

[2]. *Ibid.*, p. 267

[3]. *Ibid.*, p. 300

[4]. *Ibid.*, p. 282

[5]. *Ibid.*, p. 286

[6]. *Ibid.*, p. 263, 267, 315.

[7]. *Ibid.*, p. 440.

constamment deux points de vue, celui du malade qui éprouve sa maladie et que la maladie éprouve, celui du savant qui ne trouve rien dans la maladie dont la physiologie ne puisse rendre compte. Mais il en est des états de l'organisme comme de la musique : les lois de l'acoustique ne sont pas violées dans une | cacophonie, cela n'entraîne pas que toute combinaison 25 de sons soit agréable.

En somme, une telle conception peut être développée en deux sens légèrement différents, selon qu'on établit entre le normal et le pathologique un rapport d'*homogénéité* ou un rapport de *continuité*. C'est le rapport de continuité que retient notamment Bégin[1], disciple de stricte obédience : « La pathologie n'est qu'une branche, une suite, un complément de la physiologie, ou plutôt celle-ci embrasse l'étude des actions vitales à toutes les époques de l'existence des corps vivants. On passe insensiblement de l'une à l'autre de ces sciences, en examinant les fonctions depuis l'instant où les organes agissent avec toute la régularité et toute l'uniformité dont ils sont susceptibles jusqu'à celui où les lésions sont tellement graves que toutes les fonctions sont devenues impossibles et que tous les mouvements sont arrêtés. La physiologie et la pathologie s'éclairent réciproquement »[2]. Mais il faut bien dire que la continuité d'une transition entre un état et un autre peut fort bien être compatible avec l'hétérogénéité de ces états. La continuité des stades moyens n'abolit pas la diversité des extrêmes. Chez Broussais lui-même, le vocabulaire trahit parfois la difficulté de s'en tenir à l'affirmation d'une réelle homogénéité entre les phénomènes normaux et pathologiques, par exemple « les maladies augmentent, diminuent, interrompent, *dépravent*[a] l'innervation de l'encéphale, sous les rapports instinctif, intellectuel, sensitif et musculaire »[3], et « l'irritation développée dans les tissus vivants ne les *altère*[b] pas toujours dans le mode qui constitue l'inflammation »[4]. Plus encore que s'agissant de Comte, on remarquera le

a. C'est nous qui soulignons.
b. C'est nous qui soulignons.

1. Louis-Jacques Bégin (1793-1859), chirurgien militaire d'origine belge, fut professeur de clinique et de médecine opératoire à la Faculté de médecine de Strasbourg et à l'hôpital du Val-de-Grâce.
[2]. L.-J. Bégin, *Principes généraux de physiologie pathologique coordonnés d'après la doctrine de M. Broussais*, Paris, Méquignon-Marvis, 1821, p. XVIII.
[3]. F.-J.-V. Broussais, *Traité de physiologie appliquée à la pathologie, op. cit.*, p. 114.
[4]. *Ibid.*, p. 301.

vague des notions d'*excès* et de *défaut*, leur caractère qualitatif et normatif implicite, à peine dissimulé sous leur prétention métrique. C'est par rapport à une mesure jugée valable et souhaitable – et donc par rapport à une norme – qu'il y a excès ou défaut. Définir l'anormal par le trop ou le trop peu, c'est reconnaître le caractère normatif de l'état dit normal. Cet état normal ou physiologique ce n'est plus seulement une disposition décelable et explicable comme un fait, c'est la manifestation d'un attachement à quelque valeur. Quand Bégin définit l'état normal comme celui où « les organes agissent avec toute la régularité et l'uniformité dont ils sont susceptibles » nous ne pouvons pas hésiter à reconnaître *qu'un idéal de*
26 *perfection*, en | dépit de l'horreur qu'inspirait à Broussais toute ontologie, *plane sur cette tentative de définition positive.*

On peut esquisser dès maintenant l'objection majeure à la thèse selon laquelle la pathologie est une physiologie étendue ou élargie. L'ambition de rendre la pathologie et par suite la thérapeutique intégralement scientifiques, en les faisant procéder simplement d'une physiologie préalablement instituée, n'aurait de sens que si d'abord une définition purement objective pouvait être donnée du normal comme d'un fait, si de plus on pouvait traduire toute différence entre l'état normal et l'état pathologique dans le langage de la quantité, car la quantité seule peut rendre compte à la fois de l'homogénéité et de la variation. On ne pense pas déprécier la physiologie ni la pathologie en contestant cette double possibilité. Mais de toute façon on doit constater que ni Broussais ni Comte n'ont rempli les deux exigences qui paraissent inséparables de la tentative à laquelle ils ont attaché leurs noms.

Le fait ne doit pas surprendre de la part de Broussais. La réflexion méthodique n'était pas son fort. Les thèses de la médecine physiologique avaient, pour lui, moins la valeur d'une anticipation spéculative à justifier par des recherches patientes que celle d'une recette thérapeutique à imposer, sous forme de saignées, à tout et à tous. Dans le phénomène général de l'excitation, muée par son excès en irritation, c'est l'inflammation qu'il visait spécialement, armé de sa lancette. Quant à sa doctrine, l'incohérence en doit être attribuée d'abord à ceci qu'elle compose, sans trop de souci de leurs implications respectives, les enseignements de Xavier Bichat et de John Brown, dont il convient de dire quelques mots.

*

Le médecin écossais Brown (1735-1788), d'abord élève puis rival de Cullen [1] (1712-1780) avait été familiarisé par lui avec la notion d'irritabilité proposée par Glisson [2] (1596-1677) et développée par Haller. Ce dernier, esprit universel et génial, auteur du premier grand traité de physiologie (*Elementa physiologiae*, 1755-1766) entendait par irritabilité la propriété qu'ont certains organes, et spécialement les muscles, de répondre par une contraction à un stimulant quelconque. La contraction n'est pas un phénomène mécanique analogue à l'élasticité ; c'est la réponse spécifique du tissu musculaire aux diverses sollicitations externes. De même la sensibilité est la propriété spécifique du tissu nerveux [3].

| Selon Brown, la vie ne se maintient que par une propriété particulière, **27** l'incitabilité, qui permet aux vivants d'être affectés et de réagir. Les maladies ne sont, sous forme de *sthénie* ou d'*asthénie*, qu'une modification quantitative de cette propriété, selon que l'incitation est trop forte ou trop faible. « J'ai fait voir que la santé et la maladie ne sont qu'un même état et dépendent de la même cause, savoir de l'incitation qui ne varie dans les différents cas que par les degrés. J'ai démontré que les puissances qui produisent la santé et la maladie, et qui agissent quelquefois avec un degré d'énergie convenable, d'autres fois trop fortement ou trop faiblement, sont également les mêmes. Le médecin ne doit avoir égard qu'à l'aberration qu'éprouve l'incitation, pour la ramener par des moyens convenables au point où réside la santé » [4].

---

1. William Cullen (1710-1790), médecin britannique, chimiste et agronome, professeur à la Faculté de médecine de Glasgow, puis professeur de chimie à Edinburgh, a fondé la Royal Medical Society et a posé des principes de classification des maladies.
2. Francis Glisson (1597-1677), médecin britannique, anatomiste, connu par ses travaux sur le foie (*Anatomia hepatis*, 1654), a donné une contribution significative à la théorie de la contraction musculaire en démontrant l'absence de changement de volume. Il introduisit le concept d'irritabilité (1677), propriété des tissus à réagir à des stimulus, qui devait être reprise par Albrecht von Haller (1753) qui en fit la propriété essentielle du tissu musculaire.
[3]. Ch. Daremberg, *La médecine, histoire et doctrines, op. cit.*, p. II ; H. De Blainville, *Histoire des Sciences de l'organisation et de leurs progrès comme base de la philosophie*, Paris, Périssé, 1845, p. II ; H.-E. Sigerist, *Introduction à la médecine, op. cit.*, p. 51 ; J. Strohl, Albrecht von Haller (1708-1777). Gedenkschrift, 1938, in *XVIe Internat. Physiologen-Kongress*, Zürich.
[4]. J. Brown, *Eléments de médecine*, Paris, Demonville-Gabon, 1805, p. 96, note.

Renvoyant dos à dos les solidistes et les humoristes, Brown affirme que la maladie ne dépend pas du vice primitif des solides ni des fluides, mais uniquement des variations d'intensité de l'incitation. Traiter les maladies c'est corriger l'incitation dans le sens de l'accroissement ou de la diminution. Ch. Daremberg résume ainsi ces idées : « Brown reprend pour son propre compte et accommode à son système une proposition que j'ai déjà eu plusieurs fois l'occasion de vous rappeler dans ces leçons, savoir que la pathologie est un département de la physiologie, ou comme a dit Broussais, de la physiologie pathologique. Brown affirme en effet (§ 65) qu'il est pleinement démontré que l'état de santé et celui de maladie ne sont pas différents, par cela même que les puissances qui produisent ou détruisent l'un et l'autre ont une même action ; il cherche à le prouver, par exemple en comparant la contraction musculaire et le spasme ou le tétanos (§ 57 *sq.* ; *cf.* 136) »[1]. Or ce qui nous paraît particulièrement intéressant dans la théorie de Brown, c'est sans doute qu'elle soit, comme le note à plusieurs reprises Daremberg, un point de départ des conceptions de Broussais, mais c'est plus encore qu'elle tende vaguement à s'achever dans une mesure du phénomène pathologique. Brown a prétendu évaluer numériquement la disposition variable des organes à être incités : « Que l'affection principale (par exemple, l'inflammation des poumons dans la péripneumonie, l'inflammation du pied dans la goutte, l'épanchement de sérosité dans une cavité générale ou particulière dans l'hydropisie) soit comme 6, et l'affection moindre de chaque partie comme 3, le nombre des parties légèrement affectées comme 1 000. L'affection partielle sera avec l'affection du reste du corps dans le rapport de 6 à 3 000. Les 28 | causes excitantes qui agissent toujours sur tout le corps, et les remèdes qui en détruisent les effets dans tout l'organisme confirment l'exactitude d'un pareil calcul dans toute maladie générale »[2]. La thérapeutique est fondée sur un calcul : « Je suppose que la diathèse sthénique soit montée à 60 degrés de l'échelle d'incitation, on doit chercher à soustraire les 20 degrés d'incitation excessive et employer à cet effet des moyens dont le stimulus soit assez faible »[3]. Certes, on a le droit et le devoir de sourire devant cette caricature de mathématisation du phénomène pathologique, mais à la condition d'accorder que la doctrine développe jusqu'au bout

[1]. Ch. Daremberg, *La médecine, histoire et doctrines, op. cit.*, p. 1132.
[2]. J. Brown, *Eléments de médecine, op. cit.*, p. 29.
[3]. *Ibid.*, p. 50, note.

l'exigence de ses postulats et que la cohérence des concepts est ici bien complète, alors qu'elle ne l'est pas dans la doctrine de Broussais.

Il y a mieux encore, car un disciple de Brown, Lynch[1], a construit dans l'esprit du système une échelle des degrés d'incitation, « véritable thermomètre de la santé et de la maladie », comme dit Daremberg, sous forme d'une Table proportionnelle, annexée aux diverses éditions ou traductions des *Eléments de médecine*. Cette table comporte deux échelles de 0 à 80 accolées et inversées, de telle sorte qu'au maximum d'incitabilité (80) corresponde le 0 d'incitation et réciproquement. Aux divers degrés de cette échelle, correspondent, par écart dans les deux sens à partir de la santé parfaite (incitation = 40, incitabilité = 40), les maladies, leurs causes et leurs influences, leurs traitements. Par exemple, dans la zone scalaire comprise entre le 60 et le 70 d'incitation on trouve des affections de la diathèse sthénique : péripneumonie, phrénésie, variole grave, rougeole grave, érysipèle grave, rhumatisme. En regard de quoi, l'indication thérapeutique que voici : « Il faut, pour guérir, diminuer l'incitation. On y parvient en écartant les stimulus trop violents, tandis qu'on ne permet que l'accès des plus faibles ou des stimulants négatifs. Les moyens curatifs sont la saignée, la purgation, la diète, la paix intérieure, le froid, etc. »

Cette exhumation d'une nosologie désuète n'obéit, est-il besoin de le dire, à aucune intention récréative, à aucun désir de satisfaire une vaine curiosité d'érudit. Elle tend uniquement à préciser le sens profond de la thèse qui nous occupe. Il est logiquement irréprochable qu'une identification de phénomènes dont la diversité qualitative est tenue pour illusoire prenne la forme d'une quantification. Ici, la forme d'identification métrique est seulement caricaturale. Mais il n'est pas rare qu'une caricature livre mieux qu'une copie fidèle l'essence d'une forme. Il est vrai que Brown et Lynch ne parviennent en fait qu'à une hiérarchie | conceptuelle des phénomènes 29 pathologiques, à un repérage qualitatif d'états entre deux termes extrêmes, la santé et la maladie. Repérer n'est pas mesurer, un degré n'est pas une unité cardinale. Mais l'erreur même est instructive ; assurément elle révèle la signification théorique d'une tentative et sans doute aussi les limites que la tentative rencontre dans l'objet même auquel elle s'applique[*].

---

[*] *Cf.* notre récente étude « John Brown. La théorie de l'incitabilité de l'organisme et son importance historique ». A paraître dans les *Actes du XIIIe Congrès international d'Histoire des Sciences*, Moscou, 1971.

[1]. Samuel Lynch, statisticien britannique, auteur indéterminé en dehors de sa relation avec John Brown.

*

En admettant que Broussais eût pu apprendre de Brown qu'affirmer l'identité, aux variations quantitatives près, des phénomènes normaux et pathologiques, c'est logiquement s'imposer la recherche d'une méthode de mesure, l'enseignement reçu de Bichat n'eût pas manqué de contrebalancer cette influence. Dans les *Recherches sur la vie et la mort* (1800), Bichat oppose l'objet et les méthodes de la physiologie à l'objet et aux méthodes de la physique. L'instabilité et l'irrégularité sont, selon lui, des caractères essentiels aux phénomènes vitaux, en sorte que les faire entrer de force dans le cadre rigide des relations métriques c'est les dénaturer [1]. C'est de Bichat que Comte et même Cl. Bernard tiennent leur méfiance systématique à l'égard de tout traitement mathématique des faits biologiques et spécialement de toute recherche de moyennes, de tout calcul statistique.

Or l'hostilité de Bichat concernant toute intention métrique en biologie s'allie paradoxalement à l'affirmation que les maladies doivent s'expliquer, à l'échelle des tissus constituants de l'organisme, par des variations qu'il faut bien dire quantitatives de leurs propriétés. « Analyser avec précision les propriétés des corps vivants ; montrer que tout phénomène physiologique se rapporte en dernière analyse à ces propriétés considérées dans leur état naturel, que tout phénomène pathologique dérive de leur augmentation, de leur diminution ou de leur altération ; que tout phénomène thérapeutique a pour principe leur retour au type naturel dont elles étaient écartées ; fixer avec précision les cas où chacune est mise en jeu... voilà la doctrine générale de cet ouvrage » [2]. On est ici à la source de cette ambiguïté de notions qu'on a reprochée déjà à Broussais et à Comte. Augmentation et diminution sont des concepts de valeur quantitative, mais altération 30 est un concept de valeur qualitative. Sans | doute on ne peut en vouloir à des physiologistes et à des médecins de tomber dans le piège du Même et de l'Autre où tant de philosophes se sont pris depuis Platon. Mais il est bon de savoir reconnaître le piège, au lieu de l'ignorer si allégrement au moment même qu'on s'y prend. Toute la doctrine de Broussais est en germe dans cette proposition de Bichat : « Tout moyen curatif n'a pour but que de ramener au type qui leur est naturel les propriétés vitales altérées. Tout moyen qui, dans l'inflammation locale, ne diminue pas la

---

[1]. X. Bichat, *Recherches sur la vie et la mort*, Paris, Béchet, 4 e éd., 1822, art. 7, § I.

[2]. X. Bichat, *Anatomie générale appliquée à la physiologie et à la médecine*, Paris, Béclard, 1821, t. I, p. XIX.

sensibilité organique augmentée, qui, dans les œdématies, les infiltrations, etc., n'augmente pas cette propriété totalement diminuée, qui, dans les convulsions, ne ramène pas à un degré plus bas la contractilité animale, qui ne l'élève pas à un degré plus haut dans la paralysie, etc., manque essentiellement son but; il est contre-indiqué » [1]. La seule différence est que Broussais ramenait toute pathogénie à un phénomène d'accroissement et d'excès, et par suite toute thérapeutique à la saignée. C'est vraiment le cas de dire que l'excès en tout est un défaut !

*

On s'étonnera peut-être de voir que l'exposé d'une théorie d'A. Comte soit devenu prétexte à une exposition rétrospective. Pourquoi n'avoir pas d'emblée adopté l'ordre historique ? Mais d'abord le récit historique renverse toujours l'ordre vrai d'intérêt et d'interrogation. C'est dans le présent que les problèmes sollicitent la réflexion. Si la réflexion conduit à une régression, la régression lui est nécessairement relative. Ainsi l'origine historique importe moins en vérité que l'origine réflexive. Certes Bichat, fondateur de l'histologie, ne doit rien à Auguste Comte. Encore même n'est-ce pas sûr, s'il est vrai que les résistances rencontrées en France par la théorie cellulaire tiennent largement aux fidélités positivistes de Charles Robin. Or on sait que Comte n'admettait pas, d'après Bichat, que l'analyse pût aller au-delà des tissus [2]. Ce qui est sûr, en tout cas, c'est que, même dans le milieu médical de culture, les théories de pathologie générale propres à Bichat, à Brown et à Broussais n'ont exercé d'influence que dans la mesure où Comte y a reconnu son bien. Les médecins de la seconde moitié du XIXe siècle ignoraient pour la plupart Broussais et Brown, mais peu ignoraient Comte ou Littré ; comme aujourd'hui la plupart des physiologistes ne peuvent ignorer Cl. Bernard, mais méconnaissent Bichat à qui Cl. Bernard se rattache par l'intermédiaire de Magendie [3].

---

[1]. X. Bichat, *Anatomie générale appliquée à la physiologie et à la médecine, op. cit.*, t. I, p. 12.

[2]. M. Klein, *Histoire des origines de la théorie cellulaire, op. cit.*

3. François Magendie (1783-1855), médecin français, anatomiste et physiologiste, fut un fondateur de la physiologie expérientale du XIXe siècle, connu en particulier pour ses travaux sur les nerfs rachidiens. Maître de Claude Bernard, il publia les *Leçons sur les fonctions et les maladies du système nerveux* (2 volumes, Paris, Ebrard, 1839). Membre de l'Académie des sciences en 1821, il fut élu professeur au Collège de France en 1830.

31 | De remonter aux sources lointaines des idées de Comte, à travers la pathologie de Broussais, de Brown et de Bichat, nous permet de mieux comprendre la portée et les limites de ces idées. Nous savons que Comte tenait de Bichat, par l'intermédiaire de son maître en physiologie, de Blainville[1], une hostilité décidée à toute mathématisation de la biologie. Il s'en explique longuement dans la 40e leçon du *Cours de philosophie positive*. Cette influence, quoique discrète, du vitalisme de Bichat sur la conception positiviste des phénomènes de la vie, balance les exigences logiques profondes de l'affirmation d'identité entre les mécanismes physiologiques et les mécanismes pathologiques, exigences du reste méconnues par Broussais, autre truchement, sur un point précis de doctrine pathologique, entre Comte et Bichat.

On doit retenir encore que les intentions et les visées de Comte sont bien différentes de celles de Broussais, ou des ascendants spirituels de ce dernier, quand il développe les mêmes conceptions en matière de pathologie. D'une part, Comte prétend codifier les méthodes scientifiques, d'autre part il prétend fonder scientifiquement une doctrine politique. En affirmant de façon générale que les maladies n'altèrent pas les phénomènes vitaux, Comte se justifie d'affirmer que la thérapeutique des crises politiques consiste à ramener les sociétés à leur structure essentielle et permanente, à ne tolérer le progrès que dans les limites de variation de l'ordre naturel que définit la statique sociale. Le principe de Broussais reste donc dans la doctrine positiviste une idée subordonnée à un système et ce sont les médecins, les psychologues et les littérateurs d'inspiration et de tradition positivistes qui l'ont diffusée comme conception indépendante.

---

1. Henri-Marie Ducrotay de Blainville (1777-1850), médecin français, docteur en médecine à Paris en 1808, docteur ès sciences naturelles en 1812, donna ses contributions principales sur la classification. Protégé de Cuvier, il devint professeur d'anatomie et de zoologie à la Faculté des sciences de Paris en 1812, avant de devenir en 1830 professeur au Muséum national d'histoire naturelle.

CLAUDE BERNARD ET LA PATHOLOGIE EXPÉRIMENTALE

Il est certain que Cl. Bernard ne se réfère jamais à Comte lorsqu'il traite du problème des rapports entre le normal et le pathologique, pour lui donner une solution apparemment semblable, il est non moins certain qu'il ne pouvait ignorer les opinions de Comte. On sait que Cl. Bernard a lu Comte, de près et la plume à la main, comme en témoignent les notes, remontant vraisemblablement à 1865-1866, que M. Jacques Chevalier[1] a publiées en 1938[2]. Pour les médecins et les biologistes du Second Empire, Magendie, Comte et Cl. Bernard sont trois dieux – ou trois démons – d'un même culte. Littré, traitant de l'œuvre expérimentale de Magendie, maître de Cl. Bernard, en démonte les postulats qui coïncident avec les idées de Comte sur l'expérimentation en biologie et sur ses rapports avec l'observation des phénomènes pathologiques[3]. E. Gley[4] a montré le premier que Cl. Bernard a repris à son compte la loi des trois états, dans son article sur les *Progrès des sciences physiologiques* (*Revue*

1. Jacques Chevalier (1882-1962), philosophe français, ancien élève de l'École normale supérieure, agrégé de philosophie en 1903, docteur ès lettres (Lyon 1914), historien de la philosophie, ami de Bergson, fut nommé professeur de philosophie la Faculté des lettres de Grenoble en 1919 et doyen en 1931. Il a notamment publié une *Histoire de la pensée* (1955-1966). Il fut élu en 1932 correspondant de l'Académie des sciences morales et politiques. Il devint Secrétaire d'État du régime de Vichy, à l'éducation nationale, à la famille (1940) et à la santé publique (1941).

[2]. Cl. Bernard, *Philosophie*, Paris, Boivin, 1938.

[3]. E. Littré, *Médecine et médecins*, Paris, Didier, 1872, p. 162.

4. Eugène Gley (1857-1930), physiologiste français, docteur en médecine de Nancy en 1881, fut professeur agrégé à la Faculté de médecine de Paris, et devint en 1908 professeur au Collège de France. Son œuvre porte principalement sur l'endocrinologie, domaine dans lequel il découvrit l'importance des glandes parathyroïdes en 1891.

des Deux Mondes, 1 er août 1865) et qu'il a participé à des publications et à des associations dans lesquelles Ch. Robin faisait passer le souffle positiviste [1]. En 1864, Ch. Robin fait paraître, avec Brown-Séquard [2], le *Journal de l'anatomie et de la physiologie normales et pathologiques de l'homme et des animaux*, dans les premiers fascicules desquels paraissent des mémoires de Cl. Bernard, Chevreul [3], etc.; Claude Bernard est le second président de la Société de Biologie que Ch. Robin a fondée en 1848 et dont il a formulé les principes directeurs dans une étude lue aux membres fondateurs : « Nous avons pour but, en étudiant l'anatomie et les classifications des êtres, d'élucider le mécanisme des fonctions; en étudiant la physiologie, d'arriver à connaître comment les organes peuvent s'altérer et dans quelles limites les | fonctions peuvent dévier de l'état normal » [4].

33 De son côté, Lamy a montré que les artistes et écrivains qui, au XIX e siècle, ont cherché dans la physiologie et la médecine des sources d'inspiration ou des thèmes de réflexion n'ont pratiquement pas distingué entre les idées de Comte et celles de Cl. Bernard [5].

Cela dit, il faut ajouter qu'il est vraiment bien malaisé et assez délicat d'exposer les idées de Cl. Bernard sur le problème précis du sens et de la nature des phénomènes pathologiques. Voici un savant considérable, dont les découvertes et les méthodes n'ont pas encore aujourd'hui épuisé toute leur fécondité, à qui médecins et biologistes se réfèrent constamment, et des œuvres duquel il n'existe aucune édition complète et critique ! La plupart des leçons professées au Collège de France ont été rédigées et publiées par

---

[1]. E. Gley, « Influence du positivisme sur le développement des sciences biologiques en France », *Annales internationales d'histoire*, Paris, Colin, 1901, p. 164-170.

2. Édouard Brown-Séquard (1817-1894), médecin français, physiologiste, docteur en médecine de Paris en 1846, effectua des travaux de physiologie nerveuse, en particulier sur la moelle épinière, et fut un pionnier de l'endocrinologie. Il devint en 1864 après de nombreux voyages, professeur de physiologie et de neuropathologie à Harvard, avant de retourner à Paris où il devint professeur à la Faculté de médecine en 1969. Élève de Claude Bernard, il fut son successeur au Collège de France dans la chaire de médecine expérimentale. Il fut élu membre de l'Académie des sciences en 1886.

3. Michel-Eugène Chevreul (1786-1889), chimiste français, a principalement travaillé sur les graisses animales, sur les teintures à la Manufacture des Gobelins qu'il dirigea en 1824, et sur la vision des couleurs. Membre de l'Académie des sciences en 1830, professeur de chimie organique au Muséum national d'histoire naturelle, il dirigea cet établissement à plusieurs reprises.

[4]. E. Gley, « Influence du positivisme sur le développement des sciences biologiques en France », art. cit., p. 166.

[5]. P. Lamy, *L'Introduction à l'étude de la Médecine expérimentale, op. cit.*

des élèves. Mais ce que Cl. Bernard a écrit lui-même, sa correspondance, n'ont été l'objet d'aucune curiosité respectueuse et méthodique. On publie de lui, çà et là, des notes et des cahiers dont la polémique s'empare aussitôt, à des fins si expressément tendancieuses, qu'on se pose la question de savoir si les mêmes tendances, au reste très diverses, n'ont pas suscité la publication même de tous ces fragments. La pensée de Cl. Bernard reste un problème. La seule réponse honnête qui lui sera donnée sera la publication méthodique de ses papiers et le dépôt aux archives de ses manuscrits, le jour où on se décidera à le faire [a].

*

L'identité – faut-il dire dans les mécanismes ou les symptômes, ou les deux? – et la continuité réelles des phénomènes pathologiques et des phénomènes physiologiques correspondants sont, dans l'œuvre de Cl. Bernard, une redite monotone plus encore qu'un thème. On rencontre cette affirmation dans les *Leçons de physiologie expérimentale appliquée à la médecine* (1855), notamment dans les 2 [e] et 22 [e] leçons du tome II; – dans les *Leçons sur la chaleur animale* (1876). Mais nous choisissons de préférence comme texte fondamental les *Leçons sur le diabète et la glycogenèse animale* (1877) qu'on peut considérer, parmi tous les travaux

---

a. C'est à d'Arsonval que Cl. Bernard a légué ses papiers inédits. Cf. *Claude Bernard, Pensées, notes détachées*, avec préface de d'Arsonval [1] (J.-B. Baillière et fils, 1937). Ces papiers ont été dépouillés par le D [r] Delhoume, mais il n'en a encore été publié que des fragments.

* Nous disposons aujourd'hui d'un *Catalogue des Manuscrits de Cl. Bernard* dressé par les soins du D [r] M.-D. Grmek [2], Paris, Masson, 1967.

1. Arsène d'Arsonval (1851-1940), médecin français, docteur en médecine de Paris en 1876, physiologiste, a particulièrement développé l'électrophysiologie et fut un pionnier de l'électricité industrielle. Préparateur de Claude Bernard au Collège de France dès 1873, il dirigea le laboratoire de biophysique de cet établissement de 1882 à 1910.

2. Mirko Drazen Grmek (1924-2000), historien de la médecine français d'origine croate, créa l'Institut d'histoire des sciences à l'Université de Zagreb où il enseigna l'histoire de la médecine avant de venir à Paris, appelé par le Collège de France pour cataloguer les manuscrits de Claude Bernard, sur lequel il soutiendra sa thèse de doctorat ès lettres en 1971, *Raisonnement expérimental et recherches toxicologiques chez Claude Bernard* (Genève, Paris, Droz, 1973), dont le jury fut présidé par Georges Canguilhem. Il fut nommé directeur d'études en histoire de la médecine à l'École pratique des hautes études en 1973. Il édita également une monumentale *Histoire de la pensée médicale en Occident* (Mirko D. Grmek et B. Fantini (éd.), Paris, Éditions du Seuil, 3 volumes, 1995-2000), publia une *Histoire du Sida* (Paris, Payot, 1989), et de nombreux autres ouvrages, se consacrant également à la médecine antique.

de Cl. Bernard, comme celui qui est spécialement consacré à l'illustration
34 de la théorie, celui où les faits | cliniques et expérimentaux sont présentés au
moins autant pour la « morale » d'ordre méthodologique et philosophique
qu'on en doit tirer que pour leur signification physiologique intrinsèque.
    Cl. Bernard considère la médecine comme la science des maladies, la
physiologie comme la science de la vie. Dans les sciences, c'est la théorie
qui éclaire et domine la pratique. La thérapeutique rationnelle ne saurait être
portée que par une pathologie scientifique et une pathologie scientifique
doit se fonder sur la science physiologique. Or, le diabète est une maladie
posant des problèmes dont la solution fournit la démonstration de la thèse
précédente. « Le bon sens indique que si on connaît complètement un
phénomène physiologique, on doit être à même de rendre raison de tous les
troubles qu'il peut subir à l'état pathologique : physiologie et pathologie se
confondent et sont au fond une seule et même chose » [1]. Le diabète est une
maladie consistant seulement et entièrement dans le dérangement d'une
fonction normale. « Toute maladie a une fonction normale correspondante
dont elle n'est qu'une expression troublée, exagérée, amoindrie ou annulée.
Si nous ne pouvons pas aujourd'hui expliquer tous les phénomènes des
maladies, c'est que la physiologie n'est pas encore assez avancée et qu'il
y a encore une foule de fonctions normales qui nous sont inconnues » [2].
Cl. Bernard s'oppose par là à bien des physiologistes de son temps,
selon lesquels la maladie serait une entité extra-physiologique, venant se
surajouter à l'organisme. L'étude du diabète ne permet plus de soutenir
une telle opinion. « En effet, le diabète est caractérisé par les symptômes
suivants : polyurie, polydipsie, polyphagie, autophagie et glycosurie.
Aucun de ces symptômes n'est, à proprement parler, un phénomène
nouveau, étranger à l'état normal, aucun n'est une production spontanée
de la nature. Tous, au contraire, préexistent, sauf leur intensité qui varie
à l'état normal et à l'état de maladie » [3]. Le montrer est facile en ce qui
concerne la polyurie, la polydipsie, la polyphagie et l'autophagie, moins
facile en ce qui concerne la glycosurie. Mais Cl. Bernard soutient que la
glycosurie est un phénomène « larvé et inaperçu » à l'état normal et que
son exagération seule rend apparent [4]. En réalité, Cl. Bernard ne démontre

[1]. Claude Bernard, *Leçons sur le diabète et la glycogenèse animale*, Paris, J.-B. Baillière
et fils, 1877, p. 56.
    [2]. *Ibid.*, p. 56.
    [3]. *Ibid.*, p. 65-66.
    [4]. *Ibid.*, p. 67.

pas effectivement ce qu'il avance. A la seizième leçon, après avoir confronté les opinions des physiologistes qui affirment et de ceux qui nient la présence constante de sucre dans l'urine normale, après avoir montré la difficulté des expériences et de leur contrôle, Cl. Bernard ajoute que dans l'urine normale d'un animal nourri de substances azotées et privé de sucres et de féculents il n'a | jamais réussi à déceler la présence des plus faibles 35 quantités de sucre, mais qu'il en va tout autrement d'un animal nourri de sucres ou de féculents en excès. Il est également naturel de penser, dit-il, que la glycémie, au cours de ses oscillations, peut déterminer le passage du sucre dans l'urine. « En somme, je ne crois pas qu'on puisse formuler cette proposition comme une vérité absolue : il existe du sucre dans l'urine normale. Mais j'admets très bien que dans une foule de cas il en existe des traces ; il existe une sorte de glycosurie fugitive qui établit ici, comme partout, un passage insensible et insaisissable entre l'état physiologique et l'état pathologique. Je suis d'accord d'ailleurs avec les cliniciens pour reconnaître que le phénomène glycosurique n'a réellement un caractère pathologique bien avéré que lorsqu'il est devenu permanent » [1].

Il est piquant de constater ici que, cherchant à apporter un fait particulièrement démonstratif en faveur de son interprétation, dans un cas où il la sent spécialement contestée, Cl. Bernard se trouve réduit à admettre sans preuves expérimentales ce même fait – en raison de la théorie – en supposant sa réalité située par-delà les limites de sensibilité de toutes les méthodes alors usitées pour sa détection. Sur ce point précis, aujourd'hui, H. Frédéricq [2] admet qu'il n'y a pas de glucosurie normale, qu'en certains cas d'ingestion considérable de liquide et de diurèse abondante, le glucose n'est pas réabsorbé dans le rein au niveau du tube contourné et se trouve pour ainsi dire entraîné par lavage [3]. Cela explique que certains auteurs comme Nolf [4] puissent admettre une glycosurie normale

[1]. *Ibid.*, p. 390.

2. Henri Robert Antoine Frédéricq (1887-1980), médecin belge, docteur en médecine (1913), enseigna à Gand (1919) puis à Liège. Ses recherches en physiologie portèrent sur les tissus du myocarde et sur les systèmes nerveux autonomes, en particulier le nerf vague. Il fut président de l'Académie royale de médecine de Belgique (1947) et correspondant étranger de l'Académie nationale de médecine de France (1951).

[3]. H. Frédéricq, *Traité élémentaire de physiologie humaine*, Paris, Masson, 1942, p. 353.

4. Pierre-Adrien Nolf (1873-1953), médecin belge, docteur de la Faculté de Liège, y fut nommé professeur de pathologie générale en 1919. Il fut également ministre des sciences et arts dans le gouvernement belge de 1922 à 1925.

infinitésimale [1]. S'il n'y a pas normalement de glycosurie, de quel phénomène physiologique la glycosurie diabétique est-elle l'exagération quantitative?

Pour abréger, on sait que le génie de Cl. Bernard a consisté à montrer que le sucre dans l'organisme animal est un produit de cet organisme même et non pas seulement un produit importé du règne végétal par la voie de l'alimentation – que le sang contient normalement du glucose, et que le sucre urinaire est un produit généralement éliminé par le rein lorsque le taux de la glycémie atteint un certain seuil. Autrement dit, la glycémie est un phénomène constant, indépendant de l'apport alimentaire, au point que c'est l'absence du glucose sanguin qui est anormale, et la glycosurie est la conséquence d'une glycémie accrue au-dessus d'une certaine quantité ayant valeur de seuil. La glycémie n'est pas, chez le diabétique, un phénomène pathologique par elle même, mais par sa quantité; en elle-même, la
36 glycémie | est « un phénomène normal et constant de l'organisme à l'état de santé » [2]. « Il n'y a qu'une glycémie, elle est constante, permanente, soit pendant le diabète, soit en dehors de cet état morbide. Seulement elle a des degrés : la glycémie au-dessous de 3 à 4 ‰ n'amène pas la glycosurie; mais au-dessus la glycosurie se produit... Le passage de l'état normal à l'état pathologique est impossible à saisir et aucune question plus que le diabète n'est propre à montrer la fusion intime de la physiologie et de la pathologie » [3].

L'énergie que Cl. Bernard dépense à exposer sa thèse ne paraît pas superflue, si on replace cette thèse dans la perspective de l'histoire. En 1866, Jaccoud [4], professeur agrégé à la Faculté de Médecine de Paris, traitait du diabète, dans une leçon clinique, en professant que la glycémie est un phénomène inconstant et pathologique et que la production du sucre dans le foie est, d'après les travaux de Pavy [5], un phénomène pathologique.

[1]. P. Nolf, *Notions de physiopathologie humaine*, Paris, Masson, 1942, p. 251.
[2]. Cl. Bernard, *Leçons sur le diabète et la glycogenèse animale, op. cit.*, p. 181.
[3]. Cl. Bernard, *Leçons sur le diabète et la glycogenèse animale, op. cit.*, p. 132.
4. Sigismond Jaccoud (1830-1913), médecin suisse, naturalisé français, professeur de pathologie interne à la Faculté de médecine de Paris en 1877, président de l'Académie nationale de médecine, fut entre autres l'auteur d'un *Dictionnaire de médecine* en quarante volumes.
5. Frederick William Pavy (1829-1911), médecin britannique, physiologiste, spécialiste du diabète, effectua également des recherches sur la digestion et sur la diététique. Il est connu pour avoir travaillé à réfuter la théorie de Claude Bernard du cycle métabolique du glycogène (amidon) et du glucose (sucre).

« On ne peut attribuer l'état diabétique à l'exagération d'une opération physiologique qui n'existe pas... Il est impossible de regarder le diabète comme l'exagération d'une opération régulière : c'est l'expression d'une opération tout à fait étrangère à la vie normale. Cette opération est en elle-même l'essence de la maladie » [1]. En 1883, le même Jaccoud, devenu professeur de pathologie interne, maintenait, dans son *Traité de pathologie interne*, toutes ses objections à la théorie de Cl. Bernard, pourtant plus solidement assise qu'en 1866 : « La transformation de glycogène en sucre est un phénomène ou pathologique ou cadavérique » [2].

Si l'on veut bien comprendre le sens et la portée de l'affirmation de continuité entre les phénomènes normaux et les phénomènes pathologiques, il faut retenir que la thèse visée par les démonstrations critiques de Cl. Bernard est celle qui admet une différence qualitative dans les mécanismes et les produits des fonctions vitales à l'état pathologique et à l'état normal. Cette opposition de thèses apparaît peut-être mieux dans les *Leçons sur la chaleur animale* : « La santé et la maladie ne sont pas deux modes différant essentiellement, comme ont pu le croire les anciens médecins et comme le croient encore quelques praticiens. Il ne faut pas en faire des principes distincts, des entités qui se disputent l'organisme vivant et qui en font le théâtre de leurs luttes. Ce sont là des vieilleries médicales. Dans la réalité, il n'y a entre ces deux manières d'être que des différences de degré : l'exagération, la disproportion, la désharmonie des phénomènes normaux constituent l'état maladif. Il n'y a pas un cas où la | maladie aurait 37 fait apparaître des conditions nouvelles, un changement complet de scène, des produits nouveaux et spéciaux » [3]. A l'appui de quoi, Cl. Bernard donne un exemple qu'il croit particulièrement propre à ridiculiser l'opinion qu'il combat. Deux physiologistes italiens, Lussana [4] et Ambrosoli [5], ayant répété ses expériences sur la section du sympathique et ses effets, niaient le

[1]. S. Jaccoud, *Leçons de clinique médicale faites à l'Hôpital de la Charité*, Paris, Delahaye, 1867, p. 826.

[2]. S. Jaccoud, *Traité de pathologie interne*, t. III, Paris, Delahaye, 1883, p. 826.

[3]. Cl. Bernard, *Leçons sur la chaleur animale*, Paris, J.-B. Baillière et fils, 1876, p. 391.

4. Filippo Lussana (1820-1897), physiologiste italien, professeur de physiologie à l'Université de Parme puis de Padoue, a travaillé dans les domaines de la douleur, du système nerveux, en particulier sensoriel, du langage.

5. Carlo Ambrosoli (1835-1878), médecin italien, vénérologue de l'Ospedale Maggiore de Milan, membre de l'Istituto Lombardo di Scienze e Lettere (1866-1878), est connu pour quelques travaux de neurologie, mais surtout pour ses travaux sur la syphilis dont il fut le premier médecin spécialiste en Italie.

caractère physiologique de la chaleur engendrée par la vaso-dilatation dans les organes intéressés. Cette chaleur était, selon eux, morbide, différente à tous points de vue de la chaleur physiologique, celle-ci ayant son origine dans la combustion des aliments, celle-là dans la combustion des tissus. Comme si ce n'était pas toujours, réplique Cl. Bernard, au niveau des tissus dont il est devenu partie intégrante que l'aliment est comburé. Pensant avoir facilement réfuté les auteurs italiens, Cl. Bernard ajoute : « En réalité, les manifestations physicochimiques ne changent pas de nature, suivant qu'elles ont lieu au-dedans ou au-dehors de l'organisme, et encore suivant l'état de santé ou de maladie. Il n'y a qu'une espèce d'agent calorifique ; qu'il soit engendré dans un foyer ou dans un organisme, il n'en est pas moins identique avec lui-même. Il ne saurait y avoir une chaleur physique et une chaleur animale et encore moins une chaleur morbide et une chaleur physiologique. La chaleur animale morbide et la chaleur physiologique ne diffèrent que par leur degré et non par leur nature » [1]. D'où la conclusion : « Ces idées de lutte entre deux agents opposés, d'antagonisme entre la vie et la mort, la santé et la maladie, la nature brute et la nature animée ont fait leur temps. Il faut reconnaître partout la continuité des phénomènes, leur gradation insensible et leur harmonie » [2].

Ces deux derniers textes nous paraissent particulièrement éclairants, parce qu'ils révèlent une relation d'idées qui n'apparaît nullement dans les *Leçons sur le diabète*. L'idée de la continuité entre le normal et le pathologique est elle-même en continuité avec l'idée de la continuité entre la vie et la mort, entre la matière organique et la matière inerte. Cl. Bernard a incontestablement le mérite d'avoir nié des oppositions jusque-là admises entre le minéral et l'organique, entre le végétal et l'animal, d'avoir affirmé l'omnivalence du postulat déterministe et l'identité matérielle de tous les phénomènes physico-chimiques quel qu'en soit le siège et quelle qu'en soit l'allure. Il n'est pas le premier qui ait affirmé l'identité des productions de la chimie de laboratoire et de la chimie vivante – l'idée était formée depuis

38 que Wœhler [3] avait réalisé la synthèse de l'urée en 1828 – il | a simplement

[1]. Cl. Bernard, *Leçons sur la chaleur animale, op. cit.*, p. 394.
[2]. *Ibid.*
3. Friedrich Wœhler (1800-1882), médecin allemand, chimiste, docteur en médecine à Heidelberg en 1823, étudia ensuite la chimie à Stockholm sous la direction de Berzelius. Il effectua la synthèse de l'urée en 1828, découverte majeure en chimie organique, et parmi d'autres travaux de chimie proposa avec Justus von Liebig en 1830 la théorie des radicaux, clarifiant la chimie organique. Il fut nommé en 1836 professeur de médecine, chimie et pharmacien à l'Université de Göttingen.

« renforcé l'impulsion physiologique donnée à la chimie organique par les travaux de Dumas [1] et de Liebig [2] » [a]. Mais il est le premier qui ait affirmé l'identité physiologique des fonctions du végétal et des fonctions correspondantes de l'animal. On tenait jusqu'à lui que la respiration des végétaux était l'inverse de celle des animaux, les végétaux fixant le carbone et les animaux le brûlant, les végétaux opérant des réductions et les animaux des combustions, les végétaux produisant des synthèses que les animaux détruisaient en les utilisant, incapables qu'ils étaient d'en produire de semblables.

Toutes ces oppositions ont été niées par Cl. Bernard et la découverte de la fonction glycogénique du foie est une des plus belles réussites de la volonté de « reconnaître partout la continuité des phénomènes ».

On ne se demandera pas maintenant si Cl. Bernard se fait une idée juste de ce qu'est une opposition ou un contraste, et s'il est bien fondé à considérer le couple de notions santé-maladie comme symétrique du couple vie-mort, pour en tirer la conclusion qu'ayant réduit à l'identité les termes du second, il est autorisé à rechercher l'identification des termes du premier. On se demandera ce qu'entend signifier Cl. Bernard en affirmant l'unité de la vie et de la mort. C'est un problème souvent posé, à des fins de polémique laïque ou religieuse, de savoir si Cl. Bernard était ou non matérialiste

---

a. Pasteur [3] dans l'article sur *Claude Bernard, ses travaux, son enseignement, sa méthode.*

1. Jean-Baptiste Dumas (1800-1884), chimiste français, étudia la pharmacie à Genève, contribua à de nombreux domaines de la chimie ainsi qu'à la réflexion sur la chimie organique. Il enseigna à à l'École Polytechnique puis à la Faculté des sciences de Paris. Nommé professeur à la Sorbonne en 1832, il fut élu la même année à l'Académie des sciences dont il deviendra le Secrétaire Perpétuel. Il fut élu à l'Académie française en 1876. Il fut l'un des fondateurs de l'École Centrale et occupa des fonctions politiques ou administratives auprès de Louis Napoléon Bonaparte sous la Deuxième république comme ministre (1850) et sénateur (1852).

2. Justus von Liebig (1803-1873), chimiste allemand, a étudié la chimie à Paris, fut docteur de l'Université d'Erlangen en 1823, et professeur de chimie à l'Université de Giessen en 1824, puis de Munich en 1852. Il fut l'un des grands protagonistes du développement de la chimie organique et de la chimie agricole à son époque.

3. Louis Pasteur (1822-1895), chimiste et microbiologiste français, dont les travaux vont de la découverte de la dissymétrie moléculaire des produits organiques naturels aux vaccinations, en passant par l'étude des fermentations, des conditions de vie des microorganismes et par la réfutation de la génération spontanée, a révolutionné la médecine et l'hygiène et a fondé l'Institut Pasteur qui a rayonné à travers le monde. Il fut membre de l'Académie des sciences, élu en 1862, et de l'Académie française, élu en 1881.

ou vitaliste[a]. Il semble qu'une lecture attentive des *Leçons sur les phénomènes de la vie* (1878) suggère une réponse nuancée. Cl. Bernard n'admet pas qu'on distingue, du point de vue physico-chimique, les phénomènes du règne organique et les phénomènes du règne minéral : « Le chimisme du laboratoire et le chimisme de la vie sont soumis aux mêmes lois : *il n'y a pas deux chimies* »[1]. Cela revient à dire que l'analyse scientifique et la technique expérimentale peuvent identifier et reproduire les produits des synthèses vitales au même titre que les espèces minérales. Mais c'est seulement affirmer l'homogénéité de la matière dans la forme vivante et hors de cette forme, car, refusant le matérialisme mécaniste, Cl. Bernard affirme l'originalité de la forme vivante et de ses activités fonctionnelles : « Bien que les manifestations vitales restent placées directement sous l'influence des conditions physico-chimiques, ces 39 conditions ne sauraient grouper, harmoniser | les phénomènes dans l'ordre et la succession qu'ils affectent spécialement dans les êtres vivants »[2]. Et plus nettement encore : « Nous croyons avec Lavoisier[3] que les êtres vivants sont tributaires des lois générales de la nature et que leurs manifestations sont des expressions physiques et chimiques. Mais loin de voir, comme les physiciens et les chimistes, le type des actions vitales dans les phénomènes du monde inanimé, nous professons, au contraire, que l'expression est particulière, que le mécanisme est spécial, que l'agent est

a. Voir le *Claude Bernard* de Pierre Mauriac[4] [Paris, Grasset, 1940] et *Claude Bernard et le matérialisme* de Pierre Lamy [Paris, Alcan, 1939].

[1]. Cl. Bernard, *Leçons sur les phénomènes de la vie communs aux animaux et aux végétaux*, Paris, J.-B. Baillière et fils, 1878-1879, t. I, p. 224.
[2]. Cl. Bernard, *Leçons sur les phénomènes de la vie communs aux animaux et aux végétaux, op. cit.*, t. II, p. 218.
3. Antoine Laurent de Lavoisier (1743-1794), chimiste français, l'un des principaux acteurs de la révolution chimique, fut créateur de la chimie moderne par son souci de la précision des mesures, sa création d'instruments, son élaboration des principes de la nomenclature chimique, ses travaux de calorimétrie avec Laplace, ses découvertes dont celle de l'oxygène et de la composition de l'air, ainsi que son étude physiologique de la respiration comme combustion lente. La géologie, l'agronomie, l'économie, l'aministration n'ont pas été non plus étrangères à cet homme exemplaire des Lumières.
4. Pierre Mauriac (1882-1963), médecin français, enseigna la pathologie générale, la bactériologie et fut titulaire des chaires de médecine expérimentale (1926) puis de clinique médicale (1931) avant de devenir doyen de la Faculté de médecine de Bordeaux (1934). Ses travaux ont porté sur le test Wasserman de la syphilis, puis sur le diabète et ses complications, dont l'insulinorésistance, notamment chez le patient adolescent, le menant à identifier le syndrome de Mauriac (glycogénose hépatique). Il était le frère de l'écrivain, prix Nobel de littérature, François Mauriac.

spécifique, quoique le résultat soit identique. Pas un phénomène chimique ne s'accomplit dans le corps comme en dehors de lui »[1]. Ces derniers mots pourraient servir d'épigraphe à l'ouvrage de Jacques Duclaux[2] sur l'*Analyse physico-chimique des fonctions vitales*. Selon Duclaux, dont l'éloignement de tout spiritualisme éclate dans cet ouvrage, aucune réaction chimique intracellulaire ne peut être représentée par une formule d'équation obtenue grâce à l'expérimentation *in vitro* : « Aussitôt qu'un corps est devenu représentable par nos symboles, la matière vivante le considère comme un ennemi et l'élimine ou le neutralise... L'homme a créé une chimie qui s'est développée à partir de la chimie naturelle sans se confondre avec elle »[3].

Quoi qu'il en soit, il paraît clair que reconnaître la continuité des phénomènes ce n'est pas, pour Cl. Bernard, en méconnaître l'originalité. Ne pourrait-on pas dire, dès lors, symétriquement à ce qu'il dit des rapports de la matière brute et de la matière vivante : il n'y a qu'une physiologie, mais loin de voir le type des phénomènes pathologiques dans les phénomènes physiologiques, on doit considérer que l'expression en est particulière, le mécanisme spécial, quoique le résultat soit identique ; pas un phénomène ne s'accomplit dans l'organisme malade comme dans l'organisme sain ? Pourquoi affirmer sans restrictions l'identité de la maladie et de la santé, alors qu'on ne le fait pas de la mort et de la vie, sur le rapport desquelles on prétend calquer le rapport de la maladie et de la santé ?

*

A la différence de Broussais et de Comte, Cl. Bernard apporte à l'appui de son principe général de pathologie des arguments contrôlables, des protocoles d'expériences, et surtout des méthodes de quantification des concepts physiologiques. Glycogenèse, glycémie, glycosurie, combustion des aliments, chaleur de vasodilatation, ce ne sont plus des concepts qualitatifs, ce sont les | résumés de résultats obtenus au terme de mesures. 40 Désormais, quand on prétend que la maladie est l'expression exagérée ou

[1]. Cl. Bernard, *Leçons sur les phénomènes de la vie communs aux animaux et aux végétaux, op. cit.*, t. II, p. 218.

2. Jacques Duclaux (1877-1978), biologiste et chimiste français, fils du pastorien Émile Duclaux, étudia les propriétés physiques et chimiques des colloïdes. Professeur de biologie au Collège de France, il fut membre de l'Académie des sciences en 1939.

[3]. J., Duclaux, *L'analyse physico-chimique des fonctions vitales*, Paris, Hermann, 1934.

amoindrie d'une fonction normale, on sait exactement ce que l'on veut dire. Ou du moins, on s'est donné les moyens de le savoir, car en dépit de ce progrès incontestable dans la précision logique, toute ambiguïté n'est pas exempte de la pensée de Cl. Bernard.

Tout d'abord, comme chez Bichat, Broussais et Comte, on doit noter chez Cl. Bernard une collusion de concepts quantitatifs et qualitatifs dans la définition donnée des phénomènes pathologiques. Tantôt l'état pathologique est « le dérangement d'un mécanisme normal, consistant dans une variation quantitative, une exagération ou une atténuation des phénomènes normaux »[1], tantôt l'état maladif est constitué par « l'exagération, la disproportion, la désharmonie des phénomènes normaux »[2]. Qui ne voit ici que le terme d'exagération a un sens nettement quantitatif dans la première définition et un sens plutôt qualitatif dans la seconde. Cl. Bernard croit-il annuler la valeur qualitative du terme « pathologique » en lui substituant les termes de dé-rangement, de dis-proportion, de dés-harmonie ?

Certes cette ambiguïté est instructive, elle est révélatrice de la persistance du problème lui-même au sein d'une solution qu'on croit lui avoir donnée. Et le problème est le suivant : le concept de maladie est-il le concept d'une réalité objective accessible à la connaissance scientifique quantitative ? La différence de valeur que le vivant institue entre sa vie normale et sa vie pathologique est-elle une apparence illusoire que le savant doit légitimement nier ? Si cette annulation d'un contraste qualitatif est théoriquement possible, il est clair qu'elle est légitime, si elle n'est pas possible, la question de sa légitimité est superflue.

On a pu remarquer que Cl. Bernard use indifféremment de deux expressions qui sont *variations quantitatives* et *différences de degré*, c'est-à-dire en fait de deux concepts, *homogénéité* et *continuité*, du premier implicitement, du second expressément. Or, l'utilisation de l'un ou de l'autre de ces concepts n'entraîne pas les mêmes exigences logiques. Si j'affirme l'homogénéité de deux objets je suis tenu de définir au moins la nature de l'un des deux, ou bien quelque nature commune à l'un et à l'autre. Mais si j'affirme une continuité, je puis seulement intercaler entre des extrêmes, sans les réduire l'un à l'autre, tous les intermédiaires dont j'ai la disposition, par dichotomie d'intervalles progressivement réduits.

41 C'est si vrai que certains auteurs prennent prétexte | de la continuité entre la

[1]. Cl. Bernard, *Leçons sur le diabète et la glycogenèse animale, op. cit.*, p. 360.
[2]. Cl. Bernard, *Leçons sur la chaleur animale, op. cit.*, p. 391.

santé et la maladie pour se refuser à définir l'une ou l'autre[a]. Il n'existe pas, disent-ils, d'état normal complet, pas de santé parfaite. Cela peut vouloir dire qu'il n'y a que des malades. Molière[1] et Jules Romains[2] ont montré plaisamment quel genre de iatrocratie peut justifier cette affirmation. Mais cela pourrait aussi bien signifier qu'il n'y a pas de malades, ce qui n'est pas moins absurde. On se demande si en affirmant sérieusement que la santé parfaite n'existe pas et que par suite la maladie ne saurait être définie, des médecins ont soupçonné qu'ils ressuscitaient purement et simplement le problème de l'existence du parfait et l'argument ontologique.

On a cherché longtemps si on pourrait prouver l'existence de l'être parfait à partir de sa qualité de parfait, puisque ayant toutes les perfections, il aurait aussi celle de se donner l'existence. Le problème de l'existence effective d'une santé parfaite est analogue. Comme si la santé parfaite n'était pas un concept normatif, un type idéal? En toute rigueur, une norme n'existe pas, elle joue son rôle qui est de dévaloriser l'existence

a. C'est le cas par exemple de H. Roger[3] dans l'*Introduction à la médecine*. De même pour Claude[4] et Camus[5] dans leur *Pathologie générale*.

1. Jean-Baptiste Poquelin, dit Molière (1622-1673), comédien et dramaturge français, s'installa en 1661 au théâtre du Palais-Royal devenu plus tard la Comédie Française. Son œuvre, constituée essentiellement de comédies, continue de jouïr d'un succès universel.

2. Louis Farigoule, dit Jules Romains (1885-1972), ancien élève de l'École normale supérieure, agrégé de philosophie en 1909, effectua des travaux en physiologie de la vision, puis enseigna la philosophie, avant de se consacrer à une œuvre littéraire marquante, dont *Les Hommes de bonne volonté* (1932-1946).

3. Georges-Henri Roger (1860-1946), médecin français, pathologiste et physiologiste, publia des ouvrages sur les infections à streptocoque, les modifications humorales dans l'immunité, ainsi que des manuels médicaux dont un *Traité de physiologie normale et pathologique* (1926). Professeur de pathologie expérimentale et comparée, puis de physiologie à la Faculté de médecine de Paris, il fut élu membre de l'Académie de médecine en1910.

4. Henri Claude (1869-1945), médecin français, psychiatre, docteur (1897) et agrégé (1904) de médecine, a été professeur de la chaire de clinique des maladies mentales de l'hôpital Sainte-Anne à Paris. Il est l'auteur de publications en psychiatrie ainsi que dans d'autres champs de la médecine, notamment sur le rein, le foie, la tuberculose. Il a publié un *Précis de pathologie générale* (avec Jean Camus, Paris, J.-B. Baillière et fils, 1909). Au procès du militant révolutionnaire et libertaire Sholem Schwartzbard en 1927, il déposa comme médecin aliéniste sur la responsabilité pénale de l'accusé.

5. Jean Camus (1872-1924), médecin français, médecin des hôpitaux de Paris et professeur agrégé de médecine, médecin militaire lors de la première guerre mondiale, est l'auteur avec Gustave Roussy (1874-1948) de travaux expérimentaux sur la commande hypothalamique de fonctions hypophysaires, jalon important sur la voie de la neuro-endrocrinologie. Il a abordé aussi d'autres domaines, tels que la rééducation des mutilés de guerre durant la première guerre mondiale par physiothérapie.

pour en permettre la correction. Dire que la santé parfaite n'existe pas c'est seulement dire que le concept de santé n'est pas celui d'une existence, mais d'une norme dont la fonction et la valeur est d'être mise en rapport avec l'existence pour en susciter la modification. Cela ne signifie pas que santé soit un concept vide.

Mais Cl. Bernard est bien loin d'un relativisme aussi facile, du fait d'abord que l'affirmation de continuité sous-entend toujours dans sa pensée celle d'homogénéité, du fait ensuite qu'il pense pouvoir toujours donner un contenu expérimental au concept de normal. Par exemple ce qu'il appelle l'urine normale d'un animal, c'est l'urine de l'animal à jeun, toujours comparable à elle-même – l'animal se nourrissant identiquement de ses propres réserves – et telle qu'elle serve de terme constant de référence pour toute urine obtenue dans les conditions d'alimentation qu'il plaira d'instituer[1]. On traitera plus loin des relations entre le normal et l'expérimental. Pour le moment, on veut seulement examiner à quel point de vue Cl. Bernard se place quand il conçoit le phénomène pathologique comme variation quantitative du phénomène normal. Il est naturellement bien entendu que si l'on use, en cours d'examen, de données physiologiques ou cliniques récentes, ce n'est pas pour reprocher à Cl. Bernard d'avoir ignoré ce qu'il ne pouvait pas savoir.

42

| *

Si l'on tient la glycosurie pour le symptôme majeur du diabète, la présence de sucre dans l'urine diabétique la rend qualitativement différente d'une urine normale. L'état pathologique identifié avec son principal symptôme est, relativement à l'état physiologique, une qualité nouvelle. Mais si, considérant l'urine comme un produit de sécrétion rénale, la pensée du médecin se porte vers le rein et les rapports du filtre rénal avec la composition du sang, elle considère la glycosurie comme le trop-plein de la glycémie se déversant par-dessus un seuil. Le glucose qui déborde le seuil est qualitativement le même que le glucose normalement retenu par le seuil. La seule différence est en effet de quantité. Si donc on considère le mécanisme rénal de la sécrétion urinaire dans ses résultats – effets physiologiques ou symptômes morbides – la maladie est apparition d'une

[1]. Cl. Bernard, *Leçons sur les propriétés physiologiques et les altérations pathologiques des liquides de l'organisme*, Paris, J.-B. Baillière et fils, 1859, vol. II, p. 13.

qualité nouvelle; si on considère le mécanisme en lui-même, la maladie est variation quantitative seulement. On citerait de même l'alcaptonurie comme exemple de mécanisme chimique normal pouvant engendrer un symptôme anormal. Cette affection rare, découverte en 1857 par Bœdeker[1], consiste essentiellement en un trouble du métabolisme d'un acide aminé, la tyrosine. L'alcaptone ou acide homogentisique est un produit normal du métabolisme intermédiaire de la tyrosine, mais les malades alcaptonuriques se distinguent par l'incapacité où ils sont de dépasser ce stade et de brûler l'acide homogentisique[2]. L'acide homogentisique passe alors dans l'urine et se transforme en présence des alcalis pour donner par oxydation un pigment noir, colorant l'urine, lui conférant ainsi une qualité nouvelle qui n'est en aucune façon l'exagération de quelque qualité présentée par l'urine normale. On peut du reste provoquer expérimentalement l'alcaptonurie par absorption massive (50 g par 24 h) de tyrosine. Voilà donc un phénomène pathologique que l'on définira par la qualité ou la quantité, selon le point de vue auquel on se place, selon que l'on considère le phénomène vital dans son expression ou dans son mécanisme.

Mais a-t-on le choix du point de vue? N'est-il pas évident que si l'on veut élaborer une pathologie scientifique on doit considérer les causes réelles et non les effets apparents, les mécanismes fonctionnels et non leurs expressions symptomatiques? N'est-il pas évident que Cl. Bernard, en mettant la glycosurie en rapport avec la glycémie et la glycémie avec la glycogenèse hépatique, considère des mécanismes dont l'explication scientifique | tient en un faisceau de relations quantitatives; par exemple 43 lois physiques des équilibres de membrane, lois de concentration des solutions, réactions de chimie organique, etc.?

Tout cela serait incontestable si l'on pouvait tenir les fonctions physiologiques pour des mécanismes, les seuils pour des barrages, les régulations pour des soupapes de sûreté, des servo-freins ou des thermostats. Ne va-t-on point alors retomber dans tous les pièges et les écueils des conceptions iatro-mécanicistes? Pour prendre l'exemple précis du diabète, on est assez loin de considérer aujourd'hui que la glycosurie soit seulement fonction de la glycémie, que le rein oppose seulement à la

1. Carl H. D. Bœdeker (1815-1895), chimiste allemand, fut professeur de pharmacie et de chimie physiologique à l'Université de Göttingen. Il s'intéressa à la chimie des végétaux.

[2]. F. Gallais, « Alcaptonurie », dans *Maladies de la nutrition, Encyclopédie médico-chirurgicale*, 1936, 10.534.

filtration du glucose un seuil constant (de 1,70 ‰ et non de 3 ‰, comme le pensait d'abord Cl. Bernard). Selon Chabanier[1] et Lobo-Onell[2] : « Le seuil rénal est essentiellement *mobile*, et son *comportement variable*, suivant les patients »[3]. D'une part chez des sujets sans hyperglycémie, on peut parfois constater une glycosurie, même aussi élevée que celle des diabétiques vrais. On parle alors de glycosurie rénale. D'autre part chez des sujets dont la glycémie atteint parfois 3 g et plus, la glycosurie peut être pratiquement nulle. On parle alors d'hyperglycémie pure. Plus encore, deux diabétiques placés dans les mêmes conditions d'observation et présentant le matin à jeun une même glycémie de 2,50 g peuvent présenter une glycosurie variable, l'un perdant 20 g et l'autre 200 g de glucose dans les urines[4].

Au schéma classique qui reliait la glycosurie au trouble basal par le seul intermédiaire de l'hyperglycémie, nous sommes donc amenés à apporter une modification qui consiste à introduire, entre hyperglycémie et glycosurie, une nouvelle articulation : « le *comportement rénal* »[5]. En parlant de mobilité du seuil, de comportement rénal, on introduit déjà dans l'explication du mécanisme de la sécrétion urinaire une notion non entièrement transposable en termes analytiques et quantitatifs. Autant dire que devenir diabétique c'est changer de rein, proposition qui ne semblera absurde qu'à ceux qui identifient une fonction et son siège anatomique. On semble donc autorisé à conclure qu'en substituant, dans la comparaison de l'état physiologique et de l'état pathologique, les mécanismes aux symptômes, on n'élimine pas pour autant une différence de qualité entre ces états.

Cette conclusion s'impose bien davantage lorsque, cessant de diviser la maladie en une multiplicité de mécanismes fonctionnels déviés, on la regarde comme un événement intéressant l'organisme vivant pris dans son tout. Or c'est éminemment le cas du diabète. On admet aujourd'hui que

44 c'est « une diminution | du pouvoir d'utilisation du glucose en fonction de

---

1. Henry-Eugène-Louis Chabanier (1891-?), médecin français, biologiste, docteur ès sciences, chef de laboratoire adjoint à la Faculté de médecine de Paris (clinique des voies urinaires), a étudié le fonctionnement du rein et du pancréas. Il a notamment publié un *Précis du diabète* (1931) avec l'urologue Carlos Lobo-Onell.

2. Carlos Lobo-Onell (1885-1962), médecin chilien, urologue, formé en partie en France et en Allemagne, fut chef de service hospitalier d'urologie à Santiago et professeur à la Faculté de médecine. En France, il travailla avec Henry Chabanier sur l'exploration fonctionnelle du rein et sur la physicochimie biologique.

[3]. H. Chabanier et C. Lobo-Onell, *Précis du diabète*, Paris, Masson, 1931, p. 16.

[4]. *Ibid.*, p. 18.

[5]. *Ibid.*, p. 19.

la glycémie » [1]. La découverte par von Mering [2] et Minkowski [3], en 1889, du *diabète pancréatique expérimental*, la découverte par Laguesse [4] du pancréas endocrine, l'isolement en 1920 par Banting [5] et Best [6] de l'insuline sécrétée par les îlots de Langerhans ont permis d'affirmer que le trouble fondamental dans le diabète est une hypoinsulinémie. Faut-il dire alors que ces recherches, insoupçonnées de Cl. Bernard, confirmeraient finalement ses principes de pathologie générale? Assurément non, car Houssay [7] et Biasotti [8] ont montré en 1930-1931, par l'extirpation combinée du pancréas et de l'hypophyse chez le crapaud et chez le chien, le rôle antagoniste de l'hypophyse et du pancréas dans le métabolisme des glucides. A la suite d'une ablation totale du pancréas, un chien bien portant ne survit pas au-delà de quatre à cinq semaines. Mais si l'on combine l'hypophysectomie et la pancréatectomie, le diabète est considérablement amélioré : la glycosurie est très réduite et même supprimée à l'état de jeûne, la polyurie est supprimée, la glycémie est au voisinage de la normale, l'amaigrissement

[1]. H. Chabanier et C. Lobo-Onell, *Précis du diabète*, *op. cit.*, p. 12.

2. Josef von Mering (1849-1908), médecin allemand, docteur en médecine de la Faculté de Strasbourg en 1874 sous la direction de Félix Hoppe-Seyler, fut médecin dans le département de psychiatrie de Strasbourg ce qui l'entraîna à des recherches sur les hypnotiques. Il rejoignit l'Institut de physiologie de Strasbourg en 1878 où il devint professeur. Il découvrit l'origine pancréatique du diabète sucré en collaboration avec le pathologiste Oskar Minkowski en pratiquant une pancréatectomie en 1889, produisant un diabète expérimental.

3. Oskar Minkowski (1858-1931), médecin allemand, pathologiste, fit ses études à Königsberg avant de devenir l'assistant du pathologiste Bernhard Naunyn à Strasbourg en 1888. C'est à Strasbourg qu'il découvrit, avec Joseph von Mering, en 1889, l'origine pancréatique du diabète sucré.

4. Gustave Édouard Laguesse (1861-1927), médecin français, pathologiste et histologiste, docteur en médecine de la Faculté de Paris (1885), agrégé de médecine (1891), devint professeur à l'Université de Lille (1896). Ses travaux ont porté sur le pancréas et il est considéré comme un des fondateurs de l'endocrinologie.

5. Frederick Grant Banting (1891-1941), médecin canadien, reçut le prix Nobel de physiologie ou médecine en 1923 avec John James Richard Macleod pour la découverte de l'insuline pancréatique effectuée en collaboration avec Charles Herbert Best.

6. Charles Herbert Best (1899-1978), médecin canadien, physiologiste et biochimiste, participa à la découverte de l'insuline pancréatique, et succèda à John Macleod comme professeur de physiologie à l'Université de Toronto.

7. Bernardo Alberto Houssay (1887-1971), médecin argentin, physiologiste, professeur de physiologie à la Faculté de médecine de Buenos Aires, reçut le prix Nobel de physiologie ou médecine en 1947, le premier sud-américain, pour ses travaux sur le rôle de l'hypophyse antérieure dans la régulation du métabolisme des sucres.

8. Alfredo Benito Biasotti (1903-1991), médecin argentin, a collaboré avec Bernardo Houssay et a travaillé sur les mécanismes du diabète.

est très ralenti. On s'est donc cru autorisé à conclure que l'action de l'insuline dans le métabolisme des glucides n'est pas directe, puisque sans administration d'insuline le diabète peut être atténué. En 1937, Young [1] constatait que par l'injection d'un extrait de lobe antérieur d'hypophyse, quotidiennement répétée pendant trois semaines environ, on pouvait parfois rendre définitivement diabétique un chien normal. L. Hédon [2] et A. Loubatières [3] qui ont repris en France l'étude du diabète expérimental de Young concluent : « Une suractivité *temporaire* du lobe antérieur de l'hypophyse peut être à l'origine, non seulement d'un trouble transitoire de la glycorégulation, mais encore d'un *diabète permanent*, persistant pendant un temps indéfini après la disparition de la cause qui l'a déclenché » [4]. Est-on renvoyé de diminution en augmentation et la perspicacité de Cl. Bernard se révèle-t-elle entière, au moment où on la croyait en défaut ? Il ne le paraît pas, car, à tout prendre, cette hypersécrétion hypophysaire ce n'est qu'un symptôme, au niveau de la glande, soit d'une tumeur de l'hypophyse, soit d'un remaniement endocrinien général (puberté, ménopause, grossesse). En matière de sécrétions internes, comme en matière de système nerveux, les localisations sont « privilégiées » plutôt qu'absolues, et ce qui semble augmentation ou diminution quelque part c'est en fait une altération dans le tout. « Rien n'est plus illusoire, écrit Rathery [5], que de considérer le

1. Frank George Young (1908-1988), biochimiste britannique, fut professeur de biochimie à l'University College de Londres avant d'être nommé à Cambridge en 1949. Son œuvre principale concerne l'endocrinologie et le diabète, domaine dans lequel il découvrit l'effet diabétique de l'injection répétée d'hormone de croissance hypophysaire.

2. Louis Vincent Hédon (1895-1982), médecin français, physiologiste, professeur à la Faculté de médecine de Montpellier, a effectué des travaux sur le diabète et sur les fonctions du pancréas.

3. Auguste-Louis Loubatières (1912-1977), médecin français, endocrinologue, docteur en médecine en 1938, licencié ès sciences naturelles en 1939, docteur ès sciences naturelles en 1946, a travaillé sur sur les effets hypoglycémiants des sulfamides. Professeur agrégé de physiologie à la Faculté de médecine de Montpellier, professeur de physiologie appliquée et de pharmacodynamie en 1952, puis professeur titulaire en 1957, il fut élu membre libre de l'Académie des sciences en 1967.

[4]. L. Hédon et A. Loubatières, « Le diabète expérimental de Young et le rôle de l'hypophyse dans la pathogénie du diabète sucré », *Biologie médicale*, mars-avril 1942, p. 105.

5. Francis Rathery (1877-1941), médecin français, endocrinologue, physiologiste et pathologiste, fut professeur à la Faculté de médecine de Paris et membre de l'Académie de médecine (1932). Ses travaux ont porté sur les maladies de la nutrition (diabète et insuline, traitement de l'obésité) et sur les maladies infectieuses (typhoïde). Plusieurs ouvrages portent aussi sur le thermalisme.

métabolisme des glucides comme assuré par le seul pancréas et sa sécrétion. Le métabolisme des | glucides est sous la dépendance de multiples facteurs : 45 « *a)* les glandes vasculaires sanguines ; *b)* le foie ; *c)* le système nerveux ; *d)* les vitamines ; *e)* les éléments minéraux, etc. Or, l'un quelconque de ces facteurs peut entrer en jeu pour provoquer le diabète »[1]. En considérant le diabète comme une maladie de la nutrition, en considérant la constante glycémique comme un *tonus* indispensable à l'existence de l'organisme pris comme un tout (Soula)[a][2], on est bien loin de pouvoir tirer de l'étude du diabète les conclusions de pathologie générale que Cl. Bernard en tirait en 1877.

On ne reproche pas tant, du reste, à ces conclusions d'être erronées que d'être insuffisantes et partielles. Elles procèdent de l'extrapolation illégitime d'un cas peut-être privilégié, et plus encore d'une maladresse dans la définition du point de vue adopté. Il est exact que certains symptômes sont le produit, quantativement varié, de mécanismes constants à l'état physiologique. Tel serait par exemple le cas de l'hyperchlorhydrie dans l'estomac ulcéreux. Il est possible que des mécanismes soient les mêmes à l'état de santé et à l'état de maladie. Dans le cas de l'ulcère de l'estomac, le réflexe déterminant la sécrétion du suc gastrique semble bien toujours partir de l'antre pylorique, s'il est vrai que ce sont les ulcères sténosants, au voisinage du pylore, qui s'accompagnent de l'hypersécrétion la plus importante, et que l'ablation de cette région, dans la gastrectomie, soit suivie d'une réduction de la sécrétion.

Mais d'abord, concernant le cas précis de l'ulcère, on doit dire que l'essentiel de la maladie ne consiste pas dans l'hyperchlorhydrie, mais bien

---

a. Cours de Physiologie sur *La constance du milieu intérieur*, Faculté de Médecine de Toulouse, 1938-1939.

[1]. F. Rathery, *Quelques idées premières (ou soi-disant telles) sur les Maladies de la nutrition*, Paris, Masson, 1940, p. 22.

2. Louis Camille Soula (1888-1963), médecin français, docteur en médecine de Toulouse en 1912, agrégé de physiologie des Facultés de médecine en 1920, a particulièrement contribué à l'étude des régulations métaboliques et à la pharmacodynamie. Il fut nommé professeur de physiologie à la Faculté de Toulouse en 1935. Il soutint les républicains espagnols pendant la guerre d'Espagne, et participa activement à la Résistance. Il fonda après la guerre le Laboratoire de physiologie du travail (CNRS/Conservatoire national des arts et métiers), et eut de nombreuses fonctions publiques.

dans le fait que dans ce cas l'estomac se digère lui-même, état dont on accordera sans doute qu'il diffère profondément de l'état normal. Soit dit en passant, cet exemple serait peut-être bon à faire comprendre ce qu'est une fonction normale. Une fonction pourrait être dite normale aussi longtemps qu'elle est indépendante des effets qu'elle produit. L'estomac est normal aussi longtemps qu'il digère sans se digérer. Il en est des fonctions comme des balances : fidélité d'abord, sensibilité ensuite.

On doit dire en outre que tous les cas pathologiques sont bien loin de pouvoir se réduire au schéma explicatif proposé par Cl. Bernard. Et tout d'abord celui qu'il invoque dans les *Leçons sur la chaleur animale*. Certes il n'y a pas une chaleur normale et une chaleur pathologique, en ce sens que l'une et l'autre chaleur | se traduisent par des effets physiques identiques, la dilatation d'une colonne de mercure, au cours d'une prise de température rectale ou axillaire. Mais l'identité de la chaleur n'entraîne pas l'identité de la source de chaleur, ni même l'identité du mécanisme de libération des calories. Claude Bernard répliquait à ses contradicteurs italiens que c'est toujours l'aliment brûlé au niveau des tissus qui est à l'origine de la chaleur animale. Mais un même aliment peut être brûlé de bien des façons, sa dégradation s'arrêter à des stades différents. Postuler, avec raison, l'identité à elles-mêmes des lois de la chimie et de la physique n'oblige pas à méconnaître la spécificité des phénomènes qui les manifestent. Lorsqu'une femme, souffrant d'une maladie de Basedow, respire dans l'enceinte close dont la variation de volume, au cours d'une mesure du métabolisme basal, traduira le taux de consommation d'oxygène, c'est bien toujours selon les lois chimiques de l'oxydation que l'oxygène est brûlé (5 calories pour 1 litre de O_2), et c'est précisément en posant la constance de ces lois dans ce cas qu'on pourra calculer la variation du métabolisme et le qualifier d'anormal. C'est en ce sens précis qu'il y a identité du physiologique et du pathologique. Mais on dirait aussi bien qu'il y a identité du chimique et du pathologique. On conviendra que c'est une façon de faire évanouir le pathologique et non de l'éclairer. N'en est-il pas de même dans le cas où on le déclare homogène au physiologique ?

En résumé la théorie de Cl. Bernard est valable dans certains cas limités :

1° Lorsqu'on restreint le phénomène pathologique à quelque symptôme, *abstraction faite de son contexte clinique* (hyperchlorhydrie ; hyperthermie ou hypothermie ; hyperexcitabilité réflexe) ;

2° Lorsqu'on remonte des effets symptomatiques à des mécanismes fonctionnels *partiels* (glycosurie par hyperglycémie; alcaptonurie par métabolisme incomplet de la tyrosine).

Même limitée à ces cas précis, la théorie se heurte à bien des difficultés. Qui tiendrait l'hypertension pour une simple augmentation de la pression artérielle physiologique, en négligeant le remaniement profond de la structure et des fonctions des organes essentiels (cœur et vaisseaux, rein, poumon), remaniement tel qu'il constitue pour l'organisme un nouveau mode de vie, un nouveau comportement, qu'une thérapeutique avisée doit respecter, en n'agissant pas intempestivement sur la tension pour la ramener à la norme? Qui tiendrait l'hypersensibilité à certaines substances toxiques pour une simple modification quantitative | d'une réactivité 47 normale, sans se demander d'abord s'il n'y a pas seulement apparence (du fait d'une mauvaise élimination rénale ou d'une résorption trop rapide, en rapport avec un état général défini), sans distinguer ensuite l'intolérance isotoxique, où les phénomènes sont seulement quantitativement changés, et l'intolérance hétérotoxique où des symptômes nouveaux apparaissent, en rapport avec un changement de la réactivité cellulaire au poison (A. Schwartz)[a][1]? Il en va de même des mécanismes fonctionnels. On peut bien expérimenter sur eux séparément. Mais dans l'organisme vivant toutes les fonctions sont interdépendantes et leurs rythmes accordés : le comportement rénal ne s'abstrait que théoriquement du comportement de l'organisme fonctionnant comme un tout.

En prenant des exemples dans l'ordre des phénomènes de métabolisme (diabète, chaleur animale), Cl. Bernard a rencontré des cas trop unilatéraux pour n'être pas généralisés sans quelque arbitraire. Comment expliquer dans le cadre de ses idées les maladies infectieuses dont pourtant l'étiologie et la pathogénie commençaient, de son temps, à sortir des limbes préscientifiques? Certes, la théorie des infections inapparentes

---

a. Cours de Pharmacologie, Faculté de Médecine de Strasbourg, 1941-1942.

1. Alfred Schwartz (1886-1956), médecin allemand puis français, physiologiste et pharmacologue, effectua ses études de médecine à Strasbourg et Munich, fut reçu docteur en médecine à Strasbourg en 1911, et fut nommé professeur de pharmacologie et de médecine expérimentale à la Faculté de médecine de Strasbourg en 1931.

(Ch. Nicolle)[a][1] et la théorie du terrain permettent d'affirmer que la maladie infectieuse pousse déjà quelques racines dans l'état dit normal. Mais cette opinion répandue n'est pas pour autant inattaquable. Il n'est pas normal, pour un sujet sain, d'héberger dans son pharynx du bacille diphtérique, au même titre qu'il lui est normal d'éliminer des phosphates dans l'urine ou de contracter sa pupille en passant brusquement de l'obscurité à la lumière. Une maladie à échéance différée ou remise ce n'est pas un état normal au même titre que l'exercice d'une fonction dont le blocage serait fatal. De même, s'il convient de ne pas oublier le terrain comme Pasteur lui-même le conseillait, encore ne faudrait-il peut-être pas aller jusqu'à faire du microbe un épiphénomène. Il faut un dernier fragment de cristal pour obtenir la solidification d'une solution sursaturée. Il faut à la rigueur un microbe pour une infection. Sans doute on a pu produire les lésions types de la pneumonie ou de la typhoïde par irritation physique ou chimique
48 du splanchnique[2]. Mais pour s'en tenir à l'explication | classique de l'infection, on peut tenter, l'infection survenue, de rétablir entre l'avant et l'après une certaine continuité, à coups d'antécédents étiologiques. Il semble difficile d'affirmer que l'état infectieux n'apporte dans l'histoire du vivant aucune discontinuité réelle.

Les maladies nerveuses constituent un autre fait rétif à son explication à partir des principes de Cl. Bernard. On les a longtemps décrites en usant des termes d'exagération et de déficit. Quand on tenait les fonctions supérieures de la vie de relation pour des sommes de réflexes élémentaires

a. Cette expression d'infection inapparente nous paraît incorrecte. L'infection n'est inapparente qu'au point de vue clinique et sur le plan macroscopique. Mais du point de vue biologique et sur le plan humoral, l'infection est apparente puisqu'elle se traduit par la présence d'anticorps dans le sérum. Toutefois l'infection n'est qu'un fait biologique, elle est une modification des humeurs. Une infection inapparente n'est pas une maladie inapparente.

1. Charles Nicolle (1866-1936), médecin et biologiste français, docteur en médecine de Paris en 1893, chef du laboratoire de bactériologie et de sérothérapie à la Faculté de médecine de Rouen en 1896, prit la direction de l'Institut Pasteur de Tunis de 1903 à sa mort. Parmi ses nombreux travaux de microbiologie, il démontra en 1909 que le pou est le vecteur du typhus. Nicolle reçut le prix Nobel de physiologie ou médecine en 1928 pour cette découverte. Il fut élu membre de l'Académie des sciences en 1929. Il est l'auteur de *Naissance, vie et mort des maladies infectieuses* (Paris, PUF, 1930), et d'une *Biologie de l'invention* (Paris, Felix Alcan, 1932).

[2]. R.-A. Marquezy et M. Ladet, « Le syndrome malin au cours des toxi-infections. Le rôle du système neuro-végétatif », *Xe Congrès des Pédiatres de Langue française*, Paris, Masson, 1938.

et les centres cérébraux pour des casiers à images ou à traces, une explication de type quantitatif des phénomènes pathologiques s'imposait. Mais les conceptions de Hughlings Jackson [1], de Head [2], de Sherrington [3], préparant des théories plus récentes comme celles de Goldstein, ont orienté la recherche dans des directions où les faits ont pris une valeur synthétique, qualitative, d'abord méconnue. On reviendra là-dessus plus loin. Il suffit ici de dire brièvement que selon Goldstein, on ne peut, en matière de troubles du langage, éclairer le comportement normal à partir du pathologique qu'à condition d'avoir présente à l'idée la modification de la personnalité par la maladie. En général, on ne doit pas rapporter tel acte d'un sujet normal à un acte analogue du malade sans comprendre le sens et la valeur de l'acte pathologique pour les possibilités d'existence de l'organisme modifié : « Il faut se garder de croire que les diverses attitudes possibles chez un malade représentent seulement une sorte de résidu du comportement normal, ce qui a survécu à la destruction. Les attitudes qui ont survécu chez le malade ne se présentent jamais sous cette forme chez le sujet normal, pas même aux stades inférieurs de son ontogenèse ou de sa phylogenèse, comme on l'admet trop fréquemment. La maladie leur a donné des formes particulières et l'on ne peut bien les comprendre que si l'on tient compte de l'état morbide » [4].

Bref, la continuité de l'état normal et de l'état pathologique ne paraît pas réelle dans le cas des maladies infectieuses, non plus que l'homogénéité, dans le cas des maladies nerveuses.

1. John Hughlings Jackson (1835-1911), médecin anglais, neurologue, eut une carrière hospitalière. Ce clinicien a beaucoup contribué à l'étude des variétés d'épilepsie et a proposé une vision philosophique de l'organisation du système nerveux central en niveaux successifs, un niveau supérieur exerçant une action inhibitrice sur le niveau inférieur, traduite par un « symptôme négatif », la levée de cette inhibition se traduisant par un « symptôme positif » - distinction qui a été reprise ultérieurement.

2. Henry Head (1861-1940), médecin anglais, neurologue clinicien, a effectué des travaux pionniers sur les mécanismes de la sensation et de la douleur.

3. Charles Scott Sherrington (1857-1952), physiologiste anglais, étudia à Cambridge et travailla également à Strasbourg avec Friedrich Goltz, et à Berlin avec Robert Koch. Devenu professeur à Oxford, en 1913, il partagea le prix Nobel de physiologie ou médecine avec Edgar Douglas Adrian en 1932 pour leurs découvertes sur les fonctions des neurones. Ses travaux sur les réflexes de la moelle épinière et sur la synapse, sa conception de l'action intégratrice du système nerveux ont fait date.

[4]. K. Goldstein, « L'analyse de l'aphasie et l'étude de l'essence du langage », *Journal de Psychologie*, 1933, p. 437.

*

En somme, Claude Bernard a formulé dans le domaine médical, avec l'autorité de tout novateur qui prouve le mouvement en marchant, l'exigence profonde d'une époque qui croyait à la toute-puissance d'une technique fondée sur la science, et | qui se trouvait bien dans la vie, en dépit, ou peut-être en raison, des lamentations romantiques. Un art de vivre – et la médecine l'est au plein sens du mot – implique une science de la vie. Une thérapeutique efficace suppose une pathologie expérimentale, une pathologie expérimentale ne se sépare pas d'une physiologie. « Physiologie et pathologie se confondent et sont une seule et même chose. » Mais fallait-il en déduire, avec une brutale simplicité, que la vie est identique à elle-même dans la santé et dans la maladie, qu'elle n'apprend rien dans la maladie et par elle ? La science des contraires est une, disait Aristote [1]. Doit-on en conclure que les contraires ne sont pas des contraires ? Que la science de la vie prenne pour objets de même importance théorique, et susceptibles de s'éclairer mutuellement, les phénomènes dits normaux et les phénomènes dits pathologiques, afin de se rendre adéquate à la totalité des vicissitudes de la vie, à la variété de ses allures, c'est urgent plus encore que légitime. Cela n'entraîne pas que la pathologie ne soit rien d'autre que la physiologie, et encore moins que la maladie, rapportée à l'état dit normal, n'en soit qu'un agrandissement ou une réduction. On comprend que la médecine ait besoin d'une pathologie objective, mais une recherche qui fait évanouir son objet n'est pas objective. On peut nier que la maladie soit une espèce de viol de l'organisme, la tenir pour un événement que l'organisme fait par le jeu de ses fonctions permanentes, sans nier que ce jeu soit nouveau. Un comportement de l'organisme peut être en continuité avec les comportements antérieurs, tout en étant un autre comportement. La progressivité d'un avènement n'exclut pas l'originalité d'un événement. Parce qu'un symptôme pathologique, pris à part, traduit l'hyperactivité d'une fonction dont le produit est strictement identique au produit de la même fonction dans les conditions dites normales, cela ne veut pas dire que le mal organique, conçu comme une autre allure d'ensemble de la totalité fonctionnelle, et non comme une somme de symptômes, ne soit pas pour l'organisme une nouvelle façon de se comporter relativement au milieu.

1. Aristote (384 av. J.-C.-322 av. J.-C.), philosophe grec, est l'un des penseurs les plus influents de toute l'histoire de la philosophie. Son œuvre va de la logique à l'éthique et à la politique en passant par la physique, la cosmologie, la métaphysique, la zoologie et la psychologie.

En fin de compte, ne conviendrait-il pas de dire que le fait pathologique n'est saisissable comme tel, c'est-à-dire comme altération de l'état normal, qu'au niveau de la totalité organique et s'agissant de l'homme, au niveau de la totalité individuelle consciente, où la maladie devient une espèce de mal? Etre malade c'est vraiment pour l'homme vivre d'une autre vie, même au sens biologique du mot. Pour en revenir encore une fois au diabète, la maladie n'est pas du rein, par la glycosurie, ni du | pancréas 50 par l'hypoinsulinémie, ni de l'hypophyse; la maladie est de l'organisme dont toutes les fonctions sont changées, que la tuberculose menace, dont les infections suppurées n'en finissent plus, dont l'artérite et la gangrène rendent les membres inutilisables, et plus encore la maladie est de l'homme ou de la femme, menacés de coma, souvent frappés d'impuissance ou de stérilité, pour qui la grossesse si elle survient est une catastrophe, dont les larmes – ô ironie des sécrétions! – sont sucrées[a]. C'est bien artificiellement, semble-t-il, qu'on disperse la maladie en symptômes ou qu'on l'abstrait de ses complications. Qu'est-ce qu'un symptôme sans un contexte ou un arrière-plan? Qu'est-ce qu'une complication, séparément de ce qu'elle complique? Quand on qualifie de pathologiques un symptôme ou un mécanisme fonctionnel isolés, on oublie que ce qui les rend tels c'est leur rapport d'insertion dans la totalité indivisible d'un comportement individuel. En sorte que si l'analyse physiologique de fonctions séparées se sait en présence de faits pathologiques, c'est à une information clinique préalable qu'elle le doit, car la clinique met le médecin en rapport avec les individus complets et concrets et non avec des organes ou leurs fonctions. La pathologie, qu'elle soit anatomique ou physiologique, analyse pour mieux connaître, mais elle ne peut se savoir pathologie, c'est-à-dire étude des mécanismes de la maladie, que parce qu'elle reçoit de la clinique cette notion de maladie dont l'origine doit être cherchée dans l'expérience qu'ont les hommes de leurs rapports d'ensemble avec le milieu.

a. Claude Bernard dit qu'il n'a jamais réussi à déceler le sucre dans les larmes du diabétique, mais c'est aujourd'hui un fait acquis; *cf.* Fromageot[1] et Chaix[2], « Glucides », dans *Physiologie*, fasc. 3, 2ᵉ année, Paris, Hermann, p. 40, 1939.

1. Claude Fromageot (1899-1958), biochimiste français, professeur de chimie biologique à la Faculté des sciences de Lyon, s'est intéressé aux fermentations et à la chimie biologique industrielle, ainsi qu'à la physiologie neuromusculaire.

2. Paulette Chaix-Audemard, médecin français (1931), docteure ès sciences (1940), biochimiste, a étudié les effets d'une carence totale prolongée en vitamine A et, avec Claude Fromageot, le rôle de la bactérie *Propionibacterium pentosaceum* dans le phénomène d'anaérobie lactique.

Comment donc expliquer, si les propositions précédentes ont quelque sens, que le clinicien moderne adopte plus volontiers le point de vue du physiologiste que celui du malade ? C'est sans doute en raison de ce fait massif d'expérience médicale que les symptômes morbides subjectifs et les symptômes objectifs se recouvrent rarement. Tout n'est pas que boutade dans le mot de l'urologiste pour qui un homme qui se plaint des reins est un homme qui n'a rien aux reins. C'est que les reins sont pour le malade un territoire musculo-cutané de la région lombaire, alors que pour le médecin ce sont viscères en rapport avec d'autres. Or le fait bien connu des douleurs rapportées, dont les explications multiples sont jusqu'à présent assez obscures, interdit de penser que les douleurs, accusées par les malades comme symptômes | subjectifs majeurs, soutiennent un rapport constant avec les viscères sous-jacents qu'elles paraissent désigner à l'attention. Mais surtout la latence souvent prolongée de certaines dégénérescences, l'inapparence de certaines infestations ou infections, conduisent le médecin à tenir l'expérience pathologique directe du patient comme négligeable, voire même comme systématiquement falsificatrice du fait pathologique objectif. Tout médecin sait, pour l'avoir parfois appris à sa propre confusion, que la conscience sensible immédiate de la vie organique n'est pas d'elle-même science de ce même organisme, n'est pas connaissance infaillible de la localisation ou de la date des lésions pathologiques intéressant le corps humain.

Voilà peut-être pourquoi la pathologie a jusqu'à présent si peu retenu ce caractère qu'a la maladie d'être vraiment pour le malade *une autre allure de la vie*. Certes la pathologie est en droit de suspecter et de rectifier l'opinion du malade qui croit savoir aussi, du fait qu'il se sent autre, en quoi et comment il est autre. Parce que le malade se trompe manifestement sur ce second point, il ne s'ensuit pas qu'il se trompe aussi sur le premier. Peut-être son sentiment est-il le pressentiment de ce que la pathologie contemporaine commence à entrevoir, que l'état pathologique n'est pas un simple prolongement, quantitativement varié, de l'état physiologique, qu'il est bien autre [*].

---

[*] Depuis la première publication de cette étude (1943) l'examen des idées de Cl. Bernard a été repris par le Dr M.-D. Grmek, « La conception de la maladie et de la santé chez Claude Bernard ». Pour la référence, *cf.* plus loin. p. 220.

LES CONCEPTIONS DE R. LERICHE

L'invalidité du jugement du malade concernant la réalité de sa propre maladie est un argument de poids dans une récente théorie de la maladie, théorie un peu flottante parfois, mais nuancée, concrète et profonde, celle de R. Leriche, qu'il paraît nécessaire d'exposer et d'examiner à la suite de la théorie précédente qu'elle prolonge en un sens et dont elle s'écarte nettement par ailleurs. « La santé, dit Leriche, c'est la vie dans le silence des organes » [1]. Inversement, la « maladie, c'est ce qui gêne les hommes dans l'exercice normal de leur vie et dans leurs occupations et surtout ce qui les fait souffrir » [2]. L'état de santé c'est l'inconscience où le sujet est de son corps. Inversement, la conscience du corps est donnée dans le sentiment des limites, des menaces, des obstacles à la santé. A prendre ces formules à leur sens plein, elles signifient que la notion vécue du normal dépend de la possibilité d'infractions à la norme. Voilà enfin des définitions nullement verbales, où la relativité des termes opposés est correcte. Le terme primitif n'est pas pour autant positif, et le terme négatif n'est pas pour autant un néant. La santé est positive, mais n'est pas primitive, la maladie est négative mais sous forme d'opposition (gêne) et non par privation.

Toutefois, s'il n'est apporté ultérieurement ni réserve, ni correction à la définition de la santé, la définition de la maladie est immédiatement rectifiée. Car cette définition de la maladie, c'est celle du malade et non celle du médecin. Valable du point de vue de la conscience, elle ne

[1]. R. Leriche, « Introduction générale; De la Santé à la Maladie; La douleur dans les maladies; Où va la médecine? », *Encyclopédie française*, t. VI, 1936, 16-1.

[2]. *Ibid.*, t. VI, 1936, 22-3.

l'est pas du point de vue de la science. Leriche montre en effet que le silence des organes n'est pas nécessairement équivalent de l'absence de maladie, qu'il existe dans l'organisme des lésions ou des perturbations 53 fonctionnelles pendant longtemps imperceptibles pour ceux dont | elles mettent la vie en danger. Nous payons du retard apporté souvent à ressentir nos dérèglements internes la prodigalité avec laquelle notre organisme a été construit, ayant trop de tous ses tissus : plus de poumon qu'il n'en faut pour respirer à la rigueur, plus de rein qu'il n'en faut pour sécréter l'urine à la limite de l'intoxication, etc. La conclusion est que « si l'on veut définir la maladie, il faut la déshumaniser » [1] ; et plus brutalement que « dans la maladie ce qu'il y a de moins important au fond c'est l'homme » [2]. Ce n'est donc plus la douleur ou l'incapacité fonctionnelle et l'infirmité sociale qui fait la maladie, c'est l'altération anatomique ou le trouble physiologique. La maladie se joue au niveau du tissu et, en ce sens, il peut y avoir maladie sans malade. Soit l'exemple d'un homme dont la vie, sans incident pathologique accusé par lui, a été interrompue par un meurtre ou une collision. Selon la théorie de Leriche, si une autopsie d'intention médico-légale révélait un cancer du rein ignoré de son défunt porteur, on devrait conclure à une maladie, encore qu'il ne se trouverait personne à qui l'attribuer, ni au cadavre puisqu'il n'en est plus capable, ni rétroactivement au vivant d'autrefois qui ne s'en souciait pas, ayant fini sa vie avant le stade évolutif du cancer où, selon toute probabilité clinique, les douleurs eussent enfin crié le mal. La maladie qui n'a jamais existé dans la conscience de l'homme se met à exister dans la science du médecin. Or nous pensons *qu'il n'y a rien dans la science qui n'ait d'abord apparu dans la conscience*, et qu'en particulier, dans ce cas qui nous occupe, c'est le point de vue du malade qui est au fond le vrai. Et voici pourquoi. Médecins et chirurgiens ont une information clinique et utilisent aussi parfois des techniques de laboratoire qui leur permettent de savoir malades des gens qui ne se sentent pas tels. C'est un fait. Mais un fait à interpréter. Or, c'est uniquement parce qu'ils sont les héritiers d'une culture médicale transmise par les praticiens d'hier, que les praticiens d'aujourd'hui peuvent devancer et dépasser en perspicacité clinique leurs clients habituels ou occasionnels. Il y a toujours eu un moment où, en fin de compte, l'attention des praticiens

---

[1]. R. Leriche, « Introduction générale ; De la Santé à la Maladie ; La douleur dans les maladies ; Où va la médecine ? », *Encyclopédie française*, t. VI, 1936, 22-3.

[2]. *Ibid.*, t. VI, 1936, 22-4.

a été attirée sur certains symptômes, même uniquement objectifs, par des hommes qui se plaignaient de n'être pas normaux, c'est-à-dire identiques à leur passé, ou de souffrir. Si aujourd'hui la connaissance de la maladie par le médecin peut prévenir l'expérience de la maladie par le malade, c'est parce que autrefois la seconde a suscité, a appelé la première. C'est donc bien toujours en droit, sinon actuellement en fait, parce qu'il y a des hommes qui se sentent malades qu'il y a | une médecine, et non parce qu'il y a des 54 médecins que les hommes apprennent d'eux leurs maladies. L'évolution historique des rapports entre le médecin et le malade, dans la consultation clinique, ne change rien au rapport normal permanent du malade et de la maladie.

Cette critique peut être d'autant plus hardiment proposée que Leriche, revenant sur ce que ses premières formules avaient de trop tranchant, la confirme en partie. Distinguant soigneusement le point de vue statique et le point de vue dynamique en pathologie, Leriche revendique pour le second une primauté complète. A qui identifierait maladie et lésion, Leriche objecte que le fait anatomique doit être tenu en réalité pour « second et secondaire : second, parce que produit par une déviation primitivement fonctionnelle de la vie des tissus ; secondaire parce que n'étant qu'un élément dans la maladie et non pas l'élément dominant » [1]. En conséquence de quoi, c'est la maladie du malade qui redevient, de façon assez inattendue, le concept adéquat de la maladie, plus adéquat en tout cas que le concept de l'anatomopathologiste. « La notion s'impose que la maladie de l'homme malade n'est pas la maladie anatomique du médecin. Une pierre dans une vésicule biliaire atrophique peut ne pas donner de symptômes pendant des années et par conséquent ne pas créer de maladie, alors qu'il y a état d'anatomie pathologique... Sous les mêmes dehors anatomiques on est malade et on ne l'est pas... On ne doit plus escamoter la difficulté en disant tout simplement qu'il y a des formes silencieuses et larvées des maladies : ce n'est là que le verbalisme. La lésion ne suffit peut-être pas à faire la maladie clinique, la maladie du malade. Celle-ci est autre chose que la maladie de l'anatomopathologiste » [2]. Mais il convient de ne pas prêter à Leriche plus qu'il n'est décidé à accepter. Ce qu'il entend, en effet, par le malade c'est beaucoup plus l'organisme en action, en fonctions, que l'individu conscient de ses fonctions organiques. Le malade, dans cette nouvelle définition, ce

[1]. *Ibid.*, t. VI, 1936, 76-6.
[2]. *Ibid.*

n'est pas tout à fait le malade de la première, l'homme concret conscient de sa situation favorisée ou défavorisée dans l'existence. Le malade a cessé d'être une entité d'anatomiste, mais il reste une entité de physiologiste, car Leriche précise : « Cette représentation nouvelle de la maladie conduit la médecine à prendre un contact plus étroit avec la physiologie, c'est-à-dire avec la science des fonctions, à s'occuper au moins autant de la physiologie pathologique que de l'anatomie pathologique » [1]. Ainsi la coïncidence de la maladie et du malade s'opère dans la science du physiologiste, mais

55   non pas encore | dans la conscience de l'homme concret. Et pourtant cette première coïncidence nous suffit, car Leriche lui-même nous fournit les moyens d'obtenir, à partir d'elle, la seconde.

Reprenant, et assurément non sans en avoir conscience, les idées de Cl. Bernard, Leriche affirme lui aussi la continuité et l'indiscernabilité de l'état physiologique et de l'état pathologique. Par exemple faisant la théorie des phénomènes de vaso-constriction, dont il montre toute la complexité si longtemps méconnue, et de leur transformation en phénomènes de spasme, Leriche écrit : « *Du tonus à la vaso-constriction, c'est-à-dire à l'hypertonie physiologique, de la vaso-constriction au spasme, il n'y a pas de marge.* On passe d'un état à l'autre sans transition, et ce sont les effets plus que la chose elle-même, qui permettent des différenciations. De la physiologie à la pathologie, il n'y a pas de seuil » [2]. Entendons bien cette dernière formule. Il n'y a pas de seuil quantitatif décelable par des méthodes objectives de mesure. Mais il y a bien cependant distinction et opposition qualitatives par les effets différents de la même cause quantitativement variable. « Même avec une parfaite conservation de la structure artérielle, le spasme a, à distance, des effets pathologiques graves : il crée la douleur, il produit des nécroses parcellaires ou diffuses ; enfin et surtout, il détermine à la périphérie du système des oblitérations capillaires et artériolaires » [3]. Oblitération, nécrose, douleur, voilà des faits pathologiques dont on chercherait vainement les équivalents physiologiques : une artère bouchée, ce n'est plus physiologiquement une artère, puisque c'est un obstacle et non plus une voie pour la circulation ; – une cellule nécrosée ce n'est plus physiologiquement une cellule, puisque, s'il y a une anatomie du cadavre, il ne saurait y en avoir, par définition étymologique, une physiologie ; – la

[1]. R. Leriche, « Introduction générale ; De la Santé à la Maladie ; La douleur dans les maladies ; Où va la médecine ? », *Encyclopédie française*, t. VI, 1936, t. VI, 1936, 76-6.

[2]. R. Leriche, *La chirurgie de la douleur*, Paris, Masson, 1940, p. 234.

[3]. *Ibid.*

douleur enfin ce n'est plus une sensation physiologique puisque, selon Leriche, « la douleur n'est pas dans le plan de la nature ».

On connaît, concernant le problème de la douleur, la thèse originale et profonde de Leriche. Il est impossible de considérer la douleur comme l'expression d'une activité normale, d'un sens susceptible d'exercice permanent, sens qui s'exercerait par l'organe de récepteurs périphériques spécialisés, de voies propres de conduction nerveuse et d'analyseurs centraux délimités ; impossible également de la tenir pour un détecteur et avertisseur diligent des événements menaçant du dehors et du dedans l'intégrité organique, ni pour une réaction de défense salutaire que le médecin devrait respecter et même renfoncer. La douleur est « un phénomène individuel monstrueux et non une loi de | l'espèce. Un fait de maladie » [1]. On saisit toute l'importance de ces derniers mots. Ce n'est plus par la douleur que la maladie est définie, c'est comme maladie que la douleur est présentée. Et ce que Leriche entend par maladie cette fois, ce n'est pas la modification quantitative d'un phénomène physiologique ou normal, c'est un état authentiquement anormal. « La douleur-maladie est en nous comme un accident qui évolue au rebours des lois de la sensation normale... Tout en elle est anormal, rebelle à la loi » [2]. Leriche a si bien le sentiment, cette fois, de rompre avec un dogme classique qu'il éprouve le besoin bien connu d'en invoquer la majesté, au moment même qu'il est contraint d'en saper les bases. « Oui, sans doute, la pathologie n'est jamais qu'une physiologie déviée. C'est au Collège de France, dans cette chaire, qu'est née cette idée, et elle nous apparaît chaque jour de plus en plus vraie » [3]. Le phénomène de la douleur vérifie donc électivement la théorie constante chez Leriche de l'état de maladie comme « nouveauté physiologique ». Cette conception se fait jour timidement dans les dernières pages du tome VI de l'*Encyclopédie française* (1936) : « La maladie ne nous apparaît plus comme un parasite vivant sur l'homme et vivant de l'homme qu'elle épuise. Nous y voyons la conséquence d'une déviation, initialement minime, de l'ordre physiologique. Elle est, en somme, un ordre physiologique nouveau, auquel la thérapeutique doit avoir pour but d'adapter l'homme malade » [4]. Mais cette conception s'affirme nettement

56

[1]. *Ibid.*, p. 490.
[2]. *Ibid.*
[3]. *Ibid.*, p. 482.
[4]. R. Leriche, « Introduction générale ; De la Santé à la Maladie ; La douleur dans les maladies ; Où va la médecine ? », *op. cit.*, t. VI, 1936, 76-6.

par la suite : « La production d'un symptôme, même majeur, chez le chien, ne signifie pas que nous ayons réalisé la maladie humaine. Celle-ci est toujours un ensemble. Ce qui la produit touche, en nous, de si subtile façon, les ressorts ordinaires de la vie, que leurs réponses sont moins d'une physiologie déviée que d'une physiologie nouvelle où beaucoup de choses, accordées à un ton nouveau, ont des résonances inusitées » [1].

Il ne nous est pas possible d'examiner pour elle-même cette théorie de la douleur avec toute l'attention qu'elle mérite, mais nous devons cependant en signaler l'intérêt pour le problème qui nous occupe. Il nous paraît tout à fait important qu'un médecin reconnaisse dans la douleur un phénomène de réaction totale, qui n'a de sens, qui n'est un sens, qu'au niveau de l'individualité humaine concrète. « La douleur physique n'est pas un simple fait d'influx nerveux courant d'une allure déterminée dans un nerf. *Elle est la résultante du conflit d'un excitant et de l'individu entier* » [2]. Il nous paraît tout à fait important qu'un médecin proclame 57 que l'homme fait sa douleur – comme il fait une | maladie ou comme il fait son deuil – bien plutôt qu'il ne la reçoit ou ne la subit. Inversement, tenir la douleur comme une impression recueillie en un point du corps et transmise au cerveau c'est la supposer toute constituée comme telle, hors de tout rapport à l'activité du sujet qui l'éprouve. Il est possible que l'insuffisance des données anatomiques et physiologiques en ce problème laisse à Leriche toute latitude de nier, à partir d'autres arguments positifs, la spécificité de la douleur. Mais nier la spécificité anatomo-physiologique d'un appareil nerveux propre à la douleur n'entraîne pas, nécessairement, à notre avis, que l'on doive nier le caractère fonctionnel de la douleur. Certes, il est trop évident que la douleur n'est pas un avertisseur toujours fidèle et toujours infaillible, et que les finalistes se moquent en lui déléguant des capacités et des responsabilités de prémonition qu'aucune science du corps humain ne voudrait assumer. Mais il est évident aussi que l'indifférence d'un vivant à ses conditions de vie, à la qualité de ses échanges avec le milieu, est profondément anormale. On peut admettre que la douleur soit un sens vital, sans admettre qu'elle ait un organe particulier ni qu'elle ait valeur encyclopédique d'information dans l'ordre topographique ou fonctionnel. Le physiologiste peut bien dénoncer les illusions de la douleur, comme le physicien le fait de la vue, cela signifie qu'un sens n'est pas une

---

[1]. R. Leriche, *Physiologie et pathologie du tissu osseux*, Paris, Masson, 1939, p. 11.
[2]. R. Leriche, *La chirurgie de la douleur*, Paris, Masson, 1940, p. 488.

connaissance et que sa valeur normale n'est pas une valeur théorique, cela n'entraîne pas qu'il n'ait pas normalement sa valeur. Il semble surtout qu'on doive distinguer soigneusement la douleur d'origine tégumentaire et la douleur d'origine viscérale. Si cette dernière se présente comme anormale, il paraît difficile de contester à la douleur qui naît à la surface de séparation, et aussi de rencontre, de l'organisme et de l'environnement, un caractère normal. La suppression de la douleur tégumentaire, dans la sclérodermie ou la syringomyélie, peut aboutir à l'indifférence de l'organisme à l'égard d'atteintes portées à son intégrité.

Mais ce que nous avons à retenir c'est que Leriche, ayant à définir la maladie, ne voie d'autre moyen de la définir que par ses effets. Or avec l'un au moins de ces effets, la douleur, nous quittons sans équivoque le plan de la science abstraite pour la sphère de la conscience concrète. Nous obtenons cette fois la coïncidence totale de la maladie et du malade car la douleur-maladie pour parler comme Leriche, c'est un fait au niveau du tout individuel conscient, et c'est un fait que les belles analyses de Leriche, relatant la participation et la collaboration de tout l'individu à sa douleur, nous permettent de qualifier de « comportement ».

| *

On voit bien dès maintenant en quoi les idées de Leriche prolongent celles de A. Comte et de Cl. Bernard, et en quoi elles s'en écartent, étant plus nuancées et surtout plus riches d'expérience médicale authentique. C'est que Leriche porte sur les rapports de la physiologie et de la pathologie un jugement de technicien et non de philosophe, comme Comte, ou de savant, comme Cl. Bernard. L'idée commune à Comte et à Cl. Bernard, malgré la différence d'intentions notée au début, c'est qu'une technique doit être normalement l'application d'une science. C'est là l'idée positiviste fondamentale : savoir pour agir. La physiologie doit éclairer la pathologie pour fonder la thérapeutique. Comte pense que la maladie remplace des expériences et Cl. Bernard pense que les expériences, même pratiquées sur l'animal, nous introduisent aux maladies de l'homme. Mais finalement, pour l'un comme pour l'autre, on ne peut procéder logiquement que de la connaissance physiologique expérimentale à la technique médicale. Leriche pense, lui, qu'on procède le plus souvent en fait, et qu'on devrait en droit presque toujours procéder, de la technique médicale et chirurgicale, suscitée par l'état pathologique, à la connaissance physiologique. La connaissance de l'état physiologique s'obtient par abstraction rétrospective de l'expérience clinique et thérapeutique. « Nous pouvons nous demander si l'étude de l'homme normal, même appuyée sur celle des animaux, suffira jamais à nous renseigner pleinement sur la vie normale de l'homme. La générosité du plan suivant lequel nous sommes construits constitue une grande difficulté d'analyse. Cette analyse se fait surtout en étudiant les déficits produits par des suppressions d'organes, c'est-à-dire en introduisant des variables dans l'ordre de la vie et en recherchant les incidences. Malheureusement, l'expérience, chez un être sain, est toujours un peu brutale dans son déterminisme, et l'homme sain corrige rapidement la moindre insuffisance spontanée. Il est peut-être plus facile d'en observer les effets, quand des variables sont introduites insensiblement chez l'homme par la maladie, ou thérapeutiquement, à l'occasion de la maladie. L'homme malade peut ainsi servir à la connaissance de l'homme normal. En l'analysant, on découvre en lui des déficits que l'expérience la plus subtile n'arrive pas à réaliser chez les animaux, et grâce auxquels on peut remonter à la vie normale. Par là, l'étude complète de la maladie tend de plus en plus à devenir un élément essentiel de la physiologie normale » [1].

59 | Apparemment, ces idées se rapprochent plus des idées d'A. Comte que de celles de Cl. Bernard. Et pourtant, la différence est profonde. Comte pense, comme on l'a vu, que la connaissance de l'état normal doit normalement précéder l'appréciation de l'état pathologique et qu'elle pourrait à la rigueur se constituer, sans peut-être pouvoir beaucoup s'étendre, sans la moindre référence à la pathologie ; parallèlement, Comte défend l'indépendance de la biologie théorique par rapport à la médecine et à la thérapeutique [2]. Différemment, Leriche pense que la physiologie c'est le recueil des solutions dont les malades ont posé les problèmes par leurs maladies. C'est une des pensées les plus profondes sur le problème du pathologique que celle-ci : « Il y a en nous, à chaque instant, beaucoup plus de possibilités physiologiques que n'en dit la physiologie. Mais il faut la maladie pour qu'elles nous soient révélées » [3]. La physiologie c'est la science des fonctions et des allures de la vie, mais c'est la vie qui propose à l'exploration du physiologiste les allures dont il codifie les lois. La physiologie ne peut pas imposer à la vie les seules allures dont

---

[1]. R. Leriche, « Introduction générale ; De la Santé à la Maladie ; La douleur dans les maladies ; Où va la médecine ? », *op. cit.*, t. VI, 1936, 76-6.

[2]. A. Comte, *Cours de philosophie*, 40ᵉ leçon, *op. cit.*, p. 247.

[3]. R. Leriche, *Physiologie et pathologie du tissu osseux*, *op. cit.*, p. 11.

le mécanisme lui soit intelligible. Les maladies sont de nouvelles allures de la vie. Sans les maladies qui renouvellent incessamment le terrain à explorer, la physiologie marquerait le pas sur un sol rebattu. Mais la pensée précédente peut aussi s'entendre en un autre sens, à peine différent. La maladie nous révèle des fonctions normales au moment précis où elle nous en interdit l'exercice. La maladie est au principe de l'attention spéculative que la vie attache à la vie par le truchement de l'homme. Si la santé est la vie dans le silence des organes, il n'y a pas à proprement parler de science de la santé. La santé c'est l'innocence organique. Elle doit être perdue, comme toute innocence, pour qu'une connaissance soit possible. Il en est de la physiologie comme de toute science, selon Aristote, elle procède de l'étonnement. Mais l'étonnement proprement vital c'est l'angoisse suscitée par la maladie.

On ne pense pas avoir exagéré en annonçant, dans l'introduction à ce chapitre, que les conceptions de Leriche, replacées dans la perspective historique, seraient capables de prendre un relief inattendu. Il ne semble pas possible qu'une exploration, d'intention philosophique ou médicale, des problèmes théoriques posés par la maladie puisse les ignorer désormais. Répétons-le encore une fois, au risque de froisser certains esprits pour qui l'intellect ne s'accomplit que dans l'intellectualisme, ce qui fait la valeur en soi de la théorie de Leriche, indépendamment de toute critique portant sur quelque détail du contenu, c'est qu'elle | est la théorie d'une technique, une **60** théorie pour qui la technique existe, non comme servante docile appliquant des ordres intangibles, mais comme conseillère et animatrice, attirant l'attention sur les problèmes concrets et orientant la recherche en direction des obstacles, sans rien présumer à l'avance des solutions théoriques qui leur seront données.

LES IMPLICATIONS D'UNE THÉORIE

« La médecine, a dit Sigerist, est des plus étroitement liée à l'ensemble de la culture, toute transformation dans les conceptions médicales étant conditionnée par des transformations dans les idées de l'époque »[1]. La théorie que nous venons d'exposer, à la fois médicale, scientifique et philosophique, vérifie parfaitement cette proposition. Elle nous paraît satisfaire simultanément à plusieurs exigences et postulats intellectuels du moment historique de culture auquel elle a été formulée.

En cette théorie se fait jour, tout d'abord, la conviction d'optimisme rationaliste qu'il n'y a pas de réalité du mal. Ce qui distingue la médecine du XIXᵉ siècle, surtout avant l'ère pastorienne, par rapport à la médecine des siècles antérieurs, c'est son caractère résolument moniste. En dépit des efforts des iatromécaniciens et des iatrochimistes, la médecine du XVIIIᵉ siècle était restée, par l'influence des animistes et des vitalistes, une médecine dualiste, un manichéisme médical. La Santé et la Maladie se disputaient l'Homme, comme le Bien et le Mal, le Monde. C'est avec beaucoup de satisfaction intellectuelle que nous relevons dans une histoire de la médecine le passage suivant : « Paracelse ² est un illuminé, Van Helmont ³,

[1]. H.-E. Sigerist, *Introduction à la médecine, op. cit.*, p. 42.

2. Paracelse (Philippus Aureolus Theophrastus Bombast von Hohenheim) (1493-1541), médecin et alchimiste suisse, adversaire de la tradition hippocratique et galénique, donna à la médecine une nouvelle orientation chimique et rechercha dans la nature les identités et causes des maladies.

3. Jean Baptiste Van Helmont (1579-1644), médecin et chimiste hollandais, docteur en médecine de Louvain en 1599, effectua des travaux sur les gaz (il inventa ce terme) et sur le suc gastrique. Son œuvre originale associe une inspiration alchimique à un souci d'expérimentation.

un mystique, Stahl[1], un piétiste. Tous les trois innovent avec génie, mais subissent l'influence de leur milieu et des traditions héréditaires. Ce qui rend très difficile l'appréciation des doctrines réformatrices de ces trois grands hommes, c'est l'extrême difficulté qu'on éprouve quand on veut séparer leurs opinions scientifiques de leurs croyances religieuses... Il n'est pas bien sûr que Paracelse n'ait pas cru trouver l'élixir de vie ; il est certain que Van Helmont a confondu la santé avec le salut et la maladie avec le péché ; et Stahl lui-même, malgré sa force de tête, a usé plus qu'il ne fallait dans l'exposé de *La vraie théorie médicale*, de la croyance à la faute originelle et à la déchéance de l'homme »[2]. Plus qu'il ne fallait ! dit l'auteur, précisément grand admirateur de Broussais, l'ennemi juré, à la

62 naissance du XIXᵉ siècle, de | toute ontologie médicale. Le refus d'une conception ontologique de la maladie, corollaire négatif de l'affirmation d'identité quantitative entre le normal et le pathologique, c'est d'abord peut-être le refus plus profond d'avérer le mal. Certes on ne nie pas qu'une thérapeutique scientifique ne soit supérieure à une thérapeutique magique ou mystique. Il est certain que connaître est meilleur qu'ignorer quand il faut agir, et en ce sens la valeur de la philosophie des lumières et du positivisme, même scientiste, ne se discute pas. Il ne saurait s'agir de dispenser les médecins d'étudier la physiologie et la pharmacodynamie. Il importe grandement de ne pas confondre la maladie avec le péché ni avec le démon. Mais de ce que le mal n'est pas un être, il ne suit pas que ce soit un concept privé de sens, il ne suit pas qu'il n'y ait pas de valeurs négatives, même parmi les valeurs vitales, il ne suit pas que l'état pathologique ne soit rien d'autre, au fond, que l'état normal.

Réciproquement, la théorie en question traduit la conviction humaniste que l'action de l'homme sur le milieu et sur lui-même peut et doit devenir entièrement transparente à la connaissance du milieu et de l'homme, ne doit être normalement que la mise en application de la science préalablement instituée. Il est manifeste, d'après les *Leçons sur le diabète*, que si l'on affirme l'homogénéité et la continuité réelles du normal et du pathologique, c'est pour que la science physiologique soit fondée à

---

1. Georg Ernst Stahl (1660-1734), médecin et chimiste allemand, docteur en médecine d'Iéna en 1683, devint en 1694 professeur de médecine et de botanique à l'Université de Halle. Il fonda la théorie du phlogistique, réfutée par Lavoisier. Sa théorie de l'animisme eut une grande influence en médecine.

[2]. J.-M. Guardia, *Histoire de la médecine d'Hippocrate à Broussais et ses successeurs*, Paris, Doin, 1884, p. 311.

régir l'activité thérapeutique par l'intermédiaire de la pathologie. Il y a ici méconnaissance du fait que les occasions des renouvellements et des progrès théoriques sont rencontrées par la conscience humaine dans son domaine d'activité non théorique, pragmatique et technique. Refuser à la technique toute valeur propre en dehors de la connaissance qu'elle réussit à s'incorporer, c'est rendre inintelligible l'allure irrégulière des progrès du savoir et ce dépassement de la science par la puissance que les positivistes ont si souvent constaté en le déplorant. Si la témérité d'une technique, ignorante des obstacles qu'elle rencontrera, n'anticipait constamment sur la prudence de la connaissance codifiée, les problèmes scientifiques, qui sont des étonnements après avoir été des échecs, seraient bien peu nombreux à résoudre. Voilà ce qui reste vrai dans l'empirisme, philosophie de l'aventure intellectuelle, et que méconnaît une méthode expérimentale un peu trop tentée, par réaction, de se rationaliser.

On ne pourrait cependant, sans inexactitude, reprocher à Cl. Bernard d'avoir méconnu l'excitant intellectuel que la physiologie trouve dans la pratique clinique. Il reconnaît lui-même | que ses expériences sur la **63** glycémie et la production de glucose dans l'organisme animal ont eu pour point de départ des observations relatives au diabète et à la disproportion qu'on remarque parfois entre la quantité d'hydrates de carbone ingérés et la quantité de glucose éliminé par les urines. Il formule lui-même ce principe général : « Il faut d'abord poser le problème médical tel qu'il est donné par l'observation de la maladie, puis analyser expérimentalement les phénomènes pathologiques en cherchant à en donner l'explication physiologique »[1]. Malgré tout, il reste que le fait pathologique et son explication physiologique n'ont pas, pour Cl. Bernard, la même dignité théorique. Le fait pathologique accueille l'explication plus qu'il ne la suscite. C'est encore plus évident dans le texte suivant : « Les malades ne sont au fond que des phénomènes physiologiques dans des conditions nouvelles qu'il s'agit de déterminer »[2]. Les maladies vérifient, pour qui connaît la physiologie, la physiologie qu'il connaît, mais ne lui apprennent au fond rien ; les phénomènes sont les mêmes à l'état pathologique et à l'état sain, aux conditions près. Comme si on pouvait déterminer une essence du phénomène, abstraction faite des conditions ! Comme si les conditions

---

[1]. Cl. Bernard, *Introduction à l'étude de la médecine expérimentale*, Paris, J.-B. Baillière et fils, 1865, p. 349.

[2]. *Ibid.*, p. 346.

étaient un masque ou un cadre qui ne changeaient ni le visage ni le tableau ! Qu'on compare cette proposition à celle de Leriche déjà citée, pour sentir toute l'importance significative d'une nuance verbale : « Il y a en nous, à chaque instant, beaucoup plus de possibilités physiologiques que n'en dit la physiologie. Mais il faut la maladie pour qu'elles nous soient révélées. »

Ici aussi, nous devons au hasard de la recherche bibliographique la joie intellectuelle de constater, une fois de plus, que les thèses les plus apparemment paradoxales ont aussi leur tradition qui traduit sans doute leur nécessité logique permanente. Au moment même où Broussais prêtait l'autorité de son tempérament à la théorie qui fonde la Médecine physiologique, cette théorie suscitait les objections d'un médecin obscur, le Dr Victor Prus [1], récompensé en 1821 par la Société de Médecine du Gard pour un mémoire de concours, concernant la définition précise des termes de phlegmasie et d'irritation et leur importance pour la médecine pratique. Après avoir contesté que la physiologie soit, à elle seule, la base naturelle de la médecine, qu'elle puisse jamais à elle seule fonder la connaissance des symptômes, de leur enchaînement et de leur valeur, que l'anatomie pathologique se laisse jamais déduire de la connaissance des phénomènes normaux, que le pronostic des maladies dérive de la connaissance des lois

64   physiologiques, l'auteur ajoute : « Si | nous voulions épuiser la question traitée dans cet article, il nous resterait à faire voir que la *physiologie loin d'être le fondement de la pathologie ne pouvait naître au contraire que de celle-ci.* C'est par les changements qu'impriment aux fonctions la maladie d'un organe et quelquefois la suspension complète de ses actes que nous connaissons son usage et son importance... Ainsi, une exostose, en comprimant et en paralysant le nerf optique, les nerfs brachiaux, la moelle épinière, nous apprend quelle est leur destination habituelle. Broussonnet perd la mémoire des mots substantifs ; on trouve à sa mort un abcès dans la partie antérieure du cerveau, et l'on est porté à croire que là est le siège de la mémoire des noms... C'est donc la pathologie qui, aidée de l'anatomie

---

1. Victor René Prus, médecin français, pathologiste, docteur en médecine de Paris en 1817 avec une thèse sur les observations et leurs intérêts pour les connaissances médicales, est l'auteur d'un ouvrage sur l'irritation et la phlegmasie, réaction inflammatoire (1825). Prus y défend un concept vitaliste (« toute maladie dépend d'une altération des propriétés vitales »). Quelques développements portent sur le caractère normal d'irritations qui concourent au rétablissement du malade.

pathologique, a créé la physiologie : c'est elle qui, chaque jour, y dissipe d'anciennes erreurs et favorise ses progrès »[1].

En écrivant l'*Introduction à l'étude de la médecine expérimentale*, Cl. Bernard n'entendait pas seulement affirmer que l'action efficace se confond avec la science, mais aussi, et parallèlement, que la science se confond avec la découverte des lois des phénomènes. Sur ce point, l'accord avec A. Comte est complet. Ce que Comte appelle, dans sa philosophie biologique, la doctrine des conditions d'existence, Cl. Bernard l'appelle le déterminisme. Il se flatte d'avoir le premier introduit ce terme dans la langue scientifique française. « J'ai, je crois, introduit, le premier, ce mot dans la science, mais il a été employé par les philosophes dans un autre sens. Il sera utile de bien fixer le sens de ce mot dans un livre que je ferai : *Du déterminisme dans les sciences*. Ce sera en somme une seconde édition de mon *Introduction à la médecine expérimentale* »[2]. C'est la foi en la validité universelle du postulat déterministe qui se trouve affirmée par le principe « physiologie et pathologie sont une seule et même chose ». Il y a eu une physico-chimie physiologique, conforme aux exigences de la connaissance scientifique, c'est-à-dire une physiologie comportant des lois quantitatives, vérifiées par l'expérimentation, alors même que la pathologie restait encombrée de concepts préscientifiques. On comprend qu'avides à juste titre d'une pathologie efficace et rationnelle, les médecins du XIXᵉ siècle naissant aient vu dans la physiologie le modèle à se proposer le plus proche de leur idéal. « La science repousse *l'indéterminé* et quand, en médecine, on vient fonder ses opinions sur le tact médical, sur l'inspiration ou sur une intuition plus ou moins vague des choses, on est en dehors de la science et on donne l'exemple de cette médecine de fantaisie qui peut offrir les plus | grands périls en livrant la santé et la vie **65** des malades aux lubies d'un ignorant inspiré »[3]. Mais parce que, de la physiologie et de la pathologie, la première seule alors comportait des lois et postulait le déterminisme de son objet, on n'était pas tenu de conclure, tout en souhaitant légitimement une pathologie rationnelle, que les lois et le déterminisme des faits pathologiques sont les lois et le déterminisme

[1]. V. Prus, *De l'irritation et de la phlegmasie, ou nouvelle doctrine médicale*, Paris, Panckoucke, 1825, p. L.

[2]. J. Rostand, *Hommes de Vérité : Pasteur, Cl. Bernard, Fontenelle, La Rochefoucauld*, Paris, Stock, 1942, p. 96.

[3]. Cl. Bernard, *Introduction à l'étude de la médecine expérimentale*, Paris, J.-B. Baillière et fils, 1865, p. 96.

mêmes des faits physiologiques. Sur ce point de doctrine, nous savons par Cl. Bernard lui-même quels en sont les antécédents. Dans la leçon qu'il consacre à la vie et aux travaux de Magendie, en tête des *Leçons sur les substances toxiques et médicamenteuses* (1857), Cl. Bernard nous apprend que le maître dont il occupe la chaire et continue l'enseignement « puisait le sentiment de la véritable science » auprès de l'illustre Laplace [1]. On sait que Laplace avait été le collaborateur de Lavoisier dans les recherches sur la respiration des animaux et la chaleur animale, première réussite éclatante des recherches sur les lois des phénomènes biologiques, selon les méthodes d'expérimentation et de mesure accréditées en physique et en chimie. Laplace avait gardé de ces travaux un goût marqué pour la physiologie et patronnait Magendie. Or, si Laplace n'usait pas du terme de déterminisme, il est un des pères spirituels, et en France au moins un père autoritaire et autorisé, de la doctrine que ce terme désigne. Le déterminisme ce n'est pas pour Laplace une exigence de méthode, un postulat normatif de la recherche, assez souple pour ne rien préjuger de la forme des résultats auxquels il conduira, c'est la réalité même, achevée, coulée *ne varietur* dans les cadres de la mécanique newtonienne et laplacienne. On peut concevoir le déterminisme comme *ouvert* à d'incessantes corrections des formules de lois et des concepts qu'elles relient, ou bien comme *clos* sur son contenu définitif supposé. Laplace a construit la théorie du déterminisme clos. Claude Bernard ne le conçoit pas autrement et c'est sans doute pourquoi il ne conçoit pas non plus que la collaboration de la pathologie et de la physiologie puisse conduire à une rectification progressive des concepts physiologiques. C'est le lieu de rappeler le mot de Whitehead [2] : « Les sciences se font des emprunts mutuels mais ne s'empruntent généralement que des choses vieilles de trente ou quarante ans. Ainsi les présuppositions

---

1. Pierre-Simon de Laplace (1749-1827), mathématicien, astronome, physicien et homme politique français, fut l'auteur de contributions fondamentales pour la mathématisation de la mécanique céleste ainsi que pour la théorie mathématique des probabilités. Ses travaux expérimentaux avec Lavoisier fondent la calorimétrie.

2. Alfred North Whitehead (1861-1947), mathématicien et philosophe britannique, philosophe de la logique et des sciences, enseigna les mathématiques et la physique à Trinity College à Cambridge de 1884 à 1910, puis à University College de Londres avant de rejoindre Imperial College en 1914. Il devint professeur de philosophie à l'Université Harvard en 1924. Il est l'auteur des *Principia Mathematica* (1910-1913) avec Bertrand Russell, ouvrage qui donne une présentation des mathématiques en termes de logique symbolique. Son ouvrage *Process and Reality* (1929) exprime une vision métaphysique de la nature.

de la physique de mon enfance exercent aujourd'hui une influence profonde sur la pensée des physiologistes »[a].

| Enfin et comme conséquence du postulat déterministe, c'est la **66** réduction de la qualité à la quantité qui est impliquée dans l'identité essentielle du physiologique et du pathologique. Réduire la différence entre un homme sain et un diabétique à une différence quantitative de la teneur en glucose du milieu intérieur, déléguer à un seuil rénal, simplement conçu comme une différence quantitative de niveau, le soin de discerner qui est diabétique et qui ne l'est pas, c'est obéir à l'esprit des sciences physiques qui ne peuvent expliquer les phénomènes, en les sous-tendant de lois, que par leur réduction à une commune mesure. Pour faire entrer des termes dans des rapports de composition et de dépendance il convient d'abord d'obtenir l'homogénéité de ces termes. Comme l'a montré E. Meyerson c'est en identifiant réalité et quantité que l'esprit humain s'est fait connaissance. Mais il convient de ne pas oublier que la connaissance scientifique, en invalidant des qualités qu'elle fait apparaître illusoires, ne les annule pas pour autant. La quantité c'est la qualité niée, mais non la qualité supprimée. La variété qualitative des lumières simples, perçues par l'œil humain comme couleurs, est réduite par la science à la différence quantitative de longueurs d'onde, mais c'est la variété qualitative qui persiste encore, sous forme de différences de quantité, dans le calcul des longueurs d'onde. Hegel soutient que la quantité, par son accroissement ou sa diminution, se change en qualité. Cela serait parfaitement inconcevable si un rapport à la qualité ne persistait encore dans la qualité niée qu'on nomme quantité[b].

De ce point de vue, il est parfaitement illégitime de soutenir que l'état pathologique est, réellement et simplement, la variation en plus ou moins de l'état physiologique. Ou bien cet état physiologique est conçu comme ayant, pour le vivant, une qualité et une valeur, et alors il est absurde de

a. *Nature and Life* (Cambridge, 1934). Cité par Koyré[1] dans un compte rendu des *Recherches philosophiques*, IV, 1934-35, p. 398.

b. C'est du reste ce qu'a parfaitement compris Hegel, cf. *Wissenschaft der Logik* (Kap. I, 3).

1. Alexandre Koyré (1892-1964), philosophe russe, installé en France à partir de 1913, est l'auteur d'une œuvre épistémologique considérable, enrichie de sa connaissance de l'histoire des religions, et rendant perceptibles les liens entre science classique et métaphysique. Il enseigna à l'École pratique des hautes études et, pendant la deuxième guerre mondiale, à l'École libre des hautes études fondée par des français à New York.

prolonger cette valeur, identique à elle-même sous ses variations, jusqu'en un état dit pathologique dont la valeur et la qualité font avec les premières une différence et au fond un contraste. Ou bien ce qu'on entend par état physiologique est simple résumé de quantités, sans valeur biologique, simple fait ou système de faits physiques et chimiques, mais alors cet état n'a aucune qualité vitale et on ne peut le dire ni sain, ni normal, ni physiologique. Normal et pathologique n'ont aucun sens à l'échelle où l'objet biologique est décomposé en équilibres colloïdaux et en solutions 67 ionisées. Le physiologiste, | en étudiant un état qu'il dit physiologique, le qualifie par là, même inconsciemment; il tient cet état pour qualifié positivement par le vivant et pour le vivant. Or cet état physiologique qualifié n'est pas, en tant que tel, ce qui se prolonge, identiquement à soi, jusqu'à un autre état capable de prendre alors, inexplicablement, la qualité de morbide.

Certes, on n'entend pas dire qu'une analyse des conditions ou des produits des fonctions pathologiques ne livrera pas au chimiste et au physiologiste des résultats numériques pouvant être comparés avec des résultats numériques, obtenus de façon constante au terme des mêmes analyses, concernant des fonctions correspondantes dites physiologiques. Mais on conteste que les termes *plus* et *moins*, lorsqu'ils entrent dans la définition du pathologique comme variation quantitative du normal, aient une signification quantitative pure. On conteste la cohérence logique du principe de Claude Bernard : « Le dérangement d'un mécanisme normal, consistant dans une variation quantitative, une exagération ou une atténuation, constitue l'état pathologique. » Comme on l'a fait remarquer, à propos des idées de Broussais, c'est par rapport à une norme qu'on peut parler, dans l'ordre des fonctions et des besoins physiologiques, de plus et de moins. L'hydratation des tissus est, par exemple, un fait susceptible de plus et de moins; la teneur du sang en calcium également. Ces résultats quantitativement différents n'auraient aucune qualité, aucune valeur, dans un laboratoire, si ce laboratoire n'avait aucun rapport avec un hôpital ou une clinique, dans lesquels ces résultats prendront valeur ou non d'urémie, valeur ou non de tétanie. Parce que la physiologie est à l'interférence du laboratoire et de la clinique, deux points de vue sur les phénomènes biologiques y sont adoptés, mais cela ne veut pas dire qu'ils puissent se confondre. Substituer à un contraste qualitatif une progression quantitative ce n'est pas pour autant annuler cette opposition. Elle se maintient toujours à l'arrière-plan de la conscience qui a choisi d'adopter le point de vue théorique et métrique. Quand donc on dit que santé et maladie sont reliées par tous les intermédiaires et quand on convertit cette continuité en homogénéité, on oublie que la différence continue d'éclater aux extrêmes, sans lesquels les intermédiaires n'auraient point à jouer leur rôle de médiation; on mêle, inconsciemment sans doute, mais sans légitimité, le calcul abstrait des identités et l'appréciation concrète des différences.

Y A-T-IL DES SCIENCES
DU NORMAL ET DU PATHOLOGIQUE ?

I

INTRODUCTION AU PROBLÈME

Il est intéressant de remarquer que les psychiatres contemporains ont opéré dans leur propre discipline une rectification et une mise au point des concepts de *normal* et de *pathologique*, dont il ne paraît pas que les médecins et les physiologistes se soient bien soucié de tirer une leçon en ce qui les concerne. Peut-être faut-il en chercher la raison dans les relations habituellement plus étroites de la psychiatrie avec la philosophie par l'intermédiaire de la psychologie. En France, notamment, Ch. Blondel[1], D. Lagache et E. Minkowski[2] ont contribué à définir l'essence générale du fait psychique morbide ou anormal et ses rapports avec le normal. Blondel avait, dans *La conscience morbide*, décrit des cas d'aliénation où les malades apparaissent à la fois comme incompréhensibles aux autres et incompréhensibles à eux-mêmes, où le médecin a vraiment l'impression d'avoir affaire à une autre structure de mentalité ; il en cherchait l'explication

---

1. Charles Blondel (1876-1939), philosophe français, psychologue et médecin, ancien élève de l'École normale supérieure, agrégé de philosophie en 1900, docteur en médecine en 1906, fut reçu docteur ès lettres en 1919 avec une thèse sur la conscience morbide. Il fut nommé professeur de psychologie expérimentale à l'Université de Strasbourg, puis succèda à Georges Dumas dans la chaire de psychologie pathologique de la Sorbonne en 1937. Il fut un adversaire de la psychanalyse. Parmi d'autres ouvrages, il est l'auteur de *La Mentalité primitive* (Paris, 1926) introduisant auprès de certains historiens le concept de mentalité.

2. Eugène Minkowski (1885-1972), psychiatre français né en Russie et d'origine polonaise, étudia la médecine à Varsovie, Breslau, Göttingen, Munich et Kazan. Influencé par la pensée de Bergson, puis par la phénoménologie, il fut l'auteur de deux importants ouvrages *La schizophrénie : psychopathologie des schizoïdes et des schizophrènes* (Paris, Payot, 1927), et *Le Temps vécu. Études phénoménologiques et psychopathologiques* (Paris, J.L.L. d'Artrey, 1933), ainsi que d'un *Traité de Psychopathologie* (Paris, PUF, 1966).

dans l'impossibilité où sont ces malades de transposer dans les concepts
70 du langage usuel les données de leur cœnesthésie. | Il est impossible au
médecin de comprendre l'expérience vécue par le malade à partir des récits
des malades. Car ce que les malades expriment dans les concepts usuels,
ce n'est pas directement leur expérience, mais leur interprétation d'une
expérience pour laquelle ils sont dépourvus de concepts adéquats.

D. Lagache est assez éloigné de ce pessimisme. Il pense qu'on doit
distinguer dans la conscience anormale des variations de nature et des
variations de degré ; dans certaines psychoses, la personnalité du malade est
hétérogène à la personnalité antérieure, dans d'autres, il y a prolongement
de l'une par l'autre. Avec Jaspers[1], Lagache distingue les psychoses non
compréhensibles et les psychoses compréhensibles ; dans ce dernier cas, la
psychose apparaît en rapport intelligible avec la vie psychique antérieure.
La psychopathologie est donc, aux difficultés près que pose le problème
général de la compréhension d'autrui, une source de documents utilisables
en psychologie générale, une source de lumière à projeter sur la conscience
normale[2]. Mais, et c'est à quoi nous voulons en venir, cette position est
tout à fait différente de celle de Ribot, précédemment indiquée. Selon
Ribot, la maladie, substitut spontané et méthodologiquement équivalent
de l'expérimentation, atteint l'inaccessible, mais respecte la nature des
éléments normaux en lesquels elle décompose les fonctions psychiques.
La maladie désorganise mais ne transforme pas, elle révèle sans altérer.
Lagache n'admet pas l'assimilation de la maladie à une expérimentation.
Une expérimentation exige une analyse exhaustive des conditions
d'existence du phénomène et une détermination rigoureuse des conditions
qu'on fait varier pour en observer les incidences. Or sur aucun de ces points,
la maladie mentale n'est comparable à l'expérimentation. D'abord, « rien
n'est plus mal connu que les conditions dans lesquelles la nature institue
ces expériences, les maladies mentales : le début d'une psychose échappe le
plus souvent au médecin, au patient, à son entourage ; la physiopathologie,

---

1. Karl Jaspers (1883-1969), médecin allemand, psychiatre, fut nommé professeur
de psychologie à l'Université de Heidelberg en 1913. Auteur d'une importante œuvre
philosophique après la guerre, il fut destitué par les nazis, puis quitta l'Allemagne en 1948
pour devenir professeur à l'Université de Bâle, et acquit la nationalité suisse. Son apport à la
psychiatrie, avec la méthode biographique et l'analyse des symptômes psychotiques et des
illusions, a eu une grande influence.

[2]. D. Lagache, « La méthode pathologique », *Encyclopédie française*, t. VIII, 1938,
08.8.

l'anatomopathologie en sont obscures » [1]. Ensuite, « au fond de l'illusion qui assimile la méthode pathologique en psychologie à la méthode expérimentale, il y a la représentation atomistique et associationniste de la vie mentale, il y a la psychologie des facultés » [2]. Comme il n'existe pas de faits psychiques élémentaires séparables, on ne peut pas comparer les symptômes pathologiques avec des éléments de la conscience normale, pour cette raison qu'un symptôme n'a de sens pathologique que dans son contexte clinique qui exprime un trouble global. Par exemple une hallucination psychomotrice | verbale est impliquée dans un délire et le délire dans une altération de la personnalité [3]. Par suite la psychologie générale peut utiliser des données de la psychopathologie au même titre de dignité épistémologique que les faits observés chez les normaux, mais non sans une adaptation expresse à l'originalité du pathologique. Contrairement à Ribot, Lagache pense que la désorganisation morbide n'est pas le symétrique inverse de l'organisation normale. Il peut y avoir dans la conscience pathologique des formes sans équivalent à l'état normal et dont pourtant la psychologie générale se trouve enrichie : « Même les structures les plus hétérogènes, outre l'intérêt intrinsèque de leur étude, sont capables de fournir des données pour les problèmes posés par la psychologie générale; elles lui posent même des problèmes nouveaux, et une particularité curieuse du vocabulaire psychopathologique est de comporter des expressions négatives sans équivalent dans la psychologie normale : comment ne pas reconnaître le jour nouveau que des notions comme celle de discordance jettent sur notre connaissance de l'être humain ? » [4].

E. Minkowski pense aussi que le fait de l'aliénation ne se laisse pas uniquement réduire à un fait de maladie, déterminé par sa référence à une image ou idée précise de l'être moyen ou normal. C'est intuitivement que nous qualifions un autre homme d'aliéné et cela, « en tant qu'hommes et non en tant que spécialistes ». L'aliéné est « sorti du cadre » non pas tant par rapport aux autres hommes que par rapport à la vie; il n'est pas tant dévié que différent. « C'est par l'anomalie que l'être humain se détache du tout que forment les hommes et la vie. C'est elle qui nous révèle et cela primitivement, parce que de façon particulièrement radicale et saisissante, le sens d'une forme d'être tout à fait « singulière ». Cette circonstance

[1]. *Ibid.*, t. VIII, 1938, 08.5.
[2]. *Ibid.*
[3]. *Ibid.*, t. VIII, 1938, 08.7.
[4]. *Ibid.*, t. VIII, 1938, 08.8.

explique pourquoi « être malade » n'épuise point le phénomène de l'aliénation qui, s'imposant à nous sous l'angle d'« être différemment » au sens qualitatif du mot, ouvre d'emblée la voie à des considérations psychopathologiques faites sous cet angle »[1]. L'aliénation ou l'anomalie psychique présente selon Minkowski des caractères propres que ne contient pas selon lui le concept de maladie. Tout d'abord dans l'anomalie il y a primauté du négatif; le mal se détache de la vie tandis que le bien se confond avec le dynamisme vital et trouve son sens uniquement « dans une progression constante appelée à déborder toute formule conceptuelle relative à cette prétendue norme »[2]. N'en est-il pas de même dans le 72 domaine somatique et là aussi ne parle-t-on pas de santé que | parce qu'il existe des maladies? Mais selon Minkowski l'aliénation mentale est une catégorie plus immédiatement vitale que la maladie; la maladie somatique est capable d'une précision empirique supérieure, d'un étalonnage mieux défini; la maladie somatique ne rompt pas l'accord entre semblables, le malade est pour nous ce qu'il est pour lui-même, au lieu que l'anormal psychique n'a pas conscience de son état. « L'individuel domine la sphère des déviations mentales bien plus qu'il ne le fait dans le domaine somatique »[3].

Sur ce dernier point, nous ne pouvons partager l'opinion de Minkowski. Nous pensons avec Leriche que la santé c'est la vie dans le silence des organes, que par suite le normal biologique n'est, comme nous l'avons déjà dit, révélé que par les infractions à la norme et qu'il n'y a de conscience concrète ou scientifique de la vie que par la maladie. Nous pensons avec Sigerist que « la maladie isole »[4], et que même si « cet isolement n'éloigne pas des hommes, mais rapproche au contraire ces derniers du malade »[5] aucun malade perspicace ne peut ignorer les renoncements et les limitations que s'imposent les hommes sains pour se rapprocher de lui. Nous pensons avec Goldstein que la norme en matière de pathologie est avant tout une norme individuelle[6]. Nous pensons en résumé que considérer la vie comme une puissance dynamique de dépassement, à la façon de Minkowski

[1]. E. Minkowski, « A la recherche de la norme en psychopathologie », dans *Evolution psychiatrique*, 1938, p. 77.

[2]. *Ibid.*, p. 78.

[3]. *Ibid.*, p. 79.

[4]. H.-E. Sigerist, *Introduction à la médecine, op. cit.*, p. 86.

[5]. *Ibid.*, p. 95.

[6]. K. Goldstein, *Der Aufbau des Organismus*, La Haye, Nijhoff, 1934, p. 272.

dont les sympathies pour la philosophie bergsonienne se manifestent dans des ouvrages comme *La schizophrénie* ou *Le temps vécu*, c'est s'obliger à traiter identiquement l'anomalie somatique et l'anomalie psychique. Lorsque Ey[1], approuvant les vues de Minkowski, déclare : « Le normal n'est pas une moyenne corrélative à un concept social, ce n'est pas un jugement de réalité, c'est un jugement de valeur, c'est une notion limite qui définit le maximum de capacité psychique d'un être. Il n'y a pas de limite supérieure de la normalité »[2], il suffit selon nous de remplacer psychique par physique pour obtenir une définition assez correcte de ce concept de normal que la physiologie et la médecine des maladies organiques utilisent chaque jour sans suffisamment se soucier d'en préciser le sens.

Cette insouciance du reste a ses raisons valables, surtout de la part du médecin praticien. Ce sont, en fin de compte, les malades qui jugent le plus souvent, et de points de vue très divers, s'ils ne sont plus normaux ou s'ils le sont redevenus. Redevenir normal, pour un homme dont l'avenir est presque toujours imaginé à partir de l'expérience passée, c'est reprendre une activité | interrompue, ou du moins une activité jugée équivalente 73 d'après les goûts individuels ou les valeurs sociales du milieu. Même si cette activité est réduite, même si les comportements possibles sont moins variés, moins souples qu'ils n'étaient auparavant, l'individu n'y regarde pas toujours de si près. L'essentiel est d'être remonté d'un abîme d'impotence ou de souffrance où le malade *a failli rester*; l'essentiel est de *l'avoir échappé belle.* Soit l'exemple d'un jeune homme, récemment examiné, qui était tombé sur une scie circulaire en action, dont le bras avait été sectionné transversalement aux trois quarts, le paquet vasculo-nerveux interne étant resté indemne. Une intervention rapide et intelligente avait permis la conservation du bras. Le bras présente une atrophie de tous les muscles, de même l'avant-bras. Tout le membre est refroidi, la main cyanosée. Le groupe des muscles extenseurs présente à l'examen électrique une réaction de dégénérescence nette. Les mouvements de flexion, d'extension, de supination de l'avant-bras sont limités (flexion limitée à 45°,

1. Henry Ey (1900-1977), médecin français, neurologue et psychiatre, interne des hôpitaux de Paris à l'hôpital Sainte-Anne avec Eugène Minkowski et Jacques Lacan, fut directeur de l'hôpital psychiatrique de Bonneval où il organisa des colloques interdisciplinaires réunissant neurologues, psychiatres, psychanalystes, philosophes dans la perspective néo-jacksonienne d'une psychiatrie intégrant la dynamique du patient.

[2]. E. Minkowski, « A la recherche de la norme en psychopathologie », dans *Evolution psychiatrique*, 1938, p. 93.

extension à 170° environ), la pronation est à peu près normale. Ce malade est heureux de savoir qu'il récupérera une très large possibilité d'usage de son membre. Il est certain que, relativement à l'autre bras, le bras lésé et restauré chirurgicalement ne sera pas normal du point de vue trophique et fonctionnel. Mais *en gros* l'homme reprendra son métier qu'il avait choisi ou que les circonstances lui avaient proposé sinon imposé, dans lequel en tout cas il plaçait une raison, même médiocre, de vivre. Même si cet homme obtient désormais des résultats techniques équivalents par des procédés différents de gesticulation complexe, il continuera à être socialement apprécié selon les normes d'autrefois, il sera toujours charron ou chauffeur et non ancien charron ou ancien chauffeur. Le malade perd de vue que, du fait de sa blessure, il lui manquera désormais une large marge d'adaptation et d'improvisation neuro-musculaires, c'est-à-dire la capacité dont il n'avait peut-être jamais fait usage, mais seulement faute d'occasions, d'améliorer son rendement et de se dépasser. Le malade retient qu'il n'est pas *manifestement* invalide. Cette notion d'*invalidité* mériterait une étude de la part d'un médecin-expert qui ne verrait pas seulement dans l'organisme une machine dont le rendement doit être chiffré, d'un expert assez psychologue pour apprécier des lésions comme des déchéances plus que comme des pourcentages[a]. Mais les experts ne font de psychologie,

74   en | général, que pour dépister les psychoses de revendication chez les sujets qui leur sont présentés, et pour parler de pithiatisme. Quoi qu'il en soit, le médecin praticien se contente assez souvent de s'accorder avec ses malades pour définir selon leurs normes individuelles le normal et l'anormal, sauf bien entendu méconnaissance grossière de leur part des conditions anatomo-physiologiques minimales de la vie végétative ou de la vie animale. Nous nous souvenons d'avoir vu dans un service de chirurgie un simple d'esprit, valet agricole, dont une roue de charrette avait fracturé les deux tibias, que son patron n'avait pas fait traiter, de peur d'on ne sait

---

a. Ces questions ont été étudiées depuis par de Laet[1] et Lobet, *Étude de la valeur [économique] des gestes professionnels* (Bruxelles, 1949), et par A. Geerts[2], *L'indemnisation des lésions corporelles à travers les âges* (Paris, 1962).

1. M. de Laet, docteur en médecine, fut professeur à l'Université de Bruxelles et directeur général au ministère de la Santé publique. Émile Lobet fut directeur du secrétariat d'apprentissage interprofessionnel de Bruxelles.

2. Achille Geerts, médecin belge, docteur en médecine de Paris en 1962, licencié en criminologie, diplômé en sciences administratives, fut professeur à l'Institut des hautes études de Belgique, au laboratoire d'ergologie.

quelles responsabilités, et dont les tibias s'étaient soudés d'eux-mêmes à angle obtus. Cet homme avait été envoyé à l'hôpital sur dénonciation de voisins. Il fallut lui recasser et lui immobiliser proprement les tibias. Il est clair que le chef de service qui prit cette décision se faisait de la jambe humaine une autre image que ce pauvre hère et son patron. Il est clair aussi qu'il adoptait une norme qui n'eût satisfait ni un Jean Bouin, ni un Serge Lifar.

Jaspers a bien vu quelles sont les difficultés de cette détermination médicale du normal et de la santé : « C'est le médecin, dit-il, qui recherche le moins le sens des mots « santé et maladie ». Au point de vue scientifique, il s'occupe des phénomènes vitaux. C'est l'appréciation des patients et des idées dominantes du milieu social plus que le jugement des médecins qui détermine ce qu'on appelle « maladie » [1]. Ce que l'on trouve de commun aux diverses significations données aujourd'hui ou autrefois au concept de maladie, c'est d'être un jugement de valeur virtuel. « Malade est un concept général de non-valeur qui comprend toutes les valeurs négatives possibles » [2]. Etre malade, c'est être nuisible, ou indésirable, ou socialement dévalué, etc. Inversement ce qui est désiré dans la santé est du point de vue physiologique évident, et cela donne au concept de maladie physique un sens relativement stable. Ce qui est désiré comme valeurs c'est « la vie, une vie longue, la capacité de reproduction, la capacité de travail physique, la force, la résistance à la fatigue, l'absence de douleur, un état dans lequel on remarque le corps le moins possible en dehors du joyeux sentiment d'existence » [3]. Toutefois la science médicale ne consiste pas à spéculer sur ces concepts vulgaires pour obtenir un concept général de maladie, sa tâche propre est de déterminer quels sont les phénomènes vitaux à l'occasion desquels les hommes se disent malades, quelles en sont les origines, les lois d'évolution, les actions qui les modifient. Le concept général de valeur s'est spécifié en une | multitude de concepts d'existence. 75 Mais, malgré la disparition apparente du jugement de valeur dans ces concepts empiriques, le médecin persiste à parler de maladies, car l'activité médicale, par l'interrogatoire clinique et par la thérapeutique, a rapport au malade et à ses jugements de valeur [4].

[1]. K. Jaspers, *Psychopathologie générale*, Paris, Alcan, 1933, p. 5.
[2]. *Ibid.*, p. 9.
[3]. *Ibid.*, p. 6.
[4]. *Ibid.*

On conçoit donc parfaitement que les médecins se désintéressent d'un concept qui leur paraît ou trop vulgaire ou trop métaphysique. Ce qui les intéresse, c'est de diagnostiquer et de guérir. Guérir c'est en principe ramener à la norme une fonction ou un organisme qui s'en sont écartés. La norme, le médecin l'emprunte usuellement à sa connaissance de la physiologie, dite science de l'homme normal, à son expérience vécue des fonctions organiques, à la représentation commune de la norme dans un milieu social un moment donné. Celle des trois autorités qui l'emporte est de loin la physiologie. La physiologie moderne se présente comme un recueil canonique de constantes fonctionnelles en rapport avec des fonctions de régulation hormonales et nerveuses. Ces constantes sont qualifiées de normales en tant qu'elles désignent des caractères moyens et les plus fréquents de cas pratiquement observables. Mais elles sont aussi qualifiées de normales parce qu'elles entrent à titre d'idéal dans cette activité normative qu'est la thérapeutique. Les constantes physiologiques sont donc normales au sens statistique qui est un sens descriptif et au sens thérapeutique qui est un sens normatif. Mais il s'agit de savoir si c'est la médecine qui convertit – et comment ? – en idéaux biologiques des concepts descriptifs et purement théoriques, ou bien si la médecine, en recevant de la physiologie la notion de faits et de coefficients fonctionnels constants, ne recevrait pas aussi, probablement à l'insu des physiologistes, la notion de norme au sens normatif du mot. Et il s'agit de savoir si, ce faisant, la médecine ne reprendrait pas à la physiologie ce qu'elle-même lui a donné. Tel est le problème difficile à examiner maintenant.

EXAMEN CRITIQUE DE QUELQUES CONCEPTS :
DU NORMAL, DE L'ANOMALIE ET DE LA MALADIE,
DU NORMAL ET DE L'EXPÉRIMENTAL

Le *Dictionnaire de médecine* de Littré et Robin définit le normal comme suit : normal (*normalis*, de *norma*, règle) qui est conforme à la règle, régulier. La brièveté de cet article dans un dictionnaire médical n'a pas de quoi nous surprendre après les remarques que nous venons d'exposer. Le *Vocabulaire technique et critique de la philosophie* de Lalande[1] est plus explicite : est normal, étymologiquement, puisque *norma* désigne l'équerre, ce qui ne penche ni à droite ni à gauche, donc ce qui se tient dans un juste milieu, d'où deux sens dérivés : est normal ce qui est tel qu'il doit être : est normal, au sens le plus usuel du mot, ce qui se rencontre dans la majorité des cas d'une espèce déterminée ou ce qui constitue soit la moyenne soit le module d'un caractère mesurable. Dans la discussion de ces sens, il est fait remarquer combien ce terme est équivoque, désignant à la fois un fait et « une valeur attribuée à ce fait par celui qui parle, en vertu d'un jugement d'appréciation qu'il prend à son compte ». On souligne aussi comment cette équivoque est facilitée par la tradition philosophique réaliste, selon laquelle toute généralité étant le signe d'une essence et toute perfection étant la réalisation de l'essence, une généralité en fait observable

1. André Lalande (1867-1963), philosophe français, ancien élève de l'École normale supérieure, agrégé de philosophie, docteur ès lettres (1899), fut professeur à la Sorbonne. Il fut principalement l'auteur du *Vocabulaire technique et critique de la philosophie* (Paris, 1927). Ses travaux ont également porté sur la philosophie des sciences et la philosophie morale. Il fut élu membre de l'Académie des sciences morales et politiques (1922) et de l'Académie royale de Belgique (1945).

prend valeur de perfection réalisée, un caractère commun prend valeur de
77 type idéal. On souligne enfin une confusion analogue en médecine, | où
l'état normal désigne à la fois l'état habituel des organes et leur état idéal,
puisque le rétablissement de cet état habituel est l'objet ordinaire de la
thérapeutique[1].

Il nous paraît que cette dernière remarque n'est pas exploitée comme
elle le mériterait, et qu'en particulier on n'en tire pas, dans l'article cité,
un parti suffisant en ce qui concerne l'équivocité de sens du terme *normal*
dont on se contente de signaler l'existence au lieu d'y voir un problème
à élucider. Il est exact qu'en médecine l'état normal du corps humain est
l'état qu'on souhaite de rétablir. Mais est-ce parce qu'il est visé comme fin
bonne à obtenir par la thérapeutique qu'on doit le dire normal, ou bien est-
ce parce qu'il est tenu pour normal par l'intéressé, c'est-à-dire le malade,
que la thérapeutique le vise ? Nous professons que c'est la seconde relation
qui est vraie. Nous pensons que la médecine existe comme art de la vie
parce que le vivant humain qualifie lui-même comme pathologiques, donc
comme devant être évités ou corrigés, certains états ou comportements
appréhendés, relativement à la polarité dynamique de la vie, sous forme
de valeur négative. Nous pensons qu'en cela le vivant humain prolonge,
de façon plus ou moins lucide, un effort spontané, propre à la vie, pour
lutter contre ce qui fait obstacle à son maintien et à son développement
pris pour normes. L'article du *Vocabulaire philosophique* semble supposer
que la valeur ne peut être attribuée à un fait biologique que par « celui qui
parle », c'est-à-dire évidemment un homme. Nous pensons au contraire
que le fait pour un vivant de réagir par une maladie à une lésion, à une
infestation, à une anarchie fonctionnelle traduit le fait fondamental que la
vie n'est pas indifférente aux conditions dans lesquelles elle est possible,
que la vie est polarité et par là même position inconsciente de valeur, bref
que la vie est en fait une activité normative. Par *normatif*, on entend en
philosophie tout jugement qui apprécie ou qualifie un fait relativement à
une norme, mais ce mode de jugement est au fond subordonné à celui qui
institue des normes. Au sens plein du mot, normatif est ce qui institue des
normes. Et c'est en ce sens que nous proposons de parler d'une normativité
biologique. Nous pensons être aussi vigilant que quiconque concernant le
penchant à tomber dans l'anthropomorphisme. Nous ne prêtons pas aux
normes vitales un contenu humain, mais nous nous demandons comment

[1]. A. Lalande, *Vocabulaire technique et critique de la philosophie*, Paris, Alcan, 1938.

la normativité essentielle à la conscience humaine s'expliquerait si elle n'était pas de quelque façon en germe dans la vie. Nous nous demandons comment un besoin humain de thérapeutique aurait engendré une médecine | progressivement plus clairvoyante sur les conditions de la maladie, si la **78** lutte de la vie contre les innombrables dangers qui la menacent n'était pas un besoin vital permanent et essentiel. Du point de vue sociologique, il est possible de montrer que la thérapeutique a d'abord été activité religieuse, magique, cela n'entraîne nullement que le besoin thérapeutique ne soit pas un besoin vital, besoin qui suscite, même chez des vivants bien inférieurs en organisation aux vertébrés, des réactions à valeur hédonique ou des comportements d'autoguérison et d'autoréfection.

La polarité dynamique de la vie et la normativité qui la traduit expliquent un fait épistémologique dont Bichat avait senti toute l'importante signification. Il y a une pathologie biologique, mais il n'y a pas de pathologie physique ou chimique ou mécanique : « Il y a deux choses dans les phénomènes de la vie : 1° l'état de santé ; 2° celui de maladie : de là deux sciences distinctes, la physiologie qui s'occupe des phénomènes du premier état, la pathologie qui a pour objet ceux du second. L'histoire des phénomènes dans lesquels les forces vitales ont leur type naturel nous mène, comme conséquence, à celle des phénomènes où ces forces sont altérées. Or dans les sciences physiques il n'y a que la première histoire ; jamais la seconde ne se trouve. La physiologie est au mouvement des corps vivants ce que l'astronomie, la dynamique, l'hydraulique, l'hydrostatique, etc., sont à ceux des corps inertes : or, ces dernières n'ont point de science qui leur corresponde comme la pathologie correspond à la première. Par la même raison, toute idée de médicament répugne dans les sciences physiques. Un médicament a pour but de ramener les propriétés à leur type naturel : or, les propriétés physiques ne perdant jamais ce type elles n'ont pas besoin d'y être ramenées. Rien dans les sciences physiques ne correspond à ce qu'est la thérapeutique dans les physiologiques » [1]. Il est clair que dans ce texte, type naturel doit être pris au sens de type normal. Le naturel ce n'est pas pour Bichat l'effet d'un déterminisme, c'est le terme d'une finalité. Et nous savons bien tout ce qu'on peut reprocher à un tel texte du point de vue d'une biologie mécaniste ou matérialiste. On dira qu'Aristote a cru autrefois à une mécanique pathologique puisqu'il admettait deux sortes

---

[1]. X. Bichat, *Anatomie générale appliquée à la physiologie et à la médecine, op. cit.*, p. I, 20, 21.

de mouvements : les mouvements naturels par lesquels un corps regagne son lieu propre où il se plaît dans le repos, comme la pierre gagne le bas terrestre et le feu, le haut céleste ; – et les mouvements violents par lesquels un corps est écarté de son lieu propre, comme quand on jette une pierre en l'air. On dira que le progrès de la connaissance physique a consisté,

79 avec | Galilée[1] et Descartes[2], à considérer tous les mouvements comme naturels, c'est-à-dire conformes aux lois de la nature, et que de même le progrès de la connaissance biologique consiste à unifier les lois de la vie naturelle et de la vie pathologique. C'est précisément cette unification dont Comte rêvait et que Claude Bernard s'est flatté d'accomplir, comme on l'a vu ci-dessus. Aux réserves que nous avons cru devoir alors exposer, ajoutons celle-ci. La mécanique moderne, en fondant la science du mouvement sur le principe d'inertie, rendait en effet absurde la distinction entre les mouvements naturels et les mouvements violents, l'inertie étant précisément l'indifférence à l'égard des directions et des variations du mouvement. Or, la vie est bien loin d'une telle indifférence à l'égard des conditions qui lui sont faites, la vie est polarité. Le plus simple appareil biologique de nutrition, d'assimilation et d'excrétion traduit une polarité. Quand les déchets de l'assimilation ne sont plus excrétés par un organisme et encombrent ou empoisonnent le milieu intérieur, tout cela est en effet selon la loi (physique, chimique, etc.), mais rien de cela n'est selon la norme qui est l'activité de l'organisme lui-même. Tel est le fait simple que nous voulons désigner en parlant de normativité biologique.

Il y a des esprits que l'horreur du finalisme conduit à rejeter même la notion darwinienne de sélection par le milieu et la lutte pour l'existence, à la fois à cause du terme sélection, d'import évidemment humain et technologique, et à cause de la notion d'avantage qui intervient dans l'explication du mécanisme de la sélection naturelle. Ils font remarquer que la plupart des vivants sont tués par le milieu bien longtemps avant que les inégalités qu'ils peuvent présenter soient à même de les servir, car il

---

1. Galilée (1564-1642), mathématicien et astronome italien, fonda la mécanique moderne par sa découverte de la loi de la chute des corps et par la mathématisation de la physique. Pratiquant les techniques, il perfectionna la lunette pour l'adapter à l'astronomie, ce qui donna lieu à de grandes découvertes qui fournirent des arguments en faveur du copernicanisme, pour lesquels il fut condamné par le Saint-Office.

2. René Descartes (1596-1650), philosophe français, mathématicien et physicien, fut l'auteur du *Discours de la méthode* (1637) et des *Méditations métaphysiques* (1641), parmi les plus grands classiques de la philosophie. Il fut un maître du rationalisme moderne. Son concept mécaniste de la physiologie a été le fondement de la « Iatrophysique » de Borelli.

meurt surtout des germes, des embryons ou des jeunes. Mais, comme le fait remarquer G. Teissier [1], parce que beaucoup d'êtres meurent avant que leurs inégalités les servent, cela n'entraîne pas que présenter des inégalités soit biologiquement indifférent [2]. C'est précisément le seul fait dont nous demandons qu'il nous soit accordé. Il n'y a pas d'indifférence biologique. Dès lors, on peut parler de normativité biologique. Il y a des normes biologiques saines et des normes pathologiques, et les secondes ne sont pas de même qualité que les premières.

Ce n'est pas sans intention que nous avons fait allusion à la théorie de la sélection naturelle. Nous voulons faire remarquer qu'il en va de cette expression, *sélection naturelle* comme de l'expression ancienne *vis medicatrix naturae*. Sélection et médecine sont des techniques biologiques exercées intentionnellement | et plus ou moins rationnellement par l'homme. 80 Quand on parle de sélection naturelle ou d'activité médicatrice de la nature, on est victime de ce que Bergson [3] appelle l'illusion de rétroactivité si l'on

1. Georges Teissier (1900-1972), zoologiste français, généticien, ancien élève de l'École normale supérieure, agrégé de sciences naturelles (1923), docteur ès sciences en 1931 avec un travail de biométrie sur la croissance des insectes, devint la même année sous-directeur du Laboratoire de biologie marine de Roscoff. On lui doit le concept d'allométrie, ainsi que le développement de la génétique des populations en France avec ses expériences de cages à population effectuées sur des Drosophiles et destinées à montrer la réalité de la sélection naturelle, participant ainsi à l'élaboration de la théorie synthétique de l'évolution. En 1945 il fut nommé professeur de zoologie à la Faculté des sciences de Paris. Devenu communiste pendant la guerre, et un chef de la résistance, associé à Frédéric Joliot-Curie, il succéda à ce dernier comme directeur du CNRS de 1946 à 1950. Il devint directeur du laboratoire de génétique évolutive et biométrie du CNRS à Gif-sur-Yvette en 1951. Il fut élu membre de l'Académie des sciences en 1967.

[2]. G. Teissier, « Une controverse sur l'évolution », Intervention dans la *Revue trimestrielle de l'Encyclopédie française*, 1938, 3, p. 11-14.

3. Henri Bergson (1859-1941), philosophe français, ancien élève de l'École normale supérieure, agrégé de philosophie en 1881, fut reçu docteur ès lettres en 1889 avec son *Essai sur les données immédiates de la conscience*. Devenu professeur au Lycée Henri-IV, il publia en 1896 *Matière et mémoire*, ouvrage de grande influence internationale. En 1907, il publia son ouvrage majeur, *L'Évolution créatrice*, dans lequel il exposait une vision téléologique de l'évolution biologique. Il fut élu en 1900 professeur au Collège de France et en 1901 membre de l'Académie des sciences morales et politiques dont il fut président en 1914. Il entra en 1914 à l'Académie française. En voyage aux États-Unis, il fut un acteur majeur de la décision du Président Woodrow Wilson d'engager les États-Unis dans la guerre en 1917, ainsi qu'un inspirateur important de la création de la Société des nations installée à Genève en 1920 à la suite de dispositions du Traité de Versailles. En 1922, il publia *Durée et simultanéité*, critique de la relativité, et discuta avec Einstein de passage à Paris. Le dernier de ses grands ouvrages, *Les deux sources de la morale et de la religion*, fut publié en 1932. Bergson reçut en 1928 le prix Nobel de littérature.

imagine que l'activité vitale préhumaine poursuit des fins et utilise des moyens comparables à ceux des hommes. Mais une chose est de penser que la sélection naturelle utiliserait quoi que ce soit qui ressemble à des *pedigree* et la *vis medicatrix*, à des ventouses, autre chose est de penser que la technique humaine prolonge des impulsions vitales au service desquelles elle tente de mettre une connaissance systématique qui les délivrerait des innombrables et coûteux essais et erreurs de la vie.

Les expressions de sélection naturelle ou d'activité médicatrice naturelle ont l'inconvénient de paraître inscrire les techniques vitales dans le cadre des techniques humaines, alors que c'est l'inverse qui paraît le vrai. Toute technique humaine, y compris celle de la vie, est inscrite dans la vie, c'est-à-dire dans une activité d'information et d'assimilation de la matière. Ce n'est pas parce que la technique humaine est normative que la technique vitale est jugée telle par comparaison [1]. C'est parce que la vie est activité d'information et d'assimilation qu'elle est la racine de toute activité technique. Bref, c'est bien rétroactivement, et en un sens à tort, qu'on parle d'une médecine naturelle, mais supposé qu'on n'ait pas le droit d'en parler, cela n'enlève pas le droit de penser qu'aucun vivant n'eût jamais développé une technique médicale si la vie était en lui, comme en tout autre vivant, indifférente aux conditions qu'elle rencontre, si elle n'était pas réactivité polarisée aux variations du milieu dans lequel elle se déploie. C'est ce qu'a très bien vu Guyénot [2] : « C'est un fait que l'organisme jouit d'un ensemble de propriétés qui n'appartiennent qu'à lui, grâce auxquelles il résiste à des causes multiples de destruction. Sans ces réactions défensives, la vie s'éteindrait rapidement… L'être vivant peut trouver instantanément la réaction utile vis-à-vis de substances avec lesquelles ni lui ni sa race n'ont jamais été en contact. L'organisme est un chimiste incomparable. Il est le premier des médecins. Presque toujours, les fluctuations du milieu sont une menace pour l'existence. L'être vivant ne pourrait subsister s'il ne

---

1. Il nous faut signaler ici, parce que cette erreur de transcription trahit le sens du texte, qu'à compter de l'édition de 1966 (PUF, collection « Galien ») et dans toutes les éditions subséquentes, on a par inadvertance substitué « compassion » à « comparaison », ce qui d'ailleurs n'a pas de sens. Les deux premières éditions, de 1943 et de 1950, comme le manuscrit, donnent bien comparaison.

2. Émile Guyénot (1885-1963), zoologiste et généticien français, docteur ès sciences de Paris en 1917, fut professeur de zoologie et d'anatomie comparée à l'Université de Genève en 1918. Ses travaux sur la Drosophile et ses mutations, sur la régénération des Amphibiens, ainsi qu'en endocrinologie et en génétique sexuelle, ont donné lieu à d'importants résultats.

possédait certaines propriétés essentielles. Toute blessure serait mortelle si les tissus n'étaient capables de cicatrisation et le sang de coagulation »[1].

En résumé, nous pensons qu'il est très instructif de méditer sur le sens que le mot normal prend en médecine et que l'équivocité du concept, signalée par Lalande, en reçoit une grande lumière, de portée tout à fait générale sur le problème du normal. | C'est la vie elle-même et non le 81 jugement médical qui fait du normal biologique un concept de valeur et non un concept de réalité statistique. La vie, pour le médecin, ce n'est pas un objet, c'est une activité polarisée dont la médecine prolonge, en lui apportant la lumière relative mais indispensable de la science humaine, l'effort spontané de défense et de lutte contre tout ce qui est de valeur négative.

*

Le *Vocabulaire philosophique* de Lalande contient une remarque importante concernant les termes *anomalie* et *anormal. Anomalie* est un substantif auquel actuellement aucun adjectif ne correspond, inversement *anormal* est un adjectif sans substantif, en sorte que l'usage les a couplés, faisant d'anormal l'adjectif d'anomalie. Il est exact en effet que *anomal*, dont Isidore Geoffroy Saint-Hilaire usait encore en 1836 dans son *Histoire des anomalies de l'organisation*, et qui figure aussi dans le *Dictionnaire de médecine* de Littré et Robin, est tombé en désuétude. Le *Vocabulaire* de Lalande expose qu'une confusion d'étymologie a aidé à ce rapprochement d'anomalie et d'anormal. Anomalie vient du grec *anomalia* qui signifie inégalité, aspérité ; *omalos* désigne en grec ce qui est uni, égal, lisse, en sorte que anomalie c'est étymologiquement *an-omalos*, ce qui est inégal, rugueux, irrégulier, au sens qu'on donne à ces mots en parlant d'un terrain[a]. Or, on s'est souvent mépris sur l'étymologie du terme anomalie en le dérivant, non pas de *omalos*, mais de *nomos* qui signifie loi, selon la composition *a-nomos*. Cette erreur d'étymologie se trouve, précisément, dans le *Dictionnaire de Médecine* de Littré et Robin. Or, le *nomos* grec

a. A. Juret[2] dans son *Dictionnaire étymologique grec et latin* (1942) propose cette même étymologie pour le mot anomalie.

[1]. E. Guyénot, « La vie comme invention », dans *L'Invention*, Paris, Alcan, 1938, p. 186.

2. Abel Juret (1872-19..), philologue français, fut professeur à la Faculté des lettres de l'Université de Strasbourg.

et le *norma* latin ont des sens voisins, loi et règle tendent à se confondre. Ainsi, en toute rigueur sémantique anomalie désigne un fait, c'est un terme descriptif, alors que anormal implique référence à une valeur, c'est un terme appréciatif, normatif; mais l'échange de bons procédés grammaticaux a entraîné une collusion des sens respectifs d'anomalie et d'anormal. Anormal est devenu un concept descriptif et anomalie est devenu un concept normatif. I. Geoffroy Saint-Hilaire qui tombe dans l'erreur étymologique que reprennent après lui Littré et Robin s'efforce de maintenir au terme anomalie son sens purement descriptif et théorique.

82 L'anomalie | est un fait biologique et doit être traitée comme fait, c'est-à-dire que la science naturelle doit l'expliquer et non l'apprécier : « Le mot *anomalie*, peu différent du mot *irrégularité*, ne doit jamais être pris dans le sens qui se déduirait littéralement de sa composition étymologique. Il n'existe pas de formations organiques qui ne soient soumises à des lois ; et le mot *désordre*, pris dans son sens véritable, ne saurait être appliqué à aucune des productions de la nature. Anomalie est une expression récemment introduite dans la langue anatomique et dont l'emploi y est même peu fréquent. Les zoologistes auxquels elle a été empruntée s'en servent au contraire fort souvent; ils l'appliquent à un grand nombre d'animaux qui, par leur organisation et leurs caractères *insolites*, se trouvent pour ainsi dire isolés dans la série et n'ont avec les autres genres de la même classe que des rapports de parenté très éloignés » [1]. Or, il est incorrect, selon I. Geoffroy Saint-Hilaire, de parler, à propos de tels animaux, soit de bizarreries de la nature, soit de désordre, soit d'irrégularité. S'il y a exception, c'est aux lois des naturalistes et non aux lois de la nature, car dans la nature, toutes les espèces *sont ce qu'elles doivent être*, présentant également la variété dans l'unité et l'unité dans la variété [2]. En anatomie, le terme d'anomalie doit donc conserver strictement son sens d'*insolite*, d'*inaccoutumé*; être *anomal* c'est s'éloigner par son organisation de la grande majorité des êtres auxquels on doit être comparé [3].

Ayant à définir l'anomalie en général du point de vue morphologique, I. Geoffroy Saint-Hilaire la met immédiatement en rapport avec les deux faits biologiques que sont le *type spécifique* et la *variation individuelle*. D'une part toutes les espèces vivantes offrent à considérer une multitude

[1]. I. Geoffroy Saint-Hilaire, *Histoire générale et particulière des anomalies de l'organisation chez l'homme et les animaux*, Paris, J.-B. Baillière et fils, 1832, vol. I, 96, 37.

[2]. *Ibid.*, vol. I, p. 37.

[3]. *Ibid.*

de variations dans la forme et le volume proportionnel des organes, d'autre part il existe un ensemble de traits « communs à la grande majorité des individus qui composent une espèce » et cet ensemble définit le type spécifique. « Toute déviation du type spécifique ou en d'autres termes toute particularité organique que présente un individu comparé à la grande majorité des individus de son espèce, de son âge, de son sexe, constitue ce qu'on peut appeler une Anomalie » [1]. Il est clair qu'ainsi définie, l'anomalie prise en général est un concept purement empirique ou descriptif, elle est un écart statistique.

Un problème se pose immédiatement qui est de savoir si l'on doit tenir pour équivalents les concepts d'anomalie et de monstruosité. I. Geoffroy Saint-Hilaire se prononce pour leur distinction : la monstruosité est une espèce du genre anomalie. | D'où la division des anomalies en *Variétés*, 83 *Vices de conformation, Hétérotaxies et Monstruosités*. Les *Variétés* sont des anomalies simples, légères, ne mettant obstacle à l'accomplissement d'aucune fonction et ne produisant pas de difformité ; exemple, un muscle surnuméraire, une artère rénale double. Les *Vices de conformation* sont des anomalies simples, peu graves sous le rapport anatomique, rendant impossible l'accomplissement d'une ou plusieurs fonctions ou produisant une difformité ; par exemple, l'imperfection de l'anus, l'hypospadias, le bec-de-lièvre. Les *Hétérotaxies*, d'un terme créé par Geoffroy Saint-Hilaire, sont des anomalies complexes, graves en apparence sous le rapport anatomique, mais ne mettant obstacle à aucune fonction et non apparentes à l'extérieur ; l'exemple le plus remarquable bien que rare est, selon Geoffroy Saint-Hilaire, la transposition complète des viscères ou le *situs inversus*. On sait que la dextrocardie, bien que rare, n'est pas un mythe. Enfin les *Monstruosités* sont des anomalies très complexes, très graves, rendant impossible ou difficile l'accomplissement d'une ou de plusieurs fonctions, ou produisant chez les individus qui en sont affectés une conformation vicieuse très différente de celle que présente ordinairement leur espèce ; par exemple, l'ectromélie ou la cyclopie [2].

L'intérêt d'une telle classification c'est qu'elle utilise deux principes différents de discrimination et de hiérarchie : les anomalies sont ordonnées selon leur complexité croissante et selon leur gravité croissante. La relation simplicité-complexité est purement objective. Il va de soi qu'une côte cervicale est une anomalie plus simple que l'ectromélie ou

[1]. *Ibid.*, vol. I, p. 30.
[2]. *Ibid.*, vol. I, p. 33, 39-49.

l'hermaphrodisme. La relation légèreté-gravité est d'un caractère logique moins net. Sans doute la gravité des anomalies est un fait anatomique, le critère de la gravité dans l'anomalie c'est l'*importance* de l'organe quant à ses connexions physiologiques ou anatomiques[1]. Or, l'importance c'est une notion objective pour le naturaliste, mais c'est au fond une notion subjective en ce sens qu'elle inclut une référence à la vie de l'être vivant, considéré comme apte à qualifier cette même vie selon ce qui la favorise ou l'entrave. Cela est si vrai qu'aux deux premiers principes de sa classification (complexité, gravité) I. Geoffroy Saint-Hilaire en ajoute un troisième qui est proprement physiologique, savoir le rapport de l'anatomie avec l'exercice des fonctions (obstacle) et un quatrième enfin qui est franchement psychologique, lorsqu'il introduit la notion d'influence *nuisible* ou *fâcheuse* sur l'exercice des fonctions[2]. Si l'on était 84 tenté de n'accorder à ce | dernier principe qu'un rôle subordonné, nous répliquerions que le cas des *hétérotaxies* en fait au contraire ressortir à la fois le sens précis et la valeur biologique considérable. I. Geoffroy Saint-Hilaire a créé ce terme pour désigner des modifications dans l'organisation intérieure, c'est-à-dire dans les rapports des viscères, sans modification des fonctions et sans apparence extérieure. Ces cas ont été jusqu'alors peu étudiés et constituent une lacune dans la langue anatomique. Mais il ne faut pas s'en étonner, bien qu'on ait peine à concevoir la possibilité d'une anomalie complexe qui non seulement ne gêne pas la moindre fonction, mais même ne produise pas la plus petite difformité. « Un individu qui est affecté d'hétérotaxie peut donc jouir d'une santé très robuste ; il peut vivre fort longtemps ; et souvent ce n'est qu'après sa mort qu'on s'aperçoit de la présence d'une anomalie que lui-même avait ignorée »[3]. Cela revient à dire que l'anomalie est ignorée dans la mesure où elle est sans expression dans l'ordre des valeurs vitales. Ainsi, de l'aveu même d'un savant, l'anomalie n'est connue de la science que si elle a d'abord été sentie dans la conscience, sous forme d'obstacle à l'exercice des fonctions, sous forme de gêne ou de nocivité. Mais le sentiment d'obstacle, de gêne ou de nocivité est un sentiment qu'il faut bien dire normatif, puisqu'il comporte la référence même inconsciente d'une fonction et d'une impulsion à la plénitude de leur exercice. Finalement, pour qu'on puisse parler d'anomalie dans le langage savant, il faut qu'un être ait apparu à soi-même ou à autrui

[1]. I. Geoffroy Saint-Hilaire, *Histoire générale et particulière des anomalies de l'organisation chez l'homme et les animaux, op. cit.*, vol. I, p. 49.
[2]. *Ibid.*, vol. I, p. 38, 39, 41, 49.
[3]. *Ibid.*, vol. I, p. 45, 46.

anormal dans le langage, même informulé, du vivant. Tant que l'anomalie n'a pas d'incidence fonctionnelle éprouvée par l'individu et pour lui, s'il s'agit d'un homme, ou référée à la polarité dynamique de la vie en tout autre être vivant, l'anomalie ou bien est ignorée (cas des hétérotaxies) ou bien est une *variété* indifférente, une variation sur un thème spécifique, elle est une irrégularité comme il y a des irrégularités négligeables d'objets coulés dans un même moule. Elle peut faire l'objet d'un chapitre spécial de l'histoire naturelle, mais non de la pathologie.

Si on admet au contraire que l'histoire des anomalies et la tératologie sont dans les sciences biologiques un chapitre obligé, qui traduit l'originalité de ces sciences, – car il n'y a pas une science spéciale des anomalies physiques ou chimiques – c'est qu'un point de vue nouveau est capable d'apparaître en biologie pour y découper un nouveau domaine. Ce point de vue, c'est celui de la *normativité* vitale. Vivre c'est, même chez une amibe, préférer et exclure. Un tube digestif, des organes sexuels ce sont des normes du comportement d'un organisme. Le langage psychanalytique | est **85** fort correct en ceci qu'il qualifie de *pôles* les orifices naturels de l'ingestion et de l'excrétion. Une fonction ne fonctionne pas indifféremment dans plusieurs sens. Un besoin situe relativement à une propulsion et à une répulsion les objets de satisfaction proposés. Il y a une polarité dynamique de la vie. Pour autant que les variations morphologiques ou fonctionnelles sur le type spécifique ne contrarient pas ou n'invertissent pas cette polarité, l'anomalie est un fait toléré ; dans le cas contraire, l'anomalie est ressentie comme ayant valeur vitale négative et elle se traduit extérieurement comme telle. C'est parce qu'il y a des anomalies vécues ou manifestées comme un mal organique qu'il existe un intérêt affectif d'abord, théorique ensuite, pour les anomalies. C'est parce que l'anomalie est devenue pathologique qu'elle suscite l'étude scientifique des anomalies. De son point de vue objectif, le savant ne veut voir dans l'anomalie que l'écart statistique, en méconnaissant que l'intérêt scientifique du biologiste a été suscité par l'écart normatif. En bref, toute anomalie n'est pas pathologique, mais seule l'existence d'anomalies pathologiques a suscité une science spéciale des anomalies qui tend normalement, du fait qu'elle est science, à bannir de la définition de l'anomalie toute implication de notion normative. Les écarts statistiques que sont les simples variétés ne sont pas ce à quoi on pense quand on parle d'anomalies, mais les difformités nuisibles ou même incompatibles avec la vie sont ce à quoi on pense, en se référant à la forme vivante ou au comportement du vivant non pas comme à un fait statistique, mais comme à un type normatif de vie.

*

L'anomalie c'est le fait de variation individuelle qui empêche deux êtres de pouvoir se substituer l'un à l'autre de façon complète. Elle illustre dans l'ordre biologique le principe leibnizien des indiscernables. Mais diversité n'est pas maladie. *L'anomal* ce n'est pas le pathologique. Pathologique implique *pathos*, sentiment direct et concret de souffrance et d'impuissance, sentiment de vie contrariée. Mais le pathologique c'est bien l'anormal. Rabaud[1] distingue anormal et malade, parce qu'il fait de anormal, selon l'usage récent et incorrect, l'adjectif de anomalie, et en ce sens il parle d'anormaux malades[2]; mais comme il distingue par ailleurs très nettement, selon le critère donné par l'adaptation et la viabilité, la maladie de l'anomalie[3], nous ne voyons aucune raison de modifier nos distinctions de vocables et de sens.

86 | Sans doute il y a une façon de tenir le pathologique pour normal, en définissant le normal et l'anormal par la fréquence statistique relative. En un sens on dira qu'une santé parfaite continuelle est un fait anormal. Mais c'est qu'il y a deux sens du mot santé. La santé, prise absolument, c'est un concept normatif définissant un type idéal de structure et de comportement organiques; en ce sens c'est un pléonasme de parler de bonne santé, car la santé c'est le bien organique. La santé qualifiée c'est un concept descriptif, définissant une certaine disposition et réaction d'un organisme individuel à l'égard des maladies possibles. Les deux concepts, descriptif qualifié et normatif absolu, sont si bien distincts que les mêmes gens du peuple diront de leur voisin qu'il a *une* mauvaise santé ou qu'il n'a pas *la* santé, tenant pour équivalents la présence d'un fait et l'absence d'une valeur. Quand on dit qu'une santé continuellement parfaite c'est anormal, on traduit ce fait que l'expérience du vivant inclut en fait la maladie. Anormal veut dire précisément inexistant, inobservable. Ce n'est donc qu'une autre façon de

---

1. Étienne Rabaud (1868-1956), médecin et zoologiste français, tératologiste, docteur en médecine et docteur ès sciences à Toulouse la même année 1898 avec un travail de médecine sur la paralysie générale et un travail de sciences en embryologie-tératologie, fut chef de travaux à la Faculté de médecine de Paris en 1896, préparateur à l'École pratique des hautes études en 1903, maître de conférences de tératologie à la Faculté des sciences de Paris en 1907, puis professeur de biologie expérimentale en 1923. Il fut un critique virulent du darwinisme. Une partie de ses travaux a aussi porté sur le comportement animal et les sociétés animales.

[2]. E. Rabaud, « La tératologie », dans *Traité de Physiologie normale et pathologique*, t. XI, Paris, Masson, 1927, p. 481.

[3]. E. Rabaud, « La tératologie », dans *Traité de Physiologie normale et pathologique*, t. XI, Paris, Masson, 1927, p. 477.

dire que la santé continue c'est une norme et qu'une norme n'existe pas. En ce sens abusif, il est évident que le pathologique n'est pas anormal. Il l'est même si peu qu'on peut parler de fonctions normales de défense organique et de lutte contre la maladie. Leriche affirme, on l'a vu, que la douleur n'est pas dans le plan de la nature, mais on pourrait dire que la maladie est prévue par l'organisme (Sendrail [1] [2]). Par rapport aux anticorps qui sont une réaction de défense contre une inoculation pathologique, Jules Bordet [3] pense qu'on peut parler d'anticorps normaux qui existeraient dans le sérum normal, agissant électivement sur tel microbe, tel antigène, et dont les multiples spécificités contribueraient à assurer la constance des caractéristiques chimiques de l'organisme, en éliminant ce qui ne leur est pas conforme [4]. Mais pour prévue qu'elle puisse paraître, il n'en est pas moins que la maladie l'est comme un état contre lequel il faut lutter pour pouvoir continuer de vivre, c'est-à-dire qu'elle l'est comme un état anormal, relativement à la persistance de la vie qui joue ici le rôle de norme. Donc en prenant le mot normal à son sens authentique nous devons poser l'équation entre les concepts de malade, de pathologique et d'anormal.

Une autre raison de ne pas confondre anomalie et maladie, c'est que l'attention humaine n'est pas sensibilisée à l'une et à l'autre par des écarts de même espèce. L'anomalie éclate dans la multiplicité spatiale, la maladie éclate dans la succession chronologique. Le propre de la maladie c'est de venir interrompre un | cours, d'être proprement critique. Même quand **87** la maladie devient chronique, après avoir été critique, il y a un autrefois dont le patient ou l'entourage garde la nostalgie. On est donc malade non seulement par référence aux autres, mais par rapport à soi. C'est le cas dans la pneumonie, l'artérite, la sciatique, l'aphasie, la néphrite, etc. Le propre de l'anomalie c'est d'être constitutionnelle, congénitale, même si l'apparition retarde par rapport à la naissance et n'est contemporaine que de l'exercice de la fonction – par exemple dans la luxation congénitale de la hanche. Le porteur d'une anomalie ne peut donc être comparé à lui-même. On pourrait

1. Marcel Sendrail (1900-1976), médecin français, docteur en médecine de la Faculté de Toulouse en 1925, fut professeur de pathologie générale et de médecine expérimentale dans la même Faculté. Il y développa l'endocrinologie du diabète.

[2]. M. Sendrail, « *L'homme et ses maux* », *Revue des Deux Mondes*, 15 janvier 1943.

3. Jules Bordet (1870-1961), médecin belge, microbiologiste et immunologiste, élève d'Elie Metchnikoff et de Louis Pasteur, professeur de bactériologie à l'Université de Bruxelles, reçut le prix Nobel de physiologie et médecine en 1919 pour ses travaux sur les mécanismes humoraux de l'immunité.

[4]. J. Bordet, « La résistance aux maladies », *Encyclopédie française*, t. VI, 1936, 16-14.

faire ici remarquer que l'interprétation tératogénique des caractères tératologiques et mieux encore leur explication tératogénétique permettent de replacer dans le devenir embryologique l'apparition de l'anomalie et de lui conférer la signification d'une maladie. Dès que l'étiologie et la pathogénie d'une anomalie sont connues, l'anomal devient pathologique. La tératogenèse expérimentale apporte ici des enseignements utiles [1]. Mais si cette conversion de l'anomalie en maladie a un sens dans la science des embryologistes, elle n'a aucun sens pour le vivant dont les comportements dans le milieu, hors de l'œuf ou hors de l'utérus, sont fixés au départ par les particularités de sa structure.

Quand l'anomalie est interprétée quant à ses effets, relativement à l'activité de l'individu, et donc à la représentation qu'il se fait de sa valeur et de sa destinée, l'anomalie est *infirmité*. Infirmité est une notion vulgaire mais instructive. On naît ou on devient infirme. C'est le fait de devenir tel, interprété comme déchéance irrémédiable, qui retentit sur le fait de naître tel. Au fond, il peut y avoir pour un infirme une activité possible et un rôle social honorable. Mais la limitation forcée d'un être humain à une condition unique et invariable est jugée péjorativement, par référence à l'idéal normal humain qui est l'adaptation possible et voulue à toutes les conditions imaginables. C'est l'abus possible de la santé qui est au fond de la valeur accordée à la santé, comme, selon Valéry [2], c'est l'abus du pouvoir qui est au fond de l'amour du pouvoir. L'homme normal c'est l'homme normatif, l'être capable d'instituer de nouvelles normes, même organiques. Une norme unique de vie est ressentie privativement et non positivement. Celui qui ne peut courir se sent lésé, c'est-à-dire qu'il convertit sa lésion en frustration, et bien que son entourage évite de lui renvoyer l'image de son incapacité, comme lorsque des enfants affectueux se gardent de courir en compagnie d'un petit boiteux, l'infirme sent bien par quelle retenue 88 et quelles | abstentions de la part de ses semblables toute différence est apparemment annulée entre eux et lui.

Ce qui est vrai de l'infirmité est vrai aussi de certains états de *fragilité* et de *débilité*, liés à un écart d'ordre physiologique. Tel est le cas de

[1]. É. Wolff, *Les bases de la tératogenèse expérimentale des vertébrés amniotes d'après les résultats de méthodes directes*, Strasbourg, 1936.

2. Paul Valéry (1871-1945), poète, écrivain et penseur français, élu à l'Académie française en 1925, entra au Collège de France en 1937 comme titulaire de la chaire de poétique créée pour lui. Son œuvre poétique tout autant que ses réflexions proches de la philosophie et des sciences, ont eu en leur temps une profonde influence.

l'*hémophilie*. C'est plutôt une anomalie qu'une maladie. Toutes les fonctions de l'hémophile s'accomplissent semblablement aux individus sains. Mais les hémorragies sont interminables, comme si le sang était indifférent à sa situation en dedans ou au-dehors des vaisseaux. En somme, la vie de l'hémophile serait normale si la vie animale ne comportait normalement des relations avec un milieu, relations dont les risques, sous forme de lésions, doivent être affrontés par l'animal pour compenser les désavantages d'ordre alimentaire que comporte la rupture d'avec l'inertie végétale, rupture qui constitue à bien d'autres égards, notamment sur le chemin de la conscience, un progrès réel. L'hémophilie est le type de l'anomalie à caractère pathologique éventuel, en raison de l'obstacle rencontré ici par une fonction vitale essentielle, la séparation stricte du milieu intérieur et du milieu extérieur.

En résumé, l'anomalie peut verser dans la maladie, mais n'est pas à elle seule une maladie. Il n'est pas aisé de déterminer à quel moment une anomalie se tourne en maladie. Faut-il ou non tenir la sacralisation de la cinquième vertèbre lombaire pour un fait pathologique ? Il y a bien des degrés dans cette malformation. Ne doit être dite sacralisée que la cinquième vertèbre quand elle est soudée au sacrum. En ce cas du reste elle est rarement cause de douleurs. La simple hypertrophie d'une apophyse transverse, son contact plus ou moins réel avec le tubercule sacré sont souvent rendus responsables de méfaits imaginaires. Il s'agit en somme d'anomalies anatomiques d'ordre congénital qui ne deviennent douloureuses que tard et parfois jamais[1].

*

Le problème de la distinction entre l'anomalie – soit morphologique, comme la côte cervicale ou la sacralisation de la cinquième lombaire, soit fonctionnelle comme l'hémophilie, l'héméralopie ou la pentosurie – et l'état pathologique est bien obscur, et pourtant il est bien important du point de vue biologique, car enfin il ne nous renvoie à rien de moins qu'au problème général de la variabilité des organismes, de la signification et de la portée de cette variabilité. Dans la mesure où des êtres vivants | s'écartent du type **89** spécifique, sont-ils des anormaux mettant la forme spécifique en péril, ou bien des inventeurs sur la voie de formes nouvelles ? Selon qu'on est fixiste

[1]. C. Rœderer, « Le procès de la sacralisation », *Bulletins et mémoires de la Société de Médecine de Paris*, 12 mars 1936.

ou transformiste, on voit d'un œil différent un vivant porteur d'un nouveau caractère. On comprendra que nous n'ayons pas l'intention de traiter ici, même de loin, un tel problème. Nous ne pouvons cependant feindre de l'ignorer. Quand une drosophile pourvue d'ailes donne naissance par mutation à une drosophile sans ailes ou à ailes vestigiales, se trouve-t-on ou non en présence d'un fait pathologique ? Les biologistes comme Caullery [1] qui n'admettent pas que les mutations soient suffisantes à rendre compte des faits d'adaptation et d'évolution, ou comme Bounoure qui contestent même le fait de l'évolution, insistent sur le caractère subpathologique ou franchement pathologique et même léthal de la plupart des mutations. C'est que s'ils ne sont pas fixistes comme Bounoure [2], ils pensent au moins comme Caullery que les mutations ne sortent pas du cadre de l'espèce, puisque malgré des différences morphologiques considérables, les croisements féconds sont possibles entre individus témoins et individus mutants [3]. Il ne nous paraît pas pourtant contestable que des mutations puissent être à l'origine d'espèces nouvelles. Ce fait était déjà bien connu de Darwin [4], mais l'avait moins frappé que la variabilité individuelle. Guyénot pense que c'est le seul mode actuellement connu de variation héréditaire, la seule explication partielle mais indiscutable de l'évolution [5]. Teissier et Ph. L'Héritier [6] ont montré expérimentalement que certaines mutations qui

1. Maurice Caullery (1868-1958), zoologiste français, ancien élève de l'École normale supérieure, agrégé de sciences naturelles en 1891, docteur ès sciences en 1895, fut attaché en 1903 au Laboratoire d'évolution des êtres organisés dirigé par Alfred Giard à la Faculté des sciences de Paris. Il succéda à Giard en 1909 dans la chaire d'évolution des êtres organisés. Élu membre de l'Académie des sciences en 1928, il la présida en 1945. Il est l'auteur de plusieurs ouvrages, dont *Le problème de l'évolution* (Paris, Payot, 1931).

[2]. L. Bounoure, *L'origine des cellules reproductrices et le problème de la lignée germinale*, Paris, Gauthier-Villars, 1939.

[3]. M. Caullery, *Le problème de l'Evolution*, Paris, Payot, 1931, p. 414.

4. Charles Darwin (1809-1882), naturaliste britannique, zoologiste, botaniste et paléontologue, est l'auteur d'une œuvre monumentale qui a révolutionné la biologie par l'introduction du concept de sélection naturelle pour comprendre l'évolution, introduction exposée dans son ouvrage majeur, *On the Origin of Species by Means of Natural Selection, or the Preservation of Favoured Races in the Struggle for Life* (Londres, John Murray, 1859).

[5]. E. Guyénot, *La variation et l'évolution*, Paris, Doin, 1930.

6. Philippe L'Héritier (1906-1994), généticien français, ancien élève de l'École normale supérieure, agrégé de sciences naturelles en 1930, séjourna aux États-Unis où il découvrit la génétique, puis fut reçu docteur ès sciences en 1937. Il collabora avec Georges Teissier dans l'étude des cages à population. En 1938 il fut nommé maître de conférences à Strasbourg où il enseigna la biologie. Il fut nommé professeur de biologie générale à la Faculté d'Orsay en 1959. Il fut l'un des acteurs principaux de l'acceptation du darwinisme en France.

peuvent paraître désavantageuses dans le milieu habituellement propre à une espèce, sont capables de devenir avantageuses, si certaines conditions d'existence viennent à varier. La drosophile à ailes vestigiales est éliminée par la drosophile à ailes normales, dans un milieu abrité et clos. Mais en milieu ventilé, les drosophiles vestigiales ne prenant pas le vol, restent constamment sur la nourriture et en trois générations on observe 60% de drosophiles vestigiales dans une population mêlée[1]. Cela n'arrive jamais en milieu non ventilé. Ne disons pas en milieu normal, car enfin, il en est des milieux comme des espèces selon I. Geoffroy Saint-Hilaire : ils sont tout ce qu'ils doivent être en fonction des lois naturelles, et leur stabilité n'est pas garantie. Au bord de la mer un milieu ventilé est un fait sans reproche, mais ce sera un milieu plus normal pour des insectes aptères que pour des insectes ailés, car ceux qui ne prendront pas le vol auront moins de chance d'être éliminés. Darwin avait noté ce fait qui avait fait sourire et que les expériences ci-dessus rapportées confirment | et expliquent. Le milieu **90** est normal du fait que le vivant y déploie mieux sa vie, y maintient mieux sa propre norme. C'est par référence à l'espèce de vivant qui l'utilise à son avantage qu'un milieu peut être normal. Il n'est normal que pour être référé à une norme morphologique et fonctionnelle.

Un autre fait, rapporté par Teissier, montre bien que la vie obtient – sans peut-être le chercher – par la variation des formes vivantes, une sorte d'assurance contre la spécialisation excessive, sans réversibilité et donc sans souplesse, qu'est au fond une adaptation réussie. On a observé, dans certains districts industriels d'Allemagne et d'Angleterre, la disparition progressive de papillons gris et l'apparition de papillons noirs de la même espèce. Or, on a pu établir que la coloration noire s'accompagne chez ces papillons d'une vigueur particulière. En captivité, les noirs éliminent les gris. Pourquoi n'en va-t-il pas de même dans la nature ? Parce que leur couleur, tranchant davantage sur l'écorce des arbres, attire l'attention des oiseaux. Lorsque dans les régions industrielles, le nombre des oiseaux diminue, les papillons peuvent être noirs impunément[2]. En somme, cette espèce de papillons offre sous forme de variétés deux combinaisons de caractères opposés et se compensant : plus de vigueur est balancée par moins de sécurité et inversement. Dans chacune des variétés un obstacle

[1]. Ph. L'Héritier et G. Teissier, Discussion du Rapport de J.-B.S. Haldane, « L'analyse génétique des populations naturelles », *Congrès du Palais de la Découverte*, 1937 : *VIII, Biologie*, Paris, Hermann, 1938.

[2]. G. Teissier, « Une controverse sur l'évolution », art. cit.

a été tourné, pour employer une expression de Bergson, une impuissance a été surmontée. Selon que les circonstances permettent à telle solution morphologique de jouer de préférence à l'autre, le nombre des représentants de chaque variété varie et à la limite une variété tend vers une espèce.

Le mutationnisme s'est d'abord présenté comme une forme d'explication des faits d'évolution dont l'annexion par les généticiens a renforcé encore le caractère d'hostilité à toute prise en considération de l'influence du milieu. Il semble aujourd'hui que ce soit à l'interférence des innovations par mutations et des oscillations du milieu qu'on doive situer l'apparition d'espèces nouvelles, et qu'un darwinisme rajeuni par le mutationnisme soit l'explication la plus souple et la plus compréhensive du fait de l'évolution, malgré tout incontestable[1]. L'espèce ce serait le groupement d'individus, tous à quelque degré différents, et dont l'unité traduit la normalisation momentanée de leurs rapports avec le milieu, y compris les autres espèces, comme Darwin l'avait bien vu. Le vivant et le milieu ne sont pas normaux pris séparément, mais c'est leur relation qui les rend tels l'un et l'autre. Le milieu est normal pour une forme vivante donnée dans la mesure où il lui permet une telle fécondité, et

91 | corrélativement une telle variété de formes, que, le cas échéant de modifications du milieu, la vie puisse trouver dans l'une de ces formes la solution au problème d'adaptation qu'elle est brutalement sommée de résoudre. Un vivant est normal dans un milieu donné pour autant qu'il est la solution morphologique et fonctionnelle trouvée par la vie pour répondre à toutes les exigences du milieu. Relativement à toute autre forme dont il s'écarte, ce vivant est normal, même s'il est relativement rare, du fait qu'il est, par rapport à elle *normatif*, c'est-à-dire qu'il la dévalorise avant de l'éliminer.

On voit donc finalement en quoi une anomalie et spécialement une mutation, c'est-à-dire une anomalie d'emblée héréditaire, n'est pas *pathologique* du fait qu'elle est anomalie, c'est-à-dire écart à partir d'un type spécifique, défini par un groupement des caractères les plus fréquents sous leur dimension moyenne. Sans quoi il faudrait dire qu'un individu mutant, point de départ d'une espèce nouvelle, est à la fois pathologique parce qu'il s'écarte, et normal parce qu'il se maintient et se reproduit. Le normal, en matière biologique, ce n'est pas tant la forme ancienne que la

[1]. R. Hovasse, « Transformisme et fixisme : Comment concevoir l'évolution ? », *Revue médicale de France*, Janvier-février 1943, p. 111.

forme nouvelle, si elle trouve les conditions d'existence dans lesquelles elle paraîtra normative, c'est-à-dire déclassant toutes les formes passées, dépassées et peut-être bientôt trépassées.

Aucun fait dit normal, parce que rendu tel, ne peut usurper le prestige de la norme dont il est l'expression, à partir du moment où les conditions dans lesquelles il a été référé à la norme ne sont plus données. Il n'y a pas de fait normal ou pathologique en soi. L'anomalie ou la mutation ne sont pas en elles-mêmes pathologiques. Elles expriment d'autres normes de vie possibles. Si ces normes sont inférieures, quant à la stabilité, à la fécondité, à la variabilité de la vie, aux normes spécifiques antérieures, elles seront dites pathologiques. Si ces normes se révèlent, éventuellement, dans le même milieu équivalentes, ou dans un autre milieu supérieures, elles seront dites normales. Leur normalité leur viendra de leur normativité. Le pathologique, ce n'est pas l'absence de norme biologique, c'est une autre norme mais comparativement repoussée par la vie.

*

Ici se présente un nouveau problème qui nous ramène au cœur de nos préoccupations et c'est celui des rapports du normal et de l'expérimental. Ce que les physiologistes, depuis Cl. Bernard, | entendent par phénomènes **92** normaux, ce sont des phénomènes dont l'exploration permanente est possible grâce à des dispositifs de laboratoire et dont les caractères mesurés se révèlent identiques à eux-mêmes pour un individu donné, dans des conditions données, et à quelques écarts d'amplitude définie près, identiques d'un individu à l'autre dans des conditions identiques. Il semblerait donc qu'il y ait une définition possible du normal, objective et absolue, à partir de quoi toute déviation au-delà de certaines limites serait logiquement taxée de pathologique. En quel sens l'étalonnage et la mensuration de laboratoire sont-ils dignes de servir de norme pour l'activité fonctionnelle du vivant pris hors du laboratoire ?

Tout d'abord on fera remarquer que le physiologiste, comme le physicien et le chimiste, institue des expériences dont il compare les résultats, sous cette réserve mentale capitale que ces données valent « toutes choses égales d'ailleurs ». Autrement dit, d'autres conditions feraient apparaître d'autres normes. Les *normes fonctionnelles du vivant* examiné au laboratoire ne prennent un sens qu'à l'intérieur des *normes opératoires du savant.* En ce sens, aucun physiologiste ne contestera qu'il donne seulement un contenu au concept de norme biologique, mais qu'en aucun cas il n'élabore ce qu'un tel concept inclut de normatif. Des conditions étant admises comme normales, le physiologiste étudie objectivement les relations qui définissent réellement les phénomènes correspondants, mais le physiologiste au fond ne définit pas objectivement quelles conditions sont normales. A moins d'admettre que les conditions d'une expérience sont sans influence sur la qualité de son résultat – ce qui est contradictoire avec le soin apporté à les déterminer – on ne peut nier la difficulté qu'il y a à assimiler à des conditions expérimentales les conditions normales, tant au sens statistique qu'au sens normatif, de la vie des animaux et de l'homme. Si l'on définit l'anormal ou le pathologique par l'écart statistique ou par l'insolite, comme le fait habituellement le physiologiste, d'un pur point de vue objectif, on doit dire que les conditions d'examen en laboratoire placent le vivant dans une situation pathologique, d'où l'on prétend paradoxalement tirer des conclusions ayant portée de norme. On sait que cette objection est très souvent adressée à la physiologie, même dans les milieux médicaux. Prus, dont on a déjà cité un passage du mémoire dirigé contre les théories de Broussais, écrivait dans ce même ouvrage : « Les maladies artificielles, et les soustractions d'organes qu'on opère dans les expériences sur

93 les animaux vivants, conduisent au même résultat | [*que les maladies spontanées*]; toutefois, il est urgent d'en faire l'observation, ce serait à tort qu'on arguerait des services rendus par la physiologie expérimentale en faveur de l'influence que peut exercer la physiologie sur la médecine pratique... Lorsque pour connaître les fonctions du cerveau et du cervelet, on irrite, on pique, on incise l'un ou l'autre de ces organes ou qu'on en retranche une portion plus ou moins considérable, certes l'animal soumis à de pareilles expériences est aussi loin que possible de l'état physiologique, il est gravement malade, et ce qu'on appelle *physiologie expérimentale* n'est évidemment autre chose qu'une véritable *pathologie artificielle*, laquelle simule ou crée des maladies. Sans doute la physiologie en reçoit de grandes lumières, et les noms des Magendie, des Orfila[1], des Flourens figureront toujours avec honneur dans ses annales; mais ces lumières elles-mêmes offrent une preuve authentique et en quelque sorte matérielle de tout ce que doit cette science à celle des maladies »[2].

---

1. Mathieu Joseph Bonaventure Orfila (1787-1853), médecin français d'origine espagnole, chimiste, fut professeur à la Faculté de médecine de Paris à partir de 1819, avant d'en devenir le doyen en 1831. Il fut un pionnier de la toxicologie et de la médecine légale.

[2]. V. Prus, *De l'irritation et de la phlegmasie, ou nouvelle doctrine médicale, op. cit.*, p. 95 L *sq.*

C'est à cette forme d'objection que Cl. Bernard répondait dans les *Leçons sur la chaleur animale* : « Il y a certainement des perturbations introduites par l'expérience dans l'organisme, mais nous devons en tenir compte et nous le pouvons. Il nous faudra restituer aux conditions dans lesquelles nous plaçons l'animal la part d'anomalies qui leur revient, et nous supprimerons la douleur chez les animaux comme chez l'homme, à la fois par un sentiment d'humanité et aussi pour éloigner les causes d'erreur amenées par les souffrances. Mais les anesthésiques que nous mettons en usage ont eux-mêmes des effets sur l'organisme capables d'apporter des modifications physiologiques et de nouvelles causes d'erreur dans le résultat de nos expériences » [1]. Texte remarquable, qui montre combien Cl. Bernard est près de supposer qu'il est possible de découvrir un déterminisme du phénomène, indépendant du déterminisme de l'opération de connaissance, et comment il est honnêtement obligé de reconnaître l'altération, dans des proportions précisément inassignables, que la connaissance fait subir au phénomène connu, par la préparation technique qu'elle implique. Quand on fait gloire aux théoriciens contemporains de la mécanique ondulatoire d'avoir découvert que l'observation trouble le phénomène observé, il se trouve, comme en d'autres cas, que l'idée est un peu plus vieille qu'eux-mêmes.

Au cours de ses recherches, le physiologiste doit affronter trois sortes de difficultés. D'abord il doit être assuré que le sujet dit normal en situation expérimentale est identique au sujet de | même espèce en 94 situation normale, c'est-à-dire non artificielle. Ensuite il doit s'assurer de la similitude de l'état pathologique par réalisation expérimentale et de l'état pathologique spontané. Or, souvent le sujet en état spontanément pathologique appartient à une autre espèce que le sujet en état expérimental pathologique. Par exemple, il est clair qu'on ne peut sans de grandes précautions conclure du chien de von Mering et Minkowski ou du chien de Young à l'homme diabétique. Enfin le physiologiste doit comparer le résultat des deux comparaisons précédentes. Nul ne contestera la largeur de la marge d'incertitude qu'admettent de telles comparaisons. Il est aussi vain de nier l'existence de cette marge que puéril de contester *a priori* l'utilité de telles comparaisons. En tout cas, on conçoit quelle difficulté il y a à réaliser l'exigence canonique du « toutes choses égales d'ailleurs ». On peut par excitation du cortex cérébral de la frontale ascendante provoquer

[1]. Cl. Bernard, *Leçons sur la chaleur animale, op. cit.*, p. 57.

une crise convulsive, ce n'est pas pour autant de l'épilepsie, même si l'électro-encéphalogramme présente, après l'une et l'autre de ces crises, des courbes d'enregistrement superposables. On peut greffer à un animal quatre pancréas simultanément sans que l'animal éprouve le moindre désordre d'hypoglycémie comparable à celui que déterminait un petit adénome des îlots de Langerhans [1] 2. On peut provoquer le sommeil par des hypnotiques, mais selon A. Schwartz : « Ce serait une erreur de croire que le sommeil provoqué par des moyens pharmacologiques et le sommeil normal aient dans ces conditions nécessairement une *phénoménologie exactement semblable.* En réalité elle est toujours différente dans les deux cas, comme le prouvent les exemples suivants : si l'organisme est par exemple sous l'influence d'un hypnotique *cortical,* la *paraldéhyde,* le volume urinaire *augmente,* alors qu'au cours du sommeil normal la diurèse est habituellement réduite. Le centre de la diurèse libéré initialement par l'action dépressive de l'hypnotique sur l'écorce est donc soustrait ici à l'action inhibitrice ultérieure du centre du sommeil. » Il ne faut donc pas se dissimuler que le fait de provoquer artificiellement le sommeil, par intervention sur les centres nerveux, ne nous éclaire pas le mécanisme par lequel le centre hypnique est naturellement mis en activité par les facteurs normaux du sommeil [3].

S'il est permis de définir l'état normal d'un vivant par un rapport normatif d'ajustement à des milieux, on ne doit pas oublier que le laboratoire constitue lui-même *un nouveau milieu* dans lequel certainement la vie institue des normes dont l'extrapolation, loin des conditions auxquelles ces normes se 95 rapportent, | ne va pas sans aléas. Le milieu de laboratoire est pour l'animal ou l'homme un milieu possible parmi d'autres. Certes, le savant a raison de ne voir dans ses appareils que les théories qu'ils matérialisent, dans les produits employés, que les réactions qu'ils permettent, et de postuler la validité universelle de ces théories et de ces réactions, mais pour le vivant

---

[1]. L. Hallion et R. Gayet, « La régulation neuro-hormonale de la glycémie », dans *Les Régulations hormonales en biologie, clinique et thérapeutique*, Paris, J.-B. Baillière et fils, 1937.

2. Paul Langerhans (1847-1888), médecin allemand, anatomo-pathologiste, élève de Rudolf Virchow à l'Institut de pathologie de Berlin, docteur en médecine en 1869, découvrit en 1867 par des techniques de coloration histologique les îlots pancréatiques qui portent son nom, ainsi donné par le pathologiste français Édouard Laguesse en 1893.

[3]. A. Schwartz, « Le sommeil et les hypnotiques », dans *Problèmes physio-pathologiques d'actualité*, Paris, Masson, 1939, p. 23-28.

appareils et produits sont des objets parmi lesquels il se meut comme dans un monde insolite. Il ne se peut pas que les allures de la vie en laboratoire ne retiennent pas quelque spécificité de leur rapport au lieu et au moment de l'expérience.

NORME ET MOYENNE

Il semble que le physiologiste trouve dans le concept de *moyenne* un équivalent objectif et scientifiquement valable du concept de normal ou de norme. Il est certain que le physiologiste contemporain ne partage plus l'aversion de Cl. Bernard pour tout résultat d'analyse ou d'expérience biologique traduit en moyenne, aversion qui a peut-être son origine dans un texte de Bichat : « On analyse l'urine, la salive, la bile, etc., prises indifféremment sur tel ou tel sujet : et de leur examen résulte la chimie animale, soit : mais ce n'est pas là la chimie physiologique ; c'est, si je puis parler ainsi, l'anatomie cadavérique des fluides. Leur physiologie se compose de la connaissance des variations sans nombre qu'éprouvent les fluides suivant l'état de leurs organes respectifs » [1]. Claude Bernard n'est pas moins net. Selon lui, l'emploi des moyennes fait disparaître le caractère essentiellement oscillatoire et rythmique du phénomène biologique fonctionnel. Si par exemple on cherche le nombre vrai des pulsations cardiaques par la moyenne des mesures prises plusieurs fois en une même journée sur un individu donné « on aura précisément un nombre faux ». D'où cette règle : « En physiologie, il ne faut jamais donner des descriptions moyennes d'expériences parce que les vrais rapports des phénomènes disparaissent dans cette moyenne ; quand on a affaire à des expériences complexes et variables, il faut en étudier les diverses circonstances et ensuite donner l'expérience la plus parfaite comme type, mais qui représentera toujours un fait vrai » [2]. La recherche de valeurs biologiques

---

[1]. X. Bichat, *Recherches sur la vie et la mort, op. cit.*, art. 7, § I.
[2]. Cl. Bernard, *Introduction à l'étude de la médecine expérimentale, op. cit.*, p. 286.

moyennes est dépourvue de sens en ce qui concerne un même individu, par exemple l'analyse de l'urine moyenne des 24 heures est « l'analyse d'une urine qui n'existe pas » puisque l'urine du jeûne diffère de l'urine de la digestion. Cette recherche est également dépourvue de sens en ce qui 97 concerne plusieurs individus. « Le sublime du genre a | été imaginé par un physiologiste qui, ayant pris de l'urine dans un urinoir de la gare d'un chemin de fer où passaient des gens de toutes les nations, crut pouvoir donner ainsi l'analyse de l'urine *moyenne* européenne »[1]. Sans vouloir ici reprocher à Cl. Bernard de confondre une recherche et sa caricature et de charger une méthode de méfaits dont la responsabilité revient à ceux qui l'utilisent, on se bornera à retenir que, selon lui, le normal est défini comme type idéal dans des conditions expérimentales déterminées, plutôt que comme moyenne arithmétique ou fréquence statistique.

Une attitude analogue est, à nouveau et plus récemment, celle de Vendryès[2] dans son ouvrage *Vie et probabilité*, où les idées de Cl. Bernard sur la constance et les régulations du milieu intérieur sont systématiquement reprises et développées. Définissant les régulations physiologiques comme « l'ensemble des fonctions qui résistent au hasard »[3], ou si l'on veut des fonctions qui font perdre à l'activité du vivant le caractère aléatoire qui serait le sien si le milieu intérieur était dépourvu d'autonomie vis-à-vis du milieu extérieur, Vendryès interprète les variations subies par les constantes physiologiques – la glycémie par exemple – comme des écarts à partir d'une moyenne, mais d'une moyenne individuelle. Les termes d'écart et de moyenne prennent ici un sens probabilitaire. Les écarts sont d'autant plus improbables qu'ils sont plus grands. « Je ne fais pas une statistique d'un certain nombre d'individus. Je considère un seul individu. Dans ces conditions, les termes de valeur moyenne et d'écart s'appliquent aux différentes valeurs que peut prendre dans la succession des temps un même composant du sang d'un même individu »[4]. Mais nous ne pensons pas que Vendryès élimine par là la difficulté que Cl. Bernard résolvait en proposant l'expérience la plus parfaite comme type, c'est-à-dire comme norme de comparaison. Ce faisant Cl. Bernard avouait expressément que

[1]. Cl. Bernard, *Introduction à l'étude de la médecine expérimentale, op. cit.*, p. 236.
2. Pierre Vendryès (1908-1989), médecin français, physiologiste et statisticien, fut professeur de physiologie théorique à l'hôpital Saint-Antoine de 1959 à 1971 et l'auteur de nombreux ouvrages sur le thème vie, probabilité, et autonomie.
[3]. P. Vendryès, *Vie et probabilité*, Paris, Albin Michel, 1942, p. 195.
[4]. P. Vendryès, *Vie et probabilité, op. cit.*, p. 33.

le physiologiste apporte par son choix la norme dans l'expérience de physiologie, et qu'il ne l'en retire pas. Nous ne pensons pas que Vendryès puisse procéder autrement. Il dit qu'un homme a 1‰ comme valeur moyenne de glycémie lorsque normalement le taux de glycémie est 1‰ et lorsque à la suite de l'alimentation ou d'un travail musculaire, la glycémie subit des écarts positifs ou négatifs autour de cette valeur moyenne ? Mais à supposer qu'on se limite effectivement à l'observation d'un individu, d'où tire-t-on *a priori* que l'individu choisi pour sujet d'examen des variations d'une constante représente le type humain ? Ou bien on est médecin – et c'est | apparemment le cas de Vendryès – et par conséquent apte à **98** diagnostiquer le diabète ; ou bien on n'a pas appris de physiologie au cours des études médicales, et pour savoir quel est le taux normal d'une régulation on cherchera la moyenne d'un certain nombre de résultats, obtenus sur des individus placés dans des conditions aussi semblables que possible. Mais enfin le problème est de savoir à l'intérieur de quelles oscillations autour d'une valeur moyenne purement théorique on tiendra les individus pour normaux ?

Ce problème est traité avec beaucoup de clarté et de probité par A. Mayer [1] [2] et H. Laugier [3] [4]. Mayer énumère tous les éléments de la biométrie physiologique contemporaine : température, métabolisme de base, ventilation, chaleur dégagée, caractéristiques du sang, vitesse de circulation, composition du sang, des réserves, des tissus, etc. Or les valeurs biométriques admettent une marge de variation. Pour nous représenter une espèce, nous avons choisi des normes qui sont en fait des constantes déterminées par des moyennes. Le vivant normal est celui qui est conforme à ces normes. Mais devons-nous tenir tout écart pour anormal ? « Le modèle c'est en réalité le fruit d'une statistique. Le plus souvent c'est le résultat de

1. André Mayer (1875-1956), médecin français, physiologiste, fut nommé en 1919 professeur à la Faculté de médecine de Strasbourg, où il organisa l'Institut de physiologie qui eut un très grand rayonnement, puis au Collège de France de 1922 à 1946. Il travailla aussi à l'Institut de biologie physicochimique. Ses travaux portent sur le métabolisme, la nutrition et l'alimentation, thème qu'il a développé au niveau mondial. Plus largement, il a développé le thème des dimensions sociales de la physiologie humaine.

[2]. A. Mayer, « L'organisme normal et la mesure du fonctionnement », *Encyclopédie française*, t. IV, Paris, 1937.

3. Henri Laugier (1888-1973), physiologiste français, contribua à la physiologie du travail, fonda l'Institut national d'orientation professionnelle, participa à la fondation du Palais de la Découverte, et fut après la guerre Secrétaire général adjoint de l'O.N.U.

[4]. H. Laugier, « L'homme normal », *Encyclopédie française*, t. IV, 1937.

calculs de moyennes. Mais les individus véritables que nous rencontrons s'en écartent plus ou moins et c'est précisément en cela que consiste leur individualité. Il serait très important de savoir sur quoi portent les écarts et quels écarts sont compatibles avec une survie prolongée. Il faudrait le savoir pour les individus de chaque espèce. Une telle étude est loin d'être faite » [1].

C'est la difficulté d'une telle étude concernant l'homme que Laugier expose. Il le fait d'abord en exposant la théorie de *l'homme moyen* de Quételet, sur laquelle on reviendra. Etablir une courbe de Quételet, ce n'est pas résoudre le problème du normal, pour un caractère donné, par exemple la taille. Il faut des hypothèses directrices et des conventions pratiques permettant de décider à quelle valeur des tailles, soit vers les grandes, soit vers les petites, se fait le passage du normal à l'anormal. Le même problème se pose si l'on substitue à un ensemble de moyennes arithmétiques un schéma statistique à partir duquel tel individu s'écarte plus ou moins, car la statistique ne fournit aucun moyen pour décider si l'écart est normal ou anormal. Peut-être pourrait-on, par une convention que la raison même semble suggérer, tenir pour normal l'individu dont le portrait biométrique permet de prévoir que, hors accident, il aura la durée de vie propre à l'espèce ? Mais les mêmes interrogations reparaissent.

99 | « Nous trouverons chez les individus qui meurent apparemment de sénescence, une dispersion des durées de vie assez étendue. Prendrons-nous comme durée de vie de l'espèce la moyenne de ces durées ou les durées maximales atteintes par quelques rares individus, ou quelque autre valeur ? » [2]. Cette normalité du reste n'exclurait pas d'autres anormalités : telle difformité congénitale peut être compatible avec une très longue vie. Si à la rigueur dans la détermination d'une normalité partielle, l'état moyen du caractère étudié dans le groupe observé peut fournir un substitut d'objectivité, la coupure autour de la moyenne restant arbitraire, en tout cas toute objectivité s'évanouit dans la détermination d'une normalité globale. « Etant donné l'insuffisance des données numériques de biométrie et devant l'incertitude où nous sommes sur la validité des principes à utiliser pour établir la coupure entre le normal et l'anormal, la définition scientifique de la normalité apparaît comme actuellement inaccessible » [3].

[1]. A. Mayer, « L'organisme normal et la mesure du fonctionnement », art. cit., t. IV, 54-14.
[2]. H. Laugier, « L'homme normal », art. cit., t. IV, 56-4.
[3]. *Ibid.*

Est-ce être encore plus modeste ou au contraire plus ambitieux que d'affirmer l'indépendance logique des concepts de norme et de moyenne et par suite l'impossibilité définitive de donner sous forme de moyenne objectivement calculée l'équivalent intégral du normal anatomique ou physiologique ?

*

Nous nous proposons de reprendre sommairement, à partir des idées de Quételet et de l'examen très rigoureux qu'en a fait Halbwachs [1], le problème du sens et de la portée des recherches biométriques en physiologie. En somme, le physiologiste qui fait la critique de ses concepts de base aperçoit bien que norme et moyenne sont deux concepts pour lui inséparables. Mais le second lui paraît immédiatement capable d'une signification objective et c'est pourquoi il essaie de lui ramener le premier. On vient de voir que cette tentative de réduction se heurte à des difficultés actuellement, et sans doute toujours, insurmontables. Ne conviendrait-il pas de renverser le problème et de se demander si la liaison des deux concepts ne pourrait pas être expliquée par subordination de la moyenne à la norme ? On sait que la biométrie a d'abord été fondée, dans l'ordre anatomique, par les travaux de Galton [2], généralisant les procédés anthropométriques de Quételet. Quételet étudiant systématiquement les variations de la taille de l'homme avait établi pour un caractère mesuré | sur les individus d'une population homogène **100** et représenté graphiquement, l'existence d'un polygone de fréquence présentant un sommet correspondant à l'ordonnée maximale et une symétrie par rapport à cette ordonnée. On sait que la limite d'un polygone est une courbe et c'est Quételet lui-même qui a montré que le polygone de fréquence tend vers une courbe dite « en cloche » qui est la courbe binomiale ou encore courbe d'erreurs de Gauss. Par ce rapprochement,

1. Maurice Halbwachs (1877-1945), philosophe français, sociologue, disciple d'Émile Durkheim, fut professeur de sociologie à l'Université de Strasbourg en 1919, et professeur à la Sorbonne en 1935. Nommé au Collège de France en 1944, il fut déporté et mourut à Buchenwald. Il a élargi l'utilisation des statistiques en sociologie et publié d'importants ouvrages dont *Les cadres sociaux de la mémoire* (1925) et *Les causes du suicide* (1930).
2. Francis Galton (1822-1911), scientifique et explorateur britannique, a effectué des travaux en physiologie, anthropologie, psychologie, et statistiques appliquées à la mesure des caractéristiques humaines. Cousin de Darwin, il s'appuya à la fois sur la théorie darwinienne de l'évolution et sur la théorie mendélienne de l'hérédité pour fonder une doctrine eugénique visant une amélioration de l'espèce humaine par l'instauration d'instances de contrôle des mariages.

Quételet tenait expressément à signifier qu'il ne reconnaissait à la variation individuelle concernant un caractère donné (fluctuation) d'autre sens que celui d'un accident vérifiant les lois du hasard, c'est-à-dire les lois qui expriment l'influence d'une multiplicité inassignable de causes non systématiquement orientées, et dont les effets par conséquent tendent à s'annuler par compensation progressive. Or, cette interprétation possible des fluctuations biologiques par le calcul des probabilités apparaissait à Quételet de la plus haute importance métaphysique. Elle signifiait, selon lui, qu'il existe pour l'espèce humaine « un type ou module dont on peut déterminer facilement les différentes proportions » [1]. Si cela n'était point, si les hommes différaient entre eux, par exemple sous le rapport de la hauteur, non par l'effet de causes accidentelles, mais par l'absence de type selon lequel ils soient comparables, aucune relation déterminée ne pourrait être établie entre toutes les mesures individuelles. S'il existe au contraire un type relativement auquel les écarts soient purement accidentels, les valeurs numériques d'un caractère mesuré sur une foule d'individus doivent se répartir selon une loi mathématique, et c'est ce qui arrive en fait. Par ailleurs, plus le nombre de mesures opérées sera grand, plus les causes perturbatrices accidentelles se compenseront et s'annuleront et plus nettement apparaîtra le type général. Mais surtout sur un grand nombre d'hommes dont la taille varie entre des limites déterminées *ceux qui approchent le plus de la taille moyenne sont les plus nombreux*, ceux qui s'en écartent le plus sont les moins nombreux. A ce type humain, à partir duquel *l'écart est d'autant plus rare qu'il est plus grand*, Quételet donne le nom d'*homme moyen*. Ce qu'on néglige généralement de dire, quand on cite Quételet comme ancêtre de la biométrie, c'est que, selon lui, l'homme moyen n'est nullement un « homme impossible » [2]. La preuve de l'existence d'un homme moyen, dans un climat donné, se trouve dans la manière dont les nombres obtenus pour chaque dimension mesurée (taille, tête, bras, etc.) se groupent autour de la moyenne en obéissant à la loi des causes accidentelles. La moyenne de la taille dans un groupe | donné est telle que le plus grand des sous-groupes formés d'hommes ayant la même taille est l'ensemble des hommes dont la taille approche le plus de la moyenne. Cela rend la moyenne typique tout à fait différente de la moyenne arithmétique. Quand on mesure la

101

[1]. A. Quételet, *Anthropométrie ou mesure des différentes facultés de l'homme*, Bruxelles, Muquardt, 1871, p. 15.

[2]. *Ibid.*, p. 22.

hauteur de plusieurs maisons on peut obtenir une hauteur moyenne, mais telle qu'aucune maison peut ne se trouver dont la hauteur propre approche de la moyenne. Bref, selon Quételet, l'existence d'une moyenne est le signe incontestable de l'existence d'une régularité, interprétée dans un sens expressément ontologique : « La principale idée pour moi est de faire prévaloir la vérité et de montrer combien l'homme est soumis à son insu aux lois divines et avec quelle régularité il les accomplit. Cette régularité du reste n'est point particulière à l'homme : c'est une des grandes lois de la nature qui appartient aux animaux comme aux plantes, et l'on s'étonnera peut-être de ne pas l'avoir reconnue plus tôt » [1]. L'intérêt de la conception de Quételet est en ceci qu'il identifie dans sa notion de moyenne véritable les notions de *fréquence statistique* et de *norme*, car une moyenne déterminant des écarts d'autant plus rares qu'ils sont plus amples c'est proprement une norme. Nous n'avons pas à discuter ici le fondement métaphysique de la thèse de Quételet, mais à retenir simplement qu'il distingue deux sortes de moyennes : la moyenne arithmétique ou *médiane* et la moyenne vraie, et que loin de présenter la moyenne comme fondement empirique de la norme en matière de caractères humains physiques, il présente explicitement une régularité ontologique comme s'exprimant dans la moyenne. Or, s'il peut paraître discutable de remonter jusqu'à la volonté de Dieu pour rendre compte du module de la taille humaine, cela n'entraîne pas pour autant qu'aucune norme ne transparaisse dans cette moyenne. Et c'est ce qui nous paraît pouvoir être conclu de l'examen critique auquel Halbwachs a soumis les idées de Quételet [2].

Selon Halbwachs, c'est à tort que Quételet considère la répartition des tailles humaines autour d'une moyenne comme un phénomène auquel on puisse appliquer les lois du hasard. La condition première de cette application, c'est que les phénomènes, considérés comme combinaisons d'éléments en nombre inassignable, soient des réalisations toutes indépendantes les unes des autres, telles qu'aucune d'entre elles n'exerce d'influence sur celle qui la suit. Or on ne peut pas assimiler des effets organiques constants à des phénomènes régis par les lois du hasard. Le faire c'est admettre que les faits physiques tenant au milieu et les faits physiologiques relatifs aux processus de croissance se | composent de façon 102

[1]. *Ibid.*, p. 21.
[2]. M. Halbwachs, *La théorie de l'homme moyen : essai sur Quételet et la statistique morale*, Thèse lettres, Paris, 1912.

que chaque réalisation soit indépendante des autres, au moment antérieur et au même moment. Or, cela est insoutenable du point de vue humain, où les normes sociales viennent interférer avec les lois biologiques, en sorte que l'individu humain est le produit d'un accouplement obéissant à toutes sortes de prescriptions coutumières et législatives d'ordre matrimonial. Bref, hérédité et tradition, accoutumance et coutume sont autant de formes de dépendance et de liaison interindividuelle et donc autant d'obstacles à une utilisation adéquate du calcul des probabilités. Le caractère étudié par Quételet, la taille, ne serait un fait purement biologique que s'il était étudié sur l'ensemble des individus constituant une lignée pure, animale ou végétale. Dans ce cas les fluctuations de part et d'autre du module spécifique seraient dues uniquement à l'action du milieu. Mais dans l'espèce humaine la taille est un phénomène inséparablement biologique et social. Même si elle est fonction du milieu, il faut voir dans le milieu géographique en un sens le produit de l'activité humaine. L'homme est un facteur géographique et la géographie est toute pénétrée d'histoire sous forme de techniques collectives. L'observation statistique a par exemple permis de constater l'influence de l'assèchement des marais de Sologne sur la taille des habitants [1]. Sorre [2] admet que la taille moyenne de quelques groupes humains s'est vraisemblablement élevée sous l'influence d'une alimentation améliorée [3]. Mais, selon nous, si Quételet s'est trompé en attribuant à la moyenne d'un caractère anatomique humain une valeur de norme divine, c'est peut-être seulement en spécifiant la norme, mais non en interprétant la moyenne comme signe d'une norme. S'il est vrai que le corps humain est en un sens un produit de l'activité sociale, il n'est pas absurde de supposer que la constance de certains traits, révélés par une moyenne,

[1]. H. Neuville, « Problèmes de races, problèmes vivants »; « Les phénomènes biologiques et la race »; « Caractères somatiques, leur répartition dans l'humanité », *Encyclopédie française*, t. VII, 1936.

2. Maximilien Sorre (1880-1962), géographe français, ancien élève de l'École normale supérieure de Saint-Cloud (1899), docteur ès lettres de l'Université de Paris en 1913 avec un travail sur les Pyrénées méditerranéennes et une thèse complémentaire sur l'histoire de la viticulture, enseigna aux Facultés des lettres de Grenoble en 1917 et de Bordeaux de 1917 à 1919, avant d'être nommé maître de conférences à la Faculté des lettres de Strasbourg en 1919. Il devint professeur à la Faculté de Lille en 1923, et doyen en 1929. En 1940, il fut nommé professeur de géographie humaine à la Sorbonne, dont il dirigea l'Institut de géographie. Il développa une approche intégrée, biologique et sociale, de la géographie humaine, allant jusqu'à la géographie médicale.

[3]. M. Sorre, *Les fondements biologiques de la géographie humaine*, Paris, Colin, 1943, p. 286.

dépend de la fidélité consciente ou inconsciente à certaines normes de la vie. Par suite, dans l'espèce humaine, la fréquence statistique ne traduit pas seulement une normativité vitale mais une normativité sociale. Un trait humain ne serait pas normal parce que fréquent, mais fréquent parce que normal, c'est-à-dire normatif dans un genre de vie donné, en prenant ces mots de *genre de vie* au sens que lui ont donné les géographes de l'école de Vidal de La Blache [1].

Cela paraîtra encore plus évident si au lieu de considérer un caractère anatomique on s'attache à un caractère physiologique global comme la longévité. Flourens [2] après Buffon [3] a recherché un moyen de déterminer scientifiquement la durée naturelle ou normale de la vie de l'homme, utilisant en les corrigeant les | travaux de Buffon. Flourens rapporte la 103 durée de vie à la durée spécifique de la croissance dont il définit le terme par la réunion des os à leurs épiphyses [a]. « L'homme est vingt ans à croître et il vit cinq fois vingt ans, c'est-à-dire cent ans. » Que cette durée normale de la vie humaine ne soit ni la durée fréquente ni la durée moyenne, c'est ce que spécifie bien Flourens : « Nous voyons tous les jours des hommes qui vivent quatre-vingt-dix et cent ans. Je sais bien que le nombre de

a. C'est l'expression même employée par Flourens.

1. Paul Vidal de La Blache (1845-1918), géographe français, ancien élève de l'École normale supérieure, agrégé d'histoire et géographie, docteur en histoire à la Sorbonne en 1872, devint professeur de géographie à l'Université de Nancy en 1875, créée comme lieu d'accueil pour les enseignants de l'Université de Strasbourg conquise par les allemands, dont l'école de géographie restait très présente. Il fut professeur à la Sorbonne de 1898 à 1909, où il exerça une énorme influence par sa capacité d'associer de nombreux éléments dans la vision de la géographie.

2. Marie, Jean, Pierre Flourens (1794-1867), médecin français, proche de Cuvier, Geoffroy Saint-Hilaire et Chaptal, s'intéressa à la physiologie des sensations et au système nerveux dont il explora expérimentalement l'organisation et les relations avec les différentes parties du cerveau. Ses travaux tardifs portèrent sur la formation des os et des dents, la peau et les muqueuses, pour conclure à l'unité anatomique de l'homme. Il publia divers ouvrages didactiques sur la science, dont une synthèse de ses travaux intitulée *Sur la Vie et l'intelligence* (1857). Il fut membre (1823), puis secrétaire perpétuel (1833), de l'Académie des sciences (1823), chargé du cours d'histoire naturelle (1828), puis professeur (1855) au Collège de France, titulaire de la chaire d'anatomie humaine (1832) au Jardin du Roy (devenu Muséum national d'histoire naturelle), et élu à l'Académie française (1840). Il fut député de l'Hérault (1837-1839) et Pair de France (1846) sous la Monarchie de Juillet.

3. Georges-Louis Leclerc, comte de Buffon (1707-1788), naturaliste, écrivain et entrepreneur français, membre de l'Académie des sciences et de l'Académie française, fut entre autres ouvrages l'auteur d'une monumentale *Histoire naturelle* en 36 volumes (1749-1789). Il donna une estimation de l'âge de la Terre et fut un précurseur du transformisme.

ceux qui vont jusque-là est petit, relativement au nombre de ceux qui n'y vont pas, mais enfin on y va. Et de ce qu'on y va quelquefois il est très permis de conclure qu'on y irait plus souvent, qu'on y irait souvent, si des circonstances accidentelles et extrinsèques, si des causes troublantes ne venaient à s'y opposer. La plupart des hommes meurent de maladies ; très peu meurent de vieillesse proprement dite » [1]. De même Metchnikoff [2] pense que l'homme peut normalement devenir centenaire et que tout vieillard qui meurt avant un siècle de vie est en droit un malade.

Les variations de la durée de vie moyenne chez l'homme au cours des âges (39 ans en 1865 et 52 en 1920, en France et pour le sexe masculin) sont bien instructives. Buffon et Flourens considéraient l'homme, pour lui assigner une vie normale, du même œil de biologiste qu'ils faisaient pour le lapin ou le chameau. Mais quand on parle de vie moyenne, pour la montrer progressivement croissante, on la met en rapport avec l'action que l'homme, pris collectivement, exerce sur lui-même. C'est en ce sens que Halbwachs traite la mort comme un phénomène social, estimant que l'âge où elle survient résulte en grande partie des conditions de travail et d'hygiène, de l'attention à la fatigue et aux maladies, bref de conditions sociales autant que physiologiques. Tout se passe comme si une société avait « la mortalité qui lui convient », le nombre des morts et leur répartition aux différents âges traduisant l'importance que donne ou non une société à la prolongation de la vie [3]. En somme, les techniques d'hygiène collective qui tendent à prolonger la vie humaine ou les habitudes de négligence qui ont pour résultat de l'abréger dépendant du prix attaché à la vie dans une société donnée, c'est finalement un jugement de valeur qui s'exprime dans ce nombre abstrait qu'est la durée de vie humaine moyenne. La durée de vie moyenne n'est pas la durée de vie biologiquement normale, mais elle est en un sens la durée de vie socialement normative. Dans ce cas encore,

---

[1]. P. Flourens, *De la longévité humaine et de la quantité de vie sur le globe*, Paris, Garnier, 1854, 1855, p. 80-81.

2. Élie Metchnikoff (1845-1916), zoologiste russe, bactériologiste et immunologiste, travailla sur la biologie des organismes marins à la station zoologique de Naples, à La Spezia et à Messine, où l'étude de l'anémone de mer le conduisit à mettre en évidence un phénomène de transport d'éléments étrangers à l'intérieur de la cellule. En 1888, il rejoignit l'Institut Pasteur en création, devenant en 1907 son directeur-adjoint. Il reçut le prix Nobel de physiologie ou médecine (1908, avec Paul Ehrlich) pour la découverte, fondatrice en immunologie, de la phagocytose.

[3]. M. Halbwachs, *La théorie de l'homme moyen : essai sur Quételet et la statistique morale, op. cit.*, p. 94-97.

la norme ne | se déduit pas de la moyenne, mais se traduit dans la moyenne. **104**
Ce serait encore plus net si au lieu de considérer la durée de vie moyenne
dans une société nationale, prise en bloc, on spécifiait cette société en
classes, en métiers, etc. On verrait sans doute que la durée de vie dépend de
ce que Halbwachs appelle ailleurs les niveaux de vie.

A une telle conception, on objectera sans doute qu'elle vaut pour des
caractères humains superficiels et pour lesquels à tout prendre une marge de
tolérance où les diversités sociales peuvent se faire jour existe, mais qu'elle
ne convient certainement ni pour des caractères humains fondamentaux de
rigidité essentielle, tels que la glycémie ou la calcémie ou le pH sanguin,
ni d'une façon générale pour des caractères proprement spécifiques chez
les animaux, auxquels aucune technique collective ne confère de plasticité
relative. Certes, on n'entend pas soutenir que les moyennes anatomo-
physiologiques traduisent chez l'animal des normes et des valeurs sociales,
mais on se demande si elles ne traduiraient pas des normes et des valeurs
vitales. On a vu, au sous-chapitre précédent, l'exemple, cité par G. Teissier,
de cette espèce de papillons oscillant entre deux variétés avec l'une ou
l'autre desquelles elle tend à se confondre, selon que le milieu permet l'une
ou l'autre des deux combinaisons compensées de caractères contrastants. On
se demande s'il n'y aurait pas là une sorte de règle générale de l'invention
des formes vivantes. En conséquence, on pourrait donner à l'existence
d'une moyenne des caractères les plus fréquents un sens assez différent
de celui que lui attribuait Quételet. Elle ne traduirait pas un équilibre
spécifique stable, mais l'équilibre instable de normes et de formes de vie
affrontées momentanément à peu près égales. Au lieu de considérer un type
spécifique comme réellement stable, parce que présentant des caractères
exempts de toute incompatibilité, ne pourrait-on le tenir pour apparemment
stable parce qu'ayant réussi momentanément à concilier par un ensemble
de compensations des exigences opposées. Une forme spécifique normale
ce serait le produit d'une normalisation entre fonctions et organes dont
l'harmonie synthétique est obtenue dans des conditions définies, et non
pas donnée. C'est à peu près ce que suggérait Halbwachs, dès 1912, dans
sa critique de Quételet : « Pourquoi concevoir l'espèce comme un type
dont les individus ne s'écartent que par accident ? Pourquoi son unité ne
résulterait-elle pas d'une dualité de conformation, d'un conflit de deux
ou d'un très petit nombre de tendances organiques générales qui, au total,
s'équilibreraient ? Quoi de plus naturel, alors, | que les démarches de ses **105**
membres expriment cette divergence par une série régulière d'écarts de la

moyenne en deux sens différents... Si les écarts étaient plus nombreux en un sens, ce serait le signe que l'espèce tend à évoluer dans cette direction sous l'influence d'une ou plusieurs causes constantes »[1].

En ce qui concerne l'homme et ses caractères physiologiques permanents, seules une physiologie et une pathologie humaines comparées – au sens où il existe une littérature comparée – des divers groupes et sous-groupes ethniques, éthiques ou religieux, techniques, qui tiendraient compte de l'intrication de la vie et des genres et des niveaux sociaux de vie, pourraient fournir une réponse précise à nos hypothèses. Or, il semble que cette physiologie humaine comparée, faite à un point de vue systématique, reste encore à écrire par un physiologiste. Certes, il existe des recueils compacts de données biométriques d'ordre anatomique et physiologique concernant les espèces animales et l'espèce humaine dissociée en groupes ethniques, par exemple les *Tabulae biologicae*[a], mais ce sont là des répertoires sans aucune tentative d'interprétation des résultats de comparaisons. Nous entendons par physiologie humaine comparée ce genre de recherches dont les travaux de Eijkman[2], de Benedict[3], de Ozorio de Almeida[4] sur le métabolisme basal dans ses rapports avec le climat et la race sont le meilleur exemple[b]. Mais il se trouve que cette lacune vient d'être en partie comblée par les travaux récents d'un géographe français, Sorre, dont *Les fondements biologiques de la géographie humaine* nous ont été signalés alors que la rédaction de cet essai était terminée. Nous en dirons quelques mots plus loin, à la suite d'un développement que nous

a. Publiées à La Haye, Junk éditeur.
b. On trouvera une bibliographie de ces travaux dans [Ch. Kayser, « Le rythme nycthéméral chez le Pigeon », *Annales de Physiologie*, t. IX, 1933, 2, p. 299].

[1]. M. Halbwachs, *La théorie de l'homme moyen : essai sur Quételet et la statistique morale*, *op. cit.*, p. 61.

2. Christiaan Eijkman (1858-1930), médecin hollandais, pathologiste, fut professeur d'hygiène et de médecine légale à l'Université d'Utrecht. Il reçut le prix Nobel de physiologie ou médecine en 1929 pour sa contribution majeure à la découverte des vitamines, notamment la vitamine B1, à la suite de séjours à Java. Ses travaux ont aussi porté sur le métabolisme en Europe et sous les Tropiques, ainsi que sur le rôle de la nutrition pour la santé.

3. Francis G. Benedict (1870-1957), chimiste américain, physiologiste et nutritionniste, docteur ès sciences de l'Université de Heidelberg en 1895, effectua des travaux sur le métabolisme et en particulier sur le jeûne. Il enseigna à l'Université Wesleyan et travailla pour le Département de l'agriculture des États-Unis.

4. Miguel Ozorio de Almeida (1890-1952), médecin brésilien, physiologiste, fut entre autres l'auteur de travaux en physiologie neuromusculaire qui ont conduit aux techniques myotensives utilisées en ostéopathie. Il dirigea l'Institut Oswaldo Cruz de Rio de Janeiro.

tenons à laisser dans son état primitif, non pas tant par souci d'originalité que comme témoignage de convergence. En matière de méthodologie, la convergence l'emporte de loin sur l'originalité.

*

On nous accordera d'abord que la détermination des constantes physiologiques, par construction de moyennes expérimentalement obtenues dans le seul cadre d'un laboratoire, risquerait de présenter l'homme normal comme un homme médiocre, bien au-dessous des possibilités physiologiques dont les hommes en situation directe et concrète d'action sur eux-mêmes ou sur le | milieu sont évidemment capables, même aux yeux **106** les moins scientifiquement informés. On répondra en faisant remarquer que les frontières du laboratoire se sont beaucoup élargies depuis Claude Bernard, que la physiologie étend sa juridiction sur les centres d'orientation et de sélection professionnelle, sur les instituts d'éducation physique, bref que le physiologiste attend de l'homme concret, et non pas du sujet de laboratoire en situation assez artificielle, qu'il fixe lui-même les marges de variations tolérées par les valeurs biométriques. Lorsque A. Mayer écrit : « La mesure de l'activité maximale de la musculature chez l'homme est précisément l'objet de l'établissement des records sportifs »[1], on pense à la boutade de Thibaudet[2] : « Ce sont les tables de record et non la physiologie qui répondent à cette demande : à combien de mètres l'homme peut-il sauter? »[a] En somme la physiologie ne serait qu'une méthode sûre et précise d'enregistrement et d'étalonnage des latitudes fonctionnelles que l'homme acquiert ou plutôt conquiert progressivement. Si l'on peut parler d'homme normal, déterminé par le physiologiste, c'est parce qu'il existe des hommes normatifs, des hommes pour qui il est normal de faire craquer les normes et d'en instituer de nouvelles.

Ce ne sont pas seulement les variations individuelles apportées à des « thèmes » physiologiques communs chez l'homme blanc dit civilisé qui

a. *Le bergsonisme*, I, 203.

[1]. A. Mayer, « L'organisme normal et la mesure du fonctionnement », art. cit., t. IV, 54-14.

2. Albert Thibaudet (1874-1936), écrivain français, critique littéraire, agrégé de philosophie, fut professeur de littérature française à l'Université de Genève de 1924 à son décès. On lui doit des ouvrages sur Mallarmé, Bergson, Amiel, Mistral, Stendhal, ainsi que *La République des professeurs* (1927).

nous paraissent intéressantes comme expression de la normativité biologique humaine, mais plus encore les variations des thèmes eux-mêmes de groupe à groupe, selon les genres et les niveaux de vie, en rapport avec des prises de position éthiques ou religieuses relativement à la vie, bref des normes collectives de vie. Dans cet ordre d'idée Ch. Laubry[1] et Th. Brosse[2] ont étudié, grâce aux techniques les plus modernes d'enregistrement, les effets physiologiques de la discipline religieuse qui permet aux yoguis hindous la maîtrise presque intégrale des fonctions de la vie végétative. Cette maîtrise est telle qu'elle parvient à la régulation des mouvements péristaltiques et antipéristaltiques, à l'usage en tous sens du jeu des sphincters anal et vésical, abolissant ainsi la distinction physiologique des systèmes musculaires strié et lisse. Cette maîtrise abolit par là même l'autonomie relative de la vie végétative. L'enregistrement simultané du pouls, de la respiration, de l'électrocardiogramme, la mesure du métabolisme basal ont permis de constater que la concentration mentale, tendant à la fusion
107 de l'individu | avec l'objet universel, produit les effets suivants : rythme cardiaque accéléré, modification du rythme et de la hauteur du pouls, modification de l'électrocardiogramme : bas voltage généralisé, disparition des ondes, infime fibrillation sur la ligne iso-électrique, métabolisme basal réduit[3]. La clef de l'action du yogui sur les fonctions physiologiques les moins apparemment soumises à la volonté, c'est la respiration ; c'est à elle qu'il est demandé d'agir sur les autres fonctions, c'est par sa réduction que le corps est placé « à l'état de vie ralentie comparable à celui des animaux hibernants »[4]. Obtenir un changement du rythme du pouls allant de 50 à 150, une apnée de 15 minutes, une abolition presque totale de la contraction cardiaque, c'est bien faire craquer des normes physiologiques. A moins qu'on choisisse de tenir pour pathologiques de tels résultats. Mais c'est manifestement impossible : « Si les yoguis ignorent la structure de

1. Charles Laubry (1872-1960), médecin français, docteur en médecine de Paris en 1903, cardiologue, ami et médecin de Georges Clémenceau, devint chef de service à l'hôpital Broussais en 1925, et professeur de clinique cardiologique en 1936. Ce pionnier des études de l'arythmie cardiaque et de la tension artérielle fut élu à l'Académie des sciences en 1947.

2. Thérèse Brosse (1902-1991), médecin français, fut chef de clinique cardiologique à la Faculté de médecine de Paris. Elle a travaillé dans le domaine de la psychosomatique et de la pratique du yoga. Elle fut chargée de mission par l'UNESCO et la Fondation Carnegie sur des questions d'éducation.

[3]. Ch. Laubry et Th. Brosse, « Documents recueillis aux Indes sur les "Yoguis" par l'enregistrement simultané du pouls, de la respiration et de l'électrocardiogramme », *La Presse médicale*, 14 oct. 1936, p. 1604.

[4]. *Ibid.*

leurs organes, ils sont maîtres incontestés de leurs fonctions. Ils jouissent d'un état de santé magnifique et cependant ils se sont infligé des années d'exercices qu'ils n'auraient pu supporter s'ils n'avaient respecté les lois de l'activité physiologique » [1]. Laubry et Th. Brosse concluent qu'avec de tels faits nous sommes en présence d'une physiologie humaine assez différente de la simple physiologie animale : « La volonté semble agir à la façon d'une épreuve pharmacodynamique et nous entrevoyons ainsi pour nos facultés supérieures un pouvoir infini de régulation et d'ordre » [2]. D'où, sur le problème du pathologique, ces remarques de Th. Brosse : « Considéré sous cet angle de l'activité consciente en rapport avec les niveaux psychophysiologiques qu'elle utilise, le problème de la pathologie fonctionnelle apparaît intimement lié à celui de l'éducation. Conséquence d'une éducation sensorielle, active, émotionnelle, mal faite ou non faite, il appelle instamment une rééducation. De plus en plus l'idée de santé ou de normalité cesse de nous apparaître comme celle de la conformité à un idéal extérieur (athlète pour le corps, bachelier pour l'intelligence). Elle prend place dans la relation entre le moi conscient et ses organismes psychophysiologiques, elle est relativiste et individualiste » [3].

Sur ces questions de physiologie et de pathologie comparée on est réduit à se contenter de peu de documents, mais, fait surprenant, bien que leurs auteurs aient obéi à des intentions non comparables, ils orientent l'esprit vers les mêmes conclusions. Porak [4], qui a cherché dans l'étude des rythmes fonctionnels et de leurs troubles une voie vers la connaissance du début des maladies, a montré le rapport entre les genres de vie et les | courbes de la diurèse et de la température (rythmes lents), du pouls et **108** de la respiration (rythmes rapides). Les jeunes Chinois de 18 à 25 ans ont un débit urinaire moyen de 0,5 cm^3 par minute, avec oscillations de 0,2 à 0,7 alors que ce débit est de 1 cm^3 pour les européens, avec oscillations de 0,8 à 1,5. Porak interprète ce fait physiologique à partir des influences géographiques et historiques combinées dans la civilisation chinoise. De

[1]. *Ibid.*
[2]. *Ibid.*
[3]. Th. Brosse, « L'énergie consciente, facteur de régulation psychophysiologique », *Evolution psychiatrique*, 1938, 1, p. 49. Voir aussi Ch. Laubry et Th. Brosse, « Documents recueillis aux Indes sur les "Yoguis" … », art. cit.
    4. René Porak (1886-..), médecin français, interne des hôpitaux de Paris en 1910, fut professeur à l'école de médecine, ou Université Aurore, de Chang-Haï (école de médecine dite « autochtone » visant à former un personnel médical local sous l'ère coloniale). Il fut l'auteur, durant la premiège guerre mondiale, de travaux de neurologie, notamment sur les atteintes consécutives à des blessures de guerre.

cette masse d'influences il en choisit deux capitales selon lui : la nature de l'alimentation (thé, riz, végétaux germés) et les rythmes nutritifs, déterminés par l'expérience ancestrale ; – le mode d'activité qui respecte mieux en Chine que dans l'Occident le développement périodique de l'activité neuro-musculaire. La sédentarité des habitudes occidentales a sa répercussion nocive sur le rythme des liquides. Ce dérangement n'existe pas en Chine où on a conservé le goût de la promenade « dans le désir passionné de se confondre avec la nature » [1].

L'étude du rythme respiratoire (rythme rapide) fait apparaître des variations en rapport avec le développement et l'ankylose du besoin d'activité. Ce besoin est lui-même en rapport avec les phénomènes naturels ou sociaux qui scandent le travail humain. Depuis l'invention de l'agriculture, la journée solaire est un cadre dans lequel s'inscrit l'activité de bien des hommes. La civilisation urbaine et les exigences de l'économie moderne ont troublé les grands cycles physiologiques d'activité, mais en laissent subsister des vestiges. Sur ces cycles fondamentaux se greffent des cycles secondaires. Alors que les changements de position déterminent des cycles secondaires dans les variations du pouls, ce sont les influences psychiques qui sont prépondérantes dans le cas de la respiration. La respiration s'accélère dès le réveil, dès que les yeux s'ouvrent à la lumière : « Ouvrir les yeux, c'est déjà prendre l'attitude de l'état de veille, c'est déjà orienter les rythmes fonctionnels vers le déploiement de l'activité neuro-motrice, et la souple fonction respiratoire est prompte à la riposte au monde extérieur : elle réagit immédiatement à l'ouverture des paupières » [2]. La fonction respiratoire est, par l'hématose qu'elle assure, si importante pour le déploiement explosif ou soutenu de l'énergie musculaire qu'une régulation très subtile doit déterminer dans l'instant des variations considérables du volume d'air inspiré. L'intensité respiratoire est donc sous la dépendance de la qualité de nos attaques ou de nos réactions, dans notre débat avec le milieu. Le rythme respiratoire est fonction de la conscience de notre situation dans le monde.

109   On s'attend à ce que les observations de Porak le conduisent | à proposer des indications thérapeutiques et hygiéniques. C'est en effet ce qui arrive. Puisque les normes physiologiques définissent moins une nature humaine que des habitudes humaines en rapport avec des genres de vie, des niveaux de vie et des rythmes de vie, toute règle diététique doit tenir compte de

[1]. R. Porak, *Introduction à l'étude du début des maladies*, Paris, Doin, 1935, p. 4-6.
[2]. *Ibid.*, p. 62.

ces habitudes. Voici un bel exemple de relativisme thérapeutique : « Les Chinoises nourrissent leurs enfants de lait pendant les deux premières années de la vie. Après sevrage, les enfants ne se nourriront plus jamais de lait. Le lait de vache est considéré comme un liquide malpropre, tout juste bon pour les porcs. Or, j'ai souvent essayé le lait de vache chez mes malades atteints de néphrite. L'ankylose urinaire se produisait aussitôt. En remettant le malade au régime thé, riz, une belle crise urinaire rétablissait l'eurythmie » [1]. Quant aux causes des maladies fonctionnelles, elles sont presque toutes, si on les prend à leur début, des perturbations de rythmes, des dérythmies, dues à la fatigue ou au surmenage, c'est-à-dire à tout exercice dépassant la juste adaptation des besoins de l'individu à l'environnement [2]. « Impossible de maintenir un type dans sa marge de disponibilité fonctionnelle. La meilleure définition de l'homme serait, je crois, un être insatiable, c'est-à-dire qui dépasse toujours ses besoins » [3]. Voilà une bonne définition de la santé qui nous prépare à comprendre son rapport avec la maladie.

Lorsque Marcel Labbé [4] étudie, principalement à propos du diabète, l'étiologie des maladies de la nutrition, il aboutit à des conclusions analogues. « Les maladies de la nutrition ne sont pas maladies d'organes mais maladies de fonctions… Les vices de l'alimentation jouent un rôle capital dans la genèse des troubles de la nutrition… L'obésité est la plus fréquente et la plus simple de ces maladies créées par l'*éducation morbide* donnée par les parents… La plupart des maladies de la nutrition sont évitables… Je parle surtout des habitudes vicieuses de vie et d'alimentation que les individus doivent éviter et que les parents déjà atteints de troubles de la nutrition doivent se garder de transmettre à leurs enfants » [5]. Ne peut-on pas conclure que tenir l'éducation des fonctions pour un moyen thérapeutique comme le font Laubry et Brosse, Porak et Marcel Labbé, c'est admettre que les constantes fonctionnelles sont des normes habituelles. Ce que l'habitude a fait, l'habitude le défait et l'habitude le refait. Si l'on peut

[1]. R. Porak, *Introduction à l'étude du début des maladies*, op. cit., p. 99.

[2]. *Ibid.*, p. 86.

[3]. *Ibid.*, p. 89.

4. Marcel Labbé (1870-1939), médecin français, physiologiste et pathologiste, médecin des hôpitaux de Paris, fut professeur de clinique médicale à la Faculté de médecine de Paris. Ses travaux ont porté sur le diabète, l'hématologie et la nutrition. Il fut élu membre de l'Académie nationale de médecine en 1920 et correspondant étranger de l'Académie royale de médecine de Belgique en 1926.

[5]. M. Labbé, « Etiologie des maladies de la nutrition », dans *Maladies de la nutrition*, *Encyclopédie médico-chirurgicale*, 1936, 10.501.

autrement que par métaphore définir les maladies comme des vices, on doit pouvoir autrement que par métaphore définir les constantes physiologiques comme des vertus, au sens antique du mot qui confond vertu, puissance et fonction.

110 | Les recherches de Sorre sur les rapports entre les caractéristiques physiologiques et pathologiques de l'homme et les climats, les régimes alimentaires, l'environnement biologique ont, est-il besoin de le dire, une tout autre portée que les travaux que nous venons d'utiliser. Mais ce qui est remarquable c'est que tous ces points de vue s'y trouvent justifiés et leurs aperçus confirmés. L'adaptation des hommes à l'altitude et son action physiologique héréditaire [1], les problèmes des effets de la lumière [2], de la tolérance thermique [3], de l'acclimatement [4], de l'alimentation aux dépens d'un milieu vivant créé par l'homme [5], de la répartition géographique et de l'action plastique des régimes alimentaires [6], de l'aire d'extension des complexes pathogènes (maladie du sommeil, paludisme, peste, etc.) [7] : toutes ces questions sont traitées avec beaucoup de précision, d'ampleur et un bon sens constant. Certes, ce qui intéresse Sorre c'est avant tout l'écologie de l'homme, l'explication des problèmes de peuplement. Mais tous ces problèmes se ramenant finalement à des problèmes d'adaptation, on voit comment les travaux d'un géographe présentent un grand intérêt pour un essai méthodologique concernant les normes biologiques. Sorre voit très bien l'importance du cosmopolitisme de l'espèce humaine pour une théorie de la labilité relative des constantes physiologiques – l'importance des états de faux équilibre adaptatif pour l'explication des maladies ou des mutations – la relation des constantes anatomiques et physiologiques aux régimes alimentaires collectifs, qu'il qualifie très judicieusement de normes [8] – l'irréductibilité des techniques de création d'une ambiance proprement humaine à des raisons purement utilitaires – l'importance de l'action indirecte, par l'orientation de l'activité, du psychisme humain sur des caractéristiques longtemps tenues pour naturelles, telles que taille, poids, diathèses collectives. En conclusion, Sorre s'attache à montrer

---

[1]. M. Sorre, *Les fondements biologiques de la géographie humaine, op. cit.*, p. 51.
[2]. *Ibid.*, p. 54.
[3]. *Ibid.*, p. 58.
[4]. *Ibid.*, p. 94.
[5]. *Ibid.*, p. 120.
[6]. *Ibid.*, p. 245, 275.
[7]. *Ibid.*, p. 291.
[8]. *Ibid.*, p. 249.

que l'homme, pris collectivement, est à la recherche de ses « optima fonctionnels », c'est-à-dire des valeurs de chacun des éléments de l'ambiance pour lesquelles une fonction déterminée s'accomplit le mieux. Les constantes physiologiques ne sont pas des constantes au sens absolu du terme. Il y a pour chaque fonction et pour l'ensemble des fonctions une marge où joue la capacité d'adaptation fonctionnelle du groupe ou de l'espèce. Les conditions optimales déterminent ainsi une zone de peuplement où l'uniformité des caractéristiques humaines traduit non pas l'inertie d'un déterminisme mais la stabilité d'un résultat maintenu par un effort collectif inconscient mais réel [1]. | Il va sans dire qu'il nous plaît de | 111 voir un géographe apporter la solidité de ses résultats d'analyse à l'appui de l'interprétation proposée par nous des constantes biologiques. Les constantes se présentent avec une fréquence et une valeur moyennes, dans un groupe donné, qui leur donne valeur de normale, et cette normale est vraiment l'expression d'une normativité. La constante physiologique est l'expression d'un optimum physiologique dans des conditions données, parmi lesquelles il faut retenir celles que le vivant en général, et l'*homo faber* en particulier, se donnent.

En raison de ces conclusions, nous interpréterions un peu autrement que leurs auteurs les données si intéressantes dues à Pales [2] et Monglond [3] concernant le taux de la glycémie chez les Noirs d'Afrique [4]. Sur 84 indigènes de Brazzaville, 66 % ont présenté une hypoglycémie, dont 39 % de 0,90 g à 0,75 g et 27 % au-dessous de 0,75 g. D'après ces auteurs le Noir doit être considéré en général comme hypoglycémique. En tout cas, le Noir supporte sans trouble apparent, et spécialement sans convulsions ni coma, des hypoglycémies tenues pour graves sinon mortelles chez l'Européen. Les causes de cette hypoglycémie seraient à chercher dans la sous-alimentation chronique, le parasitisme intestinal polymorphe et chronique, le paludisme. « Ces états sont à la limite de la physiologie et de la pathologie. Du point de vue européen, ils sont pathologiques ; du point

[1]. *Ibid.*, p. 415-416.
2. Léon Pales (1905-1988), médecin militaire français, issu de l'École de santé navale de Bordeaux, docteur en médecine en 1929 avec une thèse sur la paléopathologie, séjourna en Afrique, travailla en archéologie et anthropologie et fut sous-directeur du Musée de l'Homme.
3. Jean-Joseph Lucien Monglond, médecin français, docteur en médecine de la Faculté de Bordeaux en 1930, fut pharmacien – capitaine des troupes coloniales, collabora avec Léon Pales en Afrique, rentra en France en 1936, et fut envoyé comme pharmacien à l'hôpital Grall de Saïgon en 1939.
[4]. L. Pales et J.-J. Lucien Monglond, « Le taux de la glycémie chez les Noirs en A.E.F. et ses variations avec les états pathologiques », *La Presse médicale*, 13 mai 1934.

de vue indigène, ils sont si étroitement liés à l'état habituel du Noir que si l'on n'avait pas les termes comparatifs du Blanc on pourrait le considérer presque comme physiologique » [1]. Nous pensons précisément que si l'Européen peut servir de norme c'est seulement dans la mesure où son genre de vie pourra passer pour normatif. L'indolence du Noir apparaît à Lefrou [2], comme à Pales et Monglond en rapport avec son hypoglycémie [3]. Ces derniers auteurs disent que le Noir mène une vie à la mesure de ses moyens. Mais ne pourrait-on pas dire aussi bien que le Noir a les moyens physiologiques à la mesure de la vie qu'il mène ?

*

La relativité de certains aspects des normes anatomo-physiologiques et par suite de certains troubles pathologiques dans leur rapport avec les genres de vie et le savoir-vivre, n'apparaît pas seulement par la comparaison des groupes ethniques et culturels actuellement observables, mais aussi par la comparaison de ces groupes actuels et des groupes antérieurs disparus.

112 Certes, la | paléopathologie dispose de documents encore bien plus réduits que ceux dont disposent la paléontologie ou la paléographie, et cependant les conclusions prudentes qu'on en peut tirer valent d'être relevées.

Pales, qui a fait en France une bonne synthèse des travaux de ce genre, emprunte à Roy C. Moodie [a] une définition du document paléopathologique, à savoir toute déviation de l'état sain du corps qui a laissé une

---

a. On trouvera dans la bibliographie dressée par Pales la liste des travaux de Roy C. Moodie [4] [L. Pales, *État actuel de la paléopathologie. Contribution à l'étude de la pathologie comparative*, Bordeaux, 1929]. Pour une vulgarisation de ces travaux, voir H. de Varigny [5], *La mort et la biologie* (Alcan).

[1]. L. Pales et J.-J. Lucien Monglond, « Le taux de la glycémie chez les Noirs en A.E.F. et ses variations avec les états pathologiques », art. cit., p. 767.

2. Gustave Cyrille Pierre Lefrou (1893-1969), médecin militaire français, a travaillé sur le diagnostic et le traitement de la dysenterie et de la peste.

[3]. G. Lefrou, *Le Noir d'Afrique*, Paris, Payot, 1943, p. 278 ; L. Pales et J.-J. Lucien Monglond, « Le taux de la glycémie chez les Noirs en A.E.F. et ses variations avec les états pathologiques », art. cit., p. 767.

4. Roy Lee Moodie (1880-1934), géologue américain, paléontologue, est considéré comme le fondateur de la paléopathologie du vingtième siècle. Il fut professeur d'anatomie dans des institutions américaines avant de recevoir le titre de Paléopathologiste du Wellcome Historial Medical Museum à Londres en 1929.

5. Henry Crosnier de Varigny (1855-1934), naturaliste français, docteur en médecine, auteur d'une thèse d'État en physiologie et sciences naturelles, fut un grand vulgarisateur scientifique, auteur et traducteur, et l'un des introducteurs du Darwinisme en France.

empreinte visible sur le squelette fossilisé [1]. Si les silex taillés et l'art des hommes de l'âge de pierre disent l'histoire de leurs luttes, de leurs travaux et de leur pensée, leurs ossements évoquent l'histoire de leurs douleurs [2]. La paléopathologie permet de concevoir le fait pathologique dans l'histoire de l'espèce humaine comme un fait de symbiose, s'il s'agit de maladies infectieuses – et cela ne concerne pas seulement l'homme, mais le vivant en général – et comme un fait de niveau de culture ou de genre de vie, s'il s'agit de maladies de la nutrition. Les affections dont les hommes préhistoriques ont eu à pâtir se présentaient dans des proportions bien différentes de celles qu'elles offrent actuellement à considérer. Vallois [3] signale que l'on relève, pour la seule préhistoire française, 11 cas de tuberculose pour plusieurs milliers d'ossements étudiés [4]. Si l'absence de rachitisme, maladie par carence de vitamine D, est normale à une époque où l'on utilisait des aliments crus ou à peine cuits [5], l'apparition de la carie dentaire, inconnue des premiers hommes, va de pair avec la civilisation, en rapport avec l'utilisation de féculents et la cuisson de la nourriture, entraînant la destruction des vitamines nécessaires à l'assimilation du calcium [6]. De même l'ostéoarthrite était beaucoup plus fréquente à l'âge de la pierre taillée et aux époques suivantes qu'elle ne l'est actuellement, et l'on doit l'attribuer, vraisemblablement, à une alimentation insuffisante, à un climat froid et humide, puisque sa diminution, de nos jours, traduit une meilleure alimentation, un mode de vie plus hygiénique [7].

On conçoit aisément la difficulté d'une étude à laquelle échappent toutes les maladies dont les effets plastiques ou déformants n'ont pas réussi à s'inscrire dans le squelette des hommes fossiles ou exhumés au cours de fouilles archéologiques. On conçoit la prudence obligée des conclusions de cette étude. Mais | dans la mesure où l'on peut parler d'une 113 pathologie préhistorique on devrait aussi pouvoir parler d'une physiologie

[1]. L. Pales, *État actuel de la paléopathologie*, *op. cit.*, p. 16.

[2]. *Ibid.*, p. 307.

3. Henri Victor Vallois (1889-1981), anthropologue et paléontologue français, docteur en médecine de la Faculté de Montpellier en 1914, docteur ès sciences naturelles de Paris en 1921, fut professeur d'anatomie humaine à la Faculté de médecine de Toulouse en 1922, puis professeur au Muséum national d'histoire naturelle, à l'Institut de paléontologie humaine, et devint directeur du Musée de l'homme où il eut une grande activité.

[4]. H.-V. Vallois, « Les maladies de l'homme préhistorique », *Revue scientifique*, 27 oct. 1934, p. 672.

[5]. H.-V. Vallois, « Les maladies de l'homme préhistorique », art. cit., p. 672.

[6]. *Ibid.*, p. 677.

[7]. *Ibid.*, p. 672.

préhistorique, comme on parle, sans trop d'incorrection, d'une anatomie préhistorique. Encore ici, apparaît le rapport des normes biologiques de vie avec le milieu humain, à la fois cause et effet de la structure et du comportement des hommes. Pales fait remarquer avec bon sens que si Boule[1] a pu déterminer sur l'Homme de la Chapelle aux Saints le type anatomique classique de la race de Néanderthal, on pourrait voir en lui sans trop de complaisance, le type le plus parfait d'homme fossile pathologique, atteint de pyorrhée alvéolaire, d'arthrite coxo-fémorale bilatérale, de spondylose cervicale et lombaire, etc. Oui, si l'on méconnaissait les différences du milieu cosmique, de l'équipement technique et du genre de vie qui font de l'anormal d'aujourd'hui le normal d'autrefois.

*

S'il semble difficile de contester la qualité des observations utilisées ci-dessus, peut-être voudra-t-on contester les conclusions auxquelles elles conduisent, concernant la signification physiologique de constantes fonctionnelles interprétées comme normes habituelles de vie. En réponse, on fera remarquer que ces normes ne sont pas le fruit d'habitudes individuelles que tel individu pourrait à sa guise prendre ou laisser. Si l'on admet une plasticité fonctionnelle de l'homme, liée en lui à la normativité vitale, ce n'est pas d'une malléabilité totale et instantanée qu'il s'agit ni d'une malléabilité purement individuelle. Proposer, avec toute la réserve qui convient, que l'homme a des caractéristiques physiologiques en rapport avec son activité, ce n'est pas laisser croire à tout individu qu'il pourra changer sa glycémie ou son métabolisme basal par la méthode Coué, ni même par le dépaysement. On ne change pas en quelques jours ce que l'espèce élabore au cours de millénaires. Vœlker[2] a montré qu'on ne change pas de métabolisme basal en passant de Hambourg en Islande. De même, Benedict, en ce qui concerne le déplacement des Américains du Nord dans des régions subtropicales. Mais Benedict a constaté que le métabolisme des Chinoises vivant depuis toujours aux État-Unis est plus

1. Marcellin Boule (1861-1942), géologue français, paléontologue, fut en particulier l'auteur d'études de paléo-anthropologie dont une interprétation de l'homme de La Chapelle aux Saints, un néandertalien. Professeur de paléontologie au Muséum national d'histoire naturelle de 1902 à 1936, il est l'auteur de *L'homme fossile, éléments de paléontologie humaine* (Paris, Masson, 1921).

2. Hans Völker (1898-1938), médecin allemand, physiologiste, pratiqua dans un hôpital universitaire de Hambourg. Persécuté par les nazis, il se suicida en mer.

bas que la norme américaine. D'une façon générale, Benedict a constaté que des Australiens (Kokatas) ont un métabolisme plus bas que celui de Blancs de mêmes âge, poids et taille vivant aux État-Unis, qu'inversement des Indiens (Mayas) ont un métabolisme plus élevé avec pouls ralenti et tension artérielle abaissée de façon permanente. On | peut donc conclure 114 avec Kayser[1] et Dontcheff[2] : « Il semble démontré que chez l'homme, le facteur climatique n'ait pas d'effet *direct* sur le métabolisme ; ce n'est que très progressivement que le climat, en modifiant le mode de vie et en permettant la fixation de races spéciales, a eu une action durable sur le métabolisme de base »[3].

Bref, tenir les valeurs moyennes des constantes physiologiques humaines comme l'expression de normes collectives de vie, ce serait seulement dire que l'espèce humaine en inventant des genres de vie invente du même coup des allures physiologiques. Mais les genres de vie ne sont-ils pas imposés ? Les travaux de l'école française de géographie humaine ont montré qu'il n'y a pas de fatalité géographique. Les milieux n'offrent à l'homme que des virtualités d'utilisation technique et d'activité collective. C'est un choix qui décide. Entendons bien qu'il ne s'agit pas d'un choix explicite et conscient. Mais du moment que plusieurs normes collectives de vie sont possibles dans un milieu donné, celle qui est adoptée et que son antiquité fait paraître naturelle reste au fond choisie.

Toutefois, dans certains cas, il est possible de mettre en évidence l'influence d'un choix explicite sur le sens de quelque allure physiologique. C'est la leçon qui se dégage des observations et des expériences relatives aux oscillations de la température chez l'animal homéotherme, au rythme nycthéméral.

---

1. Charles Kayser (1899-1981), biologiste français, docteur en médecine de Strasbourg en 1929, agrégé de médecine en 1930, docteur ès sciences naturelles de Strasbourg en 1940, fut professeur de physiologie à la Faculté de médecine de Strasbourg et directeur du laboratoire de physiologie en 1946. Il s'est intéressé à de nombreux domaines de la physiologie, dont la physiologie respiratoire, la thermorégulation, l'hibernation, les rythmes circadiens, le sommeil, la neurophysiologie. Il portait une extrême attention aux méthodes de mesure et aux techniques expérimentales et opératoires. Il eut une grande influence par ses élèves et successeurs et par son *Traité de Physiologie* (Paris, Flammarion, 2 volumes, 1963, 1969). Il fut membre associé de l'Académie nationale de médecine.

2. Lubomir Dontcheff, physiologiste, auteur de plusieurs publications avec Charles Kayser.

[3]. Ch. Kayser, « Le rythme saisonnier du métabolisme de base chez le pigeon en fonction de la température moyenne du milieu », *Annales de Physiologie*, t. X, 1934, 2, p. 286.

Les travaux de Kayser et de ses collaborateurs sur le rythme nycthéméral chez le pigeon ont permis d'établir que les variations de la température centrale de jour et de nuit chez l'animal homéotherme sont un phénomène de la vie végétative sous la dépendance des fonctions de relation. La réduction nocturne des échanges est l'effet de la suppression des excitants lumineux et sonores. Le rythme nycthéméral disparaît chez le pigeon rendu expérimentalement aveugle et isolé de ses congénères normaux. Le renversement de l'ordre dans la succession lumière-obscurité inverse le rythme après quelques jours. Le rythme nycthéméral est déterminé par un réflexe conditionné entretenu par l'alternance naturelle du jour et de la nuit. Quant au mécanisme, il ne consiste pas en une hypoexcitabilité nocturne des centres thermorégulateurs, mais à la production supplémentaire durant le jour d'une quantité de chaleur se surajoutant à la calorification réglée identiquement le jour et la nuit par le centre thermorégulateur. Cette chaleur dépend des excitations émanant du milieu et aussi de la température : elle augmente avec le froid. Toute production de chaleur par l'activité musculaire étant | écartée, c'est à la seule augmentation du tonus de posture, le jour, qu'il faut rapporter l'élévation donnant à la température nycthémérale son allure rythmée. Le rythme nycthéméral de température est pour l'animal homéotherme l'expression d'une variation d'attitude de tout l'organisme à l'égard du milieu. Même au repos, l'énergie de l'animal, s'il est sollicité par le milieu, n'est pas intégralement disponible, une partie est mobilisée dans des attitudes toniques de vigilance, de préparation. La veille est un comportement qui même sans alertes ne va pas sans frais [1].

Des observations et des expériences relatives à l'homme et dont les résultats ont souvent paru contradictoires reçoivent une grande lumière des conclusions précédentes. Mosso [2] d'une part, Benedict d'autre part n'ont pu démontrer que la courbe thermique normale dépend des conditions du

[1]. Ch. Kayser, « Etablissement de la thermorégulation chez les homéothermes au cours du développement », *Annales de Physiologie*, t. V, 1929, 4 ; « Le rythme nycthéméral chez le Pigeon », art. cit. ; « Le rythme saisonnier du métabolisme de base chez le pigeon en fonction de la température moyenne du milieu », art. cit. ; « Le rythme nycthéméral de la production de chaleur chez le pigeon et ses rapports avec l'excitabilité des centres thermorégulateurs », *Annales de Physiologie*, t. XI, 1935, 5.

2. Angelo Mosso (1846-1910), médecin italien, pharmacologue et physiologiste, a étudié principalement la circulation du sang dans le cerveau, abordant dans ses publications des sujets divers tels que la physiologie du cerveau (température, exercice physique), le développement intellectuel, ou les émotions (peur, fatigue). Professeur de physiologie à l'Université de Turin (1879), il fut élu correspondant de l'Académie de médecine et de l'Académie des sciences.

milieu. Mais Toulouse [1] et Piéron [2] affirmaient en 1907 que l'inversion des conditions de vie (activité nocturne et repos diurne) conditionnait chez l'homme l'inversion complète du rythme nycthéméral de la température. Comment expliquer cette contradiction ? C'est que Benedict avait observé des sujets peu habitués à la vie nocturne et qui aux heures de repos, pendant le jour, participaient à la vie normale de leur milieu. Selon Kayser, tant que les conditions expérimentales ne sont pas celles d'une inversion complète du mode de vie, la démonstration d'une dépendance entre le rythme et le milieu ne peut être donnée. Ce qui confirme cette interprétation ce sont les faits suivants. Chez le nourrisson, le rythme nycthéméral se manifeste progressivement, parallèle au développement psychique de l'enfant. A l'âge de huit jours, l'écart de température est 0°, 09, à cinq mois de 0°, 37, entre 2 et 5 ans de 0°, 95. Certains auteurs, Osborne [3] et Vœlker ont étudié le rythme nycthéméral au cours de longs voyages, et constaté que ce rythme suit exactement l'heure locale [4]. Lindhard [5] signale qu'au cours d'une expédition danoise au Groenland, en 1906-1908, le rythme nycthéméral suivait l'heure locale et qu'on réussit, dans le Nord 76°46′, à décaler le « jour » de 12 heures sur un équipage entier, et aussi la courbe de

1. Édouard Toulouse (1865-1947), médecin français, docteur en médecine de Paris avec une thèse sur la mélancolie, psychiatre, participa au développement de la psychologie expérimentale et de l'hygiène mentale. Il créa un laboratoire de psychologie expérimentale rattaché à l'École pratique des hautes études et fut chef de service à l'Asile de Villejuif. Il eut pour élèves Henri Piéron et Henri Laugier. Il s'est également intéressé au rapport entre génie et névrose et a étudié, avec l'accord de ce denrier, le cas d'Émile Zola.

2. Henri Piéron (1881-1964), psychologue français, agrégé de philosophie, docteur en médecine de Paris en 1912, fonda en 1920 l'Institut de psychologie de l'Université de Paris et fut nommé professeur de physiologie des sensations au Collège de France de 1923 à 1951. Il fut un grand organisateur de la psychologie expérimentale et de l'orientation professionnelle en France.

3. William Alexander Osborne (1873-1967), physiologiste britannique d'origine irlandaise, docteur ès sciences de l'Université de Tubingen en 1899, enseigna à l'University College de Londres et fut nommé professeur de physiologie et d'histologie à l'Université de Melbourne en 1903. Il y eut parmi ses élèves l'immunologiste Frank Macfarlane Burnet et le neurophysiologiste John Eccles.

[4]. Ch. Kayser, « Le rythme nycthéméral chez le Pigeon », art. cit., p. 304-306.

5. Johannes Lindhard (1870-1947), médecin danois, physiologiste, docteur en médecine en 1914, participa à l'expédition danoise au Groenland de 1906 à 1908, puis enseigna la physiologie et la théorie de la gymnastique à l'Université de Copenhague à partir de 1909, où il devint professeur en 1917, puis directeur du laboratoire de théorie de la gymnastique.

température. Le renversement complet ne put être obtenu, en raison de la persistance de l'activité normale[a].

116 | Voilà donc l'exemple d'une constante relative à des conditions d'activité, à un genre collectif et même individuel de vie et dont la relativité traduit, par un réflexe conditionné à déclenchement variable, des normes du comportement humain. La volonté humaine et la technique humaine peuvent faire de la nuit le jour non seulement dans le milieu où l'activité humaine se développe, mais dans l'organisme même dont l'activité affronte le milieu. Nous ne savons pas dans quelle mesure d'autres constantes physiologiques pourraient, à l'analyse, se présenter de la même manière comme l'effet d'une souple adaptation du comportement humain. Ce qui nous importe c'est moins d'apporter une solution provisoire que de montrer qu'un problème mérite d'être posé. En tout cas, dans cet exemple, nous pensons employer avec propriété le terme de comportement. Du moment que le réflexe conditionné met en jeu l'activité du cortex cérébral, le terme de réflexe ne doit pas être pris au sens strict. Il s'agit d'un phénomène fonctionnel global et non pas segmentaire.

*

En résumé, nous pensons qu'il faut tenir les concepts de norme et de moyenne pour deux concepts différents dont il nous paraît vain de tenter la réduction à l'unité par annulation de l'originalité du premier. Il nous semble que la physiologie a mieux à faire que de chercher à définir objectivement le normal, c'est de reconnaître l'originale normativité de la vie. Le rôle véritable de la physiologie, suffisamment important et difficile, consisterait alors à déterminer exactement le contenu des normes dans lesquelles la vie a réussi à se stabiliser, sans préjuger de la possibilité ou de l'impossibilité d'une correction éventuelle de ces normes. Bichat disait que l'animal est habitant du monde alors que le végétal l'est seulement du lieu qui le vit naître. Cette pensée est plus vraie encore de l'homme que

a. Rapport of the Danish Expedition of the North East Coast of Greenland 1906-1908. Meddelelser om Gronland, p. 44, Kopenhagen, 1917. Cité d'après R. Isenschmid[1], « Physiologie der Wärmeregulation », in *Handbuch der norm. u. path. Physiologie*, t. XVII, p. 3, 1926, Berlin, Springer.

1. Robert Georg Isenschmid (1882-1964), médecin suisse, professeur à la Faculté de médecine de Berne, a travaillé dans divers domaines de la physiologie et de la médecine, dont l'histologie de la thyroïde, la thermorégulation des mammifères et l'électroencéphalographie.

de l'animal. L'homme a réussi à vivre sous tous les climats, il est le seul animal – à l'exception peut-être des araignées – dont l'aire d'expansion soit aux dimensions de la terre. Mais surtout, il est cet animal qui, par la technique, réussit à varier sur place même l'ambiance de son activité. Par là, l'homme se révèle actuellement comme la seule espèce capable de variation [1]. Est-il absurde de supposer que les organes naturels de l'homme puissent à la longue traduire l'influence des organes artificiels par lesquels il a multiplié et multiplie encore le pouvoir des premiers ? Nous n'ignorons pas que l'hérédité des caractères acquis apparaît à la plupart des biologistes comme un problème résolu par la négative. Nous | nous permettons de nous 117 demander si la théorie de l'action du milieu sur le vivant ne serait pas à la veille de se relever d'un long discrédit *. Il est vrai qu'on pourrait nous objecter qu'en ce cas les constantes biologiques exprimeraient l'effet sur le vivant des conditions extérieures d'existence et que nos suppositions sur la valeur normative des constantes seraient dépourvues de sens. Elles le seraient assurément si les caractères biologiques variables traduisaient le changement de milieu comme les variations de l'accélération due à la pesanteur sont en rapport avec la latitude. Mais nous répétons que les fonctions biologiques sont inintelligibles, telles que l'observation nous les découvre, si elles ne traduisent que les états d'une matière passive devant les changements du milieu. En fait, le milieu du vivant est aussi l'œuvre du vivant qui se soustrait ou s'offre électivement à certaines influences. De l'univers de tout vivant on peut dire ce que Reininger [2] dit de l'univers de l'homme : « Unser Weltbild ist immer zugleich ein Wertbild » [a], notre image du monde est toujours aussi un tableau de valeurs.

---

* Nous ne nous permettons plus de nous le demander aujourd'hui.
a. *Wertphilosophie und Ethik*, p. 29, 1939, Vienne-Leipzig, Braumüller.

[1]. A. Vandel, « L'évolution du monde animal et l'avenir de la race humaine », *La science et la vie*, août 1942.

2. Robert Reininger (1869-1955), philosophe autrichien, historien de la philosophie, professeur à l'Université de Vienne, a contribué à la philosophie des valeurs.

MALADIE, GUÉRISON, SANTÉ

En distinguant anomalie et état pathologique, variété biologique et valeur vitale négative, on a en somme délégué au vivant lui-même, considéré dans sa polarité dynamique, le soin de distinguer où commence la maladie. C'est dire qu'en matière de normes biologiques c'est toujours à l'individu qu'il faut se référer parce que tel individu peut se trouver, comme dit Goldstein, « à la hauteur des devoirs qui résultent du milieu qui lui est propre »[1], dans des conditions organiques qui seraient inadéquates à ces devoirs chez tel autre individu. Goldstein affirme, exactement comme Laugier, qu'une moyenne, statistiquement obtenue, ne permet pas de décider si tel individu, présent devant nous, est normal ou non. Nous ne pouvons pas partir d'elle pour nous acquitter de notre devoir médical envers l'individu. S'agissant d'une norme supra-individuelle, il est impossible de déterminer l'« être malade » (*Kranksein*) quant au contenu. Mais cela est parfaitement possible pour une norme individuelle[2].

Sigerist insiste de même sur la relativité individuelle du normal biologique. Si l'on en croit la tradition, Napoléon aurait eu un pouls à 40, même en ses jours de santé ! Si donc, avec quarante contractions à la minute, un organisme suffit aux exigences qui lui sont posées, c'est qu'il est sain, et le nombre de quarante pulsations, quoique vraiment aberrant par rapport au nombre moyen de soixante-dix pulsations, est normal pour cet organisme[a].

a. Ce chiffre de 40 pulsations paraît moins extraordinaire que l'exemple de Sigerist ne le donne à entendre, lorsqu'on connaît l'influence sur le rythme cardiaque de l'entraînement sportif. Le pouls diminue de fréquence avec les progrès de l'entraînement. Cette diminution est plus accusée chez un sujet de 30 ans que chez un sujet de 20 ans. Elle dépend aussi du genre de sport pratiqué. Chez un rameur un pouls de 40 est un indice de très bonne forme. Si le pouls tombe au-dessous de 40, on parle de surentraînement.

[1]. K. Goldstein, *Der Aufbau des Organismus*, La Haye, Nijhoff, 1934, p. 265.
[2]. *Ibid.*, p. 265-272.

119 « Il ne faudra donc pas, conclut Sigerist, se | contenter d'établir la comparaison avec une norme résultant de la moyenne, mais pour autant qu'il sera possible, avec les conditions de l'individu examiné »[1].

Si donc le normal n'a pas la rigidité d'un fait de contrainte collective mais la souplesse d'une norme qui se transforme dans sa relation à des conditions individuelles, il est clair que la frontière entre le normal et le pathologique devient imprécise. Mais cela ne nous ramène nullement à la continuité d'un normal et d'un pathologique identiques en essence, aux variations quantitatives près, à une relativité de la santé et de la maladie assez confuse pour qu'on ignore où finit la santé et où commence la maladie. La frontière entre le normal et le pathologique est imprécise pour des individus multiples considérés simultanément, mais elle est parfaitement précise pour un seul et même individu considéré successivement. Ce qui est normal, pour être normatif dans des conditions données, peut devenir pathologique dans une autre situation, s'il se maintient identique à soi. De cette transformation c'est l'individu qui est juge parce que c'est lui qui en pâtit, au moment même où il se sent inférieur aux tâches que la situation nouvelle lui propose. Telle bonne d'enfants, qui s'acquitte parfaitement des devoirs de sa charge, n'est informée de son hypotension que par les troubles neuro-végétatifs qu'elle éprouve, le jour où elle est emmenée en villégiature à la montagne. Or nul n'est tenu, sans doute, de vivre en altitude. Mais c'est être supérieur que de pouvoir le faire, car cela peut devenir à un moment inévitable. Une norme de vie est supérieure à une autre lorsqu'elle comporte ce que cette dernière permet et ce qu'elle interdit. Mais, dans des situations différentes, il y a des normes différentes et qui, en tant que différentes, se valent toutes. Elles sont toutes normales par là. Dans cet ordre d'idée, Goldstein accorde grande attention aux expériences de sympathectomie réalisées par Cannon[2] et ses collaborateurs sur des animaux. Ces animaux, dont la thermorégulation a perdu toute sa souplesse habituelle, incapables

---

[1]. H.-E. Sigerist, *Introduction à la médecine, op. cit.*, p. 108.

2. Walter Bradford Cannon (1871-1945), physiologiste américain, docteur en médecine de la Harvard Medical School en 1900, y devint professeur en 1906, puis directeur du département de physiologie. Influencé par les travaux de Claude Bernard et ses idées sur le milieu intérieur, par l'intermédiaire d'un disciple de ce dernier, Henry Pickering Bowditch, il s'intéressa aux variations physiologiques émotionnelles dans des situations de conflit entre combattre et fuir, au rôle de l'adrénaline, et plus généralement au système nerveux sympathique. Sa théorie des émotions avec Philip Bard a été un jalon important. Dans son ouvrage *La sagesse du corps* (1932), il introduisit le terme d'homéostasie qui eut une grande fortune dans de nombreux domaines en dehors de la biologie.

de lutter pour leur nourriture ou contre leurs ennemis, ne sont normaux que dans l'ambiance d'un laboratoire où ils sont à l'abri des variations brutales et des exigences soudaines de l'adaptation au milieu [1]. Ce normal n'est pourtant pas dit vraiment normal. Car il est normal, pour le vivant non domestiqué et non expérimentalement préparé, de vivre dans un milieu où des fluctuations et des événements nouveaux sont possibles.

Nous devons dire en conséquence que l'état pathologique ou anormal n'est pas fait de l'absence de toute norme. La maladie | est encore une 120 norme de vie, mais c'est une norme inférieure en ce sens qu'elle ne tolère aucun écart des conditions dans lesquelles elle vaut, incapable qu'elle est de se changer en une autre norme. Le vivant malade est normalisé dans des conditions d'existence définies et il a perdu la capacité normative, la capacité d'instituer d'autres normes dans d'autres conditions. On a depuis longtemps remarqué que dans l'ostéo-arthrite tuberculeuse du genou, l'articulation s'immobilise en attitude vicieuse (position dite de Bonnet). C'est Nélaton [2] qui en a le premier donné l'explication toujours classique : « Il est rare que le membre conserve sa rectitude ordinaire. En effet pour calmer leurs souffrances, les malades se mettent instinctivement dans une position intermédiaire à la flexion et à l'extension, ce qui fait que les muscles exercent moins de pression sur les surfaces articulaires » [3]. Le sens hédonique et par conséquent normatif du comportement pathologique est ici parfaitement aperçu. L'articulation prend sa forme de capacité maxima, sous l'influence de la contracture musculaire, et lutte ainsi spontanément contre la douleur. L'attitude n'est dite *vicieuse* que relativement à un usage de l'articulation admettant toutes les attitudes possibles hors la flexion antérieure. Mais sous ce vice, c'est une autre norme, dans d'autres conditions anatomo-physiologiques, qui se dissimule.

---

[1]. K. Goldstein, *Der Aufbau des Organismus, op. cit.*, p. 276-277.

2. Auguste Nélaton (1807-1873), médecin français, professeur de clinique chirurgicale, membre de l'Académie de médecine (1856), fut chirurgien de Garibaldi et de l'Empereur Napoléon III. Ses travaux ont porté sur la tuberculose osseuse, les tumeurs du sein et la pathologie chirurgicale qu'il distingue en deux branches : l'étude de l'évolution des maladies (science chirurgicale) et l'ensemble des moyens employés pour les traiter (art chirurgical).

[3]. A. Nélaton, *Eléments de pathologie chirurgicale*, t. II, Paris, Librairie Germer-Baillière, 1847-1848, p. 209.

*

L'observation clinique, systématiquement poursuivie, des blessés du cerveau, au cours de la guerre 1914-1918, a permis à Goldstein de formuler quelques principes généraux de nosologie neurologique dont il convient de donner un bref aperçu.

S'il est vrai que les phénomènes pathologiques sont des modifications régulières des phénomènes normaux, on ne peut tirer des premiers quelque lumière concernant les seconds qu'à la condition d'avoir saisi le sens original de cette modification. Il faut donc commencer d'abord par comprendre le phénomène pathologique comme révélant une structure individuelle modifiée. Il faut toujours avoir présente à l'esprit la transformation de la personnalité du malade. Sans cela on s'expose à méconnaître que le malade, alors même qu'il est capable de réactions semblables à celles qui lui étaient possibles auparavant, peut parvenir à ces réactions par de tout autres voies. Ces réactions apparemment équivalentes aux réactions normales antérieures ne sont pas des résidus du comportement normal antérieur, elles ne sont pas le résultat d'un appauvrissement ou d'une diminution, elles ne sont pas l'allure normale de la vie moins quelque chose qui a été détruit, elles sont des réactions qui ne se présentent jamais chez le sujet normal sous la même forme et dans les mêmes conditions[1].

Pour définir l'état normal d'un organisme, il fait tenir compte du *comportement privilégié*, pour comprendre la maladie il faut tenir compte de la *réaction catastrophique*. Par comportement privilégié, il faut entendre ceci que parmi toutes les réactions dont un organisme est capable, dans des conditions expérimentales, certaines seulement sont utilisées et comme préférées. Cette allure de vie caractérisée par un ensemble de réactions privilégiées est celle dans laquelle le vivant répond le mieux aux exigences de son ambiance, vit en harmonie avec son milieu, celle qui comporte le plus d'ordre et de stabilité, le moins d'hésitation, de désarroi, de réactions catastrophiques[2]. Les constantes physiologiques (pouls, pression artérielle, température, etc.) sont l'expression de cette stabilité ordonnée du comportement pour un organisme individuel dans des conditions définies d'environnement.

---

[1]. K. Goldstein, « L'analyse de l'aphasie et l'étude de l'essence du langage », art. cit.
[2]. K. Goldstein, *Der Aufbau des Organismus*, *op. cit.*, p. 24 ; A. Gurwitsch, « Le fonctionnement de l'organisme d'après K. Goldstein », *Journal de Psychologie*, 1939, p. 131-134.

« Les symptômes pathologiques sont l'expression du fait que les relations entre organisme et milieu qui répondent à la norme ont été changées par le changement de l'organisme et que beaucoup de choses qui étaient normales pour l'organisme normal ne le sont plus pour l'organisme modifié. La maladie est ébranlement et mise en péril de l'existence. Par conséquent la définition de la maladie demande comme point de départ *la notion d'être individuel*. La maladie apparaît lorsque l'organisme est modifié de telle façon qu'il en vient à des réactions catastrophiques dans le milieu qui lui est propre. Cela se manifeste non seulement dans certains troubles fonctionnels déterminés selon la localisation du déficit, mais de façon très générale parce que, comme nous venons de voir, un comportement désordonné représente toujours un comportement plus ou moins désordonné de tout l'organisme » [*][1].

Ce que Goldstein a relevé chez ses malades c'est l'instauration de nouvelles normes de vie par une réduction du niveau de leur activité, en rapport avec un milieu nouveau mais *rétréci*. Le rétrécissement du milieu, chez les malades atteints de lésions cérébrales, répond à leur impuissance à répondre aux exigences du milieu normal, c'est-à-dire antérieur. En milieu non sévèrement abrité, ces malades ne connaîtraient que des réactions catastrophiques ; or pour autant que le malade ne succombe pas | à la maladie,   122 son souci est d'échapper à l'angoisse des réactions catastrophiques. D'où la manie de l'ordre, la méticulosité de ces malades, leur goût positif de la monotonie, leur attachement à une situation qu'ils savent pouvoir dominer. Le malade est malade pour ne pouvoir admettre qu'une norme. Pour employer une expression qui nous a déjà beaucoup servi, le malade n'est pas anormal par absence de norme, mais par incapacité d'être normatif.

On voit combien avec une telle vision de la maladie on se trouve loin de la conception de Comte ou de Cl. Bernard. La maladie est une expérience d'innovation positive du vivant et non plus seulement un fait diminutif ou multiplicatif. Le contenu de l'état pathologique ne se laisse pas déduire, sauf différence de format, du contenu de la santé : la maladie n'est pas une variation sur la dimension de la santé ; elle est une nouvelle dimension de la vie. Pour nouvelles que ces vues puissent paraître à un public français [a],

---

[*] Une traduction française de *Aufbau des organismus*, par les soins de E. Burckhardt et J. Kuntz, a paru en 1951 (Gallimard) sous le titre *La structure de l'organisme*.

a. L'ouvrage de Merleau-Ponty, *Structure du comportement* (Alcan, 1942) vient de faire beaucoup pour la diffusion des idées de Goldstein.

[1]. K. Goldstein, *Der Aufbau des Organismus, op. cit.*, p. 268-269.

elles ne doivent pas faire oublier qu'elles sont l'aboutissement, en matière de neurologie, d'une longue et féconde évolution d'idées dont l'initiative remonte à Hughlings Jackson.

Jackson se représente les maladies du système nerveux de la vie de relation comme des dissolutions de fonctions hiérarchisées. Toute maladie répond à un niveau dans cette hiérarchie. Il faut donc, dans toute interprétation de symptômes pathologiques, tenir compte de l'aspect négatif et de l'aspect positif. La maladie est à la fois privation et remaniement. La lésion d'un centre nerveux supérieur libère les centres inférieurs d'une régulation et d'un contrôle. Les lésions sont responsables de la privation de certaines fonctions, mais les perturbations des fonctions subsistantes doivent être portées au compte de l'activité propre des centres désormais insubordonnés. Selon Jackson, aucun fait positif ne peut avoir une cause négative. Une perte ou une absence ne suffisent pas à produire le trouble du comportement sensori-neuromoteur [1]. De même que Vauvenargues [2] dit qu'il ne faut pas juger les gens sur ce qu'ils ignorent, mais sur ce qu'ils savent et sur la manière dont ils le savent, Jackson propose ce principe méthodologique, que Head a surnommé la règle d'or : « Notez ce que le patient comprend réellement et évitez des termes | tels que ceux d'amnésie, d'alexie, de surdité verbale, etc. » [3]. Cela ne signifie rien de dire qu'un malade a perdu ses mots tant qu'on ne spécifie pas dans quelle situation typique ce déficit est sensible. On demande à un sujet dit aphasique : Votre nom est-il Jean ?, il répond : Non. Mais si on lui ordonne : Dites Non, il essaie et échoue. Un même mot peut être dit, s'il a valeur d'interjection, et ne peut être dit s'il a valeur de jugement. Parfois le malade ne peut prononcer le mot mais il va au but par une périphrase. Supposons, dit Mourgue [4], que le malade, n'ayant pu nommer quelques objets usuels, dise

[1]. H. Ey et J. Rouart, « Essai d'application des principes de Jackson à une conception dynamique de la neuro-psychiatrie », *L'Encéphale*, mai-août 1936.

2. Luc de Clapiers, marquis de Vauvenargues (1715-1747), écrivain français, a laissé une œuvre de moraliste particulièrement pénétrante.

[3]. R. Mourgue, « La méthode d'étude des affections du langage d'après Hughlings Jackson », *Journal de Psychologie*, 1921, p. 759.

4. Raoul Mourgue (1886-1950), médecin français, psychiatre, fut licencié en philosophie de l'Université de Montpellier avant de devenir médecin. Ses publications portèrent notamment sur la neurologie, le vitalisme et la philosophie de Bergson. Dans un texte de 1930, il rapproche théories du langage et distinction entre normal et pathologique.

lorsqu'on lui présente un encrier : « Ceci est ce que j'appellerai un pot de porcelaine pour contenir de l'encre », a-t-il ou non de l'amnésie ? [1].

Le grand enseignement de Jackson c'est que le langage, et d'une façon générale toute fonction de la vie de relation, est capable de plusieurs usages et particulièrement d'un usage intentionnel et d'un usage automatique. Dans les actions intentionnelles il y a une préconception, l'action est exécutée en puissance, est rêvée, avant d'être exécutée effectivement. Dans le cas du langage, on peut distinguer deux moments de l'élaboration d'une proposition intentionnellement et abstraitement significative : un moment subjectif où les notions viennent automatiquement à l'esprit, un moment objectif où elles sont intentionnellement disposées selon un plan de proposition. Or, A. Ombredane fait remarquer que, *selon les langues*, l'écart est variable entre ces deux moments : « S'il y a des langues où cet écart est très accentué, comme on le voit au rejet du verbe en allemand, il y a aussi des langues où il se réduit. Aussi bien, si l'on se rappelle que, pour Jackson, l'aphasique ne peut guère dépasser l'ordre du moment subjectif de l'expression, on peut, comme l'a fait Arnold Pick [2], admettre que la gravité du désordre aphasique varie selon la structure de la langue dans laquelle le malade cherche à s'exprimer » [3]. En somme, les conceptions de Jackson doivent servir d'introduction aux conceptions de Goldstein. Le malade doit toujours être jugé en rapport avec la situation à laquelle il réagit et avec les instruments d'action que le milieu propre lui offre – la langue, dans le cas des troubles du langage. Il n'y a pas de trouble pathologique en soi, l'anormal ne peut être apprécié que dans une relation.

---

[1]. R. Mourgue, « La méthode d'étude des affections du langage d'après Hughlings Jackson », art. cit., p. 760.

2. Arnold Pick (1851-1924), médecin tchèque, neurologue et psychiatre, docteur en médecine de Vienne en 1875 puis assistant à Berlin avant de devenir chargé de cours en neurologie et psychiatrie à l'Université de Prague, puis professeur en 1886 et directeur de la clinique psychiatrique universitaire, fut l'auteur de travaux d'anatomie pathologique neurologique des maladies mentales, y compris de travaux sur la localisation corticale des troubles du langage, et de travaux sur la maladie dite de Pick, maladie dégénérative localisée dans la zone frontotemporale qu'il a le premier décrite. Une partie de ses recherches a aussi porté sur la conscience de soi des personnes atteintes de pathologies mentales.

[3]. A. Ombredane, « Les usages du langage », *Mélanges Pierre Janet*, Paris, d'Artrey, 1939, p. 194.

Mais, si juste que soit le rapprochement établi entre Jackson et Goldstein par Ombredane[1][2], Ey et Rouart[3][4] et Cassirer[5][6], on ne saurait méconnaître leur différence profonde et l'originalité de Goldstein. Jackson se place à un point de vue évolutionniste, il admet que les centres hiérarchisés des | fonctions de relation et les divers usages de ces fonctions répondent à des stades différents de l'évolution. Le rapport de dignité fonctionnelle est aussi un rapport de succession chronologique; supérieur et postérieur se confondent. C'est la postériorité des fonctions supérieures qui explique leur fragilité et leur précarité. La maladie, étant dissolution, est aussi régression. L'aphasique ou l'apraxique retrouvent un langage ou une gesticulation d'enfant, voire même d'animal. La maladie, bien qu'étant remaniement d'un reste et non pas seulement perte d'un avoir, ne crée rien, elle rejette le malade comme dit Cassirer « d'une étape en arrière sur cette route que l'humanité a dû se frayer lentement par un effort constant »[7]. Or s'il est vrai que, selon Goldstein, la maladie est un mode de vie rétréci, sans générosité créatrice puisque sans audace, il n'en reste pas moins que pour l'individu la maladie est une vie nouvelle, caractérisée par de nouvelles constantes physiologiques, par de nouveaux mécanismes d'obtention des

1. André Ombredane (1898-1958), philosophe français, médecin et psychologue, ancien élève de l'École normale supérieure, agrégé de philosophie (1922), docteur en médecine (1929) avec un travail sur les troubles mentaux de la sclérose en plaques, interne en psychiatrie, assistant de psychologie à la Sorbonne, quitta la France en 1939 et devint professeur de psychologie expérimentale à l'Université de Rio de Janeiro. Il fut nommé en 1948 professeur de psychologie à l'Université libre de Bruxelles.

[2]. A. Ombredane, « Les usages du langage », art. cit.

3. Julien Rouart (1901-1994), médecin français, psychiatre et psychanalyste, fut membre de la Société psychanalytique de Paris et collabora avec Lucien Bonnafé, Jacques Lacan, et Henri Ey avec qui il publia l'ouvrage *Essai d'application des principes de Jackson à une conception dynamique de la neuro-psychiatrie* (Paris, Doin, 1938).

[4]. H. Ey et J. Rouart, « Essai d'application des principes de Jackson à une conception dynamique de la neuro-psychiatrie », art. cit.

5. Ernst Cassirer (1874-1945), philosophe allemand, d'inspiration néo-kantienne, a étudié la philosophie à Berlin et Marbourg, où il eut comme professeur Georg Simmel, et où il soutint en 1899 sa thèse sous la direction de Paul Natorp sur Descartes. Habilité en 1906 à Berlin avec son travail classique *Le problème de la connaissance dans la philosophie et la science contemporaines*, il fut nommé professeur de philosophie à l'Université de Hambourg en 1919, où il élabora son œuvre majeure, *Philosophie des formes symboliques*. Destitué en 1933, il émigra en Angleterre, puis en Suède, puis aux États-Unis où il devint professeur à l'Université de Yale puis à l'Université Columbia de New York.

[6]. E. Cassirer, « Pathologie de la Conscience symbolique », *Journal de psychologie*, 1929.

[7]. F.-J.-V. Broussais, *De l'irritation et de la folie*, Paris, Mlle Delaunay, 1828, p. 566.

résultats apparemment inchangés. D'où cet avertissement, déjà cité : « Il faut *se garder de croire que les diverses attitudes possibles chez un malade représentent seulement une sorte de résidu du comportement normal*, ce qui a survécu à la destruction. Les attitudes qui ont survécu chez le malade *ne se présentent jamais sous cette forme chez le sujet normal*, pas même aux stades inférieurs de son ontogenèse ou de sa phylogenèse, comme on l'admet trop fréquemment. La maladie leur a donné des formes particulières et l'on ne peut bien les comprendre que si l'on tient compte de l'état morbide » [1]. S'il est possible en effet de comparer la gesticulation d'un adulte malade à celle d'un enfant, l'assimilation essentielle de l'une à l'autre aboutirait à la possibilité de définir symétriquement le comportement de l'enfant comme celui d'un adulte malade. Ce serait une absurdité, par méconnaissance de cette avidité qui pousse l'enfant à se hausser constamment à de nouvelles normes, si profondément opposée au souci de conservation qui guide le malade dans le maintien obsédant et souvent épuisant des seules normes de vie à l'intérieur desquelles il se sente à peu près normal, c'est-à-dire en position d'utiliser et de dominer son milieu propre.

Ey et Rouart ont bien saisi, sur ce point précis, l'insuffisance de la conception de Jackson : « Dans l'ordre des fonctions psychiques, la dissolution produit et une régression capacitaire et une involution vers un niveau inférieur de l'évolution de la personnalité. La régression capacitaire ne reproduit pas exactement un stade passé, mais s'en approche (troubles du langage, | des perceptions, etc.). L'involution de la personnalité en tant 125 que précisément elle est totalitaire, ne peut pas être absolument assimilée à une phase historique du développement ontogénique ou phylogénique, car elle porte la marque de la régression capacitaire et de plus, en tant que mode réactionnel de la personnalité *au moment actuel*, elle ne peut, même amputée de ses instances supérieures, revenir à un mode réactionnel passé. C'est ce qui explique que, pour tant d'analogies que l'on trouve entre le délire et la mentalité de l'enfant ou la mentalité primitive, on ne peut pas conclure qu'il y ait identité » [2].

Ce sont encore les idées de Jackson qui ont guidé Delmas-Marsalet dans l'interprétation des résultats obtenus en thérapeutique neuro-psychiatrique par l'emploi de l'électrochoc. Mais non content de distinguer avec Jackson

---

[1]. K. Goldstein, « L'analyse de l'aphasie et l'étude de l'essence du langage », art. cit., p. 437.

[2]. H. Ey et J. Rouart, « Essai d'application des principes de Jackson à une conception dynamique de la neuro-psychiatrie », art. cit., p. 327.

des troubles négatifs par déficit et des troubles positifs par libération des parties restantes, Delmas-Marsalet, comme Ey et Rouart, insiste sur ce que la maladie fait apparaître d'anormal, c'est-à-dire exactement de nouveau. Dans un cerveau soumis à des effets toxiques, traumatiques, infectieux, des modifications consistant en liaisons nouvelles de territoire à territoire, en orientations dynamiques différentes, peuvent apparaître. Un tout cellulaire, quantitativement inchangé, est capable d'un agencement nouveau, de liaisons différentes de « type isomérique », comme en chimie des isomères sont des composés à formule globale identique, mais dont certaines chaînes sont autrement placées par rapport à un noyau commun. Du point de vue thérapeutique, on doit admettre que le coma, obtenu par électrochoc, permet, après une dissolution des fonctions neuro-psychiques, une reconstruction qui n'est pas nécessairement la réapparition inversée des étapes de la dissolution préalable. La guérison peut s'interpréter aussi bien comme une mutation d'un agencement en un autre que comme une restitution de l'état initial [1]. Si l'on indique ici ces conceptions toutes récentes c'est pour montrer à quel point l'idée que le pathologique ne se déduit pas linéairement du normal, tend à s'imposer. Tel qui répugnerait au langage et à la manière de Goldstein, acquiescera aux conclusions de Delmas-Marsalet [2], en raison précisément de ce que nous considérons personnellement comme leur faiblesse, savoir le vocabulaire et les images d'atomisme psychologique (édifice, moellons, agencements, architecture, etc.) qu'elles utilisent pour se formuler. Mais, en dépit du langage, la probité clinique établit des faits qui valent d'être retenus.

126 | *

Peut-être voudra-t-on objecter qu'en exposant les idées de Goldstein et leur rapport aux idées de Jackson, nous sommes dans le domaine des troubles psychiques, plutôt que dans celui des troubles somatiques, que nous décrivons des défaillances d'utilisation psychomotrice, plutôt que des

[1]. P. Delmas-Marsalet, *L'électrochoc thérapeutique et la dissolution-reconstruction*, Paris, J.-B. Baillière et fils, 1943.

2. Paul Delmas-Marsalet (1898-1977), médecin français, neuropsychiatre, licencié ès sciences (1922), docteur en médecine (1925) et agrégé de médecine (1930), fut professeur à la Faculté de médecine de Bordeaux. Ses principaux travaux portèrent sur l'épilepsie, sur l'électroconvulsivothérapie pour laquelle il conçut un appareil, sur une interprétation néojacksonienne (« dissolution-reconstruction ») de ses effets. Il travailla également sur l'électrocardiogramme. Il fut élu membre correspondant de l'Académie nationale de médecine en 1961.

altérations de fonctions physiologiques proprement dites, qui est le point de vue auquel nous avions déclaré vouloir nous placer spécialement. Nous pourrions répondre que nous avons abordé non seulement l'exposé mais même la lecture de Goldstein en dernier lieu, et que tous les exemples de faits pathologiques que nous avons apportés à l'appui de nos hypothèses et propositions – pour lesquelles les idées de Goldstein sont un encouragement et non une inspiration – sont empruntés à la physio-pathologie. Mais nous préférons exposer de nouveaux travaux incontestablement physio-pathologiques, et dont les auteurs ne doivent rien à Goldstein quant aux tendances de leurs recherches.

Dans le domaine neurologique, on avait depuis longtemps remarqué, par observation clinique et par expérimentation, que la section des nerfs entraîne des symptômes dont la seule discontinuité anatomique ne suffit pas à rendre compte. Au cours de la guerre 1914-1918, une masse de faits relatifs à des troubles secondaires d'ordre sensitif et moteur, postérieurs à des blessures et à des interventions chirurgicales, sollicitèrent à nouveau l'attention. Les explications d'alors faisaient intervenir la suppléance anatomique, de pseudo-restaurations et faute de mieux, comme il arrive souvent, le pithiatisme. Le grand mérite de Leriche est d'avoir, dès 1919, étudié systématiquement la physiologie des moignons nerveux, et systématisé les observations cliniques sous le nom de « syndrome du neurogliome ». Nageotte [1] appelait névrome d'amputation le bouton renflé, souvent très gros, fait de cylindraxes et de névroglie qui se forme au bout central d'un nerf sectionné. Leriche vit le premier que le névrome est le point de départ d'un phénomène de type réflexe et il localisa dans les neurites dispersés du moignon central l'origine de ce dit réflexe. Le syndrome du neurogliome comprend un aspect privatif et un aspect positif, l'apparition en somme d'un trouble inédit. Leriche, supposant que les fibres sympathiques sont la voie ordinaire de l'excitation née au niveau du neurogliome, pense que ces excitations « déterminent des réflexes vaso-moteurs de qualité inhabituelle, à contre-temps, presque toujours de type vaso-constrictif et ce sont ces réflexes qui, en produisant une | hypertonie 127 de la fibre lisse, déterminent à la périphérie une véritable maladie nouvelle, juxtaposée au déficit moteur et sensitif, relevant de la section

1. Jean Nageotte (1866-1948), médecin français, docteur en médecine de Paris en 1893, succéda à Ranvier à la Salpêtrière et fut professeur d'histologie comparée au Collège de France. Il apporta des contributions considérables à l'anatomie microscopique du système nerveux.

nerveuse. Cette maladie nouvelle est caractérisée par de la cyanose, du refroidissement, de l'œdème, des troubles trophiques, des douleurs »[1]. La conclusion thérapeutique de Leriche c'est qu'il faut empêcher la formation du neurogliome, et notamment par la greffe nerveuse. La greffe ne rétablit peut-être pas la continuité anatomique, mais sertit en quelque sorte l'extrémité du bout central et canalise les neurites repoussant au bout supérieur. On peut aussi utiliser une technique mise au point par Foerster[2] et consistant dans la ligature du névrilème et la momification du moignon par injection d'alcool absolu.

A. G. Weiss[3], travaillant dans le même sens que Leriche, pense plus nettement encore que celui-ci qu'en matière de maladie du neurogliome, il convient et il suffit de supprimer d'emblée le neurogliome, sans perdre de temps à « mimer » par greffe ou par suture un rétablissement de continuité anatomique. Non pas assurément qu'on s'attende par là à une restitution intégrale dans le territoire du nerf lésé. Mais il s'agit de choisir. Par exemple dans le cas d'une griffe cubitale, il faut choisir d'attendre l'amendement *possible* de la paralysie si la restauration de la continuité nerveuse s'opère par suite de greffe, ou de procurer *immédiatement* au malade l'usage d'une main, partiellement toujours paralysée, mais capable d'une agilité fonctionnelle très satisfaisante.

Les recherches histologiques de Klein peuvent peut-être rendre compte de tous ces phénomènes[4]. Quelles que soient les modalités de détail observées selon les cas (sclérose, inflammation, hémorragie, etc.), tout examen histologique de névrome révèle un fait constant, c'est le contact persistant établi entre le neuroplasme des cylindraxes

[1]. R. Leriche, *La chirurgie de la douleur*, art. cit., p. 153.

2. Otfrid Fœrster (1873-1941), médecin allemand, neurologue et neurochirurgien, docteur en médecine à Breslau en 1897, a participé à l'émancipation de la neurologie par rapport à la psychiatrie et à la médecine interne en contribuant avec Carl Wernicke, dont il fut l'assistant à Breslau de 1899 à 1904, à l'atlas cytoarchitectonique du cerveau publié par ce dernier à Berlin en 1903. Il contribua notamment au développement des techniques chirurgicales pour la réparation des nerfs endommagés, notamment à la suite de blessures du cerveau et de la moëlle épinière au cours de la première guerre mondiale. Il fut le médecin de Lénine jusqu'à sa mort en 1924.

3. Alfred Gustave Weiss (1898-1979), médecin français, chirurgien, effectua ses études de médecine à Strasbourg, Paris, et aux États-Unis. Docteur en médecine de la Faculté de Strasbourg en 1924, il fut nommé professeur de clinique chirurgicale à cette même Faculté en 1959.

[4]. A.-G. Weiss et M. Klein, « Physiopathologie et histologie des neurogliomes d'amputation », *Archives de Physique biologique*, t. XVII, 1943, suppl. n° 62.

et la prolifération, parfois en proportions considérables, de la gaine de Schwann. Cette constatation autorise un rapprochement entre les névromes et les terminaisons réceptrices de la sensibilité générale, constituées par la terminaison du neurite proprement dit et par des éléments différenciés mais dérivant toujours de la gaine de Schwann. Ce rapprochement confirmerait les conceptions de Leriche selon lesquelles le neurogliome est bien un point de départ d'excitations inhabituelles.

Quoi qu'il en soit, A. G. Weiss et J. Warter[1] sont fondés à affirmer : « La maladie du neurogliome déborde singulièrement le cadre de la simple interruption motrice et sensitive et bien | souvent, par sa gravité, elle **128** constitue l'essentiel de l'infirmité. Cela est tellement vrai que si, par un moyen ou par un autre, on parvient à délivrer le malade des troubles liés à l'existence du neurogliome, la paralysie sensitivo-motrice qui subsiste revêt un aspect véritablement secondaire et souvent compatible avec un usage à peu près normal du membre atteint »[2].

L'exemple de la maladie du neurogliome nous paraît parfaitement apte à illustrer l'idée que la maladie n'est pas seulement disparition d'un ordre physiologique mais apparition d'un nouvel ordre vital, idée qui est aussi bien celle de Leriche – comme on a vu dans la première partie de cette étude – que celle de Goldstein et qui pourrait à juste titre s'autoriser de la théorie bergsonienne du désordre. Il n'y a pas de désordre, il y a substitution à un ordre attendu ou aimé d'un autre ordre dont on n'a que faire ou dont on a à souffrir.

*

Mais en indiquant qu'une restitution fonctionnelle, satisfaisante aux yeux du malade et aussi de son médecin, peut être obtenue sans *restitutio ad integrum* dans l'ordre anatomique théoriquement correspondant, Weiss et Warter apportent aux idées de Goldstein sur la guérison une confirmation certainement inattendue pour eux. « Etre sain, dit Goldstein, c'est être capable de se comporter de façon ordonnée et cela peut exister malgré l'impossibilité de certaines réalisations précédemment possibles.

---

1. Julien Warter (1909-1995), médecin français, ancien élève de l'École de santé militaire, licencié ès sciences et docteur en médecine en 1932, fut nommé professeur de clinique médicale à la Faculté de médecine de Strasbourg en 1946.

[2]. A.-G. Weiss et J. Warter, « Du rôle primordial joué par le neurogliome dans l'évolution des blessures des nerfs », *La Presse médicale*, 13 mars 1943.

Mais… la nouvelle santé n'est pas la même que l'ancienne. De même que pour l'ancienne normalité une détermination précise du contenu était caractéristique, de même un changement de contenu ressortit à la nouvelle normalité. Cela va de soi d'après notre concept d'organisme à contenu déterminé, et devient de la plus haute importance pour notre conduite à l'égard du guéri… Guérir, malgré des déficits, va toujours de pair avec des pertes essentielles pour l'organisme et en même temps avec la réapparition d'un ordre. A cela répond *une nouvelle norme individuelle.* Combien il est important de retrouver un ordre au cours de la guérison, cela ressort de ceci que l'organisme semble avant tout tendre à conserver ou à acquérir certaines particularités qui permettent de le faire. Ce qui revient à dire que l'organisme semble viser avant tout l'obtention de nouvelles constantes. Nous trouvons éventuellement au cours de la guérison – malgré les déficits persistants – des transformations en certains domaines par | rapport à autrefois, mais les propriétés sont à nouveau constantes. Nous trouvons à nouveau des constantes, dans le domaine somatique comme dans le domaine psychique : par exemple, un pouls modifié par rapport à jadis, mais relativement constant, de même une pression sanguine, une glycémie, un comportement psychique global, etc. Ces nouvelles constantes garantissent l'ordre nouveau. Nous ne pouvons comprendre le comportement de l'organisme guéri que si nous portons attention sur cela. Nous n'avons pas le droit d'essayer de modifier ces constantes-là, nous ne créerions par là qu'un nouveau désordre. Nous avons appris à ne pas toujours lutter contre la fièvre, mais à considérer éventuellement l'élévation thermique comme une de ces constantes qui sont nécessaires pour amener la guérison. De même en face d'une pression sanguine élevée ou de certains changements dans le psychisme. Il existe bien d'autres constantes modifiées de cette sorte que nous tendons encore aujourd'hui à supprimer comme nocives, alors que nous ferions mieux de les respecter » [1].

Contrairement à une façon de citer Goldstein qui donne les apparences de l'initiation à une physiologie hermétique ou paradoxale, on mettrait ici volontiers l'accent sur l'objectivité et même la banalité de ses idées directrices. Ce ne sont pas seulement des observations de cliniciens, étrangers à ses thèses, qui vont dans le sens de ses propres recherches, ce sont aussi des constatations expérimentales. Kayser n'écrivait-il pas en 1932 : « L'aréflexie observée après section spinale transversale est due à l'interruption de l'arc réflexe même. La disparition de l'état de choc,

[1]. K. Goldstein, *Der Aufbau des Organismus, op. cit.,* p. 272.

accompagnée de la réapparition des réflexes, n'est pas un rétablissement à proprement parler, mais la constitution d'un nouvel individu « réduit ». On crée une nouvelle entité, « l'animal spinal » (von Weizsäcker [1]) [2].

En affirmant que les nouvelles normes physiologiques ne sont pas l'équivalent des normes antérieures à la maladie, Goldstein ne fait en somme que confirmer ce fait biologique fondamental que la vie ne connaît pas la réversibilité. Mais si elle n'admet pas des rétablissements, la vie admet des réparations qui sont vraiment des innovations physiologiques. La réduction plus ou moins grande de ces possibilités d'innovation mesure la gravité de la maladie. Quant à la santé, au sens absolu, elle n'est pas autre chose que l'indétermination initiale de la capacité d'institution de nouvelles normes biologiques.

| *   130

Le frontispice du tome VI de l'*Encyclopédie française*, « l'Être humain », publié sous la direction de Leriche, représente la santé sous les apparences d'un athlète, lanceur de poids. Cette simple image nous paraît aussi pleine d'enseignement que toutes les pages suivantes, consacrées à la description de l'homme normal. Nous voulons rassembler maintenant toutes nos réflexions, éparses au cours des exposés et des examens critiques antérieurs, pour en former l'esquisse d'une définition de la santé.

Si l'on reconnaît que la maladie reste une sorte de norme biologique, cela entraîne que l'état pathologique ne peut être dit anormal absolument, mais anormal dans la relation à une situation déterminée. Réciproquement, être sain et être normal ne sont pas tout à fait équivalents, puisque le pathologique est une sorte de normal. Etre sain c'est non seulement être normal dans une situation donnée, mais être aussi normatif, dans cette situation et dans d'autres situations éventuelles. Ce qui caractérise la santé c'est la possibilité de dépasser la norme qui définit le normal momentané, la possibilité de tolérer des infractions à la norme habituelle et d'instituer

1. Viktor von Weizsäcker (1886-1957), médecin allemand, docteur en médecine de Heidelberg en 1910, puis chef du département de neurologie de la clinique universitaire en 1920, fut professeur de clinique médicale générale à Heidelberg en 1945 et chef du département de psychosomatique de la clinique universitaire. Ce philosophe de la pathologie et de la médecine eut une grande influence en développant l'anthropologie médicale et l'approche psychosomatique. Son ouvrage *Der Gestaltkreis* a été traduit par Michel Foucault et Daniel Rocher (*Le cycle de la structure*, Paris, Desclée de Brouwer, 1958).

[2]. Ch. Kayser, « Les réflexes », dans *Conférences de physiologie médicale sur des sujets d'actualité*, Paris, Masson, 1933, p. 115.

des normes nouvelles dans des situations nouvelles. On reste normal, dans un milieu et un système d'exigences donnés, avec un seul rein. Mais on ne peut plus se payer le luxe de perdre un rein, on doit le ménager et se ménager. Les prescriptions du bon sens médical sont si familières qu'on n'y cherche aucun sens profond. Et pourtant, que c'est affligeant et difficile d'obéir au médecin qui dit : Ménagez-vous ! « Me ménager c'est bien facile à dire, mais j'ai mon ménage » disait à la consultation de l'hôpital une mère de famille qui n'avait, ce faisant, aucune intention d'ironie ou de sémantique. Un ménage c'est l'éventualité du mari ou de l'enfant malade, du pantalon déchiré qu'il faut raccommoder le soir quand l'enfant est au lit, puisqu'il n'a qu'un pantalon, de la course au loin pour chercher le pain si la boulangerie habituelle est fermée pour infraction au règlement, etc. Se ménager, comme c'est difficile, quand on vivait sans savoir à quelle heure on mangeait, sans savoir si l'escalier était raide ou non, sans savoir l'heure du dernier tram, puisque, si elle était passée, on rentrait à pied chez soi, même de loin.

La santé c'est une marge de tolérance des infidélités du milieu. Mais
131 n'est-il pas absurde de parler d'infidélité du milieu ? | Passe encore pour le milieu social humain, où les institutions sont au fond précaires, les conventions révocables, les modes rapides comme un éclair. Mais le milieu cosmique, le milieu de l'animal en général, n'est-il pas un système de constantes mécaniques, physiques et chimiques, n'est-il pas fait d'invariants ? Certes, ce milieu que la science définit est fait de lois, mais ces lois ce sont des abstractions théoriques. Le vivant ne vit pas parmi des lois, mais parmi des êtres et des événements qui diversifient ces lois. Ce qui porte l'oiseau c'est la branche et non les lois de l'élasticité. Si nous réduisons la branche aux lois de l'élasticité, nous ne devons pas non plus parler d'oiseau, mais de solutions colloïdales. A un tel niveau d'abstraction analytique, il n'est plus question de milieu pour un vivant, ni de santé, ni de maladie. De même, ce que mange le renard c'est un œuf de poule et non la chimie des albuminoïdes ou les lois de l'embryologie. Parce que le vivant qualifié vit parmi un monde d'objets qualifiés, il vit parmi un monde d'accidents possibles. Rien n'est par hasard, mais tout arrive sous forme d'événements. Voilà en quoi le milieu est infidèle. Son infidélité c'est proprement son devenir, son histoire.

La vie n'est donc pas pour le vivant une déduction monotone, un mouvement rectiligne, elle ignore la rigidité géométrique, elle est débat ou explication (ce que Goldstein appelle *Auseinandersetzung*) avec un milieu où il y a des fuites, des trous, des dérobades et des résistances inattendues.

Répétons-le encore une fois. Nous ne faisons pas profession – assez bien portée aujourd'hui – d'indéterminisme. Nous soutenons que la vie d'un vivant, fût-ce d'une amibe, ne reconnaît les catégories de santé et de maladie que sur le plan de l'expérience, qui est d'abord épreuve au sens affectif du terme, et non sur le plan de la science. La science explique l'expérience, mais elle ne l'annule pas pour autant.

La santé c'est un ensemble de sécurités et d'assurances (ce que les Allemands appellent *Sicherungen*), sécurités dans le présent et assurances pour l'avenir. Comme il y a une assurance psychologique qui n'est pas présomption, il y a une assurance biologique qui n'est pas excès et qui est la santé. La santé est un volant régulateur des possibilités de réaction. La vie est habituellement en deçà de ses possibilités, mais se montre au besoin supérieure à sa capacité escomptée. Cela est patent dans les réactions de défense du type inflammatoire. Si la lutte contre l'infection était victorieuse dans l'instant, il n'y aurait pas d'inflammation. Si les défenses organiques étaient immédiatement | forcées il n'y aurait pas non plus d'inflammation. 132 S'il y a inflammation c'est parce que la défense anti-infectieuse est à la fois surprise et mobilisée. Etre en bonne santé c'est pouvoir tomber malade et s'en relever, c'est un luxe biologique.

Inversement, le propre de la maladie c'est d'être une réduction de la marge de tolérance des infidélités du milieu. Et en parlant de réduction nous n'entendons pas tomber sous le coup de la critique que nous avons présentée des conceptions de Comte et de Cl. Bernard. Cette réduction consiste à ne pouvoir vivre que dans un autre milieu et non pas seulement parmi quelques-unes des parties de l'ancien. C'est ce qu'a bien vu Goldstein. Au fond l'anxiété populaire devant les complications des maladies ne traduit que cette expérience. On soigne davantage la maladie dans laquelle une maladie donnée risque de nous précipiter que la maladie elle-même, car il y a plutôt une précipitation de maladies qu'une complication de la maladie. Chaque maladie réduit le pouvoir d'affronter les autres, use l'assurance biologique initiale sans laquelle il n'y aurait pas même de vie. La rougeole ce n'est rien, mais c'est la bronchopneumonie qu'on redoute. La syphilis n'est si redoutée que depuis ses incidences d'ordre nerveux. Le diabète ce n'est pas grave si c'est glycosurie seulement. Mais le coma? Mais la gangrène? Mais qu'adviendra-t-il si une intervention chirurgicale est nécessaire? L'hémophilie vraiment ce n'est rien, tant qu'il ne survient pas de traumatisme. Mais qui est à l'abri d'un traumatisme, à moins de retour à l'existence intra-utérine? Et encore!

Les philosophes disputent pour savoir si la tendance fondamentale du vivant est la conservation ou l'expansion. Il semble bien que l'expérience médicale apporterait ici un argument de poids dans le débat. Goldstein remarque que le souci morbide d'éviter les situations éventuellement génératrices de réactions catastrophiques exprime l'instinct de conservation. Cet instinct n'est pas, selon lui, la loi générale de la vie, mais la loi d'une vie rétractée. L'organisme sain cherche moins à se maintenir dans son état et son milieu présents qu'à réaliser sa nature. Or cela exige que l'organisme, en affrontant des risques, accepte l'éventualité de réactions catastrophiques. L'homme sain ne se dérobe pas devant les problèmes que lui posent les bouleversements parfois subits de ses habitudes, même physiologiquement parlant; il mesure sa santé à sa capacité de surmonter les crises organiques pour instaurer un nouvel ordre [1].

133   L'homme ne se sent en bonne santé – qui est la santé – que lorsqu'il se sent plus que normal – c'est-à-dire adapté au milieu | et à ses exigences – mais normatif, capable de suivre de nouvelles normes de vie. Ce n'est évidemment pas en vue expressément de donner ce sentiment aux hommes que la nature a construit leurs organismes avec une telle prodigalité : trop de rein, trop de poumon, trop de parathyroïdes, trop de pancréas, trop de cerveau même, si on limitait la vie humaine à la vie végétative*. Une telle façon de penser traduit le finalisme le plus naïf. Mais toujours est-il qu'ainsi fait, l'homme se sent porté par une surabondance de moyens dont il lui est normal d'abuser. Contre certains médecins trop prompts à voir dans les maladies des crimes, parce que les intéressés y ont quelque part du fait d'excès ou d'omissions, nous estimons que le pouvoir et la tentation de se rendre malade sont une caractéristique essentielle de la physiologie humaine. Transposant un mot de Valéry, nous avons dit que l'abus possible de la santé fait partie de la santé.

Pour apprécier le normal et le pathologique il ne faut pas limiter la vie humaine à la vie végétative. On peut vivre à la rigueur avec bien des malformations ou des affections, mais on ne peut rien faire de sa vie, ou du moins on peut toujours en faire quelque chose et c'est en ce sens que tout état de l'organisme, s'il est adaptation à des circonstances imposées, finit, tant qu'il est compatible avec la vie, par être au fond normal. Mais

---

* *Cf.* sur ce point W. B. Cannon, *La sagesse du corps*, chap. XI : La marge de sécurité dans la structure et les fonctions du corps, Paris, 1946.

[1]. A. Gurwitsch, « Le fonctionnement de l'organisme d'après K. Goldstein », art. cit.

cette normalité est payée du renoncement à toute normativité éventuelle. L'homme, même physique, ne se limite pas à son organisme. L'homme ayant prolongé ses organes par des outils, ne voit dans son corps que le moyen de tous les moyens d'action possibles. C'est donc au-delà du corps qu'il faut regarder pour apprécier ce qui est normal ou pathologique pour ce corps même. Avec une infirmité comme l'astigmatisme ou la myopie on serait normal dans une société agricole ou pastorale, mais on est anormal dans la marine ou dans l'aviation. Or du moment que l'humanité a élargi techniquement ses moyens de locomotion, c'est se sentir anormal que de se savoir interdites certaines activités devenues pour l'espèce humaine à la fois un besoin et un idéal. Donc on ne comprend bien comment, dans les milieux propres à l'homme, le même homme se trouve, à des moments différents, normal ou anormal, ayant les mêmes organes, que si l'on comprend comment la vitalité organique s'épanouit chez l'homme en plasticité technique et en avidité de domination du milieu. | Si de ces **134** analyses l'on revient maintenant au sentiment concret de l'état qu'elles ont cherché à définir, on comprend que la santé soit pour l'homme un sentiment d'assurance dans la vie qui ne s'assigne de lui-même aucune limite. *Valere* qui a donné valeur signifie en latin se bien porter. La santé est une façon d'aborder l'existence en se sentant non seulement possesseur ou porteur mais aussi au besoin créateur de valeur, instaurateur de normes vitales. De là cette séduction exercée encore aujourd'hui sur nos esprits par l'image de l'athlète, séduction dont l'engouement contemporain pour un sport rationalisé ne nous paraît qu'une affligeante caricature [a].

---

a. On voudra peut-être objecter que nous avons tendance à confondre la santé et la jeunesse. Nous n'oublions cependant pas que la vieillesse est un stade normal de la vie. Mais à âge égal, un vieillard sera sain qui manifestera une capacité d'adaptation ou de réparation des dégâts organiques que tel autre ne manifeste pas, par exemple une bonne et solide soudure d'un col de fémur fracturé. Le beau vieillard n'est pas seulement une fiction de poète.

PHYSIOLOGIE ET PATHOLOGIE

En conséquence des analyses précédentes, il apparaît que définir la physiologie comme la science des lois ou des constantes de la vie normale ne serait pas rigoureusement exact, pour deux raisons. D'abord parce que le concept de normal n'est pas un concept d'existence, susceptible en soi de mesure objective. Ensuite, parce que le pathologique doit être compris comme une espèce du normal, l'anormal n'étant pas ce qui n'est pas normal, mais ce qui est un autre normal. Cela ne veut pas dire que la physiologie n'est pas une science. Elle l'est authentiquement par sa recherche de constantes et d'invariants, par ses procédés métriques, par sa démarche analytique générale. Mais s'il est aisé de définir par sa méthode *comment* la physiologie est une science, il est moins aisé de définir par son objet *de quoi* elle est la science. La dirons-nous science des conditions de la santé ? Ce serait déjà, à notre avis, préférable à science des fonctions normales de la vie, puisque nous avons cru devoir distinguer l'état normal et la santé. Mais une difficulté subsiste. Quand on pense à l'objet d'une science, on pense à un objet stable, identique à soi. La matière et le mouvement, régis par l'inertie, donnent à cet égard toute garantie. Mais la vie ? N'est-elle pas évolution, variation de formes, invention de comportements ? Sa structure n'est-elle pas historique autant qu'histologique ? La physiologie pencherait alors vers l'histoire qui n'est pas, quoi qu'on fasse, science de la nature. Il est vrai qu'on peut n'être pas moins frappé du caractère de stabilité de la vie. Tout dépend en somme, pour définir la physiologie, de l'idée qu'on se fait de la santé. Raphaël Dubois [1] qui est, à notre connaissance, le seul

---

1. Raphaël Dubois (1849-1929), médecin français, physiologiste, diplômé de pharmacie (Paris 1874), puis docteur en médecine à Paris (1876) et docteur ès sciences (1886), fut nommé professeur de physiologie générale et comparée à la Faculté des sciences de Lyon. Il est surtout connu pour ses travaux sur la bioluminescence, ainsi que sur l'anesthésie. Il fonda la station de biologie marine de l'Université de Lyon à Tamaris.

auteur, au XIXᵉ siècle, d'un ouvrage de physiologie où une définition non simplement étymologique ou non purement tautologique soit proposée
136 de la physiologie, en fait dériver le sens de la théorie | hippocratique de la *natura medicatrix* : « Le rôle de la *natura medicatrix* se confond avec celui des fonctions normales de l'organisme qui toutes, plus ou moins directement, sont conservatrices et défensives. Or la physiologie n'étudie pas autre chose que les fonctions des êtres vivants ou, en d'autres termes, les phénomènes normaux du proteon vivant ou bioproteon » [1]. Or si l'on admet, avec Goldstein, qu'il n'y a proprement tendance conservatrice que dans la maladie, que l'organisme sain est caractérisé par la tendance à affronter des situations nouvelles et à instituer de nouvelles normes, on ne peut se satisfaire d'une telle façon de voir.

Sigerist qui cherche à définir la physiologie en comprenant le sens de la première découverte qui l'a inaugurée, la découverte par Harvey de la circulation du sang (1628), procède à sa façon habituelle, qui est de situer cette découverte dans l'histoire intellectuelle de la civilisation. Pourquoi une conception fonctionnelle de la vie apparaît-elle alors, ni plus tôt, ni plus tard ? Sigerist ne sépare pas la science de la vie, née en 1628, de la conception générale, disons philosophique, de la vie qui s'exprime alors dans les diverses attitudes de l'individu devant le monde. Les arts plastiques d'abord, de la fin du XVIᵉ et du commencement du XVIIᵉ siècle, ont fixé le style baroque, ont libéré partout le mouvement. A l'inverse de l'artiste classique, l'artiste baroque ne voit dans la nature que ce qui est inachevé, virtuel, non encore circonscrit. « L'homme du baroque ne s'intéresse pas à ce qui est, mais à ce qui va être. Le baroque est infiniment plus qu'un style dans l'art, il est l'expression d'une forme de pensée qui règne à cette époque dans tous les domaines de l'esprit : la littérature, la musique, la mode, l'État, la façon de vivre, les sciences » [2]. Les hommes du début du XVIᵉ siècle, en fondant l'anatomie, avaient privilégié l'aspect statique, délimité, de la forme vivante. Ce que Wœlfflin [3] dit de l'artiste baroque, qu'il ne voit pas l'œil mais le regard, Sigerist le dit du médecin au début du XVIIᵉ siècle : « Il ne voit pas le muscle, mais sa contraction et l'effet

---

[1]. R. Dubois, *Physiologie générale et comparée*, Paris, Carré & Naud, 1898, p. 10.
[2]. H.-E. Sigerist, *Introduction à la médecine, op. cit.*, p. 41.
3. Heinrich Wölfflin (1864-1945), historien de l'art, suisse, docteur en philosophie avec une thèse sur l'histoire de l'art, enseigna aux Universités de Bâle, Berlin, Munich et Zurich. Il est principalement l'auteur de *Renaissance et Baroque* (1888) et de *Principes fondamentaux de l'histoire de l'art* (1915).

qu'elle produit. Voilà comment naît l'*anatomia animata*, la physiologie. L'objet de cette dernière science est le mouvement. Elle ouvre les portes à l'illimité. Chaque problème physiologique conduit aux sources de la vie et permet des échappées sur l'infini » [1]. Harvey, quoique anatomiste, ne voyait pas dans le corps la forme, mais le mouvement. Ses recherches ne sont pas fondées sur la configuration du cœur, mais sur l'observation du pouls et de la respiration, deux mouvements qui ne cessent qu'avec la vie. L'idée fonctionnelle | en médecine rejoint l'art de Michel-Ange [2] et la 137 mécanique dynamique de Galilée [3] [a].

Il va sans dire, d'après les considérations antérieures concernant la santé, que cet « esprit » de la physiologie naissante nous paraît devoir être retenu dans la définition de la physiologie comme science des conditions de la santé. Nous avons parlé à plusieurs reprises d'allures de la vie, préférant dans certains cas cette expression au terme de comportement pour mieux faire sentir que la vie est polarité dynamique. Il nous semble qu'en définissant la physiologie comme *science des allures stabilisées de la vie*, nous répondons à peu près à toutes les exigences nées de nos positions antérieures. D'une part, nous assignons à la recherche un objet dont l'identité à soi-même est celle d'une habitude plutôt que celle d'une nature, mais dont la constance relative est peut-être plus précisément adéquate à rendre compte des phénomènes, malgré tout fluctuants, dont s'occupe le physiologiste. D'autre part nous réservons la possibilité du dépassement par la vie des constantes ou des invariants biologiques codifiés et tenus conventionnellement pour normes, à un moment défini du savoir physiologique. C'est qu'en effet des allures ne peuvent être

a. Singer [4], dans les pages, d'ailleurs remarquables, qu'il consacre à Harvey, insiste plutôt sur le caractère traditionnel de ses conceptions biologiques, en sorte qu'il aurait été novateur par probité méthodologique et en dépit de ses postulats doctrinaux. [Ch. Singer, *Histoire de la biologie*, Paris, Payot, 1934.]

[1]. H.-E. Sigerist, *Introduction à la médecine, op. cit.*, p. 41.

2. Michel-Ange (1475-1564), sculpteur et artiste peintre italien, est universellement connu pour ses représentations puissantes du corps humain. L'exemple du David, à travers la disproportion intentionnelle de certains membres, montre la distance entre la représentation artistique et l'intention physiologique ou naturaliste.

[3]. H.-E. Sigerist, *Introduction à la médecine, op. cit.*, p. 42.

4. Charles Singer (1876-1960), médecin anglais, historien de la médecine, docteur en médecine d'Oxford en 1911, enseigna l'histoire de la médecine à University College à Londres à partir de 1920 avant de devenir professeur en 1931. Il eut un intérêt particulier pour la biologie et la médecine grecques, ainsi que pour l'histoire de la technologie.

stabilisées qu'après avoir été tentées, par rupture d'une stabilité antérieure. Enfin il nous semble pouvoir, à partir de la définition proposée, délimiter plus correctement les rapports de la physiologie et de la pathologie.

Parmi les allures inédites de la vie, il y en a de deux sortes. Il y a celles qui se stabilisent dans de nouvelles constantes, mais dont la stabilité ne fera pas obstacle à leur nouveau dépassement éventuel. Ce sont des constantes normales à valeur propulsive. Elles sont vraiment normales par normativité. Il y a celles qui se stabiliseront sous forme de constantes que tout l'effort anxieux du vivant tendra à préserver de toute éventuelle perturbation. Ce sont bien encore des constantes normales, mais à valeur répulsive, exprimant la mort en elles de la normativité. En cela elles sont pathologiques, quoique normales tant que le vivant en vit. En somme, au moment d'une rupture de stabilité physiologique, en période de crise évolutive, la physiologie perd ses droits, mais elle ne perd pas pour autant le fil. Elle ne sait pas d'avance si le nouvel ordre biologique sera physiologique ou non, mais elle aura ultérieurement le moyen de retrouver parmi | les constantes celles qu'elle revendique pour siennes. Ce sera par exemple de faire varier expérimentalement le milieu, pour savoir si les constantes retenues peuvent ou non s'accommoder sans catastrophe d'une fluctuation des conditions d'existence. C'est ce fil conducteur qui par exemple nous permet de comprendre quelle est la différence entre l'immunité et l'anaphylaxie. La présence d'anticorps dans le sang est commune à l'une et l'autre forme de réactivité. Mais alors que l'immunité confère à l'organisme l'insensibilité à une intrusion de microbes ou de toxines dans le milieu intérieur, l'anaphylaxie est sursensibilité acquise à une pénétration dans le milieu intérieur de substances spécifiques et particulièrement de matières protéiques[1]. Après une première modification (par infection, ou injection, ou intoxication) du milieu intérieur, une seconde effraction est ignorée par l'organisme immunisé, alors qu'elle provoque, dans le cas de l'anaphylaxie, une réaction de choc d'extrême gravité, très souvent mortelle, si soudaine qu'elle a fait donner à l'injection expérimentale qui la provoque le nom de *déchaînante*, par conséquent une réaction typiquement catastrophique. La présence d'anticorps dans le sérum sanguin est donc toujours normale, l'organisme ayant réagi par une modification de ses constantes à une première agression du milieu, et s'étant réglé sur lui, mais dans un cas la normalité est physiologique, dans l'autre pathologique.

[1]. A. Schwartz, « L'anaphylaxie », *Conférences de physiologie médicale sur des sujets d'actualité*, Paris, Masson, 1935.

*

Selon Sigerist, Virchow[1] définissait la pathologie comme une
« physiologie avec obstacles »[2]. Cette façon de comprendre la maladie
en la dérivant des fonctions normales, contrariées par un apport étranger
qui les complique sans les altérer, se rapproche des idées de Cl.
Bernard, et procède de principes pathogéniques assez simples. On sait comment sont
faits, par exemple, un cœur ou un rein, comment le sang ou l'urine les
traversent ; si l'on imagine des végétations ulcérantes d'endocardite sur la
valvule mitrale ou un calcul dans le bassinet, on est à même de comprendre
la pathogénie de symptômes tels qu'un souffle cardiaque ou une douleur
irradiée de colique néphrétique. Mais peut-être y a-t-il dans cette
conception une confusion de l'ordre pédagogique et de l'ordre heuristique.
L'enseignement de la médecine commence justement par l'anatomie et la
physiologie de l'homme normal, à partir desquelles on peut déduire parfois
assez aisément, en admettant certaines analogies mécaniques, la | raison **139**
de certains états pathologiques, par exemple, dans le domaine circulatoire,
le foie cardiaque, l'ascite, les œdèmes, dans le domaine sensori-moteur,
l'hémianopsie ou la paraplégie. Or il semble bien que l'ordre d'acquisition
de ces correspondances anatomo-physiologiques ait été inverse. C'est
d'abord le malade qui a constaté un jour que « quelque chose n'allait pas »,
il a remarqué certaines modifications surprenantes ou douloureuses de la
structure morphologique ou du comportement. Il a attiré sur elles, à tort ou
à raison, l'attention du médecin. Celui-ci, alerté par le malade, a procédé
à l'exploration méthodique des symptômes patents et plus encore des
symptômes latents. Si le malade, étant mort, on a procédé à l'autopsie, on
a recherché, par toutes sortes de moyens, dans tous les organes, certaines
particularités qu'on a comparées aux organes d'individus morts sans avoir
présenté jamais de semblables symptômes. On a confronté l'observation
clinique et le procès-verbal d'autopsie. Voilà comment la pathologie,
grâce à l'anatomie pathologique, mais aussi grâce à des hypothèses ou des
connaissances concernant les mécanismes fonctionnels, est devenue une
physiologie avec obstacles.

1. Rudolf Virchow (1821-1902), médecin allemand, personnalité scientifique et politique
considérable, élève du physiologiste Johannes Müller, docteur en médecine de l'Université
de Berlin en 1843, décrivit la leucémie en 1845. Professeur d'anatomie pathologique à
l'Université de Wurzbourg en 1849, puis à l'hôpital de la Charité à Berlin en 1854, il fut
l'auteur de la *Pathologie Cellulaire* (1858). Il développa également l'idée de la médecine
comme science sociale, la médecine légale, et l'anthropologie.

[2]. H.-E. Sigerist, *Introduction à la médecine, op. cit.*, p. 137.

Or il y a ici un oubli professionnel – peut-être susceptible d'explication par la théorie freudienne des lapsus et actes manqués – qui doit être relevé. Le médecin a tendance à oublier que ce sont les malades qui appellent le médecin. Le physiologiste a tendance à oublier qu'une médecine clinique et thérapeutique, point toujours tellement absurde qu'on voudrait dire, a précédé la physiologie. Cet oubli une fois réparé, on est conduit à penser que c'est l'expérience d'un obstacle, vécue d'abord par un homme concret, sous forme de maladie, qui a suscité la pathologie, sous ses deux aspects, de séméiologie clinique et d'interprétation physiologique des symptômes. S'il n'y avait pas d'obstacles pathologiques, il n'y aurait pas non plus de physiologie, car il n'y aurait pas de problèmes physiologiques à résoudre. Résumant des hypothèses que nous avons proposées au cours de l'examen des idées de Leriche, nous pouvons dire qu'en matière biologique, c'est le *pathos* qui conditionne le *logos* parce qu'il l'appelle. C'est l'anormal qui suscite l'intérêt théorique pour le normal. Des normes ne sont reconnues pour telles que dans des infractions. Des fonctions ne sont révélées que par leurs ratés. La vie ne s'élève à la conscience et à la science d'elle-même que par l'inadaptation, l'échec et la douleur. A. Schwartz fait remarquer après Ernest Naville [1] la disproportion flagrante entre la place que le sommeil occupe dans la vie des hommes et la place qui lui est accordée dans les

140 ouvrages de physiologie [2], | comme Georges Dumas [3] fait remarquer que la bibliographie relative au plaisir est infime à côté de l'abondance de travaux consacrés à la douleur. C'est que dormir et jouir consistent à laisser aller la vie sans lui demander de comptes.

---

1. Ernest Naville (1816-1909), historien de la philosophie et théologien suisse, pasteur et professeur d'histoire de la philosophie à l'Académie de Genève (1844), a effectué des travaux sur Maine de Biran, dont il a publié les œuvres, ainsi que sur des sujets théologiques, et aussi de politique (formes électorales et représentatives) et de logique. Il s'est également impliqué par ses écrits au cours de l'affaire Dreyfus, sous différents pseudonymes.

[2]. A. Schwartz, « L'anaphylaxie », art. cit.

3. Georges Dumas (1866-1946), médecin et psychologue français, ancien élève de l'École normale supérieure, agrégé de philosophie en 1889, docteur en médecine de Paris en 1894, disciple de Théodule Ribot, fut chef du laboratoire de psychologie à l'hôpital Sainte-Anne à partir de 1897, professeur de psychologie expérimentale à la Sorbonne de 1912 à 1937, et professeur de psychologie pathologique à l'Institut de psychologie. Ses leçons à Sainte-Anne eurent un grand retentissement. Il semble que Canguilhem ait été l'un de ses auditeurs.

Dans le *Traité de physiologie normale et pathologique*[1], Abelous[2] attribue à Brown-Séquard le mérite d'avoir fondé l'endocrinologie en constatant en 1856 que l'ablation des surrénales entraînait la mort d'un animal. Il semble que ce soit là un fait qui se suffise à lui-même. On ne se demande pas comment a pu venir à Brown-Séquard l'idée de pratiquer l'ablation des surrénales. Dans l'ignorance des fonctions de la surrénale, ce n'est pas là une décision qu'on prend par déduction. Non, mais c'est un accident qu'on imite. Et en fait, Sigerist montre que c'est la clinique qui donna l'impulsion à l'endocrinologie. En 1855, Addison[3] décrivait la maladie qui porte désormais son nom et qu'il attribua à une atteinte des surrénales[4]. A partir de là, on comprend les recherches expérimentales de Brown-Séquard. Dans le même *Traité de physiologie*[5], Tournade[6] signale judicieusement la relation entre Brown-Séquard et Addison et rapporte cette anecdote de grande portée épistémologique : en 1716, l'Académie des Sciences de Bordeaux avait proposé comme sujet de concours : « Quel est l'usage des glandes surrénales ? » Montesquieu[7], chargé du rapport, conclut qu'aucun mémoire déposé ne pouvait satisfaire la curiosité de l'Académie et ajouta : « Le hasard fera peut-être un jour ce que tous les soins n'ont pu faire. »

[1]. J.-E. Abelous, « Introduction à l'étude des sécrétions internes », *Traité de physiologie normale et pathologique*, t. IV, Paris, Masson, 1939, 2 e édition.

2. Jacques-Émile Abelous (1864-1940), médecin français, docteur en médecine de la Faculté de Montpellier en 1888, agrégé de médecine en 1892 à la suite d'un séjour dans le laboratoire de Charles Richet à Paris, effectua des recheches sur les capusles surrénales avant la découverte de l'adrénaline. Il fut nommé professeur de physiologie à la Faculté de médecine de Toulouse en 1897, doyen de la Faculté après la guerre, et associé national de l'Académie de médecine en 1928. Ses travaux de recherche portèrent sur la physiologie et la biochimie, ainsi que sur la fatigue.

3. Thomas Addison (1793-1860), médecin anglais, docteur en médecine de la Faculté d'Edimbourg en 1815, puis élève médecin au Guy's Hospital de Londres, où il devint professeur de matière médicale en 1827, a décrit plusieurs maladies, dont celle qui porte son nom, consistant en une insuffisance de la glande surrénale, en 1849.

[4]. H.-E. Sigerist, *Introduction à la médecine, op. cit.*, p. 57.

[5]. A. Tournade, « Les glandes surrénales », dans *Traité de physiologie normale et pathologique*, t. IV, Paris, Masson, 1939, p. 1011.

6. André Tournade (1881-1942), médecin français, physiologiste, docteur en médecine de Lyon en 1903, fut professeur de physiologie au Muséum national d'histoire naturelle. Il est l'auteur de recherches sur la sécrétion d'adrénaline par la moelle épinière, et s'est également intéressé à la rééducation des mutilés de la première guerre mondiale.

7. Charles-Louis de Secondat, baron de La Brède et de Montesquieu (1689-1755), philosophe français, a élaboré les conceptions fondamentales de l'organisation politique des sociétés modernes.

Pour prendre un exemple dans le même ordre de recherches, tous les physiologistes font remonter à von Mering et Minkowski la découverte en 1889 du rôle de l'hormone pancréatique dans le métabolisme des glucides. Mais on ignore souvent que si ces deux chercheurs ont rendu diabétique un chien, aussi célèbre en pathologie que celui de Saint-Roch en hagiographie, c'est bien involontairement. C'est pour l'étude de la sécrétion pancréatique externe et de son rôle dans la digestion que le chien avait été privé de son pancréas. Naunyn[1], dans le service duquel l'expérience avait lieu, raconte que c'était l'été et que le garçon du laboratoire fut frappé du nombre inaccoutumé de mouches visitant les cages des animaux. Naunyn, en vertu du principe qu'il y a des mouches où il y a du sucre, conseilla d'analyser les urines du chien. Von Mering et Minkowski avaient donc, par la pancréatectomie, provoqué un phénomène analogue au diabète[2]. Ainsi l'artifice permit la lucidité, mais sans préméditation.

141   De même, qu'on veuille bien méditer un moment sur ces | mots de Dejerine[3] : « Il est à peu près impossible de décrire d'une façon précise les symptômes de la paralysie du glosso-pharyngien : en effet, la physiologie n'a pas encore établi exactement quelle est la distribution motrice de ce nerf, et d'autre part, en clinique, la paralysie isolée du glosso-pharyngien ne s'observe pour ainsi dire jamais. En réalité, le glosso-pharyngien est toujours lésé avec le pneumogastrique ou le spinal, etc. »[4]. Il nous semble que la raison première, sinon la seule, pour quoi la physiologie n'a pas encore établi exactement la distribution motrice du glosso-pharyngien, c'est précisément que ce nerf ne donne lieu à aucun syndrome pathologique isolé. Quand I. Geoffroy Saint-Hilaire attribuait à l'absence de tout symptôme morphologique ou fonctionnel la lacune correspondant aux

1. Bernhard Naunyn (1839-1925), médecin allemand, pathologiste, fut professeur de médecine dans diverses institutions allemandes y compris à Strasbourg de 1888 à 1905. Il a particulièrement développé la pathologie expérimentale dans le domaine du métabolisme, y compris l'étude du diabète sucré.

[2]. L. Ambard, « La biologie », *Histoire du monde*, E. Cavaignac (dir.), t. XIII, V[e] partie, Paris, De Boccard, 1930.

3. Jules Dejerine (1849-1917), médecin français, docteur en médecine de Paris en 1878, agrégé de médecine en 1886, fut nommé chef de service à la Salpêtrière en 1895, succédant à Vulpian, et professeur de clinique des maladies du système nerveux en 1911. L'un des fondateurs de l'école neurologique française, son œuvre est principalement d'anatomie pathologique, corrélée à la sémiologie.

[4]. J. Dejerine, *Sémiologie des affections du système nerveux*, Paris, Masson, 1914, p. 587.

hétérotaxies dans la science tératologique de son temps, il témoignait d'une perspicacité assez rare.

La conception que se faisait Virchow des rapports de la physiologie et de la pathologie n'est pas seulement insuffisante parce qu'elle méconnaît l'ordre normal de subordination logique entre la physiologie et la pathologie, mais aussi parce qu'elle implique l'idée que la maladie ne crée d'elle-même rien. Or, nous nous sommes trop expressément étendu sur ce dernier point pour y revenir encore. Mais les deux erreurs nous paraissent liées. C'est parce qu'on n'admet dans la maladie aucune norme biologique propre qu'on n'en attend rien pour la science des normes de la vie. Un obstacle ne ferait que retarder ou arrêter ou dévier une force ou un courant, sans les altérer. Une fois l'obstacle levé le pathologique redeviendrait physiologique, l'ancien physiologique. Or c'est ce que nous ne pouvons admettre, ni d'après Leriche, ni d'après Goldstein. La norme nouvelle n'est pas la norme ancienne. Et comme cette capacité d'instituer de nouvelles constantes à valeur de norme nous a paru caractéristique de l'aspect physiologique du vivant, nous ne pouvons admettre que la physiologie puisse se constituer avant la pathologie, et indépendamment d'elle, pour la fonder objectivement.

On ne conçoit pas aujourd'hui qu'il soit possible de publier un traité de physiologie normale sans un chapitre consacré à l'immunité, à l'allergie. La connaissance de ce dernier phénomène nous permet de comprendre que 97 % environ des hommes blancs présentent une cuti-réaction positive à la tuberculine, sans cependant être tous des tuberculeux. Et cependant c'est l'erreur célèbre de Koch[1] qui est à l'origine de ces connaissances. Ayant constaté que l'injection de tuberculine à un sujet déjà tuberculeux provoque des accidents graves, alors qu'elle est inoffensive pour | un sujet sain, 142 Koch crut avoir trouvé dans la tuberculinisation un moyen infaillible de diagnostic. Mais lui ayant attribué aussi à tort une valeur curative, il obtint des résultats dont le souvenir attristant ne fut effacé que par leur conversion ultérieure en ce moyen de diagnostic précis et de dépistage préventif qu'est

---

1. Robert Koch (1843-1910), médecin allemand, microbiologiste, professeur à l'Université de Berlin puis directeur de l'Institut des maladies infectieuses de Prusse, a formalisé les relations entre pathogène et maladie (« postulats de Koch »), les a appliqués au cas de la tuberculose dont la nature infectieuse était ainsi démontrée, et en a isolé la bactérie responsable (« bacille de Koch »). Il reçut le prix Nobel de physiologie ou médecine en 1905.

la cuti-réaction due à von Pirquet [1]. Presque toutes les fois qu'en physiologie humaine on dit : « Nous savons aujourd'hui que... », on trouverait en cherchant bien – et sans vouloir réduire la part de l'expérimentation – que le problème a été posé et souvent sa solution esquissée par la clinique et la thérapeutique, et assez fréquemment aux frais, biologiquement s'entend, du malade. C'est ainsi que si Koch a découvert en 1891 le phénomène qui porte son nom et d'où sont sorties la théorie de l'allergie et la technique de la cuti-réaction, dès 1886 Marfan [2] avait eu, du point de vue clinique, l'intuition que certaines manifestations tuberculeuses peuvent déterminer une immunité pour d'autres, se fondant sur la rareté de la coexistence de localisations tuberculeuses osseuses, comme la coxalgie ou le mal de Pott, et de la phtisie. Bref, dans le cas de l'allergie, phénomène général dont l'anaphylaxie est une espèce, nous saisissons le passage d'une physiologie ignorante à une physiologie savante, par le moyen de la clinique et de la thérapeutique. Aujourd'hui une pathologie objective procède de la physiologie, mais hier la physiologie a procédé d'une pathologie qu'il faut dire subjective, et par là imprudente certainement, mais certainement audacieuse et par là progressive. Toute pathologie est subjective au regard de demain.

*

Est-ce seulement au regard de demain que la pathologie est subjective ? En ce sens, toute science objective par sa méthode et son objet est subjective au regard de demain, puisque, à moins de la supposer achevée, bien des vérités d'aujourd'hui deviendront les erreurs de la veille. Quand Cl. Bernard et Virchow, chacun de son côté, avaient l'ambition de constituer une pathologie objective, l'un sous forme de pathologie des régulations

---

1. Clemens Peter von Pirquet (1874-1929), médecin autrichien, docteur en médecine de l'Université de Graz en 1900 après avoir effectué des études de théologie et de philosophie, pédiatre, bactériologiste et immunologiste, inventa le terme d'allergie et découvrit le test à la tuberculine. Il fut professeur à l'Université de Vienne.

2. Antonin Marfan (1858-1942), médecin français, pédiatre, docteur en médecine de Paris en 1887, chef de clinique à l'hôpital Necker Enfants malades en 1889, agrégé de médecine en 1892, a pratiqué à la clinique des maladies de l'enfance. Ses travaux portèrent sur l'hygiène et la pathologie de la première enfance, sur l'allaitement, et sur les maladies infectieuses de l'enfant. Il a notamment étudié la tuberculose et les affections des voies digestives et identifié une maladie génétique systémique atteignant le tissu conjonctif (syndrome de Marfan). Il fut professeur à la Faculté de médecine de Paris, et membre de l'Académie nationale de médecine (1914).

fonctionnelles, l'autre sous forme de pathologie cellulaire, ils tendaient à incorporer la pathologie aux sciences de la nature, à fonder la pathologie sur les bases de la loi et du déterminisme*. C'est cette prétention que nous voulons soumettre à l'examen. | Or s'il n'a pas paru possible de maintenir **143** la définition de la physiologie comme science du normal, il semble difficile d'admettre qu'il puisse y avoir une science de la maladie, qu'il puisse y avoir une pathologie purement scientifique.

Ces questions de méthodologie médicale n'ont pas suscité beaucoup d'intérêt en France, tant du côté des philosophes que du côté des médecins. A notre connaissance, l'article ancien de Pierre Delbet[1] dans le recueil *De la méthode dans les sciences*[2], n'a pas eu de postérité. Par contre à l'étranger, et notamment en Allemagne, ces problèmes sont traités avec beaucoup de suite et de soin. Nous nous proposons d'emprunter à l'ouvrage de Herxheimer[3], *Krankheitslehre der Gegenwart* (1927) un exposé des conceptions de Ricker[4], de Magdebourg, et des controverses qu'elles ont suscitées. Nous donnons intentionnellement à cet exposé la forme d'un résumé, paraphrasé et coupé de citations, des pages 6 à 18 du livre d'Herxheimer[a][5].

Ricker a exposé ses idées successivement dans la *Pathologie des relations* (1905); – *Eléments d'une logique de la physiologie considérée comme pure science de la nature* (1912); – *Physiologie, pathologie,*

* *Cf.* l'étude de M.-D. Grmek, « Opinion de Claude Bernard sur Virchow et la pathologie cellulaire », *Castalia* (Milan), janvier-juin 1965.

a. Les circonstances ne nous ont pas permis de nous reporter directement aux ouvrages de Ricker.

1. Pierre Delbet (1861-1957), chirurgien français, professeur de clinique chirurgicale à la Faculté de médecine de Paris (1909), a effectué ses travaux sur les blessures de guerre, les techniques chirurgicales et sur le cancer. Il a aussi contribué à la philosophie des sciences, notamment à travers un ouvrage intitulé *La science et la réalité* dans lequel il prend le contrepied du spiritualisme. Il fut élu membre de l'Académie de médecine en 1921.

[2]. P. Delbet, « Sciences médicales », dans *De la méthode dans les sciences, I,* par H. Bouasse, *et al.*, Paris, Alcan, 1909.

3. Gotthold Herxheimer (1872-1936), médecin allemand, fut le premier directeur de l'Institut d'anatomie pathologique de l'hôpital de Wiesbaden, où il élabora diverses méthodes d'histologie.

4. Gustav Ricker (1870-1948), médecin allemand, pathologiste, docteur en médecine à la Charité à Berlin en 1893, devint directeur de l'Institut d'anatomie pathologique de Magdebourg en 1904. Il développa la « pathologie des relations » dans l'esprit de la pathologie cellulaire de Virchow.

[5]. G. Herxheimer, *Krankheitslehre der Gegenwart. Strœmungen und Forschungen in der Pathologie seit 1914*, Dresde-Leipzig, Steinkopff, 1927.

médecine (1923) ; – *La pathologie comme science de la nature, pathologie des relations* (1924). Ricker délimite les domaines de la physiologie, de la pathologie, de la biologie et de la médecine. Les sciences de la nature s'appuient sur l'observation méthodique et la réflexion sur ces observations en vue d'explications, c'est-à-dire d'énoncés de relations causales entre les processus physiques, sensibles, donnés dans le milieu des hommes, milieu auquel appartiennent les hommes eux-mêmes en tant qu'êtres physiques. Cela exclut le psychisme de l'objet des sciences de la nature. L'anatomie décrit des objets morphologiques, ses résultats n'ont pas de valeur explicative en eux-mêmes, mais l'acquièrent par leur liaison avec les résultats d'autres méthodes, contribuant ainsi à l'explication des phénomènes qui sont l'objet d'une science indépendante, la physiologie. « Tandis que la physiologie explore le cours de ces processus qui est plus fréquent, plus régulier, et qui est appelé pour cela normal, la pathologie (qu'on a séparée artificiellement de la physiologie) s'occupe de leurs formes plus rares qu'on appelle anormales ; elle doit donc être également soumise à des méthodes scientifiques. La physiologie et la pathologie réunies comme une seule science, laquelle ne saurait être nommée que

144 physiologie, examinent | les phénomènes dans l'homme physique, en vue d'une connaissance théorique, scientifique » (*La pathologie comme science naturelle*, p. 321) [1]. La physiologie-pathologie doit déterminer les relations causales entre phénomènes physiques, mais comme il n'existe pas de concept scientifique de la vie – mis à part un concept purement diagnostique – elle n'a rien à faire avec des buts ou des fins et par conséquent avec des valeurs en relation avec la vie. Toute téléologie, à coup sûr non pas transcendante, mais même immanente, toute téléologie qui part d'une finalité de l'organisme ou se rapporte à lui, à la conservation de la vie, etc., par conséquent tout jugement de valeur, n'appartient pas aux sciences naturelles et donc pas davantage à la physiologie-pathologie [2].

Cela n'exclut pas la légitimité des jugements de valeur ou des applications pratiques. Mais les premiers sont renvoyées à la biologie, comme partie de la philosophie de la nature et donc de la philosophie ; et les secondes sont renvoyées à la médecine et à l'hygiène, considérées comme sciences appliquées, pratiques et téléologiques, ayant pour tâche d'utiliser,

[1]. G. Herxheimer, *Krankheitslehre der Gegenwart...*, *op. cit.*, p. 7.
[2]. *Ibid.*

selon leurs visées, ce qui a été expliqué : « La pensée téléologique de la médecine repose sur les jugements de causalité de la physiologie et de la pathologie qui forment donc la base scientifique de la médecine »[1]. La pathologie, étant pure science de la nature, doit fournir des connaissances causales, mais non porter des jugements de valeur.

A ces propositions de logique générale, Herxheimer répond d'abord qu'on n'a pas coutume de classer, comme le fait Ricker, la biologie dans la philosophie, car, à s'en rapporter aux exposés des représentants de la philosophie des valeurs, tels que Windelband[2], Münsterberg[3] et Rickert[4], on ne peut reconnaître à la biologie le droit d'user de valeurs proprement normatives; elle doit donc être rangée parmi les sciences naturelles. En outre, certains concepts, comme ceux de mouvement, de nutrition, de génération, auxquels Ricker lui-même reconnaît un sens téléologique, sont inséparables de la pathologie, à la fois pour des raisons psychologiques propres au sujet qui s'en occupe et pour des raisons résidant dans les objets mêmes dont elle s'occupe[5].

D'une part, en effet, le jugement scientifique, même relativement à des objets exempts de valeurs, reste du fait qu'il est acte psychologique un jugement axiologique. Du seul point de vue logique ou scientifique il peut être « avantageux », au dire de Ricker lui-même, d'adopter certaines conventions ou certains | postulats. Et en ce sens on peut admettre avec Weigert[6] **145**

[1]. G. Herxheimer, *Krankheitslehre der Gegenwart...*, *op. cit.*, p. 8.

2. Wilhelm Windelband (1848-1915), philosophe allemand, docteur de l'Université de Göttingen en 1870 sous la direction de Rudolf Hermann Lotze, fut professeur de philosophie aux Universités de Zurich, de Fribourg-en-Brisgau, de Strasbourg en 1882, puis de Heidelberg. Historien de la philosophie, il fut un philosophe des valeurs d'inspiration néo-kantienne.

3. Hugo Münsterberg (1863-1916), psychologue et médecin allemand, docteur en psychologie physiologique à Leipzig en 1885, docteur en médecine à Heidelberg en 1887, émigra aux États-Unis après avoir rencontré William James. Il dirigea le laboratoire de psychologie de Harvard à partir de 1892, tout en retournant parfois dans des institutions allemandes. Il développa de nombreux champs de la psychologie y compris la psychologie appliquée.

4. Heinrich Rickert (1863-1936), philosophe allemand, d'orientation néo-kantienne, fut professeur de philosophie aux Universités de Fribourg-en-Brisgau et de Heidelberg. Il discuta la notion de valeur, influença Max Weber et Martin Heidegger qui fut son assistant.

[5]. G. Herxheimer, *Krankheitslehre der Gegenwart...*, *op. cit.*, p. 8.

6. Carl Weigert (1845-1904), médecin allemand, pathologiste, professeur de pathologie à l'Université de Leipzig en 1879, puis d'anatomie pathologique à l'Université de Francfort en 1884, a développé la bactériologie par des méthodes de coloration et de microscopie.

ou Peters [1] une finalité de l'organisation ou des fonctions du vivant. De ce point de vue, des notions telles que celles d'activité, d'adaptation, de régulation, de conservation de soi-même – notions que Ricker voudrait éliminer de la science – sont avantageusement conservées en physiologie et donc aussi en pathologie [2]. En somme la pensée scientifique trouve, comme l'a bien vu Ricker, dans la langue usuelle, la langue non scientifique du vulgaire, un instrument défectueux. Mais, comme le dit Marchand [3], cela n'oblige pas à « subodorer dans chaque terme simplement descriptif une arrière-pensée téléologique ». La langue usuelle est insuffisante surtout en ce sens que les termes y ont souvent une portée absolue, alors qu'on leur donne en pensée un sens seulement relatif. Dire par exemple qu'une tumeur a une vie autonome, cela ne veut pas dire qu'elle est réellement indépendante des voies, des matériaux et des modes de nutrition des autres tissus, mais qu'elle est, comparée à ces derniers, relativement indépendante. Même en physique et en chimie, on emploie des termes et des expressions à signification apparemment téléologique, personne ne pense pourtant qu'ils correspondent réellement à des actes psychiques [4]. Ricker demande que l'on ne déduise pas les processus ou les relations biologiques de qualités ou de capacités. Celles-ci doivent être analysées en processus partiels et leurs réactions réciproques doivent être constatées. Mais lui-même admet que là où cette analyse ne réussit pas – dans le cas de l'excitabilité du nerf par exemple – la notion d'une qualité est inévitable et peut servir de stimulant pour la recherche du processus correspondant. Roux [5] dans sa mécanique du développement (*Entwickelungsmechanik*) est bien obligé d'admettre certaines qualités ou propriétés de l'œuf, d'user des notions de

1. Rudolf Albert Peters (1889-1982), biochimiste britannique, professeur à l'Université d'Oxford, a travaillé pendant la première guerre mondiale sur les antidotes à la guerre chimique, et a donné des contributions sur la biochimie métabolique.

[2]. G. Herxheimer, *Krankheitslehre der Gegenwart...*, *op. cit.*, p. 9.

3. Jean Ludovic Léon Marchand (1873-1976), médecin neuropsychiatre français, médecin à Villejuif (1901) et à Blois (1903), spécialiste de l'épilepsie, a publié sur le cerveau et sur le goût, l'anatomie et la biologie des maladies mentales, et est l'auteur de différents manuels, de médecine mentale (1908), de neurologie (1909), ainsi que d'un ouvrage à destination des infirmiers en établissements psychiatriques (1931).

[4]. G. Herxheimer, *Krankheitslehre der Gegenwart...*, *op. cit.*, p. 10.

5. Wilhelm Roux (1850-1924), biologiste allemand, embryologiste, fut l'élève d'Ernst Haeckel à Iena, puis de Rudolf Virchow à Berlin. Il fut le concepteur de la « mécanique du développement », exposée dans son ouvrage *Gesammelte Abhandlungen über die Entwicklungsmechanik der Organismen* (Leipzig, Verlag von Wilhelm Engelmann, 1895).

préformation, de régulation, etc., et pourtant les recherches de Roux sont tournées vers l'explication causale des processus normaux et anormaux du développement [1].

D'autre part, si l'on se place au point de vue de l'objet même de la recherche, on doit constater un recul des prétentions du mécanisme physico-chimique non seulement en biologie, mais même en physique et en chimie. En tout cas, les pathologistes qui répondent affirmativement à la question de savoir si l'aspect téléologique des phénomènes biologiques doit être retenu sont nombreux et notamment Aschoff[2], Lubarsch[3], Ziehen[4], Bier[5], Hering[6], R. Meyer[7], Beitzke[8], B. Fischer[9],

[1]. G. Herxheimer, *Krankheitslehre der Gegenwart...*, *op. cit.*, p. 11-12.

2. Karl Albert Ludwig Aschoff (1866-1942), médecin allemand, pathologiste, professeur aux Universités de Göttingen, Marbourg et Fribourg-en-Brisgau, s'est particulièrement intéressé à la pathologie et à la pathophysiologie du cœur.

3. Otto Lubarsch (1860-1933), médecin allemand, pathologiste, docteur en médecine de l'Université allemande de Strasbourg en 1883, devint de 1917 à 1928 professeur et directeur de l'Institut de pathologie fondé par Rudolf Virchow à l'hôpital de la Charité à Berlin. Il a travaillé en cancérologie.

4. Theodor Ziehen (1862-1950), médecin allemand, docteur en médecine de Berlin en 1885, neurologue, psychiatre et philosophe, fut l'assistant d'Otto Binswanger à Jena avant de devenir professeur de psychiatrie à Utrecht, Halle et Berlin (de 1904 à 1912). Il devint professeur de philosophie à l'Université de Halle en 1917. Il fut un fondateur de la psychiatrie de l'enfant et un épistémologue de la psychophysiologie.

5. August Karl Gustav Bier (1861-1949), chirurgien allemand, pionnier de l'anesthésie, pratiqua l'anesthésie directe de la moelle épinière par injection de cocaïne, ainsi que l'anesthésie régionale par intraveineuse. Il fut professeur à Bonn et à l'hôpital de la Charité à Berlin.

6. Heinrich Ewald Hering (1866-1948), médecin autrichien, spécialiste de physiologie pathologique, professeur à la Faculté de médecine de l'Université de Prague, a étudié la physiologie cardiovasculaire et nerveuse. Il a découvert le réflexe du sinus carotidien et l'existence de récepteurs à la pression sanguine.

7. Robert Meyer (1864-1947), médecin allemand, pathologiste, docteur en médecine de la Faculté de Strasbourg en 1889, fut gynécologue à l'hôpital de la Charité à Berlin avant d'émigrer aux États-Unis.

8. Hermann Beitzke (1875-1953), médecin allemand, pathologiste et spécialiste de la tuberculose, enseigna à Lausanne, à Düsseldorf, et fut professeur à l'Université de Graz.

9. Bernhard Johann Friedrich Fischer (1852-1915), médecin allemand, hygiéniste et microbiologiste, a étudié la médecine à Berlin et devint médecin militaire de la Marine. Sa thèse de médecine (1875) a porté sur le purpura. Il participa notamment à une expédition en Égypte et en Inde, avec Robert Koch, au cours de laquelle fut identifiée la bactérie responsable du choléra. Ses travaux ultérieurs portèrent sur les bactéries présentes dans l'eau de mer et le plancton. Il enseigna à la Faculté de médecine de Kiel (1887) où il dirigea l'Institut d'Hygiène.

Hueck[1], Rössle[2], Schwarz[3]. Ziehen se demande, par exemple, concernant des lésions graves du cerveau, comme dans le tabès ou la paralysie 146 générale, à quel | point il s'agit de processus destructifs et à quel point il s'agit de processus défensifs et réparateurs conformes à un but, même s'ils le manquent[4]. Il faut mentionner aussi l'essai de Schwarz sur « La recherche du sens comme catégorie de la pensée médicale ». Il désigne comme catégorie – au sens kantien – de la physique la causalité : « La conception du monde selon la physique est déterminée par l'application de la causalité, comme catégorie, à une matière mesurable, dispersée, sans qualité. » Les limites d'une telle application sont là où une telle dissolution en parties n'est pas possible, là où, en biologie, apparaissent des objets caractérisés par une uniformité, une individualité, une totalité toujours plus nettes. La catégorie ici compétente est celle de « sens ». « Le sens est pour ainsi dire l'organe par lequel nous saisissons dans notre pensée la structure, le fait d'avoir forme ; il est le reflet de la structure dans la conscience de l'observateur. » A la notion de sens Schwarz adjoint celle de but, quoique ressortissant à un autre ordre de valeur. Mais elles ont des fonctions analogues dans les deux domaines de la connaissance et du devenir, d'où elles tirent des qualités communes : « Ainsi nous saisissons le sens de notre propre organisation dans la tendance à se conserver soi-même, et seule une structure du milieu qui contient du sens nous permet d'y voir des buts. C'est ainsi que par la considération des buts, la catégorie abstraite du sens est remplie d'une vie réelle. La considération des buts (par exemple comme méthode heuristique) reste cependant toujours provisoire, un succédané pour ainsi dire, en attendant que le sens abstrait de l'objet nous devienne accessible. » En résumé, en pathologie, une manière de voir téléologique n'est plus repoussée en principe par la majorité des savants

1. Werner M. Hueck (1882-1962), médecin allemand, pathologiste, fut professeur à Rostock, Leipzig et Munich. Ce fut un pionnier de l'histochimie et de la morphologie pathologique.

2. Robert Rössle (1876-1956), médecin allemand, pathologiste, docteur en médecine de Munich en 1900, fut professeur de pathologie générale et d'anatomie pathologique aux Universités d'Iéna, de Bâle, puis à la Charité à Berlin. Il contribua à des domaines variés de la pathologie.

3. Oswald Schwarz (1883-1949), médecin autrichien, chirurgien urologue, sexologue et psychosomaticien, proche d'Alfred Adler, fut l'auteur d'ouvrages sur la psychologie sexuelle et sur l'anthropologie médicale.

[4]. G. Herxheimer, *Krankheitslehre der Gegenwart...*, *op. cit.*, p. 12-13.

actuels, cependant que toujours, sans qu'on s'en rendît compte, des termes à contenu téléologique, ont été employés [1]. Bien entendu, cette prise en considération des fins biologiques ne doit pas dispenser de la recherche d'une explication de type causal. En ce sens, la conception kantienne de la finalité est toujours actuelle. C'est par exemple un fait que l'ablation des surrénales entraîne la mort. Affirmer que la capsule surrénale est nécessaire à la vie est un jugement de valeur biologique, qui ne dispense pas de rechercher en détail les causes par lesquelles un résultat biologiquement utile est obtenu. Mais à supposer qu'une explication complète des fonctions de la surrénale soit possible, le jugement téléologique qui reconnaît la nécessité vitale de la capsule surrénale garderait encore sa valeur indépendante, eu égard précisément à son application pratique. | L'analyse et la synthèse font un 147 tout, sans se substituer l'une à l'autre. *Il est nécessaire que nous soyons conscients de la différence des deux conceptions* [2]. Il est exact que le terme « téléologie » est resté trop chargé d'implications d'espèce transcendante pour être utilement employé ; « final » est déjà meilleur ; mais ce qui conviendrait encore mieux ce serait peut-être « organismique » qu'emploie Aschoff, car il exprime bien le fait de se rapporter à la totalité. Cette façon de s'exprimer est adaptée à la tendance actuelle qui est de mettre de nouveau au premier plan, en pathologie comme ailleurs, l'organisme total et son comportement [3].

Sans doute, Ricker ne proscrit pas absolument de telles considérations, mais il veut les éliminer totalement de la pathologie comme science de la nature, pour les renvoyer à la philosophie de la nature qu'il appelle biologie, et, quant à leur application pratique, à la médecine. Or, de ce point de vue se pose précisément la question de savoir si une telle distinction est, en soi-même, utile. Cela a été nié presque unanimement et avec raison semble-t-il. C'est ainsi que Marchand écrit : « Car il est bien vrai que la pathologie n'est pas seulement une science naturelle en ce qui concerne l'objet de ses recherches, mais qu'elle a pour tâche d'exploiter pour la médecine pratique le résultat de ses recherches. » Hueck, se référant à Marchand, dit que cela serait bien impossible sans la valorisation et l'interprétation téléologique des processus refusée par Ricker. Pensons à un chirurgien. Que dirait-il si un pathologiste lui répondait, après biopsie

---

[1]. *Ibid.*, p. 15-16.
[2]. *Ibid.*, p. 17.
[3]. *Ibid.*, p. 17.

d'une tumeur, en lui envoyant ses constatations, que savoir si la tumeur est maligne ou bénigne est une question de philosophie et non de pathologie ? Que gagnerait-on à la division du travail préconisée par Ricker ? La médecine pratique n'obtiendrait pas, dans une plus grande mesure, le solide terrain scientifique sur lequel elle pourrait se baser. On ne peut donc suivre Honigmann [1] qui, approuvant les idées de Ricker pour la pathologie, mais les rejetant pour le praticien, tire déjà la conclusion qu'il faut déplacer la physiologie-pathologie et l'anatomie de la Faculté de Médecine vers la Faculté des Sciences. Le résultat serait de condamner la médecine à la pure spéculation et de *priver la physiologie-pathologie de stimulants de la plus grande importance.* Lubarsch a visé juste en disant : « Les dangers pour la pathologie générale et l'anatomie pathologique résident surtout dans ce qu'elles deviendraient trop unilatérales et trop solitaires ; des rapports plus intimes entre elles et la clinique, ainsi qu'ils existaient du temps où la pathologie n'était pas encore devenue | une spécialité, seraient certainement du plus grand avantage pour les deux parties » [2].

148

*

Il n'est pas douteux qu'en définissant l'état physiologique par la fréquence, et l'état pathologique par la rareté des mécanismes et des structures qu'ils offrent à considérer, Ricker peut légitimement concevoir que l'un et l'autre doivent relever du même traitement heuristique et explicatif. Comme nous n'avons pas cru devoir admettre la validité d'un critérium d'ordre statistique, nous ne pouvons non plus admettre que la pathologie s'aligne complètement sur la physiologie, et devienne *science* tout en restant science du *pathologique.* En fait, tous ceux qui acceptent la réduction des phénomènes biologiques sains et pathologiques à des faits statistiques sont conduits plus ou moins rapidement à avouer ce postulat, impliqué dans cette réduction, que selon un mot de Mainzer [3], cité

---

1. Georg Honigmann (1863-1930), médecin allemand, nommé professeur d'histoire de la médecine à la Faculté de Giessen en 1924, critiqua l'orientation presque exclusive de la médecine vers les sciences de la nature et son désintérêt pour le psychisme du patient.

[2]. G. Herxheimer, *Krankheitslehre der Gegenwart...*, *op. cit.*, p. 18.

3. Fritz Mainzer (1897-1961), médecin allemand, clinicien et interniste, après une carrière dans diverses institutions, a quitté sa position à Berlin pour rejoindre l'hôpital israélite d'Alexandrie. Il a contribué à la pneumologie ainsi qu'à la cardiologie, pour laquelle il obtint une grande réputation.

par Goldstein, « il n'y a pas de différence entre la vie saine et la vie morbide » [1].

On a déjà vu, lorsqu'on a examiné la théorie de Cl. Bernard, en quel sens précis une telle proposition peut être défendue. Les lois de la physique et de la chimie ne varient pas selon la santé ou la maladie. Mais ne pas vouloir admettre d'un point de vue biologique que la vie ne fait pas de différence entre ses états, c'est se condamner à ne pas même pouvoir distinguer un aliment d'un excrément. Certes, l'excrément d'un vivant peut être aliment pour un autre vivant, mais non pour lui. Ce qui distingue un aliment d'un excrément ce n'est pas une réalité physico-chimique, c'est une valeur biologique. Semblablement, ce qui distingue le physiologique du pathologique ce n'est pas une réalité objective de type physico-chimique, c'est une valeur biologique. Comme le dit Goldstein, quand on est entraîné à penser que la maladie n'est pas une catégorie biologique, cela devrait déjà faire douter des prémisses dont on est parti : « Maladie et santé ne seraient pas des notions biologiques ! Si nous faisons abstraction des conditions complexes chez l'homme, cette règle n'est sûrement pas valable chez l'animal, puisque chez lui la maladie décide si souvent en même temps de l'être ou du non-être de l'organisme individuel. Qu'on pense au rôle fatal que la maladie joue dans la vie de l'animal non domestiqué, de l'animal qui ne jouit pas de la protection de l'homme. Si la science de la vie n'était pas à même de comprendre les phénomènes pathologiques, il apparaîtrait | les doutes les plus sérieux concernant la justesse de ses catégories fondamentales » [2].

Sans doute, Ricker reconnaît des valeurs biologiques, mais refusant d'incorporer des valeurs à l'objet d'une science, il fait de l'étude de ces valeurs une partie de la philosophie. Or on lui a justement reproché, selon Herxheimer et selon nous-mêmes, cette insertion de la biologie dans la philosophie.

Comment donc résoudre cette difficulté : si on se place au strict point de vue objectif, il n'y a pas de différence entre la physiologie et la pathologie ; – si on cherche dans les valeurs biologiques une différence entre elles, on a quitté le terrain scientifique ?

Nous proposerions comme éléments d'une solution les considérations suivantes :

[1]. K. Goldstein, *Der Aufbau des Organismus*, *op. cit.*, p. 267.
[2]. *Ibid.*, p. 267.

I. – Au sens strict du terme, selon l'usage français, il n'y a de science d'un objet que si cet objet admet la mesure et l'explication causale, bref l'analyse. Toute science tend ainsi à la détermination métrique par établissement de constantes ou d'invariants.

II. – Ce point de vue scientifique est un point de vue abstrait, il traduit un choix et donc une négligence. Chercher ce que l'expérience vécue des hommes est en réalité c'est négliger quelle valeur elle est susceptible de recevoir pour eux et par eux. Avant la science, ce sont les techniques, les arts, les mythologies et les religions qui valorisent spontanément la vie humaine. Après l'apparition de la science, ce sont encore les mêmes fonctions, mais dont le conflit inévitable avec la science doit être réglé par la philosophie, qui est ainsi expressément philosophie des valeurs.

III. – Le vivant, ayant été conduit à se donner dans l'humanité des méthodes et un besoin de détermination scientifique du réel, voit nécessairement l'ambition de détermination du réel s'étendre à la vie elle-même. La vie devient – elle est en fait devenue historiquement, ne l'ayant pas toujours été – un objet de science. La science de la vie se trouve donc avoir la vie comme sujet, puisqu'elle est entreprise de l'homme vivant, et comme objet.

IV. – En cherchant à déterminer les constantes et les invariants qui définissent réellement les phénomènes de la vie, la physiologie fait authentiquement œuvre de science. Mais en cherchant quel est le sens vital de ces constantes, en qualifiant les unes de normales et les autres de pathologiques, le physiologiste fait plus – et non pas moins – qu'œuvre de science stricte. Il ne considère plus seulement la vie comme une réalité 150 identique | à soi, mais comme un mouvement polarisé. Sans le savoir, le physiologiste ne considère plus la vie d'un œil indifférent, de l'œil du physicien qui étudie la matière, il considère la vie en qualité de vivant que la vie traverse lui aussi dans un certain sens.

V. – C'est que l'activité scientifique du physiologiste, quelque séparée et autonome en son laboratoire qu'il la conçoive, garde un rapport plus ou moins étroit, mais incontestable, avec l'activité médicale. Ce sont les échecs de la vie qui attirent, qui ont attiré l'attention sur la vie. Toute connaissance a sa source dans la réflexion sur un échec de la vie. Cela ne signifie pas que la science soit une recette de procédés d'action, mais au contraire que l'essor de la science suppose un obstacle à l'action. C'est la vie elle-même, par la différence qu'elle fait entre ses comportements propulsifs et ses comportements répulsifs, qui introduit dans la conscience humaine les catégories de santé et de maladie. Ces catégories sont biologiquement techniques et subjectives et non biologiquement scientifiques et objectives. Les vivants préfèrent la santé à la maladie. Le médecin a pris parti explicitement pour le vivant, il est au service de la vie, et c'est la polarité dynamique de la vie qu'il traduit en parlant de normal et de pathologique. Le physiologiste est souvent médecin, toujours vivant, et c'est pourquoi la physiologie inclut dans ses concepts de base que si les fonctions d'un vivant prennent des allures toutes également explicables par le savant, elles ne sont pas de ce fait équivalentes pour le vivant lui-même.

*

En résumé, la distinction de la physiologie et de la pathologie n'a et ne peut avoir qu'une portée clinique. C'est la raison pour laquelle nous proposons, contrairement à toutes les habitudes médicales actuelles, qu'il est médicalement incorrect de parler d'organes malades, de tissus malades, de cellules malades.

La maladie est un comportement de valeur négative pour un vivant individuel, concret, en relation d'activité polarisée avec son milieu. En ce sens, ce n'est pas seulement pour l'homme – bien que les termes de pathologique ou de maladie, par leur rapport à *pathos* ou à *mal*, indiquent que ces notions s'appliquent à tous les vivants par régression sympathique à partir de l'expérience humaine vécue – mais pour tout vivant, qu'il n'y a de maladie que du tout organique. Il y a des maladies du chien et de l'abeille. | Dans la mesure où l'analyse anatomique et physiologique 151 dissocie l'organisme en organes et en fonctions élémentaires, elle tend à situer la maladie au niveau des conditions anatomiques et physiologiques partielles de la structure totale ou du comportement d'ensemble. Selon les progrès de la finesse dans l'analyse, on placera la maladie au niveau de l'organe – et c'est Morgagni – au niveau du tissu – et c'est Bichat – au niveau de la cellule – et c'est Virchow. Mais ce faisant, on oublie qu'on est, historiquement, logiquement et histologiquement, parvenu jusqu'à la cellule à reculons, à partir de l'organisme total, et la pensée, sinon le regard, toujours tournée vers lui. On a cherché dans le tissu ou la cellule la solution d'un problème posé, au malade d'abord et au clinicien ensuite, par l'organisme entier. Chercher la maladie au niveau de la cellule c'est confondre le plan de la vie concrète où la polarité biologique fait la différence de la santé et de la maladie et le plan de la science abstraite où le problème reçoit une solution. Nous ne voulons pas dire qu'une cellule ne peut pas être malade, si par cellule on entend un tout vivant, comme par exemple un protiste, mais nous voulons dire que la maladie d'un vivant ne loge pas dans des parties d'organisme. Il est certes légitime de parler d'un leucocyte malade pour autant qu'on a le droit de considérer le leucocyte hors de tout rapport au système réticulo-endothélial et au système conjonctif. Mais dans ce cas, on considère le leucocyte comme un organe, et mieux comme un organisme en situation de défense et de réaction vis à vis d'un milieu. En fait, le problème de l'individualité se pose ici. Le même donné biologique peut être considéré comme partie ou comme tout. Nous proposons que c'est comme tout qu'il peut être dit ou non malade.

Des cellules du parenchyme rénal ou pulmonaire ou splénique ne peuvent être dites, aujourd'hui, malades, et malades de telle maladie, par tel anatomo-pathologiste qui ne met peut-être jamais les pieds dans un hôpital ou une clinique, que parce qu'elles ont été prélevées, ou ressemblent à celles qui ont été prélevées, hier ou il y a cent ans, peu importe, par un médecin praticien, clinicien et thérapeute, sur le cadavre ou l'organe amputé d'un homme dont il avait observé le comportement. C'est si vrai que le fondateur de l'anatomie pathologique, Morgagni, dans la belle épître au chirurgien Trew [1], au début de son œuvre fondamentale, énonce l'obligation formelle pour l'exploration anatomo-pathologique de se référer constamment à l'anatomie du vivant normal, évidemment, mais aussi et surtout à l'expérience clinique [2]. Virchow lui-même, venant au
152 secours de Velpeau [3], | dans une discussion célèbre où les micrographes français soutenaient contre celui-ci le caractère spécifique de l'élément cancéreux, a proclamé que si le microscope est capable de servir la clinique, c'est à la clinique d'éclairer le microscope [4]. Il est vrai que Virchow a par ailleurs formulé avec la plus grande netteté une théorie de la maladie parcellaire que nos analyses précédentes tendent à réfuter. Ne disait-il pas en 1895 : « Dans mon idée l'essence de la maladie est une

1. Christoph Jacob Trew (1695-1769), médecin allemand, enseigna à l'Université de Nuremberg. Il fut surtout anatomiste et botaniste.
[2]. J. B. Morgagni, *Recherches anatomiques sur le siège et les causes des maladies*, t. I, *Epitre dédicatoire du 31 août 1760*, Paris, Caille & Ravier, 1820.
3. Alfred Velpeau (1795-1867), docteur en médecine à Paris en 1823, puis chirurgien des hôpitaux, agrégé de médecine, chirurgien de l'hôpital de la Pitié en 1830, professeur de chirurgie clinique à la Faculté de médecine de Paris en 1833, fut élu membre de l'Académie de médecine en 1832 et de l'Académie des sciences en 1843 - carrière exceptionnelle à partir d'origines extrêmement modestes. Il contribua à divers domaines de la médecine et de la chirurgie.
[4]. R. Virchow, « Opinion sur la valeur du microscope », dans *Gazette hebdomadaire de médecine et de chirurgie*, t. II, Paris, Masson, 16 févr. 1855.

partie modifiée de l'organisme ou bien une cellule modifiée ou un agrégat modifié de cellules (soit tissu, soit organe)... En réalité toute partie malade du corps est en relation parasitaire avec le reste du corps sain auquel elle appartient, et vit aux dépens de l'organisme »[1]. Il semble qu'on soit aujourd'hui bien revenu de cette pathologie atomistique, et qu'on voie dans la maladie beaucoup plus une réaction du tout organique à l'incartade d'un élément qu'un attribut de l'élément lui-même. C'est précisément Ricker qui est en Allemagne le grand contradicteur de la pathologie cellulaire de Virchow*. Ce qu'il appelle « pathologie des relations », c'est précisément l'idée que la maladie n'est pas au niveau de la cellule supposée autonome, mais qu'elle consiste pour la cellule dans des relations avec le sang et le système nerveux tout d'abord, c'est-à-dire avec un milieu intérieur et un organe de coordination qui font du fonctionnement de l'organisme un tout[2]. Il importe peu que le contenu des théories pathologiques de Ricker apparaisse discutable à Herxheimer et à d'autres, c'est l'esprit de son attaque qui est intéressant. En résumé quand on parle de pathologie objective, quand on pense que l'observation anatomique et histologique, que le test physiologique, que l'examen bactériologique sont des méthodes qui permettent de porter scientifiquement, et certains pensent même en l'absence de tout interrogatoire et exploration clinique, le diagnostic de la maladie, on est victime selon nous de la confusion philosophiquement la plus grave, et thérapeutiquement parfois la plus dangereuse.

---

* En U.R.S.S. c'est A.-D. Speransky[3], *Fondements de la théorie de la médecine*, 1934 (trad. angl., 1936 ; trad. all., 1950). *Cf.* l'étude de Jean Starobinski[4], « Une théorie soviétique de l'origine nerveuse des maladies », *Critique*, n° 47, avril 1951.

[1]. A. Castiglioni, *Histoire de la Médecine*, Paris, Payot, 1931.
[2]. G. Herxheimer, *Krankheitslehre der Gegenwart...*, *op. cit.*, p. 19.
3. Alexei Dmitrijewitsch Speransky (1887-1961), médecin russe, pathologiste, docteur en médecine de l'Université de Kazan en 1911, développpa la pathologie expérimentale sur des chiens. Professeur de chirurgie à l'Université d'Irkoutsk en 1920, il fut assistant d'Ivan Pavlov à Leningrad de 1923 à 1928, et directeur de la division expérimentale de l'Institut de neuropathologie et chirurgie qu'il organisa en 1926. Dès 1928, il dirigea des divisions de l'Institut de médecine expérimentale de Leningrad, avant d'être nommé à l'Institut de pathologie expérimentale de Moscou en 1934. En 1945, il fut nommé directeur de l'Institut de pathologie générale et expérimentale de l'Académie des sciences médicales de l'U.R.S.S.
4. Jean Starobinski (1920-2019), médecin suisse, psychiatre, historien des idées et théoricien de la littérature, nommé professeur de littérature française à l'Université de Genève en 1964, devint membre étranger de l'Académie des sciences morales et politiques. Parmi ses nombreux ouvrages, se signale *Jean-Jacques Rousseau : la Transparence et l'Obstacle* (Paris, Plon, 1957).

Un microscope, un thermomètre, un bouillon de culture ne savent pas une médecine que le médecin ignorerait. Ils donnent un résultat. Ce résultat n'a en soi aucune valeur diagnostique. Pour porter un diagnostic, il faut observer le comportement du malade. On découvre alors que tel qui héberge dans son pharynx du bacille de Lœffler n'est pas diphtérique. Inversement

153 | pour tel autre, un examen clinique approfondi et très correctement conduit fait penser à une maladie de Hodgkin, alors que l'examen anatomo-pathologique d'une biopsie révèle l'existence d'un néoplasme thyroïdien.

En matière de pathologie, le premier mot, historiquement parlant, et le dernier mot, logiquement parlant, revient à la clinique. Or la clinique n'est pas une science et ne sera jamais une science, alors même qu'elle usera de moyens à efficacité toujours plus scientifiquement garantie. La clinique ne se sépare pas de la thérapeutique et la thérapeutique est une technique d'instauration ou de restauration du normal dont la fin, savoir la satisfaction subjective qu'une norme est instaurée, échappe à la juridiction du savoir objectif. On ne dicte pas scientifiquement des normes à la vie. Mais la vie est cette activité polarisée de débat avec le milieu qui se sent ou non normale, selon qu'elle se sent ou non en position normative. Le médecin a pris le parti de la vie. La science le sert dans l'accomplissement des devoirs qui naissent de ce choix. L'appel au médecin vient du malade [a]. C'est l'écho de cet appel pathétique qui fait qualifier de pathologique toutes les sciences qu'utilise au secours de la vie la technique médicale. C'est ainsi qu'il y a une anatomie pathologique, une physiologie patho-logique, une histologie pathologique, une embryologie pathologique. Mais leur qualité de pathologique est un import d'origine technique et par là d'origine subjective. Il n'y a pas de pathologie objective. On peut décrire objectivement des structures ou des comportements, on ne peut les dire « pathologiques » sur la foi d'aucun critère purement objectif. Objectivement, on ne peut définir que des variétés ou des différences, sans valeur vitale positive ou négative.

---

a. Il est bien entendu qu'il ne s'agit pas ici de maladies mentales, où la méconnaissance par les malades de leur état constitue souvent un aspect essentiel de la maladie.

Dans la première partie, nous avons recherché les sources historiques et analysé les implications logiques du principe de pathologie, si souvent encore invoqué, selon lequel l'état morbide n'est, chez l'être vivant, qu'une simple variation quantitative des phénomènes physiologiques qui définissent l'état normal de la fonction correspondante. Nous pensons avoir établi l'étroitesse et l'insuffisance d'un tel principe. Au cours de la discussion, et à la lumière des exemples apportés, nous pensons avoir fourni quelques arguments critiques à l'appui des propositions de méthode et de doctrine qui font l'objet de la seconde partie et que nous résumerions comme suit :

C'est par référence à la polarité dynamique de la vie qu'on peut qualifier de normaux des types ou des fonctions. S'il existe des normes biologiques c'est parce que la vie, étant non pas seulement soumission au milieu mais institution de son milieu propre, pose par là même des valeurs non seulement dans le milieu mais aussi dans l'organisme même. C'est ce que nous appelons la normativité biologique.

L'état pathologique peut être dit, sans absurdité, normal, dans la mesure où il exprime un rapport à la normativité de la vie. Mais ce normal ne saurait être dit sans absurdité identique au normal physiologique car il s'agit d'autres normes. L'anormal n'est pas tel par absence de normalité. Il n'y a point de vie sans normes de vie, et l'état morbide est toujours une certaine façon de vivre.

L'état physiologique est l'état sain, plus encore que l'état normal. C'est l'état qui peut admettre le passage à de nouvelles normes. L'homme est sain pour autant qu'il est normatif relativement aux fluctuations de son milieu. Les constantes physiologiques ont, selon nous, parmi toutes les constantes vitales possibles, une valeur propulsive. Au contraire, l'état pathologique

traduit la réduction des normes de vie tolérées par le vivant, la précarité
156 du normal établi par la maladie. Les constantes pathologiques | ont valeur
répulsive et strictement conservatrice.

La guérison est la reconquête d'un état de stabilité des normes
physiologiques. Elle est d'autant plus voisine de la maladie ou de la santé
que cette stabilité est moins ou plus ouverte à des remaniements éventuels.
En tout cas, aucune guérison n'est retour à l'innocence biologique. Guérir
c'est se donner de nouvelles normes de vie, parfois supérieures aux
anciennes. Il y a une irréversibilité de la normativité biologique.

Le concept de norme est un concept original qui ne se laisse pas, en
physiologie plus qu'ailleurs, réduire à un concept objectivement détermi-
nable par des méthodes scientifiques. Il n'y a donc pas, à proprement
parler, de science biologique du normal. Il y a une science des situations et
des conditions biologiques *dites* normales. Cette science est la physiologie.

L'attribution aux constantes, dont la physiologie détermine scientifiquement le contenu, d'une valeur de « normal » traduit la relation de la science
de la vie à l'activité normative de la vie et, en ce qui concerne la science de
la vie humaine, aux techniques biologiques de production et d'instauration
du normal, plus spécialement à la médecine.

Il en est de la médecine comme de toutes les techniques. Elle est une
activité qui s'enracine dans l'effort spontané du vivant pour dominer le
milieu et l'organiser selon ses valeurs de vivant. C'est dans cet effort
spontané que la médecine trouve son sens, sinon d'abord toute la lucidité
critique qui la rendrait infaillible. Voilà pourquoi, sans être elle-même une
science, la médecine utilise les résultats de toutes les sciences au service
des normes de la vie.

C'est donc d'abord parce que les hommes se sentent malades qu'il y a
une médecine. Ce n'est que secondairement que les hommes, parce qu'il y
a une médecine, savent en quoi ils sont malades.

Tout concept empirique de maladie conserve un rapport au concept
axiologique de la maladie. Ce n'est pas, par conséquent, une méthode
objective qui fait qualifier de pathologique un phénomène biologique
considéré. C'est toujours la relation à l'individu malade, par l'intermédiaire
de la clinique, qui justifie la qualification de pathologique. Tout en
admettant l'importance des méthodes objectives d'observation et d'analyse
dans la pathologie, il ne semble pas possible que l'on puisse parler, en toute
correction logique, de « pathologie objective ». Certes une pathologie peut
être méthodique, critique, expérimentalement armée. Elle peut être dite

objective, par référence au médecin qui la | pratique. Mais l'intention du [157]
pathologiste ne fait pas que son objet soit une matière vidée de subjectivité.
On peut pratiquer objectivement, c'est-à-dire impartialement, une recherche
dont l'objet ne peut être conçu et construit sans rapport à une qualification
positive et négative, dont l'objet n'est donc pas tant un fait qu'une valeur.

[1] ABELOUS (J.-E.), « Introduction à l'étude des sécrétions internes », *Traité de physiologie normale et pathologique*, t. IV, Paris, Masson, 1939, 2 e éd.

[2] AMBARD (L.), « La biologie », *Histoire du monde*, publiée sous la direction de E. Cavaignac, t. XIII, V e partie, Paris, de Boccard, 1930.

[3] BÉGIN (L.-J.), *Principes généraux de physiologie pathologique coordonnés d'après la doctrine de M. Broussais*, Paris, Méquignon-Marvis, 1821.

[4] BERNARD (Cl.), *Leçons de physiologie expérimentale appliquée à la médecine*, 2 vol., Paris, J.-B. Baillière et fils, 1855-1856.

[5] – *Leçons sur les propriétés physiologiques et les altérations pathologiques des liquides de l'organisme*, 2 vol., Paris, J.-B. Baillière et fils, 1859.

[6] – *Introduction à l'étude de la médecine expérimentale*, Paris, J.-B. Baillière et fils, 1865.

[7] – *Rapport sur les progrès et la marche de la physiologie générale en France*, Paris, Imprimerie impériale, 1867.

[8] – *Leçons sur la chaleur animale*, Paris, J.-B. Baillière et fils, 1876.

[9] – *Leçons sur le diabète et la glycogenèse animale*, Paris, J.-B. Baillière et fils, 1877.

[10] – *Leçons sur les phénomènes de la vie communs aux animaux et aux végétaux*, 2 vol., Paris, J.-B. Baillière et fils, 1878-1879.

[11] – *Philosophie* (Manuscrit inédit), Paris, Boivin, 1938.

[12] BICHAT (X.), *Recherches sur la vie et la mort*, Paris, Béchet, 1800, 4 e éd., augmentée de notes par Magendie, 1822.

[13] – *Anatomie générale appliquée à la physiologie et à la médecine*, Paris, Brosson & Chaudé, 1801, nouv. éd. par Béclard, 1821.

[13 bis] DE BLAINVILLE (H.), *Histoire des Sciences de l'organisation et de leurs progrès comme base de la philosophie*, Paris, Périssé, 1845. (Dans le t. II voir HALLER ; dans le t. III, voir PINEL, BICHAT, BROUSSAIS.)

[14] BOINET (E.), *Les doctrines médicales. Leur évolution*, Paris, Flammarion, s.d.

160 | [15] BORDET (J.), La résistance aux maladies, *Encyclopédie française*, t. VI, 1936.

[16] BOUNOURE (L.), *L'origine des cellules reproductrices et le problème de la lignée germinale*, Paris, Gauthier-Villars, 1939.

[17] BROSSE (Th.), « L'énergie consciente, facteur de régulation psychophysiologique », *L'Evolution psychiatrique*, 1938, n° 1. (Voir aussi à Laubry et Brosse [70].)

[18] BROUSSAIS (F.-J.-V.), *Traité de physiologie appliquée à la pathologie*, 2 vol., Paris, Mlle Delaunay, 1822-1823.

[19] – *Catéchisme de la médecine physiologique*, Paris, Mlle Delaunay, 1824.

[20] – *De l'irritation et de la folie*, Paris, Mlle Delaunay, 1828.

[21] BROWN (J), *Eléments de médecine*, 1780, trad. fr. de Fouquier, comprenant la Table de Lynch, Paris, Demonville-Gabon, 1805.

[22] CASSIRER (E.), « Pathologie de la Conscience symbolique », *Journal de psychologie*, 1929, p. 289 et 523.

[23] CASTIGLIONI (A.), *Histoire de la Médecine*, trad. fr., Paris, Payot, 1931.

[24] CAULLERY (M.), *Le problème de l'Evolution*, Paris, Payot, 1931.

[25] CHABANIER (H.) et LOBO-ONELL (C.), *Précis du diabète*, Paris, Masson, 1931.

[26] COMTE (A.), « Examen du Traité de Broussais sur l'irritation », 1828, Appendice au *Système de politique positive* (*cf.* 28), t. IV, p. 216.

[27] – *Cours de philosophie positive*. 40 e leçon : « Considérations philosophiques sur l'ensemble de la science biologique » (1838), Paris, Schleicher Frères, t. III, 1908.

[28] – *Système de politique positive*, 4 vol., Paris, Crès, 1851-1854, 4 e éd., 1912.

[29] DAREMBERG (Ch.), *La médecine, histoire et doctrines,* Paris, J.-B. Baillière et fils, 2 e éd., 1865, « De la maladie », p. 305.

[30] – *Histoire des sciences médicales*, 2 vol., Paris, J.-B. Baillière et fils, 1870.

[31] DEJERINE (J.), *Sémiologie des affections du système nerveux*, Paris, Masson, 1914.

[32] DELBET (P.), « Sciences médicales », dans *De la méthode dans les sciences I*, par Bouasse, Delbet, etc., Paris, Alcan, 1909.

[33] DELMAS-MARSALET (P.), *L'électrochoc thérapeutique et la dissolution-reconstruction*, Paris, J.-B. Baillière et fils, 1943.

[34] DONALD C. KING (M.), *Influence de la physiologie sur la littérature française de 1670 à 1870*, Thèse lettres, Paris, 1929.

[35] DUBOIS (R.), *Physiologie générale et comparée*, Paris, Carré & Naud, 1898.

[36] DUCLAUX (J.), *L'analyse physico-chimique des fonctions vitales*, Paris, Hermann, 1934.

[37] DUGAS (L.), *Le philosophe Théodule Ribot*, Paris, Payot, 1924.

[38] EY (H.) et ROUART (J.), « Essai d'application des principes de Jackson à une conception dynamique de la neuro-psychiatrie », dans *L'Encéphale*, mai-août 1936.

| [39] FLOURENS (P.), *De la longévité humaine et de la quantité de vie sur le globe*, **161**
Paris, Garnier, 1854, 2ᵉ éd., 1855.

[40] FRÉDÉRICQ (H.), *Traité élémentaire de physiologie humaine*, Paris, Masson, 1942.

[41] GALLAIS (F.), « Alcaptonurie », dans *Maladies de la nutrition, Encyclopédie médico-chirurgicale,* 1936, 1ʳᵉ éd.

[42] GENTY (V.), *Un grand biologiste : Charles Robin, sa vie, ses amitiés philosophiques et littéraires,* Thèse médecine, Lyon, 1931.

[43] GEOFFROY SAINT-HILAIRE (I.), *Histoire générale et particulière des anomalies de l'organisation chez l'homme et les animaux*, 3 vol. et 1 atlas, Paris, J.-B. Baillière, 1832.

[44] GLEY (E.), « Influence du positivisme sur le développement des sciences biologiques en France », *Annales internationales d'histoire,* Paris, Colin, 1901.

[45] GOLDSTEIN (K.), « L'analyse de l'aphasie et l'étude de l'essence du langage », *Journal de Psychologie,* 1933, p. 430.

[46] – *Der Aufbau des Organismus*, La Haye, Nijhoff, 1934.

[47] GOUHIER (H.), *La jeunesse d'Auguste Comte et la formation du positivisme,* t. III : *Auguste Comte et Saint-Simon,* Paris, Vrin, 1941.

[48] GUARDIA (J.-M.), *Histoire de la médecine d'Hippocrate à Broussais et ses successeurs,* Paris, Doin, 1884.

[49] GURWITSCH (A.), « Le fonctionnement de l'organisme d'après K. Goldstein », *Journal de Psychologie,* 1939, p. 107.

[50] – « La science biologique d'après K. Goldstein », *Revue philosophique,* 1940, p. 244.

[51] GUYÉNOT (E.), *La variation et l'évolution,* 2 volumes, Paris, Doin, 1930.

[52] – « La vie comme invention », dans *L'Invention,* 9ᵉ Semaine internationale de *Synthèse,* Paris, Alcan, 1938.

[53] HALBWACHS (M.), *La théorie de l'homme moyen : essai sur Quételet et la statistique morale,* Thèse lettres, Paris, 1912.

[53 bis] HALLION (L.) et GAYET (R.), « La régulation neuro-hormonale de la glycémie », dans *Les Régulations hormonales en biologie, clinique et thérapeutique,* Paris, J.-B. Baillière et fils, 1937.

[54] HÉDON (L.), et LOUBATIÈRES (A.), « Le diabète expérimental de Young et le rôle de l'hypophyse dans la pathogénie du diabète sucré », *Biologie médicale,* mars-avril 1942.

[55] HERXHEIMER (G.), *Krankheitslehre der Gegenwart. Strœmungen und Forschungen in der Pathologie seit 1914,* Dresde-Leipzig, Steinkopff, 1927.

[56] HOVASSE (R.), « Transformisme et fixisme : Comment concevoir l'évolution ? », *Revue médicale de France,* Janvier-février 1943.

[57] JACCOUD (S.), *Leçons de clinique médicale faites à l'Hôpital de la Charité,* Paris, Delahaye, 1867.

[58] – *Traité de pathologie interne*, t. III, Paris, Delahaye, 1883, 7ᵉ éd.

[59] JASPERS (K.), *Psychopathologie générale*, trad. fr., nouv. éd., Paris, Alcan, 1933.

162 | [60] KAYSER (Ch.) (avec GINGLINGER A.), « Etablissement de la thermorégulation chez les homéothermes au cours du développement », *Annales de Physiologie*, 1929, t. V, n° 4.

[61] – (avec BURCKHARDT E. et DONTCHEFF L.), « Le rythme nycthéméral chez le Pigeon », *Annales de Physiologie*, 1933, t. IX, n° 2.

[62] – (avec DONTCHEFF L.), « Le rythme saisonnier du métabolisme de base chez le pigeon en fonction de la température moyenne du milieu », *Annales de Physiologie*, 1934, t. X, n° 2.

[63] – (avec DONTCHEFF L. et REISS P.), « Le rythme nycthéméral de la production de chaleur chez le pigeon et ses rapports avec l'excitabilité des centres thermo-régulateurs », *Annales de Physiologie*, 1935, t. XI, n° 5.

[63 bis] – « Les réflexes », dans *Conférences de physiologie médicale sur des sujets d'actualité*, Paris, Masson, 1933.

[64] KLEIN (M.), *Histoire des origines de la théorie cellulaire*, Paris, Hermann, 1936. (Voir aussi à Weiss et Klein [119].)

[65] LABBÉ (M.), « Etiologie des maladies de la nutrition », dans *Maladies de la nutrition, Encyclopédie médico-chirurgicale*, 1936, 1ʳᵉ éd.

[66] LAGACHE (D.), « La méthode pathologique », *Encyclopédie française*, t. VIII, 1938.

[67] LALANDE (A.), *Vocabulaire technique et critique de la philosophie*, 2 volumes et 1 suppl., Paris, Alcan, 1938, 4ᵉ éd.

[68] LAMY (P.), *L'Introduction à l'étude de la Médecine expérimentale. Claude Bernard, le Naturalisme et le Positivisme*, Thèse lettres, Paris, 1928.

[69] – *Claude Bernard et le matérialisme*, Paris, Alcan, 1939.

[70] LAUBRY (Ch.) et BROSSE (Th.), « Documents recueillis aux Indes sur les "Yoguis" par l'enregistrement simultané du pouls, de la respiration et de l'électrocardiogramme », *La Presse médicale*, 14 oct. 1936.

[71] LAUGIER (H.), « L'homme normal », *Encyclopédie française*, t. IV, 1937.

[72] LERICHE (R.), « Recherches et réflexions critiques sur la douleur », *La Presse médicale*, 3 janv. 1931.

[73] – « Introduction générale » ; « De la Santé à la Maladie » ; « La douleur dans les maladies » ; « Où va la médecine ? » *Encyclopédie française*, t. VI, 1936.

[74] – *La chirurgie de la douleur*, Paris, Masson, 1937, 2ᵉ éd., 1940.

[75] – « Neurochirurgie de la douleur », *Revue neurologique*, juillet 1937.

[76] – *Physiologie et pathologie du tissu osseux*, Paris, Masson, 1939.

[76 bis] LEFROU (G.), *Le Noir d'Afrique*, Paris, Payot, 1943.

[77] L'HÉRITIER (Ph.) et TEISSIER (G.), « Discussion du Rapport de J.-B.S. Haldane : L'analyse génétique des populations naturelles », dans *Congrès du Palais de la Découverte*, 1937 : *Biologie*, t. VIII, Paris, Hermann, 1938.

[78] LITTRÉ (E.), *Médecine et médecins*, Paris, Didier, 1872, 2 e éd.

[79] LITTRÉ (E.) et ROBIN (Ch.), *Dictionnaire de médecine, chirurgie, | pharmacie,* 163 *de l'art vétérinaire et des sciences qui s'y rapportent*, Paris, J.-B. Baillière et fils, 1873, 13 e éd. entièrement refondue.

[80] MARQUEZY (R.-A.) et LADET (M.), « Le syndrome malin au cours des toxi-infections. Le rôle du système neuro-végétatif », *X e Congrès des Pédiatres de Langue française*, Paris, Masson, 1938.

[81] MAURIAC (P.), *Claude Bernard*, Paris, Grasset, 1940.

[82] MAYER (A.), « L'organisme normal et la mesure du fonctionnement », *Encyclopédie française*, t. IV, Paris, 1937.

[83] MIGNET (M.), « Broussais », dans *Notices et portraits historiques et littéraires*, t. I, Paris, Charpentier, 1854, 3 e éd.

[84] MINKOWSKI (E.), « A la recherche de la norme en psychopathologie », dans l'*Evolution psychiatrique*, 1938, n° 1.

[85] MORGAGNI (J. B.), *Recherches anatomiques sur le siège et les causes des maladies*, t. I, *Epitre dédicatoire du 31 août 1760*, trad. fr. de Desormeaux et Destouet, Paris, Caille & Ravier, 1820.

[86] MOURGUE (R.), « La philosophie biologique d'Auguste Comte », *Archives d'anthropologie criminelle et de médecine légale*, oct.-nov.-déc. 1909.

[87] – « La méthode d'étude des affections du langage d'après Hughlings Jackson », *Journal de Psychologie*, 1921, p. 752.

[88] NÉLATON (A.), *Eléments de pathologie chirurgicale*, 2 volumes, Paris, Librairie Germer-Baillière, 1847-1848.

[89] NEUVILLE (H.), « Problèmes de races, problèmes vivants ; Les phénomènes biologiques et la race ; Caractères somatiques, leur répartition dans l'humanité », *Encyclopédie française*, t. VII, 1936.

[90] NOLF (P.), *Notions de physiopathologie humaine*, Paris, Masson, 1942, 4 e éd.

[91] OMBREDANE (A.), « Les usages du langage », dans *Mélanges Pierre Janet*, Paris, d'Artrey, 1939.

[92] PALES (L.), *État actuel de la paléopathologie. Contribution à l'étude de la pathologie comparative*, Thèse médecine, Bordeaux, 1929.

[92 *bis*] PALES et MONGLOND, « Le taux de la glycémie chez les Noirs en A.E.F. et ses variations avec les états pathologiques », *La Presse médicale*, 13 mai 1934.

[93] PASTEUR (L.), « Claude Bernard. Idée de l'importance de ses travaux, de son enseignement et de sa méthode », *Le Moniteur universel*, nov. 1866.

[94] PORAK (R.), *Introduction à l'étude du début des maladies*, Paris, Doin, 1935.

[95] PRUS (V.), *De l'irritation et de la phlegmasie, ou nouvelle doctrine médicale*, Paris, Panckoucke, 1825.

[96] QUÉTELET (A.), *Anthropométrie ou mesure des différentes facultés de l'homme*, Bruxelles, Muquardt, 1871.

[97] RABAUD (E.), « La tératologie », in *Traité de Physiologie normale et pathologique*, t. XI, Paris, Masson, 1927.

[98] RATHERY (F.), *Quelques idées premières (ou soi-disant telles) sur les Maladies de la nutrition*, Paris, Masson, 1940.

164 | [99] RENAN (E.), *L'avenir de la science, Pensées de 1848* (1890), Paris, Calmann-Lévy, nouv. éd., 1923.

[100] RIBOT (Th.), « Psychologie », dans *De la méthode dans les sciences, I*, par Bouasse, Delbet, etc., Paris, Alcan, 1909.

[101] RŒDERER (C.), « Le procès de la sacralisation », *Bulletins et mémoires de la Société de Médecine de Paris*, 12 mars 1936.

[102] ROSTAND (J.), *Claude Bernard. Morceaux choisis*, Paris, Gallimard, 1938.

[103] – *Hommes de Vérité : Pasteur, Cl. Bernard, Fontenelle, La Rochefoucauld*, Paris, Stock, 1942.

[104] SCHWARTZ (A.), « L'anaphylaxie », dans *Conférences de physiologie médicale sur des sujets d'actualité*, Paris, Masson, 1935.

[105] – « Le sommeil et les hypnotiques », dans *Problèmes physio-pathologiques d'actualité*, Paris, Masson, 1939.

[106] SENDRAIL (M.), *L'homme et ses maux*, Toulouse, Privat, 1942 ; reproduit dans la *Revue des Deux Mondes*, 15 janv. 1943.

[107] SIGERIST (H.-E.), *Introduction à la médecine*, trad. fr., Paris, Payot, 1932.

[108] SINGER (Ch.), *Histoire de la biologie*, trad. fr., Paris, Payot, 1934.

[109] SORRE (M.), *Les fondements biologiques de la géographie humaine*, Paris, Colin, 1943.

[110] STROHL (J.), « Albrecht von Haller (1708-1777). Gedenkschrift, 1938 », in *XVI e Internat. Physiologen-Kongress*, Zürich.

[111] TEISSIER (G.), « Intervention », *Revue trimestrielle de l'Encyclopédie française*, « Une controverse sur l'évolution », n° 3, 2 e trimestre 1938.

[112] TOURNADE (A.), « Les glandes surrénales », dans *Traité de physiologie normale et pathologique*, t. IV, Paris, Masson, 1939, 2 e éd.

[113] VALLOIS (H.-V.), « Les maladies de l'homme préhistorique », *Revue scientifique*, 27 oct. 1934.

[114] VANDEL (A.), « L'évolution du monde animal et l'avenir de la race humaine », *La science et la vie*, août 1942.

[115] VENDRYÈS (P.), *Vie et probabilité*, Paris, A. Michel, 1942.

[116] VIRCHOW (R.), « Opinion sur la valeur du microscope », *Gazette hebdomadaire de médecine et de chirurgie*, t. II, 16 févr. 1855, Paris, Masson.

[117] – *La pathologie cellulaire*, trad. fr. de Picard, Paris, J.-B. Baillière et fils, 1861.

[118] WEISS (A. G.), et WARTER (J.), « Du rôle primordial joué par le neurogliome dans l'évolution des blessures des nerfs », *La Presse médicale*, 13 mars 1943.

[119] WEISS (A.-G.) et KLEIN (M.), « Physiopathologie et histologie des neurogliomes d'amputation », *Archives de Physique biologique*, 1943, t. XVII, suppl. n° 62.

[120] WOLFF (É.), *Les bases de la tératogenèse expérimentale des vertébrés amniotes d'après les résultats de méthodes directes*, Thèse Sciences, Strasbourg, 1936.

II

NOUVELLES RÉFLEXIONS
CONCERNANT LE NORMAL ET LE PATHOLOGIQUE
(1963-1966)| VINGT ANS APRÈS ...

En 1943, comme chargé d'enseignement à la Faculté des Lettres de Strasbourg, à Clermont-Ferrand, j'ai donné un cours sur *Les normes et le normal*, en même temps que je rédigeais ma thèse de doctorat en médecine soutenue, en juillet de la même année, devant la Faculté de Médecine de Strasbourg. En 1963, comme professeur à la Faculté des Lettres et Sciences humaines de Paris, j'ai donné un cours sur le même sujet. J'ai voulu, vingt ans après, me mesurer aux mêmes difficultés, avec d'autres moyens.

Il ne pouvait s'agir de reprendre exactement l'examen des mêmes questions. Certaines des propositions que j'avais cherché, dans mon *Essai*, à étayer solidement, en raison de leur caractère, peut-être seulement apparent, de paradoxe, me semblaient désormais aller de soi. Moins par la force de ma propre argumentation que par l'ingéniosité de quelques lecteurs, habiles à leur trouver des antécédents inconnus de moi. Un jeune collègue [a],

---

a. M. Francis Courtès [1], maître-assistant à la Faculté des Lettres et Sciences humaines de Montpellier.

1. Francis Courtès (1920-2019), philosophe français, spécialiste de philosophie allemande, fut professeur à la Faculté des lettres de Montpellier. Auteur de nombreux ouvrages, spécialiste de Kant, dont il traduisit deux opuscules, il a publié dans la revue *Thalès*, organe de publication de l'Institut d'histoire des sciences et des techniques de l'Université de Paris, un article de grande érudition, « La médecine militante et la médecine critique » (1958), analysant les discussions et controverses du dix-huitième siècle sur la médecine, de Leibniz à Kant, et le rapport de Kant à la médecine. Dans cet article, il ne cherche pas « un bilan des connaissances acquises » mais un état « des routes suivies » par la médecine comme « institution ». Sa thèse de Lettres, *La raison et la vie. Idéal scientifique et idéologie en Allemagne, de la Réforme jusqu'à Kant* (Paris, Vrin, 1972), est dédiée à Georges Canguilhem.

bon spécialiste de Kant[1], étudiant la philosophie kantienne dans ses rapports avec la biologie et la médecine du XVIIIᵉ siècle, m'avait signalé un texte, de l'espèce de ceux qui engendrent à la fois la satisfaction d'une belle rencontre et la confusion d'une ignorance à l'abri de laquelle on croyait pouvoir s'attribuer un brin d'originalité. Kant a noté, sans doute vers l'année 1798 : « On a récemment mis l'accent sur la nécessité de débrouiller l'écheveau du politique en partant des devoirs du sujet plutôt que des droits du citoyen. De même, ce sont les maladies qui ont poussé à la physiologie ; et ce n'est pas la physiologie, mais la pathologie et la clinique qui firent commencer la médecine. La raison est que le bien-être, à vrai dire, n'est pas ressenti, car il est simple conscience de vivre et que seul son | empêchement suscite la force de résistance. Rien d'étonnant, donc, si Brown débute par la classification des maladies. »

172   Il paraissait, de ce fait, superflu de chercher de nouvelles justifications à la thèse qui présente la clinique et la pathologie comme le sol originaire où s'enracine la physiologie, et comme la voie par laquelle l'expérience humaine de la maladie véhicule jusqu'au cœur de la problématique du physiologiste le concept de normal. A cela s'ajoutait que de nouvelles lectures de Claude Bernard, stimulées et éclairées par la publication, en 1947, des *Principes de médecine expérimentale*, devaient atténuer la rigueur du jugement que j'avais d'abord porté sur l'idée qu'il s'était faite des rapports de la physiologie et de la pathologie[a] et m'avaient rendu plus sensible au fait que Cl. Bernard n'a pas méconnu l'obligation pour l'expérience clinique de précéder l'expérimentation de laboratoire. « Si j'avais affaire à des commençants, je leur dirais d'abord, allez à l'hôpital ; c'est la première chose à connaître. Car comment analyserait-on au moyen de l'expérimentation des maladies qu'on ne connaîtrait pas ? Je ne dis donc pas de substituer le laboratoire à l'hôpital. Je dis au contraire : allez d'abord à l'hôpital, mais cela ne suffit pas pour arriver à la médecine scientifique ou expérimentale ; il faut ensuite aller, dans le laboratoire, *analyser* expérimentalement ce que l'observation clinique nous a fait constater. Je ne conçois pas pourquoi on me fait cette objection, car j'ai bien souvent dit et répété que la médecine doit toujours commencer par une *observation*

a. Cf. *supra*, p. 42-48.

1. Emmanuel Kant (1724-1804), philosophe allemand, l'un des principaux représentants de l'idéalisme dont il donna la version transcendantale, fut un protagoniste des Lumières allemandes et européennes.

clinique (voyez *Introduction*, p. 242), et c'est de cette façon qu'elle a commencé dans les temps antiques » [a]. Réciproquement, ayant restitué à Cl. Bernard un dû que je lui avais en partie contesté, je devais me montrer, comme je l'ai fait aussi, un peu moins généreux à l'égard de Leriche [b].

Pour toutes ces raisons, mon cours de 1963 a exploré le sujet en traçant des voies différentes de celles de 1943. D'autres lectures ont stimulé autrement mes réflexions. Il ne s'agit pas seulement des lectures de travaux parus dans l'intervalle. Il s'agit aussi des lectures que j'aurais pu faire ou avoir faites à l'époque. La bibliographie d'une question est toujours à refaire, même dans le sens rétrograde. On s'en rendra compte en comparant, ici même, la bibliographie de 1966 à celle de 1943.

| Mais les deux cours sur *Les normes et le normal* débordaient en 173 extension le sujet de philosophie médicale traité par l'*Essai* et au réexamen duquel j'entends encore, dans les pages qui suivent, m'attacher. Le sens des concepts de norme et de normal dans les sciences humaines, en sociologie, en ethnologie, en économie, entraîne à des recherches qui tendent finalement, qu'il s'agisse des types sociaux, des critères d'inadaptation au groupe, des besoins et des comportements de consommation, des systèmes de préférence, à la question des rapports entre normalité et généralité. Si j'emprunte, au départ, quelques éléments d'analyse aux leçons dans lesquelles j'ai examiné, à ma manière, quelques aspects de cette question, c'est uniquement pour éclairer, par la confrontation des normes sociales et des normes vitales, la signification spécifique de ces dernières. C'est en vue de l'organisme que je me permets quelques incursions dans la société.

Puis-je confesser que la lecture d'études postérieures à ma thèse de 1943 et d'objectif analogue ne m'a pas convaincu d'avoir moi-même, autrefois, mal posé le problème ? Tous ceux qui ont visé, comme moi, à la fixation du sens du concept de normal ont éprouvé le même embarras et n'ont pas eu d'autre ressource, face à la polysémie du terme, que de fixer par décision le sens qui leur paraissait le plus adéquat au projet théorique ou pratique qui appelait une délimitation sémantique. Cela revient à dire que ceux-là même qui ont cherché avec le plus de rigueur à ne donner au normal que la valeur d'un fait ont simplement valorisé le fait de leur besoin d'une signification limitée. Aujourd'hui donc, comme il y a quelque

a. *Principes de médecine expérimentale*, p. 170.

b. *Cf.* mon article « La pensée de René Leriche », *Revue philosophique* (juillet-septembre 1956, p. 313-317).

vingt ans, je prends encore le risque de chercher à fonder la signification fondamentale du normal par une analyse philosophique de la vie, entendue comme activité d'opposition à l'inertie et à l'indifférence. La vie cherche à gagner sur la mort, à tous les sens du mot gagner et d'abord au sens où le gain est ce qui est acquis par jeu. La vie joue contre l'entropie croissante.

DU SOCIAL AU VITAL

Dans la *Critique de la Raison pure* (méthodologie transcendantale : architectonique de la raison pure), Kant distingue les concepts, quant à leur sphère d'origine et de validité en *scolastiques* et en *cosmiques*, ceux-ci étant le fondement de ceux-là.

Nous pourrions dire des deux concepts de Norme et de Normal que le premier est scolastique tandis que le second est cosmique ou populaire. Il est possible que le normal soit une catégorie du jugement populaire parce que sa situation sociale est vivement, quoique confusément, ressentie par le peuple comme n'étant pas droite. Mais le terme même de normal est passé dans la langue populaire et s'y est naturalisé à partir des vocabulaires spécifiques de deux institutions, l'institution pédagogique et l'institution sanitaire, dont les réformes, pour ce qui est de la France au moins, ont coïncidé sous l'effet d'une même cause, la Révolution française. Normal est le terme par lequel le XIX e siècle va désigner le prototype scolaire et l'état de santé organique. La réforme de la médecine comme théorie repose elle-même sur la réforme de la médecine comme pratique : elle est liée étroitement, en France, comme aussi en Autriche, à la réforme hospitalière. Réforme hospitalière comme réforme pédagogique expriment une exigence de rationalisation qui apparaît aussi en politique, comme elle apparaît dans l'économie sous l'effet du machinisme industriel naissant, et qui aboutit enfin à ce qu'on a appelé depuis la normalisation.

*

De même qu'une école normale est une école où l'on enseigne à enseigner, c'est-à-dire où l'on institue expérimentalement des méthodes 176 pédagogiques, de même un compte-gouttes normal | est celui qui est calibré pour diviser en XX gouttes en chute libre un gramme d'eau distillée, en sorte que le pouvoir pharmacodynamique d'une substance en solution puisse être gradué selon la prescription d'une ordonnance médicale. De même, aussi, une voie normale de chemin de fer est-elle, parmi les vingt et un écartements des rails d'une voie ferrée pratiqués jadis et naguère, la voie définie par l'écartement de 1,44 m entre les bords intérieurs des rails, c'est-à-dire celle qui a paru répondre, à un moment de l'histoire industrielle et économique de l'Europe, au meilleur compromis recherché entre plusieurs exigences, d'abord non concourantes, d'ordre mécanique, énergétique, commercial, militaire et politique. De même, enfin, pour le physiologiste, le poids normal de l'homme, compte tenu du sexe, de l'âge et de la taille, est le poids « correspondant à la plus grande longévité prévisible » [a].

Dans les trois premiers de ces exemples, le normal semble être l'effet d'un choix et d'une décision extérieurs à l'objet ainsi qualifié, au lieu que dans le quatrième le terme de référence et de qualification se donne manifestement comme intrinsèque à l'objet, s'il est vrai que la durée d'un organisme individuel est, dans la santé préservée, une constante spécifique.

Mais, à bien regarder, la normalisation des moyens techniques de l'éducation, de la santé, des transports de gens et de marchandises, est l'expression d'exigences collectives dont l'ensemble, même en l'absence d'une prise de conscience de la part des individus, définit dans une société historique donnée sa façon de référer sa structure, ou peut-être ses structures, à ce qu'elle estime être son bien singulier.

Dans tous les cas, le propre d'un objet ou d'un fait dit normal, par référence à une norme externe ou immanente, c'est de pouvoir être, à son tour, pris comme référence d'objets ou de faits qui attendent encore de pouvoir être dits tels. Le normal c'est donc à la fois l'extension et l'exhibition de la norme. Il multiplie la règle en même temps qu'il l'indique. Il requiert donc hors de lui, à côté de lui et contre lui, tout ce qui lui échappe encore.

---

a. Ch. Kayser, « Le maintien de l'équilibre pondéral », *Acta neurovegetativa* (Bd XXIV, 1-4, 1963. Wien, Springer).

Une norme tire son sens, sa fonction et sa valeur du fait de l'existence en dehors d'elle de ce qui ne répond pas à l'exigence qu'elle sert.

Le normal n'est pas un concept statique ou pacifique, mais un concept dynamique et polémique. Gaston Bachelard[1], qui s'est | beaucoup intéressé 177 aux valeurs sous leur forme cosmique ou populaire, et à la valorisation selon les axes de l'imagination, a bien aperçu que toute valeur doit être gagnée contre une antivaleur. C'est lui qui écrit : « La volonté de nettoyer veut un adversaire à sa taille »[a]. Quand on sait que *norma* est le mot latin que traduit équerre et que *normalis* signifie perpendiculaire, on sait à peu près tout ce qu'il faut savoir sur le domaine d'origine du sens des termes norme et normal, importés dans une grande variété d'autres domaines. Une norme, une règle, c'est ce qui sert à faire droit, à dresser, à redresser. Normer, normaliser, c'est imposer une exigence à une existence, à un donné, dont la variété, la disparate s'offrent, au regard de l'exigence, comme un indéterminé hostile plus encore qu'étranger. Concept polémique, en effet, que celui qui qualifie négativement le secteur du donné qui ne rentre pas dans son extension, alors qu'il relève de sa compréhension. Le concept de droit, selon qu'il s'agit de géométrie, de morale ou de technique, qualifie ce qui résiste à son application de tordu, de tortueux ou de gauche[b].

De cette destination et de cet usage polémiques du concept de norme il faut, selon nous, chercher la raison dans l'essence du rapport normal-anormal. Il ne s'agit pas d'un rapport de contradiction et d'extériorité, mais d'un rapport d'inversion et de polarité. La norme, en dépréciant tout ce que la référence à elle interdit de tenir pour normal, crée d'elle-même la possibilité d'une inversion des termes. Une norme se propose comme un mode possible d'unification d'un divers, de résorption d'une différence, de règlement d'un différend. Mais se proposer n'est pas s'imposer. A la différence d'une loi de la nature, une norme ne nécessite pas son effet. C'est dire qu'une norme n'a aucun sens de norme toute seule et toute

---

a. *La terre et les rêveries du repos*, p. 41-42.

b. Il serait possible et fructueux – mais ce n'est pas ici le lieu – de constituer des familles sémantiques de concepts représentant la parenté du concept populaire de normal et d'anormal, par exemple la série *torve*, *tor*turé, re*tors*, etc., et la série *oblique, dévié, travers*, etc.

1. Gaston Bachelard (1884-1962), philosophe français, diplômé en mathématiques et en philosophie (agrégé en 1922), a enseigné la physique et la chimie, ainsi que la philosophie, au collège de Bar-sur-Aube, et devint professeur de philosophie à la Faculté des lettres de Dijon avant de rejoindre la Sorbonne en 1940. Auteur d'une œuvre multiple et influente, il se consacra à l'histoire et à la philosophie des sciences, et à l'étude de l'imaginaire.

simple. La possibilité de référence et de règlement qu'elle offre contient, du fait qu'il ne s'agit que d'une possibilité, la latitude d'une autre possibilité qui ne peut être qu'inverse. Une norme, en effet, n'est la possibilité d'une référence que lorsqu'elle a été instituée ou choisie comme expression d'une préférence et comme instrument d'une volonté de substitution d'un état de choses satisfaisant à un état de choses décevant. Ainsi toute préférence d'un ordre possible s'accompagne, le plus souvent implicitement, de l'aversion 178 de l'ordre | inverse possible. Le différent du préférable, dans un domaine d'évaluation donné, n'est pas l'indifférent, mais le repoussant, ou plus exactement le repoussé, le détestable. Il est bien entendu qu'une norme gastronomique n'entre pas en rapport d'opposition axiologique avec une norme logique. Par contre, la norme logique de prévalence du vrai sur le faux peut être renversée en norme de prévalence du faux sur le vrai, comme la norme éthique de prévalence de la sincérité sur la duplicité peut être renversée en norme de prévalence de la duplicité sur la sincérité. Toutefois, l'inversion d'une norme logique ne donne pas une norme logique, mais peut-être esthétique, comme l'inversion d'une norme éthique ne donne pas une norme éthique, mais peut-être politique. En bref, sous quelque forme implicite ou explicite que ce soit, des normes réfèrent le réel à des valeurs, expriment des discriminations de qualités conformément à l'opposition polaire d'un positif et d'un négatif. Cette polarité de l'expérience de normalisation, expérience spécifiquement anthropologique ou culturelle – s'il est vrai que par nature il ne faut entendre qu'un idéal de normalité sans normalisation –, fonde dans le rapport de la norme à son domaine d'application, la priorité normale de l'infraction.

Une norme, dans l'expérience anthropologique, ne peut être originelle. La règle ne commence à être règle qu'en faisant règle et cette fonction de correction surgit de l'infraction même. Un âge d'or, un paradis, sont la figuration mythique d'une existence initialement adéquate à son exigence, d'un mode de vie dont la régularité ne doit rien à la fixation de la règle, d'un état de non-culpabilité en l'absence d'interdit que nul ne fût censé ignorer. Ces deux mythes procèdent d'une illusion de rétroactivité selon laquelle le bien originel c'est le mal ultérieur contenu. A l'absence de règles fait pendant l'absence de techniques. L'homme de l'âge d'or, l'homme paradisiaque, jouissent spontanément des fruits d'une nature inculte, non sollicitée, non forcée, non reprise. Ni travail, ni culture, tel est le désir de régression intégrale. Cette formulation en termes négatifs d'une expérience conforme à la norme sans que la norme ait eu à se montrer dans sa fonction et par elle, ce rêve proprement naïf de régularité en l'absence de règle signifie au fond que le concept de normal est lui-même normatif, il norme même l'univers du discours mythique qui fait le récit de son absence. C'est ce qui explique que, dans bien des mythologies, l'avènement de l'âge d'or marque la fin d'un chaos. Comme l'a dit Gaston Bachelard : « *La multiplicité est agitation.* Il n'y a pas dans la littérature un seul *chaos | immobile* »[a]. Dans les *Métamorphoses* d'Ovide[1], la terre du chaos ne porte pas, la mer du chaos n'est pas navigable, les formes ne persistent pas identiques à elles-mêmes. L'indétermination initiale c'est la détermination ultérieure niée. L'instabilité des choses a pour corrélat l'impuissance de l'homme. L'image du chaos est celle d'une régularité niée, comme celle d'un âge d'or est celle d'une régularité sauvage. Chaos et âge d'or sont les termes mythiques de la relation normative fondamentale, termes en relation telle qu'aucun des deux ne peut s'empêcher de virer à l'autre. Le chaos a pour rôle d'appeler, de provoquer son interruption et de devenir un ordre. Inversement, l'ordre de l'âge d'or ne peut durer, car la régularité sauvage est médiocrité ; les satisfactions y sont modestes – *aurea mediocritas* – parce qu'elles ne sont pas une victoire remportée sur l'obstacle de la mesure. Où la règle est suivie sans conscience d'un dépassement possible toute jouissance est simple. Mais de la valeur de la règle elle-même peut-on jouir simplement ? Jouir véritablement de la valeur de la règle, de la valeur du règlement, de la valeur de la valorisation, requiert que la règle ait été soumise à l'épreuve de la contestation. Ce n'est pas seulement l'exception qui confirme la règle comme règle, c'est l'infraction qui lui donne occasion d'être règle en faisant règle. En ce sens, l'infraction est non l'origine de la règle, mais l'origine de la régulation. Dans l'ordre du normatif, le commencement c'est l'infraction. Pour reprendre une expression kantienne, nous proposerions que la condition de possibilité des règles ne fait qu'un avec la condition de possibilité de l'expérience des règles. L'expérience des règles c'est la mise à l'épreuve, dans une situation d'irrégularité, de la fonction régulatrice des règles.

a. *La terre et les rêveries du repos*, p. 59.

1. Ovide (43 av. J.-C.-17 av. J.-C.) fut un poète romain.

Ce que les philosophes du XVIII e siècle ont appelé l'état de nature est l'équivalent supposé rationnel de l'âge d'or. Avec M. Lévi-Strauss [1] il faut reconnaître qu'à la différence de Diderot [2] Rousseau [3] n'a jamais pensé que l'état de nature fût pour l'humanité une origine historique procurée à l'observation de l'ethnographe par l'exploration du géographe [a]. M. Jean Starobinski a heureusement montré, de son côté [b], que l'état de nature décrit par Rousseau est la figure de l'équilibre spontané entre le monde et les valeurs du désir, état de petit bonheur pré-historique au sens absolu du terme, puisque c'est de sa déchirure | irrémédiable que l'histoire coule comme de source. Il n'y a donc pas à proprement parler de temps grammatical adéquat pour le discours sur une expérience humaine normalisée sans représentation de normes liées, dans la conscience, à la tentation d'en contrarier l'exercice. Car, ou bien l'adéquation du fait et du droit est inaperçue et l'état de nature est un état d'inconscience dont aucun événement ne peut expliquer qu'il en sorte l'occasion d'une prise de conscience, ou bien l'adéquation est aperçue et l'état de nature est un état d'innocence. Mais cet état ne peut être pour soi et en même temps être un état, c'est-à-dire une disposition statique. Nul ne se sait innocent innocemment, puisque avoir conscience de l'adéquation à la règle c'est avoir conscience des raisons de la règle qui se ramènent au besoin de la règle. A la maxime socratique, trop exploitée, selon laquelle nul n'est méchant le sachant, il convient d'opposer la maxime inverse,

180

a. *Tristes tropiques*, XXXVIII, « Un petit verre de rhum ».

b. « Aux origines de la pensée sociologique », *Les Temps modernes* (décembre 1962).

1. Claude Lévi-Strauss (1908-2009), philosophe et anthropologue français d'origine belge, agrégé de philosophie en 1931, partit au Brésil en 1935, enseigna la sociologie à l'Université de Sao Paulo, effectua des missions ethnographiques, partit en 1941, à la suite d'un bref retour en France, aux États-Unis où il enseigna la sociologie à la New School of Social Research, et y fut proche du linguiste Roman Jakobson, protagoniste de la linguistique structurale. On retiendra encore de sa riche biographie la rédaction aux États-Unis de sa thèse *Les structures élémentaires de la parenté*, soutenue à Paris en 1949. D'abord directeur d'études à l'École pratique des hautes études, il fut élu professeur d'anthropologie structurale au Collège de France en 1959, et membre de l'Académie française en 1973. Par ses travaux et ses ouvrages, dont *Tristes Tropiques* (Paris, Plon, 1955), et *Anthropologie Structurale* (Paris, Plon, 1958), il fut un maître à penser pour des générations d'anthropologues et de philosophes et l'un des porte-drapeaux du courant structuraliste.

2. Denis Diderot (1713-1784), philosophe français, l'un des principaux protagonistes des Lumières, fut avec D'Alembert l'éditeur de la grande *Encyclopédie* de 1751 à 1780.

3. Jean-Jacques Rousseau (1712-1778), philosophe, écrivain genevois, fut l'auteur d'œuvres marquantes, dont les *Confessions* (1782), *Les rêveries du promeneur solitaire* (1782), ainsi que le *Discours sur l'origine et les fondements de l'inégalité entre les hommes* (1755), et le *Contrat social* (1762) qui influencèrent la Révolution française.

selon laquelle nul n'est bon avec conscience de l'être. De même nul n'est sain se sachant tel. Au mot de Kant : « Le bien-être n'est pas ressenti, car il est simple conscience de vivre » [a] fait écho la définition de Leriche : « La santé c'est la vie dans le silence des organes. » Mais c'est dans la fureur de la culpabilité comme dans le bruit de la souffrance que l'innocence et la santé surgissent comme les termes d'une régression impossible autant que recherchée.

L'anormal, en tant qu'a-normal, est postérieur à la définition du normal, il en est la négation logique. C'est pourtant l'antériorité historique du futur anormal qui suscite une intention normative. Le normal c'est l'effet obtenu par l'exécution du projet normatif, c'est la norme exhibée dans le fait. Sous le rapport du fait, il y a donc entre le normal et l'anormal un rapport d'exclusion. Mais cette négation est subordonnée à l'opération de négation, à la correction appelée par l'anormalité. Il n'y a donc aucun paradoxe à dire que l'anormal, logiquement second, est existentiellement premier.

*

Le mot latin *norma* qui supporte, par le biais de l'étymologie, le poids du sens initial des termes normes et normal, est l'équivalent du grec ὀρθός. L'orthographe, qui fut plus anciennement | l'orthographie, l'orthodoxie, **181** l'orthopédie sont des concepts normatifs avant la lettre. Si le concept d'orthologie est bien moins familier, au moins n'est-il pas tout à fait inutile de savoir que Platon lui a donné sa caution [b] et que le mot se trouve, mais sans citation de référence, dans le *Dictionnaire de la langue française* de Littré. L'orthologie c'est la grammaire, au sens que lui ont donné les auteurs latins et médiévaux, savoir la réglementation de l'usage de la langue.

S'il est vrai que l'expérience de normalisation est expérience spécifiquement anthropologique ou culturelle, il peut sembler normal que la langue ait proposé à cette expérience l'un de ses premiers champs. La grammaire fournit une matière de choix à la réflexion sur les normes. Quand François I [er], par l'édit de Villers-Cotterêt, prescrit la rédaction en

---

a. Descartes avait déjà dit : « Encore que la santé soit le plus grand de tous ceux de nos biens qui concernent le corps, c'est toutefois celui auquel nous faisons le moins de réflexion et que nous goûtons le moins. La connaissance de la vérité est comme la santé de l'âme : lorsqu'on la possède, on n'y pense plus » (Lettre à Chanut, 31 mars 1649).

b. *Sophiste*, 239 *b*.

français de tous les actes judiciaires du royaume, il s'agit d'un impératif[a].
Mais une norme n'est pas un impératif d'exécution sous peine de sanctions
juridiques. Quand les grammairiens de la même époque entreprennent
de fixer l'usage de la langue française il s'agit de normes, déterminant la
référence et définissant la faute par l'écart, par la différence. La référence
est empruntée à l'usage. Au milieu du XVIIe siècle, c'est la thèse de
Vaugelas[1] : « L'usage est celui auquel il se faut entièrement soumettre
en notre langue. »[b] Les travaux de Vaugelas se situent dans le sillage des
travaux de l'Académie française fondée précisément pour l'embellissement
de la langue. En fait, au XVIIe siècle, la norme grammaticale c'est l'usage
des bourgeois parisiens cultivés, en sorte que cette norme renvoie à une
norme politique, la centralisation administrative au profit du pouvoir
royal. Sous le rapport de la normalisation, il n'y a pas de différence entre
la naissance de la grammaire en France au XVIIe siècle et l'institution du
système métrique à la fin du XVIIIe siècle. Richelieu, les Conventionnels et
Napoléon Bonaparte sont les instruments successifs d'une même exigence
collective. On commence par les normes grammaticales, pour finir par les
normes morphologiques des hommes et des chevaux aux fins de défense
nationale[c], en passant par les normes industrielles et hygiéniques.

182   La définition de normes industrielles suppose une unité de | plan, de
direction du travail, de destination du matériel construit. L'article « Affût »
de l'*Encyclopédie* de Diderot et d'Alembert, revu par le Corps royal
d'artillerie, expose admirablement les motifs de la normalisation du travail
dans les arsenaux. On voit en elle le remède à la confusion des efforts, à la
particularité des proportions, à la difficulté et à la lenteur des rechanges, à
la dépense inutile. L'uniformisation des dessins de pièces et des tables de
dimensions, l'imposition de patrons et de modèles, ont pour conséquences
la précision des ouvrages séparés et la régularité des assemblages. L'article
« Affût » contient presque tous les concepts utilisés dans un traité moderne
de normalisation, au terme de norme près. Nous avons ici la chose sans le
mot.

a. *Cf.* Pierre Guiraud, *La grammaire*, PUF (« Que sais-je ? », n° 788), 1958, p. 109.

b. *Remarques sur la langue française* (1647), préface.

c. Institution de la conscription et de la révision des conscrits ; institution des haras
nationaux et des dépôts de remonte.

1. Claude Favre de Vaugelas (1585-1650), grammairien français né en Savoie, fut un des
premiers membres de l'Académie française en 1634. Dans son ouvrage *Remarques sur la
langue française, utiles à ceux qui veulent bien parler et bien écrire* (Paris, Vve J. Camusat et
P. Le Petit, 1647), il chercha à codifier le français.

La définition de normes hygiéniques suppose l'intérêt accordé, d'un point de vue politique, à la santé des populations envisagée statistiquement, à la salubrité des conditions d'existence, à l'extension uniforme des traitements préventifs et curatifs mis au point par la médecine. C'est en Autriche que Marie-Thérèse et Joseph II confèrent un statut légal aux institutions d'hygiène publique par la création d'une Commission impériale de la santé (*Sanitäts-Hofdeputation*, 1753) et la promulgation d'un *Haupt Medizinal Ordnung*, remplacé en 1770 par le *Sanitäts-normativ*, acte de 40 règlements relatifs à la médecine, à l'art vétérinaire, à la pharmacie, à la formation des chirurgiens, à la statistique démographique et médicale. En matière de norme et de normalisation, nous avons ici le mot avec la chose.

Dans l'un et l'autre de ces deux exemples, la norme est ce qui fixe le normal à partir d'une décision normative. Comme on va le voir une telle décision, relative à telle ou telle norme, ne s'entend que dans le contexte d'autres normes. A un moment donné, l'expérience de la normalisation ne se divise pas, en projet du moins. M. Pierre Guiraud [1] l'a bien aperçu, dans le cas de la grammaire, quand il écrit : « La fondation de l'Académie française par Richelieu en 1635 s'encadre dans une politique générale de centralisation dont héritent la Révolution, l'Empire et la République... Il ne serait pas absurde de penser que la bourgeoisie a annexé la langue dans le temps où elle accaparait les instruments de la production. » [a] On pourrait dire autrement, en tentant de substituer un équivalent au concept marxiste de classe ascendante. Entre 1759, date d'apparition du mot normal, et 1834, date d'apparition du mot normalisé, une classe normative | a conquis le pouvoir d'identifier – bel exemple d'illusion idéologique – la fonction des normes sociales avec l'usage qu'elle-même faisait de celles dont elle déterminait le contenu.

Que l'intention normative, dans une société donnée, à une époque donnée, ne se divise pas, c'est ce qui apparaît à l'examen des rapports entre les normes techniques et les normes juridiques. Au sens rigoureux et présent du terme, la normalisation technique consiste dans le choix et la fixation de la matière, de la forme et des dimensions d'un objet dont les caractéristiques deviennent dès lors obligations de fabrication conforme. La division du travail contraint les entrepreneurs à l'homogénéité des

183

---

a. *Op. cit.*, p. 109.

1. Pierre Guiraud (1912-1983), linguiste français, professeur à l'Université de Nice, fut un promoteur de la statistique linguistique et de l'analyse des données textuelles.

normes au sein d'un ensemble technico-économique dont les dimensions sont en évolution constante à l'échelle nationale ou internationale. Mais la technique se développe dans l'économie d'une société. Une exigence de simplification peut paraître urgente du point de vue technique mais peut sembler prématurée quant aux possibilités du moment et de l'avenir immédiat, du point de vue industriel et économique. La logique de la technique et les intérêts de l'économie doivent composer. Sous un autre rapport, du reste, la normalisation technique doit craindre un excès de rigidité. Ce qui est fabriqué doit être finalement consommé. Certes, on peut pousser la logique de la normalisation jusqu'à la normalisation des besoins par voie d'incitation publicitaire. Encore faudrait-il avoir tranché la question de savoir si le besoin est un objet de normalisation possible, ou bien le sujet obligé de l'invention des normes ? A supposer que la première de ces deux propositions soit la vraie, la normalisation doit prévoir pour les besoins, comme elle le fait pour les objets caractérisés par des normes, des tolérances d'écart, mais ici sans quantification. La relation de la technique à la consommation introduit dans l'unification des méthodes, des modèles, des procédés, des épreuves de qualification, une souplesse relative qu'évoque d'ailleurs le terme de normalisation, préféré en France, en 1930, à celui de standardisation, pour désigner l'organisme administratif chargé de l'entreprise à l'échelon national[a]. Le concept de normalisation exclut celui d'immuabilité, inclut l'anticipation d'un assouplissement possible. On voit ainsi comment une norme technique renvoie de proche en proche à une idée de la société et de sa hiérarchie de valeurs, comment une décision de | normalisation suppose la représentation d'un tout possible des décisions corrélatives, complémentaires ou compensatrices. Ce tout doit être fini par anticipation, fini sinon fermé. La représentation de cette totalité de normes réciproquement relatives c'est la planification. En toute rigueur l'unité d'un Plan ce serait l'unité d'une unique pensée. Mythe bureaucratique et technocratique, le Plan c'est le vêtement moderne de l'idée de Providence. Comme il est assez clair qu'une assemblée de

184

---

a. *Cf.* Jacques Maily[1], *La normalisation* (Paris, Dunod, 1946), p. 157 *sq.* Notre bref exposé sur la normalisation doit beaucoup à cet ouvrage utile par la clarté de l'analyse et l'information historique, comme aussi par les références qu'il contient à une étude du Dr Hellmich, *Vom Wesen der Normung* (1927).

1. Jacques Maily, juriste français, docteur en droit (1946), a travaillé sur la « normalisation » visant à « simplifier, unifier, spécifier » la qualité de différentes productions ou processus.

commissaires et une réunion de machines ont quelque mal à se donner pour une unité de pensée, il faut bien admettre qu'on puisse hésiter à dire du Plan ce que La Fontaine [1] disait de la Providence, qu'elle sait ce qu'il nous faut mieux que nous [a]. Cependant – et sans ignorer qu'on a pu présenter normalisation et planification comme étroitement liées à l'économie de guerre ou à l'économie de régimes totalitaires – il faut voir avant tout dans les tentatives de planification des essais de constitution d'organes par lesquels une société pourrait présumer, prévoir et assumer ses besoins, au lieu d'en être réduite à les enregistrer et à les constater par des comptes et des bilans. En sorte que ce qui est dénoncé, sous le nom de rationalisation – épouvantail complaisamment agité par les tenants du libéralisme, variété économique du naturisme – comme une mécanisation de la vie sociale, exprime peut-être, au contraire, le besoin obscurément ressenti par la société de devenir le sujet organique de besoins reconnus comme tels.

Il est aisé de concevoir comment, par le biais de leur relation à l'économie, l'activité technique et sa normalisation entrent en rapport avec l'ordre juridique. Il existe un droit de propriété industrielle, une protection juridique des brevets d'invention ou des modèles déposés. Normaliser un modèle déposé c'est procéder à une expropriation industrielle. Les exigences de la défense nationale sont la raison invoquée par beaucoup d'États pour introduire de telles dispositions dans la législation. L'univers des normes techniques s'ouvre ici sur l'univers des normes juridiques. Une expropriation se fait selon des normes de droit. Les magistrats qui en décident, les huissiers chargés d'exécuter la sentence sont des personnes identifiées avec leur fonction en vertu de normes, installées dans leur fonction avec délégation de compétence. Le normal ici descend d'une norme supérieure par délégation hiérarchisée. Dans sa *Théorie pure du droit*, Kelsen [2] soutient que la validité d'une norme juridique tient à son | insertion dans un système cohérent, un ordre, de normes hiérarchisées, **185** tirant leur pouvoir obligatoire de leur référence directe ou indirecte à une

a. *Fables*, VI, 4, « Jupiter et le Métayer ».

1. Jean de La Fontaine (1621-1695), poète français, principalement connu pour ses fables, fut admis à l'Académie française en 1684.

2. Hans Kelsen (1881-1973), juriste autrichien, professeur à l'Université de Vienne, fut l'auteur de la constitution de l'Autriche adoptée en 1920. Il défendit une théorie moniste de l'État et du Droit. Professeur à Cologne en 1930 puis chassé par les nazis en 1933, il s'installa à Genève avant de rejoindre les États-Unis où il fut nommé professeur dans le département de science politique de l'Université de Berkeley. Il s'y consacra principalement au droit international, aux crimes de guerre, et à l'élaboration de la charte des Nations Unies.

norme fondamentale. Mais il y a des ordres juridiques différents parce qu'il y a plusieurs normes fondamentales irréductibles. Si l'on a pu opposer à cette philosophie du droit son impuissance à absorber le fait politique dans le fait juridique comme elle prétend à le faire, au moins lui a-t-on généralement reconnu le mérite d'avoir mis en lumière la relativité des normes juridiques hiérarchisées dans un ordre cohérent. En sorte que l'un des critiques les plus résolus de Kelsen peut écrire : « Le droit est le système des conventions et des normes destinées à orienter chaque conduite à l'intérieur d'un groupe d'une manière déterminée »[a]. Même en reconnaissant que le droit, privé comme public, n'a d'autre source que politique, on peut admettre que l'occasion de légiférer soit donnée au pouvoir législatif par une multiplicité de coutumes qu'il appartient au pouvoir d'institutionnaliser dans un tout juridique virtuel. Même en l'absence du concept d'ordre juridique, cher à Kelsen, la relativité des normes juridiques peut être justifiée. Cette relativité peut être plus ou moins stricte. Il existe une tolérance de non-relativité, ce qui ne signifie pas une lacune de relativité. En fait la norme des normes reste la convergence. Comment en irait-il autrement si le droit « n'est que la régulation de l'activité sociale »[b]?

Pour nous résumer, à partir de l'exemple, intentionnellement choisi, de la normalisation la plus factice, la normalisation technique, nous pouvons saisir un caractère invariant de la normalité. Les normes sont relatives les unes aux autres dans un système, au moins en puissance. Leur co-relativité dans un système social tend à faire de ce système une organisation, c'est-à-dire une unité en soi, sinon par soi, et pour soi. Un philosophe, au moins, a aperçu et mis en lumière le caractère organique des normes morales pour autant qu'elles sont d'abord des normes sociales. C'est Bergson, analysant, dans *Les deux sources de la morale et de la religion*, ce qu'il appelle « le tout de l'obligation ».

---

a. Julien Freund [1], *L'essence du politique* (Paris, Sirey, 1965), p. 332
b. *Ibid.*, p. 293.

1. Julien Freund (1921-1993), philosophe français, professeur de sociologie à l'Université de Strasbourg, y fonda la Faculté de sciences sociales. Ses travaux ont porté sur les œuvres d'Auguste Comte, de Vilfredo Pareto, et de Max Weber, qu'il a traduit, ainsi que sur la sociologie des conflits.

*

La co-relativité des normes sociales : techniques, économiques, juridiques, tend à faire de leur unité virtuelle une organisation. Du concept d'organisation il n'est pas aisé de dire ce | qu'il est par rapport à celui **186** d'organisme, s'il s'agit d'une structure plus générale que lui, à la fois plus formelle et plus riche, ou bien s'il s'agit, relativement à l'organisme tenu pour un type fondamental de structure, d'un modèle singularisé par tant de conditions restrictives qu'il ne saurait avoir plus de consistance qu'une métaphore.

Constatons d'abord que, dans une organisation sociale, les règles d'ajustement des parties en une collectivité plus ou moins lucide quant à sa destination propre – que ces parties soient des individus, des groupes ou des entreprises à objectif limité – sont extérieures au multiple ajusté. Les règles doivent être représentées, apprises, remémorées, appliquées. Au lieu que, dans un organisme vivant, les règles d'ajustement des parties entre elles sont immanentes, présentes sans être représentées, agissantes sans délibération ni calcul. Il n'y a pas ici d'écart, de distance, ni de délai entre la règle et la régulation. L'ordre social est un ensemble de règles dont les servants ou les bénéficiaires, en tout cas les dirigeants, ont à se préoccuper. L'ordre vital est fait d'un ensemble de règles vécues sans problèmes [a].

L'inventeur du terme et du premier concept de *sociologie*, Auguste Comte, dans les leçons du *Cours de philosophie positive* concernant ce qu'il appelait alors la physique sociale, n'a pas hésité à utiliser les termes d'organisme social pour désigner la société définie comme un *consensus* de parties coordonnées selon deux rapports, la synergie et la sympathie, dont les concepts sont empruntés à la médecine de tradition hippocratique. Organisation, organisme, système, *consensus*, sont indifféremment utilisés par Comte pour désigner l'état de société [b]. Dès cette époque, A. Comte distingue la société et le pouvoir, entendant par ce dernier concept l'organe et le régulateur de l'action commune spontanée [c], organe distinct mais non séparé du corps social, organe rationnel et artificiel mais non arbitraire de

a. *Cf.* Bergson, *Les deux sources de la morale et de la religion* : « Humaine ou animale, une société est une organisation : elle implique une coordination et généralement aussi une subordination d'éléments les uns aux autres : elle offre donc, ou simplement vécu ou, de plus, représenté, un ensemble de règles ou de lois » (p. 22).
b. *Cours de philosophie positive*, 48e leçon (Éditions Schleicher, t. IV, p. 170).
c. *Ibid.*, p. 177.

« l'évidente harmonie spontanée qui doit toujours tendre à régner entre l'ensemble et les parties du système social » [a]. Ainsi le rapport de la société et du gouvernement est-il lui-même un rapport de co-relation, et l'ordre **187** politique apparaît-il comme | le prolongement volontaire et artificiel « de cet ordre naturel et involontaire vers lequel tendent nécessairement sans cesse, sous un rapport quelconque, les diverses sociétés humaines » [b].

Il faut attendre le *Système de politique positive* pour voir Comte limiter la portée de l'analogie acceptée par lui dans le *Cours* et accentuer les différences qui interdisent de tenir pour équivalentes la structure d'un organisme et la structure d'une organisation sociale. Dans la *Statique sociale* (1852), au chapitre cinquième : « Théorie positive de l'organisme social », Comte insiste sur le fait que la nature composée de l'organisme collectif diffère profondément de l'indivisible constitution de l'organisme. Quoique fonctionnellement concourants, les éléments du corps social sont susceptibles d'existence séparée. Sous ce rapport, l'organisme social porte en lui quelques caractères du mécanisme. De plus, et sous le même rapport, « d'après sa nature composée l'organisme collectif possède, à un haut degré, l'éminente aptitude que l'organisme individuel présente seulement à l'état rudimentaire, la faculté d'acquérir de nouveaux organes, même essentiels » [c]. De ce fait, la régulation, l'intégration au tout des parties successivement rapportées, est un besoin social spécifique. Régler la vie d'une société, famille ou cité, c'est l'insérer dans une société à la fois plus générale et plus noble – parce que plus proche de la seule réalité sociale concrète, l'Humanité ou Grand-Etre. La régulation sociale c'est la religion, et la religion positive c'est la philosophie, pouvoir spirituel, art général de l'action de l'homme sur lui-même. Cette fonction de régulation sociale doit avoir un organe distinct, le sacerdoce, dont le pouvoir temporel ne constitue que l'auxiliaire. Régler, socialement partant, c'est faire prévaloir l'esprit d'ensemble. En sorte que tout organisme social, s'il est de dimensions inférieures au Grand-Etre, est réglé du dehors et d'en haut. Le régulateur est postérieur à ce qu'il règle : « On ne saurait régler, en effet, que des pouvoirs préexistants ; sauf les cas d'illusion métaphysique, où l'on croit les créer à mesure qu'on les définit » [d].

a. *Ibid.*, p. 176.
b. *Ibid.*, p. 183.
c. *Syst. de pol. pos.*, II, p. 304.
d. *Ibid.*, p. 335.

Nous dirons autrement – certainement pas mieux, probablement moins bien – qu'une société est à la fois machine et organisme. Elle serait uniquement machine si les fins de la collectivité pouvaient non seulement être strictement planifiées | mais aussi être exécutées conformément **188** à un programme. Sous ce rapport, certaines sociétés contemporaines d'économie socialiste tendent peut-être à un mode de fonctionnement automatique. Mais il faut reconnaître que cette tendance rencontre encore dans les faits, et non pas seulement dans la mauvaise volonté d'exécutants sceptiques, des obstacles qui obligent les organisateurs à faire appel aux ressources de l'improvisation. On peut même se demander si une société quelle qu'elle soit est capable à la fois de lucidité dans la fixation de ses fins et d'efficacité dans l'utilisation de ses moyens. En tout cas, le fait qu'une des tâches de toute organisation sociale consiste à s'éclairer elle-même sur ses fins possibles – à l'exception des sociétés archaïques et des sociétés dites primitives où la fin est donnée dans le rite et la tradition, comme le comportement de l'organisme animal est donné dans un modèle inné – semble bien révéler qu'elle n'a pas, à proprement parler, de finalité intrinsèque. Dans le cas de la société, la régulation est un besoin à la recherche de son organe et de ses normes d'exercice.

Dans le cas de l'organisme, au contraire, le fait du besoin traduit l'existence d'un dispositif de régulation. Le besoin d'aliments, d'énergie, de mouvement, de repos requiert, comme condition de son apparition sous forme d'inquiétude et de mise en quête, la référence de l'organisme, dans un état de fait donné, à un état optimum de fonctionnement, déterminé sous forme d'une constante. Une régulation organique ou une homéostasie assure d'abord le retour à la constante quand, par le fait des variations de sa relation au milieu, l'organisme s'en est écarté. De même que le besoin a pour siège l'organisme pris dans son tout, alors même qu'il se manifeste et se satisfait par la voie d'un appareil, de même sa régulation exprime l'intégration des parties au tout, alors même qu'elle s'exerce par la voie d'un système nerveux et endocrinien. C'est la raison pour laquelle, à l'intérieur d'un organisme, il n'y a pas à proprement parler de distance entre les organes, pas d'extériorité des parties. La connaissance que l'anatomiste prend d'un organisme est une sorte d'étalage dans l'étendue. Mais l'organisme ne vit pas lui-même sur le mode spatial selon lequel il est perçu. La vie d'un vivant c'est pour chacun de ses éléments l'immédiateté de la coprésence de tous.

Les phénomènes d'organisation sociale sont comme une mimique de
l'organisation vitale, au sens où Aristote dit de l'art qu'il imite la nature.
Imiter ici n'est pas copier mais tendre à retrouver le sens d'une production.
189 L'organisation sociale est, | avant tout, invention d'organes, organes de
recherche et de réception d'informations, organes de calcul et même de
décision. Sous la forme encore assez sommairement rationnelle qu'elle
a prise dans les sociétés industrielles contemporaines, la normalisation
appelle la planification, qui requiert à son tour la constitution de statistiques
de tous ordres et leur utilisation par le moyen de calculateurs électroniques.
A la condition de pouvoir expliquer autrement que par métaphore le
fonctionnement d'un circuit de neurones corticaux sur le modèle du
fonctionnement d'un analyseur électronique à transistors, il est tentant,
sinon légitime, d'attribuer aujourd'hui aux machines à calculer dans
l'organisation techno-économique qu'elles servent, quelques-unes des
fonctions, peut-être d'ailleurs les moins intellectuelles, dont le cerveau
humain est l'organe. Quant à l'assimilation analogique de l'information
sociale par statistiques à l'information vitale par récepteurs sensoriels, elle
est, à notre connaissance, plus ancienne. C'est Gabriel Tarde [1] qui, en 1890,
dans *Les lois de l'imitation*, s'y est essayé le premier [a]. Selon lui, la statistique
est une sommation d'éléments sociaux identiques. La diffusion de ses
résultats tend à rendre son « renseignement » contemporain du fait social en
train de s'accomplir. On peut donc concevoir un service de statistique et son
rôle comme un organe sensoriel social, encore qu'il ne soit pour le moment,
dit Tarde, qu'une sorte d'œil embryonnaire. Il faut noter que l'analogie
proposée par Tarde repose sur la conception que la psychophysiologie se
faisait, à l'époque, de la fonction d'un récepteur sensoriel, comme l'œil
ou l'oreille, et selon laquelle les qualités sensibles, comme la couleur ou
le son, synthétisent dans une unité spécifique les composants d'un excitant
que le physicien nombre en une multiplicité de vibrations. En sorte que
Tarde pouvait écrire que « nos sens font pour nous, chacun à part et de son
point de vue spécial, la statistique de l'univers extérieur ».

a. Pages 148-155 de l'ouvrage cité. Est-il sans intérêt de rappeler qu'à la fin du XIXe siècle
le service de renseignements de l'armée française, fâcheusement impliqué dans l'affaire
Dreyfus, portait le nom de service de statistique ?

1. Gabriel Tarde (1843-1904), sociologue français, pionnier de la psychologie sociale et
de la criminologie, magistrat, fut l'auteur de nombreux ouvrages, dont *Les lois de l'imitation*
(Paris, Félix Alcan, 1890), et *La logique sociale* (Paris, Félix Alcan, 1895). Il développa les
concepts d'adaptation, de répétition et d'opposition, et envisagea l'état social comme un « état
hypnotique », dans des travaux contemporains de ceux de Charles Richet et d'Hippolyte
Bernheim.

Mais la différence entre la machinerie sociale de réception et d'élaboration de l'information, d'une part, et l'organe vivant, d'autre part, persiste pourtant en ceci que le perfectionnement de l'une et de l'autre, au cours de l'histoire humaine et de l'évolution de la vie, s'est opéré selon des modes inverses. L'évolution biologique des organismes a procédé par intégration plus stricte des organes et des fonctions de mise en rapport avec le | milieu, par une intériorisation plus autonome des conditions d'existence **190** des composants de l'organisme et la constitution de ce que Claude Bernard a nommé le milieu intérieur. Au lieu que l'évolution historique des sociétés humaines a consisté dans le fait que les collectivités d'extension inférieure à l'espèce ont multiplié et en quelque sorte étalé dans l'extériorité spatiale leurs moyens d'action, dans l'extériorité administrative leurs institutions, ajoutant des machines aux outils, des stocks aux réserves, des archives aux traditions. Dans la société, la solution de chaque nouveau problème d'information et de régulation est recherchée sinon obtenue par la création d'organismes ou d'institutions « parallèles » à ceux dont l'insuffisance par sclérose et routine éclate à un moment donné. La société a donc toujours à résoudre un problème sans solution, celui de la convergence des solutions parallèles. En face de quoi l'organisme vivant se pose précisément comme la réalisation simple, sinon en toute simplicité, d'une telle convergence. Comme l'écrit M. Leroi-Gourhan[1] : « De l'animal à l'homme, tout se passe sommairement comme s'il se rajoutait cerveau sur cerveau, chacune des formations développée la dernière entraînant une cohésion de plus en plus subtile de toutes les formations antérieures qui continuent de jouer leur rôle »[a]. Inversement, le même auteur montre que « toute l'évolution humaine concourt à placer en dehors de l'homme ce qui, dans le reste du monde animal, répond à l'adaptation spécifique »[b], ce qui revient à dire que l'extériorisation des organes de la technicité est un phénomène uniquement humain[c]. Il n'est donc pas interdit de considérer l'existence d'une distance entre les organes sociaux, c'est-à-dire les moyens techniques collectifs,

a. *Le geste et la parole : Technique et langage* (Paris, 1964), p. 114.
b. *Le geste et la parole : La mémoire et les rythmes* (Paris, 1965), p. 34.
c. *Ibid.*, p. 63.

1. André Leroi-Gourhan (1911-1986), ethnologue français, archéologue, ancien élève de l'École des langues orientales, docteur ès lettres en 1944 avec une thèse sur l'archéologie de Pacifique Nord sous la direction de Marcel Mauss, fut nommé la même année maître de conférences à la Faculté de Lyon où il développa la technologie comparée. Il devint professeur d'ethnologie générale et de préhistoire à la Sorbonne en 1956, puis professeur de préhistoire au Collège de France en 1969. Ses ouvrages *Milieu et Techniques* (Paris, Albin Michel, 1945) et *Le Geste et la Parole* (Paris, Albin Michel, 1964-1965) sont devenus classiques.

dont dispose l'homme, comme un caractère spécifique de la société humaine. C'est dans la mesure où la société est une extériorité d'organes que l'homme peut en disposer par représentation et donc par choix. En sorte que proposer pour les sociétés humaines, dans leur recherche de toujours plus d'organisation, le modèle de l'organisme, c'est au fond rêver d'un retour non pas même aux sociétés archaïques mais aux sociétés animales.

Il est donc à peine besoin d'insister maintenant sur le fait que des organes sociaux, s'ils sont fin et moyen réciproquement les uns pour les autres dans un tout social, n'existent pas les uns | par les autres et par le tout en vertu d'une coordination de causalités. L'extériorité des machines sociales dans l'organisation n'est pas différente en soi de l'extériorité des parties dans une machine.

La régulation sociale tend donc vers la régulation organique et la mime, sans pour autant cesser d'être composée mécaniquement. Pour pouvoir identifier la composition sociale à l'organisme social, au sens propre de ce terme, il faudrait pouvoir parler des besoins et des normes d'une société comme on le fait des besoins et des normes de vie d'un organisme, c'est-à-dire sans résidu d'ambigüité. Les besoins et les normes de vie d'un lézard ou d'une épinoche dans leur habitat naturel s'expriment en ce fait même que ces animaux sont tout naturellement vivants dans cet habitat. Mais il suffit qu'un individu s'interroge dans une société quelconque sur les besoins et les normes de cette société et les conteste, signe que ces besoins et ces normes ne sont pas ceux de toute la société, pour qu'on saisisse à quel point le besoin social n'est pas immanent, à quel point la norme sociale n'est pas intérieure, à quel point en fin de compte la société, siège de dissidences contenues ou d'antagonismes latents, est loin de se poser comme un tout. Si l'individu se pose la question de la finalité de la société, n'est-ce pas le signe que la société est un ensemble mal unifié de moyens, faute précisément d'une fin avec laquelle s'identifierait l'activité collective permise par la structure ? A l'appui de quoi, on pourrait invoquer l'analyse des ethnographes sensibles à la diversité des systèmes de normes culturelles. « Aucune société, dit M. Lévi-Strauss, n'est foncièrement bonne, mais aucune n'est absolument mauvaise ; toutes offrent certains avantages à leurs membres, compte tenu d'un résidu d'iniquité dont l'importance paraît approximativement constante, et qui correspond peut-être à une inertie spécifique qui s'oppose, sur le plan de la vie sociale, aux efforts d'organisation » [a].

a. *Tristes tropiques*, chap. XXXVIII.

SUR LES NORMES ORGANIQUES CHEZ L'HOMME

Sous le rapport de la santé et de la maladie, et par suite sous le rapport de la réparation des accidents, de la correction des désordres, ou pour parler populairement des remèdes aux maux, il y a cette différence entre un organisme et une société que le thérapeute de leurs maux sait d'avance sans hésitation, dans le cas de l'organisme, quel est l'état normal à instituer, alors que, dans le cas de la société, il l'ignore.

Dans un petit livre, *Ce qui cloche dans le monde*[a], G.K. Chesterton[1] a dénoncé, sous le nom d'« erreur médicale », la propension fréquente chez les écrivains politiques et les réformateurs à déterminer l'état de mal social avant d'en proposer les remèdes. La réfutation alerte, brillante, ironique de ce qu'il nomme un sophisme repose sur cet axiome : « S'il peut y avoir doute sur la façon dont le corps a été abîmé, il n'y en a aucun sur la forme dans laquelle on doit le restaurer... La science médicale se contente du corps humain normal et cherche seulement à le réparer »[b]. S'il n'y a pas d'hésitation sur la finalité d'un traitement médical, il en va tout autrement, dit Chesterton, quand il s'agit de problèmes sociaux. Car la détermination du mal suppose la définition préalable de l'état social normal, et la

---

a. Traduction française, parue en 1948 (Gallimard) de l'ouvrage *What is wrong with the world*, publié en 1910.

b. *Op. cit.*, p. 10-11.

1. Gilbert Keith Chesterton (1874-1936), écrivain anglais, a exercé comme journaliste, critique littéraire, poète et romancier, notamment connu comme apologiste catholique. Il a publié un essai politique justifiant l'engagement britannique dans la première guerre mondiale face à la négation des principes de réciprocité gouvernant le droit des peuples (*The Barbarism of Berlin*, 1914, publié par Gallimard en France en 1938 et 1944).

recherche de cette définition divise ceux qui s'y livrent. « Le problème
social est exactement le contraire du problème médical. Nous ne différons
pas sur la nature précise de la maladie, comme font les docteurs, tout en
s'accordant sur la nature de la santé »[a]. C'est du bien social qu'on discute
193 dans la société, | ce qui fait que les uns tiennent précisément pour le mal ce
que d'autres recherchent comme devant être la santé[b] !

Il y a du sérieux dans cet humour. Dire qu'« aucun docteur ne cherche
à produire une nouvelle espèce d'homme, avec une nouvelle disposition
des yeux ou des membres »[c], c'est reconnaître que la norme de vie d'un
organisme est donnée par l'organisme lui-même, contenue dans son
existence. Et il est bien vrai qu'aucun médecin ne songe à promettre à ses
malades rien de plus que le retour à l'état de satisfaction vitale d'où la
maladie les a précipités.

Mais il arrive qu'il y ait plus d'humour dans la réalité que chez les
humoristes. Au moment même où Chesterton louait les médecins d'accepter
que l'organisme leur fournisse la norme de leur activité restauratrice,
certains biologistes commençaient à concevoir la possibilité d'appliquer
la génétique à la transformation des normes de l'espèce humaine. C'est de
l'année 1910 en effet que datent les premières conférences de H. J. Müller[1],
généticien célèbre par ses expériences de mutations provoquées, sur
l'obligation sociale et morale faite à l'homme d'aujourd'hui d'intervenir
sur lui-même pour se promouvoir généralement au niveau intellectuel
le plus élevé, c'est-à-dire en somme de vulgariser le génie par le moyen
de l'eugénique. Il s'agissait en somme non d'un souhait individuel, mais
d'un programme social, dont le sort qu'il a d'abord connu aurait paru à
Chesterton la plus parfaite confirmation de son paradoxe. Dans *Hors de
la nuit*[d], Müller proposait comme idéal social à réaliser une collectivité
sans classes, sans inégalités sociales, où les techniques de conservation du

---

a. *Ibid.*, p. 12.

b. Nous avons plus longuement commenté ces réflexions de Chesterton dans notre
conférence : Le problème des régulations dans l'organisme et dans la société (*Cahiers de
l'Alliance Israélite Universelle*, n° 92, sept.-oct. 1955).

c. *Op. cit.*, p. 11.

d. Traduction française par J. Rostand (Paris, Gallimard, 1938) de *Out of the night* (1935).

1. Hermann Josef Müller (1890-1967), biologiste et généticien américain, obtint le prix
Nobel de physiologie ou médecine en 1946. Il est connu pour ses travaux sur le linkage et
le crossing-over (1916), sur la fréquence moyenne des mutations (1920) et sur la production
artificielle de mutations par l'action des rayons X (1927).

matériel séminal et d'insémination artificielle permettraient aux femmes, qu'une éducation rationnelle eût rendues fières d'une telle dignité, de porter dans leurs flancs et d'élever des enfants d'hommes de génie, de Lénine ou de Darwin[a]. Or, c'est précisément en U.R.S.S., où le livre fut écrit, que le manuscrit de Müller, transmis en haut lieu où il le supposait capable de plaire, fut sévèrement jugé et que le généticien russe qui s'était entremis tomba en disgrâce[b]. | Un idéal social fondé sur une théorie de l'hérédité   194 comme la génétique, qui avère le fait de l'inégalité humaine en suscitant les techniques qui la corrigeraient, ne saurait convenir à une société sans classes.

Sans oublier donc que la génétique offre précisément aux biologistes la possibilité de concevoir et d'appliquer une biologie formelle, par conséquent de dépasser les formes empiriques de la vie en suscitant, selon d'autres normes, des vivants expérimentaux, nous admettrons que jusqu'à présent la norme d'un organisme humain c'est sa coïncidence avec lui-même, en attendant le jour où ce sera sa coïncidence avec le calcul d'un généticien eugéniste.

*

Si les normes sociales pouvaient être aperçues aussi clairement que des normes organiques, les hommes seraient fous de ne pas s'y conformer. Comme les hommes ne sont pas fous, et comme il n'existe pas de Sages, c'est que les normes sociales sont à inventer et non pas à observer. Le concept de Sagesse était un concept pourvu de sens pour les philosophes grecs, parce qu'ils concevaient la société comme une réalité de type organique, ayant une norme intrinsèque, une santé propre, règle de mesure, d'équilibre et de compensation, réplique et imitation, à l'échelle humaine, de la loi universelle qui faisait un *cosmos* de la totalité des êtres. Un biologiste contemporain, Cannon, a recueilli comme un écho de l'assimilation des concepts juridiques aux concepts médicaux

---

a. *Op. cit.*, p. 176

b. *Cf.* Julian Huxley[1], *La génétique soviétique et la science mondiale* (Paris, Stock, 1950), p. 206.

1. Julian Huxley (1887-1975), biologiste anglais, fut nommé professeur de zoologie au King's College de Londres en 1925. Avec son ouvrage *Evolution. The Modern Synthesis* (1942), il fut un acteur majeur de la théorie synthétique de l'évolution. Fortement pénétré de l'idée internationaliste, a été le premier directeur de l'UNESCO, de 1946 à 1948.

dans la pensée grecque archaïque, lorsqu'il a intitulé *La sagesse du corps* l'ouvrage dans lequel il expose la théorie des régulations organiques, de l'homéostasie[a]. Parler de sagesse du corps, c'est donner à entendre que le corps vivant est en état permanent d'équilibre contrôlé, de déséquilibre contrarié aussitôt qu'amorcé, de stabilité maintenue contre les influences perturbatrices d'origine externe, bref c'est dire que la vie organique est un ordre de fonctions précaires et menacées, mais constamment rétablies par un système de régulations. En prêtant au corps une sagesse, Starling[1] et Cannon rapatriaient dans la physiologie un concept que la médecine avait jadis exporté dans la politique. Cannon ne pouvait cependant se retenir d'élargir à son tour le concept d'homéostasie de façon à lui conférer un | pouvoir d'éclaircissement des phénomènes sociaux, en donnant pour titre à son dernier chapitre : rapports entre l'homéostasie biologique et l'homéostasie sociale. Mais l'analyse de ces rapports est un tissu de lieux communs de sociologie libérale et de politique parlementaire concernant l'alternance – dans laquelle Cannon voit l'effet d'un dispositif de compensation – entre conservatisme et réformisme. Comme si cette alternance, loin d'être l'effet d'un dispositif inhérent, même à l'état rudimentaire, à toute structure sociale, n'était pas en fait l'expression de l'efficacité relative d'un régime inventé pour canaliser et amortir les antagonismes sociaux, d'une machine politique acquise par les sociétés modernes pour différer, sans pouvoir l'empêcher à la fin, la transformation de leurs incohérences en crises. A observer les sociétés de l'âge industriel on peut se demander si leur état de fait permanent ne serait pas la crise, et si ce ne serait pas là un symptôme franc de l'absence en elles d'un pouvoir d'autorégulation.

Les régulations pour lesquelles Cannon a inventé le terme général d'*homéostasie*[b] sont de l'ordre de celles que Claude Bernard avait réunies sous le nom de constantes du milieu intérieur. Ce sont des normes du fonctionnement organique, telles que la régulation des mouvements

a. Le titre *Sagesse du corps* est emprunté par Cannon à l'illustre physiologiste anglais Starling. La traduction française de Z. M. Bacq a paru aux Éditions de la Nouvelle Critique, 1946.

b. *Op. cit.*, p. 19.

1. Ernest Henry Starling (1866-1927), physiologiste anglais, étudia la médecine au Guy's Hospital de Londres en 1882, avant de se consacrer à la physiologie. Nommé professeur de physiologie à University College de Londres en 1899, il contribua à de nombreux domaines de la physiologie mais en particulier à l'endocrinologie pour laquelle il inventa le terme d'hormone en 1905.

respiratoires sous l'effet du taux d'acide carbonique dissous dans le sang, la thermorégulation chez l'animal à température constante, etc. On sait aujourd'hui, ce que Claude Bernard pouvait seulement soupçonner, que d'autres formes de régulation doivent être prises en considération dans l'étude des structures organiques et de la genèse de ces structures. L'embryologie expérimentale contemporaine a trouvé ses problèmes fondamentaux dans le fait des régulations morphologiques qui, au cours du développement embryonnaire, conservent ou rétablissent l'intégrité de la forme spécifique, et prolongent leur action organisatrice dans la réparation de certaines mutilations. En sorte que l'on peut classer l'ensemble des normes en vertu desquelles les êtres vivants se présentent comme formant un monde distinct en normes de constitution, normes de reconstitution et normes de fonctionnement.

Ces différentes normes posent aux biologistes un même problème, celui de leur rapport aux cas singuliers qui font apparaître, relativement au caractère spécifique normal, une distance ou un écart de tel ou tel caractère biologique, taille, | structure d'organe, composition chimique, **196** comportement, etc. Si l'organisme individuel est ce qui propose de soi-même la norme de sa restauration, en cas de malformation ou d'accident, qu'est-ce qui pose en norme la structure et les fonctions spécifiques, insaisissables autrement que manifestées par les individus ? La thermorégulation diffère du lapin à la cigogne, du cheval au chameau. Mais comment rendre compte des normes propres à chacune de ces espèces, et par exemple aux lapins, sans annuler les dissemblances légères et fragmentaires qui donnent aux individus leur singularité ?

Le concept de *normal* en biologie se définit objectivement par la fréquence du caractère ainsi qualifié. Pour une espèce donnée, le poids, la taille, la maturation des instincts, à identité d'âge et de sexe, sont ceux qui caractérisent effectivement le plus nombreux des groupes distinctivement formés par les individus d'une population naturelle qu'une mensuration fait apparaître identiques. C'est Quételet[1] qui a observé, vers 1843, que

1. Lambert Adolphe Jacques Quételet (1796-1874), astronome, mathématicien et statisticien belge, a effectué un important apport aux sciences sociales avec l'application du calcul des probabilités à l'étude des phénomènes sociaux. Il a joué un rôle précurseur pour les méthodes de sciences sociales en systématisant la collecte et l'analyse de données, ouvrant la voie d'approches quasi-expérimentales. Émile Durkheim et Maurice Halbwachs ont compté parmi ses principaux critiques. Il fut secrétaire perpétuel de l'Académie royale de Belgique, correspondant de l'Institut de France et de la Société royale astronomique de Londres.

la distribution des tailles humaines pouvait être représentée par la loi des erreurs établie par Gauss, forme limite de la loi binomiale, et qui a distingué les deux concepts de moyenne gaussienne ou moyenne vraie et de moyenne arithmétique, d'abord confondus dans la théorie de l'homme moyen. La distribution des résultats de mesure en deçà et au-delà de la valeur moyenne garantit que la moyenne gaussienne est une moyenne vraie. Les écarts sont d'autant plus rares qu'ils sont plus grands.

Dans notre *Essai* (II e Partie, 2) nous avions cherché à conserver au concept de norme une signification analogue à celle du concept de type que Quételet avait surimposé à sa théorie de l'Homme moyen après la découverte de la moyenne vraie. Signification analogue, c'est-à-dire semblable quant à la fonction mais différente quant au fondement. Quételet donnait à la régularité exprimée par la moyenne, par la plus grande fréquence statistique, le sens de l'effet dans les êtres vivants de leur soumission à des lois d'origine divine. Nous avions cherché à montrer que la fréquence peut s'expliquer par des régulations d'un tout autre ordre que la conformité à une législation surnaturelle. Nous avions interprété la fréquence comme le critère actuel ou virtuel de la vitalité d'une solution adaptative[a]. Il faut croire que notre tentative avait manqué son but, puisqu'on lui a reproché de manquer de clarté et de conclure indûment du fait de la plus grande fréquence à celui d'une meilleure | adaptation[b]. En fait il y a adaptation et adaptation, et le sens où elle est entendue, dans les objections qui nous ont été faites, n'est pas celui que nous lui avions donné. Il existe une forme d'adaptation qui est spécialisation pour une tâche donnée dans un milieu stable, mais qui est menacée par tout accident modifiant ce milieu. Et il existe une autre forme d'adaptation qui est indépendance à l'égard des contraintes d'un milieu stable et par conséquent pouvoir de surmonter les difficultés de vivre résultant d'une altération du milieu. Or, nous avions défini la normalité d'une espèce par une certaine tendance à la variété,

197

---

a. Cf. *supra*, p. 90-91.
b. Duyckaerts[1], *La notion de normal en psychologie clinique* (Vrin, 1954), p. 157.

1. François Duyckaerts (1920-2006), philosophe belge, psychologue et psychanalyste, docteur en philosophie et lettres, a enseigné la psychologie clinique à Liège et à Bruxelles. Il a publié *La notion de normal en psychologie clinique* (1954), s'interrogeant sur la notion de normal considérée plutôt du côté de la créativité individuelle que de la moyenne.

« sorte d'assurance contre la spécialisation excessive, sans réversibilité et sans souplesse qu'est une adaptation réussie ». En matière d'adaptation le parfait ou le fini c'est le commencement de la fin des espèces. Nous nous inspirions à l'époque d'un article du biologiste Albert Vandel [1], qui a développé, depuis, les mêmes idées dans son livre *L'homme et l'évolution* [a]. Qu'on nous permette de reprendre notre analyse.

Quand on définit le normal par le plus fréquent on se crée un obstacle considérable à l'intelligence du sens biologique de ces anomalies auxquelles les généticiens ont donné le nom de mutations. En effet, dans la mesure où une mutation, dans le monde végétal ou animal, peut être l'origine d'une espèce nouvelle, on voit une norme naître d'un écart par rapport à une autre. La norme c'est la forme d'écart que la sélection naturelle maintient. C'est ce que la destruction et la mort concèdent au hasard. Mais on sait bien que les mutations sont plus souvent restrictives que constructives, qu'elles sont souvent superficielles quand elles sont durables, et qu'elles entraînent, quand elles sont notables, de la fragilité, une diminution de la résistance organique. En sorte qu'on reconnaît aux mutations plutôt le pouvoir de diversifier les espèces en variétés que celui d'expliquer la genèse des espèces.

En toute rigueur, une théorie mutationniste de la genèse des espèces ne peut définir le normal que comme le temporairement viable. Mais à force de ne considérer les vivants que comme des morts en sursis, on méconnaît l'orientation adaptative de l'ensemble des vivants considérés dans la continuité de | la vie, on sous-estime cet aspect de l'évolution 198 qu'est la variation des modes de vie pour l'occupation de toutes places

---

a. Paris, Gallimard, 1 ʳᵉ éd., 1949 ; 2 ᵉ éd., 1958. La thèse de l'évolution par dichotomie (scission d'un groupe animal en branche innovatrice et branche conservatrice) est reprise par Vandel dans son article sur L'évolutionnisme de Teilhard de Chardin [2], in *Études philosophiques*, 1965, nº 4, p. 459.

1. Albert Vandel (1894-1980), zoologiste français, devint professeur à la Faculté des sciences de Toulouse en 1922. Il est surtout connu pour ses travaux sur la parthénogenèse.
2. Pierre Teilhard de Chardin (1881-1955), jésuite, paléontologue et théologien français, docteur ès sciences de l'Université de Paris avec une thèse de paléontologie en 1922, a effectué de nombreuses recherches en Chine et a élaboré une philosophie de l'évolution aboutissant à l'hominisation et à la spiritualité. Il fut élu membre correspondant (1947) puis membre non résident (1950) de l'Académie des sciences.

vacantes[a]. Il y a donc un sens de l'adaptation qui permet de distinguer à un moment donné, concernant une espèce et ses mutants, entre vivants dépassés et vivants progressifs. L'animalité est une forme de vie qui se caractérise par la mobilité et la prédation. Sous ce rapport la vision est une fonction qu'on ne dira pas inutile à la mobilité dans la lumière. Une espèce animale aveugle et cavernicole peut être dite adaptée à l'obscurité, et l'on peut en concevoir l'apparition par mutation à partir d'une espèce clairvoyante et le maintien par la rencontre et l'occupation d'un milieu sinon adéquat du moins non contre-indiqué. On n'en considère pas moins la cécité comme une anomalie, non dans le sens où c'est une rareté, mais dans le sens où elle entraîne pour les vivants intéressés un recul, une mise à l'écart dans une impasse.

Il nous semble que l'un des signes de la difficulté à expliquer par la seule rencontre de séries causales indépendantes, l'une biologique, l'autre géographique, la norme spécifique en biologie, c'est l'apparition, dans la génétique des populations, en 1954, du concept d'homéostasie génétique, dû à Lerner[b]. L'étude de l'arrangement des gènes et de

a. « Les places vacantes en un lieu donné, selon la terminologie de Darwin, sont moins des espaces libres que des systèmes de vie (habitat, mode d'alimentation, d'attaque, de protection) qui y sont théoriquement possibles et non encore pratiqués » (« Du développement à l'évolution au XIXᵉ siècle », par Canguilhem, Lapassade[1], Piquemal[2], Ulmann[3], *Thalès*, XI, 1960, p. 32).

b. Nous empruntons l'essentiel de notre information sur l'homéostasie génétique à l'excellente étude d'Ernest Bösiger[4], « Tendances actuelles de la génétique des populations », publiée dans le compte rendu de la XXVIᵉ Semaine de Synthèse (*La biologie, acquisitions récentes*, Paris, Aubier, 1965).

1. Georges Lapassade (1924-2008), philosophe et sociologue français, docteur d'État en 1962 avec son œuvre *L'entrée dans la vie, essais sur l'inachèvement de l'homme* (Paris, Les Éditions de Minuit, 1963), enseigna à la Sorbonne, aux Universités de Paris VII et Paris VIII. De son œuvre nombreuse et variée, on peut retenir qu'il développa la psychosociologie en relation étroite avec les mouvements politiques et intellectuels de son temps. Il fut proche de Canguilhem, dont la conférence de 1955 « Y a-t-il encore des adultes ? » l'inspira et avec qui il travailla à l'opuscule *Du développement à l'évolution au XIXᵉ siècle*.

2. Jacques Piquemal (1922-1990), philosophe français, élève de Georges Canguilhem, enseigna à la Faculté des lettres de Montpellier. Il publia *Essais et leçons d'histoire de la médecine et de la biologie* (Paris, PUF, 1993).

3. Jacques Ulmann (1910-2008), philosophe français, historien de l'éducation, fut professeur à l'Université de Paris I. Il est en particulier l'auteur de *De la gymnastique aux sports modernes : histoire des doctrines de l'éducation physique* (Paris, PUF, 1965).

4. Ernest Bösiger (1914-1975), généticien des populations d'origine suisse, docteur en biologie de l'Université de Bâle, se fixa en 1952 au laboratoire de génétique évolutive de

l'apparition de gènes mutants chez les individus de populations naturelles et expérimentales, mise en rapport avec l'étude des effets de la sélection naturelle, a conduit à cette conclusion que l'effet sélectif d'un gène ou d'un certain arrangement de gènes n'est pas constant, qu'il dépend sans doute des conditions du milieu mais aussi d'une sorte de pression exercée sur l'un quelconque des individus par la totalité génétique représentée par la population. On a observé, même dans le cas d'affections humaines, par exemple l'anémie de Cooley[1], fréquente sur le pourtour de la Méditerranée, particulièrement en Sicile et en Sardaigne, une supériorité sélective des individus hétérozygotes sur les homozygotes. Sur des animaux d'élevage cette supériorité peut être expérimentalement mesurée. On recoupe ici de vieilles observations d'éleveurs concernant l'invigoration de lignées d'élevage par | hybridation. Les hétérozygotes **199** sont plus féconds. Pour un gène mutant de caractère létal un hétérozygote jouit d'un avantage sélectif non seulement par rapport au mutant homozygote mais même par rapport à l'homozygote normal. D'où le concept d'homéostasie génétique. Dans la mesure où la survie d'une population est favorisée par la fréquence des hétérozygotes, on peut tenir la relation proportionnelle entre fécondité et hétérozygotie pour une régulation. Il en est de même, selon J. B. S. Haldane[2], pour la résistance

Gif-sur-Yvette à l'invitation de Georges Teissier où il soutint en 1977 sa thèse de doctorat d'État sur le degré d'hétérozygotie des populations naturelles de *Drosophila melanogaster* et son mantien par la sélection sexuelle, remarquable contribution à la génétique des populations et à la théorie de l'évolution. Il est l'auteur avec Théodosius Dobzhansky d'*Essais sur l'évolution* (Paris, Masson, 1968) et de *Génétique du processus évolutif* (Paris, Flammarion, 1977).

1. Thomas Benton Cooley (1871-1945), médecin américain, docteur en médecine de l'Université du Michigan en 1895, y fut directeur de l'Institut Pasteur en 1903, où il soigna nombre de patients mordus par des chiens suspects de rage par le traitement Pasteur. Il participa à la première guerre mondiale au Bureau de la Croix-Rouge américaine en France, s'intéressant particulièrement à la santé des enfants et aux orphelins de guerre. Médecin-chef de l'hôpital pour enfants du Michigan en 1921, il y observa en 1925 des cas d'anémie à caractères particuliers, découvrant en 1927 l'atteinte correspondante de l'hémoglobine, maladie familiale observée chez des enfants d'immigrants grecs ou italiens (thalassémie). Il fut nommé professeur de pédiatrie au Collège de médecine de l'Université Wayne en 1936.

2. John Burdon Sanderson Haldane (1892-1964), biologiste anglais, fils du physiologiste John Scott Haldane, enseigna la biochimie à Cambridge et fut professeur de génétique à University College. Il donna de nombreuses contributions à la biologie, cherchant à unifier la génétique et la théorie darwinienne de l'évolution. Il développa la théorie mathématique de la génétique des populations et contribua à la biostatistique. Il termina sa carrière en Inde.

d'une espèce à certains parasites. Une mutation biochimique peut procurer au mutant une capacité supérieure de résistance. La différence biochimique individuelle au sein d'une espèce la rend plus apte à la survie, au prix de remaniements exprimant morphologiquement et physiologiquement les effets de la sélection naturelle. A la différence de l'humanité qui, selon Marx [1], ne se pose que les problèmes qu'elle peut résoudre, la vie multiplie d'avance les solutions aux problèmes d'adaptation qui pourront se poser [a].

En résumé, les lectures et réflexions que nous avons pu faire depuis la publication de notre *Essai* de 1943 ne nous ont pas entraîné à remettre en question l'interprétation proposée alors du fondement biologique des concepts originaux de la biométrie.

*

Il ne nous semble pas devoir modifier profondément, non plus, notre analyse des rapports entre la détermination des normes statistiques et l'appréciation de la normalité ou de l'anormalité de tel ou tel écart individuel. Dans l'*Essai* nous nous étions appuyés sur des études d'André Mayer et d'Henri Laugier. Parmi les nombreux articles, publiés depuis, sur le même sujet, deux ont retenu notre attention.

a. On pourrait même dire avec A. Lwoff [2] : « L'organisme vivant n'a pas de problèmes ; dans la nature il n'y a pas de problèmes ; il n'y a que des solutions » (« Le concept d'information dans la biologie moléculaire », in *Le concept d'information dans la science contemporaine*, Les Éditions de Minuit, 1965, p. 198).

1. Karl Marx (1818-1883), philosophe allemand, créateur d'une philosophie matérialiste de l'histoire désignée comme le marxisme, a inspiré le communisme mondial.

2. André Lwoff (1902-1994), médecin français, microbiologiste, très tôt attaché à l'Institut Pasteur, où il dirigea le service de physiologie microbienne à partir de 1938, fut nommé professeur de microbiologie à la Faculté des sciences de Paris en 1959. Pour ses travaux sur les bactéries lysogènes et les virus, il partagea le prix Nobel de physiologie ou médecine en 1965 avec François Jacob et Jacques Monod.

Le premier de ces articles est dû à A. C. Ivy[1] : « What is normal or normality? » (1944)[a]. L'auteur distingue quatre acceptions du concept de normal : 1° coïncidence entre un fait organique et un idéal fixant par décision la limite inférieure ou supérieure | de certaines exigences; 2° la **200** présence chez un individu de caractères (structure, fonction, composition chimique) dont la mesure est fixée conventionnellement par la valeur centrale d'un groupe homogène par l'âge, le sexe, etc.; 3° la situation d'un individu par rapport à la moyenne pour chaque caractère considéré quand on a construit la courbe de distribution, calculé l'écart type et fixé le nombre d'écarts types; 4° la conscience d'absence de handicap. L'usage du concept de normal exige que l'on précise d'abord l'acception selon laquelle on l'entend. L'auteur ne retient, pour son compte, que les sens 3° et 4°, avec subordination du dernier au précédent. Il s'attache à montrer quel intérêt il y a à établir l'écart type des mesures de structure, de fonctions, de constituants biochimiques, sur un grand nombre de sujets, tout particulièrement quand l'écart des résultats est grand, et à considérer comme normales les valeurs représentées par 68,26 % d'une population examinée, c'est-à-dire les valeurs correspondant à la moyenne plus ou moins un écart type. Ce sont les sujets dont les valeurs tombent en dehors de ces 68 % qui posent de difficiles problèmes d'appréciation quant à leur rapport à la norme. Soit un exemple. On mesure la température de 10 000 étudiants auxquels on demande de dire s'ils se sentent ou non fiévreux, on construit la distribution des températures et on calcule la corrélation pour chaque groupe de même température entre le nombre des individus et le nombre de sujets qui se disent fiévreux. Plus la corrélation est voisine de 1 et plus il y a de chances pour que le sujet soit, sous le rapport de

a. *Quarterly Bull. Northwestern Univ. Med. School*, Chicago, 1944, *18*, 22-32, Spring-Quarter. Cet article nous a été signalé et procuré par les P[rs] Charles Kayser et Bernard Metz[2].

1. Andrew Conway Ivy (1893-1978), médecin américain, physiologiste, a principalement travaillé sur la physiologie du cancer et la gastroentérologie. Il représenta l'American Medical Association au procès de Nuremberg des médecins nazis.

2. Bernard Metz (1920-2009), médecin français, physiologiste, docteur en médecine de la Faculté de Strasbourg en 1948 avec un travail sur la thermorégulation, professeur de physiologie appliquée à la même Faculté de 1962 à 1989, y créa le Centre d'études bioclimatiques du CNRS, développant la physiologie du travail et l'ergonomie. Pendant la deuxième guerre mondiale, Bernard Metz joua un grand rôle dans la Résistance.

l'infection, en état pathologique. Sur 50 sujets à 100° F, il n'y a que 14 % de chances pour qu'un sujet normal du point de vue subjectif (ne se sentant pas fiévreux) soit un sujet normal du point de vue bactériologique.

L'intérêt de l'étude d'Ivy tient moins à ces indications de statistique classique qu'à la simplicité avec laquelle l'auteur reconnaît les difficultés de coïncidence de concepts comme le normal physiologique et le normal statistique. L'état de plénitude physiologique (*the healthful condition*) est défini comme état d'équilibre des fonctions intégrées de telle sorte qu'elles procurent au sujet une grande marge de sécurité, une capacité de résistance dans une situation critique ou situation de force. L'état normal d'une fonction c'est de ne pas interférer avec d'autres. Mais ne peut-on objecter à ces propositions que, du fait de leur intégration, la plupart des fonctions interfèrent. Si l'on doit entendre qu'une fonction est normale tant qu'elle ne conduit pas quelque autre à l'anormalité, la question n'a-t-elle | pas été déplacée ? En tout cas la confrontation de ces concepts physiologiques et du concept de norme statistiquement définie : l'état de 68 % de sujets dans un groupe homogène, fait apparaître l'incapacité de ce dernier à résoudre un problème concret de pathologie. Le fait pour un vieillard de présenter des fonctions comprises dans les 68 % correspondant à son âge ne suffit pas à le qualifier de normal, dans la mesure où l'on définit le normal physiologique par la marge de sécurité dans l'exercice des fonctions. Le vieillissement se traduit, en effet, par la réduction de cette marge. En définitive, une analyse comme celle de Ivy a l'intérêt de confirmer, à partir d'autres exemples, l'insuffisance, souvent reconnue avant lui, du point de vue statistique chaque fois qu'on doit décider ce de qui est normal ou non pour tel individu donné.

La nécessité de la rectification et de l'assouplissement du concept de normal statistique par l'expérience que le physiologiste acquiert de la variabilité des fonctions est mise également en lumière dans l'article de John A. Ryle [1], *The meaning of normal* (1947) [a]. L'auteur, professeur de médecine sociale à l'Université d'Oxford, s'attache d'abord à établir que certains écarts individuels, par rapport aux normes physiologiques, ne sont pas pour autant des indices pathologiques. Il est normal qu'une variabilité

a. *The Lancet*, 1947, I, 1 ; l'article est reproduit dans *Concepts of medicine*, edited by Brandon Lush (Pergamon Press, 1961).

1. John Alfred Ryle (1889-1950), médecin britannique, professeur à l'Université de Cambridge, puis à l'Université d'Oxford, y développa la médecine sociale et l'épidémiologie.

physiologique existe, elle est nécessaire à l'adaptation donc à la survivance. L'auteur a examiné 100 étudiants en bonne santé, exempts de dyspepsie, sur lesquels il a pratiqué des mesures de l'acidité gastrique. Il a constaté que 10 % des sujets ont présenté ce qu'on aurait pu considérer comme de l'hyperchlorhydrie pathologique, telle qu'on l'observe dans les cas d'ulcère duodénal, et que 4 % ont présenté une achlorhydrie totale, symptôme jusqu'alors tenu pour indicatif d'anémie pernicieuse progressive. L'auteur pense que toutes les activités physiologiques mesurables se révèlent susceptibles d'une variabilité analogue, qu'elles peuvent être représentées par la courbe de Gauss, et que, pour les besoins de la médecine, le normal doit être compris entre les limites déterminées par une déviation standard de part et d'autre de la médiane. Mais il n'existe aucune ligne de séparation nette entre les variations innées compatibles avec la santé et les variations acquises qui sont les symptômes d'une maladie. On peut à la rigueur considérer qu'un écart physiologique extrême relativement à la | moyenne **202** constitue ou contribue à constituer une prédisposition à tel ou tel accident pathologique.

John A. Ryle recense ainsi qu'il suit les activités d'ordre médical pour lesquelles le concept de « normal bien compris » répond à un besoin : 1° définition du pathologique ; 2° définition des niveaux fonctionnels à viser dans un traitement ou une rééducation ; 3° choix du personnel employé dans l'industrie ; 4° dépistage des prédispositions aux maladies. Remarquons, ce n'est pas sans importance, que les trois derniers besoins de cette énumération concernent des critères d'expertise, capacité, incapacité, risque de mortalité.

Ryle distingue enfin deux sortes de variations relativement à la norme, à propos desquelles il peut se faire que l'on ait à décider de l'anormalité, en vue de certaines résolutions à prendre d'ordre pratique : variations affectant un même individu selon le temps, variations, à un moment donné, d'un individu à l'autre, dans une espèce. Ces deux sortes de variations sont essentielles à la survivance. L'adaptabilité dépend de la variabilité. Mais l'étude de l'adaptabilité doit toujours être circonstanciée, il ne suffit pas ici de procéder à des mesures et à des tests en laboratoire, il faut étudier aussi le milieu physique et le milieu social, la nutrition, le mode et les conditions de travail, la situation économique et l'éducation des différentes classes, car le normal étant considéré comme l'indice d'une aptitude ou d'une adaptabilité, il faut toujours se demander à quoi et pour quoi on doit déterminer l'adaptabilité et l'aptitude. Soit un exemple. L'auteur rapporte les résultats d'une enquête relative à la grosseur de la thyroïde chez des enfants de 11 à 15 ans, dans des régions où la teneur en iode de l'eau potable a été précisément dosée. Le normal, en la matière, c'est la thyroïde extérieurement inapparente. La thyroïde apparente paraît indiquer une déficience minérale spécifique. Mais comme peu d'enfants à la thyroïde apparente finissent par présenter un goitre, on peut prétendre qu'une hyperplasie cliniquement décelable exprime un degré d'adaptation avancé plutôt que la première étape d'une maladie. Etant donné que la thyroïde est toujours plus petite chez les Islandais et qu'inversement il existe en Chine des régions où 60 % des habitants ont des goitres, il semble que l'on puisse parler d'étalons nationaux de normalité. En résumé, pour définir le normal, il faut se référer aux concepts d'équilibre et d'adaptabilité, il faut tenir compte du milieu extérieur et du travail que doivent effectuer l'organisme ou ses parties.

203   L'étude que nous venons de résumer est intéressante, sans | intolérance en matière de méthodologie, aboutissant à faire prévaloir les préoccupations de l'expertise et de l'évaluation sur celles de la mesure au sens strict du terme.

S'agissant des normes humaines, on reconnaît ici qu'elles sont déterminées comme possibilités d'un organisme en situation sociale d'agir plutôt que comme fonctions d'un organisme envisagé comme mécanisme couplé avec le milieu physique. La forme et les fonctions du corps humain ne sont pas seulement l'expression des conditions faites à la vie par le milieu, mais l'expression des modes de vivre dans le milieu socialement adopté. Dans notre *Essai*, nous avions fait état d'observations autorisant à tenir pour probable une intrication de la nature et de la culture dans la détermination de normes organiques humaines, du fait de la relation psychosomatique[a]. Nos conclusions ont pu, sur le moment, paraître téméraires. Il nous semble aujourd'hui que le développement, particulièrement en pays anglo-saxons, des études de médecine psychosomatique et psychosociale tendrait à les confirmer. Un spécialiste réputé de la psychologie sociale, Otto Klineberg[1],

a. Cf. *supra*, p. 106-111.

1. Otto Klineberg (1899-1992), psychologue canadien, diplômé en philosophie et en médecine, fut professeur de psychologie sociale à l'Université Columbia. Il s'intéressa aux bases sociales, culturelles et éducatives des aptitudes mentales entre les populations humaines, établissant qu'il n'y a pas de base scientifique à la supériorité des races. Il fut un fondateur du Conseil international des sciences humaines à l'UNESCO et professeur à l'Université de Paris de 1961 à 1982.

a relevé, dans une étude concernant les tensions relatives à l'entente internationale[a], les causes d'ordre psychosomatique et psychosocial des variétés de réactions et de troubles entraînant des modifications apparemment durables de constantes organiques. Les Chinois, les Hindous et les Philippins présentent une pression systolique moyenne inférieure de 15 à 30 points à celle des Américains. Mais la pression sanguine systolique moyenne d'Américains ayant passé plusieurs années en Chine est tombée, durant cette période, de 118 à 109. De même on a pu noter, vers les années 1920-1930, que l'hypertension était très rare en Chine. Tout en le trouvant « simpliste à l'excès », Klineberg cite le propos d'un médecin américain, tenu vers 1929 : « Si nous restons en Chine assez longtemps nous apprenons à accepter les choses et notre pression sanguine tombe. Les Chinois en Amérique apprennent la protestation et la non-acceptation et leur pression sanguine monte. » Supposer que Mao Tsé-toung a changé tout cela n'est pas ironiser, mais seulement appliquer la même méthode d'interprétation des phénomènes psychosociaux à d'autres données politiques et sociales.

Le concept d'adaptation, et celui de relation psychosomatique | auquel **204** conduit son analyse quand il s'agit de l'homme, peut être repris et pour ainsi dire retravaillé en fonction de théories de pathologie différentes par leurs observations de base, convergentes par leur esprit. La mise en rapport des normes physiologiques chez l'homme avec la diversité des modes de réaction et de comportement relevant par ailleurs de normes culturelles se prolonge naturellement par l'étude des situations pathogènes spécifiquement humaines. Chez l'homme, à la différence de l'animal de laboratoire, les stimuli ou les agents pathogènes ne sont jamais reçus par l'organisme comme faits physiques bruts mais sont aussi vécus par la conscience comme des signes de tâches ou d'épreuves.

---

a. *Tensions affecting international understanding. A survey of research*, New York, Social Science Research Council, 1950, p. 46-48. Cet ouvrage nous a été signalé par M. Robert Pagès[1].

1. Robert Pagès (1919-2007), psychologue français, sociologue, également élève de Canguilhem, fut directeur de recherche au CNRS et cofondateur du Laboratoire de psychologie sociale de la Sorbonne. Ses travaux ont porté sur la psychologie sociale et les méthodes de recueil de données (classification, analyse codée). Il a publié un recueil sur le langage dans une collection dirigée par Georges Canguilhem chez l'éditeur Hachette.

C'est Hans Selye qui s'est attaché un des premiers – presque en même temps que Reilly [1] en France – à l'étude des syndromes pathologiques non spécifiques, des réactions et des comportements caractéristiques, dans toute maladie considérée à son début, du fait général de « se sentir malade » [a]. Une agression (*i.e.* une stimulation brusque) non spécifique, provoquée par n'importe quel stimulus : corps étranger, hormone purifiée, traumatisme, douleur, émotion réitérée, fatigue imposée, etc., déclenche d'abord une réaction d'alarme, elle aussi non spécifique, consistant essentiellement dans l'excitation en bloc du sympathique qu'accompagne une sécrétion d'adrénaline et de noradrénaline. L'alarme met en somme l'organisme en état d'urgence, de parade indéterminée. A cette réaction d'alarme succède soit un état de résistance spécifique, comme si l'organisme ayant identifié la nature de l'agression adaptait sa riposte à l'attaque et atténuait sa susceptibilité initiale à l'outrage, soit un état d'épuisement lorsque l'intensité et la continuité de l'agression excèdent les capacités de réaction. Tels sont les trois moments du syndrome général d'adaptation selon Selye. L'adaptation est donc ici considérée comme la fonction physiologique par excellence. Nous proposons de la définir comme l'impatience organique des interventions ou provocations indiscrètes du milieu, qu'il soit cosmique (action des agents physicochimiques) ou humain (émotions). Si par physiologie on entend la science des fonctions de l'homme normal, il faut reconnaître que cette science repose sur ce postulat que l'homme normal 205 c'est l'homme de la nature. Comme l'écrit un physiologiste, | M. Bacq [2] : « La paix, la paresse, l'indifférence psychique sont des atouts sérieux pour

---

a. *Cf.* Selye, « D'une révolution en pathologie » (*La Nouvelle nouvelle revue française*, 1er mars 1954, p. 409). – L'ouvrage principal de Selye est *Stress* (Montréal, 1950). Auparavant, « Le syndrome général d'adaptation et les maladies de l'adaptation » (*Annales d'endocrinologie*, 1946, n os 5 et 6).

1. James Reilly (1887-1974), biologiste français, docteur en médecine (1919), spécialiste des maladies infectieuses, fut chef de laboratoire à l'hôpital Claude Bernard à Paris. Ses travaux ont porté sur le rein et notamment l'atteinte simultanée du rein et du foie. Il fut élu membre de l'Académie des sciences en 1950.

2. Zenon Marcel Bacq (1903-1983), médecin belge, professeur à l'Université de Liège, s'est particulièrement intéressé à la radiobiologie, à la neurotransmission chimique et à la pharmacologie. Il publia notamment l'ouvrage *Les transmissions chimiques de l'influx nerveux* (Paris, Gauthier-Villars, 1974), et un ouvrage sur les fondements de la radiologie. Il fut membre de l'Académie royale de médecine de Belgique.

le maintien d'une physiologie normale »[a]. Mais peut-être la physiologie humaine est-elle toujours plus ou moins physiologie appliquée, physiologie du travail, du sport, du loisir, de la vie en altitude, etc., c'est-à-dire étude biologique de l'homme dans des situations culturelles génératrices d'agressions variées[b]. En ce sens, nous retrouverions dans les théories de Selye une confirmation du fait que c'est par leurs écarts qu'on reconnaît les normes.

Sous le nom de maladies de l'adaptation, il faut entendre toutes sortes de troubles de la fonction de résistance aux perturbations, les maladies de la fonction de résistance au mal. Entendons par là les réactions qui dépassent leur but, qui courent sur leur lancée et persévèrent alors que l'agression a pris fin. C'est le cas ici de dire, avec F. Dagognet[1] : « Le malade crée la maladie par l'excès même de sa défense et l'importance d'une réaction qui le protège moins qu'elle ne l'épuise et le déséquilibre. Les remèdes qui nient ou stabilisent prennent alors le pas sur tous ceux qui stimulent, favorisent ou soutiennent »[c].

Il n'est pas de notre compétence de prendre parti sur la question si les observations de Selye et celles de Reilly et de son école sont identiques et si les mécanismes humoraux invoqués par l'un et les mécanismes neuro-végétatifs invoqués par les autres se complètent ou

---

a. *Principes de physiopathologie et de thérapeutique générales* (3e éd., Paris, Masson, 1963), p. 232.

b. *Cf.* Charles Kayser : « L'étude de l'hyperventilation en haute altitude et au cours du travail a conduit à une révision sérieuse de nos conceptions sur l'importance des mécanismes réflexes dans la régulation de la respiration. L'importance du débit du cœur dans le mécanisme circulatoire n'est apparue dans toute sa netteté que le jour où on a étudié sportifs et sédentaires qui fournissent un effort. Le sport et le travail posent un ensemble de problèmes purement physiologiques qu'il faudra essayer d'élucider. » (*Physiologie du travail et du sport*, Paris, Hermann, 1947, p. 233).

c. *La raison et les remèdes*, Paris, PUF, 1964, p. 310.

1. François Dagognet (1924-2015), philosophe français, élève de Georges Canguilhem à Strasbourg et proche de Gaston Bachelard, agrégé de philosophie en 1949 (reçu premier), docteur en médecine en 1958 à Lyon, docteur ès lettres avec sa thèse principale *La raison et les remèdes* et sa thèse complémentaire *Méthodes et doctrines dans l'œuvre de Pasteur*, sous la direction de Canguilhem en 1963, fut professeur à l'Université Jean-Moulin Lyon III puis à l'Université de Paris I, où il dirigea l'Institut d'histoire et de philosophie des sciences et des techniques. Auteur d'une œuvre multiforme d'environ soixante-dix titres, initialement consacrée à la médecine et à la chimie, il développa une philosophie plus générale de l'objet et de la rematérialisation.

non[a]. Nous retenons seulement de l'une et l'autre thèse leur convergence sur le point suivant : la prévalence de la notion de syndrome pathogène sur celle d'agent pathogène, la subordination de la notion de lésion à celle de perturbation des fonctions. Dans une leçon retentissante, contemporaine des premières recherches de Reilly et de Selye, P. Abrami[1] avait attiré l'attention sur le nombre et l'importance des troubles fonctionnels, capables tantôt de diversifier du point | de vue de la symptomatologie clinique des lésions identiques, tantôt et surtout capables de donner, avec le temps, naissance à des lésions organiques[b].

Nous voici assez loin de la sagesse du corps. On pourrait en douter, en effet, en rapprochant des maladies de l'adaptation tous les phénomènes d'anaphylaxie, d'allergie, c'est-à-dire tous les phénomènes d'hyperréactivité de l'organisme contre une agression à laquelle il est sensibilisé. Dans ce cas la maladie consiste dans la démesure de la riposte organique, dans l'emportement et l'entêtement de la défense, comme si l'organisme visait mal, calculait mal. Le terme d'« erreur » est venu naturellement à l'esprit des pathologistes pour désigner un trouble dont l'origine est à chercher dans la fonction physiologique elle-même et non dans l'agent externe. En identifiant l'histamine, Sir Henry Dale[2] l'avait considérée comme un produit de l'« autopharmacologie organique ». Peut-on dès lors qualifier autrement que d'erreur un phénomène physiologique aboutissant à ce que M. Bacq appelle : « Ce véritable suicide de l'organisme par des substances toxiques qu'il stocke dans ses propres tissus »[c] ?

a. *Cf.* à ce sujet Philippe Decourt[3], Phénomènes de Reilly et syndrome général d'adaptation de Selye (*Études et Documents*, I), Tanger, Éditions Hesperis, 1951.
b. « Les troubles fonctionnels en pathologie » (Leçon d'ouverture du cours de pathologie médicale), *La Presse médicale*, n° 103, 23 décembre 1936. Ce texte nous a été communiqué par M. François Dagognet.
c. *Op. cit.*, p. 202.

1. Pierre Abrami (1879-1945), médecin et clinicien français, travailla sur l'asthme allergique (1914) avec Fernand Widal et Etienne Brissaud ainsi que sur l'hémoclasie.
2. Henry Hallet Dale (1875-1968), médecin britannique, physiologiste et pharmacologiste, reçut le prix Nobel de Physiologie ou médecine en 1936 pour ses travaux sur la neurotransmission chimique avec Otto Loewi. Dale isola l'acétylcholine, bientôt démontrée comme neurotransmetteur, en 1914. Ses recherches en pharmacologie ont aussi porté sur les alcaloïdes. Il fut président de la Royal Society of Medicine.
3. Philippe Decourt (1902-1990), médecin français, effectua une carrière de chercheur, étudiant en particulier les effets antihistaminiques et psychotropes de la Chlorpromazine, et une carrière d'historien de la médecine. Il fut membre de l'Académie internationale d'histoire de la médecine.

UN NOUVEAU CONCEPT EN PATHOLOGIE : L'ERREUR

Dans notre *Essai*, nous avons confronté la conception ontologique de la maladie qui la réalise comme l'opposé qualitatif de la santé et la conception positiviste qui la dérive quantitativement de l'état normal. Quand la maladie est tenue pour un mal, la thérapeutique est donnée pour une revalorisation ; quand la maladie est tenue pour un défaut ou pour un excédent, la thérapeutique consiste dans une compensation. Nous avons opposé à la conception bernardienne de la maladie l'existence d'affections comme l'alcaptonurie, dont le symptôme n'est aucunement dérivable de l'état normal et dont le processus – métabolisme incomplet de la tyrosine – n'a pas de rapport quantitatif avec le processus normal[a]. Il faut reconnaître aujourd'hui que, même à l'époque, notre argumentation aurait pu être plus solide en étant plus largement alimentée d'exemples, en tenant compte de l'albinisme et de la cystinurie.

Ces maladies du métabolisme par blocage des réactions à un stade intermédiaire ont reçu, dès 1909, de Sir Archibald Garrod[1] le nom frappant d'erreurs innées du métabolisme[b]. Troubles biochimiques héréditaires, ces maladies génétiques peuvent cependant ne pas se manifester dès la naissance, mais à la longue et à l'occasion, comme la carence de l'organisme humain en une diastase (glucose-6-phosphatase déshydrogénase) qui ne

---

a. Cf. *supra*, p. 42.
b. *Inborn errors of metabolism* (London, H. Frowde, 1909).

1. Archibald Garrod (1857-1936), médecin anglais, fut professeur de médecine à l'Université d'Oxford. Ses travaux sur l'alcaptonurie, maladie héréditaire causée par un déficit enzymatique, l'amenèrent à l'idée des « erreurs innées du métabolisme » dues à des mutations de gènes codant pour des enzymes. Il étudia les facteurs idiopathiques des maladies.

s'exprime par aucun trouble si le sujet n'est pas amené à introduire les fèves dans son alimentation ou à absorber de la primaquine pour combattre le paludisme. Il y a un demi-siècle la médecine ne connaissait qu'une demi-douzaine de ces maladies qui pouvaient passer pour des raretés. Cela explique que le concept d'erreur innée du métabolisme n'ait pas été un

208 concept | usuel en pathologie au temps où nous entreprîmes nos études médicales. Aujourd'hui le nombre des maladies biochimiques héréditaires est de l'ordre de la centaine. L'identification et le traitement de certaines d'entre elles particulièrement affligeantes, comme la phénylcétonurie ou idiotie phénylpyruvique, ont autorisé de grands espoirs liés à l'extension de l'explication génétique des maladies. L'étiologie de maladies sporadiques ou endémiques comme le goitre fait l'objet de révisions dans le sens de la recherche d'anomalies biochimiques de nature génétique[a]. On conçoit ainsi que le concept d'erreur innée du métabolisme, s'il n'est pas devenu, à proprement parler, un concept vulgaire, soit pourtant, aujourd'hui, un concept usuel. On a importé dans le domaine des phénomènes biochimiques les termes d'anomalie, de lésion, empruntés au langage de la pathologie morphologique[b].

Au départ, le concept d'erreur biochimique héréditaire reposait sur l'ingéniosité d'une métaphore; il est fondé, aujourd'hui, sur la solidité d'une analogie. Dans la mesure où les concepts fondamentaux de la biochimie des acides aminés et des macromolécules sont des concepts empruntés à la théorie de l'information, tels que code ou message, dans la mesure où les structures de la matière de la vie sont des structures d'ordre linéaire, le négatif de l'ordre c'est l'interversion, le négatif de la suite c'est

a. *Cf.* M. Tubiana[1], Le goitre, conception moderne (*Revue française d'études cliniques et biologiques*, mai 1962, p. 469-476).

b. Sur une classification des maladies génétiques, *cf.* P. Bugard[2], *L'état de maladie*, IVe partie (Paris, Masson, 1964).

1. Maurice Tubiana (1920-2013), médecin français, docteur en médecine et en physique, a collaboré avec Frédéric Joliot-Curie dans la mise au point de la bombe au cobalt pour la radiothérapie des cancers. Il fut professeur de radiothérapie expérimentale et clinique à la Faculté de médecine de Paris de 1963 à 1989 et eut de nombreuses responsabilités scientifiques et médicales nationales et internationales.

2. Pierre Bugard (1909-1998), médecin français, chef du service de santé des armées (Marine), attaché à l'hôpital Laënnec, puis attaché à l'hôpital Sainte-Anne, conseiller à la SNECMA, à la Communauté européenne du charbon et de l'acier et au Comité de l'énergie atomique, est surtout connu comme spécialiste français de la fatigue dans ses dimensions médicales et sociales, avec l'échelle d'asthénie de Crocq et Bugard, et comme fondateur du groupe d'étude de la fatigue.

la confusion, et la substitution d'un arrangement à un autre c'est l'erreur. La santé c'est la correction génétique et enzymatique. Etre malade c'est avoir été fait faux, être faux, non pas au sens d'un faux billet ou d'un faux frère, mais au sens d'un faux pli ou d'un vers faux. Puisque les enzymes sont les médiateurs par lesquels les gènes dirigent les synthèses intracellulaires de protéines, puisque l'information nécessaire à cette fonction de direction et de surveillance est inscrite dans les molécules d'acide désoxyribonucléique au niveau du chromosome, cette information doit être transmise comme un message du noyau au cytoplasme et doit y être interprétée, afin que soit reproduite, recopiée, la séquence d'acides aminés constitutive de la protéine à synthétiser. Mais, quel qu'en soit le mode, il n'existe pas d'interprétation qui n'implique une méprise possible. La substitution d'un acide aminé à la place d'un autre crée le désordre par inintelligence du commandement. Par exemple, | dans le cas de l'anémie à hématies falciformes, c'est-à-dire **209** déformées en forme de faucille par rétraction consécutive à une baisse de la pression d'oxygène, c'est l'hémoglobine qui est anormale, par substitution de la valine à l'acide glutamique, dans la chaîne d'acides aminés de la globuline.

L'introduction en pathologie du concept d'erreur est un fait de grande importance, tant par la mutation qu'il manifeste plus qu'il ne l'apporte dans l'attitude de l'homme à l'égard de la maladie, que par le nouveau statut qu'il suppose établi dans le rapport de la connaissance et de son objet. La tentation serait assez forte de dénoncer ici une confusion entre la pensée et la nature, de se récrier qu'on prête à la nature les démarches de la pensée, que l'erreur est le propre du jugement, que la nature peut être un témoin, mais jamais un juge, etc. Apparemment, tout se passe en effet comme si le biochimiste et le généticien prêtaient aux éléments du patrimoine héréditaire leur savoir de chimiste et de généticien, comme si les enzymes étaient censés connaître ou devoir connaître les réactions selon lesquelles la chimie analyse leur action et pouvaient, dans certains cas ou à certains moments, ignorer l'une d'elles ou en mal lire l'énoncé. Mais on ne doit pas oublier que la théorie de l'information ne se divise pas, et qu'elle concerne aussi bien la connaissance elle-même que ses objets, la matière ou la vie. En ce sens, connaître c'est s'informer, apprendre à déchiffrer ou à décoder. Il n'y a donc pas de différence entre l'erreur de la vie et l'erreur de la pensée, entre l'erreur de l'information informante et l'erreur de l'information informée. C'est la première qui donne la clé de la seconde. Il s'agirait, du point de vue philosophique, d'une nouvelle sorte d'aristotélisme, sous réserve, bien entendu, de ne pas confondre la psychobiologie aristotélicienne et la technologie moderne des transmissions[a].

Aristotélicienne aussi, par certains aspects, cette notion d'erreur de la composition biochimique de tel ou tel constituant de l'organisme. Le monstre, selon Aristote, c'est une erreur de la nature qui s'est trompée de matière. Si dans la pathologie moléculaire d'aujourd'hui l'erreur engendre plutôt le vice de forme, toujours est-il que c'est comme microanomalie, micromonstruosité que sont considérées les erreurs biochimiques héréditaires. Et de même qu'un certain nombre d'anomalies morphologiques congénitales sont interprétées comme fixation | de l'embryon à un stade de développement qui devrait être normalement dépassé, de même un certain nombre d'erreurs métaboliques le sont comme interruption ou suspension d'une succession de réactions chimiques.

Dans une telle conception de la maladie, le mal est réellement radical. S'il se manifeste au niveau de l'organisme considéré comme un tout aux prises avec un environnement, il tient aux racines mêmes de l'organisation, au niveau où elle n'est encore que structure linéaire, au point où commence non pas le règne mais l'ordre du vivant. La maladie n'est pas une chute que l'on fait, une attaque à laquelle on cède, c'est un vice originaire de forme macromoléculaire. Si l'organisation est, à son principe, une espèce de langage, la maladie génétiquement déterminée n'est plus malédiction, mais malentendu. Il y a de mauvaises leçons d'une hémoglobine comme il y a de mauvaises leçons d'un manuscrit. Mais ici il s'agit d'une parole

a. Sur ce point *cf.* R. Ruyer[1], *La cybernétique et l'origine de l'information*, 1954, et G. Simondon[2], *L'individu et sa genèse physico-biologique*, 1964, p. 22-24.

1. Raymond Ruyer (1902-1987), philosophe français, ancien élève de l'École normale supérieure, agrégé de philosophie en 1924, docteur ès lettres en 1930, fait prisonnier en 1940 dans le même Offlag qu'Étienne Wolff et Roger Leray, fut nommé professeur de philosophie à la Faculté des lettres de Nancy en 1947. Ses ouvrages *Éléments de psychobiologie* (Paris, PUF, 1946), *Néo-finalisme* (Paris, PUF, 1952), et *La cybernétique et l'origine de l'information* (Paris, Flammarion, 1954) ont eu une grande influence.
2. Gilbert Simondon (1924-1989), philosophe français, ancien élève de l'École normale supérieure, où il suivit également des études de physique, de psychophysiologie et de psychologie, fut agrégé de philosophie en 1948. Assistant à l'Université de Poitiers en 1955, il y développa la psychologie expérimentale. Docteur ès lettres à Paris en 1958 avec ses deux thèses, *L'individuation à la lumière des notions de forme et d'information*, et *Du mode d'existence des objets techniques*, il fut nommé professeur à la Faculté des lettres de la Sorbonne en 1963, où il enseigna la psychologie. Il eut une grande influence, toujours perceptible, par ses thèses sur l'individuation : *L'individu et sa genèse physico-biologique* (Paris, PUF, 1964), et sur l'objet technique : *Du mode d'existence des objets techniques* (Paris, Aubier, 1958).

qui ne renvoie à aucune bouche, d'une écriture qui ne renvoie à aucune main. Il n'y a donc pas de malveillance derrière la malfaçon. Etre malade, c'est être mauvais, non pas comme un mauvais garçon, mais comme un mauvais terrain. La maladie n'a plus aucun rapport avec une responsabilité individuelle. Plus d'imprudence, plus d'excès à incriminer, pas même de responsabilité collective, comme en cas d'épidémie. Les vivants que nous sommes sont l'effet des lois mêmes de la multiplication de la vie, les malades que nous sommes sont l'effet de la panmixie, de l'amour et du hasard. Tout cela nous fait uniques, comme on l'a souvent écrit pour nous consoler d'être faits de boules tirées au sort dans l'urne de l'hérédité mendélienne. Uniques certes, mais aussi parfois mal venus. Ce n'est pas trop grave s'il ne s'agit que de l'erreur de métabolisme du fructose, par déficit en aldolase hépatique[a]. C'est plus grave s'il s'agit de l'hémophilie, par défaut de synthèse d'une globuline. Et que dire, sinon d'inadéquat, s'il s'agit de l'erreur du métabolisme du tryptophane, déterminant, selon J. Lejeune[1], la trisomie mongolienne ?

*

Le terme d'erreur mobilise moins l'affectivité que ne le font les termes de maladie ou de mal, à tort cependant, s'il est vrai que l'erreur est au principe de l'échec. C'est pourquoi l'introduction | de l'illusion théorique 211 dans le vocabulaire de la pathologie laisse espérer peut-être à certains un progrès vers la rationalité des valeurs vitales négatives. De fait, l'éradication de l'erreur quand elle est obtenue est irréversible, alors que la guérison d'une maladie est parfois la porte ouverte à quelque autre, d'où le paradoxe des « maladies qu'il est dangereux de guérir »[b].

a. *Cf.* S. Bonnefoy, *L'intolérance héréditaire au fructose* (Thèse de médecine, Lyon, 1961).
b. *Traité des maladies qu'il est dangereux de guérir*, par Dominique Raymond[2] (1757). Nouvelle édition augmentée de notes par M. Giraudy, Paris, 1808.

1. Jérôme Lejeune (1926-1994), médecin français, découvrit avec Raymond Turpin et Marthe Gautier en 1958 la base génétique du mongolisme dans la trisomie 21. Il développa par la suite la cytogénétique et découvrit certaines malformations chromosomiques. Il fut nommé professeur de génétique fondamentale à la Faculté de médecine de Paris en 1963 et chef de l'unité de cytogénétique à l'hôpital Necker – Enfants malades. Il fut un adversaire de l'avortement.
2. Dominique Raymond (…-1765), médecin français, docteur en médecine de la Faculté de Montpellier, fut l'auteur d'un *Traité des maladies qu'il est dangereux de guérir* (1757) dans lequel il prôna une attitude expectative dans certains cas ainsi que des notions d'hygiène diététique (« régimes de vie, aliments convenables »).

On peut cependant soutenir que la notion des erreurs organiques innées n'est rien moins que rassurante. Il faut beaucoup de lucidité, jointe à un grand courage, pour ne pas préférer une idée de la maladie où quelque sentiment de culpabilité individuelle peut encore trouver place à une explication de la maladie qui en pulvérise et dissémine la causalité dans le génome familial, dans un héritage que l'héritier ne peut refuser puisque l'héritage et l'héritier ne font qu'un. Mais enfin, il faut avouer que la notion d'erreur, comme concept de pathologie, est polysémique. Si elle consiste, à son principe, en une confusion de formule, en un faux pris pour le vrai, elle est reconnue comme telle en conclusion d'une recherche suscitée par la difficulté de vivre, ou par la douleur, ou par la mort de quelqu'un. Rapportée au refus de la mort, de la douleur, du mal à vivre, c'est-à-dire aux raisons d'être de la médecine, l'erreur de lecture enzymatique se trouve vécue par l'homme qui en pâtit comme une faute de conduite sans faute de conducteur. En bref, l'emploi du terme désignant la faute logique ne réussit pas à exorciser totalement de la sémantique médicale les traces de l'angoisse éprouvée à l'idée qu'il nous faut compter avec une anormalité originaire.

Moins rassurante encore est l'idée qu'il convient de se faire de la réplique médicale aux erreurs héréditaires, quand on forme cette idée comme une idée et non comme un souhait. Par définition, un traitement ne peut mettre un terme à ce qui n'est pas la suite d'un accident. L'hérédité c'est le nom moderne de la substance. On conçoit qu'il soit possible de neutraliser les effets d'une erreur de métabolisme en fournissant constamment à l'organisme le produit de réaction indispensable à l'exercice de telle fonction, dont le prive une chaîne de réactions incomplète. Et c'est ce que l'on réussit à faire dans le cas de l'oligophrénie phénylpyruvique. Mais compenser à vie la carence d'un organisme ce n'est que perpétuer une solution de détresse. La 212 vraie solution d'une hérésie c'est l'extirpation. Pourquoi dès lors ne | pas rêver d'une chasse aux gènes hétérodoxes, d'une inquisition génétique? Et en attendant, pourquoi ne pas priver les géniteurs suspects de la liberté de semer à tout ventre? Ces rêves, on le sait, ne sont pas seulement des rêves pour quelques biologistes d'obédience philosophique, si l'on peut ainsi dire, fort différente. Mais en rêvant ces rêves, on entre dans un autre monde, limitrophe du meilleur des mondes d'Aldous Huxley[1], d'où ont

---

1. Aldous Huxley (1894-1963), écrivain anglais, petit-fils du naturaliste Thomas Henry Huxley, fut proche de cercles philosophiques. Son décryptage de la société moderne lui a valu une grande notoriété.

été éliminés les individus malades, leurs maladies singulières, et leurs médecins. On se représente la vie d'une population naturelle comme un sac de loto dont il appartient à des fonctionnaires délégués par la science de la vie de vérifier la régularité des numéros qu'il contient, avant qu'il soit permis aux joueurs de les tirer du sac pour garnir les cartons. A l'origine de ce rêve, il y a l'ambition généreuse d'épargner à des vivants innocents et impuissants la charge atroce de représenter les erreurs de la vie. A l'arrivée, on trouve la police des gènes, couverte par la science des généticiens. On n'en conclura pas cependant à l'obligation de respecter un « laisser-faire, laisser-passer » génétique, mais seulement à l'obligation de rappeler à la conscience médicale que rêver de remèdes absolus c'est souvent rêver de remèdes pires que le mal.

*

Si les maladies par malformations chimiques innées sont nombreuses quant à leurs variétés, chacune d'elles est peu répandue. S'il en allait autrement, le concept de sagesse du corps pourrait paraître assez peu pertinent. A quoi d'ailleurs on peut répondre que des erreurs de l'organisation ne contredisent pas à la sagesse des organismes, c'est-à-dire aux réussites de l'organisation. Il en est aujourd'hui de l'organisation comme autrefois de la finalité. Contre la finalité on a toujours invoqué les ratés de la vie, la désharmonie des organismes ou la rivalité des espèces vivantes, macroscopiques ou microscopiques. Mais si ces faits sont des objections à une finalité réelle, ontologique, ils sont au contraire des arguments à l'appui d'une finalité possible, opératoire. S'il existait une finalité parfaite, achevée, un système complet de rapports de convenance organique, le concept même de finalité n'aurait aucun sens comme concept, comme projet et modèle pour penser la vie, pour cette raison simple qu'il n'y aurait pas lieu à pensée, pas lieu de penser, en l'absence de tout décalage entre l'organisation possible et l'organisation réelle. La pensée de la finalité exprime la limitation de finalité de la vie. Si ce concept à un sens, c'est parce qu'il est | le concept d'un sens, le concept d'une organisation 213 possible, donc non garantie.

En fait, l'explication de la rareté relative des maladies biochimiques tient à ceci que les anomalies héréditaires du métabolisme restent souvent latentes, comme dispositions non activées. En l'absence de rencontres aléatoires avec telle composante du milieu de vie, avec tel effet de la concurrence vitale, ces anomalies peuvent rester ignorées de leurs porteurs. De même que tous les germes pathogènes ne déterminent pas une infection chez n'importe quel hôte dans n'importe quelle circonstance, de même toutes les lésions biochimiques ne sont pas la maladie de quelqu'un. Il arrive même qu'elles confèrent, dans certains contextes écologiques, une certaine supériorité à ceux qu'il faut alors appeler leurs bénéficiaires. Par exemple, chez l'homme, le déficit en glucose-6-phosphate-déshydrogénase n'a été diagnostiqué qu'à l'occasion de médicaments anti-paludéens (prima-quine) administrés à des populations de Noirs aux État-Unis. Or, selon le Dr Henri Péquignot[1] : « Quand on étudie comment a pu se maintenir dans la population noire une affection enzymatique qui est une affection génétique, on s'aperçoit que ces sujets se sont d'autant mieux maintenus que les « malades » atteints de ce trouble sont particulièrement résistants au paludisme. Leurs ancêtres d'Afrique noire étaient des gens « normaux » par rapport aux autres qui étaient inadaptés, puisqu'ils résistaient au paludisme alors que les autres en mouraient »[a].

Tout en reconnaissant que certaines erreurs biochimiques innées reçoivent leur valeur pathologique éventuelle d'un rapport de l'organisme et du milieu, comme certains lapsus ou actes-méprises reçoivent, selon Freud, leur valeur de symptôme d'un rapport à une situation, nous nous gardons de définir le normal et le pathologique par leur simple relation au phénomène de l'adaptation. Ce concept, depuis un quart de siècle, a reçu une telle extension, souvent intempestive, en psychologie et en sociologie, qu'il ne peut être utilisé, en biologie même, que dans l'esprit le plus critique. La définition psycho-sociale du normal par l'adapté implique une conception de la société qui l'assimile subrepticement et abusivement à un milieu, c'est-à-dire à un système de déterminismes, 214 alors qu'elle est un système de | contraintes contenant, déjà et avant tous

a. L'inadaptation, phénomène social (Recherches et débats du C.C.I.F.), Fayard édit., 1964, p. 39. Comme on peut le voir par la contribution du Dr Péquignot au débat précité sur l'inadaptation, il n'identifie pas anormal et inadapté et nos réserves critiques, dans les lignes suivantes, ne le concernent pas.

1. Henri Péquignot (1914-2003), médecin français, pathologiste et gérontologue, fut professeur de médecine, titulaire de la chaire de clinique médicale de l'Hôpital Cochin. Il a publié de nombreux ouvrages didactiques, mais a aussi abordé des thèmes plus généraux en médecine, dans une perspective humaniste, tels que la technique, et la relation médicale ou l'hôpital. Son ouvrage *Vieillir et être vieux* (Paris, Vrin, 1981) a reçu une préface de Georges Canguilhem.

rapports entre l'individu et elle, des normes collectives d'appréciation de la qualité de ces rapports. Définir l'anormalité par l'inadaptation sociale, c'est accepter plus ou moins l'idée que l'individu doit souscrire au fait de telle société, donc s'accommoder à elle comme à une réalité qui est en même temps un bien. En raison des conclusions de notre premier chapitre, il nous paraît légitime de pouvoir refuser cette sorte de définition, sans être taxé d'anarchisme. Si les sociétés sont des ensembles mal unifiés de moyens, on peut leur dénier le droit de définir la normalité par l'attitude de subordination instrumentale qu'elles valorisent sous le nom d'adaptation. Au fond, transporté sur le terrain de la psychologie et de la sociologie, ce concept d'adaptation retourne à son acception d'origine. C'est un concept populaire de description de l'activité technique. L'homme adapte ses outils et indirectement ses organes et son comportement à telle matière, à telle situation. Au moment de son introduction en biologie, au XIXᵉ siècle, le concept a conservé de son domaine d'importation la signification d'un rapport d'extériorité, d'affrontement entre une forme organique et un environnement à elle opposé. Ce concept a été ensuite théorisé à partir de deux principes inverses, téléologique et mécaniste. Selon l'un, le vivant s'adapte conformément à la recherche de satisfactions fonctionnelles ; selon l'autre, le vivant est adapté sous l'effet de nécessités d'ordre mécanique, physico-chimique, ou biologique (les autres vivants dans la biosphère). Dans la première interprétation, l'adaptation est la solution d'un problème d'optimum composant les données de fait du milieu et les exigences du vivant ; dans la deuxième, l'adaptation exprime un état d'équilibre, dont la limite inférieure définit pour l'organisme le pire, qui est le risque de mort. Mais dans l'une et l'autre théorie, le milieu est tenu pour un fait physique et non pour un fait biologique, pour un fait constitué et non pour un fait à constituer. Tandis que si l'on considère la relation organisme-milieu comme l'effet d'une activité proprement biologique, comme la recherche d'une situation dans laquelle le vivant recueille, au lieu de les subir, les influences et les qualités qui répondent à ses exigences, alors les milieux dans lesquels les vivants se trouvent placés sont découpés par eux, centrés sur eux. En ce sens l'organisme n'est pas jeté dans un milieu auquel il lui faut se plier, mais il structure son milieu en même temps qu'il développe ses capacités d'organisme [a].

---

a. *Cf.* notre étude Le vivant et son milieu, dans *La Connaissance de la vie.*

215 | Cela est particulièrement vrai des milieux de vie et des modes de vie propres à l'homme, au sein des groupes techno-économiques qui, dans un milieu géographique donné, sont caractérisés moins par les activités qui leur sont offertes que par celles qu'ils choisissent. Dans ces conditions, le normal et l'anormal sont moins déterminés par la rencontre de deux séries causales indépendantes, l'organisme et le milieu, que par la quantité d'énergie dont dispose l'agent organique pour délimiter et structurer ce champ d'expériences et d'entreprises qu'on appelle son milieu. Mais, dira-t-on, où est la mesure de cette quantité d'énergie ? Elle n'est pas à chercher ailleurs que dans l'histoire de chacun d'entre nous. Chacun de nous fixe ses normes en choisissant ses modèles d'exercice. La norme du coureur de fond n'est pas celle du sprinter. Chacun de nous change ses normes, en fonction de son âge et de ses normes antérieures. La norme de l'ancien sprinter n'est plus sa norme de champion. Il est normal, c'est-à-dire conforme à la loi biologique du vieillissement, que la réduction progressive des marges de sécurité entraîne l'abaissement des seuils de résistance aux agressions du milieu. Les normes d'un vieillard auraient été tenues pour des déficiences chez le même homme adulte. Cette reconnaissance de la relativité individuelle et chronologique des normes n'est pas scepticisme devant la multiplicité mais tolérance de la variété. Dans l'*Essai* de 1943 nous avons appelé normativité la capacité biologique de mettre en question les normes usuelles à l'occasion de situations critiques, et proposé de mesurer la santé à la gravité des crises organiques surmontées par l'instauration d'un nouvel ordre physiologique[a].

*

En des pages admirables, émouvantes, de la *Naissance de la clinique*, Michel Foucault[1] a montré comment Bichat a fait « pivoter le regard médical sur lui-même » pour demander à la mort compte de la vie[b]. N'étant pas physiologiste, nous n'avons pas l'outrecuidance de croire que, de la même façon, nous avons demandé à la maladie compte de la santé. Il est

a. Cf. *supra*, p. 132
b. *Op. cit.*, p. 148.

1. Michel Foucault (1926-1984), philosophe français, ancien élève de l'École normale supérieure, agrégé de philosophie et diplômé de psychologie pathologique, docteur ès lettres avec son *Histoire de la folie à l'âge classique* (1961), dont l'un des rapporteurs fut Georges Canguilhem qui lui apporta un fort soutien, fut professeur au Collège de France de 1970 à sa mort. Il influença et influence encore des générations d'intellectuels et d'hommes de media tant en France qu'à l'étranger.

assez manifeste que c'est ce que nous aurions voulu faire pour que nous n'en disconvenions pas, nous réjouissant, au demeurant, d'avoir trouvé chez le Dr Henri Péquignot l'absolution de notre ambition | d'autrefois : 216 « Dans le passé, tous les gens qui ont essayé de construire une science du normal, sans observer à partir du pathologique considéré comme la donnée immédiate, ont abouti à des échecs souvent ridicules » ᵃ. Bien persuadé du fait, analysé plus haut, que la connaissance de la vie, comme celle de la société, suppose la priorité de l'infraction sur la régularité, nous voudrions terminer ces nouvelles réflexions sur le normal et le pathologique en esquissant une pathologie paradoxale de l'homme normal, en montrant que la conscience de normalité biologique inclut la relation à la maladie, le recours à la maladie, comme à la seule pierre de touche que cette conscience reconnaisse et donc exige.

En quel sens entendre la maladie de l'homme normal? Non pas au sens où seul l'homme normal peut devenir malade, comme seul l'ignorant peut devenir savant. Non pas au sens où il arrive que de légers accidents troublent, sans cependant l'altérer, un état d'égalité et d'équilibre : le rhume, la céphalée, un prurit, une colique, tout accident sans valeur de symptôme, l'alerte sans alarme. Par maladie de l'homme normal, il faut entendre le trouble qui naît à la longue de la permanence de l'état normal, de l'uniformité incorruptible du normal, la maladie qui naît de la privation de maladies, d'une existence quasi incompatible avec la maladie. Il faut admettre que l'homme normal ne se sait tel que dans un monde où tout homme ne l'est pas, se sait par conséquent capable de maladie, comme un bon pilote se sait capable d'échouer son bateau, comme un homme courtois se sait capable d'une « gaffe ». L'homme normal se sent capable d'échouer son corps mais vit la certitude d'en repousser l'éventualité. S'agissant de la maladie, l'homme normal est celui qui vit l'assurance de pouvoir enrayer sur lui ce qui chez un autre irait à bout de course. Il faut donc à l'homme normal, pour qu'il puisse se croire et se dire tel, non pas l'avant-goût de la maladie, mais son ombre portée.

De n'être pas malade dans un monde où il y a des malades un malaise naît à la longue. Et si c'était non pas parce qu'on est plus fort que la maladie ou plus fort que les autres, mais simplement parce que l'occasion ne s'est pas présentée? Et si finalement, l'occasion venant, on allait se montrer aussi faible, aussi démuni, ou peut-être davantage, que les autres? Ainsi naît chez l'homme normal une inquiétude d'être resté normal, un besoin

a. *Initiation à la médecine* (Paris, Masson, 1961), p. 26.

217 de la maladie comme épreuve de la santé, c'est-à-dire | comme sa preuve, une recherche inconsciente de la maladie, une provocation à la maladie. La maladie de l'homme normal c'est l'apparition d'une faille dans sa confiance biologique en lui-même.

Notre esquisse de pathologie est évidemment une fiction. L'analyse à laquelle elle se substitue peut être rapidement reconstituée, avec le secours de Platon. « A mon avis, ce n'est qu'une façon de parler de dire que le médecin s'est trompé, que le calculateur, le grammairien se sont trompés ; en réalité, selon moi, aucun d'eux, en tant qu'il mérite le nom que nous lui donnons, ne se trompe jamais ; et à parler rigoureusement, puisque tu te piques de rigueur dans ton langage, aucun artiste ne se trompe ; car il ne se trompe qu'autant que son art l'abandonne, et en cela il n'est plus artiste » [a]. Appliquons ce qui est dit ci-dessus du médecin à son client. Nous dirons que l'homme sain ne devient pas malade en tant que sain. Aucun homme sain ne devient malade, car il n'est malade qu'autant que sa santé l'abandonne et en cela il n'est pas sain. L'homme dit sain *n'est* donc pas sain. Sa santé est un équilibre qu'il rachète sur des ruptures inchoatives. La menace de la maladie est un des constituants de la santé.

a. *La République*, 340 d (trad. fr. de Chambry, Les Belles Lettres).

Notre conception du normal est sans doute très archaïque, tout en étant – et sans doute parce qu'elle est –, comme on nous l'a fait remarquer en 1943, une conception de la vie comme on peut en former une quand on est jeune. Un jugement qui ne nous visait pas nous a ravi et nous demandons la permission de nous l'appliquer : « La notion de cet idéal qu'est le normal s'est confondue avec l'état antérieur euphorique du sujet qui venait de tomber malade... La seule pathologie constatée alors était une pathologie de sujets jeunes » [a]. Et sans doute il fallait la témérité de la jeunesse pour se croire à la hauteur d'une étude de philosophie médicale sur les normes et le normal. La difficulté d'une telle entreprise fait trembler. Nous en avons conscience aujourd'hui en achevant ces quelques pages de reprise. A cet aveu, le lecteur mesurera combien, avec le temps, nous avons, conformément à notre discours sur les normes, réduit les nôtres.

---

a. H. Péquignot, *Initiation à la médecine*, p. 20.

*Outre les ouvrages et articles cités en référence dans les pages précédentes,
la liste ci-dessous comporte quelques autres textes ayant alimenté notre réflexion.*

ABRAMI (P.), « Les troubles fonctionnels en pathologie » (Leçon d'ouverture du
Cours de pathologie médicale de la Faculté de médecine de Paris), *La Presse
médicale*, 23 décembre 1936.

AMIEL (J.-L.), « Les mutations : notions récentes », *Revue française d'études
cliniques et biologiques*, X, 1965 (687-690).

BACHELARD (G.), *La terre et les rêveries du repos*, Paris, Corti, 1948.

BACQ (Z. M.), *Principes de physiopathologie et de thérapeutique générales*, Paris,
Masson, 1963, 3 ᵉ éd.

BALINT (M.), *Le médecin, son malade et la maladie*, trad. fr., Paris, Presses
Universitaires de France, 1960.

BERGSON (H.), *Les deux sources de la morale et de la religion* (1932), Paris, Alcan,
1937, 20 ᵉ éd.

BERNARD (Cl.), *Introduction à l'étude de la médecine expérimentale* (1865), Paris,
Delagrave, 1898.

– *Principes de médecine expérimentale*, Paris, Presses Universitaires de France,
1947.

BONNEFOY (S.), *L'intolérance héréditaire au fructose* (Thèse médecine), Lyon,
1961.

BÖSIGER (E.), « Tendances actuelles de la génétique des populations », in
La Biologie, acquisitions récentes (XXVI ᵉ Semaine internationale de
Synthèse), Paris, Aubier, 1965.

BRISSET (Ch.), Lestavel et coll., *L'inadaptation, phénomène social* (Recherches et
débat du C.C.I.F.), Paris, Fayard, 1964.

BUGARD (P.), *L'état de maladie*, Paris, Masson, 1964.

CANGUILHEM (G.), *La connaissance de la vie* (1952), Paris, Vrin, 1965, 2 ᵉ éd.

– « Le problème des régulations dans l'organisme et dans la société » (*Cahiers de
l'Alliance Israélite universelle*, n° 92, sept.-oct. 1955).

– « La pensée de René Leriche », *Revue philosophique* (juillet-sept. 1956).

– « Pathologie et physiologie de la thyroïde au XIX ᵉ siècle », *Thalès*, IX, Paris, Presses Universitaires de France, 1959.

CANGUILHEM (G.), LAPASSADE (G.), PIQUEMAL (J.), ULMANN (J.), « Du développement à l'évolution au XIX ᵉ siècle », *Thalès*, XI, Paris, Presses Universitaires de France, 1962.

220 | CANNON (W.B.), *La sagesse du corps*, Paris, Éditions de la Nouvelle Revue Critique, 1946.

CHESTERTON (G. K.), *Ce qui cloche dans le monde*, Paris, Gallimard, 1948.

COMTE (A.), *Cours de philosophie positive*, t. III (1838), 48 ᵉ leçon, Paris, Scleicher, 1908.

– *Système de politique positive*, t. II, (1852), chap. V, Paris, Société Positive, 1929.

COURTÈS (F.), « La médecine militante et la philosophie critique », *Thalès*, IX, Paris, Presses Universitaires de France, 1959.

DAGOGNET (F.), « Surréalisme thérapeutique et formation des concepts médicaux », in *Hommage à Gaston Bachelard*, Paris, Presses Universitaires de France, 1957.

– « La cure d'air : essai sur l'histoire d'une idée en thérapeutique », *Thalès*, X, Paris, Presses Universitaires de France, 1960.

– *La raison et les remèdes*, Paris, Presses Universitaires de France, 1964.

DECOURT (Ph.), *Phénomènes de Reilly et syndrome général d'adaptation de Selye* (*Études et Documents*, I), Tanger, Hesperis, 1951.

DUYCKAERTS (F.), *La notion de normal en psychologie clinique*, Paris, Vrin, 1954.

FOUCAULT (M.), *La naissance de la clinique*, Paris, Presses Universitaires de France, 1962.

FREUND (J.), *L'essence du politique*, Paris, Sirey, 1965.

GARROD (S. A.), *Innborn errors of metabolism*, Londres, H. Frowde, 1909.

GOUREVITCH (M.), *A propos de certaines attitudes du public vis-à-vis de la maladie* (thèse médecine), Paris, 1963.

GRMEK (M. D.), « La conception de la santé et de la maladie chez Claude Bernard », in *Mélanges Koyré*, I, Paris, Hermann, 1964.

GROTE (L. R.), « Über den Normbegriff im ärztlichen Denken », *Zeitschrift für Konstitutionslehre*, VIII, 5, 24 juin 1922, Berlin, Springer.

GUIRAUD (P. J.), *La grammaire*, Paris, Presses Universitaires de France (« Que sais-je ? », n° 788), 1958.

HUXLEY (J.), *La génétique soviétique et la science mondiale*, Paris, Stock, 1950.

IVY (A. C.), « What is normal or normality ? » *Quarterly Bull. North-western Univ. Med. School*, 1944, *18*, Chicago.

JARRY (J.-J.), AMOUDRU (C.), CLAEYS (C.), et QUINOT (E.), « La notion de "Norme" dans les examens de santé », *La Presse médicale*, 12 février 1966.

KAYSER (Ch.), *Physiologie du travail et du sport*, Paris, Hermann, 1947.

– « Le maintien de l'équilibre pondéral », in *Acta neurovegetativa*, XXIV, 1-4, Vienne, Springer.

KLINEBERG (O.), *Tensions affecting international understanding. A survey of research*, New York, Social Science Research Council, 1950.

LEJEUNE (J.), « Leçon inaugurale du cours de génétique fondamentale », *Semaine des hôpitaux*, 8 mai 1965.

LEROI-GOURHAN (A.), *Le geste et la parole*; I : *Technique et langage*; II : *La mémoire et les rythmes*, Paris, A. Michel, 1964 et 1965.

| LESKY (E.), *Österreichisches Gesundheitswesen im Zeitalter des aufgeklärten* 221 *Absolutismus*, Vienne, R. M. Rohrer, 1959.

LÉVI-STRAUSS (C.), *Tristes tropiques*, Paris, Plon, 1955.

LWOFF (A.), « Le concept d'information dans la biologie moléculaire », in *Le concept d'information dans la science contemporaine*, Paris, Les Éditions de Minuit, 1965.

MAILY (J.), *La normalisation*, Paris, Dunod, 1946.

MÜLLER (H. J.), *Hors de la nuit*, Paris, Gallimard, 1938.

PAGÈS (R.), « Aspects élémentaires de l'intervention psycho-sociologique dans les organisations », in *Sociologie du travail*, V, 1, Paris, Le Seuil, 1963.

PÉQUIGNOT (H.), *Initiation à la médecine*, Paris, Masson, 1961.

PLANQUES (J.) et GREZES-RUEFF (Ch.), « Le problème de l'homme normal », in *Toulouse Médical* (54ᵉ année, *8*, août-sept. 1953).

RAYMOND (D.), *Traité des maladies qu'il est dangereux de guérir* (1757). Nouv. édition par M. GIRAUDY, Paris, 1808.

ROLLESTON (S. H.), *L'âge, la vie, la maladie*, Paris, Doin, 1926.

RUYER (R.), *La cybernétique et l'origine de l'information*, Paris, Flammarion, 1954.

RYLE (J. A.), « The meaning of normal », in *Concepts of medicine, a collection of essays on aspects of medicine*, Oxford-Londres-New York-Paris, Pergamon Press, 1961.

SELYE (H.), « Le syndrome général d'adaptation et les maladies de l'adaptation », *Annales d'endocrinologie*, 1964, nᵒˢ *5* et *6*.

– *Stress*, Montréal, 1950.

– « D'une révolution en pathologie », *La Nouvelle nouvelle revue française*, 1ᵉʳ mars 1954.

SIMONDON (G.), *L'individu et sa genèse physico-biologique*, Paris, Presses Universitaires de France, 1964.

STAROBINSKI (J.), « Une théorie soviétique de l'origine nerveuse des maladies », *Critique*, *47*, avril 1951.

– « Aux origines de la pensée sociologique », *Les Temps modernes*, décembre 1962.

STOETZEL (J.), « La maladie, le malade et le médecin : esquisse d'une analyse psychosociale », *Population*, XV, nᵒ 4 août-sept. 1960.

TARDE (G.), *Les lois de l'imitation*, Paris, Alcan, 1890.

TUBIANA (M.), « Le goitre, conception moderne », *Revue française d'études cliniques et biologiques*, mai 1962.

VALABREGA (J.-P.), *La relation thérapeutique : malade et médecin*, Paris, Flammarion, 1962.

VANDEL (A.), *L'homme et l'évolution*, Paris, Gallimard, 1949 ; 2ᵉ éd., 1958.

– « L'évolutionnisme de Teilhard de Chardin », *Études philosophiques* 1965, nº 4.

WIENER (N.), « The concept of homeostasis in medicine », in *Concepts of medicine* (voir à RYLE).

– « L'homme et la machine », in *Le concept d'information dans la science contemporaine*, Paris, Les Éditions de Minuit, 1965.

TABLE DES MATIÈRES [1]

1. Les numéros de pages renvoient à la pagination originale ici en marge.

DEUXIÈME PARTIE

Y A-T-IL DES SCIENCES
DU NORMAL ET DU PATHOLOGIQUE ?

II

NOUVELLES RÉFLEXIONS
CONCERNANT LE NORMAL ET LE PATHOLOGIQUE
(1963-1966)

GEORGES CANGUILHEM

LA CONNAISSANCE DE LA VIE

PRÉSENTATION

La première publication de *La connaissance de la vie* (1952) a lieu entre celles de l'*Essai sur quelques problèmes concernant le normal et le pathologique* (1943, 1950), et celle de *La formation du concept de réflexe aux XVIIe et XVIIIe siècles* (1955). Il s'agit donc d'un ouvrage central, qui constitue une expression majeure de la pensée de Georges Canguilhem dans sa maturité. Cet ouvrage a été présenté comme thèse complémentaire de la thèse de doctorat d'État ès lettres devant la Faculté des lettres de l'Université de Paris le 30 avril 1955. Nous devons à la persévérance et au sens critique de Camille Limoges d'avoir élucidé les circonstances personnelles et institutionnelles de la soutenance comme thèse complémentaire d'un travail (d'ailleurs alors déjà publié) qui devait fournir la matière d'une thèse principale[1]. Quoi qu'il en soit, ce travail est le fruit des enseignements et de l'activité de Georges Canguilhem à la Faculté des lettres de l'Université de Strasbourg entre avril 1941 (moment où il prend ses fonctions comme suppléant de Jean Cavaillès appelé à la Sorbonne) et octobre 1948, moment où il prend ses fonctions comme Inspecteur général[2]. À l'exception de l'étude « la monstruosité et le monstrueux », conférence donnée à Bruxelles en 1962[3], et introduite dans la deuxième édition (Paris, Vrin 1965), les textes de conférences alors inédites ou d'articles publiés, réunis dans la première édition (Paris, Hachette, 1952) résultent tous de cette période « strasbourgeoise », d'abord à Clermont-Ferrand puis, après la Libération, à Strasbourg. Georges Canguilhem lui-même l'a déclaré avec clarté : « Le moment décisif dans l'orientation de mes travaux a été mon entrée à la Faculté

---

1. On se reportera pour ce problème à l'Introduction de Camille Limoges au volume V de la présente édition.
2. On se reportera utilement, sur cette période, à l'Introduction de Camille Limoges au volume IV de la présente édition.
3. Cependant cette conférence trouve un antécédent beaucoup plus ancien dans un chapitre du cours sur « les normes et le normal » donné à Clermont-Ferrand en 1942-1943, qui nous intéressera ici.

des lettres de Strasbourg »[1]. Il reconnaît à l'égard des maîtres strasbourgeois, auprès desquels il poursuit ses études de médecine entreprises à Toulouse en 1936, une « dette immense » : en effet, « c'est à Clermont-Ferrand que j'ai trouvé, dans les professeurs de la Faculté de médecine de Strasbourg, une représentation, une pratique de la biologie et de la médecine qui m'a réellement transformé (...) c'est à Strasbourg que j'ai (...) véritablement mesuré l'importance de la biologie et de la médecine lorsqu'elle est pratiquée et enseignée par des hommes supérieurs ». Au nombre de ces « homme supérieurs » figuraient le physiologiste Charles Kayser, l'histologiste Marc Klein, et le pharmacologue Alfred Schwartz. Les circonstances politiques qui ont accompagné cette « transformation », à savoir l'activité de Résistance déjà entreprise à Toulouse, sont connues par ailleurs[2].

Dans cette Introduction, nous souhaitons nous limiter aux aspects intellectuels du travail de Canguilhem, tout en sachant à quel point il est arbitraire, dans son cas, de séparer l'expression de sa pensée philosophique de l'engagement qui est le sien. Chez Canguilhem en effet, la pensée n'est jamais très loin de l'action. Que sa pensée ne soit jamais plus à son aise qu'en matière de vie, de technique et de médecine est très significatif de sa personnalité intellectuelle. Fût-il averti de l'œuvre publiée de Canguilhem, le lecteur des manuscrits de cours, de notes et travaux divers, rédigés entre 1941 et 1948 et qui concernent les thèmes abordés dans *La connaissance de la vie*, ne peut manquer d'éprouver une sorte de stupéfaction devant un opus aussi considérable que peu connu, dont la publication sous une forme largement accessible s'impose désormais. L'évidence de l'intensité du travail intellectuel de recherche, de l'étendue de l'information et de l'assimilation de pensées diverses (outre la philosophie d'expression française, les sources sont d'ailleurs principalement allemandes, chose remarquable étant donné les circonstances), la présence forte de la personnalité de l'auteur dans sa réflexion propre sur un énorme matériau, manifeste par la vigueur caractéristique de son expression, le tout au milieu des risques vitaux de l'action, tout cela est de l'ordre d'une véritable révélation, même si la simple lecture de l'œuvre publiée peut le laisser soupçonner.

C'est à la présentation de ceux des travaux inédits qui ont donné lieu par la suite aux textes réunis dans *La connaissance de la vie*, que la présente Introduction est pour l'essentiel consacrée, sans cependant oublier, lorsque cela apparaît nécessaire, de mentionner tel ou tel aspect du contexte des relations personnelles ou des fonctions institutionnelles qui ont joué un rôle. Nous ne souhaitons donc nullement nous livrer à un exercice de paraphrase ou de glose des textes réunis dans *La connaissance de la vie*, car ces textes, tous devenus classiques, parlent d'eux-mêmes. On y voit la pensée de Canguilhem s'affirmer dans sa force et son originalité. Nous souhaitons simplement mettre en évidence l'importance des

1. « Entretien avec Georges Canguilhem », dans Jean-François Braunstein et al., *Actualité de Georges Canguilhem*, Paris, Les empêcheurs de penser en rond, 1998, p. 122.
2. *Cf.* Camille Limoges, Introduction au Volume IV, *passim*.

travaux préalables à leur publication, prenant par conséquent en compte le contexte philosophique et scientifique assimilé dans ces travaux [1]. Ce choix revient à faire introduire Canguilhem par Canguilhem.

Tel qu'elle est constituée, *La connaissance de la vie* ne reflète pas exactement l'ordre chronologique de confection des textes qui la composent. L'ordre chronologique de publication ou de présentation pourrait être le suivant : « la théorie cellulaire » (1945) ; « aspects du vitalisme », « machine et organisme », « le vivant et son milieu » (1946-1947) ; « le normal et le pathologique » (1951) ; « l'expérimentation en biologie animale » (1951) ; et en dernier lieu l'Introduction « la pensée et le vivant » (1952). Ainsi que le signale l'auteur, les textes originaux ont été revus pour la publication de l'ouvrage. À cela s'ajoute, pour la deuxième édition (1965), le texte sur « la monstruosité et le monstrueux » (1962), apparemment repris tel quel de sa publication dans la revue *Diogène*. Cependant, pour des raisons de plus grande simplicité pour le lecteur, et au prix de quelques distorsions chronologiques, nous avons pris le parti de présenter le matériau préparatoire à chacun de ces textes, matériau réuni dans le fonds Canguilhem conservé au CAPHÉS (CNRS, École normale supérieure), selon l'ordre finalement adopté dans l'ouvrage.

LA PENSÉE ET LE VIVANT

Spécialement rédigée, la brève Introduction « la pensée et le vivant », est l'occasion d'explorer dans les formulations préalables des manuscrits certains thèmes majeurs, comme « la relation de la connaissance à la vie humaine », « la relation universelle de la connaissance humaine à l'organisation vivante », la vie comme « formation de formes », la connaissance comme « analyse des matières informées » [2]. L'idée que « les formes vivantes étant des totalités (…) peuvent être saisies dans une vision, jamais dans une division » [3], l'idée subséquente que « l'intelligence ne peut s'appliquer à la vie qu'en reconnaissant l'originalité de la vie » [4] ont des implications concernant la nature de la connaissance biologique, laquelle ne peut se borner à la découverte de mécanismes d'action ou de lois sans intégrer « la conscience du sens des fonctions correspondantes ». Cette position holiste est fondée sur une argumentation et une critique tant philosophiques que

---

1. La quasi-intégralité des sources utilisées dans cette Introduction se trouve réunie dans le fonds Canguilhem conservé à la bibliothèque du CAPHÉS (CNRS – École normale supérieure). Nous remercions Nathalie Queyroux et David Denéchaud pour leur aide précieuse. Nous souhaitons également remercier Claire Salomon-Bayet pour les informations sur l'immédiat après-guerre qu'elle nous a données lors d'un entretien le 20 janvier 2013.

2. Georges Canguilhem, *La connaissance de la vie*, Paris, Vrin, 1965, p. 11.

3. *Ibid.*, p. 11.

4. *Ibid.*, p. 13.

scientifiques exposées, entre autres, dans le manuscrit du cours sur la finalité donné à l'Université de Strasbourg à Clermont-Ferrand en avril 1941.

Dans la partie de ce cours intitulée « organisme et totalité », Canguilhem cherche à répondre aux questions suivantes : « En quel sens doit-on dire d'un organisme qu'il est une totalité ? En quel sens cette totalité admet-elle des parties ? En quel sens les parties sont-elles déterminées par le tout [1] ? » Il le fait d'une manière nuancée, très instruite des développements récents de la biologie. Rappelant une définition de Lachelier inspirée de Kant (« un tout qui produit l'existence de ses propres parties est, suivant Kant, la véritable définition de la cause finale »), il cherche à en préciser les contours. « L'organisme est un tout en ce sens que sa réduction, sa division entraîne à la fois l'altération de ce qui en est soustrait et de ce qui en subsiste. » Cette définition (provisoire) n'est pourtant pas générale. Les organes sont inégaux quant aux conséquences de leur ablation. La quantité, déclare Canguilhem, ne fait rien à l'affaire, la partie ayant une signification fonctionnelle plutôt que quantitative. Mais « si un tissu différencié et un organe jouent leur rôle dans l'organisme sans que la quantité fasse rien à l'affaire nous ne pouvons pas concevoir le _tout_ comme fait de parties. Confusion du point de vue synthétique fonctionnel, du point de vue analytique anatomique histologique » [2]. Par conséquent, « le tissu n'est pas une addition de cellules. L'organisme n'est pas une somme de tissus. À proprement parler il n'y a pas d'éléments. Faiblesse de la théorie cellulaire » [3]. La cellule n'est pas une entité morphologique fonctionnelle délimitable, elle est déjà un tout différencié. Canguilhem engage une critique de la théorie cellulaire sur laquelle nous aurons à revenir à propos de l'article de 1945, « La théorie cellulaire ».

Nouvelle question : « Supposé que nous admettions pour l'organisme le rapport du tout et de la partie, pouvons-nous dire que la partie _existe_ par le tout ? L'action du tout sur la partie est-elle positive ou négative » [4] ? Des réponses à ces questions sont fournies par l'analyse de divers domaines de recherche biologique, comme la technique de culture des tissus, l'embryologie, la neurophysiologie (y compris les réflexes) et la neurologie. Canguilhem mentionne des auteurs comme Alexis Carrel, Pierre Lecomte du Nouÿ, Étienne Wolff, Max Aron et Pierre-Paul Grassé, Hans Spemann, Louis Bounoure et Albert Dastre, Louis Lapicque, Charles Sherrington. Il revient pour finir sur les oppositions philosophiques classiques et les difficultés internes du vitalisme et du mécanisme, principalement à l'aide de Claude Bernard. La technique de culture de tissus donne lieu à d'intéressantes notations. Les cellules en culture existent pleinement à part, elles sont potentiellement immortelles (thème

---

1. Fonds Canguilhem, cote GC 11.1.2, feuillet 21. Dans toutes les citations qui suivent, les termes ou expressions soulignés le sont par l'auteur.
2. GC 11.1.2, feuillet 22.
3. _Ibid._
4. _Ibid._

toujours actuellement discuté). Dans l'organisme les cellules existent pleinement en coopération, mais cette coopération les inhibe partiellement et les tue (même remarque) : « Si les parties existent dans un tout (…) elles existent fonctionnellement pour le tout. Mais <u>par</u> ce tout elles sont <u>inhibées</u>, limitées, dans leur existence de persévération ». Conséquence paradoxale : « On doit dire que dans un organisme toutes les parties existent non pas les unes <u>par</u> les autres, mais les unes <u>contre</u> les autres »[1]. La formule kantienne selon laquelle « dans un produit organisé de la nature les parties existent <u>par</u> le tout et <u>pour</u> le tout » perd sa validité.

La construction progressive, en étages, du système nerveux permet une conclusion analogue quant à l'organisation fonctionnelle qui implique certaines actions inhibitrices du tout sur les parties, du postérieur sur l'antérieur. L'attitude inverse d'explication du complexe par le simple ou du postérieur par l'antérieur relève, selon Canguilhem, d'un « abus de la causalité : seul le <u>passé</u> a une puissance »[2]. L'étude du système nerveux aboutit à une conclusion inverse : « Chaque <u>étape</u> ou <u>étage</u> phylogénétique du système nerveux se comporte à l'égard des étapes ou étages anciens comme une puissance d'<u>altération</u> de leurs fonctions propres en les subordonnant à un rôle, à une fonction qui ne leur étaient pas permis <u>avant</u> »[3]. L'étude des réflexes montre tout autant le contrôle exercé par les centres supérieurs sur les centres inférieurs.

Dans les développements plus philosophiques du cours, Canguilhem critique l'affirmation de Claude Bernard (« principe d'autonomie ») selon laquelle « les éléments anatomiques <u>se comportent dans l'association comme ils se comportent isolément</u> dans le même milieu. (…) Claude Bernard oublie <u>que si le milieu dans lequel vit la cellule isolée contient les mêmes substances qu'elle trouverait dans l'organisme, la cellule ne vit pas en liberté</u> »[4]. Les expériences de Carrel permettent de voir que la cellule « <u>ne vit pas en liberté comme en société</u> »[5]. La conclusion du cours est la suivante : « La finalité biologique est constatable expérimentalement. Cette finalité ne peut pas être analytiquement interprétée. Caractère original de la vie. Caractère <u>crucial</u> de la recherche biologique en philosophie »[6].

Témoignage supplémentaire de l'intensité du travail intellectuel de Canguilhem, le cours sur la finalité est suivi en juin 1941 d'un très important cours sur la valeur dont les sources principales, de Kant à Marx, Nietzsche, Max Weber et bien d'autres, sont allemandes. L'importance de ce cours réside dans le fait que s'y élabore une articulation propre entre philosophie et biologie dont il sera question ultérieurement dans cette Introduction. Notons également – importante remarque incidente – qu'un

1. *Ibid.*, feuillet 23.
2. *Ibid.*, feuillet 28.
3. *Ibid.*, feuillet 28.
4. *Ibid.*, feuillet 30.
5. *Ibid.*
6. *Ibid.*, feuillet 31.

autre cours, de théorie de la connaissance, donné en 1941, contient le chapitre « En quel sens peut-on parler d'une "Expérience de la Liberté"? ». Notons que Canguilhem avait donné un cours sur le même sujet, sous le titre « En quel sens et sous quelle forme y a-t-il pour le Moi expérience de la liberté? », en khâgne à Toulouse en novembre 1940. Il y déclarait : « Il y a pour le Moi des expériences de la liberté. Ceci est garanti par les résultats de la réflexion critique. La liberté n'est pas réelle, n'est pas nécessaire. Elle est possible. S'il y a possibilité il y a multiformité. La liberté est libérale. C'est la présence de la valeur qui fait de ces expériences un Progrès. C'est son absence qui les fait toutes sataniques. Au regard du Moi philosophique c'est la fragilité des progrès et la menace des perversions qui font l'expérience »[1]. Le cours de 1941 se conclut par l'affirmation : l'expérience de la liberté « ne peut être qu'une expérience de la libération »[2]. Il y a manifestement d'étranges analogies entre la constitution de l'organisme, sa vie, et celles de la société.

Dans « la pensée et le vivant » (1952), Canguilhem fait plusieurs fois référence à Goldstein. À notre connaissance, c'est dans le carnet des notes prises en suivant le cours de psychologie pathologique de Daniel Lagache donné à Clermont-Ferrand en 1941-1942 que Canguilhem mentionne pour la première fois Goldstein, dont l'un des introducteurs dans des publications françaises est Aron Gurwitsch[3].

Les manuscrits de l'année 1942-1943 comportent un ensemble important de textes sur la biologie dont un point de départ est clairement bachelardien : « Un cours de méthodologie des sciences doit aujourd'hui commencer par un inventaire des obstacles à la science (cf. Bachelard, La formation de l'esprit scientifique. Contribution à une psychanalyse de la connaissance objective) »[4]. Selon ce programme, il convient d'analyser les obstacles à la connaissance scientifique de la vie. « Or la connaissance de la vie a trouvé en elle-même son obstacle primordial et essentiel du fait qu'elle est, en l'homme et par l'homme, une entreprise du vivant. Quel homme en tant que vivant peut souscrire à la profession de foi du savant biologiste : La vie c'est la mort (Cl. Bernard)? Vivre c'est valoriser, c'est-à-dire choisir préférer et exclure »[5]. Cela étant posé, deux obstacles principaux peuvent être distingués : « L'obstacle de surdétermination affective de l'objet vivant, l'obstacle de l'importance technique de l'objet vivant »[6]. L'intelligence, écrit Canguilhem en 1952, ne peut s'appliquer à la vie qu'en reconnaissant l'essentielle originalité de la vie.

---

1. GC 10.4.9, feuillet 3.
2. GC 11.1. 4, feuillet 21.
3. GC 11.1.8, p. 8-9. Cf. sur cette question les commentaires de Camille Limoges, op. cit., p. 42-43.
4. GC 11.2.1, feuillet 4.
5. Ibid., feuillet 2.
6. Ibid., feuillet 4.

En quoi donc les deux obstacles distingués dix ans auparavant constituent-ils une méconnaissance de l'originalité de la vie ? Au sens psychanalytique, la surdétermination d'un objet est l'usage de cet objet comme substitut d'interdits. Ici s'introduit le thème de la métamorphose, conversion d'espèces animales les unes dans les autres, pouvant impliquer l'homme, qui relève de la croyance en la « plasticité intégrale » des objets. « Ce qui donne un sens à la métamorphose c'est le désir fondamental et secret d'exercer dans l'expérience un pouvoir illimité, infini et inassouvi, comme la puissance même de désirer »[1]. C'est en ce sens que l'animal vivant est un objet surdéterminé. Par rapport à cette dimension affective, l'explication déterministe est une dépréciation. Celle-ci doit « vaincre la résistance de l'affectivité humaine inconsciente ». La longue résistance de la théorie de la génération spontanée relève de la même explication : « C'est le désir de génération spontanée qui est au fond permanent de la théorie de la génération spontanée »[2].

En quoi maintenant l'importance technique (d'utilisation) attribuée à l'objet biologique est-elle un obstacle à la connaissance ? Les vivants sont utilisés en totalité, comme êtres capables d'agir par eux-mêmes d'une manière fonctionnelle synthétique. « Les techniques du vivant en nous contraignant à prendre les vivants utiles comme des totalités, inclinent nécessairement l'esprit à observer dans le vivant son originalité indivisible. Il y a donc incompatibilité entre l'utilisation technique du vivant et l'analyse »[3]. Si l'idée de totalité apparaît comme un obstacle à la connaissance (analytique) du vivant tout en étant une voie d'accès à son originalité, il y a là un problème philosophique qui ne va pas échapper à Canguilhem et qui nous oriente vers les analyses et conclusions de « machine et organisme ».

RÉFLEXIONS SUR L'ENSEIGNEMENT

Conférence donnée au Centre international pédagogique de Sèvres, « l'expérimentation en Biologie animale » (1951) est non seulement une étude originale sur un problème méthodologique difficile, mais aussi une expression de l'engagement de Canguilhem dans la réflexion sur l'enseignement de la philosophie. Avant donc d'en éclairer la substance scientifique par la présentation des manuscrits correspondants, il est opportun de saisir cette occasion pour commenter certains aspects pédagogiques et institutionnels de l'engagement de Canguilhem professeur. Le 10 décembre 1946, le doyen de la Faculté des lettres de Strasbourg E. Hoepffner écrit au professeur Canguilhem pour l'informer que le recteur l'a désigné pour faire deux à trois « conférences spéciales » destinées aux candidats aux concours de recrutement de l'enseignement du second degré en 1946-1947. Canguilhem propose deux conférences, l'une le 30 janvier 1947 sur la profession de professeur,

1. *Ibid.*, feuillet 5.
2. *Ibid.*, feuillet 7.
3. *Ibid.*, feuillet 8.

l'autre le 6 février sur l'enseignement de la philosophie [1]. Les notes de cette dernière conférence ont été conservées. Soulignant « l'originalité de l'enseignement secondaire français sous le rapport de la philosophie », Canguilhem en détecte les origines dans la politique de libéralisme laïque et le voit menacé par « le déclin et la crise du libéralisme ». « Il ne peut pas y avoir de philosophie là où on a trouvé avant de chercher – là où on ne reconnaît qu'une façon de chercher. Plus de philosophie si on ne fait sa place à la critique. La philosophie ne peut recevoir de mot d'ordre » [2].

Canguilhem s'interroge sur l'encyclopédisme du programme. « La culture, remarque-t-il, c'est le contraire de la spécialisation. Peut-on former une culture par l'encyclopédie ? une culture par la réflexion ? Faut-il tenir sa classe de philosophie comme une préparation pour l'étude de la philosophie ? » La réponse est la suivante : « L'essentiel c'est le professeur. Peu importe que l'encyclopédie soit ou ne soit pas dans le programme, c'est dans l'esprit du professeur qu'elle doit être. La philosophie est une synopsis (Platon) et c'est cela qu'ont voulu dire aussi Descartes (Unité de l'intelligence) et Bergson (Intuition contre morcelage). L'essentiel c'est que le professeur aime la philosophie. Aimer cela ne veut pas dire aimer comme un amateur, cela veut dire aimer comme un créateur. Voilà la véritable difficulté de l'enseignement de la philosophie. Cela dit la philosophie doit être justifiée auprès des élèves, si elle veut être suivie par eux [3] ». « Il faut donc leur montrer que la philosophie c'est la vie se réfléchissant à la fois pour se comprendre et pour se transformer » [4].

Cette réflexion sur l'enseignement va de pair avec les efforts déployés par Canguilhem après la guerre pour construire dans l'enseignement philosophique quelque chose de neuf et d'ouvert sur d'autres disciplines, et pour établir plus fortement et sûrement que jamais une coordination entre sciences et philosophie – efforts qui ont eu des conséquences très réelles et ont même conservé, aujourd'hui encore, une actualité. En effet, l'enseignement philosophique comme formation de l'esprit était, chez Canguilhem, inséparable de cette ouverture à d'autres disciplines et de la réflexion qu'elle entraîne. « Il faut montrer aux élèves que la philosophie ne se superpose pas comme un bavardage aux diverses activités qu'ils ont déjà pratiquées. Il faut montrer que la philosophie est dans la littérature, la science, la morale, la religion qu'on leur a enseignées » [5].

On ne saurait oublier non plus qu'en 1952, Canguihem fonde à la librairie Hachette, à destination des élèves et professeurs de philosophie, la collection Textes et documents philosophiques, recueils de textes choisis sur le principe de leur variété, dont il élabore le premier volume, *Besoins & tendances* – thème

---

1. GC 12.1.7, feuillet 4.
2. *Ibid.*, feuillet 2.
3. *Ibid.*, feuillets 2-3.
4. *Ibid.*, feuillet 3.
5. *Ibid.*, feuillet 3.

qui reflète bien ses préoccupations d'alors. Dans le texte de présentation de la collection, il écrit : « Qu'on n'attende donc de nous ni une Logique sans larmes, ni une Morale puérile et honnête, ni une Métaphysique par l'image. Il n'y a point de réflexion philosophique sans difficulté, mais sans doute y a-t-il dans la difficulté philosophique des degrés, sinon au sens algébrique, du moins au sens architectural. Nous partirons du bas des marches » (p. III-IV). Partir du bas des marches ne signifie nullement céder sur l'exigence philosophique. Canguilhem veut aussi marquer, dans la composition de ces recueils à l'appui d'un enseignement nécessairement orienté par les programmes du Lycée, « l'indépendance de la philosophie par rapport aux vicissitudes des programmes ». « Et par là, ne disparaîtra pas, derrière la philosophie en tant que progamme, la philosophie en tant que problème » (p. V).

L'enseignement et l'œuvre étaient profondément liés, à une époque où bien des choses étaient sans doute possibles et ont été tentées, comme la coordination entre enseignements de philosophie et de sciences naturelles mentionnée dans l'Avertissement de l'ouvrage, coordination qui reste aujourd'hui entièrement à l'ordre du jour. Tenter de décrire, ne serait-ce que brièvement, le contexte de la démarche (scientifique aussi bien que pédagogique) de Canguilhem dans l'après-guerre ne revient donc nullement à la confiner à une époque révolue de (re) construction vraisemblablement difficile dans un contexte toujours sensible, celui de la guerre froide, de la crise du libéralisme et de la prégnance du marxisme. Il est au contraire instructif de constater la vitalité et la validité présentes de cette œuvre, dans sa manière de considérer le travail philosophique sous un aspect de création tant intellectuelle qu'institutionnelle. En d'autres termes, les textes et les actions de Canguilhem vivent ensemble et se renforcent mutuellement. Le biologique, le philosophique, le politique, l'institutionnel ne sont jamais très éloignés les uns des autres dans sa pensée – et ceci crée un modèle.

L'EXPÉRIMENTATION EN BIOLOGIE

Le chapitre « l'expérimentation en biologie animale » repose principalement sur la partie du cours de 1942-1943, consacré à la biologie, qui porte sur l'expérimentation en biologie. D'entrée de jeu, le problème de comprendre la vie comme activité créatrice de formes se pose en termes de reconstruction. À cet égard, Canguilhem note que les tenants du iatromécanisme se sont dispensés de rechercher les mécanismes des analogies fonctionnelles qu'ils postulaient. La méthode expérimentale trouverait plutôt ses origines dans l'alchimie. Les mécanistes pour leur part oublient l'activité des constructeurs. « La téléologie technique est inscrite dans la téléologie vitale »[1]. En commentant les expérimentations de Fabrice d'Acquapendente et de William Harvey sur la circulation du sang, Canguilhem y décèle la substitution d'un concept, celui de circulation, mettant en cohérence des

1. GC 12.2.1, feuillet 16.

observations précises, à un concept, celui d'irrigation, directement emprunté à la technique humaine. « La réalité du concept "circulation" est obtenue par abandon de la commodité du concept "irrigation". L'expérimentation biologique est une polémique dirigée contre les habitudes mentales de l'homme artisan »[1].

La technique humaine est « hétéropoétique » au sens où elle exprime l'action sur le milieu. « L'expérimentation biologique a d'abord ce caractère hétéropoétique. Il faut des erreurs reconnues pour conduire à la connaissance du caractère autopoétique de l'activité vivante. (…) Précisément parce qu'elle est hétéropoétique, la technique humaine suppose une logique minima. La représentation du réel extérieur à modifier par cette technique, entraîne l'aspect discursif raisonné de l'activité artisane. Il faut abandonner cette logique de l'action humaine pour comprendre l'action vivante. Charles Nicolle (La Nature) a beaucoup insisté sur le caractère apparemment absurde des fonctions vitales. Mais l'absurde est relatif à une norme qu'il est en fait absurde d'appliquer à la vie. L'expérimentation biologique a donc été dans l'obligation de forger les concepts biologiques au contact même de la vie »[2].

Méthode essentiellement analytique, l'expérimentation peut-elle atteindre son but premier de reconstruction, ainsi que dégager la spécificité de la vie? Pour Canguilhem, « l'intelligibilité reconstructive du vivant n'exclut pas la spécificité de la vie »[3]. Les difficultés les plus importantes de la méthode expérimentale en biologie résident dans la nécessité de la comparaison. Or rien ne garantit en droit l'identité, sous tous les rapports autres que ceux créés par l'expérimentation, du matériau expérimental et du témoin. Autre difficulté, celle de l'extrapolation, de variété à variété, d'espèce à espèce, de genre à genre et par exemple de l'animal à l'homme. La négligence de la dimension temporelle et de la durée propre de l'organisme est une source supplémentaire de difficultés : « En réduisant à des grandeurs stables et mesurables les influences qui s'exercent sur le vivant, on réduit le temps au rôle d'une variable indépendante. Une heure vaut n'importe quelle autre heure. (…) Or comme l'a fait remarquer Plantefol (Orientation actuelle des Sciences, p. 131-34) deux heures différentes ne sont pas comparables »[4]. Il n'y a là nulle réitération, nulle extériorité des instants. « Si nous convenons d'appeler synthèse l'altération d'un donné par ce qui s'ajoute à lui nous comprenons que le paradoxe de l'expérimentation biologique c'est d'être l'analyse d'une synthèse »[5]. La suite du cours fait écho aux thèses du biophysicochimiste Jacques Duclaux qui insiste sur la spécificité de la chimie vivante par rapport à la chimie effectuée dans le laboratoire, la chimie vivante étant « directement électronique »[6].

1. GC 12.2.1, feuillet 17.
2. *Ibid.*, feuillet 18.
3. *Ibid.*, feuillet 19.
4. *Ibid.*, feuillet 22.
5. *Ibid.*, feuillet 23.
6. *Ibid.*, feuillet 28.

En résumé, Canguilhem se livre dans ce cours à une double analyse : une genèse intellectuelle de la méthode expérimentale, une évaluation de ses difficultés. La même méthode caractérise la conférence de 1951, qui rappelle les précautions entraînées dans la méthode expérimentale du biologiste par « la spécificité des formes vivantes, la diversité des individus, la totalité de l'organisme, l'irréversibilité des phénomènes vitaux »[1]. Il est aussi naturel que nécessaire que la conférence de 1951 déborde le cadre de la théorie de la connaissance pour aborder les questions qu'il est habituel aujourd'hui de qualifier d'éthique. Les exemples « massifs » d'expérimentation sur l'homme dans un passé très récent entraînent une nouvelle réflexion. À cet égard, les formulations de Canguilhem se signalent par une pénétration et une pertinence qui n'ont rien perdu de leur validité et sont souvent rappelées.

L'histoire des sciences et la théorie cellulaire

Comme le signale Camille Limoges, l'article « la théorie cellulaire » publié en 1945 dans les Mélanges de la Faculté des lettres de Strasbourg portait initialement comme sous-titre « Du sens et de la valeur des théories scientifiques »[2]. Nous avons déjà pu rencontrer, dans le cours sur la finalité d'avril 1941, la question de la validité et du sens de la théorie cellulaire. Cette question avait été déjà abordée par Marc Klein dans son ouvrage *Histoire des origines de la théorie cellulaire*[3]. Cependant, cette question est abordée par Canguilhem dans un cadre de critique philosophique plus large. Dès le début de son texte, important autant par la richesse de son contenu que par l'originalité de sa réflexion, Canguilhem se livre à une défense et illustration et à un examen de l'histoire des sciences qui correspond à certaines de ses préoccupations du moment. En effet, dans un cours donné en mars 1945 sur le thème « Histoire de la philosophie et histoire des sciences », qui traite essentiellement des problèmes de l'histoire de la philosophie, se trouvent quelques notes où sont posées trois questions : « L'histoire des sciences est-elle une histoire des erreurs ? En philosophie il n'y a pas d'erreurs ? Le savoir est-il conscient de l'histoire du savoir »[4] ? Ces questions sont accompagnées d'un texte d'Alexandre Koyré, contrastant le rapport au passé de la philosophie et celui de la science. Le passé philosophique serait-il plus vivant que le passé scientifique ? La réponse de Koyré est nuancée : « La géométrie des nombres de Minkowski a été conçue en fonction de la lecture de Diophante : la lecture de Diophante a donc pu provoquer

---

1. Georges Canguilhem, *La connaissance de la vie*, Paris, Vrin, 1965, p. 26.
2. Camille Limoges, Introduction au Volume IV des *Œuvres complètes*, p. 26. Camille Limoges fait remarquer que ce sous-titre implique une orientation de réflexion théorique plutôt que d'histoire.
3. Marc Klein, *Histoire des origines de la théorie cellulaire*, Paris, Hermann, 1936.
4. GC 11.3.10, feuillet 5.

une œuvre mathématique extrêmement importante, et Diophante a encore été actuel au XXe siècle »[1].

On voit donc Canguilhem entrer dans l'histoire des sciences par le biais de la question de la valeur du passé de la philosophie pour la philosophie présente : l'histoire des sciences serait-elle alors, plus que celle de la philosophie, le royaume de ce qui est périmé ? Le progrès scientifique annule-t-il le passé comme « musée des erreurs », ce qui correspond à un certain dogmatisme positiviste, ou l'examen du passé de la science est-il au contraire porteur d'une leçon antidogmatique, comme le pense par exemple Paul Langevin, longuement cité au début de l'article ? La réponse de Canguilhem mérite d'être mentionnée pour sa profondeur. « Le bénéfice d'une histoire des sciences bien entendue nous paraît être de révéler l'histoire dans la science. L'histoire, c'est-à-dire selon nous, le sens de la possibilité. Connaître, c'est moins buter contre un réel que valider un possible en le rendant nécessaire. Dès lors, la genèse du possible importe autant que la démonstration du nécessaire »[2]. Évoquer, à la sortie de la guerre, l'histoire comme sens de la possibilité, ne concerne pas seulement la théorie de la connaissance, mais possède manifestement d'autres connotations.

Canguilhem a donc envisagé la théorie cellulaire sous cet angle de la genèse du possible et dans un esprit antidogmatique, en soulignant limites et difficultés comme il avait déjà pu le faire. Cette conception antidogmatique est formulée par Canguilhem d'une manière quelque peu polémique. La vision d'un « commerce », voire d'un rapprochement étroit de la philosophie et des sciences, est certes reprise d'auteurs comme Boutroux, Poincaré, ou Bergson. « Mais, ajoute Canguilhem, il ne suffit pas, semble-t-il de donner à la philosophie une allure de sérieux en lui faisant perdre celle d'une jonglerie verbale et dialectique au mauvais sens du mot. Il ne serait pas vain que la science retirât de son commerce philosophique une certaine allure de liberté qui lui interdirait désormais de traiter superstitieusement la connaissance comme une révélation, voire longuement implorée, et la vérité comme un dogme, voire qualifié de positif »[3]. Bachelard, avec sa théorie des « obstacles épistémologiques », est ici mis à profit dans une conception de l'histoire des sciences vue à la fois comme « psychologie » et comme « généalogie logique » de la formation des concepts.

Une telle conception et pratique de l'histoire des sciences (en l'occurrence des sciences de la vie), porteuse d'une leçon antidogmatique, fait de Canguilhem un philosophe inclassable dans les mouvements philosophiques qui allaient devenir dominants, l'existentialisme et le marxisme au premier chef. Le commerce mutuellement bénéfique de l'esprit scientifique et de l'esprit philosophique est vécu par Canguilhem comme un exercice de liberté à la fois créatrice et très réglée. Ce

---

1. GC 11.3.10, feuillet 6.
2. Georges Canguilhem, *La connaissance de la vie*, Paris, Vrin, 1965, p. 47.
3. *Ibid.*, p. 47.

dialogue de la philosophie avec la science en train de se faire intéresse nombre des disciplines des sciences de la vie bien connues de Canguilhem, par exemple, dans la physiologie, l'endocrinologie alors en marche rapide, qui dissémine les fonctions endocrines dans des organes insoupçonnés comme l'estomac[1], mouvement qui s'est poursuivi avec le cerveau endocrine et aujourd'hui l'os endocrine.

La théorie cellulaire et la question de l'individualité

Importante enquête philosophique sur la genèse et la démonstration de la théorie cellulaire, sur sa validité et sur ses limites, l'article de 1945 met au centre de l'analyse l'affinité forte entre le concept de cellule et celui d'individu : l'histoire de l'un est « inséparable » de l'histoire de l'autre[2]. Or Canguilhem consacre en avril 1945 un cours au problème de l'individualité, forme ou matière, fragmentable ou indivisible, tant en physique qu'en biologie, dans le cadre général de son enseignement sur le thème Philosophie et Biologie. L'individualité, « forme indivisible, transcende l'analyse ; elle est insaisissable »[3]. « La difficulté c'est que dans certains cas l'indivisibilité essentielle de l'individualité ne se révèle qu'au terme de la division d'un être matériellement plus étendu, plus vaste. Par exemple division d'un organisme supérieur en organes, en tissus, en cellules. L'organe n'est pas à l'organisme ce que le tissu est à l'organe ou la cellule au tissu sous le rapport de la division. Cependant je puis parler d'individualité de 1°, de 2°, de 3° ordre. (…) Mais si je poursuis l'analyse au delà de la cellule Noyau ? Protoplasme ? protéines ? molécules des colloïdes ? Ai-je ou non perdu l'individualité »[4] ? Cette question d'allure logique s'accompagne d'une investigation sur la généalogie de la notion, dans des remarques qui attirent l'attention. « L'individualité de l'objet relève moins d'un jugement de réalité que d'un jugement de valeur »[5].

Traitant de l'individualité biologique après avoir traité des problèmes de l'individualité dans la physique, sous le triple point de vue de la totalité, de la singularité et de la discontinuité, Canguilhem remarque : « L'individualité n'est une totalité peut-être qu'en apparence »[6]. « La totalité individuelle n'est pas celle d'une suffisance à soi, c'est celle d'un concours ou d'une constellation »[7]. La nature des éléments composant cette constellation donne lieu à trois types de théories selon Canguilhem. L'individualité vivante est la composition : 1) d'éléments non vivants et non individualisés (théorie de la complexité de Langevin) ; 2) d'éléments non individualisés mais vivants (théorie des « microméristes » comme August

1. GC 11.1.2, feuillets 21-22.
2. Georges Canguilhem, *La connaissance de la vie, op. cit.*, p. 62.
3. GC 12.1.8, feuillet 2 du manuscrit du cours sur l'individualité.
4. *Ibid.*, feuillet 2.
5. *Ibid.*, feuillet 6.
6. *Ibid.*, feuillet 18.
7. *Ibid.*, feuillet 19.

Weismann, Ernst Haeckel, Oscar Hertwig, Rudolf Heidenhain, Charles Darwin ou Herbert Spencer); 3) d'éléments vivants individualisés (théorie cellulaire). « Les origines de la théorie cellulaire sont complexes »[1]. Canguilhem cite Buffon et sa théorie des molécules organiques, teintée de newtonianisme, et entretenant des analogies avec l'associationnisme psychologique de Hume et l'associationnisme politique de Montesquieu et Rousseau. Une vision bien différente se trouve chez Oken, pour qui les Infusoires résultent d'une dislocation d'animaux plus grands. Canguilhem cite Oken : « Ici aucune individualité n'est épargnée, elle est ruinée tout simplement. Mais c'est impropre, en fait les individualités réunies forment une autre individualité, celles-là sont détruites et celle-ci n'apparaît que par la destruction de celles-là. » Et il commente : « Ici l'image c'est celle de l'État romantique : Communauté où l'individu disparaît »[2]. Les métaphores politiques sont une dimension de la genèse de la théorie cellulaire sur laquelle Canguilhem insiste dans son article de 1945. Les notes de cours d'avril 1945 comportent également quelques remarques sur les limites de la théorie cellulaire, qui ne peut couvrir l'ensemble des formations rencontrées dans les organismes.

La réflexion de Canguilhem sur l'individualité est reprise dans des notes ultérieures, figurant dans un ensemble de textes des années 1946-1948. Quoique postérieures à l'article sur la théorie cellulaire, et pour certaines d'entre elles postérieures aux leçons sur « machine et organisme », il est instructif de les explorer. Le propos est d'abord philosophique, contrastant Parménide (l'individu c'est l'univers) et Démocrite (tout individu est un univers). Dans le pluralisme démocritéen, on doit admettre « la relation (des individus) à un milieu, leur détachement sur fond de milieu »[3]. Un nouveau contraste apparaît entre Leibniz (dans le système monadologique le simple est à la fois le fondement réflexif et l'élément ontologique du complexe, ce qui, aux yeux de Canguilhem, qui suit Kant et Brunschvicg, crée une confusion[4]), et Spinoza (chez qui l'individualité fonctionnelle et relative se fonde sur l'individualité substantielle et absolue de la nature naturante[5]). Pour Canguilhem cette dialectique peut éclairer la biologie, qu'elle soit plus ancienne ou contemporaine.

> Nous avons montré quelle distance sépare un vivant complexe d'une machine. Cette distance n'est saisissable qu'en fait et après coup. Nous ne pouvons pas traiter un embryon comme une somme de parties agencées. La totipotentialité des premiers blastomères, la régénération etc. distinguent en fait l'individu organisé de l'organisation mécanique. À cette

---

1. GC 12.1.8, feuillet 20.
2. *Ibid.*, feuillet 21.
3. GC 12.1.8, feuillet 103
4. *Ibid.*, feuillet 104.
5. *Ibid.*, feuillet 106.

différence de fait s'ajoute que notre individualisation des objets perçus a un fondement essentiellement psychologique, à partir de notre conscience d'individus humains. D'où la possibilité de conclure que le support en soi des êtres individualisés qui manifestent le mieux pour nous leur caractère individuel réside dans une fonction de sujet, entendons dans une fonction d'intégration et de référence à soi de toute expérience possible, fonction de totalité qui ne peut s'expliquer par une juxtaposition d'éléments dont les liaisons sont extérieures et postérieures. Mais l'aspect indéterminé et fluent du phénomène auquel nous donnons pour fondement une unité de type subjectif retentit sur notre conception de l'unité subjective. Nous ne pouvons donner comme fondement à l'individualité fonctionnelle et relative que les faits nous imposent d'admettre une unité subjective substantielle et absolue, analogue au moi substantiel de la psychologie rationnelle ou de la psychologie éclectique. Il faut que nous admettions aussi le caractère fonctionnel et relatif de la personnalité humaine. Il faut que nous considérions la personnalité comme unité à obtenir et non comme unité obtenue. (…) On voit par conséquent qu'une interprétation psychologique de l'unité organique ne peut pas être un retour à un animisme, – parce que la forme psychologique dans laquelle s'inscrit l'individu n'est pas celle d'une âme, c'est-à-dire d'une réalité achevée, mais celle d'une norme régulatrice d'une opération[1].

Pensée difficile dans son articulation philosophique, qui nous rapproche des thèses retentissantes de l'*Essai* de 1943 sur le normal et le pathologique, où Canguilhem donne les arguments selon lesquels il n'y a pas de pathologie objective. Le concept d'individualité serait-il d'origine essentiellement subjective ? Il est possible cependant d'interpréter ce texte sur les fondements, qu'ils soient de fait ou subjectifs, de l'individualité biologique, dans un sens point trop subjectiviste, car l'individu biologique et le sujet humain se répondent en partageant une même propriété fonctionnelle, d'unité constructible et non substantielle. Les êtres les mieux individualisés possèdent une fonction intégratrice de sujet. À la recherche d'un modèle pour l'irréductible individualité du vivant qu'il ne peut trouver dans la physique, Canguilhem ne peut « chercher le modèle qu'au dessus – et non plus au dessous – du phénomène biologique, c'est-à-dire dans les phénomènes psychologiques. Nous avons indiqué en quel sens il fallait entendre les phénomènes psychologiques »[2].

Revenons à la biologie, sur des exemples de régénération et de greffes. Les expériences de régénération après section des Polypes de Trembley, des expériences inverses, plus récentes, de soudure d'hydres, sortes de « chimères » à douze

1. *Ibid.*, feuillet 107.
2. *Ibid.*, feuillet 115.

tentacules au lieu de six (si l'on coupe les douze tentacules l'animal en régénère six) (Issajew, 1926) suscitent le commentaire suivant : « Nous sommes au cœur du problème de l'individualité »[1]. D'autres expériences, d'implantations sur différents territoires chez le Triton, autorisent une conclusion équivalente, tirée de Guyénot : « L'organisme apparaît comme un assemblage de territoires distincts, un puzzle »[2].

Les arguments holistes de Canguilhem trouvent des illustrations naturelles dans le système nerveux. Possédant une fonction intégratrice, selon la formule de Charles Sherrington, le système nerveux, qu'il soit constitué de cellules juxtaposées ou qu'il soit une structure continue, est lui-même une totalité fonctionnelle. « Une forme vivante individualisée est une forme qui se réfère une matière puisqu'elle n'est pas diminuée parallèlement à la diminution de la matière dans laquelle elle s'exprime ; elle n'est pas une forme qui se réfère à une matière. Une forme n'est pas à proprement parler un être, puisqu'elle n'est pas touchée dans son pouvoir, par une altération de son avoir »[3].

Dans des notes postérieures aux leçons sur « machine et organisme », leçons qui datent de 1946, Canguilhem déclare que « la biologie ne peut expliquer la forme vivante par des méthodes de réduction et de décomposition analytique. L'organisme est donc une qualité qui doit être "comprise" comme telle et à son rang dans un univers de qualités significatives. La saisie possible de la forme organique comme forme Gestalt ne suffit pas à résoudre les difficultés réelles rencontrées par l'explication mécanique de l'organisme. Car l'essentiel de l'organisme ce n'est pas d'être une Gestalt mais une Bildung, non pas une forme mais une formation à laquelle son achèvement dans une structure importe moins que son sens. (…) Ces faits ont conduit à poser le problème de l'individualité. Du moment que l'organisme n'est pas un mécanisme, reste qu'il soit un individu »[4].

Que l'organisme soit à envisager comme une formation (Bildung) est significatif d'une certaine orientation quasiment romantique. « Qu'est-ce qui autorise aujourd'hui à proposer une théorie biologique de l'individualité ? D'abord le fait qu'il y a une tradition d'interprétation psychologique de la vie. Cette tradition a été refoulée, masquée par la biologie de type cartésien, mais n'a jamais disparu. Le phénomène biologique fondamental dans cette théorie c'est le mouvement et la transition entre le mouvement et la vie est assurée par l'habitude c'est-à-dire par la mémoire. Ensuite le fait, propre à la psychologie contemporaine, que la conscience est apparue avec de plus en plus de netteté comme le sens explicite des valeurs et par suite comme enracinée dans un sens implicite des valeurs, ce sens implicite

---

1. GC 12.1.8, feuillet 110.
2. *Ibid.*, feuillet 111.
3. *Ibid.*, feuillet 113.
4. *Ibid.*, feuillet 114.

c'est la vie. En intégrant la conscience à la vie, on abandonnait nécessairement l'explication mécaniste »[1].

Parmi les représentants de cette orientation « mnémonique », on trouve Lamarck, Burdach et Oken, Hering, Semon, Bleuler, Cope, Bergson, Butler. Plus récemment, les *Eléments de Psycho-Biologie* de Raymond Ruyer (1946) sont cités avec faveur. « La mémoire doit être tenue pour Ruyer comme un potentiel qui informe le protoplasme et non pas comme une inscription dans la structure du protoplasme »[2].

Ces allers et retours entre philosophie, voire métaphysique, et biologie témoignent d'un certain style de la réflexion canguilhemienne à l'époque. Canguilhem recherche des résonances entre philosophie, métaphysique, et biologie. Il recherche dans la tradition philosophique des concepts qui lui permettraient de penser le vivant tel que la connaissance biologique cherche de son côté à le saisir à travers des disciplines particulièrement significatives, comme la physiologie, l'endocrinologie, l'embryologie, la neurophysiologie. Il montre des analogies entre le mouvement de la pensée philosophique que lui-même cherche à poursuivre en ce qui concerne le vivant, en tentant de perfectionner les concepts hérités, et le mouvement contemporain de la connaissance biologique, saisi au plus près en se gardant de plaquer une vision préalable.

La version de l'article sur la théorie cellulaire publiée dans *La connaissance de la vie* en 1952 comporte quelques pages supplémentaires spécialement rédigées et essentiellement consacrées à la biologie soviétique, aux polémiques entretenues en U.R.S.S. contre Virchow et Weismann, en vue d'illustrer les thèses de Lyssenko. Contre le dogmatisme de la « vraie science », Canguilhem utilise une assertion de Schuster mentionnée par Léon Brunschvicg : « une théorie ne vaut rien quand on ne peut pas démontrer qu'elle est fausse ». Appliquée à la valeur de la théorie cellulaire, cette idée montre toute sa pertinence : « La valeur de cette même théorie réside autant dans les obstacles qu'elle s'est suscité que dans les solutions qu'elle a permises, et notamment dans le rajeunissement qu'elle a provoqué sur le terrain biologique du vieux débat concernant les relations du continu et du discontinu. Sous le nom de cellule, c'est l'individualité biologique qui est en question. L'individu est-il une réalité ? une illusion ? un idéal ? Ce n'est pas *une* science, fût-ce la biologie, qui peut répondre à cette question. Et si toutes les sciences peuvent et doivent apporter leur contribution à cet éclaircissement, il est douteux que le problème soit proprement scientifique, au sens usuel de ce mot »[3].

1. *Ibid.*, feuillet 115.
2. *Ibid.*, feuillet 116.
3. Georges Canguilhem, *La connaissance de la vie, op. cit.*, p. 78.

Le Collège philosophique

En 1947, Jean Wahl, professeur à la Sorbonne, revenu des États-Unis au printemps 1946, fonde le Collège philosophique, avec l'idée de rendre Paris « égal à tout ce qu'on en attend ». Dans le texte fondateur, il poursuit : « Que l'on s'en rende compte ou non, nous sommes en pleine révolution de pensée » [1]. La fondation a lieu avec l'aide d'un comité de direction dont font également partie Jean Bayet (directeur général de l'enseignement), Marie-Madeleine Davy et Jean Paulhan. C'est le même Jean Bayet qui avait procédé à la réouverture officielle de l'Université de Strasbourg en novembre 1945, en présence de Canguilhem parmi d'autres. Les motivations de Jean Wahl et de ses collègues sont de présenter, en dehors des programmes chargés de l'enseignement universitaire, des questions d'actualité, sans favoriser aucune tendance philosophique, mais en faisant accueil aux plus diverses, énumérées sans limitation par Jean Wahl dans une lettre adressée au ministre des Affaires étrangères le 10 mars 1947 en vue d'obtenir des subventions de fonctionnement. Sont mentionnées la philosophie classique, la philosophie bergsonienne, le marxisme, la philosophie de l'existence, la philosophie de Whitehead, et « dès que possible » le positivisme logique, la philosophie des formes, la psychanalyse. Est également présente dans cette création la volonté politique de réaménager l'université pour la rendre plus nette. L'ouverture et l'itinéraire international des fondateurs sont manifestes. Dans cette fondation, Éric Weil, philosophe d'origine allemande ayant quitté son pays en 1933 pour la France, ayant par ailleurs des liens avec Alexandre Koyré, et proche d'Alexandre Kojève, joue également un rôle exécutif et diplomatique moteur, ainsi qu'en témoigne sa correspondance avec Jean Wahl. Dans une lettre adressée à Jean Wahl, alors aux État-Unis, le 12 octobre 1947, Weil écrit qu'« il serait important de trouver des liaisons avec les problèmes des sciences (nous n'avons que des physiciens, mais pas d'historien, de sociologue, de biologiste, de psychologue etc.) et d'établir ainsi des rapports avec les problèmes traditionnels » [2]. Sur un plan philosophico – politique, il s'agit aussi de contenir l'influence grandissante du marxisme et celle du parti communiste. La guerre froide est déjà là.

Le Collège débute ses activités par une conférence donnée par Jean Wahl le 23 janvier 1947 sur le thème « Les philosophies dans le monde d'aujourd'hui », dans des locaux du 15, rue Cujas. Parmi les premiers conférenciers, de janvier à mai 1947, figurent Jeanne Hersch, Vladimir Jankélévitch, Raymond Aron, Jacques Lacan, Maurice Merleau-Ponty, Roland Caillois, Ferdinand Alquié, Alexandre

---

1. Fonds Jean Wahl, IMEC, Caen. Nous nous appuyons dans ce qui suit sur le témoignage de Claire Salomon-Bayet dans un entretien le 20 janvier 2013, ainsi que sur les notes de Camille Limoges concernant Jean Wahl et le Collège philosophique, prises sur les fonds documentaires de l'IMEC à Caen.

2. Fonds Jean Wahl, IMEC, WHL 21.40.

Koyré, Eric Weil, Louis de Broglie, Jean Starobinski, Emmanuel Levinas, Michel Leiris, Marcel Raymond, Alphonse de Waehlens, George Blin, Georges Gurvitch, Raymond Ruyer, Gabriel Marcel, Henri de Lubac, Georges Bataille, Jean Bayet, Jean Desanti, René Leibowitz, Nicolas Berdiaeff, Edmond Bauer, Gaston Bachelard, Henri Guillemin et Robert Minder. Une telle liste est un impressionnant témoignage du renouveau de l'expression philosophique et donne un aperçu révélateur de la vie philosophique de l'immédiat après-guerre en France. La presse est d'emblée très favorable.

Georges Canguilhem donne trois conférences en 1947 : « aspects du vitalisme » (le 17 février), « mécanisme et organisme » (le 17 mars), « le vivant et son milieu » (le 19 mai). Une conférence annoncée sur la génération spontanée n'a semble-t-il pas eu lieu, le thème du vivant et du milieu lui ayant été substitué. Outre ces conférences, un cours sur le thème Biologie et Philosophie a été également annoncé – thème de riches réflexions recueillies dans les manuscrits. La collaboration de Canguilhem avec le Collège philosophique s'est poursuivie par une conférence sur « la relativité des normes » le 21 décembre 1950 et par une conférence sur le thème « y a-t-il encore des adultes ? » le 18 mai 1954. Les conférences de 1947 résultent, tout comme les textes précédemment présentés, d'une intense réflexion préalable exposée dans des enseignements.

Aspects du Vitalisme, Machine et Organisme, Le vivant et son Milieu

Les trois conférences de 1947 constituent le cœur de *La connaissance de la vie*. Elles sont toutes devenues des textes classiques. La solidarité des thèmes traités dans ces conférences, la logique interne qui conduit de l'une à l'autre, nous amène à présenter ensemble les réflexions préalables dans leur intrication.

Le cours sur la finalité d'avril 1941 contient des remarques sur les difficultés comparées du mécanisme et du vitalisme. En premier lieu, le tout n'est pas réductible à la somme des parties. « La méthode de la biologie fait apparaître pour la première fois l'irréductibilité de la synthèse à l'analyse (…) C'est en quoi précisément mécanisme et vitalisme s'opposent »[1]. « On entend par vitalisme toute doctrine qui substantifie en une force distincte des lois mécaniques, physiques chimiques cet aspect de totalité et de systématisation que présentent les organismes vivants individuels. Distinction de vitalisme : le principe de vie est conçu comme différent du corps et de l'âme (Barthez, Bichat), animisme : le principe de vie est conçu par analogie avec l'âme intelligente (Van Helmont, Stahl). On entend par mécanisme toute doctrine qui identifie, autrement que d'un point de vue méthodologique, les phénomènes biologiques à une composition d'effets explicables par des lois

1. GC 11.1.2, feuillet 30.

dont les sciences de la matière (sciences physico-chimiques) nous procurent la connaissance » [1]. Les deux positions présentent des difficultés.

La difficulté du vitalisme réside dans « l'impossibilité d'assigner à la force vitale des limites précises. La force vitale dans un organisme individuel c'est trop ou trop peu. Ou bien on l'égale à l'univers ou bien on la fragmente dans les organes » [2]. Du côté de la fragmentation, le vitalisme de Bichat, théorie des propriétés vitales des tissus, est un vitalisme décentralisateur. Le même type de théorie est impliqué dans les interprétations d'expériences antérieures sur la survie séparée d'organes ou de parties du corps. De telles expériences appellent un commentaire : « En fait les vitalistes constatent sans pouvoir l'expliquer ce que nous avons appelé la libération de l'automatisme segmentaire par levée de l'inhibition des centres régulateurs supérieurs » [3]. Du côté de l'expansion, Canguilhem mentionne la critique de Bergson : « Il est impossible de séparer l'organisme individuel de toute son hérédité : la vie est une – et de son milieu. Au fond le principe vital devrait être coextensif à l'univers (…) Bref l'écueil du vitalisme c'est la prétention de vouloir localiser topographiquement une totalité » [4].

Du côté du mécanisme, la difficulté interne n'est pas moins grande. La difficulté fondamentale du mécanisme est qu'il suppose une intelligence. En effet, le mécanisme « est incapable d'expliquer la formation d'une machine ». Considérons des théories biologiques récentes comme la théorie de l'évolution par variations sélectionnées, que l'on peut aisément considérer comme exemple d'un point de vue mécaniste une fois admis le caractère aléatoire des variations. Nous rencontrons une « objection à la théorie de la constitution des organismes par somme de petites variations stabilisées par l'hérédité, par la sélection naturelle. Une variation partielle suppose en fait un remaniement du tout » [5]. À de nombreux égards, l'idée du tout ne peut être éliminée. « Les machines supposent la vie et les vivants » [6]. L'intelligence préside aux recherches et conclusions du laboratoire. La biochimie elle-même, commentée par Canguilhem, va dans le sens holiste. Lorsqu'elles sont dissociées, les grosses protéines, plus ou moins fragiles, perdent leurs propriétés fonctionnelles. « La valeur fonctionnelle de la totalité apparaît non seulement à l'échelle de l'organisme mais à l'échelle même de la matière vivante organisée » [7].

Dans le cours de 1943, « le problème de l'Évolution », il est dit que le caractère majoritairement reconnu à l'Évolution d'être un « fait naturel » invite à en rechercher les causes dans un mécanisme naturel qui ne peut être

1. GC 11.1.2, feuillet 30.
2. *Ibid.*, feuillet 31.
3. *Ibid.*
4. *Ibid.*
5. *Ibid.*
6. *Ibid.*
7. *Ibid.*, feuillet 32.

qu'un déterminisme susceptible de vérification expérimentale. À cette époque, Canguilhem est très peu darwinien. Il déclare que des trois théories fondamentales de l'évolution, lamarckisme, darwinisme et mutationnisme, seules la première et la troisième ont donné lieu à des vérifications expérimentales, la deuxième très peu et avec des résultats contradictoires [1]. Mais ce n'est pas le dernier mot de ce cours. Présentant d'une manière critique les idées en présence, y compris la théorie de la continuité du plasma germinatif de Weismann qui rend impossible toute hérédité de l'acquis, et le mutationnisme qui repose le problème de la création d'espèces nouvelles, Canguilhem conclut que le mutationnisme n'est guère compatible avec le lamarckisme des caractères acquis, et qu'il est plus favorable au darwinisme [2].

Les mutations sont étudiées expérimentalement. C'est leur rôle exact dans l'évolution qui est discuté. Comment expliquer par les mutations le caractère « d'adaptation statistique » des êtres vivants au milieu ? Ce problème de l'adaptation a suscité beaucoup de commentaires chez les biologistes, particulièrement en France. « Si la mutation diversifie les structures et les fonctions par le seul jeu d'un potentiel héréditaire sur lequel le milieu, – à l'échelle macroscopique du rapport qu'il soutient avec un organisme également macroscopique, – n'a pas de prise, il faut admettre une discordance essentielle possible entre le vivant et le milieu. C'est pourtant un fait que <u>les vivants présentent des adaptations morphologiques précises, que leurs organes sont des outils et qu'ils s'en servent pour agir efficacement dans un environnement cosmique qui n'en interdit pas systématiquement l'emploi</u> » [3]. Canguilhem examine alors des théories adaptatives (pré-adaptation, post-adaptation) de cette concordance statistique. Il conclut que ces théories ne sont pas moins mécanistes que celle de la sélection naturelle, mais qu'elles ont par rapport à cette dernière l'inconvénient de reposer sur des faits très rares – un mécanisme improbable voire miraculeux. « L'adaptation par sélection naturelle a au moins cet avantage d'être un fait <u>massif</u>, <u>quotidien</u>, <u>constant</u>, non initialement inadéquat aux effets dont on veut lui faire rendre compte. »

D'où chez certains biologistes (Marcel Prenant, Georges Teissier) le maintien du darwinisme, au prix d'une correction concernant « l'importance incontestable de la <u>mutation</u> dans la <u>variation</u> » [4]. Examinant en particulier les discussions de Teissier sur les Drosophiles à ailes vestigiales, Canguilhem conclut : « En résumé, l'aire peuplée par une espèce n'est pas homogène dans les conditions d'existence qu'elle lui offre. Il y a des sous-populations. Si une mutation apparaît, en synchronisme avec des variations locales de milieu, la mutation se fixe par sélection. Puis essaimage

---

1. GC 11.2.1, feuillet 40.
2. *Ibid.*, feuillet 50.
3. *Ibid.*, feuillet 51.
4. *Ibid.*, feuillet 52.

vivant et du milieu les théories modernes ne font que reconstituer l'unité perdue d'une très antique intuition cosmique »[1]. Quoi qu'il en soit,

> la notion de <u>milieu</u> est en train de devenir un mode universel et obligatoire de saisie de l'existence et de l'expérience des êtres vivants et l'on pourrait presque parler de sa constitution comme "catégorie" (Debesse) de la pensée contemporaine. Mais les étapes historiques de la formation du concept et les diverses formes de son utilisation, comme aussi les retournements successifs de la relation dont il est un des termes, retournements successifs mais aussi convergents, en géographie, en biologie, en psychologie, en technologie, en histoire économique et sociale, – tout cela est malaisé jusqu'à présent à apercevoir dans une unité synthétique. C'est pourquoi la philosophie doit, selon nous, prendre ici l'initiative d'une recherche synoptique du sens et de la valeur du concept. (…) Il s'agit par une confrontation critique de plusieurs démarches d'en retrouver si possible le départ commun et d'en présumer la fécondité possible pour une nouvelle philosophie de la nature, centrée par rapport au problème de l'individualité[2].

En étudiant les divers renversements conceptuels du rapport organisme – milieu, il s'agit finalement dans ce cours d'en apprécier la portée philosophique.

Dans cette enquête, d'autres auteurs suivent : Darwin certes, mais aussi Alexandre de Humboldt, Carl Ritter, Friedrich Ratzel. Le concept de milieu géographique, son histoire occupent une place importante dans les notes de cours. En effet, la géographie est l'occasion d'un renversement de perspective par rapport à une vision déterministe – mécaniste de la relation organisme – milieu. « Il était normal, au sens fort du mot, que cette norme méthodologique ait trouvé d'abord en géographie ses limites et l'occasion de son renversement. La géographie a affaire à des complexes d'éléments dont les actions se limitent réciproquement et où les effets deviennent causes retentissant sur les causes initiales. (…) La biocénose engendre son propre milieu »[3]. Ce qui vaut pour le végétal vaut a fortiori pour l'animal et l'homme. « Pas d'intelligence du milieu géographique sans l'histoire de l'homme. L'homme historique devient facteur géographique »[4]. Les auteurs classiques de l'école française de géographie sont des témoins de ce renversement conceptuel.

Un tel renversement se rencontre dans bien d'autres disciplines, au premier chef la psychologie animale et l'étude du comportement. Quelles que soient les réserves, déjà mentionnées, de Canguilhem à l'égard du pragmatisme, il lui reconnaît quelques mérites. « En mettant l'accent sur le rôle des valeurs dans leur

---

1. GC 12.1.8, feuillet 63.
2. *Ibid.*, feuillet 67.
3. *Ibid.*, feuillet 72.
4. *Ibid.*, feuillet 72.

rapport aux intérêts de l'action, <u>Dewey</u> devait conduire les behavioristes à regarder comme essentielle la référence des mouvements organiques à l'organisme lui-même considéré comme un être à qui tout ne peut pas être imposé parce que son existence comme organisme consiste à se proposer lui-même aux choses en certains sens et orientations qui lui sont propres » [1]. Introduite auprès des philosophes en France par Paul Guillaume et Maurice Merleau-Ponty, la Gestalttheorie ne peut pas ne pas être mentionnée, ainsi que la psychologie animale de von Uexküll et la pathologie humaine de Goldstein : le propre du vivant est de « se composer son milieu » [2]. « Uexküll distingue avec beaucoup de soin <u>Umwelt</u>, <u>Umgebung</u>, et <u>Welt</u>, c'est-à-dire milieu de comportement propre, environnement géographique banal, et univers de la science » [3]. Quant à Goldstein, objet d'un égal intérêt et d'une comparaison avec Uexküll, Canguilhem réexamine sa doctrine du débat (Auseinandersetzung) entre le vivant et le milieu. « Goldstein dit : "le sens d'un organisme c'est son être" (p. 351). Il faut comprendre en renversant. L'être d'un organisme, c'est son sens » [4].

Ces considérations amènent à établir une dissymétrie forte entre l'homme en tant que vivant dans son milieu perceptif structuré par ses valeurs vitales, et l'homme en tant que savant construisant un univers qu'il tient pour absolu, dévalorisant de ce fait le milieu propre. « Cet univers absolu de l'homme savant, dont la physique d'Einstein offre le type le plus parfait, univers absolu où les équations fondamentales sont les mêmes quel que soit le système de référence, parce qu'il entretient avec l'Umwelt de l'homme vivant un rapport direct quoique de négation et d'inversion, confère à cet univers une sorte de privilège théorique à cette Umwelt par rapport à celle des autres vivants » [5]. Canguilhem rencontre ici une question philosophique très réelle et résistante. Les enchaînements qui constituent une structure de base entre vie, technique et valeur laissent pour la connaissance une place seulement dérivée ou latérale. « La Umwelt ne rentre pas dans le Welt comme contenu dans contenant » [6]. La dissymétrie entre l'homme vivant dans son univers perceptif centré et l'homme savant qui s'efforce de décentrer invite finalement à une sorte de choix philosophique qui s'exprime dans les assertions suivantes : « La perception n'est pas une partie de la nature. La Umwelt humaine n'est pas une partie d'un Welt absolu. L'absolu c'est une intention » [7]. Canguilhem maintient ici une différence réelle entre le monde physico-chimique et le monde vivant. « Il est impossible de donner à la vie un sens par une discipline qui élimine toute considération de sens » [8].

1. *Ibid.*, feuillet 73.
2. *Ibid.*, feuillet 73.
3. *Ibid.*, feuillet 73.
4. *Ibid.*, feuillet 74.
5. *Ibid.*, feuillet 76.
6. *Ibid.*, feuillet 76.
7. *Ibid.*, feuillet 76.
8. GC 12.1.8, feuillet 76.

Que retenir donc de cet enchaînement entre vitalisme, mécanisme, organisme et milieu qui forme le centre de *La connaissance de la vie*? Philosophiquement parlant, c'est l'*Auseinandersetzung*, le débat entre l'organisme et le milieu, qui est l'aboutissement de la démarche commencée avec l'examen du sens du vitalisme. Il y a là une cohérence forte, qui conduit directement aux célèbres thèses de 1943 sur le normal, le pathologique, et la normativité du pathologique.

Le Normal et le Pathologique

Dans *La connaissance de la vie*, Canguilhem a introduit un chapitre sur « le normal et le pathologique » extrait d'une publication de 1951. Par rapport à l'*Essai* de 1943, ce chapitre contient des références et des éléments de discussion nouveaux, que l'on trouve dans certaines notes de cours des enseignements strasbourgeois après 1945. Dans la publication de 1951, Canguilhem revient sur le vitalisme, position philosophique qui concerne à la fois la biologie et la médecine. Il se demande si le vivant doit être traité « comme système de lois ou comme organisation de propriétés » [1]. Dans un cours d'agrégation donné en 1947, il avait proposé comme sujet le thème, « science de lois et connaissance d'êtres », Canguilhem y part d'une distinction proposée par Auguste Comte entre sciences abstraites et sciences concrètes. Les premières concernent les lois, les deuxièmes les êtres. Puis il présente la distinction de Cournot entre science et histoire, en notant qu'au principe de phénomènes historiques se trouvent des faits primordiaux, qui apparaissent contingents du fait que la théorie ne peut en rendre raison [2]. La science générale est une chose, l'histoire naturelle des êtres en est une autre. Mais Canguilhem pose le problème de l'immutabilité des lois. Les lois établies dans l'expérience présente ont-elles une validité rétroactive, permettent-elles de reconstruire véritablement le passé? Canguilhem pose alors une question plus fondamentale. La science est en rapport avec les techniques c'est-à-dire « avec l'activité du vivant pour <u>faire face à l'avenir</u>. C'est donc en fonction de cette agressivité à l'égard du futur que nous reconstruisons le passé. L'historique finit par retentir sur le scientifique, le cosmologique sur le théorique et le vital sur l'éternel. Que devient la distinction de Cournot » [3]? La distinction entre science et histoire perd sa validité comme opposition symétrique à partir du moment où l'on s'interroge sur les origines de la science dans l'historicité de l'homme.

Dans ce contexte, la conception de la vie comme « ordre de propriétés » développée par Canguilhem lui permet de surmonter les difficultés comprises dans l'usage immodéré de la notion de loi, dont il trouve un exemple chez Claude Bernard, tiraillé entre la reconnaissance de l'individualité essentielle des êtres vivants et

---

1. Georges Canguilhem, *La connaissance de la vie*, deuxième édition, Paris, Vrin, 1965, p. 156.
2. GC 12.1.10, feuillets 2-3.
3. *Ibid.*, feuillet 3.

des phénomènes vitaux normaux et pathologiques d'une part, et une conception du déterminisme de ces phénomènes et des lois invariantes qui les gouvernent. Considérer la vie comme « ordre de propriétés », c'est se donner les moyens de « désigner une organisation de puissances et une hiérarchie de fonctions dont la stabilité est nécessairement précaire, étant la solution d'un problème d'équilibre, de compensation, de compromis entre pouvoirs différents donc concurrents. Dans une telle perspective, l'irrégularité, l'anomalie ne sont pas conçues comme des accidents affectant l'individu mais comme son existence même » [1].

La discussion sur le sens des termes de normal et de pathologique se développe dans une direction qui n'avait guère été envisagée dans l'*Essai* de 1943, à savoir la dimension de biologie évolutive et de génétique. Ceci est impliqué par l'analyse sémantique du terme d'anomalie. « L'anomal c'est simplement le différent » [2]. Embryologie, génétique, mutationnisme, évolution sont dès lors susceptibles de nous éclairer sur le sens biologique de l'anomalie. En 1943, Canguilhem avait consacré un cours à la théorie de l'évolution, dont nous avons déjà pu présenter l'essentiel. Dans ce cours, consacré aux discussions de l'époque sur le fait et les mécanismes de l'évolution, Canguilhem énumère les trois théories explicatives de l'évolution, lamarckisme, darwinisme et mutationnisme, et reprend une question alors controversée : « Les mutations ne peuvent-elles créer d'espèces nouvelles » [3] ? Selon lui, Darwin y « avait attaché peu d'importance, parce que les mutations ont un caractère sub-pathologique et qu'en fonction de sa théorie il pensait que la concurrence vitale devait les éliminer » [4]. Pour Émile Guyénot, l'un des premiers adeptes du mutationnisme, les mutations constituent une « explication partielle mais indiscutable de l'évolution » [5]. À l'heure actuelle, commente Canguilhem, « la <u>mutation,</u> c'est-à-dire le remaniement du génotype, d'emblée héréditaire est le seul mécanisme de l'évolution qui emporte, à des degrés divers, l'adhésion des biologistes » [6]. Mais, ajoute Canguilhem, « la théorie des mutations ne peut pas à elle seule expliquer l'évolution. En effet, on ne peut pas nier, en dépit d'objections de détail, le caractère <u>d'adaptation statistique</u> des êtres vivants » [7]. Une fois admise l'apparition de modifications par mutation, « comment expliquer cette <u>concordance statistique</u> du vivant et du milieu » [8] ? Ou bien la nouveauté est dans l'espèce, qui cherche et trouve une place libre (pré-adaptation), ou bien elle est dans le milieu

1. Georges Canguilhem, *La connaissance de la vie*, deuxième édition, Paris, Vrin, 1965, p. 159.
2. *Ibid.*, p. 160.
3. GC 12.2.1, feuillet 46.
4. *Ibid.*, feuillet 46.
5. *Ibid.*, feuillet 46.
6. *Ibid.*, feuillet 50.
7. *Ibid.*, feuillet 51.
8. GC 12.2.1, feuillet 51.

qui se modifie, et des mutations permettent d'y vivre (post-adaptation). Pourtant, pré- et post-adaptations ont l'inconvénient de reposer sur des phénomènes rares, alors que pour d'autres auteurs l'adaptation par sélection naturelle est un fait quotidien et constant. Des biologistes comme Marcel Prenant, Auguste Teissier ont donc pris le parti de compléter le darwinisme par une meilleure estimation du rôle des mutations. Certes, les types moyens se maintiennent tant que les circonstances le permettent. Mais présenter des inégalités est biologiquement significatif. « La vie en variant ses formes se garantit contre la spécialisation excessive qu'est une adaptation réussie » [1]. »En somme, évolution jeu du hasard et de la finalité. Adaptation ici, infériorité là » [2].

Ces considérations de biologie évolutive ne sont pas sans conséquences pour aborder les thèmes du normal, du pathologique, et du monstrueux analysés dans le texte de 1951. En effet, regarder la vie comme « ordre de propriétés » plutôt que comme « système de lois », c'est se donner les moyens d'interpréter autrement les singularités individuelles. Examinons le deuxième point de vue. « L'individu n'est un irrationnel provisoire et regrettable que dans l'hypothèse où les lois de la nature sont conçues comme des essences génériques éternelles. L'écart se présente comme une " aberration " que le calcul humain n'arrive pas à réduire à la stricte identité d'une formule simple, et son explication le donne comme erreur, échec ou prodigalité d'une nature supposée à la fois assez intelligente pour procéder par voies simples et trop riche pour se résoudre à se conformer à sa propre économie. Un genre vivant ne nous paraît pourtant un genre viable que dans la mesure où il se révèle fécond, c'est-à-dire producteur de nouveautés, si imperceptibles soient-elles à première vue. On sait assez que les espèces approchent de leur fin quand elles se sont engagées irréversiblement dans des directions inflexibles et se sont manifestées sous des formes rigides. Bref on peut interpréter la singularité individuelle comme un échec ou comme un essai, comme une faute ou comme une aventure » [3]. La théorie de l'évolution biologique suscite un éloge de la valeur de la différence. « C'est parce que la valeur est dans le vivant qu'aucun jugement de valeur concernant son existence n'est porté sur lui » [4]. Il s'agit surtout des jugements de valeur négative à l'égard d'anomalies, qui ne sont en définitive que des différences.

La Monstruosité et le Monstrueux

Le thème de la monstruosité s'introduit naturellement ici. Dans son cours de 1942-1943 sur « les normes et le normal », Canguilhem a consacré une substantielle réflexion au problème de la monstruosité – cela bien antérieurement à la conférence

1. *Ibid.*, feuillet 52.
2. *Ibid.*, feuillet 52.
3. Georges Canguilhem, *La connaissance de la vie*, deuxième édition Paris, Vrin, 1965, p. 159.
4. *Ibid.*, p. 159.

donnée à Bruxelles en 1962 sur « la monstruosité et le monstrueux », qui constitue le chapitre terminal de la deuxième édition de *La connaissance de la vie*. C'est que la monstruosité pose divers types de problèmes, scientifiques, philosophiques, juridiques et éthiques que Canguilhem aborde en traitant aussi bien de tératologie que de perversion ou d'orientation sexuelle.

Dans son *Histoire générale et particulière des anomalies de l'organisation chez l'homme et les animaux* (1832), Isidore Geoffroy Saint-Hilaire pose des questions biologiques fondamentales à partir d'un point de vue strictement naturaliste. Y a-t-il des règles dans l'apparition de ces irrégularités dans la nature ? Est-il possible de les classer et d'adopter une nomenclature ordonnée ? Est-il possible d'en donner une théorie d'ensemble ? Le point de vue naturaliste invite à répondre positivement à ces questions. Remarquons en passant que des anomalies peuvent être ignorées du sujet parce que, remarque Canguilhem, « sans expression dans l'ordre des valeurs vitales »[1]. Un exemple remarquable relevé par Isidore Geoffroy Saint-Hilaire est le situs inversus, inversion des viscères. Particulièrement intéressante – et importante pour d'autres disciplines comme la médecine – est la théorie des anomalies comme arrêts de développement soutenue par Étienne et Isidore Geoffroy Saint-Hilaire. « En somme, remarque Canguilhem, en replaçant l'anomalie dans la perspective ontogénétique on est conduit à définir l'anomalie non comme une absence de normalité, mais comme une normalité à contre-temps. L'anormal d'aujourd'hui c'est le normal d'hier. (…) un membre ne devient pas vicieux, il le reste. L'anomalie est une fixation morphologique à un aspect fœtal transitoire »[2]. Écartant les critiques d'Étienne Rabaud, et mentionnant les travaux d'Étienne Wolff dans sa thèse de sciences *Les bases de la tératogénèse expérimentale d'après la méthode directe* (Strasbourg, 1936) qui revient à l'interprétation classique de l'anomalie comme arrêt de développement, Canguilhem rappelle une interprétation différente de l'anomalie non comme arrêt mais comme asynchronisme de développement (les différentes parties ne se développent pas à la même vitesse). « Les anomalies ne sont pas des survivances, elles sont des asynchronismes »[3]. Ajoutons que de telles idées ont été fort discutées en pathologie hématologique au XIXe siècle, et que Rudolf Virchow a défini les leucémies comme perturbations de développement.

Ces questions de fixation précoce ou de ralentissement rentrent dit Canguilhem dans un cadre philosophique plus général qui concerne les perversions. « Il y a perversion lorsqu'il y a inversion du sens d'une activité polarisée ? C'est seulement parce qu'il y a polarité qu'il y a perversion »[4] ? Il aborde ici le cas de l'inversion sexuelle, ainsi que celui des anomalies du développement sexuel morphologique et fonctionnel. Notons que Canguilhem aborde ces questions sans aucun

1. GC 12.1.8, feuillet 77.
2. *Ibid.*, feuillet 79.
3. *Ibid.*
4. GC 12.1.8, feuillet 80.

dogmatisme : simplement, il cherche à comprendre, à l'aide d'auteurs comme Freud, l'endocrinologue Jacques Benoit, Gregorio Marañón, Louis Ombrédanne [1]. Il présente le point de vue religieux et les problèmes juridiques et éthiques sur des questions qui tant d'un point de vue anatomique que fonctionnel peuvent être fort complexes. « L'intéressé n'a-t-il pas voix au chapitre » [2] ?

Canguilhem pose quelques conclusions, à la suite d'Ombrédanne : « En matière de sexe, la forme est une indication, la fonction est une orientation, le choix est normatif. La plupart du temps l'indication est si nette, l'orientation si impérieuse que le choix normatif est méconnu du sujet lui-même et d'autrui. Quand au contraire l'indication formelle est simplement une esquisse, l'orientation fonctionnelle est simplement une sollicitation, quand l'ambiguïté transparaît dans la forme, l'ambivalence dans la fonction, alors toute l'importance du choix apparaît. C'est le choix qui fixe l'individu – pour lui-même et pour les autres – dans une fonction et une forme. C'est le choix qui arrête les contours, inhibe des virtualités différentes et même opposées. L'individu se stabilise en se normalisant, il se normalise en se rêvant, il se fait tel qu'il se voit ou se désire. Donc, très important au point de vue du parallélisme psycho-physiologique. Il n'y a pas conditionnement unilatéral et univoque du sens psychologique d'exercice d'une activité par les fonctions physiologiques ou la structure morphologique. Il y aussi durcissement morphologique et spécialisation fonctionnelle par la décision psychique » [3]. « Donc l'endocrinologie explique seulement la <u>possibilité</u> de l'homosexualité (...), mais ne rend pas compte de sa <u>réalité</u> dans un cas donné et de son espèce dans ce cas » [4]. L'utilisation du terme de normatif dans ces textes doit être relevée. Un choix normatif quasi inconscient du sujet doit être un choix qui lui permet de vivre au mieux selon sa nature.

Conclusion : Philosophie et Biologie

Au cours des années qui nous préoccupent, Canguilhem a entretenu une réflexion approfondie sur le thème « philosophie et biologie » [5]. En 1946-1947, il consacre un cours à ce thème, préalablement aux leçons que nous avons déjà commentées sur « machine et organisme », « le vivant et son milieu », ou « l'individualité ». La tonalité de ce cours est assez critique concernant le courant dominant de la philosophie en France, où le rationalisme et le criticisme kantien sont mêlés alors que leur liaison n'est pas nécessaire. Spinoza, remarque Canguilhem, est rationaliste sans être critique. Une attitude rationaliste assez typique (qui

1. Louis Ombrédanne (1871-1956) est un anatomiste et chirurgien français.
2. *Ibid.*, feuillet 82.
3. *Ibid.*, feuillet 83.
4. *Ibid.*, feuillet 84.
5. Notons que certains développements du premier chapitre de *L'évolution créatrice* d'Henri Bergson portent le titre « Biologie et philosophie ».

n'est pas celle de Spinoza) est un intellectualisme qui va de pair avec l'hostilité à la vie. « Il est incontestable que la vie est un objet de pensée beaucoup moins rassurant que la raison. La raison est régulière comme un comptable. La vie est anarchique comme un artiste (...) Raisonner c'est réduire et expliquer. Vivre c'est conduire et explorer » [1]. Plus profondément pour Canguilhem, la négligence de la philosophie française à l'égard de la biologie repose sur des raisons que l'on peut qualifier de raisons de société. La biologie est troublante. Or, Canguilhem reprend Whitehead : « Les classes moyennes prospères qui ont gouverné le XIXe siècle ont attribué une valeur excessive au calme dans l'existence » [2]. Leur rationalisme est un rationalisme de bilans et de calculs. Mais il y a pire : « C'est la dépopulation française. La philosophie française ne plane pas sur la France comme une idée dans le ciel platonicien. La philosophie est l'âme d'un peuple. Comment un peuple qui se voit mourir et qui l'accepte aurait-il une philosophie de type biologique. En résumé, si la philosophie française contemporaine a négligé la biologie ou même repoussé la biologie comme source possible où retremper et renouveler ses concepts fondamentaux ce n'est nullement par accident ou par la vertu de quelques puissantes individualités » [3]. Mais ce n'est pas tout. « Il est incontestable que l'hostilité des philosophes rationalistes français contemporains à l'égard de concepts d'organisme, de totalité, de synthèse a eu et a encore des raisons politiques. Il est incontestable que dès qu'on s'attaque à l'élucidation de ces concepts dans un esprit non systématiquement prévenu et méfiant on est rapidement taxé de vitalisme. De là à être taxé de racisme et de fascisme il y a un pas aisément franchi, à une époque où la brutalité des mœurs laisse peu de place dans les esprits au souci de la nuance et à la tolérance des explorations libres » [4].

Canguilhem s'engage alors dans une enquête sur la généalogie du fascisme (un sujet qu'il a déjà abordé, rappelons-le, dans son opuscule sur le fascisme et les paysans), du totalitarisme, du racisme, et de leur conjonction dans le nazisme. « Le fascisme est-il une doctrine philosophico-biologique d'inspiration biologique » [5] ? Il est clair pour toutes sortes de raisons bien établies que le racisme ne peut se réclamer de la biologie. La question du totalitarisme renvoie, philosophiquement parlant, à l'idée de totalité transférée de l'être vivant à la société, par la médiation du concept d'organisation (*cf.* Kant, *Critique du Jugement*, paragraphe 65, note). Il s'agit de la société politique, de l'État, forme d'organisation de la société naturelle et culturelle

1. GC 12.1.8, feuillet 4. Ce texte a été utilisé pour la rédaction de l'article « Notes sur la situation faite en France à la philosophie biologique », paru dans la *Revue de métapysique et de morale* (vol. 52, juillet-octobre 1947, p. 322-332), repris dans le volume IV des Œuvres complètes édité par Camille Limoges (Paris, Vrin, 2015, p. 313). Nous remercions Camille Limoges pour cette information.
2. *Ibid.*, feuillet 3.
3. *Ibid.*, feuillet 4.
4. *Ibid.*, feuillet 5.
5. *Ibid.*, feuillet 7.

qu'est le peuple caractérisé plutôt comme assemblage et assimilation. Canguilhem remarque alors : « Inversons les termes du rapport d'analogie, mettons la totalité du côté de la société naturelle et culturelle, l'assemblage du côté de la société politique, tout en conservant la médiation opérée par le concept d'organisation entre le biologique et le social, et nous obtenons les concepts fondamentaux du totalitarisme. Cette inversion est l'œuvre des poètes et des philosophes romantiques allemands » [1]. Constatant que le vitalisme français est venu s'intégrer au romantisme allemand, Canguilhem se demande alors si la liaison du vitalisme à une philosophie contre-révolutionnaire relève d'une nécessité logique, et s'engage dans une longue exploration du vitalisme et des diverses doctrines qui lui sont opposées ou qui sont compatibles avec lui, en vue de répondre à la question : dans quelle mesure vitalisme et contre-révolution sont-ils liés. Le mélange de vitalisme et d'expérimentalisme de Claude Bernard est une bonne occasion pour une telle analyse, en raison des prolongements idéologiques de l'œuvre de Claude Bernard en France et de tentatives de récupération spiritualiste dont il a été l'objet. « Sans Claude Bernard on ne comprend pas Flaubert, Zola, les Goncourt » [2]. Canguilhem conclut que l'auteur de l'aphorisme « la vie c'est la création » ne peut être engagé dans un sens idéologique contre-révolutionnaire et encore moins fasciste. Le vitalisme n'implique pas nécessairement le fascisme. Canguilhem consacre de longues analyses à la « philosophie biologique » [3] de Bergson, qui tourne le dos au matérialisme mécaniste sans verser dans le vitalisme. Selon Bergson, « la position du vitalisme est rendue très difficile par le fait qu'il n'y a ni finalité purement interne ni individualité absolument tranchée dans la nature » [4]. Canguilhem souligne que cette philosophie biologique, dans laquelle l'individu ne peut être séparé des autres individus dont il est solidaire aussi bien que du cosmos, se prolonge dans une vision de la société démocratique ouverte opposée à la société naturelle close. « Toute société est en droit ouverte et doit en fait s'ouvrir » [5], note Canguilhem. « Avec Bergson nous avons un exemple particulièrement net d'une vision de la société portée par une philosophie biologique non matérialiste et cependant non nécessairement contre-révolutionnaire » [6].

Qu'en conclure ? « Par philosophie de type biologique nous entendons une philosophie qui tire d'une vision du phénomène vital pris dans son originalité

---

1. GC 12.1.8, feuillet 9.

2. *Ibid.*, feuillet 13.

3. Notons que le cours de Canguilhem porte le titre « philosophie et biologie », que l'expression de « philosophie biologique » s'y trouve, mais nullement l'expression plus récente, très usitée dans le monde anglo-saxon, de « philosophie de la biologie ». En revanche, l'expression consacrée de « philosophie des sciences » a droit de cité chez lui.

4. Henri Bergson, *L'évolution créatrice*, 86 e édition, Paris, PUF, 1959, p. 42.

5. GC 12.1.8, feuillet 15.

6. *Ibid.*, feuillet 15.

des sources d'inspiration et des thèmes de réflexion. Nous avons dès le début, par honnêteté intellectuelle, et non pour simplifier abusivement la question, vu dans le <u>vitalisme</u> une biologie capable de proposer à la philosophie de tels thèmes. (...) Pour légitimer, sur le plan de la recherche philosophique, une philosophie biologique nous avons cru devoir la défendre contre certaine objection préalable : la liaison des intentions philosophiques et de la biologie pouvant apparaître comme un fait d'idéologie contemporaine, le fascisme » [1]. Dans une démonstration historico-philosophique très documentée, Canguilhem rétorque aux rationalistes français, restés méfiants à l'égard de la biologie pour toutes sortes de raisons y compris politiques, que le vitalisme ne saurait être confondu avec le totalitarisme et le racisme.

La complexité particulière de structure et de démonstration des chapitres de *La connaissance de la vie* repose donc sur une considérable élaboration préalable. Que cette élaboration ait été effectuée pour l'enseignement ne saurait surprendre. Cet enseignement, fort éloigné dans son style d'un ressassement dogmatique ou d'un triste renfermement de la philosophie sur elle-même conduisant à un épuisement narcissique, a la propriété de s'adresser véritablement à ses récipiendaires en sollicitant leurs meilleures capacités réflexives autant que vitales. Il se caractérise par une rare alliance de la rigueur intellectuelle et d'une entière liberté de pensée, à l'opposé de tout conformisme, ce qui permet à ceux qui le reçoivent d'accéder à des dimensions plus profondes et plus ouvertes de conscience personnelle. Un texte tiré de *La connaissance de la vie* en sera un fort témoignage. Il s'agit, à nouveau, du thème du normal et de l'anormal, et de psychiatrie. « En ce domaine, l'anormal est vraiment en possession d'autres normes. Mais la plupart du temps, en parlant de conduites ou de représentations anormales, le psychologue ou le psychiatre ont en vue, sous le nom de normal, une certaine forme d'adaptation au réel ou à la vie qui n'a pourtant rien d'un absolu, sauf pour qui n'a jamais soupçonné la relativité des valeurs techniques, économiques ou culturelles, qui adhère sans réserve à la valeur de ces valeurs et qui, finalement, oubliant les modalités de son propre conditionnement par son entourage et l'histoire de cet entourage, et pensant de trop bonne foi que la norme des normes s'incarne en lui, se révèle, pour toute pensée quelque peu critique, victime d'une illusion fort proche de celle qu'il dénonce dans la folie. (...) il nous semble que la norme en matière de psychisme humain c'est la revendication et l'usage de la liberté comme pouvoir de révision et d'institution des normes, revendication qui implique normalement le risque de folie » [2]. Nous sommes en présence d'une philosophie de la vie qui transforme celui qui la reçoit ou la pratique, bref de la philosophie même.

---

1. *Ibid.*
2. Georges Canguilhem, *La connaissance de la vie*, deuxième édition, Paris, Vrin, 1965, p. 168. La suite du texte est tout aussi éloquente et décapante.

LA CONNAISSANCE DE LA VIE

Le présent ouvrage réunit plusieurs conférences ou articles de date différente, mais dont l'inspiration est continue et dont le rapprochement ne nous semble pas artificiel. L'étude sur l'*Expérimentation en Biologie animale* développe une conférence prononcée en 1951 au Centre international pédagogique de Sèvres, à l'occasion de Journées pour la coordination des enseignements de la philosophie et des sciences naturelles. *La Théorie cellulaire* a paru en 1945 dans des Mélanges publiés par la Faculté des lettres de Strasbourg. *Le Normal et le Pathologique* est extrait de la *Somme de Médecine contemporaine*, I, publiée en 1951 par les Éditions de la Diane française. Nous remercions ici les éditeurs dont la bienveillante permission a rendu possible la reproduction de ces deux articles. Quant aux trois autres études, *Aspects du Vitalisme*, *Machine et Organisme*, *Le Vivant et son Milieu*, ce sont des conférences données en 1946-1947 au Collège philosophique ; inédites jusqu'a présent, elles voient le jour avec le gracieux assentiment de M. Jean Wahl [2].

Comme ces divers essais ont tous été revus, remaniés et complétés, tant en vue de leur mise à jour qu'en vue de leur coordination, en sorte qu'ils diffèrent tous plus ou moins de leur premier état d'exposition ou

---

1. La pagination donnée en marge est celle de la deuxième édition revue et augmentée, Paris, Vrin, 1965.

2. Jean Wahl (1888-1974), philosophe français, professeur à la Sorbonne de 1936 à 1941, séjourna aux États-Unis jusqu'en 1945, où il fonda l'École libre des hautes études à New York, avant de revenir à la Sorbonne où il enseigna jusqu'en 1967. Il fonda le Collège de philosophie en 1947. Auteur d'une œuvre multiple, penseur du pluralisme, il eut un rôle important dans la vie philosophique en France.

de publication, leur ensemble actuel peut prétendre à quelque unité et à quelque originalité.

Nous avons eu le souci de justifier le titre de la Collection qui accueille généreusement ce petit livre[a], par l'utilisation et l'indication d'une information aussi précise que possible et par la volonté de défendre l'indépendance des thèmes philosophiques à l'élucidation desquels nous l'avons pliée.

G. C.

---

a. La Collection « Science et Pensée », dirigée par Ferdinand Alquié[1].

1. Ferdinand Alquié (1906–1985), philosophe français, spécialiste de Descartes, fut professeur à la Sorbonne, où il fut collègue de Georges Canguilhem, et membre de l'Académie des sciences morales et politiques.

Depuis longtemps épuisé, cet ouvrage est réédité par les soins de la Librairie philosophique Joseph Vrin, avec la gracieuse permission de la Librairie Hachette. Nous n'avons procédé à aucun changement dans le texte initial, quelque tentation que nous ayons eue, çà et là, de le faire. Il y a mieux à faire qu'à parsemer un ancien texte de quelques repentirs ou enrichissements. C'est de traiter à neuf la même question. Faute de quoi, il est plus honnête de conserver tel qu'on l'a exposé autrefois ce qu'alors on a estimé pouvoir et devoir penser.

Nous avons cependant ajouté à notre texte de 1952 une cinquième étude philosophique, *La monstruosité et le monstrueux*. Quelques notes de références, quelques titres de bibliographie sont propres à cette deuxième édition, et sont indiqués par un astérisque.

LA PENSÉE ET LE VIVANT

Connaître c'est analyser. On le dit plus volontiers qu'on ne le justifie, car c'est un des traits de toute philosophie préoccupée du problème de la connaissance que l'attention qu'on y donne aux opérations du connaître entraîne la distraction à l'égard du sens du connaître. Au mieux, il arrive qu'on réponde à ce dernier problème par une affirmation de suffisance et de pureté du savoir. Et pourtant savoir pour savoir ce n'est guère plus sensé que manger pour manger, ou tuer pour tuer, ou rire pour rire, puisque c'est à la fois l'aveu que le savoir doit avoir un sens et le refus de lui trouver un autre sens que lui-même.

Si la connaissance est analyse ce n'est tout de même pas pour en rester là. Décomposer, réduire, expliquer, identifier, mesurer, mettre en équations, ce doit bien être un bénéfice du côté de l'intelligence puisque, manifestement, c'est une perte pour la jouissance. On jouit non des lois de la nature, mais de la nature, non des nombres, mais des qualités, non des relations mais des êtres. Et pour tout dire, on ne vit pas de savoir. Vulgarité? Peut-être. Blasphème? Mais en quoi? De ce que certains hommes se sont voués à vivre pour savoir faut-il croire que l'homme ne vit vraiment que dans la science et par elle?

On admet trop facilement l'existence entre la connaissance et la vie d'un conflit fondamental, et tel que leur aversion réciproque ne puisse conduire qu'à la destruction de la vie par la connaissance ou à la dérision de la connaissance par la vie. Il n'est alors de choix qu'entre un intellectualisme cristallin, c'est-à-dire transparent et inerte, et un mysticisme trouble, à la fois actif et brouillon.

10   Or le conflit n'est pas entre la pensée et la vie dans l'homme, | mais entre l'homme et le monde dans la conscience humaine de la vie. La pensée n'est rien d'autre que le décollement de l'homme et du monde qui permet le recul, l'interrogation, le doute (penser c'est peser, etc.) devant l'obstacle surgi. La connaissance consiste concrètement dans la recherche de la sécurité par réduction des obstacles, dans la construction de théories d'assimilation. Elle est donc une méthode générale pour la résolution directe ou indirecte des tensions entre l'homme et le milieu. Mais définir ainsi la connaissance c'est trouver son sens dans sa fin qui est de permettre à l'homme un nouvel équilibre avec le monde, une nouvelle forme et une nouvelle organisation de sa vie. Il n'est pas vrai que la connaissance détruise la vie, mais elle défait l'expérience de la vie, afin d'en abstraire, par l'analyse des échecs, des raisons de prudence (sapience, science, etc.) et des lois de succès éventuels, en vue d'aider l'homme à refaire ce que la vie a fait sans lui, en lui ou hors de lui. On doit dire par conséquent que si pensée et connaissance s'inscrivent, du fait de l'homme, dans la vie pour la régler, cette même vie ne peut pas être la force mécanique, aveugle et stupide, qu'on se plaît à imaginer quand on l'oppose à la pensée. Et d'ailleurs, si elle est mécanique elle ne peut être ni aveugle, ni stupide. Seul peut être aveugle un être qui cherche la lumière, seul peut être stupide un être qui prétend signifier.

Quelle lumière sommes-nous donc assurés de contempler pour déclarer aveugles tous autres yeux que ceux de l'homme ? Quelle signification sommes-nous donc certains d'avoir donné à la vie en nous pour déclarer stupides tous autres comportements que nos gestes ? Sans doute l'animal ne sait-il pas résoudre tous les problèmes que nous lui posons, mais c'est parce que ce sont les nôtres et non les siens. L'homme ferait-il mieux que l'oiseau son nid, mieux que l'araignée sa toile ? Et à bien regarder, la pensée humaine manifeste-t-elle dans ses inventions une telle indépendance à l'égard des sommations du besoin et des pressions du milieu qu'elle légitime, visant les vivants infra-humains, une ironie tempérée de pitié ? N'est-ce pas un spécialiste des problèmes de technologie qui écrit : « On n'a jamais rencontré un outil créé de toutes pièces pour un usage à trouver sur des matières à découvrir »[a] ? Et nous demandons qu'on veuille

a. A. Leroi-Gourhan[1], *Milieu et Techniques*, p. 393.

1. André Leroi-Gourhan (1911-1986), préhistorien et anthropologue français, fut professeur au Collège de France. *Milieu et technique* (Paris, A. Michel, 1945) fait suite à *L'homme et la matière* (Paris, A. Michel, 1943) et constitue une réflexion importante pour une ethnologie des techniques.

réfléchir sur ceci : la religion et l'art ne sont pas des ruptures d'avec la simple vie moins expressément humaines que ne l'est la science ; or quel esprit sincèrement religieux, quel artiste authentiquement créateur, | poursuivant la transfiguration de la vie, a-t-il jamais pris prétexte de son 11 effort pour déprécier la vie ? Ce que l'homme recherche parce qu'il l'a perdu, ou plus exactement parce qu'il pressent que d'autres êtres que lui le possèdent –, un accord sans problème entre des exigences et des réalités, une expérience dont la jouissance continue qu'on en retirerait garantirait la solidité définitive de son unité, la religion et l'art le lui indiquent, mais la connaissance, tant qu'elle n'accepte pas de se reconnaître partie et non juge, instrument et non commandement, l'en écarte. Et de là suit que tantôt l'homme s'émerveille du vivant et tantôt, se scandalisant d'être un vivant, forge à son propre usage l'idée d'un règne séparé.

Si donc la connaissance est fille de la peur humaine (étonnement, angoisse, etc.), il serait pourtant peu clairvoyant de convertir cette peur en aversion irréductible pour la situation des êtres qui l'éprouvent dans des crises qu'il leur faut bien surmonter aussi longtemps qu'ils vivent. Si la connaissance est fille de la peur c'est pour la domination et l'organisation de l'expérience humaine, pour la liberté de la vie.

Ainsi, à travers la relation de la connaissance à la vie humaine, se dévoile la relation universelle de la connaissance humaine à l'organisation vivante. La vie est formation de formes, la connaissance est analyse des matières informées. Il est normal qu'une analyse ne puisse jamais rendre compte d'une formation et qu'on perde de vue l'originalité des formes quand on n'y voit que des résultats dont on cherche à déterminer les composantes. Les formes vivantes étant des totalités dont le sens réside dans leur tendance à se réaliser comme telles au cours de leur confrontation avec leur milieu, elles peuvent être saisies dans une vision, jamais dans une division. Car diviser c'est, à la limite, et selon l'étymologie, faire le vide, et une forme, n'étant que comme un tout, ne saurait être vidée de rien. « La biologie, dit Goldstein, a affaire à des individus qui existent et tendent à exister, c'est-à-dire à réaliser leurs capacités du mieux possible dans un environnement donné [a]. »

Ces affirmations n'entraînent aucune interdiction. Qu'on détermine et mesure l'action de tel ou tel sel minéral sur la croissance d'un organisme, qu'on établisse un bilan énergétique, qu'on poursuive la synthèse

---

a. *Remarques sur le problème épistémologique de la biologie*, Congrès international de philosophie des sciences, I, « Épistémologie », Paris, Hermann, 1951, p. 142.

12 chimique de telle hormone surrénalienne, qu'on | cherche les lois de la conduction de l'influx nerveux ou du conditionnement des réflexes, qui songerait sérieusement à le mépriser ? Mais tout cela est en soi à peine une connaissance biologique, tant qu'il lui manque la conscience du sens des fonctions correspondantes. L'étude biologique de l'alimentation ne consiste pas seulement à établir un bilan, mais à rechercher dans l'organisme lui-même le sens du choix qu'à l'état libre il opère dans son milieu pour faire ses aliments de telles et telles espèces ou essences, à l'exclusion de telles autres qui pourraient en rigueur théorique lui procurer des apports énergétiques équivalents pour son entretien et pour sa croissance. L'étude biologique du mouvement ne commence qu'avec la prise en considération de l'orientation du mouvement, car elle seule distingue le mouvement vital du mouvement physique, la tendance, de l'inertie. En règle générale, la portée pour la pensée biologique d'une connaissance analytiquement obtenue ne peut lui venir que de son information par référence à une existence organique saisie dans sa totalité. Selon Goldstein [1] : « Ce que les biologistes prennent généralement pour point de départ nécessaire est donc généralement ce qu'il y a de plus problématique dans la biologie », car seule la représentation de la totalité permet de valoriser les faits établis en distinguant ceux qui ont vraiment rapport à l'organisme et ceux qui sont, par rapport à lui, insignifiants [a]. À sa façon, Claude Bernard [2] avait exprimé une idée analogue :

---

a. *La Structure de l'organisme*, p. 312.

1. Kurt Goldstein (1878-1965), neurologue allemand, docteur en médecine de Breslau en 1903, puis assistant à Francfort en 1904, fonda pendant la première guerre mondiale un Institut de recherche sur les conséquences des lésions cérébrales, et fut nommé en 1923 professeur de neurologie à Francfort. Expulsé d'Allemagne, il émigra en Hollande, où il écrivit son ouvrage classique *La structure de l'organisme* (1934), puis aux États-Unis. Sa théorie holistique de l'organisme eut une influence considérable, tant sur le plan philosophique que pratique, en particulier en matière de récupération fonctionnelle des grands blessés de guerre. Son œuvre constitue l'une des références importantes de Georges Canguilhem.

2. Claude Bernard (1813-1878), physiologiste français, élève et successeur de Magendie, professeur au Collège de France (1855), membre de l'Académie française (1868), fut l'auteur d'importants travaux sur la digestion, sur le système nerveux, sur le milieu intérieur. Il apporta une contribution de portée historique à la philosophie des sciences de la vie avec son *Introduction à l'étude de la médecine expérimentale* (Paris, J.-B. Baillière et fils, 1865) et ses *Leçons sur les phénomènes de la vie communs aux animaux et aux végétaux* (Paris, J.-B. Baillière et fils, 1878-1879).

En physiologie, l'analyse qui nous apprend les propriétés des parties organisées élémentaires isolées ne nous donnerait jamais qu'une synthèse idéale très incomplète... Il faut donc toujours procéder expérimentalement dans la synthèse vitale parce que des phénomènes tout à fait spéciaux peuvent être le résultat de l'union ou de l'association de plus en plus complexe des phénomènes organisés. Tout cela prouve que ces éléments, quoique distincts et autonomes, ne jouent pas pour cela le rôle de simples associés et que leur union exprime plus que l'addition de leurs parties séparées [a].

Mais on retrouve dans ces propositions le flottement habituel de la pensée de Claude Bernard qui sent bien d'une part l'inadéquation à tout objet biologique de la pensée analytique et qui reste d'autre part fasciné par le prestige des sciences physico-chimiques auxquelles il souhaite voir la biologie ressembler pour mieux assurer, croit-il, les succès de la médecine.

Nous pensons, quant à nous, qu'un rationalisme raisonnable | doit savoir [13] reconnaître ses limites et intégrer ses conditions d'exercice. L'intelligence ne peut s'appliquer à la vie qu'en reconnaissant l'originalité de la vie. La pensée du vivant doit tenir du vivant l'idée du vivant.

Il est évident que pour le biologiste, dit Goldstein, quelle que soit l'importance de la méthode analytique dans ses recherches, la connaissance naïve, celle qui accepte simplement le donné, est le fondement principal de sa connaissance véritable et lui permet de pénétrer le sens des événements de la nature [b].

Nous soupçonnons que, pour faire des mathématiques, il nous suffirait d'être anges, mais pour faire de la biologie, même avec l'aide de l'intelligence, nous avons besoin parfois de nous sentir bêtes.

---

a. *Introduction à l'étude de la Médecine expérimentale*, II[e] partie, chap. II, § I.
b. *La Structure de l'organisme*, p. 427.

I

MÉTHODE

On serait fort embarrassé pour citer une découverte biologique due au raisonnement pur. Et, le plus souvent, quand l'expérience a fini par nous montrer comment la vie s'y prend pour obtenir un certain résultat, nous trouvons que sa manière d'opérer est précisément celle à laquelle nous n'aurions jamais pensé.

H. Bergson, *L'Évolution créatrice*,
Introduction

| L'EXPÉRIMENTATION EN BIOLOGIE ANIMALE   17

Il est d'usage, après Bergson[1], de tenir l'*Introduction à l'étude de la médecine expérimentale* (1865) comme l'équivalent, dans les sciences de la vie, du *Discours de la méthode* (1637) dans les sciences abstraites de la matière[a]. Et c'est aussi une pratique scolaire assez répandue que d'utiliser l'*Introduction* comme on utilise le *Discours* à seule fin de paraphrase, de résumé, de commentaire verbal, sans se donner la peine de réinsérer l'un ou l'autre dans l'histoire de la biologie ou des mathématiques, sans chercher à mettre en correspondance le langage du savant honnête homme, s'adressant à d'honnêtes gens, et la pratique effectivement suivie par le savant spécialiste dans la recherche des constantes d'une fonction physiologique ou dans la

---

a. *La Philosophie de Claude Bernard*, discours du 30 décembre 1913, reproduit dans *La Pensée et le Mouvan*t, 6ᵉ édition, Paris, PUF, p. 258.

1. Henri Bergson (1859-1941), philosophe français, auteur d'une œuvre multiple qui eut un retentissement considérable, en particulier pour la conception du temps et de la durée, opposée à Einstein, ainsi que de l'évolution biologique, reçut en 1928 le prix Nobel de littérature.

mise en équation d'un problème de lieu géométrique. Dans ces conditions, l'*Introduction* paraît codifier simplement tout comme selon M. Bachelard [1] le *Discours*, « la politesse de l'esprit scientifique... les habitudes évidentes de l'homme de bonne compagnie »[a]. C'est ce que notait Bergson :

> Quand Claude Bernard décrit cette méthode, quand il en donne des exemples, quand il rappelle les applications qu'il en a faites, tout ce qu'il expose nous paraît si simple et si naturel qu'à peine était-il besoin, semble-t-il, de le dire : nous croyons l'avoir toujours su[b].

À vrai dire, la pratique scolaire veut aussi que l'*Introduction* soit presque toujours réduite à la première partie, c'est-à-dire à une somme de généralités, sinon de banalités, en cours dans les laboratoires, ces salons 18 du monde scientifique, et concernant aussi | bien les sciences physico-chimiques que les sciences biologiques, alors qu'en fait ce sont la seconde et la troisième partie qui contiennent la charte de l'expérimentation en biologie. Enfin et surtout, faute de choisir expressément, pour apprécier la signification et la portée spécifique du discours méthodologique de Claude Bernard, des exemples d'expérimentation proprement heuristique, des exemples d'opérations exactement contemporaines du seul savoir authentique, qui est une rectification de l'erreur, on en vient, pour n'utiliser que des exemples d'expérimentation de portée didactique, consignés dans les manuels d'enseignement, à altérer involontairement mais profondément le sens et la valeur de cette entreprise pleine de risques et de périls qu'est l'expérimentation en biologie.

Soit un exemple. Dans une leçon sur la contraction musculaire, on définira la contraction comme une modification de la forme du muscle sans variation de volume et au besoin on l'établira par expérimentation, selon une technique dont tout manuel scolaire reproduit le schéma illustré : un muscle isolé, placé dans un bocal rempli d'eau, se contracte sous excitation électrique, sans variation du niveau du liquide. On sera heureux d'avoir

---

a. *Discours d'ouverture du Congrès international de philosophie des sciences*, Paris, 1949 (*Actualités scientifiques et industrielles*, n° 1126, Paris, Hermann, 1951, p. 32).
b. *Op. cit.*, p. 218.

1. Gaston Bachelard (1884-1962), philosophe français, diplômé en mathématiques et en philosophie (agrégé en 1922), a enseigné la physique et la chimie, ainsi que la philosophie, au collège de Bar-sur-Aube, et devint professeur de philosophie à la Faculté des lettres de Dijon avant de rejoindre la Sorbonne en 1940. Auteur d'une œuvre multiple et influente, il se consacra à l'histoire et à la philosophie des sciences, et à l'étude de l'imaginaire.

établi un fait. Or, c'est un fait épistémologique qu'un fait expérimental ainsi enseigné n'a aucun sens biologique. C'est ainsi et c'est ainsi. Mais si l'on remonte au premier biologiste qui a eu l'idée d'une expérience de cette sorte, c'est-à-dire à Swammerdam[1] (1637-1680), ce sens apparaît aussitôt[a]. Il a voulu établir, contre les théories d'alors concernant la contraction musculaire, que dans ce phénomène le muscle n'est augmenté d'aucune substance. Et à l'origine de ces théories qui toutes supposaient une structure tubulaire ou poreuse du nerf, par la voie duquel quelque fluide, esprit ou liquide, parviendrait au muscle, on trouve une expérience qui remonte à Galien[2] (131-200), un fait expérimental qui traverse, invariable jusqu'à nos jours, des siècles de recherches sur la fonction neuro-musculaire : la ligature d'un nerf paralyse le muscle qu'il innerve. Voilà un geste expérimental à la fois élémentaire et complet : toutes choses égales d'ailleurs, le déterminisme d'un conditionnement est désigné par la présence ou l'absence, intentionnellement obtenues, d'un artifice dont l'application suppose d'une part la connaissance empirique, assez neuve au temps de Galien, que les nerfs, la moelle et l'encéphale forment un conduit unique dont la cavité retient l'attention plus que la paroi, et | d'autre part **19** une théorie psychologique, c'est-à-dire métaphysique, selon laquelle le commandement des mouvements de l'animal siège dans le cerveau. C'est la théorie stoïcienne de l'*hégémonikon* qui sensibilise Galien à l'observation que peut faire tout sacrificateur d'animaux ou tout chirurgien, qui l'induit à instituer l'expérience de la ligature, à en tirer l'explication de la contraction tonique et clonique par le transport du *pneuma*. Bref, nous voyons surgir notre modeste et sèche expérience de travaux pratiques sur un fond permanent de signification biologique, puisqu'il ne s'agit de rien de moins, sous le nom sans doute un peu trop abstrait de « vie de relation », que des problèmes de posture et de locomotion que pose à un organisme animal sa

a. *Cf.* Singer, *Histoire de la biologie*, trad. fr., Paris, Payot, 1934, p. 168.

1. Jan Swammerdam (1637-1680), naturaliste hollandais ; sa *Biblia Naturae sive Historia insectorum* (Posthume, Leiden, I. Severinus, 1737-1738), chef d'œuvre de micrographie, fit découvrir la richesse et la complexité du monde des insectes et révéla les métamorphoses.

2. Galien (129-216), est l'un des deux plus importants médecins de l'Antiquité avec Hippocrate. Son œuvre immense, encore l'objet de découvertes textuelles récentes, contient des avancées dans de nombreux domaines de la médecine, où la postérité puisera longtemps, sans compter des œuvres considérables au contenu plus philosophique. Dans des œuvres autobiographiques, il expose sa conception parfois qualifiée de matérialiste de l'âme, localisée dans le cerveau.

vie de tous les jours, paisible ou dangereuse, confiante ou menacée, dans son environnement usuel ou perturbé.

Il a suffi d'un exemple aussi simple pour reculer très haut dans l'histoire de la culture humaine les opérations expérimentales dont trop de manuels attribuent à Claude Bernard, du reste en dépit de ses affirmations explicites, sinon l'invention du moins la codification.

Sans toutefois remonter à Aristote [1] ou à Galien, nous demanderons à un texte du XVIIIᵉ siècle, antérieur de plus de cent ans à l'*Introduction*, une définition du sens et de la technique de l'expérimentation. Il est extrait d'une thèse de médecine, soutenue à Halle, en 1735, par M. P. Deisch [2] : *Dissertatio inauguralis de splene canibus exciso et ab his experimentis capiendo fructu* [a] :

> Il n'est pas étonnant que l'insatiable passion de connaître, armée du fer, se soit efforcée de se frayer un chemin jusqu'aux secrets de la nature et ait appliqué une violence licite à ces victimes de la philosophie naturelle, qu'il est permis de se procurer à bon compte, aux chiens, afin de s'assurer – ce qui ne pouvait se faire sur l'homme sans crime – de la fonction exacte de la rate, d'après l'examen des lésions consécutives à l'ablation de ce viscère, si les explications proposées par tel ou tel auteur étaient vraies et certaines. Pour instituer cet examen si douloureux et même cruel on a dû, je pense, être mû par cette certitude que nous possédons concernant la fonction des testicules dans les deux sexes, dont nous savons très solidement qu'ils ont dans la génération un rôle de première nécessité, du seul fait que les propriétaires ont coutume de livrer à la castration chaque année, quelques milliers | d'animaux pour les priver à jamais de fécondité, sinon tout à fait de désir amoureux. Ainsi, on espérait pouvoir aussi facilement observer, sur les chiens survivant à l'ablation de la rate, quelque phénomène au sujet duquel les mêmes observations seraient impossibles sur les autres animaux intacts et pourvus de ce même viscère.

20

a. *Dissertation inaugurale sur l'ablation de la rate chez le chien et sur le fruit qu'on peut retirer de ces expériences*. Le mémoire est publié par Haller, *Disputationum anatomicarum selectarum*, volume III, Göttingen, 1748.

1. Aristote (384 av. J.-C.-322 av. J.-C.), philosophe grec, est l'un des penseurs les plus influents de toute l'histoire de la philosophie. Il fonda le Lycée à Athènes en 335. Son œuvre va de la logique à l'éthique et à la politique en passant par la physique, la cosmologie, la métaphysique, la zoologie et la psychologie.

2. Marcus Paulus Deisch, médecin allemand, soutint sa thèse de médecine à l'Université de Halle en 1735 sous la direction de Johann Heinrich Schulze (1687-1744), professeur d'éloquence et d'antiquités médicales.

Voilà un texte plein. Son auteur n'a pas de nom dans l'histoire de la biologie[a], ce qui semble indiquer qu'avec un peu plus d'érudition nous trouverions d'autres textes du même genre au XVIIIe siècle. Il attribue clairement à la vivisection animale une valeur de substitut. Il lie l'institution de l'expérience à la vérification des conclusions d'une théorie. Il montre le rôle de l'analogie dans cette institution. Point capital, il met en continuité l'expérimentation aux fins de vérification théorique et des techniques biologiques, élevage et castration[b]. Enfin, il fait reposer l'enseignement expérimental sur la comparaison établie entre l'animal préparé et l'animal témoin. Que pourrait-on vouloir de plus? Sans doute, l'ablation de tout un organe peut paraître un procédé assez grossier. Mais Claude Bernard n'a pas procédé autrement. Et lorsqu'en 1889 von Mering et Minkowski[1] découvrirent le diabète expérimental et amorcèrent les observations qui

a. Il ne figure pas dans l'excellente *Medical Bibliography* de Garrison[2] et Morton[3], London, Grafton and C[o], 1943, 2e éd. 1954.

b. Notons en passant que l'auteur distingue fort bien, dans l'acte de reproduction, la fécondité et la puissance. On sait que c'est à partir d'observations du même ordre, en rapport avec la pratique vétérinaire, que Bouin[4] a été conduit aux travaux qui lui ont permis d'identifier, histologiquement et fonctionnellement, dans le testicule, la glande interstitielle, c'est-à-dire, les cellules à sécrétion d'hormone, distinctes des cellules de la lignée séminale.

1. Josef von Mering (1849-1908), clinicien, physiologiste et pharmacien allemand et Oscar Minkowski (1858-1931), clinicien et physiologiste allemand publièrent en 1890 leur découverte du diabète expérimental « Diabetes mellitus nach Pankreasextirpation », in *Arch. Exp. Path. Pharmak.*, 1890, 26, p. 371-387. Mering fut aussi l'auteur de *Lehrbuch der inneren Medizin* (Jena, Fischer, 1901).

2. Fielding Hudson Garrison (1870-1935), historien de la médecine américain, docteur en médecine de l'Université Georgetown à Washington en 1893, travailla comme bibliothécaire chargé de l'indexation de la littérature médicale, dont l'*Index Medicus* pour lequel il fut rédacteur en chef. En 1930, il fut nommé bibliothécaire de la Biliothèque de médecine de l'Université Johns Hopkins à Baltimore où il enseigna également l'histoire de la médecine.

3. Leslie Thomas Morton (1907-2004), bibliothécaire anglais, travailla dans diverses institutions médicales. Il est le concepteur, et le co-auteur, avec Fielding Garrison, de l'ouvrage classique *A medical bibliography : a check-list of texts illustrating the history of the medical sciences* (1943).

4. Pol André Bouin (1870-1962). Pol Bouin, Auguste Prenant, Louis Maillard, *Traité d'Histologie*, 1904. Il s'agit du tome 1, *Cytologie*. Le tome 2, *Histologie et anatomie microscopique*, paraît en 1911 (Paris, Éditions Masson et Cie). Pol Bouin commença ses travaux avec Paul Ancel à Nancy, où avait été transférée la Faculté de Strasbourg à partir de 1872. Il les poursuivit à Strasbourg dès 1920. Il établit que les cellules des glandes interstitielles, ou cellules de Leydig (1850), secrètent la quasi totalité de la testostérone.

devaient amener à l'identification des îlots de Langerhans[1], c'est pour avoir privé un chien du pancréas total, considéré comme une glande unique jouant son rôle dans la digestion intestinale.

En fait, comme le montre Claude Bernard, ce n'est que par l'expérimentation que l'on peut découvrir des fonctions biologiques. L'*Introduction* est, sur ce point, bien moins explicite que les *Leçons de physiologie expérimentale appliquée à la médecine* (1856). Contre le préjugé anatomiste remontant au *De Usu partium* de Galien, selon lequel la seule inspection du détail anatomique permettrait de déduire catégoriquement la fonction, Claude Bernard montre que ce principe concerne à la rigueur les organes dans lesquels, à tort ou à raison, l'homme croit reconnaître des formes lui rappelant celles de certains instruments produits par son industrie (la vessie est un réservoir; l'os un levier) mais que même dans ces cas d'espèce, peu nombreux et grossièrement | approximatifs, c'est l'expérience du rôle et de l'usage des outils mis en œuvre par la pratique humaine qui a fondé l'attribution analogique de leur fonction aux organes précités. Bref, la déduction anatomo-physiologique recouvre toujours une expérimentation. Le problème, dirions-nous, en biologie, n'est donc pas d'utiliser des concepts expérimentaux, mais de constituer expérimentalement des concepts authentiquement biologiques. Ayant noté que des structures apparemment semblables – même à l'échelle microscopique – n'ont pas nécessairement la même fonction (par exemple, pancréas et glandes salivaires), et qu'inversement une même fonction peut être assurée par des structures apparemment dissemblables (contractibilité de la fibre musculaire lisse et striée), Claude Bernard affirme que ce n'est pas en se demandant à quoi sert tel organe qu'on en découvre les fonctions. C'est en suivant les divers moments et les divers aspects de telle fonction qu'on découvre l'organe ou l'appareil qui en a la responsabilité. Ce n'est pas en se demandant : à quoi sert le foie ? qu'on a découvert la fonction glycogénique, c'est en dosant le glucose du sang, prélevé en divers point du flux circulatoire sur un animal à jeun depuis plusieurs jours.

On doit retenir au passage qu'en 1856 Claude Bernard donne les capsules surrénales pour exemple d'un organe dont l'anatomie microscopique est connue et dont la fonction est inconnue. L'exemple est bon et

---

1. Paul Langerhans (1847-1888), médecin allemand, anatomo-pathologiste, fut l'élève de Virchow et fut surtout connu pour sa description (1849) des « îlots » du pancréas qui portent son nom et d'où est dérivé le mot « insuline ».

mérite attention. En 1718, l'Académie de Bordeaux ayant mis au concours la question *De l'usage des glandes rénales*, c'est Montesquieu[1] qui fut chargé du rapport concernant les mémoires reçus par l'académie. Voici sa conclusion :

> On voit par tout ceci que l'académie n'aura pas la satisfaction de donner son prix cette année et que ce jour n'est point pour elle aussi solennel qu'elle l'avait espéré. Par les expériences et les dissections qu'elle a fait faire sous ses yeux, elle a connu la difficulté dans toute son étendue, et elle a appris à ne point s'étonner de voir que son objet n'ait pas été rempli. Le hasard fera peut-être quelque jour ce que tous ses soins n'ont pu faire.

Or c'est précisément en 1856 que Brown-Séquard[2] fondait expérimentalement la connaissance des fonctions de la surrénale, mais à partir du *Mémoire* dans lequel Addison[3] avait, l'année précédente[a], décrit les symptômes, révélés par le hasard de la clinique, de la maladie à laquelle son nom reste attaché.

| On sait qu'avec les découvertes de Claude Bernard sur la fonction 22 glycogénique du foie[b], les travaux de Brown-Séquard sur les sécrétions internes fondent la connaissance du milieu intérieur. Cette notion, aujourd'hui classique, doit nous renvoyer aux moments initiaux de sa formation. Nous y trouvons l'exemple d'un des concepts proprement biologiques dont l'élaboration est, à la fois, effet et cause d'expérimentation, mais surtout a exigé une véritable conversion théorique.

---

a. En fait, Addison avait dès 1849 publié ses premières observations dans un article de deux pages.

b. C'est l'ensemble de ces découvertes qui valut à C. Bernard le grand prix de physiologie en 1851.

1. Charles-Louis de Secondat, baron de La Brède et de Montesquieu (1689-1755), philosophe français, a élaboré les conceptions fondamentales de l'organisation politique des sociétés modernes.

2. Édouard Brown-Séquard (1817-1894), médecin et physiologiste français, fut l'élève et le successeur de Claude Bernard au Collège de France à la chaire de médecine expérimentale. Il entreprit des travaux en physiologie nerveuse et fut un pionnier en endocrinologie. Il publia *Recherches expérimentales sur la physiologie et la pathologie des capsules surrénales* (C. R. Acad. Sciences, Paris, 1856).

3. Thomas Addison (1793-1860), médecin anglais, est célèbre pour avoir décrit la maladie qui porte son nom et consistant en une insuffisance de la glande surrénale. *On the constitution and local effects of disease of the supra-renal capsules*, Londres, 1855. Article original : *Anaemia, disease of the supra-renal capsules*, 1849.

La science antique, écrit Claude Bernard, n'a pu concevoir que le milieu extérieur; mais il faut, pour fonder la science biologique expérimentale, concevoir de plus un *milieu intérieur*...; le milieu intérieur, créé par l'organisme, est spécial à chaque être vivant. Or, c'est là le vrai milieu physiologique [a].

Insistons bien sur ce point. Tant que les savants ont conçu les fonctions des organes dans un organisme à l'image des fonctions de l'organisme lui-même dans le milieu extérieur, il était naturel qu'ils empruntassent les concepts de base, les idées directrices de l'explication et de l'expérimentation biologiques à l'expérience pragmatique du vivant humain, puisque c'est un vivant humain qui se trouve être en même temps, et d'ailleurs à titre de vivant, le savant curieux de la solution théorique des problèmes posés par la vie du fait même de son exercice. Que l'on soit finaliste ou que l'on soit mécaniste, que l'on s'intéresse à la fin supposée ou aux conditions d'existence des phénomènes vitaux, on ne sort pas de l'anthropomorphisme. Rien n'est plus humain en un sens qu'une machine, s'il est vrai que c'est par la construction des outils et des machines que l'homme se distingue des animaux. Les finalistes se représentent le corps vivant comme une république d'artisans, les mécanistes comme une machine sans machiniste. Mais comme la construction de la machine n'est pas une fonction de la machine, le mécanisme biologique, s'il est l'oubli de la finalité, n'en est pas pour autant l'élimination radicale [b]. Voilà pourquoi, dans quelque perspective finaliste ou mécaniste que le biologiste se soit d'abord placé, les concepts utilisés primitivement pour l'analyse des fonctions des tissus, organes ou appareils, étaient inconsciemment chargés d'un import pragmatique et technique proprement humain.

Par exemple, le sang, la sève s'écoulent comme l'eau. L'eau canalisée 23 irrigue le sol; le sang et la sève doivent irriguer eux | aussi. C'est Aristote qui a assimilé la distribution du sang à partir du cœur et l'irrigation d'un jardin par des canaux [c]. Et Galien ne pensait pas autrement. Mais irriguer le sol, c'est finalement se perdre dans le sol. Et là est exactement le principal obstacle à l'intelligence de la circulation [d]. On fait gloire

a. *Introduction*, p. 165.
b. Voir plus loin, l'essai intitulé *Machine et Organisme*.
c. *Des Parties des animaux*, III, v, 668 a 13 et 34.
d. Singer, *Histoire de la biologie, op. cit.*, p. 125.

à Harvey[1] d'avoir fait l'expérience de la ligature des veines du bras, dont la turgescence au-dessous du point de striction est une des preuves expérimentales de la circulation. Or, cette expérience avait déjà été faite en 1603 par Fabrice d'Acquapendente[2] – et il est bien possible qu'elle remonte encore plus haut – qui en avait conclu au rôle régulateur des valvules des veines, mais pensait qu'il s'agissait pour elles d'empêcher le sang de s'accumuler dans les membres et les parties déclives. Ce qu'Harvey ajouta à la somme des constatations faites avant lui est ceci, à la fois simple et capital ; en une heure, le ventricule gauche envoie dans le corps par l'aorte un poids de sang triple du poids du corps. D'où vient et où peut aller tant de sang ? Et d'ailleurs, si l'on ouvre une artère, l'organisme se saigne à blanc. D'où naît l'idée d'un circuit fermé possible. « Je me suis demandé, dit Harvey, si tout ne s'expliquerait pas par un mouvement circulaire du sang. » C'est alors que, refaisant l'expérience de la ligature, Harvey parvient à donner un sens cohérent à toutes les observations et expériences. On voit comment la découverte de la circulation du sang c'est d'abord, et peut-être essentiellement, la substitution d'un concept fait pour « cohérer » des observations précises faites sur l'organisme en divers points et à différents moments, à un autre concept, celui d'irrigation, directement importé en biologie du domaine de la technique humaine. La réalité du concept biologique de circulation présuppose l'abandon de la commodité du concept technique d'irrigation.

En conclusion, nous pensons comme Claude Bernard que la connaissance des fonctions de la vie a toujours été expérimentale, même quand elle était fantaisiste et anthropomorphique. C'est qu'il y a pour nous une sorte de parenté fondamentale entre les notions d'expérience et de fonction. Nous apprenons nos fonctions dans des expériences et nos fonctions sont ensuite des expériences formalisées. Et l'expérience c'est d'abord la fonction générale de tout vivant, c'est-à-dire son débat (*Auseinandersetzung*, dit Goldstein) avec le milieu. L'homme fait d'abord l'expérience de

1. William Harvey (1578-1657), médecin et physiologiste anglais, docteur en médecine de Padoue en 1602, puis de l'Université de Cambridge, exerça la médecine à l'hôpital Saint Bartholomée de Londres à partir de 1609. Il exposa sa théorie de la circulation du sang dans l'*Exercitatio anatomica de motu cordis et sanguinis in animalibus* (1628). Également pionnier de l'embryologie moderne, il défendit la théorie de l'épigénèse contre les doctrines préformationnistes admises.

2. Fabrice d'Acquapendente (1533-1619), médecin et célèbre anatomiste actif à Padoue où il fut le maître en particulier de William Harvey.

l'activité biologique dans ses relations d'adaptation technique au milieu,
24 et cette technique est hétéropoétique, réglée sur l'extérieur | et y prenant
ses moyens ou les moyens de ses moyens. L'expérimentation biologique,
procédant de la technique, est donc d'abord dirigée par des concepts de
caractère instrumental et, à la lettre, factice. C'est seulement après une
longue suite d'obstacles surmontés et d'erreurs reconnues que l'homme
est parvenu à soupçonner et à reconnaître le caractère autopoétique de
l'activité organique et qu'il a rectifié progressivement, au contact même
des phénomènes biologiques, les concepts directeurs de l'expérimentation.
Plus précisément, du fait qu'elle est hétéropoétique, la technique humaine
suppose une logique *minima*, car la représentation du réel extérieur que
doit modifier la technique humaine commande l'aspect discursif, raisonné,
de l'activité de l'artisan, à plus forte raison de celle de l'ingénieur. Mais
il faut abandonner cette logique de l'action humaine pour comprendre
les fonctions vivantes. Charles Nicolle [1] a souligné très vigoureusement
le caractère apparemment alogique, absurde, des procédés de la vie,
l'absurdité étant relative à une norme qu'il est en fait absurde d'appliquer
à la vie [a]. C'est dans le même sens que Goldstein définit la connaissance
biologique comme :

> une activité créatrice, une démarche essentiellement apparentée à l'activité
> par laquelle l'organisme compose avec le monde ambiant de façon à pouvoir
> se réaliser lui-même, c'est-à-dire exister. La connaissance biologique
> reproduit d'une façon consciente la démarche de l'organisme vivant. La
> démarche cognitive du biologiste est exposée à des difficultés analogues à
> celles que rencontre l'organisme dans son apprentissage (*learning*), c'est-
> à-dire dans ses tentatives pour s'ajuster au monde extérieur [b].

Or cette obligation où se trouve le biologiste de former progressivement ou
mieux de mûrir les concepts biologiques par une sorte de mimétisme c'est
ce que, selon Bergson, Claude Bernard a voulu enseigner :

a. *Naissance, vie et mort des maladies infectieuses*, Paris, PUF, 1930, p. 237.
b. *Remarques sur le problème épistémologique de la biologie*, Congrès international de
philosophie des sciences, Paris, 1949, « Épistémologie », Paris, Hermann, 1951, p. 143.

1. Charles Nicolle (1866-1936), médecin et biologiste français, docteur en médecine
de Paris en 1893, fut directeur de l'Institut Pasteur de Tunis. Ce spécialiste des maladies
infectieuses découvrit en 1909 que le pou est l'agent vecteur du typhus, reçut le prix Nobel
de physiologie ou médecine en 1928. Membre de l'Académie des sciences en 1929, il fut
nommé professeur au Collège de France, à la chaire de médecine expérimentale en 1932. Il
est l'auteur de *Naissance, vie et mort des maladies infectieuses* (Paris, PUF, 1930), et d'une
Biologie de l'invention (Paris, F. Alcan, 1932).

Il a aperçu, il a mesuré l'écart entre la logique de l'homme et celle de la nature. Si, d'après lui, nous n'apporterons jamais trop de prudence à la vérification d'une hypothèse, jamais nous n'aurons mis assez d'audace à l'inventer. Ce qui est absurde à nos yeux ne l'est pas nécessairement au regard de la nature : tentons l'expérience et si l'hypothèse se vérifie il faudra bien que l'hypothèse devienne intelligible et claire à mesure que les faits nous contraindront à nous familiariser avec elle. Mais rappelons-nous aussi que jamais | une idée, si souple que nous l'ayons faite, n'aura la même **25** souplesse que les choses[a].

L'intérêt de l'*Introduction* pour une étude des procédés expérimentaux en biologie tient davantage, au fond, dans les restrictions que Claude Bernard apporte aux considérations générales sur les postulats et les techniques de l'expérimentation que dans ces considérations elles-mêmes et c'est pourquoi le deuxième chapitre de la deuxième partie l'emporte de beaucoup, selon nous, sur le premier. Sur ce point du reste, Claude Bernard a un précurseur dans la personne de A. Comte[1]. Dans la quarantième leçon du *Cours de Philosophie positive* : « Considérations sur l'ensemble de la science biologique », on peut lire :

> Une expérimentation quelconque est toujours destinée à découvrir suivant quelles lois chacune des influences déterminantes ou modifications d'un phénomène participe à son accomplissement et elle consiste, en général, à introduire dans chaque condition proposée un changement bien défini afin d'apprécier directement la variation correspondante du phénomène lui-même. L'entière rationalité d'un tel artifice et son succès irrécusable reposent évidemment sur ces deux conditions fondamentales : 1) que le changement introduit soit pleinement compatible avec l'existence du phénomène étudié, sans quoi la réponse serait purement négative ; 2) que les deux cas comparés ne diffèrent exactement que sous un seul point de vue, car autrement l'interprétation, quoique directe, serait essentiellement équivoque[b].

Or, ajoute Comte : « La nature des phénomènes biologiques doit rendre presque impossible une suffisante réalisation de ces deux conditions et surtout de la seconde. » Mais si A. Comte, avant Claude Bernard, et

a. *La Philosophie de Claude Bernard*, p. 264.
b. *Cours*, Éd. Schleicher, t. III, p. 169.

1. Auguste Comte (1798-1857), mathématicien et philosophe français, fut le fondateur du courant philosophique connu comme le positivisme, qui est exposé dans *Discours sur l'Esprit positif* (Paris, Carilian-Gœury et V. Dalmont, 1844).

vraisemblablement sous l'influence des idées exposées par Bichat[1] dans
ses *Recherches physiologiques sur la vie et la mort,* 1800[a], affirme que
l'expérimentation biologique ne peut pas se borner à copier les principes
et les pratiques de l'expérimentation en physique ou en chimie, c'est bien
26 Claude Bernard qui enseigne, et d'abord par l'exemple, | que le biologiste
doit inventer sa technique expérimentale propre. La difficulté, sinon
l'obstacle, tient dans le fait de tenter par l'analyse l'approche d'un être qui
n'est ni une partie ou un segment, ni une somme de parties ou de segments,
mais qui n'est un vivant qu'en vivant comme un, c'est-à-dire comme un
tout.

> Le physiologiste et le médecin ne doivent donc jamais oublier que l'être
> vivant forme un organisme et une individualité… Il faut donc bien savoir
> que, si l'on décompose l'organisme vivant en isolant ses diverses parties,
> ce n'est que pour la facilité de l'analyse expérimentale et non point pour
> les concevoir séparément. En effet, quand on veut donner à une propriété
> physiologique sa valeur et sa véritable signification, il faut toujours la
> rapporter à l'ensemble et ne tirer la conclusion définitive que relativement
> à ses effets dans cet ensemble[b].

Reprenant maintenant en détail les difficultés relevées par A. Comte et
Claude Bernard, il convient d'examiner, en s'aidant d'exemples, quelles
précautions méthodologiques originales doivent susciter dans la démarche
expérimentale du biologiste la spécificité des formes vivantes, la diversité
des individus, la totalité de l'organisme, l'irréversibilité des phénomènes
vitaux.

1) *Spécificité.* Contrairement à Bergson qui pense que nous devrions
apprendre de Claude Bernard « qu'il n'y a pas de différence entre une

a. « Il est facile de voir, d'après cela, que la science des corps organisés doit être traitée
d'une manière toute différente de celles qui ont les corps inorganiques pour objet. Il faudrait,
pour ainsi dire, y employer un langage différent, car la plupart des mots que nous transportons
des sciences physiques dans celle de l'économie animale ou végétale nous y rappellent sans
cesse des idées qui ne s'allient nullement avec les phénomènes de cette science. » (Ire partie,
article VII, § I : « Différence des forces vitales d'avec les lois physiques »).

b. *Introduction,* p. 187-188. Voir également p. 190-191 le passage relatif au décalage
obligé entre la synthèse et l'analyse.

1. Xavier François Marie Bichat (1771-1804), médecin, anatomiste et physiologiste
français, médecin de l'Hôtel-Dieu en 1800, défendit la doctrine vitaliste dans ses *Recherches
physiologiques sur la vie et la mort* (Paris, Brosson, Gabon et Cie, 1799). Son *Anatomie
générale appliquée à la physiologie et à la médecine* (1801) développe la notion de propriété
de tissu.

observation bien prise et une généralisation bien fondée »[a], il faut bien dire qu'en biologie la généralisation logique est imprévisiblement limitée par la spécificité de l'objet d'observation ou d'expérience. On sait que rien n'est si important pour un biologiste que le choix de son matériel d'étude. Il opère électivement sur tel ou tel animal selon la commodité relative de telle observation anatomique ou physiologique, en raison soit de la situation ou des dimensions de l'organe, soit de la lenteur d'un phénomène ou au contraire de l'accélération d'un cycle. En fait le choix n'est pas toujours délibéré et prémédité ; le hasard, aussi bien que le temps, est galant homme pour le biologiste. Quoi qu'il en soit, il serait souvent prudent et honnête d'ajouter au titre d'un chapitre de physiologie qu'il s'agit de la physiologie de tel animal, en sorte que les lois des phénomènes qui portent, ici comme ailleurs, presque toujours le nom de l'homme qui les formula, portassent de surcroît le nom de l'animal utilisé pour l'expérience : le chien, pour les réflexes conditionnés ; le pigeon, | pour l'équilibration ; l'hydre pour 27 la régénération ; le rat pour les vitamines et le comportement maternel ; la grenouille, « Job de la biologie », pour les réflexes ; l'oursin, pour la fécondation et la segmentation de l'œuf ; la drosophile, pour l'hérédité ; le cheval, pour la circulation du sang, etc.[b].

Or, l'important ici est qu'aucune acquisition de caractère expérimental ne peut être généralisée sans d'expresses réserves, qu'il s'agisse de structures, de fonctions et de comportements, soit d'une variété à une autre dans une même espèce, soit d'une espèce à une autre, soit de l'animal à l'homme.

De variété à variété : par exemple, lorsqu'on étudie les conditions de pénétration dans la cellule vivante de substances chimiques définies, on constate que les corps solubles dans les graisses pénètrent facilement sous certaines conditions ; c'est ainsi que la caféine est inactive sur le muscle strié de la grenouille verte lorsque le muscle est intact, mais si on lèse le tissu musculaire une affinité intense se manifeste. Or ce qui est vrai de la

a. *Op. cit.*, p. 218.
b. Consulter à ce sujet *Les Animaux au service de la science*, par Léon Binet [1], Paris, Gallimard, 1940.

1. Léon Binet (1891-1971), médecin et physiologiste français, fut professeur de physiologie à la Faculté de médecine de Paris (1937). Il entreprit des travaux sur la réanimation cardiaque. Membre de l'Académie des sciences, de l'Académie de chirurgie et de l'Académie de médecine, il publia *Les animaux au service de la science* (Paris, Gallimard, 1940) et, avec François Bourlière, *Problèmes de physiologie comparée* (Paris, Masson, 1948).

grenouille verte ne l'est pas de la grenouille rousse : l'action de la caféine sur le muscle intact de la grenouille rousse est immédiate.

D'espèce à espèce : par exemple, on cite encore dans beaucoup de manuels d'enseignement les lois de Pflüger[1] sur l'extension progressive des réflexes (unilatéralité; symétrie; irradiation; généralisation). Or, comme l'ont fait remarquer von Weizsäcker[2] et Sherrington[3], le matériel expérimental de Pflüger ne lui permettait pas de formuler les lois générales du réflexe. En particulier, la seconde loi de Pflüger (symétrie), vérifiée sur des animaux à démarche sautillante comme le lapin, est fausse s'il s'agit du chien, du chat et d'une façon générale de tous les animaux à marche diagonale.

Le facteur fondamental de coordination est le mode de locomotion de l'animal. L'irradiation sera identique chez les animaux ayant même type de locomotion et différente chez ceux qui ont une locomotion différente[a].

Sous ce rapport le chat se distingue du lapin, mais se rapproche du triton.

a. Ch. Kayser[4], « Les Réflexes », dans *Conférences de physiologie médicale sur des sujets d'actualité*, Paris, Masson, 1933.

1. Eduard Friedrich Pflüger (1829-1910), physiologiste allemand, docteur en médecine à Berlin en 1853, devint assistant d'Émile Du Bois-Reymond, puis professeur de physiologie à l'Université de Bonn en 1859. Il a particulièrement étudié les fonctions sensorielles de la moelle épinière, a proposé des lois des réflexes, et a montré que la respiration est un phénomène intracellulaire.
2. Viktor von Weizsäcker (1886-1957), médecin allemand, docteur en médecine de Heidelberg en 1910, puis chef du département de neurologie de la clinique universitaire en 1920, fut professeur de clinique médicale générale à Heidelberg en 1945 et chef du département de psychosomatique de la clinique universitaire. Ce philosophe de la pathologie et de la médecine eut une grande influence en développant l'anthropologie médicale et l'approche psychosomatique. Son ouvrage *Le cycle de la structure* a été traduit par Michel Foucault.
3. Charles Scott Sherrington (1857-1952), physiologiste anglais, étudia à Cambridge et travailla également à Strasbourg avec Friedrich Goltz, et à Berlin avec Robert Koch. Devenu professeur à Oxford, en 1913, il partagea le prix Nobel de physiologie ou médecine avec Edgar Douglas Adrian en 1932 pour leurs découvertes sur les fonctions des neurones. Ses travaux sur les réflexes de la moelle épinière et sur la synapse, sa conception de l'action intégratrice du système nerveux ont fait date.
4. Charles Kayser (1899-1981), physiologiste français, docteur ès sciences naturelles, fut professeur de physiologie à l'Université de Strasbourg. Pionnier des rythmes biologiques, il étudia particulièrement le contrôle de la température des mammifères, le sommeil, et les fonctions cérébrales en hibernation. Il fut l'auteur d'un influent *Traité de Physiologie* (1963) ainsi que d'un *Traité de Psychophysiologie* (2 volumes, Paris, PUF 1963-1967) avec Gaston Viaud et Marc Klein.

De l'animal à l'homme : par exemple, le phénomène de réparation des fractures osseuses. Une fracture se répare par un cal. Dans la formation d'un cal on distinguait traditionnellement trois stades : stade du cal conjonctif, c'est-à-dire organisation de l'hématome interfragmentaire ; stade du cal cartilagineux ; stade du cal | osseux, par transformation des **28** cellules cartilagineuses en ostéoblastes. Or Leriche[1] et Policard[2] ont montré que dans l'évolution normale d'un cal humain, il n'y a pas de stade cartilagineux. Ce stade avait été observé sur les chiens, c'est-à-dire sur des animaux dont l'immobilisation thérapeutique laisse toujours à désirer[a].

2) *Individualisation*[3]. À l'intérieur d'une espèce vivante donnée, la principale difficulté tient à la recherche de représentants individuels capables de soutenir des épreuves d'addition, de soustraction ou de variation mesurée des composants supposés d'un phénomène, épreuves instituées aux fins de comparaison entre un organisme intentionnellement modifié et un organisme témoin, c'est-à-dire maintenu égal à son sort biologique spontané. Par exemple, toutes les expériences relatives à l'efficacité anti-infectieuse des vaccins consistent à inoculer des cultures microbiennes à deux lots d'animaux interchangeables en tous points, sauf en ceci que l'un a été préparé par injections vaccinales préalables et l'autre non. Or la conclusion de la comparaison ainsi instituée n'a de valeur, en toute rigueur, que si l'on est en droit de tenir les organismes confrontés pour l'équivalent de ce que sont en physique et en chimie des systèmes clos, c'est-à-dire des conjonctions de forces physiques ou d'espèces chimiques dûment dénombrées, mesurées ou dosées. Mais comment s'assurer à

a. *Cf.* Leriche, *Physiologie et pathologie du tissu osseux*, Paris, Masson, 1938, 1 re leçon.

1. René Leriche (1879-1955), médecin et chirurgien français, docteur en médecine de Lyon en 1906 avec un travail de chirurgie, auteur de travaux sur l'ostéogenèse et d'innovations remarquables au cours de la première guerre mondiale, fut professeur à la Faculté de médecine de Strasbourg, titulaire de la chaire de clinique chirurgicale, en 1924, puis professeur au Collège de France en 1937, membre de l'Académie de médecine et de l'Académie des sciences en 1945. Ses principaux travaux portent sur la physiopathologie et sur le système nerveux sympathique.

2. Albert Policard (1881-1972), médecin et physiologiste français, ancien élève de l'École de santé militaire de Lyon, docteur en médecine de la Faculté de Lyon en 1903, docteur ès sciences naturelles de l'Université de Paris en 1912, agrégé d'histologie à Lyon en 1913, collabora avec René Leriche pendant la guerre et devint professeur d'histologie à la Faculté de médecine de Lyon en 1918. Développant des techniques nouvelles, il a renouvelé l'histophysiologie.

3. Dans l'édition de 1952, on pouvait lire « individuation ».

l'avance de l'identité sous tous les rapports de deux organismes individuels qui, bien que de même espèce, doivent aux conditions de leur naissance (sexualité, fécondation, amphimixie) une combinaison unique de caractères héréditaires ? À l'exception des cas de reproduction agame (boutures de végétaux), d'autofécondation, de gémellité vraie, de polyembryonie (chez le tatou, par exemple), il faut opérer sur des organismes de lignée pure relativement à tous les caractères, sur des homozygotes intégraux. Or, si le cas n'est pas purement théorique, il faut avouer du moins qu'il est strictement artificiel. Ce matériel animal est une fabrication humaine, le résultat d'une ségrégation constamment vigilante. En fait, certaines organisations scientifiques élèvent des espèces, au sens jordanien du terme, de rats et de souris obtenus par une longue série d'accouplements entre consanguins[a]. Et par conséquent l'étude d'un tel matériel biologique, dont ici comme ailleurs les éléments sont un donné, est à la lettre celle d'un

29 *artefact*[b]. Et de même | qu'en physique l'utilisation, apparemment ingénue, d'un instrument comme la loupe, implique l'adhésion, ainsi que l'a montré Duhem[1], à une théorie, de même en biologie l'utilisation d'un rat blanc élevé par la *Wistar Institution* implique l'adhésion à la génétique et au mendélisme qui restent quand même, aujourd'hui encore, des théories.

3) *Totalité*. Supposée obtenue l'identité des organismes sur lesquels porte l'expérimentation, un second problème se pose. Est-il possible d'analyser le déterminisme d'un phénomène en l'isolant, puisqu'on opère

a. *Cf.* L. Cuénot[2], *L'Espèce*, Paris, Doin, 1936, p. 89.

b. Jacques Duclaux[3] montre très justement dans *L'Homme devant l'univers*, Paris, Flammarion, 1949, que la science moderne est davantage l'étude d'une *paranature* ou d'une *supernature* que de la nature elle-même : « L'ensemble des connaissances scientifiques aboutit à deux résultats. Le premier est l'énoncé des lois naturelles. Le second, beaucoup plus important, est la création d'une nouvelle nature superposée à la première et pour laquelle il faudrait trouver un autre nom puisque, justement, elle n'est pas naturelle et n'aurait jamais existé sans l'homme » (p. 273).

1. Pierre Duhem (1861-1916), physicien français, spécialiste de thermodynamique, professeur à l'Université de Bordeaux, est l'auteur d'une œuvre marquante d'épistémologie et d'histoire des sciences.

2. Lucien Cuénot (1866-1951), biologiste français, docteur ès sciences naturelles en 1887 à Paris, enseigna à la Faculté des sciences de Nancy où il devint professeur de zoologie en 1898. Il fut l'introducteur de la génétique et du darwinisme en France, redécouvrit les lois de l'hérédité de Mendel chez des lignées de souris et donna plusieurs contributions importantes à la génétique et à l'évolution.

3. Jacques Eugène Duclaux (1877-1978), biologiste et chimiste français, fut membre de l'Académie des sciences (1939) et professeur de biologie au Collège de France. Il étudia les propriétés physiques et chimiques des colloïdes.

sur un tout qu'altère en tant que tel toute tentative de prélèvement? Il n'est pas certain qu'un organisme, après ablation d'organe (ovaire, estomac, rein), soit le même organisme diminué d'un organe. Il y a tout lieu de croire, au contraire, que l'on a désormais affaire à un tout autre organisme, difficilement superposable, même en partie, à l'organisme témoin. La raison en est que, dans un organisme, les mêmes organes sont presque toujours polyvalents – c'est ainsi que l'ablation de l'estomac ne retentit pas seulement sur la digestion mais aussi sur l'hématopoïèse –, que d'autre part tous les phénomènes sont intégrés. Soit un exemple d'intégration nerveuse : la section de la moelle épinière sur le chat ou le chien, au-dessous du cinquième segment cervical [a] crée un état de choc caractérisé par l'abolition des réflexes dans les régions sous-jacentes à la section, état auquel succède une période de récupération de l'automatisme. Mais comme l'a montré von Weizsäcker cette récupération n'est pas un rétablissement, c'est la constitution d'un autre type d'automatisme, celui de « l'animal spinal ». Soit un exemple d'intégration et de polyvalence endocriniennes : l'oiseau pond un œuf qui grossit rapidement en s'entourant d'une coquille. Les phénomènes de mobilisation des constituants minéraux, protéiques et lipidiques de l'œuf sont intégrés au cycle ovarien. La folliculine conditionne à la fois les modifications morphologiques du conduit génital et la mobilisation chimique des constituants de l'œuf (augmentation de la production d'albumines par le foie; néoformation d'os médullaire dans les os longs). Dès que cesse l'action de la folliculine, | l'os néoformé se **30** résorbe en libérant le calcium qu'utilise la glande coquillière de l'oviducte. Ainsi l'ablation des ovaires chez l'oiseau retentit non seulement sur la morphologie de l'organisme mais également sur l'ensemble des phénomènes biochimiques.

4) *Irréversibilité.* Si la totalité de l'organisme constitue une difficulté pour l'analyse, l'irréversibilité des phénomènes biologiques, soit du point de vue du développement de l'être, soit du point de vue des fonctions de l'être adulte, constitue une autre difficulté pour l'extrapolation chronologique et pour la prévision.

Au cours de la vie l'organisme évolue irréversiblement, en sorte que la plupart de ses composants supposés sont pourvus, si on les retient séparés, de potentialités qui ne se révèlent pas dans les conditions de l'existence normale du tout. L'étude du développement de l'œuf ou des phénomènes de régénération est ici particulièrement instructive.

---

a. Pour respecter la fonction respiratoire du diaphragme.

Le meilleur exemple d'évolution irréversible est fourni par la succession des stades d'indétermination, de détermination et de différenciation de l'œuf d'oursin.

Au stade d'indétermination, l'ablation d'un segment de l'œuf est compensée. Malgré l'amputation initiale, l'organisme est complet au terme du développement. On peut tenir une partie comme douée du même pouvoir évolutif que le tout.

Après le stade de détermination de l'ébauche, les substances organo-formatrices paraissent localisées dans des secteurs très délimités. Les parties de l'embryon n'étant plus totipotentes ne sont plus équivalentes. L'ablation d'un segment ne peut être compensée.

Au stade de différenciation, des différences morphologiques apparaissent. On remarquera à ce sujet comment des expériences de ce genre, en révélant des possibilités organiques initiales que la durée de la vie réduit progressivement, jettent un pont entre la constitution normale et la forme monstrueuse de certains organismes, Elles permettent en effet d'interpréter la monstruosité comme un arrêt de développement ou comme la fixation qui permet, selon l'âge de l'embryon, la manifestation par d'autres ébauches des propriétés que leur situation et leurs connexions ordinaires leur interdiraient[a].

À l'irréversibilité de la différenciation succède chez le vivant diférencié une irréversibilité de caractère fonctionnel. Claude Bernard notait que si 31 aucun animal n'est absolument comparable | à un autre de même espèce, le même animal n'est pas non plus comparable à lui-même selon les moments où on l'examine[b]. Si les travaux sur l'immunité et l'anaphylaxie ont aujourd'hui familiarisé les esprits avec cette notion, il faut bien reconnaître qu'elle n'est pas devenue sans difficulté un impératif catégorique de la recherche et que les découvertes fondamentales qui ont contribué le plus à l'accréditer n'ont été rendues possibles que par sa méconnaissance. Car c'est à deux fautes techniques que sont dues la découverte de l'immunité par Pasteur[1] (1880) et la découverte de l'anaphylaxie par

---

a. Étienne Wolff, *La Science des monstres*, Paris, Gallimard, 1948, p. 237.

b. *Introduction*, p. 255.

1. Louis Pasteur (1822-1895), chimiste et microbiologiste français, dont les travaux vont de la découverte de la dissymétrie moléculaire des produits organiques naturels aux vaccinations, en passant par l'étude des fermentations, des conditions de vie des microorganismes et par la réfutation de la génération spontanée, a révolutionné la médecine et l'hygiène et a fondé l'Institut Pasteur qui a rayonné à travers le monde.

Portier[1] et Richet[2] (1902). C'est par inadvertance que Pasteur injecte à des poules une culture de choléra vieillie, et par économie qu'il inocule les mêmes poules avec une culture fraîche. C'est pour n'avoir pas injecté à des chiens une dose d'emblée mortelle d'extrait glycériné de tentacules d'actinie, et pour avoir utilisé dans une seconde expérience les mêmes animaux, dont la mort suit en quelques minutes l'injection d'une dose bien inférieure à la première, que Portier et Richet établissent un fait qu'il faut bien dire expérimental sans préméditation d'expérience. Et on n'oubliera pas que l'utilisation thérapeutique des substances anti-infectieuses a fait depuis longtemps apparaître que les êtres microscopiques, bactéries ou protozoaires, présentent, dans leur relation avec les antibiotiques, des variations de sensibilité, des déformations de métabolisme, et donc des phénomènes de résistance et même de dépendance qui aboutissent parfois paradoxalement à ceci que le germe infectieux ne puisse vivre que dans le milieu artificiellement créé pour le détruire[a3]. C'est à quoi pensait Ch. Nicolle, insistant sur l'obligation d'étudier la maladie infectieuse, phénomène biologique, avec le sens biologique et non avec un esprit uniquement mécaniste, lorsqu'il écrivait que « le phénomène se modifie entre nos mains » et que « nous avançons sur une route qui marche elle-même »[b].

On voit enfin comment l'irréversibilité des phénomènes biologiques s'ajoutant à l'individualité des organismes vient limiter la possibilité de répétition et de reconstitution des conditions déterminantes d'un phénomène, toutes choses égales d'ailleurs, qui reste l'un des procédés caractéristiques de l'expérimentation dans les sciences de la matière.

a. Paul Hauduroy, « Les Lois de la physiologie microbienne dressent devant les antibiotiques la barrière de l'accoutumance », dans *La Vie médicale*, mars 1951.

b. *Naissance, vie et mort des maladies infectieuses*, p. 33.

1. Paul Portier (1866-1962), physiologiste français, entra à l'Académie des sciences en 1936. Auteur de divers travaux, il est surtout connu pour être à l'origine de la découverte de l'anaphylaxie (1902) avec Charles Richet qui crée le mot : *De l'action anaphylactique de certains venins* (C. R. Soc. Biol. Paris, 1902, 54, p. 170-172).

2. Charles Richet (1850-1935), médecin et physiologiste français, agrégé de physiologie à la Faculté de médecine de Paris en 1878, professeur de physiologie au Collège de France en 1887, reçut le prix Nobel de médecine ou physiologie en 1913. Parmi ses divers et importants travaux, il est particulièrement connu pour ceux sur l'anaphylaxie (il crée le mot) avec Paul Portier en 1902.

3. Paul Hauduroy (1897-1967), bactériologiste français, assistant à l'Institut de bactériologie de Strasbourg, puis nommé en 1940 professeur à l'Université de Lausanne, professeur à titre personnel à la Faculté de médecine de Paris, a effectué d'importants travaux d'inventaire et de description de types microbiens, en particulier de mycobactéries.

Il a déjà été dit que les difficultés de l'expérimentation biologique
32 | ne sont pas des obstacles absolus mais des stimulants de l'invention. À
ces difficultés répondent des techniques proprement biologiques. Sur ce
point, il faut convenir que la pensée de Claude Bernard n'est pas toujours
très ferme, car s'il se défend de laisser absorber la physiologie par les
chimistes et les physiciens, s'il affirme que « la biologie a son problème
spécial et son point de vue déterminé », il écrit aussi que c'est seulement
la complexité des phénomènes de la vie qui commande la spécificité de
la pratique expérimentale en biologie [a]. Or toute la question est de savoir
si, en parlant d'un progrès de complexité, on n'affirme pas, implicitement
quoique involontairement, l'identité foncière des méthodes. Le complexe
ne peut être dit tel, relativement au simple, que dans un ordre homogène.
Mais lorsque Claude Bernard affirme que la vie « crée les conditions
spéciales d'un milieu organique qui s'isole de plus en plus du milieu
cosmique », que le *quia proprium* de la science biologique consiste en
« conditions physiologiques évolutives spéciales » et que par suite « pour
analyser les phénomènes de la vie il faut nécessairement pénétrer dans les
organismes vivants à l'aide des procédés de vivisection » [b], n'admet-il pas
que la spécificité de l'objet biologique commande une méthode tout autre
que celles de la physico-chimie ?

Il faut être aujourd'hui bien peu averti des tendances méthodologiques
des biologistes, même les moins inclinés à la mystique, pour penser qu'on
puisse honnêtement se flatter de découvrir par des méthodes physico-
chimiques autre chose que le contenu physico-chimique de phénomènes
dont le sens biologique échappe à toute technique de réduction. Comme le
dit Jacques Duclaux :

> À coup sûr, il doit être possible d'étendre par quelque moyen à la cellule
> des notions qui nous viennent du monde minéral, mais cette extension ne
> doit pas être une simple répétition et doit être accompagnée d'un effort

a. *Introduction*, p. 196-198.
b. *Introduction*, p. 202-204. On se reportera aussi sur ce point au célèbre *Rapport sur
les progrès et la marche de la physiologie générale en France* (1867) dont voici un passage
significatif : « On aura beau analyser les phénomènes vitaux et en scruter les manifestations
mécaniques et physico-chimiques avec le plus grand soin ; on aura beau leur appliquer les
procédés chimiques les plus délicats, apporter dans leur observation l'exactitude la plus
grande et l'emploi des méthodes graphiques et mathématiques les plus précises, on n'aboutira
finalement qu'à faire rentrer les phénomènes des organismes vivants dans les lois de la
physique et de la chimie générale, ce qui est juste ; mais on ne trouvera jamais ainsi les lois
propres de la physiologie ».

de création. Comme nous l'avons déjà dit, l'étude de la cellule n'est pas celle d'un cas particulier pouvant être résolu par l'application de formules plus générales ; | c'est la cellule au contraire qui constitue le système le 33 plus général, dans lequel toutes les variables entrent en jeu simultanément. Notre chimie de laboratoire ne s'occupe que des cas simples comportant un nombre de variables restreint[a].

On a cru longtemps tenir dans une somme de lois physico-chimiques l'équivalent positif de la fonction d'une membrane cellulaire vivante. Mais le problème biologique ne consiste pas à déterminer la perméabilité de la membrane par les équilibres réalisés sur ses deux faces, il consiste à comprendre que cette perméabilité soit variable, adaptée, sélective[b]. En sorte que, selon la remarque pénétrante de Th. Cahn[1] :

> on est amené en biologie, inéluctablement, même en ne voulant vérifier qu'un principe physique, à l'étude des lois de comportement des êtres vivants, c'est-à-dire à l'étude par les réponses obtenues, des types d'adaptation des organismes aux lois physiques, aux problèmes physiologiques proprement dits[c].

Indiquons donc rapidement les principes de quelques techniques expérimentales proprement biologiques : elles sont générales et indirectes, comme lorsque l'on modifie par addition ou soustraction d'un composant élémentaire supposé le milieu dans lequel vit et se développe un organisme ou un organe ; ou bien elles sont spéciales et directes comme lorsqu'on agit sur un territoire délimité d'un embryon à un stade connu du développement.

---

a. *Analyse chimique des fonctions vitales*, Paris, Hermann, 1934, p. x. Tout l'opuscule est à lire.

b. *Cf.* Guyénot, « La Vie comme invention », dans *L'Invention* (9e Semaine internationale de *Synthèse*, 1937), Paris, PUF, 1938.

c. *Quelques bases physiologiques de la nutrition*, Paris, Hermann, 1946, p. 22.

1. Théophile Cahn (1896-1986), physiologiste français, docteur en médecine de Strasbourg en 1927, docteur ès sciences de Paris en 1928, fut directeur du service de physiologie à l'Institut de biologie physico-chimique. Il y développa l'étude des régulations métaboliques. Il contribua également à l'histoire des sciences, en particulier avec son ouvrage *La vie et l'œuvre d'Etienne Geoffroy Saint-Hilaire* (Paris, PUF, 1962).

Les techniques de transplantation ou d'explantation de tissus ou d'organes ont acquis, du fait des expériences de Carrel[1][2], une notoriété insuffisamment accompagnée, dans le public, de l'intelligence exacte de leur portée. En insérant une partie de l'organisme à une place autre que la normale, chez le même individu ou chez un autre individu, on modifie ses relations topographiques en vue de révéler les responsabilités d'influence et les rôles différents de secteurs et de territoires différents. En plaçant un tissu ou un organe dans un milieu spécialement composé, conditionné et entretenu, permettant la survie (culture de tissus ou d'organes), on libère le tissu ou l'organe de toutes les stimulations ou inhibitions qu'exercent sur lui par la voie du milieu intérieur normal, l'ensemble coordonné des autres tissus ou organes composant avec lui l'organisme total.

34 | Soit un exemple d'expérimentation et d'analyse authentiquement biologique. Pour dissocier l'action des hormones ovariennes et hypophysaires sur l'aspect morphologique des organes génitaux femelles, c'est-à-dire pour dénombrer et définir séparément et distinctement les éléments d'un déterminisme global, on institue chez une femelle de rongeur une castration physiologique par transplantation des ovaires, greffés sur un mésentère. On obtient ainsi que, par la voie de la circulation porte, toutes les hormones œstrogènes traversent le foie qui est capable de les rendre inactives. On observe, à la suite de cette greffe, que les conduits génitaux s'atrophient comme à la suite d'une castration. Mais l'hypophyse, en l'absence du régulateur que constitue pour elle l'hormone ovarienne, accroît sa sécrétion d'hormone gonadotrope. En somme, les ovaires n'existent plus pour l'hypophyse puisque leur sécrétion ne l'atteint plus, mais comme ils existent toujours cependant et comme l'hypophyse existe pour eux, puisque sa sécrétion leur parvient, voilà qu'ils s'hypertrophient par réaction à l'excès d'hormone gonadotrope. On obtient donc, par modification d'un circuit excréteur, la rupture d'un cercle d'action et de réaction et la dissociation par atrophie et hypertrophie d'une image morphologique normale.

1. Alexis Carrel (1873-1944), chirurgien et physiologiste français, docteur en médecine de la Faculté de Lyon en 1900, obtint le prix Nobel de physiologie ou médecine en 1912. Il est connu pour avoir perfectionné des techniques chirurgicales (notamment les sutures des vaisseaux), pour ses expériences et méthodes de culture de tissus et pour ses travaux d'explantation (1910) à la suite de ceux de Ross Granville Harrison (1907).

2. Ross Granville Harrison (1870-1959), biologiste américain, docteur en médecine de l'Université de Bonn en 1899, professeur d'anatomie à l'université Johns Hopkins, puis à Yale, a contribué à l'embryologie et aux techniques de culture et de transplantation tissulaire.

Naturellement, de telles méthodes expérimentales laissent encore irrésolu un problème essentiel : celui de savoir dans quelle mesure les procédés expérimentaux, c'est-à-dire artificiels, ainsi institués permettent de conclure que les phénomènes naturels sont adéquatement représentés par les phénomènes ainsi rendus sensibles. Car ce que recherche le biologiste c'est la connaissance de ce qui est et de ce qui se fait, abstraction faite des ruses et des interventions auxquelles le contraint son avidité de connaissance. Ici comme ailleurs comment éviter que l'observation, étant action parce qu'étant toujours à quelque degré préparée, trouble le phénomène à observer ? Et plus précisément ici, comment conclure de l'expérimental au normal [a] ? C'est pourquoi, s'interrogeant sur le mécanisme de production de ces vivants paradoxalement normaux et monstrueux que sont des jumeaux vrais humains, et rapprochant pour leur éclaircissement réciproque les leçons de la tératologie et de l'embryologie expérimentale, Étienne Wolff [1] écrit :

> Il est difficile d'admettre que les facteurs accidentels exercent leur action avec autant de précision que les techniques expérimentales. Si celles-ci permettent de créer les conditions idéales pour | l'analyse des mécanismes **35** et la compréhension des phénomènes, il est vraisemblable que la nature « utilise » plus souvent les méthodes indirectes que les méthodes directes. L'embryon entier est probablement soumis à l'action du facteur tératogène. Il y a peu de chances pour qu'un accident banal exécute le même travail qu'une opération délicate [b].

Cet exemple des jumeaux vrais humains nous permet maintenant et enfin de poser un problème qu'un essai sur l'expérimentation biologique ne peut pas aujourd'hui ignorer, celui des possibilités et de la permission d'expérimentation directe sur l'homme.

Le savoir, y compris et peut-être surtout la biologie, est une des voies par lesquelles l'humanité cherche à assumer son destin et à transformer son être en devoir. Et pour ce projet, le savoir de l'homme concernant l'homme

a. *Cf.* notre *Essai sur quelques problèmes concernant le normal et le pathologique*, 2e éd., Paris, Les Belles Lettres, 1950, p. 86-89.
b. *La Science des monstres*, p. 122.

1. Étienne Wolff (1904-1996), biologiste français, spécialiste d'embryologie expérimentale et de tératologie, licencié ès lettres et ès sciences, docteur ès sciences de l'Université de Strasbourg et maître de conférences à la Faculté des sciences de Strasbourg en 1936, puis professeur en 1942, devint professeur au Collège de France en 1955. Il fut membre de l'Académie des sciences et de l'Académie française.

a une importance fondamentale. Le primat de l'anthropologie n'est pas une forme d'anthropomorphisme, mais une condition de l'anthropogénèse.

Il faudrait, en un sens, expérimenter sur l'homme pour éviter l'écueil, précédemment signalé, d'une extrapolation d'observations faites sur des animaux de telle ou telle espèce. Mais on sait quelles normes éthiques, que les uns diront préjugés et les autres impératifs imprescriptibles, viennent heurter ce genre d'expérimentation. Et ce qui complique encore le problème c'est la difficulté de délimiter l'extension du concept d'expérimentation sur l'homme, opération d'intention strictement théorique en principe, en la distinguant de l'intervention thérapeutique (par exemple, la lobotomie) et de la technique de prévention hygiénique ou pénale (par exemple, la stérilisation légale). Le rapport de la connaissance et de l'action, pour n'être pas ici fondamentalement différent de ce qu'il est en physique et en chimie, retire de l'identité en l'homme du sujet du savoir et de l'objet de l'action un caractère si direct, si urgent, si émouvant que les élans philanthropiques venant interférer avec les réticences humanistes, la solution du problème suppose une idée de l'homme, c'est-à-dire une philosophie.

Nous rappelons que Claude Bernard considère les tentatives thérapeutiques et les interventions chirurgicales comme des expérimentations sur l'homme et qu'il les tient pour légitimes.

> La morale ne défend pas de faire des expériences sur son prochain, ni sur
> **36**   soi-même ; dans la pratique de la vie, les hommes ne font que | faire des
> expériences les uns sur les autres. La morale chrétienne ne défend qu'une
> seule chose, c'est de faire du mal à son prochain [a].

Il ne nous paraît pas que ce dernier critère de discrimination entre l'expérimentation licite et l'expérimentation immorale soit aussi solide que Claude Bernard le pense. Il y a plusieurs façons de faire du bien aux hommes qui dépendent uniquement de la définition qu'on donne du bien et de la force avec laquelle on se croit tenu de le leur imposer, même au prix d'un mal, dont on conteste d'ailleurs la réalité foncière. Rappelons pour mémoire – et triste mémoire – les exemples massifs d'un passé récent.

Il est essentiel de conserver à la définition de l'expérimentation, même sur le sujet humain, son caractère de question posée sans préméditation d'en convertir la réponse en service immédiat, son allure de geste intentionnel et délibéré sans pression des circonstances. Une intervention chirurgicale peut être l'occasion et le moyen d'une expérimentation, mais elle-même

a. *Introduction*, p. 209.

n'en est pas une, car elle n'obéit pas aux règles d'une opération à froid sur un matériel indifférent. Comme tout geste thérapeutique accompli par un médecin, l'intervention chirurgicale répond à des normes irréductibles à la simple technique d'une étude impersonnelle. L'acte médico-chirurgical n'est pas qu'un acte scientifique, car l'homme malade qui se confie à la conscience plus encore qu'à la science de son médecin n'est pas seulement un problème physiologique à résoudre, il est surtout une détresse à secourir. On objectera qu'il est artificiel et délicat de distinguer entre l'essai d'un traitement pharmacodynamique ou chirurgical pour une affection donnée et l'étude critique ou heuristique des liaisons de causalité biologique. C'est vrai si l'on s'en tient à la situation du spectateur ou du patient. Ce n'est plus vrai, si l'on se met à la place de l'opérateur. Lui, et lui seul, sait précisément à quel moment l'intention et le sens de son intervention changent. Soit un exemple. Le chirurgien américain, W. P. Dandy[1], au cours d'une intervention chirurgicale sur le chiasma optique, a pratiqué la section complète de la tige hypophysaire chez une jeune fille de dix-sept ans. Il a constaté que la section ne trouble pas la vie génitale de la femme, à la différence de ce qu'on observe chez certaines espèces de mammifères où le cycle ovarien et la lactation sont notablement perturbés[a]. Pour dire s'il y a eu, dans ce cas, expérimentation ou non, il faudrait savoir si l'on pouvait ou | non éviter de sectionner la tige hypophysaire et ce que l'on s'est proposé ce faisant. Seul l'opérateur, dans un cas semblable, peut dire si l'opération a dépassé le geste chirurgical strict, c'est-à-dire l'intention thérapeutique. Dandy n'en dit rien, dans l'exemple cité.

Nous savons qu'on invoque ordinairement, pour trouver un critère valable de la légitimité d'une expérimentation biologique sur l'homme, le consentement du patient à se placer dans la situation de cobaye. Tous les étudiants en bactériologie connaissent l'exemple célèbre des Dick déterminant une angine rouge ou une scarlatine typique par friction de

a. *American Journal of Physiology*, 1940, t. CXIV, p. 312. Nous devons à l'obligeance du professeur Gaston Mayer[2], de la Faculté de médecine de Bordeaux, l'indication de cette expérience et de quelques autres citées à la suite.

1. Walter Edward Dandy (1886-1946), médecin américain, neurochirurgien à l'Université Johns Hopkins à Baltimore, élève d'Harvey Cushing, et auteur de nombreuses innovations neurochirurgicales et médicales.
2. Gaston Mayer (1915-1979), médecin français, docteur en médecine de la Faculté de Strasbourg fut professeur d'histologie et embryologie à la Faculté de médecine de Bordeaux. Ses travaux portent sur l'endocrinologie et la neuro-endocrinologie de la reproduction. Il fut élu correspondant de l'Académie nationale de médecine en 1970.

la gorge, sur des sujets consentants, avec une culture de streptocoques prélevés dans le pharynx ou sur un panaris de malades atteints de la scarlatine. Pendant la seconde guerre mondiale, des expériences relatives à l'immunité ont été pratiquées aux États-Unis sur des condamnés, sur des objecteurs de conscience, avec leur consentement. Si l'on observait ici que, dans le cas d'individus en marge et soucieux de se réhabiliter en quelque façon, le consentement risque de n'être pas plein, n'étant pas pur, on répondrait en citant les cas où des médecins, des chercheurs de laboratoire, des infirmiers pleinement conscients des fins et des aléas d'une expérience, s'y sont prêtés sans hésitation et sans autre souci que de contribuer à la solution d'un problème.

Entre ces cas limites d'apparente légitimité et les cas inverses de manifeste ignominie, où des êtres humains, dévalorisés par le législateur comme socialement déclassés ou physiologiquement déchus, sont utilisés de force à titre de matériel expérimental[a], se place l'infinie variété des cas où il devient difficile de décider si, faute d'une connaissance complète des éléments du problème – que l'opérateur lui-même n'a pas, puisqu'il

---

a. Plutôt que de rappeler de nouveau d'horribles pratiques peut-être trop exclusivement mises sur le compte de la technocratie ou du délire raciste, nous préférons signaler l'antiquité de la vivisection humaine. On sait que Hérophile[1] et Erasistrate[2], chefs de l'école médicale d'Alexandrie, ont pratiqué la vivisection sur des condamnés à mort : « *Longeque optime fecisse Herophitum et Erasistratum qui nocentes homines a regibus ex carcere acceptos, vivos inciderint, considerarintque, etiamnum spiritu remanente, ea quae natura ante clausisset, eorumque positum, colorem, figuram ; magnitudinem, ordinem, duritiem, mollitiem, laevorem, contactum, etc.* ». Celse[3], *Artium liber sextus idem medicinae primus, Proemium.*

1. Hérophile de Chalcédoine (env. 330 av. J.-C. – env. 260 av. J.-C.), médecin grec, le plus grand représentant de la médecine scientifique à Alexandrie, développa l'anatomie du corps humain fondée sur les dissections de cadavres ou de criminels. On lui doit la distinction des veines et des artères, l'identification du système nerveux sensitif et moteur, et une description morphologique du cerveau et de l'œil qui ont marqué la physiologie. Figure de proue des médecins dits « rationalistes » ou « dogmatiques », il chercha dans la physiologie normale les causes des maladies.

2. Erasistrate (env. 330 – env. 250 av. J.-C.), médecin grec de l'École d'Alexandrie, l'un des premiers à pratiquer la dissection des cadavres humains, élabora un modèle de l'organisme inspiré des techniques alexandrines. Il découvrit les valvules cardiaques, inventa les vaisseaux capillaires nécessaires dans son système, et proposa l'idée d'une corrélation entre le développement de l'intelligence chez l'homme et la complexité de ses circonvolutions cérébrales, comparée aux animaux.

3. Celse (Aulus Cornelius Celsus), médecin et érudit romain, contemporain d'Auguste, principalement connu pour son traité sur l'*Art de la Médecine*. On cite encore parfois ses quatre signes de l'inflammation.

expérimente, c'est-à-dire court un risque – on peut encore parler du consentement d'un patient à l'acte semi-thérapeutique et semi-expérimental qu'on lui offre de subir[a].

| Enfin, nous noterons qu'il y a des cas où l'appréciation et les critiques **38** pourraient viser aussi bien le consentement des patients que l'invitation des chercheurs. C'est ainsi que la connaissance des premiers stades du développement de l'œuf humain a bénéficié d'observations faites dans les conditions expérimentales que voici. Le gynécologue invite certaines femmes qu'il doit opérer pour des affections utérines variées à avoir des rapports sexuels à des dates fixées. L'ablation de l'utérus intervenant à des dates connues, il est possible de débiter la pièce prélevée et d'examiner la structure des œufs fécondés dont on calcule aisément l'âge[b].

Le problème de l'expérimentation sur l'homme n'est plus un simple problème de technique, c'est un problème de valeur. Dès que la biologie concerne l'homme non plus simplement comme problème, mais comme instrument de la recherche de solutions le concernant, la question se pose d'elle-même de décider si le prix du savoir est tel que le sujet du savoir

a. *Cf.* Guyénot, *Les Problèmes de la vie*, Genève, Bourquin, 1946, « L'Expérimentation sur l'homme en parasitologie ».

Nous avons lu trop tard pour pouvoir l'utiliser un article du professeur René Fontaine[1] sur « L'expérimentation en chirurgie » (*Somme de Médecine contemporaine*, I, p. 155 ; La Diane Française, éd. 1951). Il a le grand mérite de ne pas éviter les difficultés et de ne sacrifier ni au conformisme ni aux conventions.

b. John Rock[2] and Arthur T. Hertig[3], « Some aspects of early human development », dans *American Journal* of *obstetrics and gynecology*, Saint-Louis, 1942, vol. XLIV, n° 6, p. 973-983.

John Rock et Miriam F. Menkin[4] ont pu féconder *in vitro* des œufs humains, recueillis par ponction de follicules sur des ovaires prélevés pour raisons thérapeutiques, et observer quelques développements ovulaires ; *cf.* « In vitro fertilization and cleavage of human ovarian eggs », dans *Am. J. Obs. and Gynec.*, 1948, vol. LV, n° 3, p. 440-452.

1. René Fontaine (1899-1979), médecin français, chirurgien, docteur en médecine sous la direction de René Leriche à Strasbourg en 1925, devint professeur de thérapeutique chirurgicale à la Faculté de médecine en 1945, puis Doyen de la Faculté de médecine de Strasbourg. Il développa particulièrement la neurochirurgie.

2. John Rock (1890-1984), médecin américain, gynécologue-obstétricien, du département d'embryologie de l'Institut Carnegie de Washington, fut un pionnier de la fertilisation in vitro, de la congélation du sperme et du contrôle des naissances par la pilule contraceptive.

3. Arthur T. Hertig (1904-1990), médecin américain, spécialiste d'embryologie humaine, professeur de pathologie à Harvard Medical School, a contribué aux travaux sur la contraception.

4. Miriam F. Menkin (1901-1992), biologiste américaine, collaboratrice de Gregory Pincus et de John Rock, fut la première à effectuer une fertilisation in vitro en 1944.

puisse consentir à devenir objet de son propre savoir. On n'aura pas de peine à reconnaître ici le débat toujours ouvert concernant l'homme moyen ou fin, objet ou personne. C'est dire que la biologie humaine ne contient pas en elle-même la réponse aux questions relatives à sa nature et à sa signification[a].

Cette étude a voulu insister sur l'originalité de la méthode biologique, sur l'obligation formelle de respecter la spécificité de son objet, sur la valeur d'un certain sens de nature biologique, propre à la conduite des opérations expérimentales. Selon qu'on | s'estimera plus intellectualiste ou au contraire plus empiriste que nous-même, on estimera trop belle la part faite au tâtonnement ou au contraire à l'invention. On peut penser que la biologie est aujourd'hui une science de caractère décisif pour la position philosophique du problème des moyens de la connaissance et de la valeur de ses moyens, et cela parce que la biologie est devenue autonome, parce que surtout elle témoigne de la récurrence de l'objet du savoir sur la constitution du savoir visant la nature de cet objet, parce qu'enfin en elle se lient indissolublement connaissance et technique.

Nous voudrions demander à une image de nous aider à mieux approcher le paradoxe de la biologie. Dans l'*Électre*, de Jean Giraudoux[1], le mendiant, l'homme du trimard qui heurte du pied sur la route les hérissons écrasés, médite sur cette faute originelle du hérisson qui le pousse à la traversée des routes. Si cette question a un sens philosophique, car elle pose le problème du destin et de la mort, elle a en revanche beaucoup moins de sens biologique. Une route c'est un produit de la technique humaine, un

39 (marginal number)

---

a. *Cf.* Marc Klein, « Remarques sur les méthodes de la biologie humaine », dans *Congrès international de philosophie des sciences*, Paris, 1949, « Épistémologie », I, Paris, Hermann, 1951, p. 145.

* La médecine ne résoud pas mieux, d'elle-même, des problèmes analogues posés par les techniques de greffe thérapeutique d'organes. Voir sur ce point un très bel article de J. Hamburger[2], J. Crosnier et J. Dormont, « Problèmes moraux posés par les méthodes de suppléance et de transplantation d'organes », *Revue française d'études cliniques et biologiques*, 1964, vol. IX, n° 6.

1. Jean Giraudoux (1882-1944), écrivain français, ancien élève de l'École normale supérieure, a effectué une carrière diplomatique ainsi que littéraire.

2. Jean Hamburger (1909-1992), médecin français, chef de service à l'hôpital Necker et professeur de clinique néphrologique à la Faculté de médecine de Paris, effectua la première transplantation rénale en 1952 à partir d'un donneur vivant apparenté. Il fut membre et président de l'Académie des sciences, de l'Académie nationale de médecine et de l'Académie française.

des éléments du milieu humain, mais cela n'a aucune valeur biologique pour un hérisson. Les hérissons, en tant que tels, ne traversent pas les routes. Ils explorent à leur façon de hérisson leur milieu de hérisson, en fonction de leurs impulsions alimentaires et sexuelles. En revanche, ce sont les routes de l'homme qui traversent le milieu du hérisson, son terrain de chasse et le théâtre de ses amours, comme elles traversent le milieu du lapin, du lion ou de la libellule. Or, la méthode expérimentale – comme l'indique l'étymologie du mot méthode – c'est aussi une sorte de route que l'homme biologiste trace dans le monde du hérisson, de la grenouille, de la drosophile, de la paramécie et du streptocoque. Il est donc à la fois inévitable et artificiel d'utiliser pour l'intelligence de l'expérience qu'est pour l'organisme sa vie propre des concepts, des outils intellectuels, forgés par ce vivant savant qu'est le biologiste. On n'en conclura pas que l'expérimentation en biologie est inutile ou impossible, mais, retenant la formule de Claude Bernard : la vie c'est la création [a], on dira que la connaissance de la vie doit s'accomplir par conversions imprévisibles, s'efforçant de saisir un devenir dont le sens ne se révèle jamais si nettement à notre entendement que lorsqu'il le déconcerte.

a. *Introduction*, p. 194.

II

HISTOIRE

Tout développement nouveau d'une science s'appuie nécessairement sur ce qui existe déjà. Or, ce qui existe déjà ne s'arrête pas toujours à des limites fort précises. Entre le connu et le non connu, il y a, non pas une ligne définie, mais une bordure estompée. Avant d'atteindre la région où il peut trouver le sol ferme pour asseoir ses fondations, le savant doit revenir assez loin en arrière pour sortir de la zone mal assurée dont il vient d'être question. Si on veut étendre un peu largement le domaine scientifique auquel on se consacre, il faut, pour assurer ses perspectives, remonter jusque dans l'histoire pour trouver une base.

Ch. Singer [1], *Histoire de la biologie*,
trad. fr. de Gidon, p. 15.

| LA THÉORIE CELLULAIRE   43

L'histoire des sciences a reçu jusqu'à présent en France plus d'encouragements que de contributions. Sa place et son rôle dans la culture générale ne sont pas niés, mais ils sont assez mal définis. Son sens même est flottant. Faut-il écrire l'histoire des sciences comme un chapitre spécial de l'histoire générale de la civilisation? Ou bien doit-on rechercher dans les conceptions scientifiques à un moment donné une expression de l'esprit général d'une époque, une *Weltanschauung*? Le problème d'attribution et de compétence est en suspens. Cette histoire relève-t-elle de l'historien en tant qu'exégète, philologue et érudit (cela surtout pour la période antique)

---

1. Charles Singer (1876-1960), médecin anglais, historien de la médecine, docteur en médecine d'Oxford en 1911, enseigna l'histoire de la médecine à University College à Londres à partir de 1920 avant de devenir professeur en 1931. Il eut un intérêt particulier pour la biologie et la médecine grecques, ainsi que pour l'histoire de la technologie.

ou bien du savant spécialiste, apte à dominer en tant que savant le problème dont il retrace l'histoire?

Faut-il être soi-même capable de faire progresser une question scientifique pour mener à bien la régression historique jusqu'aux premières et gauches tentatives de ceux qui l'ont formulée? Ou bien suffit-il pour faire œuvre d'historien en sciences de faire ressortir le caractère historique, voire dépassé, de telle œuvre, de telle conception, de révéler le caractère périmé des notions en dépit de la permanence des termes? Enfin, et par suite de ce qui précède, quelle est la valeur pour la science de l'histoire de la science? L'histoire de la science n'est-elle que le musée des erreurs de la raison humaine, si le vrai, fin de la recherche scientifique, est soustrait au devenir? En ce cas, pour le savant, l'histoire des sciences ne vaudrait pas une heure de peine, car, de ce point de vue, l'histoire des sciences c'est de l'histoire mais non de la science. Sur cette voie on peut aller jusqu'à dire que l'histoire des sciences est davantage une curiosité philosophique qu'un excitant de l'esprit scientifique [a].

44 | Une telle attitude suppose une conception dogmatique de la science et, si l'on ose dire, une conception dogmatique de la critique scientifique, une conception des « progrès de l'esprit humain » qui est celle de l'*Aufklärung*, de Condorcet [1] et de Comte. Ce qui plane sur cette conception c'est le mirage d'un « état définitif » du savoir. En vertu de quoi, le préjugé scientifique c'est le jugement d'âges révolus. Il est une erreur parce qu'il est d'hier. L'antériorité chronologique est une infériorité logique [b]. Le progrès n'est pas conçu comme un rapport de valeurs dont le déplacement de valeurs

a. *Cf.* les interventions de MM. Parodi [2] et Robin à la discussion du 14 avril 1934 sur la signification de l'histoire de la pensée scientifique, *Bulletin de la Société française de philosophie*, mai-juin 1934.

b. Cette thèse positiviste est exposée sans réserves par Claude Bernard. Voir les pages où il traite de l'histoire de la science et de la critique scientifique dans l'*Introduction à la Médecine expérimentale* (IIe partie, chap. II, fin) et notamment : « La science du présent est donc nécessairement au-dessus de celle du passé, et il n'y a aucune espèce de raison d'aller chercher un accroissement de la science moderne dans les connaissances des anciens. Leurs théories, nécessairement fausses, puisqu'elles ne renferment pas les faits découverts depuis, ne sauraient avoir aucun profit réel pour les sciences actuelles ».

1. Marie Jean Antoine Nicolas de Caritat, marquis de Condorcet (1743-1794), mathématicien et philosophe français, fut secrétaire de l'Académie des sciences. Il développa une théorie du progrès dans son *Esquisse d'un tableau des progrès de l'esprit humain* (posthume).

2. Dominique Parodi (1870-1955), philosophe français, fut Inspecteur général de l'Instruction publique et membre de l'Académie des sciences morales et politiques.

en valeurs constituerait la valeur, il est identifié avec la possession d'une dernière valeur qui transcende les autres en permettant de les déprécier. M. Émile Bréhier [1] a très justement remarqué que ce qu'il y a d'historique dans le *Cours de Philosophie positive* c'est moins l'inventaire des notions scientifiques que celui des notions préscientifiques [a]. Selon cette conception, et en dépit de l'équation du positif et du relatif, la notion positiviste de l'histoire des sciences recouvre un dogmatisme et un absolutisme latents. Il y aurait une histoire des mythes mais non une histoire des sciences.

Malgré tout, le développement des sciences au-delà de l'âge positiviste de la philosophie des sciences ne permet pas une aussi sereine confiance dans l'automatisme d'un progrés de dépréciation théorique. Pour ne citer qu'un exemple qui a pris les dimensions d'une crise au cours de laquelle de nombreux concepts scientifiques ont dû être réélaborés, nous ne pouvons plus dire qu'en optique la théorie de l'ondulation ait annulé la théorie de l'émission, que Huyghens [2] et Fresnel [3] aient définitivement convaincu Newton [4] d'erreur. La synthèse des deux théories dans la mécanique ondulatoire nous interdit de tenir l'une des deux représentations du phénomène lumineux comme éliminée par l'autre à son profit. Or, dès qu'une théorie ancienne, longtemps tenue pour périmée, reprend une nouvelle, quoique parfois apparemment paradoxale, actualité, on s'aperçoit,

a. « Signification de l'histoire de la pensée scientifique », dans *Bulletin de la Société française de philosophie*, mai-juin 1934.

1. Émile Bréhier (1876-1952), philosophe français, fut professeur à la Sorbonne (1919) et membre de l'Académie des sciences morales et politiques (1941). Spécialiste de philosophie grecque et médiévale, il est l'auteur d'une monumentale *Histoire de la philosophie* (1926-1932).

2. Christiaan Huyghens (1629-1695), mathématicien, physicien et astronome hollandais, a apporté des contributions pionnières à de nombreux domaines scientifiques, dont les probabilités, la mécanique et l'optique, où il argumenta pour une théorie ondulatoire de la lumière. Il fut élu Fellow de la Royal Society en 1663 et de l'Académie des sciences en 1666.

3. Augustin Fresnel (1788-1827), ingénieur et physicien français, ancien élève de l'École polytechnique, établit par des expériences de diffraction et d'interférence, la théorie ondulatoire de la lumière et forgea la notion de longueur d'onde. Il entra à l'Académie des sciences en 1823.

4. Isaac Newton (1642-1727), mathématicien, physicien et philosophe anglais, professeur à l'Université de Cambridge en 1669, membre de la Royal Society en 1672, est la figure emblématique de la physique moderne. Son invention, parallèlement à Leibniz, du calcul infinitésimal, ses travaux en optique, son énoncé des lois universelles de la physique et sa théorie de la gravitation universelle, exposés dans son ouvrage *Philosophiae Naturalis Principia Mathematica* (1687) en ont fait un modèle pour le développement des sciences, y compris des sciences humaines et sociales, pendant deux siècles.

45 en relisant dans un esprit de plus large | sympathie les auteurs qui l'ont proposée, qu'ils ont eux-mêmes bien souvent éprouvé à son égard une certaine réticence concernant sa valeur d'explication exhaustive et qu'ils ont pu entrevoir sa correction et son complément éventuels par d'autres vues qu'ils étaient eux-mêmes naturellement maladroits à formuler.

C'est ainsi que Newton découvrit, sous l'aspect des anneaux auxquels on a donné son nom, des phénomènes de diffraction et d'interférence dont la théorie de l'émission corpusculaire ne pouvait rendre compte. Il fut donc amené à soupçonner la nécessité de compléter sa conception par le recours à des éléments de nature périodique (théorie des « accès de facile réflexion et de facile transmission »), complément dans lequel M. Louis de Broglie [1] voit « une sorte de préfiguration de la synthèse que devait réaliser deux siècles plus tard la mécanique ondulatoire » [a]. Au sujet du même Newton, Langevin [2] a fait remarquer que la théorie de la gravitation offre à considérer un cas frappant de « sénilisation des théories par dogmatisation » dont l'auteur des *Principia* de 1687 n'est pas personnellement responsable, attentif qu'il était à tous les faits auxquels l'hypothèse de l'attraction à distance ne pouvait conférer l'intelligibilité. « Ce sont ses disciples qui, devant le succès de la tentative newtonienne, ont donné à celle-ci un aspect dogmatique dépassant la pensée de l'auteur et rendant plus difficile un retour en arrière. » De ce fait et de certains autres analogues, Langevin tire des conclusions nettement défavorables à l'esprit dogmatique de l'actuel enseignement des sciences. Pour préparer des esprits neufs au travail scientifique, c'est-à-dire à une plus large compréhension des problèmes ou à la remise en question de certaines solutions, le retour aux sources est indispensable.

a. *Matière et Lumière*, Paris, A. Michel, 1937, p. 163.

1. Louis de Broglie (1892-1987), physicien français, licencié ès lettres en 1910 et ès sciences en 1913, docteur ès sciences en 1924, reçut le prix Nobel de physique en 1929 pour sa découverte de la nature ondulatoire de l'électron. Professeur de physique théorique à l'Institut Henri Poincaré en 1933, membre puis secrétaire perpétuel de l'Académie des sciences, il fut élu à l'Académie française en 1944.
2. Paul Langevin (1872-1946), physicien français, ancien élève de l'École de physique et de chimie industrielles de Paris, puis de l'École normale supérieure, agrégé de physique en 1897, docteur ès sciences en 1902, devint professeur à l'École de physique et de chimie en 1905, et directeur en 1925. Auteur d'importants travaux sur le magnétisme, il fut également un promoteur de la relativité en France. Il joignit à cette importante activité scientifique un grand intérêt pour la pédagogie et l'enseignement des sciences et pour les problèmes de l'éducation.

Pour combattre le dogmatisme, il est très instructif de constater combien plus et mieux que leurs continuateurs et commentateurs, les fondateurs de théories nouvelles se sont rendu compte des faiblesses et des insuffisances de leurs systèmes. Leurs réserves sont ensuite oubliées, ce qui pour eux était hypothèse devient dogme de plus en plus intangible à mesure qu'on s'éloigne davantage des origines et un effort violent devient nécessaire pour s'en délivrer lorsque l'expérience vient démentir les conséquences plus ou moins lointaines d'idées dont on avait oublié le caractère provisoire et précaire [a].

En biologie, nous voudrions citer à l'appui | des idées si fécondes de **46** Langevin le cas du problème de l'espèce. Il n'est pas de manuel élémentaire d'histoire naturelle ou de philosophie des sciences qui ne dénonce en Linné [1] le père autoritaire de la théorie fixiste. Guyénot [2] écrit, dans son ouvrage sur *Les Sciences de la vie aux XVIIe et XVIIIe siècles* que « c'est l'esprit dogmatique de Linné qui érigea en principe la notion de fixité des espèces » [b]. Mais plus loin, Guyénot reconnaît que Linné a été conduit par des observations sur l'hybridation à admettre « une sorte de transformisme restreint » dont le mécanisme lui est resté inconnu [c]. Singer qui sacrifie aussi au dogme du dogmatisme fixiste de Linné, à un certain passage de son *Histoire de la biologie*, apporte à un autre moment une correction à cette première interprétation [d]. À Linné, Guyénot et Singer opposent John Ray [3], fixiste nuancé et réticent. Or le fait est que Linné a apporté lui-même à son fixisme initial des corrections beaucoup plus nettes que celles de J. Ray et sur le vu de phénomènes biologiques bien plus significatifs. Cela

a. « La Valeur éducative de l'histoire des sciences », *Bulletin de la Société française de pédagogie*, n° 22, déc. 1926, Conférence reproduite dans *La Pensée captive* de J. Bézard [4], Vuibert, 1930, p. 53 *sq.*
   b. *Cf.* p. 361.
   c. *Cf.* p. 373.
   d. *Cf.* p. 196 et 316 de la traduction française par Gidon, Paris, Payot.

   1. Carl Linné (1707-1778), naturaliste suédois, a fondé le système moderne de classification et de nomenclature en biologie.
   2. Émile Guyénot (1885-1963), zoologiste et généticien français, docteur ès sciences de Paris en 1917, fut professeur de zoologie et d'anatomie comparée à l'Université de Genève en 1918. Ses travaux sur la Drosophile et ses mutations, sur la régénération des Amphibiens, ainsi qu'en endocrinologie et en génétique sexuelle, ont donné lieu à d'importants résultats.
   3. John Ray (1627-1705), naturaliste anglais, fut l'auteur d'une classification des plantes et le premier à définir le terme d'espèce.
   4. Julien Bézard, spécialiste de pédagogie et de didactique, est l'auteur de *La pensée captive ou la grande pitié des élèves de France* qui parut aux Éditions Vuibert à Paris en 1930.

est très bien vu par Cuénot dans son ouvrage sur *L'Espèce*. Et cela ressort avec une admirable clarté du livre de Knut Hagberg[1] sur *Carl Linné*[a]. C'est la méditation de Linné sur les variétés monstrueuses et « anormales » dans le règne végétal et animal qui devait le conduire à l'abandon complet de sa première conception de l'espèce. Selon Hagberg, on doit convenir que Linné, champion prétendu du fixisme, « se joint aux naturalistes qui doutent de la validité de cette thèse ». Certes, Linné n'abandonna jamais complètement l'idée de certains ordres naturels créés par Dieu, mais il reconnut l'existence d'espèces et même de genres « enfants du temps »[b] et finit par supprimer dans les dernières éditions, sans cesse remaniées, du *Systema Naturae* son affirmation selon laquelle de nouvelles espèces ne se produisent jamais[c]. Linné n'est jamais parvenu à une notion bien nette de l'espèce. Ses successeurs ont-ils été bien plus heureux, encore qu'ils n'aient pas eu à surmonter comme lui l'obstacle de leur propre point de départ? Dès lors, pourquoi l'historien des sciences présenterait-il Linné comme le responsable d'une rigidité doctrinale qui incombe à la pédagogie plus qu'à la constitution de la théorie? Sans doute l'œuvre de Linné permettait-elle qu'on en tirât | le fixisme, mais *on aurait pu aussi tirer autre chose de toute l'œuvre*. La fécondité d'une œuvre scientifique tient à ceci qu'elle n'impose pas le choix méthodologique ou doctrinal auquel elle incline. Les raisons du choix doivent être cherchées ailleurs qu'en elle. Le bénéfice d'une histoire des sciences bien entendue nous paraît être de révéler l'histoire dans la science. L'histoire, c'est-à-dire selon nous, le sens de la possibilité. Connaître c'est moins buter contre un réel, que valider un possible en le rendant nécessaire. Dès lors, la genèse du possible importe autant que la démonstration du nécessaire. La fragilité de l'un ne le prive pas d'une dignité qui viendrait à l'autre de sa solidité. L'illusion aurait pu être une vérité. La vérité se révélera quelque jour peut-être illusion.

En France, à la fin du XIXe siècle, et parallèlement à l'extinction des derniers tenants du spiritualisme éclectique, des penseurs comme Boutroux[2],

---

a. Trad. fr. de Ammar et Metzger, éd. « Je Sers », 1944, p. 79 et 162 *sq.*
b. *Nouvelles preuves de la sexualité des plantes*, 1759.
c. Dans l'ouvrage de Jean Rostand, *Esquisse d'une histoire de la biologie*, Paris, Gallimard, 1945, Linné est présenté, sans paradoxe, comme l'un des fondateurs du transformisme (p. 40).

1. Knut Hagberg (1900-1975), écrivain suédois, docteur en philosophie, fut l'auteur de plusieurs biographies, dont celles de Linné et de Winston Churchill.
2. Émile Boutroux (1845-1921), philosophe français, ancien élève de l'École normale supérieure, docteur en philosophie avec son ouvrage *De la contingence des lois de la nature* (1874), fut professeur à l'École normale supérieure puis à la Sorbonne (1885). Auteur de très

H. Poincaré[1], Bergson et les fondateurs de la *Revue de Métaphysique et de Morale* ont entrepris avec juste raison de rapprocher étroitement la philosophie et les sciences. Mais il ne suffit pas, semble-t-il, de donner à la philosophie une allure de sérieux en lui faisant perdre celle d'une jonglerie verbale et dialectique au mauvais sens du mot. Il ne serait pas vain que la science retirât de son commerce philosophique une certaine allure de liberté qui lui interdirait désormais de traiter superstitieusement la connaissance comme une révélation, voire longuement implorée, et la vérité comme un dogme, voire qualifié de positif. Il peut donc être profitable de chercher les éléments d'une conception de la science et même d'une méthode de culture dans l'histoire des sciences entendue comme une psychologie de la conquête progressive des notions dans leur contenu actuel, comme une mise en forme de généalogies logiques et, pour employer une expression de M. Bachelard, comme un recensement des « obstacles épistémologiques » surmontés !

Nous avons choisi, comme premier essai de cet ordre, la théorie cellulaire en biologie.

La théorie cellulaire est très bien faite pour porter l'esprit philosophique à hésiter sur le caractère de la science biologique : est-elle rationnelle ou expérimentale ? Ce sont les yeux de la raison qui voient les ondes lumineuses, mais il semble bien que ce soient les yeux, organes des sens, qui identifient les cellules d'une coupe végétale. La théorie cellulaire serait alors un recueil de protocoles d'observation. L'œil armé du microscope voit le vivant macroscopique | composé de cellules comme l'œil nu voit le vivant **48** macroscopique composant de la biosphère. Et pourtant, le microscope est plutôt le prolongement de l'intelligence que le prolongement de la vue. En outre, la théorie cellulaire n'est pas l'affirmation que l'être se compose de cellules, mais d'abord que la cellule est le *seul* composant de *tous* les êtres vivants, et ensuite que toute cellule provient d'une cellule préexistante. Or cela ce n'est pas le microscope qui autorise à le dire. Le microscope est tout au plus un des moyens de le vérifier quand on l'a dit. Mais d'où est

nombreux ouvrages d'histoire de la philosophie, il fut membre de l'Académie des sciences morales et politiques et de l'Académie française.

1. Henri Poincaré (1854-1912), mathématicien, physicien et épistémologue français, polytechnicien membre du Corps des mines, professeur à l'École polytechnique en 1885, membre de l'Académie des sciences et de l'Académie française, est l'auteur d'une œuvre scientifique prolifique (dont des contributions prérelativistes) et d'une œuvre épistémologique profondément novatrice, marquée par le conventionnalisme.

venue l'idée de le dire, avant de le vérifier ? C'est ici que l'histoire de la formation du concept de *cellule* a son importance. La tâche est en l'espèce grandement facilitée par le travail de Marc Klein [1], *Histoire des origines de la théorie cellulaire* [a].

Concernant la cellule, on fait généralement trop grand honneur à Hooke [2]. Certes c'est bien lui qui découvre la chose, un peu par hasard et par le jeu d'une curiosité amusée des premières révélations du microscope. Ayant pratiqué une coupe fine dans un morceau de liège, Hooke en observe la structure cloisonnée [b]. C'est bien lui aussi qui invente le mot, sous l'empire d'une image, par assimilation de l'objet végétal, un rayon de miel, œuvre d'animal, elle-même assimilée à une œuvre humaine, car une cellule c'est une petite chambre. Mais la découverte de Hooke n'amorce rien, n'est pas un point de départ. Le mot même se perd et ne sera retrouvé qu'un siècle après.

Cette découverte de la chose et cette invention du mot appellent dès maintenant quelques réflexions. Avec la cellule, nous sommes en présence d'un objet biologique dont la surdétermination affective est incontestable et considérable. La psychanalyse de la connaissance compte désormais assez d'heureuses réussites pour prétendre à la dignité d'un genre auquel on peut apporter, même sans intention systématique, quelques contributions. Chacun trouvera dans ses souvenirs de leçons d'histoire naturelle l'image de la structure cellulaire des êtres vivants. Cette image a une constance

a. Paris, Hermann, 1936.

b. *Micrographia or some physiological descriptions of minute bodies made by magnifying glass, with observations and inquiries thereupon*, London, 1667.

1. Marc Klein (1905-1975), médecin et biologiste français, docteur en médecine de Strasbourg en 1934, agrégé d'histologie en 1939, déporté à Auschwitz en 1944, fut nommé à son retour professeur titulaire de la chaire de Biologie médicale nouvellement créée à la Faculté de médecine de Strasbourg. Il développa l'endocrinologie sexuelle et contribua d'une manière importante à l'histoire de la médecine et des sciences, en particulier par ses travaux sur la théorie cellulaire.

2. Robert Hooke (1635-1703), scientifique anglais, membre de l'Invisible College puis de la Royal Society, est l'auteur d'une œuvre multiple de physicien, biologiste et inventeur.

quasi canonique. La représentation schématique d'un épithélium c'est l'image du gâteau de miel[a]. Cellule est un mot qui ne nous fait pas penser au moine ou au prisonnier, mais nous | fait penser à l'abeille. Haeckel[1] a **49** fait remarquer que les cellules de cire remplies de miel sont le répondant complet des cellules végétales remplies de suc cellulaire[b]. Toutefois l'empire sur les esprits de la notion de cellule ne nous paraît pas tenir à cette intégralité de correspondance. Mais plutôt qui sait si en empruntant consciemment à la ruche des abeilles le terme de cellule, pour désigner l'élément de l'organisme vivant, l'esprit humain ne lui a pas emprunté aussi, presque inconsciemment, la notion du travail coopératif dont le rayon de miel est le produit ? Comme l'alvéole est l'élément d'un édifice, les abeilles sont, selon le mot de Maeterlinck[2], des individus entièrement absorbés par la république. En fait la cellule est une notion à la fois anatomique et fonctionnelle, la notion d'un matériau élémentaire et d'un travail individuel, partiel et subordonné. Ce qui est certain c'est que des valeurs affectives et sociales de coopération et d'association planent de près ou de loin sur le développement de la théorie cellulaire.

a. Voir par exemple dans Bouin, Prenant et Maillard, *Traité d'histologie*, 1904, t. I, p. 95, la figure 84 ; dans Aron[3] et Grassé[4], *Précis de biologie animale*, 1935, p. 525, la figure 245.

b. *Gemeinverständliche Werke*, Leipzig, Kröner Verlag, Berlin, Henschel Verlag, 1924, IV, p. 174.

1. Ernst Haeckel (1834-1919), naturaliste allemand, vulgarisateur du darwinisme, spécialement connu pour sa loi dite « biogénétique fondamentale » d'après laquelle le développement embryonnaire de l'individu (ontogenèse) récapitule l'évolution de l'espèce (phylogenèse), publia *Histoire de la création des êtres organisés* en 1868, traduit en français en 1874.

2. Maurice Maeterlinck (1862-1949), écrivain et homme de théâtre belge, est, entre autres ouvrages, l'auteur de *La vie des abeilles* (1901), *La vie des termites* (1926), *La vie des fourmis* (1930).

3. Max Aron (1892-1974), médecin et biologiste français, docteur en médecine de la Faculté de Nancy en 1919, docteur ès sciences de l'Université de Strasbourg en 1923, fut nommé professeur à la Faculté de médecine en 1929. Dans la lignée de son maître Pol Bouin, il développa l'histophysiologie appliquée à l'endocrinologie et découvrit l'hormone thyréostimuline. Il fut élu correspondant de l'Académie des sciences en 1963.

4. Pierre-Paul Grassé (1895-1985), zoologiste français, travailla à l'École agronomique de Montpellier, soutint sa tthèse de doctorat ès sciences en 1926, devint professeur de zoologie à Clermont-Ferrand en 1929, fut nommé maître de conférences à la Faculté des sciences de Paris en 1935 et professeur en 1944, titulaire de la chaire d'Évolution des êtres organisés. Il fut élu à l'Académie des sciences en 1948. Auteur d'un monumental *Traité de Zoologie* en 38 volumes (Paris, Masson, 1950-1970), il défendit le lamarckisme.

Quelques années après Hooke, Malpighi[1] d'une part, Grew[2] de l'autre, publient simultanément (1671) et séparément leurs travaux sur l'anatomie microscopique des plantes. Sans référence à Hooke, ils ont redécouvert la même chose, mais ils utilisent un autre mot. L'un et l'autre constatent que dans le vivant il y a ce que nous appelons maintenant des cellules, mais aucun d'eux n'affirme que le vivant n'est rien que cellules. Bien plus Grew est, selon Klein, un adepte de la théorie selon laquelle la cellule serait une formation secondaire, apparaissant dans un fluide vivant initial. Saisissons cette occasion de poser le problème pour lequel l'histoire d'une théorie biologique nous paraît pleine d'un intérêt proprement scientifique.

Depuis qu'on s'est intéressé en biologie à la constitution morphologique des corps vivants, l'esprit humain a oscillé de l'une à l'autre des deux représentations suivantes : soit une substance plastique fondamentale continue, soit une composition de parties, d'atomes organisés ou de grains de vie. Ici comme en optique, les deux exigences intellectuelles de continuité et de discontinuité s'affrontent.

En biologie, le terme de protoplasma désigne un constituant de la cellule considérée comme élément atomique de composition de l'organisme, mais la signification étymologique du terme nous renvoie à la conception du liquide formateur initial. Le botaniste Hugo von Mohl[3], l'un des premiers auteurs

50 qui aient observé avec | précision la naissance des cellules par division de cellules pré-existantes, a proposé en 1843 le terme de « protoplasma » comme se rapportant à la fonction physiologique d'un fluide précédant les premières productions solides partout où des cellules doivent naître. C'est cela même que Dujardin[4] avait en 1835 nommé « sarcode », entendant par là une gelée vivante capable de s'organiser ultérieurement. Il n'est pas

1. Marcello Malpighi (1628-1694), médecin italien, docteur en médecine de Bologne en 1653, professeur de médecine théorique à l'Université de Pise en 1656, fut un pionnier de l'anatomie microscopique et compléta la théorie de Harvey de la circulation du sang par la découverte des vaisseaux capillaires.

2. Nehemiah Grew (1641-1712), médecin et botaniste anglais, docteur en médecine de l'Université de Leyde en 1671, membre de la Royal Society, est l'auteur d'*Anatomy of Plants* (1682).

3. Hugo von Mohl (1805-1872), botaniste allemand, docteur en médecine, fut professeur de botanique à l'Université de Tübingen et l'auteur de contributions importantes à la théorie cellulaire par des observations variées.

4. Félix Dujardin (1801-1860), biologiste français, fut professeur aux Universités de Toulouse et de Rennes. Il fut l'auteur d'importants travaux sur les protozoaires. Il fut élu correspondant de l'Académie des sciences en 1859.

jusqu'à Schwann [1], considéré comme le fondateur de la théorie cellulaire, chez qui les deux images théoriques n'interfèrent. Il existe selon Schwann une substance sans structure, le cytoblastème, dans laquelle naissent les noyaux autour desquels se forment les cellules. Schwann dit que dans les tissus les cellules se forment là où le liquide nutritif pénètre les tissus. La constatation de ce phénomène d'ambivalence théorique chez les auteurs mêmes qui ont le plus fait pour asseoir la théorie cellulaire suggère à Klein la remarque suivante, de portée capitale pour notre étude :

> On retrouve donc un petit nombre d'idées fondamentales revenant avec insistance chez les auteurs qui travaillent sur les objets les plus divers et qui se placent à des points de vue très différents. Ces auteurs ne les ont pas certes reprises les uns aux autres ; ces hypothèses fondamentales paraissent représenter des modes de penser constants qui font partie de l'explication dans les sciences.

Si nous transposons cette constatation d'ordre épistémologique sur le plan de la philosophie du connaître, nous devons dire, contre le lieu commun empiriste, souvent adopté sans critique par les savants lorsqu'ils s'élèvent jusqu'à la philosophie de leur savoir expérimental, que *les théories ne procèdent jamais des faits*. Les théories ne procèdent que de théories antérieures souvent très anciennes. Les faits ne sont que la voie, rarement droite, par laquelle les théories procèdent les unes des autres. Cette filiation des théories à partir des seules théories a été très bien mise en lumière par A. Comte lorsqu'il a fait remarquer qu'un fait d'observation supposant une idée qui oriente l'attention, il était logiquement inévitable que des théories fausses précédassent des théories vraies. Mais nous avons déjà dit en quoi la conception comtienne nous paraît insoutenable, c'est dans son identification de l'antériorité chronologique et de l'infériorité logique, identification qui conduit Comte à consacrer, sous l'influence d'un empirisme pourtant tempéré de déduction mathématique, la valeur théorique, désormais définitive à ses yeux, de cette monstruosité logique qu'est le « fait général ».

---

1. Theodor Schwann (1810-1882), biologiste allemand, docteur en médecine de la Faculté de Berlin en 1834, devint professeur aux Universités de Louvain puis de Liège où il enseigna l'anatomie à partir de 1848. À Berlin, comme collaborateur de Johannes Müller, il contribua à l'anatomie du système nerveux. Il est considéré comme le fondateur de la théorie cellulaire avec Matthias Jakob Schleiden.

En résumé, il nous faut chercher ailleurs que dans la découverte de certaines structures microscopiques des êtres vivants les origines authentiques de la théorie cellulaire.

51 | 1707 est une date mémorable dans l'histoire de la biologie. C'est l'année où naissent les deux naturalistes dont la grandeur domine le XVIIIe siècle, Linné, Buffon[1]. En 1708, leur naît un égal, Haller[2]. Sous des formes différentes, ils sont préoccupés de l'unité des diverses manifestations de la vie. À la rigueur, on peut dire qu'à aucun d'eux l'idée d'une composition élémentaire de l'être vivant n'est étrangère. Mais chez Linné, il s'agit d'une vue intuitive, presque poétique, formulée assez incidemment dans le *Voyage en Vestrogothie* de 1749.

> Quand les plantes et les animaux pourrissent, ils deviennent de l'humus, l'humus devient ensuite l'aliment des plantes qui y sont semées et enracinées. De la sorte, le chêne le plus puissant et la plus vilaine ortie sont faits des mêmes éléments, c'est-à-dire des particules les plus fines de l'humus, par la nature ou par une pierre philosophale que le Créateur a déposée dans chaque graine pour changer et transformer l'humus selon l'espèce propre de la plante.

Il s'agit en somme de ce que Linné lui-même appelle plus loin une *metempsychosis corporum*. La matière demeure et la forme se perd. Selon cette vision cosmique, la vie est dans la forme et non dans la matière élémentaire. L'idée d'un élément vivant commun à tous les vivants n'est pas formée par Linné. C'est que Linné est un systématicien qui cherche l'unité du plan de composition des espèces plutôt que l'élément plastique de composition de l'individu.

En revanche, Haller et Buffon ont formulé, pour répondre à des exigences spéculatives plutôt que pour se soumettre à des données d'anatomie microscopiques, des tentatives de réduction des êtres vivants

---

1. Georges-Louis Leclerc, comte de Buffon (1707-1788), naturaliste, écrivain et entrepreneur français, membre de l'Académie des sciences et de l'Académie française, est entre autres ouvrages l'auteur d'une monumentale *Histoire naturelle* en 36 volumes (1749-1789). Il donna une estimation de l'âge de la Terre et fut un précurseur du transformisme.

2. Albrecht von Haller (1708-1777), médecin et naturaliste suisse, docteur en médecine de Leyde en 1727, professeur à l'Université de Göttingen en 1743, est connu principalement pour ses travaux sur l'irritabilité et la sensibilité. Ses *Elementa Physiologiae corporis humani* (Lausanne et Berne, 8 volumes, 1757-1766) représentent une somme du savoir physiologique au XVIIIe siècle.

à une unité vivante jouant en biologie le rôle de principe, au double sens d'existence primordiale et de raison d'intelligibilité.

Haller voit l'élément vivant de la composition des organismes dans la fibre. Cette théorie fibrillaire, fondée surtout sur l'examen des nerfs, des muscles et des tendons, du tissu conjonctif lâche (appelé par Haller tissu celluleux), persistera sous des aspects variés chez plus d'un biologiste jusque vers le milieu du XIX e siècle. Le caractère explicitement systématique de la conception de Haller éclate dès les premières pages des *Elementa Physiologiae* de 1757 : « La fibre est pour le physiologiste ce que la ligne est pour le géomètre ». L'élément en physiologie, tel qu'il est conçu par Haller, présente cette même ambiguïté d'origine empirique ou rationnelle que présente l'élément en géométrie tel qu'il est conçu par Euclide [1]. Dans un autre ouvrage de la même époque Haller écrit :

> La fibre la plus petite ou la fibre simple *telle que | la raison plutôt que* **52**
> *les sens nous la fait percevoir*[a], est composée de molécules terrestres
> cohérentes en long et liées les unes aux autres par le gluten[b].

Dans l'œuvre de Buffon, dont Klein souligne le peu d'usage qu'il a fait du microscope, nous trouvons une théorie de la composition des vivants qui est à proprement parler un système au sens que le XVIII e siècle donne à ce

a. C'est nous qui soulignons.

b. Haller procède exactement comme Sténon (1638-1686) qui avait proposé une théorie fibrillaire du muscle dans son traité *De Musculis et glandulis observationum specimen* (1664) et l'avait reprise, sous forme d'exposé géométrique, dans son *Elementorum myologiae specimen* (1667). Dans ce dernier ouvrage, la première définition, au sens géométrique du mot, est celle de la fibre.

Nous rappelons que la structure fibrillaire des animaux et des plantes était enseignée par Descartes dans le *Traité de l'Homme* (*Œuvres complètes*, Adam-Tannery, XI, Paris, Vrin, p. 201). Et pourtant, on a voulu présenter Descartes comme un précurseur de la théorie cellulaire, à cause d'un texte de sa *Generatio Animalium* (Adam-Tannery, XI, p. 534) : « La formation des plantes et des animaux se ressemblent en ceci que toutes deux se font avec des particules de matière roulées en rond par la force de la chaleur ». Nous sommes bien loin de partager cette opinion dont nous laissons la responsabilité au docteur Bertrand de Saint-Germain [2], *Descartes considéré comme physiologiste et comme médecin*, Paris, 1869, p. 376. Voir l'appendice I à la fin de l'ouvrage, p. 185, sur le passage de la théorie fibrillaire à la théorie cellulaire.

1. Euclide (env. 300 av. J.-C.), mathématicien grec, a donné dans ses *Eléments* une forme déductive à la présentation des mathématiques (géométrie et arithmétique). Parmi ses autres ouvrages, se trouve l'*Optique*, traitant de la vision et de la perspective.

2. Guillaume-Scipion Bertrand de Saint-Germain (1810-1884), médecin français, a publié quelques ouvrages dont un sur la diversité des races humaines.

mot. Buffon suppose des principes pour rendre compte, comme de leurs conséquences, d'un certain nombre de faits. Il s'agit essentiellement de faits de reproduction et d'hérédité. C'est dans l'*Histoire des animaux* (1748) qu'est exposée la théorie des « molécules organiques ». Buffon écrit :

> Les animaux et les plantes qui peuvent se multiplier et se reproduire par toutes leurs parties sont des corps organisés composés d'autres corps organiques semblables, et dont nous discernons à l'œil la quantité accumulée, mais dont nous ne pouvons percevoir les parties primitives que par le raisonnement[a].

Cela conduit Buffon à admettre qu'il existe une quantité infinie de parties organiques vivantes et dont la substance est la même que celle des êtres organisés. Ces parties organiques, communes aux animaux et aux végétaux, sont primitives et incorruptibles, en sorte que la génération et la destruction de l'être organisé ne sont pas autre chose que la conjonction et la disjonction de ces vivants élémentaires.

Cette supposition est, selon Buffon, la seule qui permette d'éviter les difficultés auxquelles se heurtent les théories rivales proposées avant lui pour expliquer les phénomènes de reproduction : l'ovisme et l'animalculisme. L'une et l'autre s'accordent à admettre une hérédité unilatérale mais s'opposent en ce que la première | admet, à la suite de Graaf[1], une hérédité maternelle, alors que la seconde admet, à la suite de Leeuwenhoeck[2], une hérédité paternelle. Buffon, attentif aux phénomènes d'hybridation, ne peut concevoir qu'une hérédité bilatérale[b]. Ce sont les faits qui imposent cette conception : un enfant peut ressembler à la fois à son père et à sa mère. « La formation du fœtus se fait par la réunion des molécules organiques contenues dans le mélange qui vient de se faire des liqueurs séminales des deux individus »[c]. On sait par le témoignage même de Buffon[d] que l'idée

a. Chap. II.
b. Chap. V.
c. Chap. X.
d Chap. V.

1. Regnier de Graaf (1641-1673), médecin hollandais, a contribué à l'anatomie des organes de la procréation.
2. Antonie van Leeuwenhoek (1632-1723), scientifique hollandais, a amélioré la technique de création de lentilles pour le microscope et a été le premier à observer des organismes monocellulaires. Il fut élu à la Royal Society en 1680.

première de sa théorie revient à Maupertuis [1] dont la *Vénus physique* (1745) est la relation critique des théories concernant l'origine des animaux. Pour expliquer la production des variétés accidentelles, la succession de ces variétés d'une génération à l'autre, et enfin l'établissement ou la destruction des espèces, Maupertuis est conduit à « regarder comme des faits qu'il semble que l'expérience nous force d'admettre » : que la liqueur séminale de chaque espèce d'animaux contient une multitude de parties propres à former par leurs assemblages des animaux de la même espèce ; que dans la liqueur séminale de chaque individu les parties propres à former des traits semblables à ceux de cet individu sont celles qui sont en plus grand nombre et qui ont le plus d'affinité ; que chaque partie de l'animal fournit ses germes, en sorte que la semence de l'animal contient un raccourci de l'animal.

On doit noter l'emploi par Maupertuis du terme d'*affinité*. C'est là un concept qui nous paraît aujourd'hui bien verbal. Au XVIIIe siècle c'est un concept authentiquement scientifique, lesté de tout le poids de la mécanique newtonienne. Derrière l'affinité, il faut apercevoir l'attraction. Dans la pensée de Buffon, la juridiction de la mécanique newtonienne sur le domaine de l'organisation vivante est encore plus explicite :

> Il est évident que ni la circulation du sang, ni le mouvement des muscles, ni les fonctions animales ne peuvent s'expliquer par l'impulsion ni par les autres lois de la mécanique ordinaire ; il est tout aussi évident que la nutrition, le | développement et la reproduction se font par d'autres lois : 54 pourquoi donc ne veut-on pas admettre des forces pénétrantes et agissantes sur les masses des corps, puisque d'ailleurs nous en avons des exemples dans la pesanteur des corps, dans les attractions magnétiques, dans les affinités chimiques [a] ?

Cette agrégation par attraction des molécules organiques obéit à une sorte de loi de constance morphologique, c'est ce que Buffon appelle le « moule intérieur ». Sans l'hypothèse du « moule intérieur » ajoutée à celle des

---

a. Chap. IX.

1. Pierre Louis Moreau de Maupertuis (1698-1759), mathématicien, physicien, biologiste et philosophe français, auteur du « principe de moindre action » en physique, partisan des théories newtoniennes contre le cartésianisme, auteur d'une théorie de la reproduction animale, fut membre de l'Académie des sciences, de l'Académie française, et président de l'Académie des sciences de Berlin.

molécules organiques, la nutrition, le développement et la reproduction du vivant sont inintelligibles.

> Le corps d'un animal est une espèce de moule intérieur, dans lequel la matière qui sert à son accroissement se modèle et s'assimile au total... Il nous paraît donc certain que le corps de l'animal ou du végétal est un moule intérieur qui a une forme constante mais dont la masse et le volume peuvent augmenter proportionnellement, et que l'accroissement, ou si l'on veut, le développement de l'animal ou du végétal ne se fait que par l'extension de ce moule dans toutes ses dimensions extérieures et intérieures ; que cette extension se fait par l'intussusception d'une matière accessoire et étrangère qui pénètre dans l'intérieur, qui devient semblable à la forme et identique avec la matière du moule[a].

Le moule intérieur est un intermédiaire logique entre la cause formelle aristotélicienne et l'idée directrice dont parle Claude Bernard. Il répond à la même exigence de la pensée biologique, celle de rendre compte de l'individualité morphologique de l'organisme. Buffon est persuadé de ne pas verser dans la métaphysique en proposant une telle hypothèse, il est même assuré de ne pas entrer en conflit avec l'explication mécaniste de la vie, à la condition d'admettre les principes de la mécanique newtonienne au même titre que les principes de la mécanique cartésienne.

> J'ai admis, dans mon explication du développement et de la reproduction, d'abord les principes mécaniques reçus, ensuite celui de la force pénétrante de la pesanteur qu'on est obligé de recevoir ; et par analogie j'ai cru pouvoir dire qu'il y avait encore d'autres forces pénétrantes qui s'exerçaient dans les corps organisés, comme l'expérience nous en assure[b].

Ces derniers mots sont remarquables. Buffon pense avoir prouvé par les faits, en généralisant des expériences, qu'il existe un nombre infini de parties organiques.

En fait, Buffon porte à l'actif de l'expérience une certaine façon de lire l'expérience dont l'expérience est moins responsable que ne le sont les lectures de Buffon. Buffon a lu, étudié, admiré Newton[c] ; il a traduit

---

a. Chap. III.
b. Chap. III.
c. Voir le supplément à la *Théorie de la Terre* intitulé : *Des Éléments*, et notamment les *Réflexions sur la loi de l'attraction*.

et préfacé en 1740 le *Traité des Fluxions*[a]. | Singer reconnaît avec [55] perspicacité à cette traduction un intérêt certain pour l'histoire de la biologie française, car elle porta ombrage à Voltaire[1] qui voulait avoir en France le monopole d'importation des théories newtoniennes. Voltaire ne loua jamais Buffon sans réserves, railla son collaborateur Needham[2] et opposa aux explications géologiques de la *Théorie de la Terre* et des *Époques de la Nature* des objections le plus souvent ridicules. Il est incontestable que Buffon a cherché à être le Newton du monde organique, un peu comme Hume cherchait à être à la même époque le Newton du monde psychique. Newton avait démontré l'unité des forces qui meuvent les astres et de celles qui s'exercent sur le corps à la surface de la terre. Par l'attraction, il rendait compte de la cohésion des masses élémentaires en systèmes matériels plus complexes. Sans l'attraction, la réalité serait poussière et non pas univers.

Pour Buffon, « si la matière cessait de s'attirer » est une supposition équivalente de « si les corps perdaient leur cohérence »[b]. En bon newtonien, Buffon admet la réalité matérielle et corpusculaire de la lumière :

a. Vicq d'Azyr[3] n'oublie pas ce dernier mérite dans son *Éloge de Buffon* à l'Académie française, le 11 décembre 1788. Louis Roule[4] attache la plus grande importance au fait que Buffon partit du calcul mathématique pour aller aux sciences physiques et continuer vers les sciences naturelles; cf. *Buffon et la description de la nature*, p. 19 *sq.*, Paris, Flammarion, 1924. Cet aspect du génie de Buffon a été très bien vu également par Jean Strohl[5] dans son étude sur Buffon, du *Tableau de la Littérature française (XVIIe-XVIIIe siècles)*, Paris, Gallimard, 1939.

b. *Des Éléments* : 1re partie, « De la lumière, de la chaleur et du feu ».

1. François-Marie Arouet dit Voltaire (1694-1778), écrivain et philosophe français, est l'un des plus grands représentants de l'esprit des Lumières européennes.

2. John Turberville Needham (1713-1781), biologiste anglais, prêtre catholique, effectua des observations tendant à prouver la génération spontanée des germes. Il collabora avec Buffon, et fut le premier catholique membre de la Royal Society en 1747.

3. Félix Vicq d'Azyr (1748-1794), médecin, anatomiste et comparatiste français, fut le fondateur de la Société Royale de Médecine. Il publia un *Traité d'anatomie et de physiologie* (Paris, F. A. Didot l'aîné, 1786).

4. Louis Roule (1861-1942), zoologiste français, docteur ès sciences et docteur en médecine, professeur au Muséum national d'histoire naturelle en 1910, est l'auteur de travaux d'embryologie et d'anatomie comparée ainsi que d'ouvrages sur Buffon, Daubenton, Lamarck et Cuvier.

5. Jean Strohl (1886-1942), zoologiste suisse d'origine alsacienne, étudia les sciences naturelles à Strasbourg et à Fribourg en Brisgau où il obtint son doctorat sous la direction d'August Weismann en 1907. Il développa à Zurich la physiologie zoologique, travaillant également à la station zoologique de Naples. Il fut nommé en 1924 professeur ordinaire de physiologie à l'Université de Zurich. Outre des travaux scientifiques, il publia des ouvrages d'histoire de la biologie en langues allemande et française.

Les plus petites molécules de matière, les plus petits atomes que nous connaissions sont ceux de la lumière... La lumière, quoique douée en apparence d'une qualité tout opposée à celle de la pesanteur, c'est-à-dire d'une volatilité qu'on croirait lui être essentielle est néanmoins pesante comme toute autre matière, puisqu'elle fléchit toutes les fois qu'elle passe auprès des autres corps et qu'elle se trouve à la portée de leur sphère d'attraction... Et de même que toute matière peut se convertir en lumière par la division et la répulsion de ses parties excessivement divisées, lorsqu'elles éprouvent un choc les unes contre les autres, la lumière peut aussi se convertir en toute autre matière par l'addition de ses propres parties, accumulées par l'attraction des autres corps[a].

La lumière, la chaleur et le feu sont des manières d'être de la matière commune. Faire œuvre de science c'est chercher comment « avec ce seul ressort et ce seul sujet, la nature peut varier ses œuvres à l'infini »[b]. Une conception corpusculaire de la matière et de la lumière ne peut pas ne pas entraîner une conception corpusculaire de la matière vivante pour qui pense qu'elle est seulement matière et chaleur.

56

On peut rapporter à l'attraction seule tous les effets de la matière brute et à cette même force d'attraction jointe à celle de la chaleur, tous | les phénomènes de la matière vive. J'entends par matière vive, non seulement tous les êtres qui vivent ou végètent, mais encore toutes les molécules organiques vivantes, dispersées et répandues dans les détriments ou résidus des corps organisés ; je comprends encore dans la matière vive celle de la lumière, du feu et de la chaleur, en un mot toute matière qui nous paraît active par elle-même[c].

Voilà, selon nous, la filiation logique qui explique la naissance de la théorie des molécules organiques. Une théorie biologique naît du prestige d'une théorie physique. La théorie des molécules organiques illustre une méthode d'explication, la méthode analytique, et privilégie un type d'imagination, l'imagination du discontinu. La nature est ramenée à l'identité d'un élément – « un seul ressort et un seul sujet » – dont la composition avec lui-même produit l'apparence de la diversité – « varier ses œuvres à l'infini ». La vie d'un individu, animal ou végétal, est donc une conséquence et non pas un principe, un produit et non pas une essence. Un organisme est un mécanisme dont l'effet global résulte nécessairement de l'assemblage des parties. La véritable individualité vivante est moléculaire, monadique.

a. *Ibid.*
b. *Ibid.*
c. *Ibid.*

La vie de l'animal ou du végétal ne paraît être que le résultat de toutes les actions, de toutes les petites vies particulières (s'il m'est permis de m'exprimer ainsi) de chacune de ces molécules actives dont la vie est primitive et paraît ne pouvoir être détruite : nous avons trouvé ces molécules vivantes dans tous les êtres vivants ou végétants : nous sommes assurés que toutes ces molécules organiques sont également propres à la nutrition et par conséquent à la reproduction des animaux ou des végétaux. Il n'est donc pas difficile de concevoir que, quand un certain nombre de ces molécules sont réunies, elles forment un être vivant : la vie étant dans chacune des parties, elle peut se retrouver dans un tout, dans un assemblage quelconque de ces parties [a].

Nous avons rapproché Buffon de Hume [b]. On sait assez que l'effort de Hume pour recenser et déterminer les idées simples dont l'association produit l'apparence d'unité de la vie mentale lui paraît devoir s'autoriser de la réussite de Newton [c]. C'est un point | que Lévy-Bruhl [1] a très bien 57 mis en lumière dans sa préface aux *Œuvres choisies* de Hume traduites par Maxime David [2]. À l'atomisme psychologique de Hume répond symétriquement l'atomisme biologique de Buffon. On voudrait pouvoir poursuivre la symétrie en qualifiant d'associationnisme biologique la théorie des molécules organiques. Associationnisme implique association, c'est-à-dire constitution d'une société postérieure à l'existence séparée des individus participants. Certes Buffon partage les conceptions sociologiques du XVIII[e] siècle. La société humaine est le résultat de la coopération réfléchie d'atomes sociaux pensants, d'individus capables en tant que tels de prévision et de calcul. « La société, considérée même dans une seule famille, suppose dans l'homme la faculté raisonnable » [d]. Le corps social, comme le corps

a. *Histoire des Animaux*, chapitre X.
b. Buffon rencontra Hume en Angleterre, en 1738.
c. « Tels sont donc les principes d'union ou de cohésion entre nos idées simples, ceux qui, dans l'imagination, tiennent lieu de cette connexion indissoluble par où elles sont unies dans la mémoire. Voilà une sorte d'attraction qui, comme on verra, produit dans le monde mental d'aussi extraordinaires effets que dans le naturel et se manifeste sous des formes aussi nombreuses et aussi variées » (*Traité de la Nature humaine*, livre I, « De l'Entendement », 1739).
d. *Discours sur la Nature des animaux* : « Homo duplex », fin.

1. Lucien Lévy-Bruhl (1857-1939), philosophe et sociologue français, ancien élève de l'École normale supérieure, agrégé de philosophie, fut professeur à la Sorbonne et membre de l'Académie des sciences morales et politiques. Il développa l'idée d'une science des mœurs et chercha à décrire la « mentalité primitive ».
2. Maxime David (1885-1914), philosophe et sociologue français, mort à la guerre, fut éditeur et traducteur de Berkeley et Hume.

organique, est un tout qui s'explique par la composition de ses parties. Mais ce n'est pas à une société de type humain que Buffon comparerait l'organisme complexe, ce serait plutôt à un agrégat sans préméditation. Car Buffon distingue avec beaucoup de netteté une société concertée, comme celle des hommes, d'une réunion mécanique comme la ruche des abeilles. On connaît les pages célèbres dans lesquelles Buffon, pourchassant toute assimilation anthropomorphique dans les récits de la vie des abeilles, rajeunit, pour expliquer les « merveilles » de la ruche, les principes du mécanisme cartésien. La société des abeilles « n'est qu'un assemblage physique ordonné par la nature et indépendant de toute vue, de toute connaissance, de tout raisonnement »[a]. On notera ce terme d'*assemblage* que Buffon emploie pour définir l'organisme individuel aussi bien que la société des insectes. L'assimilation de la structure des sociétés d'insectes à la structure pluricellulaire des métazoaires se trouve chez Espinas[1], Bergson, Maeterlinck, Wheeler[2]. Mais ces auteurs ont une conception de l'individualité assez large et assez souple pour englober le phénomène social lui-même. Rien de tel chez Buffon. Pour lui l'individualité n'est pas une forme, c'est une chose. Il n'y a d'individualité, selon lui, que du dernier degré de réalité que l'analyse peut atteindre dans la décomposition d'un tout. Seuls les éléments ont une individualité naturelle, les composés n'ont qu'une individualité factice, qu'elle soit mécanique ou intentionnelle. Il est vrai que l'introduction du concept de « moule intérieur » dans la théorie de 58 la génération | vient apporter une limite à la valeur exhaustive du parti pris analytique qui a suscité le concept de « molécule organique ». Le moule intérieur c'est ce qui est requis par la persistance de certaines formes dans le perpétuel remaniement des atomes vitaux, c'est ce qui traduit les limites d'une certaine exigence méthodologique en présence de la donnée individu.

L'obstacle à une théorie n'est pas moins important à considérer, pour comprendre l'avenir de la théorie, que la tendance même de la théorie. Mais c'est par sa tendance qu'une théorie commence de créer l'atmosphère intellectuelle d'une génération de chercheurs. La lecture de Buffon devait

a. *Ibid.*

1. Alfred Espinas (1844-1922), philosophe français, dont les travaux portèrent sur les sociétés et sur la technologie, fut l'initiateur de la praxéologie. Il publia *Les origines de la technologie* (Paris, F. Alcan, 1897).

2. William Morton Wheeler (1865-1937), entomologiste américain, travailla sur les sociétés d'insectes. Invité par l'Université de Paris dans le cadre d'échanges avec l'Université de Harvard, il y donna une série de douze conférences de mars à mai 1925, publiées sous le titre *Les sociétés d'insectes, leur origine, leur évolution* (Paris, Doin, 1926, 468 p.).

renforcer chez les biologistes l'esprit d'analyse que la lecture de Newton avait suscité en lui.

Singer dit, en parlant de Buffon : « Si la théorie cellulaire avait existé de son temps, elle lui aurait plu. » On n'en saurait douter. Quand le naturaliste de Montbard cherchait « le seul ressort et le seul sujet » que la nature utilise à se diversifier en vivants complexes, il ne pouvait pas encore savoir qu'il cherchait ce que les biologistes du XIXe siècle ont appelé cellule. Et ceux qui ont trouvé dans la cellule l'élément dernier de la vie ont sans doute oublié qu'ils réalisaient un rêve plutôt qu'un projet de Buffon. Même les rêves des savants connaissent la persistance d'un petit nombre de thèmes fondamentaux. Ainsi l'homme reconnaît facilement ses propres rêves dans les aventures et les succès de ses semblables.

Nous venons d'étudier dans le cas de Buffon les origines d'un thème de rêve théorique que nous pouvons dire prophétique, sans méconnaître la distance qui sépare un pressentiment, même savant, d'une anticipation, même fruste. Pour qu'il y ait à proprement parler anticipation, il faut que les faits qui l'autorisent et les voies de la conclusion soient du même ordre que ceux qui confèrent à une théorie sa portée voire transitoire. Pour qu'il y ait pressentiment, il suffit de la fidélité à son propre élan de ce que M. Bachelard appelle dans *L'Air et les Songes*, « un mouvement de l'imagination ». Cette distance du pressentiment à l'anticipation c'est celle qui sépare Buffon de Oken [1].

Singer et Klein – Guyénot aussi, quoique plus sommairement – n'ont pas manqué de souligner la part qui revient à Lorenz Oken dans la formation de la théorie cellulaire. Oken appartient à l'école romantique des philosophes de la nature fondée par Schelling [a][2]. | Les spéculations **59** de cette école ont exercé autant d'influence sur les médecins et les biologistes allemands de la première moitié du XIXe siècle que sur les littérateurs. Entre Oken et les premiers biologistes conscients de trouver dans des faits d'observation les premières assises de la théorie cellulaire,

a. Sur Oken, philosophe de la nature, consulter Jean Strohl, *Lorenz Oken und Georg Büchner*, Zurich, Verlag der Corona, 1936.

1. Lorenz Oken (1779-1851), naturaliste et fondateur de l'école des philosophes de la Nature, enseigna à Munich et à Zurich. Il publia : *Lehrbuch der Naturphilosophie* (Jena, Fromann, 1809-1811) ; *Esquisse d'un système d'anatomie, de physiologie et d'histoire naturelle* (Paris, Béchet jeune, 1821).

2. Friedrich Wilhelm Joseph Schelling (1775-1854), philosophe allemand, docteur en médecine, fut un protagoniste de l'idéalisme allemand, et l'auteur d'œuvres influentes de philosophie de la nature.

la filiation s'établit sans discontinuité. Schleiden[1] qui a formulé la théorie cellulaire en ce qui concerne les végétaux[a] a professé à l'Université d'Iéna, où flottait le souvenir vivace de l'enseignement d'Oken. Schwann qui a généralisé la théorie cellulaire en l'étendant à tous les êtres vivants (1839-1842) a vécu dans la société de Schleiden et de Johannes Müller[2] qu'il a eu pour maître[*]. Or Johannes Müller a appartenu dans sa jeunesse à l'école des philosophes de la nature. Singer peut donc dire très justement de Oken « qu'il a en quelque sorte *ensemencé* la pensée des auteurs qui sont considérés à sa place comme les *fondateurs* de la théorie cellulaire ».

Les faits invoqués par Oken appartiennent au domaine de ce qu'on a appelé depuis la protistologie. On sait quel rôle ont joué dans l'élaboration de la théorie cellulaire les travaux de Dujardin (1841) critiquant les conceptions de Ehrenberg[3] selon lesquelles les Infusoires seraient des organismes parfaits (1838), c'est-à-dire des animaux complets et complexes pourvus d'organes coordonnés. Avant Dujardin, on entendait par Infusoires non pas un groupe spécial d'animaux unicellulaires, mais l'ensemble des vivants microscopiques, animaux ou végétaux. Ce terme désignait aussi bien les Paramécies, décrites en 1702, et les Amibes, décrites en 1755, que des algues, microscopiques, de petits vers, incontestablement pluricellulaires. À l'époque où Oken écrit son traité de *La Génération* (1805), infusoire

---

a. *Sur la phytogénèse*, 1838.

[*] Sur Schwann et la théorie cellulaire, consulter l'ouvrage fondamental de Marcel Florkin[4], *Naissance et déviation de la théorie cellulaire dans l'œuvre de Théodore Schwann*, Paris, Hermann, 1960.

1. Matthias Schleiden (1804-1881), naturaliste et botaniste allemand, fut professeur de botanique aux Universités d'Iéna et de Dorpat. Il est principalement connu pour son exposé de la théorie cellulaire avec Theodor Schwann.

2. Johannes Peter Müller (1801-1858), médecin, physiologiste et zoologiste allemand, docteur en médecine de Bonn en 1822, professeur d'anatomie et physiologie à Berlin en 1833, fut le maître de la plupart des grands physiologistes allemands, dont Helmholtz. Sa théorie de l'énergie spécifique des nerfs sensoriels marqua une rupture dans la philosophie de la perception.

3. Christian Gottfried Ehrenberg (1795-1876), naturaliste allemand, participa à de nombreuses et fructueuses expéditions, notamment avec Humboldt en Egypte et en Asie. Ses travaux de pionnier sur l'organisation des invertébrés inférieurs et des protozoaires furent complétés et corrigés par Félix Dujardin. Ehrenberg soutenait encore, par exemple, qu'on peut observer les mêmes organes dans les animaux supérieurs et inférieurs.

4. Marcel Florkin (1900-1979), biochimiste belge, docteur en médecine, professeur de biochimie à l'Université de Liège, est l'auteur de l'idée de biosémiotique moléculaire, et de travaux d'histoire des sciences dont une œuvre monumentale, *A History of Biochemistry* en plusieurs volumes, Elsevier, Amsterdam, 1972-1983.

ne désigne pas expressément un protozoaire, mais c'est pourtant avec le sens d'être vivant absolument simple et indépendant que Oken utilise le mot. À la même époque, le terme de cellule, réinventé plusieurs fois depuis Hooke et notamment par Gallini [1] et Ackermann [2], ne recouvre pas le même ensemble de notions qu'à partir de Dujardin, de Von Mohl, de Schwann et de Max Schultze [3], mais c'est à peu près dans ce même sens que Oken l'entend. C'est donc le cas ou jamais de parler d'anticipation [a].

a. Haeckel écrit dans *Natürliche Schöpfungsgeschichte*, Erster Teil, Allgemeine Entwickelungslehre (Vierter Vortrag) (*Ges. Werke*, 1974, I, 104) : « Il suffit de remplacer le mot vésicule ou infusoire par le mot cellule pour parvenir à une des plus grandes théories du XIX [e] siècle, la théorie cellulaire ... Les propriétés que Oken attribue à ses infusoires ce sont les propriétés des cellules, des individus élémentaires par l'assemblage, la réunion et les diverses formations desquels les organismes complexes les plus élevés sont constitués ». Nous ajoutons que Fr. Engels, dans *L'Anti-Dühring* (préface de la 2 [e] édition, 1885, note) affirme, sous la caution de Haeckel, la valeur prophétique des intuitions d'Oken : « Il est bien plus facile, comme le vulgaire dénué d'idées à la Carl Vogt [4], de tomber sur la vieille philosophie naturelle, que d'apprécier comme il convient son importance. Elle contient beaucoup d'absurdités et de fantaisies, mais pas plus que les théories sans philosophie des naturalistes empiriques contemporains, et l'on commence à s'apercevoir, depuis que se répand la théorie de l'évolution, qu'elle enfermait aussi bien du sens et de l'intelligence. Ainsi Haeckel a très justement reconnu les mérites de Treviranus [5] et d'Oken. Oken pose comme postulat de la biologie, dans sa substance colloïde (*Urschleim*) et sa vésicule primitive (*Urbläschen*), ce qui depuis a été découvert dans la réalité comme protoplasma et cellule... Les philosophes de la nature sont à la science naturelle consciemment dialectique ce que sont les utopistes au communisme moderne... ». (Trad. fr. de Bracke-Desrousseux, t. I, 1931, Costes).

1. Stefano Gallini (1756-1836), médecin italien, docteur de l'Université de Padoue en 1776, professeur de médecine à Padoue en 1786, physiologiste, est l'auteur de nombreux ouvrages dont *Saggio di osservazioni concernenti il nuovi progressi della fisica del corpo umano*, Padoue, Penada, 1792, cité par Marc Klein.

2. Jacob Fidelis Ackermann (1765-1815), médecin allemand, docteur en médecine de l'Université de Mayence en 1787, y fut nommé professeur en 1792, et fut directeur de l'École spéciale de médecine de Mayence sous l'occupation française en 1798. Il est l'auteur de plusieurs ouvrages dont *Versuch einer physischen Darstellung der Lebenskräfte organisirter Körper*, 2 volumes, Francfort, Warrentrapp et Wenner, 1797-1800, cité par Marc Klein.

3. Max Schultze (1825-1874), biologiste et anatomiste allemand, élève de J. Müller, travailla sur la rétine et les terminaisons nerveuses. Il est surtout connu pour son exposé de la structure du protoplasma (1863).

4. Carl Vogt (1817-1895), zoologiste et médecin allemand, professeur à l'Université de Giessen, réfugié à Genève, fut un défenseur du darwinisme. On lui doit d'importantes contributions à la théorie de l'évolution spécialement en anatomie comparée et en embryologie.

5. Gottfried Reinhold Treviranus (1776-1837), naturaliste allemand, chercha à fonder une importante philosophie biologique dans *Biologie oder Philosophie der lebenden Natur* (6 volumes, Göttingen, J. F. Röwer, 1802-1822). Le mot « biologie » y apparaît pour la première fois en Allemagne et en même temps qu'en France sous la plume de Lamarck dans son *Hydrogéologie*.

60 | Un fait bien significatif est le suivant. Lorsque les historiens de la biologie veulent, par le moyen de citations, persuader leurs lecteurs que Oken doit être tenu pour un fondateur plus encore peut-être que pour un précurseur de la théorie cellulaire, *ils ne citent pas les mêmes textes.* C'est qu'il y a deux façons de penser le rapport de tout à partie : on peut procéder des parties au tout ou bien du tout aux parties. Il ne revient pas au même de dire qu'un organisme est composé de cellules ou de dire qu'il se décompose en cellules. Il y a donc deux façons différentes de lire Oken.

Singer et Guyénot citent le même passage de *La Génération* : « Tous les organismes naissent de cellules et sont formés de cellules ou vésicules. » Ces cellules sont, selon Oken, le mucus primitif (*Urschleim*), la masse infusoriale d'où les organismes plus grands sont formés. Les Infusoires sont les animaux primitifs (*Urtiere*). Singer cite également le passage suivant : « La façon dont se produisent les grands organismes n'est donc qu'une agglomération régulière d'infusoires. » Au vocabulaire près, Oken ne dit pas autrement que Buffon : il existe des unités vivantes absolument simples dont l'assemblage ou l'agglomération produit les organismes complexes.

Mais à lire les textes cités par Klein la perspective change.

> La genèse des infusoires n'est pas due à un développement à partir d'œufs, mais est une libération de liens à partir d'animaux plus grands, une dislocation de l'animal en ses animaux constituants… Toute chair se décompose en infusoires. On peut inverser cet énoncé et dire que tous les animaux supérieurs doivent se composer d'animalcules constitutifs.

61   Ici l'idée de la composition des | organismes à partir de vivants élémentaires apparaît seulement comme une réciproque logique. L'idée initiale c'est que l'élément est le résultat d'une libération. Le tout domine la partie. C'est bien ce que confirme la suite du texte cité par Klein :

> L'association des animaux primitifs sous forme de chair ne doit pas être conçue comme un accolement mécanique d'un animal à l'autre, comme un tas de sable dans lequel il n'y a pas d'autre association que la promiscuité de nombreux grains. Non. De même que l'oxygène et l'hydrogène disparaissent dans l'eau, le mercure et le soufre dans le cinabre, il se produit ici une véritable interpénétration, un entrelacement et une unification de tous les animalcules. Ils ne mènent plus de vie propre à partir de ce moment. Ils sont tous mis au service de l'organisme plus élevé, ils travaillent en vue d'une fonction unique et commune, ou bien ils effectuent cette fonction en se réalisant eux-mêmes. Ici aucune individualité n'est épargnée, elle est ruinée tout simplement. Mais c'est là un langage impropre, les individualités

réunies forment une autre individualité, celles-là sont détruites et celle-ci n'apparaît que par la destruction de celles-là.

Nous voilà bien loin de Buffon. L'organisme n'est pas une somme de réalités biologiques élémentaires. C'est une réalité supérieure dans laquelle les éléments sont niés comme tels. Oken anticipe avec une précision exemplaire la théorie des degrés de l'individualité. Ce n'est plus seulement un pressentiment. S'il y a là quelque pressentiment c'est celui des notions que la technique de culture des tissus et des cellules a fournies aux biologistes contemporains concernant les différences qui existent entre ce que Hans Petersen[1] appelle la « vie individuelle » et la « vie professionnelle » des cellules. L'organisme est conçu par Oken à l'image de la société mais cette société ce n'est pas l'association d'individus telle que la conçoit la philosophie politique de l'*Aufklärung*, c'est la communauté telle que la conçoit la philosophie politique du romantisme.

Que des auteurs aussi avertis et réfléchis que Singer et Klein puissent présenter une même doctrine sous des éclairements aussi différents, cela ne surprendra que les esprits capables de méconnaître ce que nous avons nommé l'ambivalence théorique des esprits scientifiques que la fraîcheur de leur recherche préserve du dogmatisme, symptôme de sclérose ou de sénilité parfois précoces. Bien mieux, on voit un même auteur, Klein, situer différemment Oken par rapport à ses contemporains biologistes. En 1839, le botaniste français Brisseau-Mirbel écrit que :

> chaque cellule est un utricule distinct et il paraît que jamais ne s'établisse | entre elles une véritable liaison organique. Ce sont autant d'individus 62 vivants jouissant chacun de la propriété de croître, de se multiplier, de se modifier dans certaines limites, travaillant en commun à l'édification de la plante dont ils deviennent les matériaux constituants ; la plante est donc un être collectif.

Klein commente ce texte en disant que les descriptions de Brisseau-Mirbel[2] reçurent le meilleur accueil dans l'école des philosophes de la nature, car

1. Hans Petersen (1885-1946), médecin allemand, fut professeur d'anatomie aux Universités de Heidelberg, Giessen et Wurzbourg. Il développa l'anatomie microscopique en cherchant à intégrer à la pure morphologie les aspects biologiques, physiologiques et fonctionnels.
2. Charles François Brisseau de Mirbel (1776-1854), botaniste français, fut directeur des jardins et des serres sous l'Empire. On lui doit des recherches sur la cellule (dont il contribua à vulgariser le nom) et sur le développement embryonnaire. Il fut élu à l'Académie des sciences en 1808.

elles apportaient par l'expérience la confirmation de la théorie générale vésiculaire proposée par Oken. Mais ailleurs, Klein cite un texte de Turpin [1] (1826), botaniste qui pense qu'une cellule peut vivre isolément ou bien se fédérer avec d'autres pour former l'individualité composée d'une plante où elle « croît et se propage pour son propre compte sans s'embarrasser le moindrement de ce qui se passe chez ses voisines », et il ajoute :

> Cette idée se trouve à l'opposé de la conception de Oken selon laquelle les vies des unités composant un être vivant se fusionnent les unes dans les autres et perdent leur individualité au profit de la vie de l'ensemble de l'organisme.

La contradiction entre ce rapprochement-là et cette opposition-ci n'est qu'apparente. Elle serait effective si le rapport simplicité-composition était lui-même un rapport simple. Mais précisément il ne l'est pas. Et spécialement en biologie. C'est tout le problème de l'individu qui est ici en cause. L'individualité, par les difficultés théoriques qu'elle suscite, nous oblige à dissocier deux aspects des êtres vivants immédiatement et naïvement intriqués dans la perception de ces êtres : la matière et la forme. L'individu c'est ce qui ne peut être divisé quant à la forme, alors même qu'on sent la possibilité de la division quant à la matière. Dans certains cas l'indivisibilité essentielle à l'individualité ne se révèle qu'au terme de la division d'un être matériellement plus vaste, mais n'est-elle qu'une limite à la division commencée, ou bien est-elle *a priori* transcendante à toute division ? L'histoire du concept de cellule est inséparable de l'histoire du concept d'individu. Cela nous a autorisé déjà à affirmer que des valeurs sociales et affectives planent sur le développement de la théorie cellulaire.

Comment ne pas rapprocher les théories biologiques d'Oken des théories de philosophie politique chères aux romantiques allemands si profondément influencés par Novalis [2] ? *Glaube und Liebe : der König und die Königin* a paru en 1798, *Europa oder die Christenheit* a paru en 1800 (*Die Zeugung* de Oken est de 1805). Ces ouvrages contiennent une violente critique des idées révolutionnaires. Novalis reproche au suffrage universel d'atomiser 63 la | volonté populaire, de méconnaître la continuité de la société ou, plus

---

1. Raymond Turpin (1895-1988), médecin français, étudia les aberrations chromosomiques, spécialement la trisomie 21.

2. Georg Philipp Friedrich von Hardenberg, dit Novalis (1772-1801), homme de lettres et ingénieur allemand, est un des premiers représentants du romantisme allemand.

exactement, de la communauté. Anticipant sur Hegel[1], Novalis et, quelques années plus tard, Adam-Heinrich Müller[a] considèrent l'État comme une réalité voulue par Dieu, un fait dépassant la raison de l'individu et auquel l'individu doit se sacrifier. Si ces conceptions sociologiques peuvent offrir quelque analogie avec des théories biologiques c'est que, comme on l'a remarqué très souvent, le romantisme a interprété l'expérience politique à partir d'une certaine conception de la vie. Il s'agit du vitalisme. Au moment même où la pensée politique française proposait à l'esprit européen le contrat social et le suffrage universel, l'école française de médecine vitaliste lui proposait une image de la vie transcendante à l'entendement analytique. Un organisme ne saurait être compris comme un mécanisme. La vie est une forme irréductible à toute composition de parties matérielles. La biologie vitaliste a fourni à une philosophie politique totalitaire le moyen sinon l'obligation d'inspirer certaines théories relatives à l'individualité biologique. Tant il est vrai que le problème de l'individualité est lui-même indivisible[*].

a. *Cf.* L. Sauzin[2], *Adam Heinrich Müller*[3], *sa vie et son œuvre*, Paris, Nizet et Bastard, 1937, p. 449 *sq.*

[*] Sur les origines de la théorie cellulaire, consulter les articles de J. Walter Wilson[4], « Cellular tissue and the dawn of the cell theory » (*Isis*, n°100, août 1944, p. 168) et « Dutrochet[5] and the Cell theory » (*Isis*, n° 107-108, mai 1947, p. 14) .

1. Georg Wilhelm Friedrich Hegel (1770-1831), philosophe allemand, enseigna la philosophie aux Universités d'Iéna, de Nuremberg, de Heidelberg et de Berlin. Il est l'auteur d'une œuvre philosophique incomparable par l'ampleur et la profondeur de sa vision systématique et dialectique.

2. Louis Sauzin, germaniste français.

3. Adam Heinrich Müller (1779-1829), philosophe allemand, fut lié aux romantiques, particulièrement aux frères Schlegel. Converti au catholicisme, il se mit au service du gouvernement autrichien. Il exposa ses idées romantiques sur l'État comme totalité organique matérielle et spirituelle, en réaction contre l'individualisme des Lumières, dans *Lehre vom Gegensatz* (Berlin, Realschulbuchhandlung, 1804) puis dans *Elemente der Staatskunst* (Berlin, Sander, 1809).

4. James Walter Wilson (1896-1969), biologiste américain, fut professeur à l'Université Brown. Il étudia la régénération, le cancer, le fonctionnement rénal.

5. René Joachim Henri Dutrochet (1776-1847), physiologiste français connu pour ses travaux sur les phénomènes osmotiques (1827), démontra que les parties vertes seules des plantes absorbent le gaz carbonique et transforment l'énergie solaire en énergie chimique. Il publia *Recherches anatomiques et physiologiques sur la structure intime des animaux et des végétaux* (Paris, 1824) et *Mémoires pour servir à l'histoire anatomique et physiologique des végétaux et des animaux* (2 volumes et atlas, Paris, 1837). Il fut élu membre de l'Académie des sciences en 1831.

Le moment est venu d'exposer un assez étrange paradoxe de l'histoire de la théorie cellulaire chez les biologistes français. L'avènement de cette théorie a longtemps été retardé par l'influence de Bichat. Bichat avait été l'élève de Pinel[1], auteur de la *Nosographie philosophique* (1798), qui assignait à chaque maladie une cause organique sous forme de lésion localisée moins dans un organe ou appareil que dans les « membranes » communes à titre de composant, à des organes différents. Bichat a publié, sous cette inspiration, le *Traité des Membranes* (1800) où il recense et décrit les vingt et un tissus dont se compose le corps humain. Le tissu est, selon, Bichat, le principe plastique de l'être vivant et le terme dernier de l'analyse anatomique.

Ce terme de tissu mérite de nous arrêter. Tissu vient, on le sait, de tistre, forme archaïque du verbe tisser. Si le vocable cellule nous a paru surchargé de significations implicites d'ordre affectif et social, le vocable tissu ne nous paraît pas moins chargé d'implications extra-théoriques. Cellule nous
64 fait penser à l'abeille et non | à l'homme. Tissu nous fait penser à l'homme et non à l'araignée. Du tissu c'est, par excellence, œuvre humaine. La cellule, pourvue de sa forme hexagonale canonique, est l'image d'un tout fermé sur lui-même. Mais du tissu c'est l'image d'une continuité où toute interruption est arbitraire, où le produit procède d'une activité toujours ouverte sur la continuation[a]. On coupe ici ou là, selon les besoins. En outre, une cellule est chose fragile, faite pour être admirée, regardée sans être touchée, sous peine de destruction. Au contraire, on doit toucher, palper, froisser un tissu pour en apprécier le grain, la souplesse, le moelleux. On plie, on déploie un tissu, on le déroule en ondes superposées sur le comptoir du marchand.

Bichat n'aimait pas le microscope, peut-être parce qu'il savait mal s'en servir, comme Klein le suggère après Magendie[2]. Bichat préférait

---

a. Le tissu est fait de fils, c'est-à-dire, originellement, de fibres végétales. Que ce mot de fil supporte des images usuelles de continuité, cela ressort d'expressions telles que le fil de l'eau, le fil du discours.

1. Philippe Pinel (1745-1826), médecin français, docteur en médecine de la Faculté de Toulouse en 1773, fut médecin des aliénés de Bicêtre puis médecin-chef de la Salpêtrière. Il proposa une classification des maladies mentales de nature physiologique. Il entra à l'Académie des sciences en 1803.

2. François Magendie (1783-1855), médecin, anatomiste et physiologiste français, membre de l'Académie des sciences en 1821, professeur au Collège de France en 1830, fut un maître de la physiologie expérientale, connu en particulier pour ses travaux sur les nerfs rachidiens. Maître de Claude Bernard, il publia ses *Leçons sur les fonctions et les maladies du système nerveux* (2 volumes, Paris, Ebrard, 1839).

le scalpel et ce qu'il appelait l'élément dernier dans l'ordre anatomique c'est ce que le scalpel permet de dissocier et de séparer. À la pointe du scalpel, on ne saurait trouver une cellule non plus qu'une âme. Ce n'est pas sans dessein que nous faisons allusion ici à certaine profession de foi matérialiste. Bichat, par Pinel, descend de Barthez[1], le célèbre médecin vitaliste de l'École de Montpellier. *Les recherches sur la vie et la mort* (1800) sont symptomatiques de cette filiation. Si le vitalisme tient la vie pour un principe transcendant à la matière, indivisible et insaisissable comme une forme, même un anatomiste, s'inspirant de cette idée, ne saurait faire tenir dans des éléments supposés du vivant ce qu'il considère comme une qualité de la totalité de cet être. Les tissus, reconnus par Bichat comme l'étoffe dans laquelle les vivants sont taillés, sont une image suffisante de la continuité du fait vital, requise par l'exigence vitaliste.

Or, la doctrine de Bichat, soit par lecture directe, soit par l'enseignement de Blainville[2], a fourni à Auguste Comte quelques-uns des thèmes exposés dans sa XLIe leçon du *Cours de Philosophie positive*. Comte manifeste son hostilité à l'emploi du microscope et à la théorie cellulaire, ce que lui ont reproché fréquemment ceux qui ont vu dans la marche de la science biologique depuis lors une condamnation de ses réticences et de ses aversions. Léon Brunschvicg[3] notamment n'a jamais pardonné à Comte les interdits dogmatiques qu'il a opposés à certaines techniques mathématiques ou expérimentales, non plus que son infidélité | à la méthode analytique 65 et sa « fausse conversion » au primat de la synthèse, précisément au moment où il aborde dans le *Cours* l'examen des procédés de connaissance adéquats à l'objet organique et où il reconnaît la validité positive de la démarche intellectuelle qui consiste à aller « de l'ensemble aux parties »

1. Paul Joseph Barthez (1734-1806), médecin et philosophe français, collabora à l'*Encyclopédie* de Diderot et d'Alembert. Représentant de l'École de Montpellier, il fut l'un des fondateurs du vitalisme médical. *Nouveaux éléments de la science de l'homme*, Montpellier, J. Martel, 1778.

2. Henri-Marie Ducrotay de Blainville (1777-1850), naturaliste français, fut suppléant de Georges Cuvier au Collège de France et au Muséum d'histoire naturelle. Il publia de nombreux travaux en anatomie comparée : *De l'organisation des animaux ou Principes d'anatomie comparée*, Paris, 1822 ; *Cours de physiologie générale et comparée* professé à la Faculté des sciences de Paris, 3 volumes, Paris, 1833 ; *Histoire des sciences de l'organisation et de leur progrès comme base de la philosophie*, 3 volumes, Paris, Lyon, 1845.

3. Léon Brunschvicg (1869-1944), philosophe français, ancien élève de l'École normale supérieure, fut professeur à la Sorbonne en 1909, et l'auteur d'ouvrages majeurs d'histoire de la philosophie et des sciences.

(XLVIII e leçon) [a]. Mais il n'est pas aisé d'abandonner tout dogmatisme, même en dénonçant le dogmatisme d'autrui. Assurément l'autoritarisme de Comte est inadmissible, mais, en ce qui concerne la théorie cellulaire du moins, ce qu'il comporte de réserves à l'égard d'une certaine tendance de l'esprit scientifique mérite peut-être une tentative loyale de compréhension.

Comte tient la théorie cellulaire pour « une fantastique théorie, issue d'ailleurs évidemment d'un système essentiellement métaphysique de philosophie générale ». Et ce sont les naturalistes allemands de l'époque, poursuivant des « spéculations supérieures de la science biologique », que Comte rend responsables de cette déviation manifeste. Là est le paradoxe. Il consiste à ne pas voir que les idées de Oken et de son école ont une tout autre portée que les observations des micrographes, que l'essentiel de la biologie de Oken, c'est une certaine conception de l'individualité. Oken se représente l'être vivant à l'image d'une société communautaire. Comte n'admet pas, contrairement à Buffon, que la vie d'un organisme soit une somme de vies particulières, non plus qu'il n'admet, contrairement à la philosophie politique du XVIII e siècle, que la société soit une association d'individus. Est-il en cela aussi éloigné qu'il peut lui sembler des philosophes de la nature ? Nous vérifions ici encore l'unité latente et profonde chez un même penseur des conceptions relatives à l'individualité, qu'elle soit biologique ou sociale. De même qu'en sociologie l'individu est une abstraction, de même en biologie les « monades organiques » [b], comme dit Comte en parlant des cellules, sont des abstractions. « En quoi pourrait donc consister réellement soit l'organisation, soit la vie d'une simple monade ? » Or Fischer [1] aussi bien que Policard ont pu montrer, il y a quelques années, par la technique de culture des tissus, qu'une culture de tissus capable de proliférer doit contenir une quantité *minima* de cellules, au-dessous de laquelle la multiplication cellulaire est impossible. Un
66 fibroblaste isolé dans une goutte de plasma survit mais | ne se multiplie pas (Fischer). Survivre sans se multiplier, est-ce encore vivre ? Peut-on diviser les propriétés du vivant en lui conservant la qualité de vivant ? Ce sont

a. *Le Progrès de la conscience dans la philosophie occidentale*, Paris, Alcan, 1927, p. 543 *sq.*

b. Voir à l'appendice II, p. 215, la note sur le *Rapport de la théorie cellulaire et de la philosophie de Leibniz.*

1. Albert Fischer (1891-1956), médecin et biologiste danois, fut l'auteur d'importants travaux en culture des cellules et fut directeur de l'Institut de biologie de la Fondation Carlsberg à Copenhague.

là des questions qu'aucun biologiste ne peut éluder. Ce sont là des faits qui avec bien d'autres ont affaibli l'empire sur les esprits de la théorie cellulaire. En quoi Comte est-il coupable d'avoir pressenti ces questions, sinon anticipé ces faits? On a, avec raison, reproché à Comte d'asseoir la philosophie positive sur les sciences de son temps, considérées sous un certain aspect d'éternité. Et il importe assurément de ne pas méconnaître l'historicité du temps. Mais le temps, non plus que l'éternité, n'est à personne; et la fidélité à l'histoire peut nous conduire à y reconnaître certains retours de théories qui ne font que traduire l'oscillation de l'esprit humain entre certaines orientations permanentes de la recherche en telle ou telle région de l'existence.

On ne saurait être par conséquent trop prudent lorsqu'on qualifie sommairement, aux fins de louange ou de blâme, tels ou tels auteurs dont l'esprit systématique est assez large pour les empêcher de clore rigidement ce qu'on appelle leur système. Des connivences théoriques, inconscientes et involontaires, peuvent apparaître. Le botaniste allemand de Bary[1] a écrit (1860) que ce ne sont pas les cellules qui forment les plantes, mais les plantes qui forment les cellules. On sera porté à voir dans cette phrase un aphorisme de biologie romantique d'autant plus facilement qu'on la rapprochera d'une remarque de Bergson dans *L'Évolution créatrice* : « Très probablement ce ne sont pas les cellules qui ont fait l'individu par voie d'association; c'est plutôt l'individu qui a fait les cellules par voie de dissociation »[a]. Sa réputation, justifiée du reste, de romantique, a été faite à Bergson par une génération de penseurs positivistes au sein de laquelle il détonnait. On peut dire à la rigueur que les mêmes penseurs étaient les plus prompts à dénoncer aussi chez Comte même les traces de ce romantisme biologique et social qui devait l'amener du *Cours de Philosophie positive* à la *Synthèse subjective* en passant par le *Système de politique positive.* Mais comment expliquer que ces conceptions romantiques de philosophie biologique aient animé la recherche de savants restés fidèles a une doctrine scientiste et matérialiste incontestablement issue du *Cours de Philosophie positive*?

---

a. *Cf.* p. 282.

1. Anton Heinrich de Bary (1831-1888), biologiste allemand actif à Strasbourg à partir de 1872, entreprit d'importants travaux d'anatomie, de physiologie, de pathologie et de systématique végétales (champignons, algues, bactéries). *Morphologie und physiologie der Pilze, Flechten und Mycomyceten*, Leipzig 1866.

Klein a montré comment Charles Robin[1], le premier titulaire de la chaire d'histologie à la Faculté de médecine de Paris, le collaborateur de Littré[2] pour le célèbre *Dictionnaire de Médecine* | (1873), ne s'est jamais départi à l'égard de la théorie cellulaire d'une hostilité tenace[*]. Robin admettait que la cellule est l'un des éléments anatomiques de l'être organisé, mais non le seul ; il admettait que la cellule peut dériver d'une cellule préexistante, mais non qu'elle le doit toujours, car il admettait la possibilité de formation des cellules dans un blastème initial. Des disciples de Robin, tels que Tourneux[3], professeur d'histologie à la Faculté de médecine de Toulouse, ont continué de ne pas enseigner la théorie cellulaire jusqu'en 1922[a]. Sur quel critère se fondera-ton pour départager ceux qui

[*] *Cf.* les articles « Cellule » et « Organe » par Robin dans le *Dictionnaire encyclopédique des sciences médicales* par A. Dechambre[4].

a. Tourneux était le disciple de Robin par l'intermédiaire de Pouchet[5]. Il a été cependant le préparateur de Robin pendant un an, remplaçant Hermann qui accomplissait son volontariat à Lille. Le *Premier Traité d'histologie* de Tourneux a été écrit en collaboration avec Pouchet. Au moment de sa mort, en 1922, Tourneux travaillait à la 3e édition de son *Précis d'Histologie humaine*. Dans la 2e édition (1911), Tourneux distingue les éléments anatomiques et les matières amorphes, et parmi les éléments anatomiques, les cellulaires ou ayant forme de cellules et les non cellulaires. Ainsi le concept d'élément anatomique et le concept de cellule ne se recouvrent pas. (Nous devons les renseignements biographiques ci-dessus à l'obligeance des docteurs Jean-Paul et Georges Tourneux, de Toulouse).

1. Charles Robin (1821-1885), médecin et physiologiste français, fut titulaire de la chaire d'histologie à la Faculté de médecine de Paris (1862) et membre de l'Académie des sciences (1865). Il publia *Anatomie microscopique* (Paris, Librairie Germer-Baillière, 1868), *L'Anatomie et physiologie cellulaires ou des cellules animales et végétales du protoplasma et des éléments normaux et pathologiques qui en dérivent* a été publiée en 1873 (Paris, J.-B. Baillière et fils, 640 p.) la même année que la 13e édition, entièrement refondue et citée en référence, du *Dictionnaire de médecine, de chirurgie...* en collaboration avec E. Littré (J.-B. Baillière et fils, 1836).

2. Émile Littré (1801-1881), médecin et philologue français, d'orientation positiviste, fut l'éditeur et le traducteur des œuvres d'Hippocrate, l'auteur avec Charles Robin d'un *Dictionnaire de médecine et de chirurgie et de pharmacie*, et du *Dictionnaire de la langue française*.

3. Frédéric Tourneux (1852-1922), médecin français, professeur d'anatomie et d'histologie à Lille puis à Toulouse, est l'auteur d'un *Précis d'embryologie humaine* (Paris, Doin, 1898) et, en collaboration avec G. Pouchet, d'un *Précis d'histologie humaine et d'histogénie* (Paris, Masson, 1878).

4. Amédée Dechambre (1812-1885), médecin français, est surtout connu pour sa direction du *Dictionnaire encyclopédique des sciences médicales* (avec Raigé-Delorme et L. Lereboullet), Paris, Masson, 100 volumes, 1864-1889.

5. Georges Pouchet (1833-1894), fils du naturaliste Félix-Archimède Pouchet, anatomiste comparatiste, fut directeur du laboratoire maritime de Concarneau et professeur au Museum d'histoire naturelle de Paris.

recueillaient pieusement dans les ouvrages de Schwann et de Virchow [1] les axiomes fondamentaux de la théorie cellulaire et ceux qui les refusaient? Sur l'avenir des recherches histologiques? Mais aujourd'hui les obstacles à l'omnivalence de la théorie cellulaire sont presque aussi importants que les faits qu'on lui demande d'expliquer. Sur l'efficacité comparée des techniques médicales issues des différentes théories? Mais l'enseignement de Tourneux, s'il n'en a pas déterminé la création, n'a pas du moins empêché la Faculté de médecine de Toulouse de compter aujourd'hui une école de cancérologues aussi brillante que toute autre qui a pu recevoir ailleurs un enseignement de pathologie des tumeurs rigoureusement inspiré des travaux de Virchow. Il y a loin de la théorie à la technique, et en matière médicale spécialement, il n'est pas aisé de démontrer que les effets obtenus sont uniquement fonction des théories auxquelles se réfèrent, pour rendre raison de leurs gestes thérapeutiques, ceux qui les accomplissent.

On nous reprochera peut-être d'avoir cité jusqu'à présent des penseurs plutôt que des chercheurs, des philosophes plutôt que des savants, encore que nous ayons montré que de ceux-ci à ceux-là, de Schwann à Oken, de Robin à Comte, la filiation est incontestable | et continue. Examinons **68** donc ce que devient la question entre les mains de biologistes dociles à l'enseignement des faits, si tant est qu'il y en ait un.

Nous rappelons ce qu'on entend par théorie cellulaire; elle comprend deux principes fondamentaux estimés suffisants pour la solution de deux problèmes :

1) Un problème de *composition des organismes*; tout organisme vivant est un composé de cellules, la cellule étant tenue pour l'élément vital porteur de tous les caractères de la vie; ce premier principe répond à cette exigence d'explication analytique qui, selon Jean Perrin [a][2], porte la science « à expliquer du visible compliqué par de l'invisible simple ».

2) Un problème de *genèse des organismes*; toute cellule dérive d'une cellule antérieure; « *omnis cellula e cellula* », dit Virchow; ce second

a. *Les Atomes*, préface.

1. Rudolf Virchow (1821-1902), anatomiste, physiologiste, pathologiste, anthropologue et médecin allemand, renouvela la pathologie en fondant la pathologie cellulaire.

2. Jean Perrin (1870-1942), physicien français, ancien élève de l'École normale supérieure, professeur de chimie physique à la Faculté des sciences de Paris en 1910, auteur de nombreux et importants travaux dans plusieurs domaines, est surtout connu pour ses études du mouvement brownien et l'établissement de la théorie atomique. Il reçut le prix Nobel de physique en 1926.

principe répond à une exigence d'explication génétique, il ne s'agit plus ici d'élément mais de cause.

Les deux pièces de cette théorie ont été réunies pour la première fois par Virchow[a]. Il reconnaît que la première revient à Schwann et il revendique pour lui-même la seconde, condamnant formellement la conception de Schwann selon laquelle les cellules pourraient prendre naissance au sein d'un blastème primitif. C'est à partir de Virchow et de Kölliker[1] que l'étude de la cellule devient une science spéciale, la cytologie, distincte de ce qu'on appelait depuis Heusinger[2], l'histologie, la science des tissus[*].

Il faut ajouter aux principes précédents deux compléments :

1) Les vivants non composés sont unicellulaires. Les travaux de Dujardin, déjà cités, et les travaux de Haeckel ont fourni à la théorie cellulaire l'appui de la protistologie. Haeckel fut le premier à séparer nettement les animaux en Protozoaires ou unicellulaires et Métazoaires ou pluricellulaires[b].

2) L'œuf d'où naissent les organismes vivants sexués est une cellule dont le développement s'explique uniquement par la division. Schwann fut le premier à considérer l'œuf comme une cellule germinative. Il fut **69** suivi dans cette voie par Kölliker qui est vraiment | l'embryologiste dont les travaux ont contribué à l'empire de la théorie cellulaire.

Cet empire, nous pouvons en fixer la consécration à l'année 1874 où Haeckel vient de commencer ses publications sur la *gastraea*[c] et où Claude Bernard étudiant, du point de vue physiologique, les phénomènes

a. *Pathologie cellulaire*, chap. I, 1849.

* Selon le *Dictionnaire de Médecine* (13[e] éd. 1873) de Littré et Robin, le terme *histologie* a été créé en 1819 par Mayer; le terme *histonomie*, créé en 1821 par Heusinger pour désigner l'étude des lois qui président à la génération et à l'arrangement des tissus organiques.

b. *Études sur la Gastraea*, 1873-1877.

c. Sur le rapport entre les *Studien zur Gastraeatheorie* et la théorie cellulaire, voir Haeckel, *Ges. Werke*, 1924, 11, p. 131 : *Natürliche Schöpfungsgeschichte*, 2e Teil, 20e Vortrag, *Phylogenetische Klassification des Tierreichs, Gastraea Theorie*.

1. Rudolf Albert von Kölliker (1817-1905), médecin, anatomiste et embryologiste suisse, fut l'auteur de travaux importants en embryologie cytologie et anatomie microscopique : *Mikroskopische Anatomie und Gewebelehre des Menschen*, 2 volumes, Leipzig, 1850-1854.

2. Friedrich Carl Heusinger (1792-1883), médecin allemand, auteur de *Recherches de pathologie comparée*, 2 volumes, Cassel, 1844-1853, et de *System der Histologie, Erster Theil : Histographie*, 1822. Il n'est pas indifférent de noter à propos du mot « histonomie » que le *Grand Dictionnaire Larousse du XIXe siècle* (1866-1876) emploie ce terme pour désigner l'« histoire des lois qui président à la formation et à l'arrangement des tissus organiques », le terme « histologie » signifiant un « traité sur les tissus organiques » (tome XII, p. 313).

de nutrition et de génération communs aux animaux et aux végétaux, écrit : « Dans l'analyse intime d'un phénomène physiologique on aboutit toujours au même point, on arrive au même agent élémentaire, irréductible, l'élément organisé, la cellule »[a]. La cellule c'est, selon Claude Bernard, l'« atome vital ». Mais notons que la même année, Robin publie son traité d'*Anatomie et Physiologie cellulaire*, où la cellule n'est pas admise au titre de *seul* élément des vivants complexes. Même au moment de sa proclamation quasi officielle, l'empire de la théorie cellulaire n'est pas intégral.

Les conceptions relatives à l'individualité qui inspiraient les spéculations précédemment examinées concernant la composition des organismes ont-elles disparu entièrement chez les biologistes à qui le nom de savants revient authentiquement ? Il ne le semble pas.

Claude Bernard, dans les *Leçons sur les phénomènes de la vie communs aux animaux et aux végétaux*, publiées après sa mort par Dastre[1] en 1878-1879, décrivant l'organisme comme « un agrégat de cellules ou d'organismes élémentaires », affirme le principe de l'autonomie des éléments anatomiques. Ce qui revient à admettre que les cellules se comportent dans l'association comme elles se comporteraient isolément dans un milieu identique à celui que l'action des cellules voisines leur crée dans l'organisme, bref que les cellules *vivraient en liberté exactement comme en société*. On notera en passant que si le milieu de culture de cellules libres contient les mêmes substances régulatrices de la vie cellulaire, par inhibition ou stimulation, que contient le milieu intérieur d'un organisme, on ne peut pas dire que la cellule vit en liberté. Toujours est-il que Claude Bernard, voulant se faire mieux entendre par le moyen d'une comparaison, nous engage à considérer l'être vivant complexe « comme une cité ayant son cachet spécial » où les individus se nourrissent identiquement et exercent les mêmes facultés générales, celles de l'homme, mais où chacun participe différemment à la vie sociale par son travail et ses aptitudes.   70

Haeckel écrit en 1899 : « Les cellules sont les vrais citoyens autonomes qui, assemblés par milliards, constituent notre corps, l'état cellulaire »[b].

a. *Revue scientifique*, 26 septembre 1874.

b. *Die Welträtzel (Les Énigmes de l'univers)*, 2[e] Kap. : « Unser Körperbau » (*Ges. Werke*, 1924, IV, p. 33).

1. Albert Dastre (1844-1917), physiologiste français, élève de Claude Bernard, fut professeur de physiologie générale à la Sorbonne (1887) et membre de l'Académie des sciences (1904). Il est l'auteur de *La vie et la mort* (Paris, Flammarion, 1903).

Assemblée de citoyens autonomes, état, ce sont peut-être plus que des images et des métaphores. Une philosophie politique domine une théorie biologique. Qui pourrait dire si l'on est républicain parce qu'on est partisan de la théorie cellulaire, ou bien partisan de la théorie cellulaire parce qu'on est républicain?

Concédons, si on le demande, que Claude Bernard et Haeckel ne sont pas purs de toute tentation ou de tout péché philosophique. Dans le *Traité d'Histologie* de Prenant, Bouin et Maillard[1] (1904) dont Klein dit que c'est, avec les *Leçons sur la cellule* de Henneguy[2] (1896), le premier ouvrage classique qui ait fait pénétrer dans l'enseignement de l'histologie en France la théorie cellulaire[a], le chapitre II relatif à la cellule est rédigé par A. Prenant[3]. Les sympathies de l'auteur pour la théorie cellulaire ne lui dissimulent pas les faits qui peuvent en limiter la portée. Avec une netteté admirable il écrit : « *C'est le caractère d'individualité qui domine dans la notion de cellule*, il suffit même pour la définition de celle-ci ». Mais aussi toute expérience révélant que des cellules apparemment closes

---

a. M. Klein a récemment publié un complément d'information sur ce point dans un précieux article « Sur les débuts de la théorie cellulaire en France », *Thalès*, t. VI, Paris, 1951, p. 25-36.

1. Louis Camille Maillard (1878-1936), médecin, chimiste et biologiste de l'École de Nancy, entreprit des études de chimie à Nancy où il fut reçu docteur en médecine en 1903. Agrégé de médecine à Paris en 1904 et chef de travaux de chimie biologique à la Faculté de médecine de Paris, puis professeur agrégé, il fut reçu docteur ès sciences de la Faculté des sciences de Paris en 1913. En 1919, il est nommé professeur à la Faculté de médecine d'Alger, dans le département de pharmacologie. Il est co-auteur du premier volume du *Traité d'histologie* avec Pol Bouin et Auguste Prenant (Paris, Schleicher Frères & Cie, Masson, 1904-1911, 2 volumes). Son nom est associé à la « réaction de Maillard », action des acides aminés sur les sucres, phénomène important de chimie biologique à nombreuses conséquences, y compris en matière d'alimentation.

2. Louis Félix Henneguy (1850-1928), médecin, anatomiste, zoologiste, agronome français, est l'auteur des *Leçons sur la cellule, morphologie et reproduction, faites au Collège de France pendant le semestre d'hiver 1893-1894* (Paris, 1896). Il n'est pas inutile de signaler qu'il est également l'auteur d'une petite brochure sur *La notion d'individualité en biologie*, Paris, 1911.

3. Auguste Prenant (1861-1927), médecin, histologiste et embryologiste français, licencié ès sciences naturelles, docteur en médecine en 1883, professeur à la Faculté de médecine de Nancy en 1894, puis de Paris en 1904, développa l'histologie, l'histophysiologie, l'embryologie, l'endocrinologie et fut un véritable chef d'école. Il est l'auteur des *Éléments d'embryologie* (tome 1 : *Embryogénie*, Paris, 1891).

sur elles-mêmes sont en réalité, selon les mots de His[1], des « cellules ouvertes » les unes dans les autres, vient dévaloriser la théorie cellulaire. D'où cette conclusion :

> Les unités individuelles peuvent être à leur tour de tel ou tel degré. Un être vivant naît comme cellule, individu-cellule ; puis l'individualité cellulaire disparaît dans l'individu ou personne, formé d'une pluralité de cellules, au détriment de l'individualité personnelle ; celle-ci peut être à son tour effacée, dans une société de personnes, par une individualité sociale. Ce qui se passe quand on examine la série ascendante des multiples de la cellule, qui sont la personne et la société, se retrouve pour les sous-multiples cellulaires : les parties de la cellule à leur tour possèdent un certain degré d'individualité en partie absorbée par celle plus élevée et plus puissante de la cellule. Du haut en bas existe l'individualité. La vie n'est pas possible sans individuation de ce qui vit[a].

| Sommes-nous si éloignés des vues de Oken ? N'est-ce pas l'occasion de 71 dire de nouveau que le problème de l'individualité ne se divise pas ? On n'a peut-être pas assez remarqué que l'étymologie du mot fait du concept d'individu une négation. L'individu est un être à la limite du non-être, étant ce qui ne peut plus être fragmenté sans perdre ses caractères propres. C'est un minimum d'être. Mais aucun être en soi n'est un minimum. L'individu suppose nécessairement en soi sa relation à un être plus vaste, il appelle, il exige (au sens que Hamelin[2] donne à ces termes dans sa théorie de l'opposition des concepts) un fond de continuité sur lequel sa discontinuité se détache. En ce sens, il n'y a aucune raison d'arrêter aux limites de la cellule le pouvoir de l'individualité. En reconnaissant, en 1904, aux parties de la cellule un certain degré d'individualité absorbé par celle de la cellule,

a. Le texte de Prenant a sa réplique dans un texte de Haeckel, de la même année 1904 : *Die Lebenswunder* (*Les Merveilles de la vie*), VIIe Kapitel : « Lebenseinheiten. Organische Individuen und Associationen. Zellen, Personen Stöcke. Organelle und Organe », *Ges. Werke*, IV, 1924, p. 172.

1. Wilhelm His (1831-1904), médecin, anatomiste, physiologiste allemand, fut l'un des grands noms de l'histologie du XIXe siècle à laquelle il apporta non seulement des connaissances fondamentales (histogenèse, embryogenèse, histologie) mais dont il renouvela les méthodes et les techniques (coupes, microtome, graphiques, lames). Il créa un grand Institut d'anatomie à Leipzig. Il publia *Anatomie menschlicher Embryonen* (Leipzig, F. C. W. Vogel, 1880-1885). (Son fils, qui porte le même prénom, a donné son nom au faisceau cardiaque..

2. Octave Hamelin (1856-1907), philosophe français, fut professeur à la Sorbonne. Outre ses ouvrages d'histoire de la philosophie, il est l'auteur d'un important *Essai sur les éléments principaux de la représentation* (1907).

A. Prenant anticipait sur les conceptions récentes concernant la structure et la physiologie ultra-microscopiques du protoplasma. Les virus-protéines sont-ils vivants ou non vivants? se demandent les biologistes. Cela revient à se demander si des cristaux nucléo-protéiniques sont ou non individualisés. « S'ils sont vivants, dit Jean Rostand[1], ils représentent la vie à l'état le plus simple qui se puisse concevoir; s'ils ne le sont pas, ils représentent un état de complexité chimique qui annonce déjà la vie »[a]. Mais pourquoi vouloir que les virus-protéines soient à la fois vivants et simples, puisque leur découverte vient précisément battre en brèche la conception, sous le nom de cellule, d'un élément à la fois simple et vivant? Pourquoi vouloir qu'ils soient à la fois vivants et simples puisqu'on reconnaît que s'il y a en eux une annonce de la vie c'est par leur complexité? En bref l'individualité n'est pas un terme si l'on entend par là une borne, elle est un terme dans un rapport. Il ne faut pas prendre pour terme du rapport le terme de la recherche qui vise à se représenter ce terme comme un être.

Finalement, y a-t-il moins de philosophie biologique dans le texte de A. Prenant que nous avons cité que dans certains passages d'un ouvrage du comte de Gobineau[2], aussi peu connu qu'il est déconcertant par son

72 mélange de linguistique souvent fantaisiste | et de vues biologiques parfois pénétrantes, *Mémoire sur diverses manifestations de la vie individuelle* (1868)[b]? Gobineau connaît la théorie cellulaire et l'admet. Il écrit, énumérant à rebours les stades de développement de l'être organisé :

> Après l'entozoaire spermatique, il y a la cellule, dernier terme jusqu'ici découvert à l'état génésiaque, et la cellule n'est pas moins le principe formateur du règne végétal que du règne animal.

Mais Gobineau ne conçoit pas l'individualité comme une réalité toujours identique à elle-même, il la conçoit comme un des termes d'un rapport

a. « Les Virus protéines », dans *Biologie et Médecine*, Paris, Gallimard, 1939. *Cf.* une bonne mise au point, par le même auteur, sur « La Conception particulière de la cellule », dans l'ouvrage *Les Grands courants de la biologie*, Paris, Gallimard, 1951.

b. Publié par A. B. Duff[3], Paris, Desclée De Brouwer, 1935.

1. Jean Rostand (1894-1977), biologiste, embryologiste et écrivain français, fut l'auteur de travaux sur les amphibiens et d'ouvrages d'histoire de la biologie et de vulgarisation. Il fut également un homme public.

2. Joseph Arthur de Gobineau (1816-1882), écrivain, diplomate et voyageur français, fut un théoricien de la supériorité de l'aristocratie et du racisme.

3. Abraham Beer Duff (1899-1987), professeur de littérature française à l'Université de Jérusalem, a contribué à plusieurs ouvrages et éditions, dont celles d'œuvres de Gobineau.

mobile liant des réalités différentes à des échelles d'observation différentes. L'autre terme du rapport, il l'appelle le « milieu ».

Il ne suffit pas qu'un être individuel soit pourvu de l'ensemble bien complet des éléments qui lui reviennent pour qu'il lui soit loisible de subsister. Sans un milieu spécial, il n'est pas, et s'il était, il ne pourrait pas durer une seconde. Il y a donc nécessité absolue à ce que tout ce qui vit vive dans le milieu qui lui convient. En conséquence, rien n'est plus important pour le maintien des êtres, c'est-à-dire pour la perpétuité de la vie, que les milieux. Je viens de dire que la terre, les sphères célestes, l'esprit constituaient autant d'enveloppes de cette nature. Mais de la même façon, le corps humain, celui de tous les êtres sont aussi des milieux dans lesquels fonctionne le mécanisme toujours complexe des existences. Et le fait est si incontestable que ce n'est qu'avec grand-peine, et en faisant abstraction d'une foule de conditions de la vie, que l'on arrive à détacher, à isoler, à considérer à part la cellule, parente si proche de la monade, pour y pouvoir signaler la première forme vitale, bien rudimentaire assurément, et qui toutefois, présentant encore la dualité, doit être signalée comme étant elle-même un milieu.

L'ouvrage de Gobineau n'a pu avoir aucune influence sur la pensée des biologistes. L'original français est resté inconnu jusqu'à ces dernières années. Une version allemande a paru en 1868, dans la *Zeitschrift für Philosophie und philosophische Kritik* publiée à Halle par Immanuel Hermann von Fichte [1], sans recueillir aucun écho. Mais il paraît intéressant de souligner par un rapprochement que le problème de l'individualité, sous l'aspect du problème de la cellule, suggère des hypothèses analogues à des esprits aussi différents que ceux d'un histologiste pur et d'un anthropologiste plus soucieux de généralisations métaphysiques que d'humbles et patientes observations.

| Qu'advient-il aujourd'hui de la théorie cellulaire ? Rappelons seulement 73 d'abord les critiques déjà anciennes de Sachs [2], substituant à la notion de cellule celle d'*énergide*, c'est-à-dire celle d'une aire cytoplasmique représentant, sans délimitation topographique stricte, la zone d'influence d'un

---

1. Immanuel Hermann von Fichte (1796-1879), théologien et philosophe allemand, fils du philosophe Johann Gottlieb Fichte, fut professeur aux Universités de Bonn et de Tübingen.
2. Julius Sachs (1832-1897), botaniste et physiologiste allemand, fut l'un des fondateurs de la physiologie végétale moderne. Il publia *Handbuch der Experimental-Physiologie der Pflanzen* (Leipzig, W. Engelmann, 1865) ; *Lehrbuch der Botanik* (Leipzig, W. Engelmann, 1868, trad. fr. Van Tieghem Paris, 1874 sur la 4ᵉ édition).

noyau donné; ensuite les recherches de Heidenhain[1] en 1902 sur les *metaplasmas*, c'est-à-dire les substances intercellulaires, telles que les substances de base de cartilages, os ou tendons, substances ayant perdu, de façon irréversible, toute relation avec des formations nucléaires; enfin les travaux de Dobell[2] depuis 1913 et son refus de tenir pour équivalents, au point de vue anatomique et physiologique, la cellule du métazoaire, le protiste et l'œuf, car le protiste doit être tenu pour un véritable organisme aux dimensions de la cellule et l'œuf pour une entité originale, différente et de la cellule et de l'organisme, en sorte que « la théorie cellulaire doit disparaître; elle n'a pas cessé seulement d'être valable, elle est réellement dangereuse ». Signalons rapidement l'importance attribuée de plus en plus aux liquides du milieu intérieur et aux substances en solution qui ne sont pas tous des produits de sécrétion cellulaire mais qui sont cependant tous eux aussi des « éléments » indispensables à la structure et à la vie de l'organisme.

Nous voulons retenir d'abord quelques travaux de « l'entre-deux-guerres », dus à trois auteurs différents tant par leur esprit que par leur spécialité de recherches, l'article de Rémy Collin[3] en 1929 sur la *Théorie cellulaire et la Vie*[a], les considérations sur la cellule de Hans Petersen en 1935 dans les premiers chapitres de son *Histologie und Mikoskopische Anatomie*[b], la conférence de Duboscq[4] en 1939 sur la place de la théorie cellulaire en protistologie[c]. À partir d'arguments différents ou différemment mis en valeur, ces exposés convergent vers une solution analogue que nous laissons à Duboscq le soin de formuler : « On fait fausse route en

a. Dans *La Biologie médicale*, n° d'avril 1929. Le même auteur a repris depuis la question dans son *Panorama de la biologie*, Éditions de la Revue des Jeunes, 1945, p. 73 *sq.*

b. Munich, Bergmann.

c. *Bulletin de la Société zoologique de France*, t. LXIV, n° 2.

1. Martin Heidenhain (1864-1949), anatomiste allemand, docteur en médecine de l'Université de Fribourg-en-Brisgau en 1890, professeur d'anatomie à l'Université de Tubingen en 1899, a développé des techniques histologiques pour l'étude de la mitose. Il est l'auteur de *Plasma und Zelle, eine allgemeine Anatomie, der lebendigen Masse...* (2 volumes, Iena, G. Fischer 1907-1911).

2. Cecil Clifford Dobell (1886-1949), biologiste anglais, connu pour ses travaux sur les protozoaires, et particulièrement les bactéries intestinales de l'homme, fut membre du National Institute for Medical Research et de la Royal Society.

3. Rémy Collin (1880-1957), biologiste français, professeur d'histologie à Nancy, fut un fondateur de la neuro-endocrinologie.

4. Octave Duboscq (1868-1943), zoologiste français, fut professeur de biologie marine à la Faculté des sciences de Paris de 1923 à 1937. Il dirigea le laboratoire Arago à Banyuls-sur-Mer.

prenant la cellule pour une unité nécessaire de la constitution des êtres vivants ». Tout d'abord, l'organisme des métazoaires se laisse malaisément assimiler à une république de cellules ou à une construction par sommation de cellules individualisées lorsqu'on remarque la place tenue dans la constitution de systèmes essentiels, tels que le système musculaire, par les formations | plasmodiales ou syncytiales, c'est-à-dire des nappes de **74** cytoplasme continu parsemé de noyaux. Au fond, dans le corps humain seuls les épithéliums sont nettement cellularisés. Entre une cellule libre, comme l'est un leucocyte, et un syncytium, comme l'est le muscle cardiaque ou la couche superficielle des villosités choriales du placenta fœtal, toutes les formes intermédiaires peuvent se rencontrer, notamment les cellules géantes plurinucléées (polycaryocytes), sans que l'on puisse dire avec précision si les nappes syncytiales naissent de la fusion de cellules *préalablement indépendantes ou si c'est l'inverse qui se produit.* En fait les deux mécanismes peuvent s'observer. Même au cours du développement de l'œuf, il n'est pas certain que toute cellule dérive de la division d'une cellule préexistante. Émile Rhode a pu montrer en 1923 que très souvent, aussi bien chez les végétaux que chez les animaux, des cellules individualisées proviennent de la subdivision d'un plasmode primitif.

Mais les aspects anatomique et ontogénétique du problème ne sont pas le tout de la question. Même des auteurs qui, comme Hans Petersen, admettent que c'est le développement du corps métazoaire qui constitue le véritable fondement de la théorie cellulaire et qui voient dans la fabrication des *chimères*, c'est-à-dire des vivants créés par la coalescence artificiellement obtenue de cellules issues d'œufs d'espèces différentes, un argument en faveur de la composition « additive » des vivants complexes, sont obligés d'avouer que *l'explication des fonctions de ces organismes contredit à l'explication de leur genèse.* Si le corps est réellement une somme de cellules indépendantes, comment expliquer qu'il forme un tout fonctionnant de manière uniforme ? Si les cellules sont des systèmes fermés, comment l'organisme peut-il vivre et agir comme un tout ? On peut essayer de résoudre la difficulté en cherchant dans le système nerveux ou dans les sécrétions hormonales le mécanisme de cette totalisation. Mais pour ce qui concerne le système nerveux, on doit reconnaître que la plupart des cellules lui sont rattachées de façon unilatérale, non réciproque. Et pour ce qui est des hormones on doit avouer que bien des phénomènes vitaux, notamment ceux de régénération, sont assez mal expliqués par ce mode de régulation, quelque lourde complication qu'on lui prête. Ce qui entraîne Petersen à écrire :

75

Peut-être peut-on dire d'une façon générale que tous les processus où le corps intervient comme un tout – et il y a par exemple en pathologie peu de processus où ce n'est pas le cas – ne sont rendus que très difficilement intelligibles par la théorie de *l'état cellulaire* | *ou théorie des cellules comme organismes indépendants...* Par la manière dont l'organisme cellulaire se comporte, dont il vit, travaille, se maintient contre les attaques de son entourage et se rétablit, les cellules sont les organes d'un corps uniforme.

On voit ici reparaître le problème de l'individualité vivante et comment l'aspect d'une totalité, initialement rebelle à toute division, l'emporte sur l'aspect d'atomicité, terme dernier supposé d'une division commencée. C'est donc avec beaucoup d'à-propos que Petersen cite les mots de Julius Sachs en 1887, concernant les végétaux pluricellulaires : « Il dépend tout à fait de notre *manière de voir* de regarder les cellules comme des organismes indépendants élémentaires ou seulement comme des parties ».

Dans les années les plus récentes, on a vu s'intensifier les réticences et les critiques concernant la théorie cellulaire sous son aspect classique, c'est-à-dire sous la forme dogmatique et figée que lui ont donnée les manuels d'enseignement, même supérieur[a]. La prise en considération, dans l'ordre des substances constitutives de l'organisme, d'éléments non cellulaires et l'attention donnée aux modes possibles de formation de cellules à partir de masses protoplasmiques continues rencontrent aujourd'hui beaucoup moins d'objections qu'au temps où Virchow, en Allemagne, reprochait à Schwann d'admettre l'existence d'un cytoblastème initial, et où Charles Robin, en France, faisait figure d'attardé grincheux. En 1941, Huzella[1] a montré, dans son livre *Zwischen Zellen Organisation*, que les relations intercellulaires et les substances extracellulaires (par exemple la lymphe interstitielle, ou bien ce qui dans le tissu conjonctif ne se ramène pas à des cellules) sont au moins aussi importantes, biologiquement parlant, que les cellules elles-mêmes, en sorte que le vide intercellulaire, observé sur les préparations

a. Les lignes qui suivent ont été ajoutées à notre article de 1945. Elles s'y insèrent naturellement. Nous ne l'indiquons pas en vue de prétendre à quelque don prophétique, mais bien au contraire pour souligner que certaines nouveautés sont un peu plus âgées que ne le disent certains thuriféraires plus soucieux de les exploiter que de les comprendre.

1. Theodor Huzella (1886-1951), médecin hongrois, professeur d'histologie et d'embryologie à la Faculté de médecine de Budapest, a étudié les interactions entre cellules et matrice extracellulaire par la micro-cinématographie. Il est l'auteur de *Die zwischenzellige Organisation auf der Grundlage der Interzellulartheorie und der Interzellularpathologie* (Jena, G. Fischer, 1941).

microscopiques, est bien loin d'être un néant histologique et fonctionnel. En 1946, P. Busse Grawitz [1], dans ses *Experimentelle Grundlagen der modernen Pathologie* [a], pense pouvoir conclure de ses observations que des cellules sont susceptibles d'apparaître au sein de substances fondamentales | acellulaires. Selon la théorie cellulaire, on doit admettre [76] que les substances fondamentales (par exemple le collagène des tendons) sont sécrétées par les cellules, sans qu'on puisse établir précisément comment se fait cette sécrétion. Ici, le rapport est inversé. Naturellement, l'argument expérimental dans une telle théorie est d'ordre négatif; il fait confiance aux précautions prises pour empêcher l'immigration de cellules dans la substance acellulaire où on en voit progressivement apparaître. Nageotte [2], en France, avait bien observé, au cours du développement de l'embryon de lapin, que la cornée de l'œil se présente d'abord comme une substance homogène qui, durant les trois premiers jours, ne contient pas de cellules, mais il pensait, en vertu de l'axiome de Virchow, que les cellules postérieurement apparues provenaient de migrations. On n'avait pourtant jamais pu constater le fait de ces migrations.

Enfin, il faut mentionner que la mémoire et la réputation de Virchow ont subi ces derniers temps et subissent encore, de la part de biologistes russes, des attaques auxquelles la publicité ordinairement donnée aux découvertes inspirées par la dialectique marxiste-léniniste a conféré une importance quelque peu disproportionnée à leur signification effective, mesurée aux enseignements de l'histoire de la biologie – écrite il est vrai par des bourgeois. Depuis 1933, Olga Lepechinskaia [3] consacre ses recherches au phénomène de la naissance de cellules à partir de matières vivantes acellulaires. Son ouvrage, *Origine des cellules à partir de la matière vivante*, publié en 1945,

---

a. Cet ouvrage, publié à Bâle, a pour sous-titre *Von Cellular zur Molecular-pathologie*. C'est la version allemande d'un ouvrage paru originalement en espagnol.

1. Paul Busse-Grawitz (1900-1983), médecin allemand, docteur de l'Université de Greifswald en 1924, travailla en particulier à l'Université nationale de Cordoba en Argentine, contribuant entre autres à la parasitologie.

2. Jean Nageotte (1866-1948), médecin français, docteur en médecine de Paris en 1893, succéda à Ranvier à la Salpêtrière et fut professeur d'histologie comparée au Collège de France. Il apporta des contributions considérables à l'anatomie microscopique du système nerveux.

3. Olga Lepechinskaia (1871-1963), biologiste russe, protégée de Lénine, Staline, Lyssenko et Oparine, dirigea le département de la matière vivante à l'Institut de biologie expérimentales de l'Académie des sciences médicales de l'U.R.S.S. et défendit la génération spontanée, contribuant ainsi au retard de la biologie en Russie.

a été réédité en 1950, et a donné lieu, à cette dernière occasion, à l'examen et à l'approbation des thèses qu'il contient par la section de biologie de l'Académie des sciences de l'U.R.S.S. et à la publication de nombreux articles dans les revues [a]. Les conceptions « idéalistes » de Virchow y ont été violemment critiquées au nom des faits d'observation et au nom d'une double autorité, celle de la science russe – le physiologiste Setchenow [1] avait, dès 1860, combattu lés idées de Virchow –, et celle du matérialisme dialectique – Engels [2] avait fait des réserves sur l'omnivalence de la théorie cellulaire dans l'*Anti-Dühring* et dans la *Dialectique de la Nature* [b].

a. Nous empruntons notre information à un article de Joukov-Berejnikov, Maiski et Kalinitchenko, « Des formes acellulaires de vie et de développement des cellules », publié dans le recueil de documents intitulé *Orientation des théories médicales en U.R.S.S.*, Paris, Éditions du Centre culturel et économique France-U.R.S.S., 1950. On trouvera dans un article d'André Pierre [3] (*Le Monde*, 18 août 1950) les références des articles de revues auxquels nous faisons allusion.

b. *Anti-Dühring*, trad. fr. de Bracke-Desrousseaux, Costes, t. I, p. 105-109.

Dans ce passage, Engels admet, comme tous les tenants de la théorie cellulaire, que « chez tous les êtres organiques cellulaires, depuis l'amibe jusqu'à l'homme, les cellules ne se multiplient que d'une seule et même manière, par scissiparité » (p. 106). Mais il pense qu'il existe une foule d'êtres vivants, parmi les moins élevés, d'organisation inférieure à la cellule : « Tous les êtres n'ont qu'un seul point commun avec les organismes supérieurs : c'est que leur élément essentiel est l'albumine et qu'ils accomplissent en conséquence les fonctions albuminiques, c'est-à-dire vivre et mourir ». Parmi ces êtres, Engels cite « le protamibe, simple grumeau albuminoïde sans aucune différenciation, toute une série d'autres monères et tous les siphonés » (*ibid.*). Voir aussi p. 113-116 : « La vie est le mode d'existence des corps albuminoïdes, etc. ». On n'a pas de peine à reconnaître ici les idées de Haeckel et jusqu'à sa terminologie propre.

Dans la *Dialectique de la Nature* (à nous en tenir du moins aux extraits élogieusement reproduits dans l'article cité à la note précédente), les idées de Engels, pour affirmer plus nettement la possibilité d'une naissance de cellules à partir de l'albumine vivante et d'une formation de l'albumine vivante à partir de composés chimiques, ne nous semblent pas fondamentalement différentes des thèses de l'*Anti-Dühring*.

Sous l'une ou l'autre de leurs formes, ces anticipations à la mode haeckelienne ne nous donnent pas l'impression – avouons-le humblement – de la nouveauté révolutionnaire.

1. Ivan Mikhailovitch Setchenow (1829-1905), physiologiste russe, fondateur de l'école russe de physiologie, diplômé d'ingénierie de Saint Petersbourg et de médecine de Moscou, étudia en Allemagne et en France (avec Claude Bernard). Il fut professeur de physiologie à Odessa, Saint Petersbourg et Moscou. Ses travaux principaux concernent la physiologie respiratoire, ainsi que la découverte des centres inhibiteurs thalamiques des réflexes spinaux, exposée dans son ouvrage *Les réflexes du cerveau* en 1863.

2. Friedrich Engels (1820-1895), philosophe allemand, devint l'ami de Karl Marx avec lequel il publia de nombreux ouvrages dont le *Manifeste communiste* en 1848.

3. André Pierre (1887-1966), journaliste français, ancien élève de l'École normale supérieure; agrégé de lettres, fut secrétaire de rédaction au journal *LeTemps*, puis rédacteur diplomatique au journal *Le Monde* à partir de 1944.

Les faits | invoqués par Olga Lepechinskaia tiennent en des observations 77
sur le développement de l'embryon de poulet. Le jaune de l'œuf fécondé
contiendrait des grains protéiniques, visibles au microscope, capables de
s'agréger en sphérules n'ayant pas la structure cellulaire. Ultérieurement
ces sphérules évolueraient vers la forme typique de la cellule nucléée,
indépendamment, bien entendu, de toute immigration dans la masse
du jaune d'œuf de cellules nées, à sa limite, de la division des cellules
embryonnaires. On peut se demander quel est l'enjeu d'une telle polémique
dont l'histoire de la théorie cellulaire offre, on l'a vu, bien des exemples.
Il consiste essentiellement dans l'acquisition d'un argument nouveau, et
apparemment massif, contre la continuité obligée des lignées cellulaires
et par conséquent contre la théorie de la continuité et de l'indépendance
du plasma germinatif. C'est un argument contre Weismann [1] et donc un
soutien pour les thèses de Lyssenko [2] sur la transmission héréditaire des
caractères acquis par l'organisme individuel sous l'influence du milieu. Si
nous sommes incompétents pour examiner, d'un point de vue scientifique,
la solidité des expériences invoquées et des techniques utilisées, il nous
appartient toutefois de souligner qu'ici encore la théorie biologique se
prolonge, sans ambiguïté, en thèse sociologique et politique et que le retour
à d'anciennes hypothèses de travail se légitime, assez paradoxalement,
dans un langage progressiste. Si les expériences d'Olga Lepechinskaia et
les théories qu'elles supportent résistaient | à la critique bien armée et bien 78
informée des biologistes, nous y verrions moins la preuve du fait « qu'il y a
sur terre un pays qui est le soutien de la vraie science : ce pays est l'Union
Soviétique » [a] qu'une raison de vérifier de nouveau, sur la théorie cellulaire

a. Art. cit., p. 151. Nous ne résistons pas à la tentation de citer d'autres affirmations
péremptoires tirées du même article : « C'est en U.R.S.S. qu'on a commencé pour la première
fois à étudier la question du passage du non-vivant au vivant » (p. 148) ; « Les questions
comme l'origine de la vie intéressent fort peu les savants serviteurs du capital ; ils ne
cherchent nullement à développer la biologie dans l'intérêt du genre humain. Les laquais de
l'impérialisme prouvent que la vie sur terre doit être détruite [...] » (p. 150).

1. August Weismann (1834-1914), biologiste allemand, darwinien, nia l'action du milieu
sur le « soma » et la transmission des caractères acquis, thèse soutenue par les lamarckiens. À
ce titre, il est considéré parfois comme le chef de file du « néodarwinisme ». Il publia Vorträge
über Descendenztheorie (Jena, G. Fischer, 1902).

2. Trofim Denissovitch Lyssenko (1898-1976), botaniste russe, fut le principal théoricien
de la théorie de la sélection artificielle des plantes par l'action du milieu sur les caractères
héréditaires, théorie officielle de la « biologie soviétique » en opposition à la théorie du gène.

et les idées de Virchow, que, selon un mot célèbre, « une théorie ne vaut rien quand on ne peut pas démontrer qu'elle est fausse »[a].

Lorsque Haeckel écrivait en 1904 :

> Depuis le milieu du XIX[e] siècle, la théorie cellulaire est tenue généralement et à bon droit pour une des théories biologiques du plus grand poids; tout travail anatomique et histologique, physiologique et ontogénique doit s'appuyer sur le concept de cellule comme sur celui de l'organisme élémentaire[b].

Il ajoutait que tout n'était pas encore clair dans ce concept et que tous les biologistes n'y étaient pas encore acquis. Mais ce qui apparaissait à Haeckel comme la dernière résistance d'esprits étriqués ou attardés, nous apparaît plutôt aujourd'hui comme une attention méritoire à l'étroitesse même d'une théorie. Certes le sens de la théorie cellulaire est bien clair : c'est celui d'une extension de la méthode analytique à la totalité des problèmes théoriques posés par l'expérience. Mais la valeur de cette même théorie réside autant dans les obstacles qu'elle s'est suscités que dans les solutions qu'elle a permises, et notamment dans le rajeunissement qu'elle a provoqué sur le terrain biologique du vieux débat concernant les relations du continu et du discontinu. Sous le nom de cellule, c'est l'individualité biologique qui est en question. L'individu est-il une réalité? Une illusion? Un idéal? Ce n'est pas *une* science, fût-ce la biologie, qui peut répondre à cette question. Et si *toutes* les sciences peuvent et doivent apporter leur contribution à cet éclaircissement, il est douteux que le problème soit proprement scientifique, au sens usuel de ce mot[*].

a. Ce mot de M. Schuster[1] est cité par Léon Brunschvicg, *L'Expérience humaine et la causalité physique*, p. 447.

b. *Die Lebenswunder*, VIIe Kap. : « Lebenseinheiten », *Ges Werke*, IV, 1924, p. 173.

* Depuis que ces lignes ont été écrites, la thèse de M. Gilbert Simondon[2], *L'Individu et sa genèse physico-biologique*, Paris, PUF, 1964, a heureusement contribué à l'éclaircissement de ces questions.

1. Il pourrait s'agir d'Arthur Schuster (1851-1934), physicien d'origine allemande, né à Francfort et installé à Manchester, étudiant de Helmholtz à Berlin, puis chercheur au laboratoire Cavendish de Cambridge sous Maxwell et Rayleigh, enfin professeur de mathématiques appliquées, puis de physique à Manchester, il fut également secrétaire de la Royal Society, son vice président en 1919 et son secrétaire aux relations internationales de 1920 à 1924.

2. Gilbert Simondon (1924-1989), philosophe français, ancien élève de l'École normale supérieure, professeur à la Sorbonne, eut une grande influence par ses thèses sur *L'individuation à la lumière des notions de forme et d'information* et *Du mode d'existence des objets techniques*, soutenues en 1958.

| En ce qui concerne la biologie, il n'est pas absurde de penser que, [79] touchant la structure des organismes, elle s'achemine vers une fusion de représentations et de principes, analogue à celle qu'a réalisée la mécanique ondulatoire entre les deux concepts apparemment contradictoires d'onde et de corpuscule. La cellule et le plasmide sont une des deux dernières incarnations des deux exigences intellectuelles de discontinuité et de continuité incessamment affrontées au cours de l'élucidation théorique qui se poursuit depuis que des hommes pensent. Peut-être est-il vrai de dire que les théories scientifiques, pour ce qui est des concepts fondamentaux qu'elles font tenir dans leurs principes d'explication, se greffent sur d'antiques images, et nous dirions sur des mythes, si ce terme n'était aujourd'hui dévalorisé, avec quelque raison, par suite de l'usage qui en a été fait dans des philosophies manifestement édifiées aux fins de propagande et de mystification. Car enfin ce plasma initial continu, dont la prise en considération sous des noms divers a fourni aux biologistes, dès la position du problème d'une structure commune aux êtres vivants, le principe d'explication appelé par les insuffisances à leurs yeux d'une explication corpusculaire, ce plasma initial est-il autre chose qu'un avatar logique du fluide mythologique générateur de toute vie, de l'onde écumante d'où émergea Vénus ? Charles Naudin [1], ce biologiste français qui manqua de découvrir avant Mendel [2] les lois mathématiques de l'hérédité, disait que le blastème primordial c'était le limon de la Bible [a]. Voilà pourquoi nous avons proposé que les théories ne naissent pas des faits qu'elles coordonnent et qui sont censés les avoir suscitées. Ou plus exactement, les faits suscitent les théories mais ils n'engendrent pas les concepts qui les unifient intérieurement ni les intentions intellectuelles qu'elles développent. Ces intentions viennent de loin, ces concepts sont en petit

a. « Les Espèces affines et la théorie de l'évolution », dans *Revue scientifique de la France et de l'Étranger*, 2 e série, tome III, 1875.

1. Charles Naudin (1815-1899), botaniste français, rejoignit le Muséum d'histoire naturelle de Paris et travailla sur l'hybridation. Il entra à l'académie des sciences en 1863.
2. Gregor Mendel (1822-1884), biologiste autrichien, prêtre, fut le fondateur de la génétique moderne par l'aboutissement de diverses recherches de longue durée, dont ses travaux sur l'hybridation des pois, aboutissant en 1865 à ses *Versuche über Pflanzenhybriden* où il expose les « lois de Mendel ».

nombre et c'est pourquoi les thèmes théoriques survivent à leur destruction apparente qu'une polémique et une réfutation se flattent d'avoir obtenue[a].

80 | Il serait absurde d'en conclure qu'il n'y a point de différence entre science et mythologie, entre une mensuration et une rêverie. Mais inversement, à vouloir dévaloriser radicalement, sous prétexte de dépassement théorique, d'antiques intuitions, on en vient, insensiblement mais inévitablement, à ne plus pouvoir comprendre comment une humanité stupide serait un beau jour devenue intelligente. On ne chasse pas toujours le miracle aussi facilement qu'on le croit, et pour le supprimer dans les choses on le réintègre parfois dans la pensée, où il n'est pas moins choquant et au fond inutile. On serait donc mal venu de conclure de notre étude que nous trouvons plus de valeur théorique dans le mythe de Vénus ou dans le récit de la Genèse que dans la théorie cellulaire. Nous avons simplement voulu montrer que les obstacles et les limites de cette théorie n'ont pas échappé à bien des savants et des philosophes contemporains de sa naissance, même parmi ceux qui ont le plus authentiquement contribué à son élaboration. En sorte que la nécessité actuelle d'une théorie plus souple et plus compréhensive ne peut surprendre que les esprits incapables de chercher dans l'histoire des sciences le sentiment de possibilités théoriques différentes de celles que l'enseignement des seuls derniers résultats du savoir leur a rendues familières, sentiment sans lequel il n'y a ni critique scientifique, ni avenir de la science.

---

a « Même l'activité de l'esprit la plus libre qui soit, l'imagination, ne peut jamais errer à l'aventure (quoique le poète en ait l'impression), elle reste liée à des possibilités préformées, prototypes, archétypes, ou images originelles. Les contes des peuples les plus lointains dévoilent, par la ressemblance de leurs thèmes, cet assujettissement à certaines images primordiales. Même les images qui servent de base à des théories scientifiques se tiennent dans les mêmes limites : éther, énergie, leurs transformations et leur constance, théorie des atomes, affinités, etc. », C. G. Jung[1], *Types psychologiques*, trad. fr. de Le Lay, Genève, 1950, p. 310.

1. Carl Gustav Jung (1875-1961), médecin suisse, docteur en psychiatrie, fut assistant à la clinique psychiatrique universitaire de Zurich, puis professeur de psychiatrie à l'Université de Zurich. Il développa la « psychologie analytique » (prenant ses distances avec les conceptions de Freud fondées sur la seule sexualité), et la psychologie des profondeurs.

III

PHILOSOPHIE

La connaissance biologique est l'acte créateur toujours répété par lequel l'Idée de l'organisme devient pour nous de plus en plus un événement vécu, une espèce de vue, au sens que lui donne Goethe, vue qui ne perd jamais contact avec des faits très empiriques.

K. Goldstein, *La Structure de l'organisme*, p. 318

ASPECTS DU VITALISME

Il est bien difficile au philosophe de s'exercer à la philosophie biologique sans risquer de compromettre les biologistes qu'il utilise ou qu'il cite. Une biologie utilisée par un philosophe n'est-ce pas déjà une biologie philosophique, donc fantaisiste? Mais serait-il possible, sans la rendre suspecte, de demander à la biologie l'occasion, sinon la permission, de repenser ou de rectifier des concepts philosophiques fondamentaux, tels que celui de vie? Et peut-on tenir rigueur au philosophe qui s'est mis à l'école des biologistes de choisir dans les enseignements reçus celui qui a le mieux élargi et ordonné sa vision?

Il suit immédiatement que, pour ce propos, on doit attendre peu d'une biologie fascinée par le prestige des sciences physico-chimiques, réduite ou se réduisant au rôle de satellite de ces sciences. Une biologie réduite a pour corollaire l'objet biologique annulé en tant que tel, c'est-à-dire dévalorisé dans sa spécificité. Or une biologie autonome quant à son sujet et à sa façon de le saisir – ce qui ne veut pas dire une biologie ignorant ou méprisant les sciences de la matière – risque toujours à quelque degré la qualification, sinon l'accusation, de vitalisme. Mais ce terme a servi d'étiquette à tant d'extravagances qu'en un moment où la pratique de la science a imposé un style de la recherche, et pour ainsi dire un code et une déontologie de la vie savante, il apparaît pourvu d'une valeur péjorative au jugement même des biologistes les moins enclins à aligner leur objet d'étude sur celui des physiciens et des chimistes. Il est peu de biologistes, classés par leurs critiques parmi les vitalistes, qui acceptent de bon gré cette assimilation.

En France du moins, ce n'est pas faire un grand compliment que d'évoquer le nom et la renommée de Paracelse[1] ou de van Helmont[2].

84 | C'est pourtant un fait que l'appellation de vitalisme convient, à titre approximatif et en raison de la signification qu'elle a prise au XVIIIe siècle, à toute biologie soucieuse de son indépendance à l'égard des ambitions annexionnistes des sciences de la matière. L'histoire de la biologie importe ici à considérer autant que l'état actuel des acquisitions et des problèmes. Une philosophie qui demande à la science des éclaircissements de concepts ne peut se désintéresser de la construction de la science. C'est ainsi qu'une orientation de la pensée biologique, quelque résonance historique limitée qu'ait le nom qu'on lui donne, apparaît comme plus significative qu'une étape de sa démarche.

Il ne s'agit pas de défendre le vitalisme d'un point de vue scientifique, le débat ne concerne authentiquement que les biologistes. Il s'agit de le comprendre d'un point de vue philosophique. Il se peut que pour tels biologistes d'aujourd'hui comme d'hier le vitalisme se présente comme une illusion de la pensée. Mais cette dénonciation de son caractère illusoire appelle, bien loin de l'interdire ou de la clore, la réflexion philosophique. Car la nécessité, aujourd'hui encore, de réfuter le vitalisme, signifie de deux choses l'une. Ou bien c'est l'aveu implicite que l'illusion en question n'est pas du même ordre que le géocentrisme ou le phlogistique, qu'elle a une vitalité propre. Il faut donc philosophiquement rendre compte de la vitalité de cette illusion. Ou bien c'est l'aveu que la résistance de l'illusion a obligé ses critiques à reforger leurs arguments et leurs armes, et c'est reconnaître dans le gain théorique ou expérimental correspondant un bénéfice dont l'importance ne peut être absolument sans rapport avec celle de l'occasion dont il procède, puisqu'il doit se retourner vers elle et contre elle. C'est ainsi qu'un biologiste marxiste dit du bergsonisme, classé comme une espèce philosophique du genre vitalisme :

---

1. Paracelse (Philippus Aureolus Theophrastus Bombast von Hohenheim) (1493-1541), médecin et alchimiste suisse, adversaire de la tradition hippocratique et galénique, donna à la médecine une nouvelle orientation chimique et rechercha dans la nature les identités et causes des maladies.

2. Jean Baptiste Van Helmont (1579-1644), médecin et chimiste hollandais, docteur en médecine de Louvain en 1599, effectua des travaux sur les gaz (il inventa ce terme) et sur le suc gastrique. Son œuvre originale associe une inspiration alchimique à un souci d'expérimentation.

Il en résulte (de la finalité bergsonienne) une dialectique de la vie qui, dans son allure d'ensemble, n'est pas sans analogie avec la dialectique marxiste, en ce sens que toutes deux sont créatrices de faits et d'êtres nouveaux... Du bergsonisme en biologie, seule présenterait un intérêt la critique du mécanisme, si elle n'avait été faite, bien auparavant, par Marx et Engels. Quant à sa partie constructive, elle est sans valeur ; le bergsonisme se trouve être, en creux, le moule du matérialisme dialectique [a].

| Le premier aspect du vitalisme, sur lequel la réflexion philosophique [85] est amenée à s'interroger est donc, selon nous, la vitalité du vitalisme.

Atteste de cette vitalité la série de noms qui va d'Hippocrate [1] et d'Aristote à Driesch [2], à von Monakow [3], à Goldstein, en passant par van Helmont, Barthez,

a. Prenant [4], *Biologie et Marxisme* [5], p. 230-231. M. Prenant a formulé depuis, de nouveau, la même opinion : « Bergson, dans *L'Évolution créatrice*, qu'a-t-il fait ? Deux choses : d'une part une critique du matérialisme mécanique qui est, à notre avis, une critique excellente, et qu'il a eu seulement le tort de ne pas porter plus loin, parce qu'il l'a appliquée simplement à la vie. Tandis que nous, nous pensons qu'elle est applicable aussi, dans d'autres conditions, au monde inanimé lui-même. Par conséquent, là-dessus, nous sommes d'accord. Ce que nous reprochons gravement à Bergson, et ce qui fait son mysticisme, c'est que vous cherchez vainement une conclusion positive transformable en une expérience quelconque », *Progrès technique et progrès moral*, dans *Rencontres internationales de Genève*, 1947, p. 431 (Neuchâtel, Éditions La Baconnière, 1948).

1. Hippocrate de Cos (env. 460 av. J.-C. – env. 370 av. J.-C.), médecin grec, le plus ancien dont les écrits nous soient parvenus, « père de la médecine » au sens d'une enquête rationnelle sur l'étiologie, le pronostic et le traitement des maladies, a laissé des écrits rassemblés sous le nom de « Collection hippocratique » qui en comprend également d'autres. Parmi les contributions majeures d'Hippocrate figure sa démonstration que la « maladie sacrée » (l'épilepsie) relève de causes naturelles et non divines. La pensée hippocratique a exercé sur la médecine une influence de très longue durée, jusqu'au XIXe siècle.

2. Hans Driesch (1867-1941), biologiste et philosophe allemand, pionnier de l'embryologie expérimentale, abandonna sa conception purement mécanique de départ et exposée en 1894 pour développer une philosophie vitaliste. *La Philosophie de l'organisme*, parue en français en 1921, est la traduction d'un recueil de conférences données en anglais et paru en 1909.

3. Constantin von Monakow (1853-1930), anatomiste, neurologiste et psychiatre d'origine russe, créa à Zurich un Institut de recherches anatomiques sur le cerveau. On lui doit des travaux sur la structure du thalamus, les voies optiques et acoustiques, l'aphasie, l'apraxie, l'agnosie, la localisation chronogène. Il fut l'auteur avec R. Mourgue, d'une *Introduction biologique à l'étude de la neurologie et de la psychologie* (Paris, Alcan, 1928).

4. Marcel Prenant (1893-1983), zoologiste et parasitologiste français, fils d'Auguste Prenant, fut professeur à la Faculté des sciences de Paris.

5. Karl Marx (1818-1883), philosophe allemand, créateur d'une philosophie matérialiste de l'histoire désignée comme le marxisme, a inspiré le communisme mondial.

Blumenbach [1], Bichat, Lamarck [2] et J. Müller, von Baer [3], sans éviter Claude Bernard.

On peut remarquer que la théorie biologique se révèle à travers son histoire comme une pensée divisée et oscillante. Mécanisme et Vitalisme s'affrontent sur le problème des structures et des fonctions; Discontinuité et Continuité, sur le problème de la succession des formes; Préformation et Épigénèse, sur le problème du développement de l'être; Atomicité et Totalité, sur le problème de l'individualité.

Cette oscillation permanente, ce retour pendulaire à des positions dont la pensée semblait être définitivement écartée, peuvent être interprétés différemment. En un sens, on peut se demander s'il y a vraiment un progrès théorique, mise à part la découverte de faits expérimentaux nouveaux, dont après tout la certitude de leur réalité ne console pas tout à fait de l'incertitude de leur signification. En un autre sens, on peut considérer cette oscillation théorique apparente comme l'expression d'une dialectique méconnue, le retour à la même position n'ayant de sens que par l'erreur d'optique qui fait confondre un point dans l'espace toujours différemment situé sur une même verticale avec sa projection identique sur un même plan. Mais on peut, transposant le procès dialectique de la pensée dans le réel, soutenir que c'est l'objet d'étude lui-même, la vie, qui est l'essence dialectique, et que la pensée doit en épouser la structure. L'opposition Mécanisme et Vitalisme, Préformation et Épigénèse est transcendée par la vie elle-même se prolongeant en théorie de la vie.

Comprendre la vitalité du vitalisme c'est s'engager dans une recherche du sens des rapports entre la vie et la science en général, la vie et la science de la vie plus spécialement.

1. Johann Friedrich Blumenbach (1752-1840), médecin et naturaliste allemand, fut professeur à Göttingen et l'un des fondateurs de l'anthropologie moderne. Il publia *De generis humani varietate nativa* (Göttingen, 1775) et *Handbuch der vergleichenden Anatomie* (Göttingen, 1805).

2. Jean-Baptiste de Monet de Lamarck (1744-1829), naturaliste français, fut professeur au Muséum national d'histoire naturelle et membre de l'Académie des sciences. L'un des premiers à avoir utilisé le terme de biologie, il fut l'auteur d'une théorie d'esprit matérialiste et vitaliste de l'évolution et est resté célèbre pour le rôle donné à l'usage ou au non-usage des organes dans l'évolution (hérédité des caractères acquis).

3. Karl Ernst von Baer (1792-1876), anatomiste et embryologiste estonien d'origine allemande, fut professeur de zoologie et d'anatomie à l'Université de Königsberg avant de rejoindre l'Académie des sciences de Saint Petersbourg en 1834. Il posa les bases et les principes de l'embryologie moderne avec sa théorie des feuillets exposée dans *Ueber Entwicklungsgeschichte der Thiere*, 2 volumes, Königsberg, 1828.

Le vitalisme, tel qu'il a été défini par Barthez, médecin de | l'École **86**
de Montpellier au XVIIIe siècle, se réclame explicitement de la tradition
hippocratique, et cette filiation est sans doute plus importante que la filiation
aristotélicienne, car si le vitalisme emprunte souvent à l'aristotélisme
beaucoup de termes, de l'hippocratisme il retient toujours l'esprit.

> J'appelle *principe vital* de l'homme la cause qui produit tous les
> phénomènes de la vie dans le corps humain. Le nom de cette cause est assez
> indifférent et peut être pris à volonté. Si je préfère celui de principe vital,
> c'est qu'il présente une idée moins limitée que le nom d'*impetum faciens*
> (τὸ ἐνορμῶν), que lui donnait Hippocrate, ou autres noms par lesquels on a
> désigné la cause des fonctions de la vie ^a.

Il n'est pas sans intérêt de voir dans le vitalisme une biologie de médecin
sceptique à l'égard du pouvoir contraignant des remèdes. La théorie
hippocratique de la *natura medicatrix* accorde, en pathologie, plus
d'importance à la réaction de l'organisme et à sa défense qu'à la cause
morbide. L'art du pronostic l'emporte sur celui du diagnostic dont il dépend.
Il importe autant de prévoir le cours de la maladie que d'en déterminer
la cause. La thérapeutique est faite de prudence autant que d'audace, car
le premier des médecins c'est la nature. Ainsi vitalisme et naturisme sont
indissociables. Le vitalisme médical est donc l'expression d'une méfiance,
faut-il dire instinctive, à l'égard du pouvoir de la technique sur la vie. Il
y a ici analogie avec l'opposition aristotélicienne du mouvement naturel
et du mouvement violent. Le vitalisme c'est l'expression de la confiance
du vivant dans la vie, de l'identité de la vie avec soi-même dans le vivant
humain, conscient de vivre.

Nous pouvons donc proposer que le vitalisme traduit une exigence
permanente de la vie dans le vivant, l'identité avec soi-même de la vie
immanente au vivant. Par là s'explique un des caractères que les biologistes
mécanistes et les philosophes rationalistes critiquent dans le vitalisme,
sa nébulosité, son flou. Il est normal, si le vitalisme est avant tout une
exigence, qu'il ait quelque peine à se formuler en déterminations. Cela
ressortira mieux d'une comparaison avec le mécanisme.

Si le vitalisme traduit une exigence permanente de la vie dans le vivant,
le mécanisme traduit une attitude permanente du vivant humain devant la
vie. L'homme c'est le vivant séparé de la vie par la science et s'essayant à
rejoindre la vie à travers la science. Si le vitalisme est vague et informulé

a. *Nouveaux éléments de la science de l'homme*, 1778.

comme une exigence, le mécanisme est strict et impérieux comme une méthode.

87 | Mécanisme, on le sait, vient de μηχανή dont le sens d'*engin* réunit les deux sens de ruse et de stratagème d'une part et de machine d'autre part. On peut se demander si les deux sens n'en font pas qu'un. L'invention et l'utilisation de machines par l'homme, l'activité technique en général, n'est-ce pas ce que Hegel appelle la ruse de la raison[a]? La ruse de la raison consiste à accomplir ses propres fins par l'intermédiaire d'objets agissant les uns sur les autres conformément à leur propre nature. L'essentiel d'une machine c'est bien d'être une médiation ou, comme le disent les mécaniciens, un relais. Un mécanisme ne crée rien et c'est en quoi consiste son mérite (*in-ars*), mais il ne peut être construit que par l'art et c'est une ruse. Le mécanisme, comme méthode scientifique et comme philosophie, c'est donc le postulat implicite de tout usage des machines. La ruse humaine ne peut réussir que si la nature n'a pas la même ruse. La nature ne peut être soumise par l'art que si elle n'est pas elle-même un art. On ne fait entrer le cheval de bois dans Troie que si l'on s'appelle Ulysse et si l'on a affaire à des ennemis qui sont plutôt des forces de la nature que des ingénieurs astucieux. À la théorie cartésienne de l'animal-machine, on a toujours opposé les ruses de l'animal pour éviter les pièges[b]. Leibniz[1] adoptant dans l'avant-propos des *Nouveaux Essais* la thèse cartésienne des animaux seulement capables de consécutions empiriques (nous dirions aujourd'hui de réflexes conditionnés) en donne pour preuve la facilité qu'à l'homme de prendre les bêtes au piège. Réciproquement l'hypothèse du Dieu trompeur ou du mauvais génie formulée par Descartes[2] dans les *Méditations* revient à transformer l'homme en animal environné de pièges. Il est impossible

---

a. *Logique de la Petite Encyclopédie*, § 209.

b. *Cf.* Morus, *Lettre à Descartes*, 11 décembre 1648 ; Correspondance de Descartes, Adam-Tannery, t. V, Paris, Vrin, p. 244. La Fontaine[3], *Les Deux Rats, le Renard et l'Œuf*.

1. Gottfried Wilhelm Leibniz (1646-1716), philosophe et mathématicien allemand, le plus grand représentant de la métaphysique classique et esprit universel, est célèbre en particulier pour son invention du calcul infinitésimal qui lui valut une controverse de priorité avec Newton. Son œuvre concerne des sujets aussi divers que la métaphysique, la biologie, la physique, la technologie, la politique, le droit, l'éthique, la théologie, l'histoire et la philologie.

2. René Descartes (1596-1650), philosophe et mathématicien français, fut l'un des maîtres du rationalisme moderne. Son concept mécaniste de la physiologie a été le fondement de la « Iatrophysique » de Borelli.

3. Jean de La Fontaine (1621-1695), poète français, principalement connu pour ses fables, fut admis à l'Académie française en 1684.

de prêter à Dieu, à l'égard de l'homme, la ruse de l'homme à l'égard de l'animal sans annuler l'homme, en tant que vivant, en le réduisant à l'inertie[a]. Mais n'est-on pas fondé à conclure alors que la théorie du vivant-machine c'est une ruse humaine qui, prise à la lettre, annulerait le vivant? Si l'animal n'est rien de plus qu'une machine, et de même la nature entière, pourquoi tant d'efforts humains pour les y réduire?

Que le vitalisme soit une exigence plutôt qu'une méthode et | peut-être **88** une morale plus qu'une théorie, cela a été bien aperçu par Radl[1] qui en parlait, semble-t-il, en connaissance de cause[b].

L'homme, dit-il, peut considérer la nature de deux façons. D'abord il *se sent* un enfant de la nature et éprouve à son égard un sentiment d'appartenance et de subordination, il se voit dans la nature et il voit la nature en lui. Ou bien, il *se tient* face à la nature comme devant un objet étranger, indéfinissable. Un savant qui éprouve à l'égard de la nature un sentiment filial, un sentiment de sympathie, ne considère pas les phénomènes naturels comme étranges et étrangers, mais tout naturellement, il y trouve vie, âme et sens. Un tel homme est fondamentalement un vitaliste. Platon[2], Aristote, Galien, tous les hommes du Moyen Âge et en grande partie les hommes de la Renaissance étaient, en ce sens, des vitalistes. Ils considéraient l'univers comme un organisme, c'est-à-dire un système harmonieux réglé à la fois selon des lois et des fins. Ils se concevaient eux-mêmes comme une partie organisée de l'univers, une sorte de cellule de l'univers organisme; toutes les cellules étaient unifiées par une sympathie interne, de sorte que le destin de l'organe partiel leur paraissait avoir naturellement affaire avec les mouvements des cieux.

Si cette interprétation, en laquelle la psychanalyse de la connaissance doit sans doute trouver matière, mérite d'être retenue, c'est parce qu'elle

---

a. « […] Je ne saurais aujourd'hui trop accorder à ma défiance, puisqu'il n'est pas maintenant question d'agir, mais seulement de méditer et de connaître », *Première Méditation*.

b. *Geschichte der biologischen Theorien in der Neuzeit*, I, 2ᵉ édition, Leipzig, 1913; chap. IV, § 1 : « Der Untergang der biologischen Weltanschauung ».

1. Emanuel Radl (1873-1942), naturaliste et philosophe tchèque, effectua des travaux d'anatomie, histologie et physiologie comparée sur les organes des sens et le système nerveux (*Neue Lehre vom Zentralen Nervensystem*, Leipzig, W. Engelmann, 1912). Il exposa ses idées vitalistes dans *Geschichte der biologischen Theorien* (Leipzig, W. Engelmann, 1905-1911).

2. Platon (env. 428 av. J.-C. – env. 348 av. J.-C.), philosophe grec, est le symbole de la philosophie occidentale, qu'il a marquée de son idéalisme.

est recoupée par les commentaires de W. Riese[1] concernant les théories biologiques de von Monakow : « Dans la neurobiologie de von Monakow, l'homme est un enfant de la nature qui n'abandonne jamais le sein de sa mère »[a]. Il est certain que le phénomène biologique fondamental pour les vitalistes, dont les images qu'il suscite comme aussi les problèmes qu'il soulève retentissent à quelque degré sur la signification des autres phénomènes biologiques, c'est celui de la génération. Un vitaliste, proposerions-nous, c'est un homme qui est induit à méditer sur les problèmes de la vie davantage par la contemplation d'un œuf que par le maniement d'un treuil ou d'un soufflet de forge.

Cette confiance vitaliste dans la spontanéité de la vie, cette réticence – et même pour certains cette horreur – à faire sortir la vie d'une nature décomposée en mécanismes, c'est-à-dire réduite paradoxalement à ne rien contenir

89   d'autre qu'une somme d'engins | analogues à ceux qu'a créés la volonté humaine de lutter contre la nature comme contre un obstacle, s'incarnent typiquement dans un homme comme van Helmont. Van Helmont est l'un des trois médecins vitalistes que l'histoire de la philosophie ne peut ignorer ; Willis[2], à cause de Berkeley[3] (*Siris*) ; van Helmont, à cause de Leibniz (*Monadologie*) ; Blumenbach, à cause de Kant[4] (*Critique du Jugement*).

a. *L'Idée de l'homme dans la neurobiologie contemporaine*, Paris, Alcan, 1938, p. 8 (voir aussi p. 9).

1. Walther Riese (1890-1976), médecin allemand puis américain, psychiatre, étudia la médecine à Berlin, Greifswald et Strasbourg, et fut appelé par Kurt Goldstein à Francfort, où il dirigea l'Institut de neuro-anatomie de la clinique psychiatrique. Émigré aux États-Unis, il fut professeur d'histoire de la médecine puis de neurologie et de psychiatrie à l'Université de Richmond. Il est l'auteur d'un grand nombre d'ouvrages, dont, en français, des ouvrages de philosophie et d'histoire de la médecine.

2. Thomas Willis (1621-1675), médecin anglais, nommé à la chaire de philosophie naturelle d'Oxford en 1660, fut aussi l'un des fondateurs de la Royal Society. Inventeur du terme de neurologie, ses travaux d'anatomie et de pathologie du cerveau *Cerebri Anatome* (1664), *Pathologia cerebri* (1667), d'une grande précision, ont apporté de nombreuses découvertes.

3. George Berkeley (1685-1753), théologien et philosophe irlandais, exposa les thèses de l'idéalisme dit « immatérialiste » et du nominalisme, dans ses ouvrages *A Treatise concerning the principles of human knowledge* (Dublin, J. Pepyat, 1710) et *Three Dialogues between Hylas and Philonous* (1713).

4. Emmanuel Kant (1724-1804), philosophe allemand, figure centrale du rationalisme moderne, enseigna la philosophie à l'Université de Königsberg de 1755 à 1796, titularisé en 1770. Il élabora la théorie de l'idéalisme trasncendantal, qui fait de la raison humaine la source principale de la connaissance, de la moralité et de la faculté de juger. Ses idées sur l'espace, le temps et la moralité sont des passages obligés dans l'histoire de la philosophie occidentale.

Radl présente van Helmont comme un mystique, en révolte à Louvain contre la science et la pédagogie des Jésuites (on notera que Descartes fut l'élève de ceux-ci) retournant délibérément à Aristote et à Hippocrate, par-delà Descartes, Harvey, Bacon[1], Galilée[2] qu'il méprise ou ignore. Van Helmont croit à la puissance du monde, à l'astrologie, aux sorcières, au diable. Il tient la science expérimentale et le mécanisme pour œuvre jésuitique et diabolique à la fois. Il refuse le mécanisme parce que c'est une hypothèse, c'est-à-dire une ruse de l'intelligence à l'égard du réel. La Vérité, selon lui, est réalité, elle existe. Et la pensée n'est rien qu'un reflet. La Vérité transperce l'homme comme la foudre. En matière de connaissance, van Helmont est un réaliste intégral.

Van Helmont est loin d'admettre comme Descartes l'unité des forces naturelles. Chaque être a sa force et une force spécifique. La nature est une infinité de forces et de formes hiérarchisées. Cette hiérarchie comporte les semences, les ferments, les Archées, les Idées. Le corps vivant est organisé par une hiérarchie d'Archées. Ce terme, repris de Paracelse, désigne une force directrice et organisatrice qui tient davantage du chef d'armée que de l'ouvrier. C'est un retour à l'idée aristotélicienne du corps soumis à l'âme comme le soldat au chef, comme l'esclave au maître[a]. Notons encore une fois, à ce propos, que l'hostilité du vitalisme au mécanisme vise ce dernier autant et peut-être plus sous sa forme technologique que sous sa forme théorique.

Comme il n'y a pas de vitalité authentique qui ne soit féconde, le second aspect du vitalisme auquel nous sommes tenus de nous intéresser, c'est sa fécondité.

Le vitalisme a généralement, auprès de ses critiques, la réputation d'être chimérique. Et ce terme est, en l'espèce, d'autant plus dur que les biologistes savent aujourd'hui fabriquer des *chimères* par conjonction de

---

a. *Politique*, I, II, § 11.

1. Francis Bacon (1561-1626), philosophe et homme d'État anglais, est considéré comme le père de l'empirisme moderne. Il proposa une philosophie de l'enquête scientifique basée sur l'expérience et l'induction, exposée dans son *Novum organum* (1620), ainsi qu'une philosophie du progrès.

2. Galileo Galilei (1564-1642), mathématicien et astronome italien, est le fondateur de la mécanique moderne par sa découverte de la loi de la chute des corps et par la mathématisation de la physique. Pratiquant les techniques, il perfectionna la lunette pour l'adapter à l'astronomie, ce qui donna lieu à de grandes découvertes qui fournirent des arguments en faveur du copernicanisme, pour lesquels il fut condamné par le Saint-Office.

cellules obtenues par la division d'œufs d'espèces différentes. Spemann [1] a fabriqué les premières chimères animales par transplantation l'un sur l'autre de tissus de jeunes embryons de tritons différents par l'espèce.

90 Cette fabrication de chimères a | été un argument précis contre le vitalisme. Puisqu'on forme un vivant d'espèce équivoque, quel est le principe vital ou l'entéléchie qui régit et dirige la coopération des deux espèces de cellules? Une question de préséance ou de compétence se pose-t-elle entre les deux entéléchies spécifiques? Il est incontestable que les expériences de Spemann et sa théorie de l'organisateur ont conduit à interpréter le fait des localisations germinales dans un sens d'abord apparemment favorable au point de vue mécaniste [a]. La dynamique du développement de l'embryon est commandée par une zone localisée, par exemple dans le cas du triton l'environnement immédiat de la bouche primitive. Or, d'une part, l'organisateur peut stimuler et régir le développement d'un embryon d'espèce différente sur lequel il a été greffé, d'autre part, il n'est pas nécessaire, pour ce faire, qu'il soit vivant – la destruction par la chaleur n'annule pas le pouvoir d'organisation de l'organisateur – et enfin il est possible d'assimiler à l'action de l'organisateur celles de substances chimiques de la famille des stérols préparées *in vitro* (travaux de Needham). Mais un fait subsiste néanmoins – et ici l'interprétation mécaniste un moment triomphante retrouve un nouvel obstacle : si l'action de l'organisateur n'est pas spécifique, son effet est spécifique. Un organisateur de grenouille, greffé sur un triton, induit la formation d'un axe nerveux de triton. Des causes différentes obtiennent un même effet, des effets différents dépendent d'une même cause. L'organisateur, réduit

a. Spemann lui-même a donné l'exemple de la plus grande liberté d'esprit dans l'interprétation de ces faits : « On s'est servi continuellement d'expressions indiquant des analogies psychologiques et non physiques, ce qui implique que leur signification dépasse l'image poétique. Il doit donc être dit que les réactions d'un fragment donné d'embryon, pourvu de ses diverses potentialités, conformément au " champ" embryonnaire dans lequel il est placé, que son comportement dans une " situation" déterminée, ne sont pas des réactions chimiques, ordinaires, simples ou complexes. Cela veut dire que ces processus de développement pourront un jour, comme tous les processus vitaux, être analysés en processus chimiques ou physiques ou se laisser construire à partir d'eux – ou bien qu'ils ne le pourront pas, selon la nature de leur relation avec une autre réalité assez facilement accessible, telle que ces processus vitaux, dont nous possédons la connaissance la plus intime, les processus psychiques », *Experimentelle Beiträge zu einer Theorie der Entwicklung*, Springer, 1936, p. 278.

1. Hans Spemann (1869-1941), zoologiste allemand, obtint le prix Nobel de physiologie ou médecine en 1935. Ses travaux portent sur l'embryologie expérimentale des vertébrés.

à une structure chimique, est bien une cause si l'on veut, mais une cause sans causalité nécessaire. La causalité appartient au système constitué par l'organisateur et le tissu où on l'implante. La causalité est celle d'un tout sur lui-même et non d'une partie sur une autre. Voilà donc un cas précis où l'interprétation chimérique renaît de ses cendres.

| Il n'est pourtant que trop vrai que les notions théoriques suscitées par l'exigence vitaliste, en présence des obstacles rencontrés par les notions théoriques de type mécaniste, sont des notions verbales. Parler de *principe vital* comme Barthez, de *force vitale* comme Bichat, *d'entéléchie* comme Driesch, de *hormè* comme von Monakow, c'est loger la question dans la réponse beaucoup plus que fournir une réponse[a]. Sur ce point il y a unanimité même chez les philosophes les plus sympathiques à l'esprit du vitalisme. Citons seulement Cournot[1] (*Matérialisme, Vitalisme, Rationalisme*), Claude Bernard (*Leçons sur les phénomènes de la vie communs aux animaux et aux végétaux*, 1878-1879), Ruyer[2] (*Éléments de psychobiologie*). **91**

La fécondité du vitalisme apparaît à première vue d'autant plus contestable que, comme il le montre naïvement lui-même en empruntant assez souvent au grec la dénomination des entités assez obscures qu'il se croit tenu d'invoquer, toujours il se présente comme un retour à l'antique. Le vitalisme de la Renaissance est un retour à Platon contre un Aristote par trop logicisé. Le vitalisme de van Helmont, de Stahl, de Barthez est, comme on l'a dit, un retour par-delà Descartes à l'Aristote du *Traité de l'Âme*. Pour Driesch, le fait est notoire. Mais quel sens donner à ce retour à l'antique ? Est-ce une revalorisation de concepts chronologiquement plus vieux et partant plus usés, ou une nostalgie d'intuitions ontologiquement plus originelles et plus proches de leur objet ? L'archéologie est autant retour aux sources qu'amour de vieilleries. Par exemple, nous sommes plus

a. On trouvera dans Cuénot, *Invention et finalité en biologie* (p. 223), une liste assez complète de ces notions verbales forgées par les biologistes vitalistes.

1. Antoine Augustin Cournot (1801-1877), philosophe et mathématicien français, ancien élève de l'École normale supérieure, fut professeur d'analyse et de mécanique à la Faculté des sciences de Lyon, puis Inspecteur général de l'instruction publique, enfin recteur de l'académie de Dijon. Il contribua à la science économique et à l'interprétation du hasard. Parmi ses œuvres philosophiques, *Matérialisme, vitalisme, rationalisme. Étude sur l'emploi des données de la science en philosophie* (1875) a été réédité par Claire Salomon-Bayet.

2. Raymond Ruyer (1902-1987), philosophe français dont la réflexion a évolué de la biologie et de la technologie vers la société et les valeurs, est l'auteur d'importants ouvrages, dont les *Éléments de psychobiologie* (Paris, PUF, 1946).

près sans doute de saisir le sens biologique et humain de l'outil et de la machine devant un silex taillé ou une herminette, que devant une minuterie d'éclairage électrique ou devant une caméra. Et de plus, dans l'ordre des théories, il faudrait être certain des origines et du sens du mouvement pour interpréter un retour comme un recul et un abandon comme une réaction ou une trahison. Le vitalisme d'Aristote n'était-il pas déjà une réaction contre le mécanisme de Démocrite [1], comme le finalisme de Platon dans le *Phédon*, une réaction contre le mécanisme d'Anaxagore [2] ? Il est certain, en tout cas, que l'œil du vitaliste recherche une certaine naïveté de vision antétechnologique, antélogique, une vision de la vie antérieure aux instruments créés par l'homme pour étendre et consolider la vie : l'outil et le langage. C'est en ce sens que Bordeu [3] (1722-1776), le premier 92 grand théoricien de l'École de Montpellier, appelait van | Helmont « un de ces enthousiastes comme il en faudrait un chaque siècle pour tenir les scolastiques en haleine » [a].

Dans le problème de la fécondité du vitalisme ce serait aux faits et à l'histoire de se prononcer. Il faut d'abord prendre garde de ne pas porter à l'actif du vitalisme des acquisitions dues sans doute à des chercheurs qualifiés de vitalistes, mais *après* la découverte de ces faits et non *avant*, et dont par conséquent les conceptions vitalistes procèdent, bien loin qu'elles les y aient conduits. Par exemple Driesch a été conduit au vitalisme et à la doctrine de l'entéléchie par ses découvertes sur la totipotentialité des premières blastomères de l'œuf d'oursin fécondé en voie de division. Mais il avait conduit ses recherches dans les premiers temps (1891-1895) avec

---

a. *Recherches anatomiques sur les positions des glandes*, § 64 ; cité par Daremberg [4], dans l'*Histoire des doctrines médicales*, II, 1870, p. 1157, note 2. A. Comte a bien vu que le vitalisme de Barthez répond « dans sa pensée première à une intention évidemment progressive », c'est-à-dire à une réaction contre le mécanisme de Descartes et de Boerhaave [5]. (*Cours de Philosophie positive*, 43 [e] leçon ; Éd. Schleicher, III, p. 340-342).

1. Démocrite (460 av. J.-C. – 357 av. J.-C.), philosophe grec, développa l'atomisme.

2. Anaxagore (510 av. J.-C. – 428 av. J.-C.), philosophe grec, présocratique, a cherché à donner des explications naturelles des phénomènes de la nature et de l'esprit.

3. Théophile de Bordeu (1722-1776), médecin français, développa la théorie vitaliste et l'idée des sensibilités organiques.

4. Charles-Victor Daremberg (1817-1872), médecin et historien de la médecine français, traducteur d'œuvres médicales anciennes dont celles d'Hippocrate.

5. Hermann Boerhaave (1668-1738), médecin et physiologiste néerlandais, célèbre professeur à Leyde, fut le représentant de l'école iatromécanique et iatrochimique. Il publia *Institutiones Medicae* (Leyde, 1708).

l'intention de confirmer les travaux de W. Roux[1] sur l'œuf de grenouille et la doctrine de l'*Entwicklungsmechanik*[a].

Cela dit, une histoire de la science biologique assez systématique pour ne privilégier aucun point de vue, aucun parti pris, nous apprendrait peut-être que la fécondité du vitalisme en tant que tel est loin d'être nulle, qu'en particulier elle est fonction de circonstances historiques et nationales, assez difficiles à apprécier quant à leur signification, et rentrant d'ailleurs assez malaisément dans les cadres rigides de la théorie de la race, du milieu et du moment ou dans ceux plus souples du matérialisme historique[b].

Son adhésion à des conceptions vitalistes n'a pas empêché C. F. Wolff[2] (1733-1794) de fonder authentiquement l'embryologie moderne, grâce à des observations microscopiques habiles et précises, d'introduire l'histoire et la dynamique dans l'explication des moments successifs du développement de l'œuf. C'est un autre vitaliste, von Baer, qui devait, après avoir découvert en 1827 l'œuf des mammifères, formuler en 1828, dans la théorie des feuillets, le résultat d'observations remarquables sur la production | des premières formations embryonnaires. À cette époque, être 93 vitaliste ce n'était pas nécessairement freiner le mouvement de la recherche scientifique.

L'histoire de la formation de la théorie cellulaire montre, parmi les précurseurs et les fondateurs, autant de vitalistes que de mécanistes[c]. Vitalistes en Allemagne (Oken et J. Müller), mécanistes en France (Brisseau-Mirbel, Dutrochet)? Les faits sont beaucoup plus complexes. Pour ne prendre qu'un exemple, Schwann, qui est considéré à juste titre comme

a. Cf. *La Philosophie de l'organisme*, trad. fr., Rivière, 1921, p. 41 *sq.*

b. On a un exemple de l'exploitation nationaliste d'une interprétation raciste de ces faits chez le biologiste allemand Adolf Meyer. Les vitalistes sont naturellement des Nordiques. Les Latins avec Baglivi, Descartes et A. Comte sont naturellement des mécanistes, fourriers du bolchevisme! C'est faire assez bon marché de l'École de Montpellier. Quant à A. Comte, il tenait précisément de Bichat une conception vitaliste de la vie qui le rendit, comme on sait, hostile à la théorie cellulaire. Voir Cuénot, *Invention et finalité en biologie*, p. 152.

c. Voir le chapitre précédent, sur « La théorie cellulaire ».

1. Wilhelm Roux (1850-1924), biologiste allemand, élève de Haeckel à Iena, puis de Virchow à Berlin, est à l'origine d'une « embryologie mécanique du développement ». Il publia *Gesammelte Abhandlungen über die Entwicklungsmechanik der Organismen* (Leipzig, Verlag von Wilhelm Engelmann, 1895).

2. Caspar Friedrich Wolff (1734-1794), médecin allemand, docteur en médecine de l'Université de Halle en 1759 avec sa thèse *Theoria Generationis*, donna des arguments en faveur de la théorie épigénétiste en embryologie.

ayant établi les lois générales de la formation cellulaire (1838), pourrait être aussi tenu pour favorable à certaines conceptions antimécanistes, en raison de sa croyance à l'existence d'un blastème formateur dans lequel apparaîtraient secondairement les cellules ; s'il existe un blastème formateur, le vivant n'est pas seulement une mosaïque ou une coalition de cellules. Inversement, Virchow, défenseur dogmatique de l'omnivalence explicative du concept de cellule, hostile à la théorie du blastème formateur, auteur de l'aphorisme *Omnis cellula e cellula*, passe généralement pour un mécaniste convaincu. Mais au jugement de J. S. Haldane [1] c'est l'inverse qui est le vrai [a]. Schwann, catholique orthodoxe, professeur à l'Université catholique de Louvain, était un mécaniste strict : il pensait que les cellules apparaissent par précipitation dans la substance fondamentale ; l'affirmation que toute cellule provient d'une cellule pré-existante apparut en regard comme une déclaration de vitalisme.

Il est un autre domaine généralement peu connu, où les biologistes vitalistes peuvent revendiquer des découvertes aussi authentiques qu'inattendues, c'est la neurologie. La théorie du réflexe – nous ne disons pas la description expérimentale ou clinique des mouvements automatiques – doit probablement, quant à sa formation, davantage aux vitalistes qu'aux mécanistes, du XVII e siècle (Willis) au début du XIX e (Pflüger). Il est certain que Prochaska [2] – pour ne citer que lui – participe de cette tradition de biologistes qui ont été conduits à la notion de réflexe par leurs théories vitalistes sur le sensorium commune et l'âme médullaire. La mécanisation ultérieure de la théorie du réflexe ne change rien à ses origines [*].

94   Mais l'histoire montrerait aussi que très souvent le biologiste | vitaliste, même si, jeune, il a participé à l'avancement de la science par des travaux expérimentaux confirmés, finit dans son âge avancé par la spéculation philosophique et prolonge la biologie pure par une biologie philosophique.

a. *The Philosophy of a Biologist*, Oxford, 1935, p. 36.

* Nous avons, depuis la rédaction de ce passage, traité la question dans toute son extension. *Cf.* notre thèse de doctorat ès lettres, *La Formation du concept de réflexe aux XVII e et XVIII e siècles*, Paris, PUF, 1955 ; 2 e éd., Paris, Vrin, 1977.

1. John Scott Haldane (1860-1936), physiologiste et philosophe anglais, est l'auteur de travaux sur la fonction respiratoire et sur la réanimation. Sa pensée s'inspira du vitalisme. Il publia *The philosophy of a biologist* (Oxford, Clarendon Press, 1935).

2. Georg Prochaska (1749-1820), anatomiste et physiologiste tchèque, est l'auteur de remarquables travaux sur le réflexe qui ont été bien étudiés par Georges Canguilhem dans sa thèse de philosophie sur *La formation du concept de réflexe*. Il publia *Institutiones physiologicae humanae* (2 volumes, Vienne, 1805-1806).

Libre à lui, en somme, mais ce qu'on est fondé à lui reprocher c'est de se prévaloir, sur le terrain philosophique, de sa qualité de biologiste. Le biologiste vitaliste devenu philosophe de la biologie croit apporter à la philosophie ces capitaux et ne lui apporte en réalité que des rentes qui ne cessent de baisser à la bourse des valeurs scientifiques, du fait seul que se poursuit la recherche à laquelle il ne participe plus. Tel est le cas de Driesch abandonnant la recherche scientifique pour la spéculation et même l'enseignement de la philosophie. Il y a là une espèce d'abus de confiance sans préméditation. Le prestige du travail scientifique lui vient d'abord de son dynamisme interne. L'ancien savant se voit privé de ce prestige auprès des savants militants. Il croit qu'il le conserve chez les philosophes. Il n'en doit rien être. La philosophie, étant une entreprise autonome de réflexion, n'admet aucun prestige, pas même celui de savant, à plus forte raison celui d'ex-savant.

Peut-on reconnaître ces faits sans en chercher la justification dans l'exigence vitaliste ? La confiance vitaliste dans la vie ne se traduit-elle pas dans une tendance au laisser-aller, à la paresse, dans un manque d'ardeur pour la recherche biologique ? N'y aurait-il pas dans les postulats du vitalisme une raison interne de stérilité intellectuelle, comme le soupçonnent et même l'affirment énergiquement ses adversaires ?

Le vitalisme ne serait-il rien que la transposition en interdits dogmatiques des limites du mécanisme et de l'explication physico-chimique de la vie ? Serions-nous en présence d'une fausse conception de la notion de frontière épistémologique, pour reprendre une expression de G. Bachelard[a] ? Le vitalisme est-il autre chose que le refus des délais demandés par le mécanisme pour achever son œuvre ? C'est à ce refus que le ramène Jean Rostand :

> Le mécanisme a, à l'heure actuelle, une position extrêmement solide, et l'on ne voit guère ce qu'on peut lui répondre quand, fort de ses succès quotidiens, il demande simplement des délais pour achever son œuvre, à savoir *pour expliquer complètement la vie sans la vie*[b].

| Comme le remarque G. Bachelard :   95

> Toute frontière absolue proposée à la science est la marque d'un problème mal posé... Il est à craindre que la pensée scientifique ne garde des traces

a. *Critique préliminaire du concept de frontière épistémologique*, Congrès international de philosophie de Prague, 1934.

b. *La Vie et ses problèmes*, Paris, Flammarion, 1939, p. 155 ; c'est nous qui soulignons.

des limitations philosophiques... Les frontières opprimantes sont des frontières illusoires.

Ces considérations, très justes en soi et parfaitement adaptées à notre problème, valent en effet pour le vitalisme en tant que nous pouvons l'identifier avec une doctrine de partage de l'expérience à expliquer, telle qu'elle se présente chez un biologiste comme Bichat. Selon Bichat, les actes de la vie opposent à l'invariabilité des lois physiques leur instabilité, leur irrégularité, comme un « écueil où sont venus échouer tous les calculs des physiciens-médecins du siècle passé ».

> La physique, la chimie, ajoute-t-il, se touchent, parce que les mêmes lois président à leurs phénomènes. Mais un immense intervalle les sépare de la science des corps organisés, parce qu'une énorme différence existe entre leurs lois et celles de la vie. Dire que la physiologie est la physique des animaux c'est en donner une idée extrêmement inexacte ; j'aimerais autant dire que l'astronomie est la physiologie des astres [a].

En somme, le vitaliste classique admet l'insertion du vivant dans un milieu physique aux lois duquel il constitue une exception. Là est, à notre sens, la faute philosophiquement inexcusable. Il ne peut y avoir d'empire dans un empire, sinon il n'y a plus aucun empire, ni comme contenant, ni comme contenu. Il n'y a qu'une philosophie de l'empire, celle qui refuse le partage, l'impérialisme. L'impérialisme des physiciens ou des chimistes est donc parfaitement logique, poussant à bout l'expansion de la logique ou la logique de l'expansion. On ne peut pas défendre l'originalité du phénomène biologique et par suite l'originalité de la biologie en délimitant dans le territoire physico-chimique, dans un milieu d'inertie ou de mouvements déterminés de l'extérieur, des enclaves d'indétermination, des zones de dissidence, des foyers d'hérésie. Si l'originalité du biologique doit être revendiquée c'est comme l'originalité d'un règne sur le tout de l'expérience et non pas sur des îlots dans l'expérience. Finalement, le vitalisme classique ne pécherait, paradoxalement, que par trop de modestie, par sa réticence à universaliser sa conception de l'expérience.

Lorsqu'on reconnaît l'originalité de la vie, on doit « comprendre » la matière dans la vie et la science de la matière, qui est la science tout court, dans l'activité du vivant. La physique et la chimie | en cherchant à réduire la spécificité du vivant, ne faisaient en somme que rester fidèles à

---

a. *Recherches physiologiques sur la vie et la mort*, 1800 ; article 7, § 1, « Différence des forces vitales d'avec les lois physiques », Paris, Vrin, 1982.

leur intention profonde qui est de déterminer des lois entre objets, valables hors de toute référence à un centre absolu de référence. Finalement cette détermination les a conduites à reconnaître aujourd'hui l'immanence du mesurant au mesuré, et le contenu des protocoles d'observation relatif à l'acte même de l'observation. Le milieu dans lequel on veut voir apparaître la vie n'a donc quelque sens de milieu que par l'opération du vivant humain qui y effectue des mesures auxquelles leur relation aux appareils et aux procédés techniques est essentielle. Après trois siècles de physique expérimentale et mathématique, milieu, qui signifiait d'abord, pour la physique, environnement, en vient à signifier, pour la physique et pour la biologie, centre. Il en vient à signifier ce qu'il signifie originellement. La physique est une science des champs, des milieux. Mais on a fini par découvrir que, pour qu'il y ait environnement, il faut qu'il y ait centre. C'est la position d'un vivant se référant à l'expérience qu'il vit en sa totalité, qui donne au milieu le sens de conditions d'existence. Seul un vivant, *infra*-humain, peut coordonner un milieu. Expliquer le centre par l'environnement peut sembler un paradoxe.

Cette interprétation n'enlève rien à une physique aussi déterministe qu'elle voudra et pourra, ne lui retire aucun de ses objets. Mais elle inclut l'interprétation physique dans une autre, plus vaste et plus compréhensive, puisque le sens de la physique y est justifié et l'activité du physicien intégralement garantie.

Mais une théorie générale du milieu, d'un point de vue authentiquement biologique, est encore à faire pour l'homme technicien et savant, dans le sens de ce qu'ont tenté von Uexküll[1] pour l'animal et Goldstein pour le malade[a].

Ainsi compris, un point de vue biologique sur la totalité de l'expérience apparaît comme parfaitement honnête, et à l'égard de l'homme savant, du physicien spécialement, et à l'égard de l'homme vivant. Or il se trouve que ce caractère d'honnêteté est contesté, par ses adversaires, mécanistes ou matérialistes, à une biologie jalouse de son autonomie méthodique et doctrinale. Voilà donc le troisième aspect du vitalisme que nous nous proposons d'examiner.

a. Voir plus bas le chapitre « Le Vivant et son milieu ». Sur ce même problème on trouvera des indications suggestives dans l'ouvrage cité de J. S. Haldane, chap. II.

1. Jakob Johann von Uexküll (1864-1944), biologiste allemand d'origine estonienne, fut professeur à l'Université de Hambourg où il fonda un Institut de recherche destiné à développer l'idée de *Umwelt* des organismes.

97 | Le vitalisme est tenu par ses critiques comme scientifiquement rétrograde – et nous avons dit quel sens il convient, selon nous, de donner à ce retour en arrière – mais aussi comme politiquement réactionnaire ou contre-révolutionnaire.

Le vitalisme classique (XVIIe -XVIIIe siècle) donne prise à cette accusation par la relation qu'il soutient avec l'animisme (Stahl), c'est-à-dire la théorie selon laquelle la vie du corps animal dépend de l'existence et de l'activité d'une âme pourvue de tous les attributs de l'intelligence – « Ce principe vital, actif et vivifiant de l'homme, doué de la faculté de raisonner, je veux dire l'âme raisonnable telle qu'elle est... »[a] – et agissant sur le corps comme une substance sur une autre dont elle est ontologiquement distincte. La vie est ici au corps vivant ce que l'âme cartésienne est au corps humain, qu'elle n'anime pas, mais dont elle régit volontairement les mouvements. De même que l'âme cartésienne ne laisserait pas d'être tout ce qu'elle est, encore que des corps ne fussent pas vivants. Le vitalisme contaminé d'animisme tombe donc sous les mêmes critiques, à la fois philosophiques et politiques, que le spiritualisme dualiste. Les mêmes raisons qui font voir dans le spiritualisme une philosophie réactionnaire font tenir la biologie vitaliste pour une biologie réactionnaire.

Aujourd'hui surtout, l'utilisation par l'idéologie nazie d'une biologie vitaliste, la mystification qui a consisté à utiliser les théories de la *Ganzheit* contre le libéralisme individualiste, atomiste et mécaniste, en prônant des forces et des formes sociales totalitaires, et la conversion assez aisée de biologistes vitalistes au nazisme, sont venues confirmer cette accusation qui a été formulée par des philosophes positivistes comme Philipp Frank[b][1] et par les marxistes.

Il est certain que la pensée de Driesch offre à considérer un cas typique de transplantation sur le terrain politique du concept biologique de totalité

---

a. Stahl, cité par Daremberg, *Histoire des doctrines médicales*, II, p. 1029.
Dans le même ouvrage, Daremberg dit très justement (p. 1022) : « Si l'esprit de parti religieux ou la théologie pure ne s'étaient emparés de l'animisme, cette doctrine n'eût pas survécu à son auteur ».
b. *Le Principe de causalité et ses limites*, Paris, Flammarion, 1937, chap. III.

1. Philipp Frank (1884-1966), scientifique et philosophe autrichien, docteur en physique de l'Université de Vienne en 1907 sous la direction de Ludwig Boltzmann, fut membre du Cercle de Vienne et protagoniste du positivisme logique. Il fut professeur à l'Université Charles de Prague puis émigra aux États-Unis et enseigna à Harvard.

organique. Après 1933, l'entéléchie est devenue un *Führer*[a] de l'organisme. Est-ce le vitalisme ou le caractère de Driesch qui est responsable de cette justification pseudo-scientifique du *Führerprinzip*? Etait-ce le darwinisme ou le caractère | de Paul Bourget[1] qui était responsable de l'exploitation 98 du concept de sélection naturelle sur le plan de la politique dans certaine réponse à l'*Enquête sur la Monarchie* de Maurras[2]? S'agit-il de biologie ou de parasitisme de la biologie? Ne pourrait-on penser que la politique retire de la biologie ce qu'elle lui avait d'abord prêté? La notion aristotélicienne d'une âme qui est au corps ce que le chef politique ou domestique est à la cité ou à la famille, la notion chez van Helmont de l'archée comme général d'armée sont des préfigurations des théories de Driesch. Or, chez Aristote, la structure et les fonctions de l'organisme sont exposées par des analogies avec l'outil intelligemment dirigé et avec la société humaine unifiée par le commandement[b]. Ce qui est en question, dans le cas de l'exploitation par les sociologues nazis de concepts biologiques antimécanistes, c'est le problème des rapports entre l'organisme et la société. Aucun biologiste, en tant que tel, ne peut donner à ce problème une réponse qui trouve une garantie d'autorité dans les *seuls* faits biologiques. Il est aussi absurde de chercher dans la biologie une justification pour une politique et une économie d'exploitation de l'homme par l'homme qu'il serait absurde de nier à l'organisme vivant tout caractère authentique de hiérarchie fonctionnelle et d'intégration des fonctions de relation à des niveaux ascendants (Sherrington) parce qu'on est partisan, pour des raisons de justice sociale, d'une société sans classes.

En outre, ce n'est pas seulement la biologie vitaliste que les nazis ont annexée pour l'orienter vers leurs conclusions intéressées. Ils ont tiré à eux aussi bien la génétique, pour la justification d'une eugénique raciste, des techniques de stérilisation et d'insémination artificielle, que le darwinisme pour la justification de leur impérialisme, de leur politique du *Lebensraum*.

a. *Die Ueberwindung des Materialismus*, 1935 : « Eine Maschine als Werkzeug für den Führer – aber der Führer ist die Hauptsache », p. 59.
b. Cf. *Du Mouvement des Animaux*.

1. Paul Bourget (1852-1935), écrivain français, membre de l'Académie française, développa des idées traditionalistes à travers sa peinture des mœurs.
2. Charles Maurras (1868-1952), homme de lettres et homme politique français, représentant du nationalisme, fut directeur du journal *L'Action Française*. Élu membre de l'Académie française en 1938, il soutint le régime de Vichy et fut condamné à la prison à perpétuité en 1945.

On ne peut pas plus honnêtement reprocher à une biologie soucieuse de son autonomie son utilisation par le nazisme, qu'on ne peut reprocher à l'arithmétique et au calcul des intérêts composés leur utilisation par des banquiers ou des actuaires capitalistes. La conversion intéressée de certains biologistes au nazisme ne prouve rien contre la qualité des faits expérimentaux et des suppositions jugées raisonnables pour en rendre compte, auxquels ces biologistes, avant leur conversion, avaient cru devoir donner leur adhésion de savants. On n'est pas tenu de loger dans la biologie, sous forme de conséquences logiquement inévitables, l'attitude que, par manque de caractère et par manque de fermeté philosophique, quelques biologistes ont adoptée.

99 | Si nous recherchons le sens du vitalisme à ses origines et sa pureté à sa source, nous n'aurons pas la tentation de reprocher à Hippocrate ou aux humanistes de la Renaissance, la malhonnêteté de leur vitalisme.

Il faut pourtant reconnaître qu'il n'est pas sans intérêt et qu'il n'est pas entièrement faux de présenter les retours offensifs ou défensifs du vitalisme comme liés à des crises de confiance de la société bourgeoise dans l'efficacité des institutions capitalistes. Mais cette interprétation du phénomène peut paraître trop faible, plutôt que trop forte, au sens épistémologique bien entendu. Elle peut paraître trop faible, en tant qu'elle présente comme phénomène de crise sociale et politique, un phénomène de crise biologique dans l'espèce humaine, un phénomène qui relève d'une philosophie technologique et non pas seulement d'une philosophie politique. Les renaissances du vitalisme traduisent peut-être de façon discontinue la méfiance permanente de la vie devant la mécanisation de la vie. C'est la vie cherchant à remettre le mécanisme à sa place dans la vie.

Finalement, l'interprétation dialectique des phénomènes biologiques que défendent les philosophes marxistes est justifiée, mais elle est justifiée par ce qu'il y a dans la vie de rebelle à sa mécanisation [a]. Si la dialectique en biologie est justifiable c'est parce qu'il y a dans la vie ce qui a suscité le vitalisme, sous forme d'exigence plus que de doctrine, et qui en explique la vitalité, savoir sa spontanéité propre, ce que Claude Bernard exprimait en disant : la vie c'est la création [b].

---

a. Il n'est donc pas surprenant de voir un positiviste comme Ph. Frank aussi réticent devant la dialectique marxiste en biologie que devant le vitalisme. Voir ouvrage cité, p. 116, 117, 120.

b. *Introduction à la Médecine expérimentale*, II[e] partie, chap. II.

Il est pourtant plus aisé de dénoncer en paroles le mécanisme et le scientisme en biologie que de renoncer, en fait, à leurs postulats et aux attitudes qu'ils commandent. Attentifs à ce que la vie présente d'invention et d'irréductibilité, des biologistes marxistes devraient louer dans le vitalisme son objectivité devant certains caractères de la vie. Et sans doute un biologiste anglais, J. B. S. Haldane [1], fils de J. S. Haldane, écrit-il, dans son livre sur *La philosophie marxiste et les sciences*, qu'une théorie comme celle de Samuel Butler [2] qui place, dans une perspective lamarckienne, la conscience au principe de la vie [a] ne contient, *a priori*, rien dont le matérialisme dialectique | ne pourrait éventuellement s'accommoder. Mais **100** nous n'avons encore rien lu de tel en France [b].

En revanche, M. Jean Wahl, dans son *Tableau de la Philosophie française* [c], a très heureusement mis en lumière la part considérable de vitalisme qui subsiste dans l'œuvre de tels philosophes du XVIII[e] siècle, ordinairement tenus pour matérialistes. Diderot [3] nous y est présenté comme un philosophe ayant le sens de l'unité de la vie, se situant « sur le chemin qui va de Leibniz à Bergson »; sa doctrine est caractérisée comme un « matérialisme vitaliste », comme un « retour à la Renaissance » [d].

Rendre justice au vitalisme ce n'est finalement que lui rendre la vie.

a. Cf. *La Vie et l'habitude*.

b. *Cf.* notre « Note sur la situation faite en France à la philosophie biologique », dans la *Revue de Métaphysique et de Morale*, octobre 1947.

c. Éditions de la Revue Fontaine, Paris, 1946.

d. *Cf.* p. 75-82

1. John Burdon Sanderson Haldane (1892-1964), biologiste anglais, fils du physiologiste John Scott Haldane, enseigna la biochimie à Cambridge et fut professeur de génétique à University College. Il donna de nombreuses contributions en biologie, cherchant à unifier la génétique et la théorie darwinienne de l'évolution. Il développa la théorie mathématique de la génétique des populations et contribua à la biostatistique. Il termina sa carrière en Inde.

2. Samuel Butler (1835-1902), écrivain britannique, auteur du célèbre roman satirique *Erewhon*, publia entre autres un ouvrage sur les théories de l'évolution de Buffon à Darwin.

3. Denis Diderot (1713-1784), philosophe français, l'un des principaux protagonistes des Lumières, fut avec D'Alembert l'éditeur de la grande *Encyclopédie* de 1751 à 1780.

MACHINE ET ORGANISME

Après avoir été longtemps admise comme un dogme par les biologistes, la théorie mécanique de l'organisme est aujourd'hui tenue par les biologistes se réclamant du matérialisme dialectique comme une vue étroite et insuffisante. Le fait de s'en occuper encore d'un point de vue philosophique peut donc tendre à confirmer l'idée assez répandue que la philosophie n'a pas de domaine propre, qu'elle est une parente pauvre de la spéculation et qu'elle est contrainte de prendre les vêtements usagés et abandonnés par les savants. On voudrait essayer de montrer que le sujet est beaucoup plus large et plus complexe, et philosophiquement plus important qu'on ne le suppose en le réduisant à une question de doctrine et de méthode en biologie.

Ce problème est même le type de ceux dont on peut dire que la science qui se les approprierait est elle-même encore un problème, car, s'il existe déjà de bons travaux de technologie, la notion même et les méthodes d'une « organologie » sont encore très vagues. De sorte que, paradoxalement, la philosophie indiquerait à la science une place à prendre, bien loin de venir occuper avec retard une position désertée. Car le problème des rapports de la machine et de l'organisme n'a été généralement étudié qu'à sens unique. On a presque toujours cherché, à partir de la structure et du fonctionnement de la machine déjà construite, à expliquer la structure et le fonctionnement de l'organisme ; mais on a rarement cherché à comprendre la construction même de la machine à partir de la structure et du fonctionnement de l'organisme.

Les philosophes et les biologistes mécanistes ont pris la machine 102 comme donnée ou, s'ils ont étudié sa construction, ils ont résolu | le problème en invoquant le calcul humain. Ils ont fait appel à l'ingénieur, c'est-à-dire au fond, pour eux, au savant. Abusés par l'ambiguïté du terme de mécanique, ils n'ont vu, dans les machines, que des théorèmes solidifiés, exhibés *in concreto* par une opération de construction toute secondaire, simple application d'un savoir conscient de sa portée et sûr de ses effets. Or nous pensons qu'il n'est pas possible de traiter le problème biologique de l'organisme-machine en le séparant du problème technologique qu'il suppose résolu, celui des rapports entre la technique et la science. Ce problème est ordinairement résolu dans le sens de l'antériorité à la fois logique et chronologique du savoir sur ses applications. Mais nous voudrions tenter de montrer que l'on ne peut comprendre le phénomène de construction des machines par le recours à des notions de nature authentiquement biologique sans s'engager du même coup dans l'examen du problème de l'originalité du phénomène technique par rapport au phénomène scientifique.

Nous étudierons donc successivement : le sens de l'assimilation de l'organisme à une machine ; les rapports du mécanisme et de la finalité ; le renversement du rapport traditionnel entre machine et organisme ; les conséquences philosophiques de ce renversement.

Pour un observateur scrupuleux, les êtres vivants et leurs formes présentent rarement, à l'exception des vertébrés, des dispositifs qui puissent donner l'idée d'un mécanisme, au sens que les savants donnent à ce terme. Dans *La Pensée technique* [a], par exemple, Julien Pacotte [1] remarque que les articulations des membres et les mouvements du globe de l'œil répondent dans l'organisme vivant à ce que les mathématiciens appellent un mécanisme. On peut définir la machine comme une construction artificielle, œuvre de l'homme, dont une fonction essentielle dépend de mécanismes. Un mécanisme, c'est une configuration de solides en mouvement telle que le mouvement n'abolit pas la configuration. Le mécanisme est donc un assemblage de parties déformables avec restauration périodique des mêmes rapports entre parties. L'assemblage consiste en un système de liaisons

a. Paris, Alcan, 1931.

1. Julien Pacotte (1887-?), épistémologue belge, docteur ès sciences, chercheur au Fonds national de la recherche scientifique à Bruxelles, fut l'auteur de plusieurs ouvrages de philosophie des sciences.

comportant des degrés de liberté déterminés : par exemple, un balancier de pendule, une soupape sur came, comportent un degré de liberté; un écrou sur axe fileté en comporte deux. La réalisation matérielle | de ces degrés 103 de liberté consiste en guides, c'est-à-dire en limitations de mouvements de solides au contact. En toute machine, le mouvement est donc fonction de l'assemblage, et le mécanisme, de la configuration. On trouvera, par exemple, dans un ouvrage bien connu, *La Cinématique* de Reuleaux[a][1], les principes fondamentaux d'une théorie générale des mécanismes ainsi compris.

Les mouvements produits, mais non créés, par les machines, sont des déplacements géométriques et mesurables. Le mécanisme règle et transforme un mouvement dont l'impulsion lui est communiquée. Mécanisme n'est pas moteur. Un des exemples les plus simples de ces transformations de mouvements consiste à recueillir, sous forme de rotation, un mouvement initial de translation, par l'intermédiaire de dispositifs techniques comme la manivelle ou l'excentrique. Naturellement des mécanismes peuvent être combinés, par superposition ou par composition. On peut construire des mécanismes qui modifient la configuration d'un mécanisme primitif et rendent une machine alternativement capable de plusieurs mécanismes. C'est le cas des modifications opérées par déclenchement et par enclenchement, par exemple le dispositif de roue libre sur une bicyclette[b].

On a déjà dit que ce qui est la règle dans l'industrie humaine est l'exception dans la structure des organismes et l'exception dans la nature, et l'on doit ajouter ici que, dans l'histoire des techniques, des inventions de l'homme, les configurations par assemblage ne sont pas primitives. Les plus anciens outils connus sont d'une pièce. Déjà, la construction de haches ou de flèches par assemblage d'un silex et d'un manche, la construction de filets ou de tissus ne sont pas des faits primitifs. On fait dater généralement leur apparition de la fin du quaternaire.

Ce bref rappel de notions élémentaires de cinématique ne paraît pas inutile pour permettre de poser dans toute sa signification paradoxale

a. Traduit de l'allemand en français en 1877.

b. Sur tout ce qui concerne les machines et les mécanismes, *cf.* Pacotte, *La Pensée technique*, chap. III.

1. Franz Reuleaux (1829-1905), ingénieur allemand, directeur de fabrique de machines à Cologne, enseigna ensuite la construction des machines à Zurich (1856-1864) puis à Berlin (1867-1896). Il publia *Theoretische Kinematik* (Braunschweig, Druck und Verlag, 1875).

le problème suivant : comment expliquer qu'on ait cherché dans des machines et des mécanismes, définis comme précédemment, un modèle pour l'intelligence de la structure et des fonctions de l'organisme? À cette question, on peut répondre, semble-t-il, que c'est parce que la représentation d'un modèle mécanique de l'être vivant ne fait pas intervenir uniquement des mécanismes de type cinématique. Une machine, au sens déjà défini, ne se suffit pas à elle-même, puisqu'elle doit recevoir d'ailleurs | un mouvement qu'elle transforme. On ne se la représente en mouvement, par conséquent, que dans son association avec une source d'énergie[a].

Pendant très longtemps, les mécanismes cinématiques ont reçu leur mouvement de l'effort musculaire humain ou animal. À ce stade, il était évidemment tautologique d'expliquer le mouvement du vivant par assimilation au mouvement d'une machine dépendant, quant à ce mouvement même, de l'effort musculaire du vivant. Par conséquent, l'explication mécanique des fonctions de la vie suppose historiquement – et on l'a très souvent montré – la construction d'automates, dont le nom signifie à la fois le caractère miraculeux et l'apparence de suffisance à soi d'un mécanisme transformant une énergie qui n'est pas, immédiatement du moins, l'effet d'un effort musculaire humain ou animal.

C'est ce qui ressort de la lecture d'un texte très connu :

> Examinez avec quelque attention l'économie physique de l'homme : qu'y trouvez-vous? Les mâchoires armées de dents, qu'est-ce autre chose que des tenailles? L'estomac n'est qu'une cornue; les veines, les artères; le système entier des vaisseaux, ce sont des tubes hydrauliques; le cœur c'est un ressort; les viscères ne sont que des filtres, des cribles; le poumon n'est qu'un soufflet; qu'est-ce que les muscles? sinon des cordes. Qu'est-ce que l'angle oculaire? si ce n'est une poulie, et ainsi de suite. Laissons les chimistes avec leurs grands mots de « fusion », de « sublimation », de « précipitation » vouloir expliquer la nature et chercher ainsi à établir une philosophie à part; ce n'en est pas moins une chose incontestable que tous ces phénomènes doivent se rapporter aux lois de l'équilibre, à celles du coin, de la corde, du ressort et des autres éléments de la mécanique.

Texte qui ne vient pas de qui l'on pourrait croire, mais qui est emprunté à la *Praxis Medica*, ouvrage paru en 1696, écrit par Baglivi[1]

---

a. Selon Marx, l'outil est mû par la force humaine, la machine est mue par une force naturelle. Cf. *Le Capital*, trad. fr. de Molitor, tome II, p. 8.

1. Giorgio Baglivi (1668-1707), médecin italien, professeur de chirurgie et d'anatomie au collège de la Sapienza à Rome, fut l'auteur de *De praxi medica* (Rome, 1696) et *Opera omnia medica practica et anatomica* (Lyon, 1704).

(1668-1707), médecin italien de l'école des iatromécaniciens. Cette école des iatromécaniciens fondée par Borelli[1] a subi, semble-t-il, de façon incontestable, l'influence de Descartes, bien qu'en Italie on la rattache plus volontiers à Galilée, pour des raisons de prestige national[a]. Ce texte est intéressant parce qu'il met sur le même plan, comme principes d'explication, le coin, la corde, le ressort. Il est clair pourtant que, du point de vue mécanique, il y a une différence | entre ces engins, car si la corde est **105** un mécanisme de transmission, et le coin un mécanisme de transformation pour un mouvement donné, le ressort est un moteur. Sans doute, c'est un moteur qui restitue ce qu'on lui a prêté, mais il est apparemment pourvu, au moment de l'action, de l'indépendance. Dans le texte de Baglivi, c'est le cœur – le *primum movens* – qui est assimilé à un ressort. En lui réside le moteur de tout l'organisme.

Il est donc indispensable à la formation d'une explication mécanique des phénomènes organiques, qu'à côté des machines au sens de dispositifs cinématiques, existent des machines au sens de moteurs, tirant leur énergie, au moment où elle est utilisée, d'une source autre que le muscle animal. Et c'est pourquoi, bien que ce texte de Baglivi doive nous renvoyer à Descartes, nous devons en réalité faire remonter à Aristote l'assimilation de l'organisme à une machine. Quand on traite de la théorie cartésienne de l'animal-machine, on est assez embarrassé d'élucider si Descartes a eu ou non, en la matière, des précurseurs. Ceux qui cherchent des ancêtres à Descartes citent en général Gomez Pereira[2], médecin espagnol de la deuxième moitié du XVIe siècle. Il est bien vrai que Pereira, avant Descartes, pense pouvoir démontrer que les animaux sont de pures machines et que, de toute façon, ils n'ont pas cette âme sensitive qu'on leur a si souvent attribuée[b]. Mais il est par ailleurs incontestable que c'est Aristote qui a

a. Voir là-dessus l'*Histoire des Doctrines médicales* de Daremberg, tome II, p. 879, Paris, 1870.

b. *Antoniana Margarita ; opus physicis, medicis ac theologis non minus utile quam necessarium*, Medina del Campo, 1555-1558.

1. Giovanni Alfonso Borelli (1608-1679), mathématicien, physicien, médecin italien, est l'auteur d'un *De motu animalium* (2 volumes, Rome, 1680-1681) dans lequel il se propose d'appliquer les lois de la mécanique à l'étude des mouvements des animaux, ce qui fait de son auteur l'un des principaux représentants de l'école iatromécaniste.

2. Gomez Pereira (actif dans la deuxième moitié du XVIe siècle), médecin et philosophe espagnol, passe pour avoir le premier nié la présence d'une âme sensible dans les animaux et exposé la thèse des animaux-machines dans son *Antoniana Margarita, opus physicis, medicis ac theologis non minus utile quam necessarium* (Medina del Campo, 1554). On a reproché à Descartes de l'avoir copié et même d'avoir fait détruire les exemplaires de son livre.

trouvé dans la construction de machines de siège, comme les catapultes, la permission d'assimiler à des mouvements mécaniques automatiques les mouvements des animaux [1]. Ce fait a été très bien mis en lumière par Alfred Espinas, dans l'article « L'Organisme ou la machine vivante en Grèce au IVe siècle avant J. C. » [a]. Espinas relève la parenté des problèmes traités par Aristote dans son traité *De motu animalium*, et dans son recueil des *Quaestiones mechanicae*. Aristote assimile effectivement les organes du mouvement animal à des « *organa* », c'est-à-dire à des parties de machines de guerre, par exemple au bras d'une catapulte qui va lancer un projectile, et le déroulement de ce mouvement, à celui des machines capables de restituer, après libération par déclenchement, une énergie emmagasinée, machines automatiques dont les catapultes sont le type à l'époque. Aristote, dans le même ouvrage, assimile le mouvement des membres à

106   des mécanismes au sens qui leur a été donné plus | haut, fidèle du reste sur ce point à Platon qui, dans le *Timée*, définit le mouvement des vertèbres comme celui de charnières ou de gonds.

Il est vrai que chez Aristote la théorie du mouvement est bien différente de ce qu'elle sera chez Descartes. Selon Aristote, le principe de tout mouvement, c'est l'âme. Tout mouvement requiert un premier moteur. Le mouvement suppose l'immobile ; ce qui meut le corps c'est le désir et ce qui explique le désir c'est l'âme, comme ce qui explique la puissance c'est l'acte. Malgré cette différence d'explication du mouvement, il reste que chez Aristote, comme plus tard chez Descartes, l'assimilation de l'organisme à une machine présuppose la construction par l'homme de dispositifs où le mécanisme automatique est lié à une source d'énergie dont les effets moteurs se déroulent dans le temps, bien longtemps après la cessation de l'effort humain ou animal qu'ils restituent. C'est ce décalage entre le moment de la restitution et celui de l'emmagasinement de l'énergie restituée par le mécanisme qui permet l'oubli du rapport de dépendance entre les effets du mécanisme et l'action d'un vivant. Quand Descartes cherche des analogies pour l'explication de l'organisme dans les machines, il invoque des automates à ressort, des automates hydrauliques. Il se rend par conséquent tributaire, intellectuellement parlant, des formes de la technique à son époque, de l'existence des horloges et des montres, des moulins à eau, des fontaines artificielles, des orgues, etc. On peut donc dire que, tant que le vivant humain ou animal « colle » à la machine, l'explication

a. *Revue de Métaphysique et de Morale*, 1903.

1. « le mouvement des animaux » dans l'édition de 1952.

de l'organisme par la machine ne peut naître. Cette explication ne peut se concevoir que le jour où l'ingéniosité humaine a construit des appareils imitant des mouvements organiques, par exemple le jet d'un projectile, le va-et-vient d'une scie, et dont l'action, mis à part la construction et le déclenchement, se passe de l'homme.

On vient de dire à deux reprises : *peut* naître. Est-ce à dire que cette explication *doit* naître ? Comment donc rendre compte de l'apparition chez Descartes, avec une netteté et même une brutalité qui ne laissent rien à désirer, d'une interprétation mécaniste des phénomènes biologiques ? Cette théorie est évidemment en rapport avec une modification de la structure économique et politique des sociétés occidentales, mais c'est la nature du rapport qui est obscure.

Ce problème a été abordé par P.-M. Schuhl[1] dans son livre *Machinisme et Philosophie*[a]. Schuhl a montré que dans la philosophie | antique, **107** l'opposition de la science et de la technique recouvre l'opposition du libéral et du servile et, plus profondément, l'opposition de la nature et de l'art. Schuhl se réfère à l'opposition aristotélicienne du mouvement naturel et du mouvement violent. Celui-ci est engendré par les mécanismes pour contrarier la nature et il a pour caractéristique : 1) de s'épuiser rapidement ; 2) de n'engendrer jamais une habitude, c'est-à-dire une disposition permanente à se reproduire.

Ici se pose un problème, assurément fort difficile, de l'histoire de la civilisation et de la philosophie de l'histoire. Chez Aristote, la hiérarchie du libéral et du servile, de la théorie et de la pratique, de la nature et de l'art, est parallèle à une hiérarchie économique et politique, la hiérarchie dans la cité de l'homme libre et des esclaves. L'esclave, dit Aristote dans *La Politique*[b] est une machine animée. D'où le problème que Schuhl indique seulement : est-ce la conception grecque de la dignité de la science qui engendre le mépris de la technique et par suite l'indigence des inventions et donc, en un certain sens, la difficulté de transposer dans l'explication de la nature les résultats de l'activité technique ? Ou bien est-ce l'absence d'inventions techniques qui se traduit par la conception de l'éminente dignité d'une science purement spéculative, d'un savoir contemplatif et

a. Paris, Alcan, 1938.
b. Livre, I, chap. ii, § 4, 5, 6, 7.

1. Pierre-Maxime Schuhl (1902-1984), philosophe français, ancien élève de l'École normale supérieure, agrégé de philosophie en 1925, docteur ès lettres en 1934, spécialiste de la pensée grecque, fut professeur à la Faculté des lettres de Toulouse puis, après la guerre, à la Sorbonne. Il fut membre de l'Académie des sciences morales et politiques.

désintéressé ? Est-ce le mépris du travail qui est la cause de l'esclavage ou bien l'abondance des esclaves en rapport avec la suprématie militaire qui engendre le mépris du travail ? Est-ce qu'il faut ici expliquer l'idéologie par la structure de la société économique, ou bien la structure par l'orientation des idées ? Est-ce la facilité de l'exploitation de l'homme par l'homme qui fait dédaigner les techniques d'exploitation de la nature par l'homme ? Est-ce la difficulté de l'exploitation de la nature par l'homme qui oblige à justifier l'exploitation de l'homme par l'homme ? Sommes-nous en présence d'un rapport de causalité et dans quel sens ? Ou bien sommes-nous en présence d'une structure globale avec relations et influences réciproques ?

Un problème analogue est posé dans *Les Études sur Descartes*[a] du Père Laberthonnière[1] et notamment dans l'appendice du tome II : *La Physique de Descartes et la Physique d'Aristote*, qui oppose une physique d'artiste, d'esthète, à une physique d'ingénieur et d'artisan. Le Père Laberthonnière semble penser qu'ici le déterminant c'est l'idée, puisque la révolution cartésienne, en | matière de philosophie des techniques, suppose la révolution chrétienne. Il fallait d'abord que l'homme fût conçu comme un être transcendant à la nature et à la matière pour que son droit et son devoir d'exploiter la matière, sans égards pour elle, fût affirmé. Autrement dit il fallait que l'homme fût valorisé pour que la nature fût dévalorisée. Il fallait ensuite que les hommes fussent conçus comme radicalement et originellement égaux pour que, la technique politique d'exploitation de l'homme par l'homme étant condamnée, la possibilité et le devoir d'une technique d'exploitation de la nature par l'homme apparût. Cela permet donc au Père Laberthonnière de parler d'une origine chrétienne de la physique cartésienne. Il se fait du reste à lui-même les objections suivantes : la physique, la technique rendues possibles par le christianisme, sont venues en somme, chez Descartes, bien après la fondation du christianisme comme religion ; en outre, n'y a-t-il pas antinomie entre la philosophie humaniste qui voit l'homme maître et possesseur de la nature, et le christianisme, tenu par les humanistes comme une religion de salut, de fuite dans l'au-delà, et rendu responsable du mépris pour les valeurs vitales et techniques, pour tout aménagement technique de l'en-deçà de la vie humaine ? Le Père Laberthonnière dit : « Le temps ne fait rien à l'affaire ». Il n'est pas certain

108

a. Paris, Vrin, 1935.

1. Lucien Laberthonnière (1860-1932), prêtre, théologien et philosophe français critique de la philosophie scolastique, publia *Études sur Descartes* (Paris, Vrin, 1925).

que le temps ne fasse rien à l'affaire. En tout cas, on ne peut nier que certaines inventions techniques – et ceci a été montré dans des ouvrages classiques –, telles que le fer à cheval, le collier d'épaule, qui ont modifié l'utilisation de la force motrice animale, aient fait pour l'émancipation des esclaves ce qu'une certaine prédication n'avait pas suffi à obtenir.

Le problème dont on a dit tout à l'heure qu'il pouvait être résolu par une solution recherchée en deux sens, rapport de causalité ou bien structure globale, le problème des rapports de la philosophie mécaniste avec l'ensemble des conditions économiques et sociales dans lesquelles elle se fait jour, est résolu dans le sens d'un rapport de causalité par Franz Borkenau[1] dans son livre *Der Uebergang vom feudalem zum bürgerlichen Weltbild* (1933). L'auteur affirme qu'au début du XVII e siècle la conception mécaniste a éclipsé la philosophie qualitative de l'Antiquité et du Moyen Âge. Le succès de cette conception traduit, dans la sphère de l'idéologie, le fait économique que sont l'organisation et la diffusion des manufactures. La division du travail artisanal en actes productifs segmentaires, uniformes et non qualifiés, aurait imposé la conception d'un travail social abstrait. Le travail décomposé en mouvements simples, identiques et répétés, aurait exigé la comparaison, | aux fins de calcul du prix 109 de revient et du salaire, des heures de travail, par conséquent aurait abouti a la quantification d'un processus auparavant tenu pour qualitatif[a]. Le calcul du travail comme pure quantité susceptible de traitement mathématique serait la base et le départ d'une conception mécaniste de l'univers de la vie. C'est donc par la réduction de toute valeur à la valeur économique, « au froid argent comptant », comme dit Marx dans *Le Manifeste communiste*, que la conception mécaniste de l'univers serait fondamentalement une *Weltanschaung* bourgeoise. Finalement, derrière la théorie de l'animal-machine, on devrait apercevoir les normes de l'économie capitaliste naissante. Descartes, Galilée et Hobbes seraient les hérauts inconscients de cette révolution économique.

a. La fable de La Fontaine, *Le Savetier et le Financier*, illustre fort bien le conflit des deux conceptions du travail et de sa rémunération.

1. Franz Borkenau (1900-1957), écrivain autrichien, penseur politique de l'entre-deux-guerres, fut professeur à l'Université de Marbourg après la guerre et l'auteur d'influents ouvrages.

Ces conceptions de Borkenau ont été exposées et critiquées avec beaucoup de vigueur dans un article de Henryk Grossman[a][1]. Selon lui, Borkenau annule cent cinquante ans de l'histoire économique et idéologique en rendant la conception mécaniste contemporaine de la parution de la manufacture, au début du XVIIe siècle. Borkenau écrit comme si Léonard de Vinci n'avait pas existé. Se référant aux travaux de Duhem sur *Les Origines de la Statique* (1905), à la publication des manuscrits de Léonard de Vinci (Herzfeld[2], 1904 – Gabriel Séailles[3], 1906 – Péladan[4], 1907), Grossman affirme avec Séailles que la publication des manuscrits de Léonard recule de plus d'un siècle les origines de la science moderne. La quantification de la notion de travail est d'abord mathématique et précède sa quantification économique. De plus, les normes de l'évaluation capitaliste de la production avaient été définies par les banquiers italiens dès le XIIIe siècle. S'appuyant sur Marx, Grossman rappelle qu'en règle générale, il n'y avait pas à proprement parler, dans les manufactures, de division du travail, mais que la manufacture a été, à l'origine, la réunion dans un même local d'artisans qualifiés auparavant dispersés. Ce n'est donc pas, selon lui, le calcul des prix de revient par heure de travail, c'est l'évolution du machinisme qui est la cause authentique de la conception mécaniste de l'univers. L'évolution du machinisme a ses origines à la période de la Renaissance. Descartes a donc rationalisé consciemment une technique machiniste, beaucoup plus qu'il n'a traduit inconsciemment les
110 pratiques | d'une économie capitaliste. La mécanique est, pour Descartes,

a. « Die Gesellchaftlichen Grundlagen der mechanistichen Philosophie und die Manufaktur », *Zeitschrift für Sozialforschung*, 1935, n° 2.

1. Henryk Grossman (1881-1950), économiste et penseur politique polonais, docteur en droit de l'Université de Cracovie, fut professeur d'économie à l'Université libre de Varsovie, puis rejoignit l'Institut de recherche sociale à Francfort, avant d'émigrer. Après la seconde guerre mondiale, il fut professeur d'économie politique à l'Université de Leipzig. Il contribua à la théorie mathématique de l'accumulation du capital et à la théorie des crises.

2. Marie Herzfeld publia *Leonardo da Vinci, der Denker, Forscher und Poet, nach den veröffentlichen Handschriften, Auswahl, Uebersetzung und Einleitung* (Leipzig, Breitkopf und Härtel, 1904).

3. Gabriel Séailles (1852-1922), philosophe français, ancien élève de l'École normale supérieure, agrégé de philosophie en 1875, docteur ès lettres en 1883, fut professeur d'histoire de la philosophie à la Sorbonne. Il est entre autres l'auteur de *Léonard de Vinci. L'artiste et le savant ; essai de biographie psychologique* (Nouvelle édition, Paris, Perrin, 1906, 556 p.).

4. Joséphin Péladan (1858-1918), écrivain et critique d'art français, fut un protagoniste de l'occultisme et de l'ésotérisme en France et soutint l'école symboliste en peinture. *Léonard de Vinci. Textes choisis : pensées, théories, préceptes, fables...* (Société du Mercure de France, Paris, 1907).

une *théorie des machines*, ce qui suppose d'abord une invention spontanée que la science doit ensuite consciemment et explicitement promouvoir. Quelles sont ces machines dont l'invention a modifié, avant Descartes, les rapports de l'homme à la nature et qui, faisant naître un espoir inconnu des Anciens, ont appelé la justification et, plus précisément, la rationalisation de cet espoir? Ce sont d'abord les armes à feu auxquelles Descartes ne s'est guère intéressé qu'en fonction du problème du projectile[a]. En revanche, Descartes s'est beaucoup intéressé aux montres et aux horloges, aux machines de soulèvement, aux machines à eau, etc.

En conséquence, nous dirons que Descartes a intégré à sa philosophie un phénomène humain, la construction des machines, plus encore qu'il n'a transposé en idéologie un phénomène social, la production capitaliste.

Quels sont maintenant, dans la théorie cartésienne, les rapports du mécanisme et de la finalité à l'intérieur de cette assimilation de l'organisme à la machine?

La théorie des animaux-machines est inséparable du « Je pense donc je suis ». La distinction radicale de l'âme et du corps, de la pensée et de l'étendue, entraîne l'affirmation de l'unité substantielle de la matière, quelque forme qu'elle affecte, et de la pensée, quelque fonction qu'elle exerce[b]. L'âme n'ayant qu'une fonction qui est le jugement, il est impossible d'admettre une âme animale, puisque nous n'avons aucun signe que les animaux jugent, incapables qu'ils sont de langage et d'invention[c].

a. Dans les *Principes de la Philosophie* (IV, § 109-113) quelques passages montrent que Descartes s'est intéressé également à la poudre à canon, mais il n'a pas cherché dans l'explosion de la poudre à canon comme source d'énergie, un principe d'explication analogique pour l'organisme animal. C'est un médecin anglais, Willis (1621-1675), qui a expressément construit une théorie du mouvement musculaire fondée sur l'analogie avec ce qui se passe lorsque, dans une arquebuse, la poudre éclate. Willis, au XVIIe siècle, a comparé, d'une façon qui, pour certains reste encore valable – on pense notamment à W. M. Bayliss[1] –, les nerfs à des cordeaux de poudre. Les nerfs, ce sont des sortes de cordons Bickford. Ils propagent un feu qui va déclencher, dans le muscle, l'explosion qui, aux yeux de Willis, est seule capable de rendre compte des phénomènes de spasme et de tétanisation observés par le médecin.

b. « Il n'y a en nous qu'une seule âme, et cette âme n'a en soi aucune diversité de parties : la même qui est sensitive est raisonnable et tous ses appétits sont des volontés », *Les Passions de l'Âme*, art. 47.

c. *Discours de la Méthode*, V[e] partie. Lettre au marquis de Newcastle, 23 nov. 1646.

1. Sir William Maddox Bayliss (1860-1924), physiologiste anglais, découvrit la sécrétine en 1902 (avec Ernest Henry Starling). Il est l'auteur d'un remarquable traité de physiologie, *Principles of General Physiology*, Londres, 1915, souvent réédité.

111 | Le refus de l'âme, c'est-à-dire de la raison, aux animaux, n'entraîne pas pour autant, selon Descartes, le refus de la vie, laquelle ne consiste qu'en la chaleur du cœur, ni le refus de la sensibilité, pour autant qu'elle dépend de la disposition des organes[a].

Dans la même lettre, apparaît un fondement moral de la théorie de l'animal-machine. Descartes fait pour l'animal ce qu'Aristote avait fait pour l'esclave, il le dévalorise afin de justifier l'homme de l'utiliser comme instrument.

> Mon opinion n'est pas si cruelle à l'égard des bêtes qu'elle n'est pieuse à l'égard des hommes, affranchis des superstitions des Pythagoriciens, car elle les absout du soupçon de faute chaque fois qu'ils mangent ou qu'ils tuent des animaux.

Et il nous semble bien remarquable de trouver le même argument renversé dans un texte de Leibniz[b] : si l'on est forcé de voir en l'animal plus qu'une machine, il faut se faire Pythagoricien et renoncer à la domination sur l'animal[c]. Nous nous trouvons ici en présence d'une attitude typique de l'homme occidental. La mécanisation de la vie, du point de vue théorique, et l'utilisation technique de l'animal sont inséparables. L'homme ne peut se rendre maître et possesseur de la nature que s'il nie toute finalité naturelle et s'il peut tenir toute la nature, y compris la nature apparemment animée, hors lui-même, pour un moyen.

C'est par là que se légitime la construction d'un modèle mécanique du corps vivant, y compris du corps humain, car déjà, chez Descartes, le corps humain, sinon l'homme, est une machine. Ce modèle mécanique,

---

a. Lettre à Morus, 21 février 1649. Pour bien comprendre le rapport de la sensibilité à la disposition des organes, il faut connaître la théorie cartésienne des degrés du sens ; voir à ce sujet *Réponses aux sixièmes Objections*, § 9.

b. Lettre à Conring, 19 mars 1678.

c. On trouvera aisément cet admirable texte dans les *Œuvres choisies* de Leibniz publiées par L. Prenant[1] (Paris, Garnier, p. 52). On rapprochera en particulier l'indication des critères qui permettraient, selon Leibniz, de distinguer l'animal d'un automate, des arguments analogues invoqués par Descartes dans les textes cités à la note 2, et aussi des profondes réflexions d'Edgar Poe[2] sur la même question dans *Le Joueur d'échecs de Maelzel*. Sur la distinction leibnizienne de la machine et de l'organisme, voir *Le Système nouveau de la Nature*, § 10, et la *Monadologie*, § 63, 64, 65, 66.

1. Lucy Prenant fut philosophe communiste et éditrice de Leibniz.

2. Edgar Allan Poe (1809-1849), écrivain, poète et critique littéraire américain, eut une réelle influence et fut traduit en français par Charles Baudelaire.

un mécanisme pour assurer le succès d'une finalité ; et inversement, tout mécanisme doit avoir un sens, car un mécanisme ce n'est pas une dépendance de mouvement fortuite et quelconque. L'opposition serait donc, en réalité, entre les mécanismes dont le sens est patent et ceux dont le sens est latent. Une serrure, une horloge, leur sens est patent ; le bouton-pression du crabe qu'on invoque souvent comme exemple de merveille d'adaptation, son sens est latent. Par conséquent, il ne paraît pas possible de nier la finalité de certains mécanismes biologiques. Pour prendre l'exemple qui a été souvent cité et qui est un argument chez certains biologistes mécanistes, quand on nie la finalité de l'élargissement du bassin féminin avant l'accouchement, il suffit de retourner la question : étant donné que la plus grande dimension du fœtus est supérieure | de 1 centimètre ou 1,5 cm à la plus grande dimension **116** du bassin, si, par une sorte de relâchement des symphyses et un mouvement de bascule vers l'arrière de l'os sacro-coccygien, le diamètre le plus large ne s'augmentait pas un peu, l'accouchement serait rendu impossible. Il est permis de se refuser à penser qu'un acte dont le sens biologique est aussi net soit possible uniquement parce qu'un mécanisme sans aucun sens biologique le lui permettrait. Et il faut dire « permettrait » puisque l'absence de ce mécanisme l'interdirait. Il est bien connu que, devant un mécanisme insolite, nous sommes obligés pour vérifier qu'il s'agit bien d'un mécanisme, c'est-à-dire d'une séquence nécessaire d'opérations, de chercher à savoir quel effet en est attendu, c'est-à-dire quelle est la fin qui a été visée. Nous ne pouvons conclure à l'usage, d'après la forme et la structure de l'appareil, que si nous connaissons déjà l'usage de la machine ou de machines analogues. Il faut par conséquent voir d'abord fonctionner la machine pour pouvoir ensuite paraître déduire la fonction de la structure.

Nous voici parvenus au point où le rapport cartésien entre la machine et l'organisme se renverse.

Dans un organisme, on observe – et ceci est trop connu pour que l'on insiste – des phénomènes d'auto-constuction, d'auto-conservation, d'auto-régulation, d'auto-réparation.

Dans le cas de la machine, la construction lui est étrangère et suppose l'ingéniosité du mécanicien ; la conservation exige la surveillance et la vigilance constantes du machiniste, et on sait à quel point certaines machines compliquées peuvent être irrémédiablement perdues par une faute d'attention ou de surveillance. Quant à la régulation et à la réparation, elles supposent également l'intervention périodique de l'action humaine.

Il y a sans doute des dispositifs d'auto-régulation, mais ce sont des superpositions par l'homme d'une machine à une machine. La construction de servo-mécanismes ou d'automates électroniques déplace le rapport de l'homme à la machine sans en altérer le sens.

Dans la machine, il y a vérification stricte des règles d'une comptabilité rationnelle. Le tout est rigoureusement la somme des parties. L'effet est dépendant de l'ordre des causes. De plus, une machine présente une rigidité fonctionnelle nette, rigidité de plus en plus accusée par la pratique de la normalisation. La normalisation, c'est la simplification des modèles d'objets et des pièces de rechange, l'unification des caractéristiques métriques et qualitatives permettant l'interchangeabilité des pièces. Toute | pièce vaut une autre pièce de même destination, à l'intérieur, naturellement, d'une marge de tolérance qui définit les limites de fabrication.

Y a-t-il, les propriétés d'une machine étant ainsi définies comparativement à celles de l'organisme, plus ou moins de finalité dans la machine que dans l'organisme ?

On dirait volontiers qu'il y a plus de finalité dans la machine que dans l'organisme, parce que la finalité y est rigide et univoque, univalente. Une machine ne peut pas remplacer une autre machine. Plus la finalité est limitée, plus la marge de tolérance est réduite, plus la finalité paraît être durcie et accusée. Dans l'orgaisme, au contraire, on observe – et ceci est encore trop connu pour que l'on insiste – une vicariance des fonctions, une polyvalence des organes. Sans doute cette vicariance des fonctions, cette polyvalence des organes ne sont pas absolues, mais elles sont, par rapport à celles de la machine, tellement plus considérables que, à vrai dire, la comparaison ne peut pas se soutenir [a]. Comme exemple de vicariance des fonctions, on peut citer un cas très simple, bien connu, c'est celui de l'aphasie chez l'enfant. Une hémiplégie droite chez l'enfant ne s'accompagne presque jamais d'aphasie, parce que d'autres régions du cerveau assurent la fonction du langage. Chez l'enfant de moins de neuf ans, l'aphasie lorsqu'elle existe se

a. « Artificiel veut dire qui tend à un but défini. Et s'oppose par là à *vivant*. Artificiel ou humain ou anthropomorphe se distinguent de ce qui est seulement vivant ou vital. Tout ce qui parvient à apparaître sous forme d'un but net et fini devient artificiel et c'est la tendance de la conscience croissante. C'est aussi le travail de l'homme quand il est appliqué à *imiter* le plus exactement possible un objet ou un phénomène spontané. La pensée consciente d'elle-même se fait d'elle-même un système artificiel. Si la vie avait un but, elle ne serait plus la vie », P. Valéry, *Cahier B*, 1910.

dissipe très rapidement[a]. Quant au problème de la polyvalence des organes, on citera très simplement ce fait que, pour la plupart des organes, dont nous croyons traditionnellement qu'ils servent à quelque fonction définie, en réalité nous ignorons à quelles autres fonctions ils peuvent bien servir. C'est ainsi que l'estomac est dit en principe organe de digestion. Or, il est un fait que, après une gastrectomie instituée pour le traitement d'un ulcère, ce sont moins des troubles de la digestion qu'on observe que des troubles de l'hématopoïèse. On a fini par découvrir que l'estomac se comporte comme une glande à sécrétion | interne. On citera également, et non pas du **118** tout à titre d'exhibition de merveilles, l'exemple récent d'une expérience faite par Courrier[1], professeur de biologie au Collège de France. Courrier pratique dans l'utérus d'une lapine gravide une incision, extrait de l'utérus un placenta et le dépose dans la cavité péritonéale. Ce placenta se greffe sur l'intestin et se nourrit normalement. Lorsque la greffe est opérée, on pratique l'ablation des ovaires de la lapine, c'est-à-dire qu'on supprime par là la fonction du corps jaune de grossesse. À ce moment, tous les placentas qui sont dans l'utérus avortent et seul le placenta situé dans la cavité péritonéale vient à terme. Voilà un exemple où l'intestin s'est comporté comme un utérus, et on pourrait même dire, plus victorieusement.

Nous serions donc tentés de renverser, sur ce point, une proposition d'Aristote.

> La nature, dit-il dans *La Politique*, ne procède pas mesquinement comme les couteliers de Delphes dont les couteaux servent à plusieurs usages, mais pièce par pièce, le plus parfait de ses instruments n'est pas celui qui sert à plusieurs travaux mais à un seul.

---

a. *Cf.* Ed. Pichon[2], *Le Développement psychique de l'enfant et de l'adolescent*, Paris, Masson, 1936, p. 126 ; P. Cossa[3], *Physiopathologie du système nerveux*, Paris, Masson, 1942, p. 845.

1. Robert Courrier (1895-1986), médecin français, docteur en médecine de la Faculté de Strasbourg en 1924, docteur ès sciences naturelles de la Faculté d'Alger en 1927, nommé professeur au Collège de France, chaire de morphologie expérimentale et endocrinologie en 1938, fut secrétaire perpétuel de l'Académie des sciences de 1948 à 1986. Ses travaux portèrent sur l'endocrinologie, notamment sur le métabolisme de la progestérone et de l'oestradiol.

2. Edouard Pichon (1890-1940), médecin français, docteur en médecine de Paris en 1924, fut pédiatre, psychanalyste et linguiste.

3. Paul Cossa (1901-1971), médecin français, neurologue, fut chef du service de neuro-psychiatrie des hôpitaux de Nice et l'auteur de plusieurs ouvrages.

Il semble au contraire que cette définition de la finalité convienne mieux à la machine qu'à l'organisme. À la limite, on doit reconnaître que, dans l'organisme, la pluralité de fonctions peut s'accommoder de l'unicité d'un organe. Un organisme a donc plus de latitude d'action qu'une machine. Il a moins de finalité et plus de potentialités [a]. La machine, produit d'un calcul, vérifie les normes du calcul, normes rationnelles d'identité, de constance et de prévision, tandis que l'organisme vivant agit selon l'empirisme. La vie est expérience, c'est-à-dire improvisation, utilisation des occurrences; elle est tentative dans tous les sens. D'où ce fait, à la fois massif et très souvent méconnu, que la vie tolère des monstruosités. Il n'y a pas de machine monstre. Il n'y a pas de pathologie mécanique et Bichat l'avait fait remarquer dans son *Anatomie générale appliquée à la physiologie et à la médecine* (1801). Tandis que les monstres sont encore des vivants, il n'y a pas de distinction du normal et du pathologique en physique et en mécanique. Il y a une distinction du normal et du pathologique à l'intérieur des êtres vivants.

119 | Ce sont surtout les travaux d'embryologie expérimentale qui ont conduit à l'abandon des représentations de type mécanique dans l'interprétation des phénomènes vivants, en montrant que le germe ne renferme pas une sorte de « machinerie spécifique » (Cuénot) qui serait, une fois mise en train, destinée à produire automatiquement tel ou tel organe. Que telle fût la conception de Descartes, ce n'est pas douteux. Dans la *Description du Corps humain*, il écrivait :

> Si on connaissait bien quelles sont toutes les parties de la semence de quelque espèce d'animal en particulier, par exemple de l'homme, on pourrait déduire de cela seul, par des raisons certaines et mathématiques, toute la figure et conformation de chacun de ses membres comme aussi réciproquement en connaissant plusieurs particularités de cette conformation, on en peut déduire quelle en est la semence.

a. Max Scheler [1] a fait remarquer que ce sont les vivants les moins spécialisés qui sont, contrairement à la croyance des mécanistes, les plus difficiles à expliquer mécaniquement, car toutes fonctions sont chez eux assumées par l'ensemble de l'organisme. C'est seulement avec la différenciation croissante des fonctions et la complication du système nerveux qu'apparaissent des structures ayant la ressemblance approximative avec une machine. *La Situation de l'homme dans le monde*, trad. fr. de Dupuy, Paris, Aubier, 1951, p. 29 et 35.

1. Max Scheler (1874-1928), philosophe allemand, étudia la médecine à Munich et la philosophie à Berlin et enseigna à Iéna et à Munich avant de devenir professeur de philosophie et de sociologie à l'Université de Cologne en 1919. Protagoniste de la phénoménologie et de l'anthropologie philosophique, il développa une influente philosophie des valeurs.

Or, comme le fait remarquer Guillaume[a][1], plus on compare les êtres vivants à des machines automatiques, mieux on comprend, semble-t-il, la fonction, mais moins on comprend la genèse. Si la conception cartésienne était vraie, c'est-à-dire s'il y avait à la fois préformation dans le germe et mécanisme dans le développement, une altération au départ entraînerait un trouble dans le développement de l'œuf ou bien l'empêcherait.

En fait, il est très loin d'en être ainsi, et c'est l'étude des potentialités de l'œuf qui a fait apparaître, à la suite des travaux de Driesch, de Hörstadius[2], de Spemann et de Mangold[3] que le développement embryologique se laisse difficilement réduire à un modèle mécanique. Prenons par exemple les expériences de Hörstadius sur l'œuf d'oursin. Il coupe un œuf d'oursin A au stade 16, selon un plan de symétrie horizontale, et un autre œuf B, selon un plan de symétrie verticale. Il accole une moitié A à une moitié B et l'œuf se développe normalement. Driesch prend l'œuf d'oursin au stade 16 et comprime cet œuf entre deux lamelles, modifiant la position réciproque des cellules aux deux pôles ; l'œuf se développe normalement. Par conséquent, ces deux expériences nous permettent de conclure à l'indifférence de l'effet par rapport à l'ordre de ses causes. Il y a une autre expérience encore plus frappante. C'est celle de Driesch, qui consiste à prendre les blastomères de l'œuf d'oursin au stade 2. La dissociation des blastomères obtenue soit mécaniquement, soit chimiquement dans de l'eau de mer privée de sels de calcium, aboutit au fait que chacune des blastomères donne naissance à une larve normale | aux dimensions près. Ici, par conséquent, il y a indifférence 120 de l'effet à la quantité de la cause. La réduction quantitative de la cause n'entraîne pas une altération qualitative de l'effet. Inversement, lorsqu'on conjugue deux œufs d'oursin on obtient une seule larve plus grosse que la larve normale. C'est une nouvelle confirmation de l'indifférence de

---

a. *La Psychologie de la forme*, Paris, p. 131.

1. Paul Guillaume (1878-1962), psychologue et philosophe français, agrégé de philosophie en 1902, fut nommé professeur à la Sorbonne en 1937 puis titulaire de la chaire de psychologie expérimentale en 1941. Il contribua à faire connaître la *Gestaltpsychologie* en France, avec son ouvrage *La psychologie de la forme* (Paris, Flammarion, 1937).

2. Sven Hörstadius (1898-1996), embryologiste suédois, fut professeur de zoologie à l'Université d'Uppsala. Ses travaux sur la détermination et la différenciation cellulaires des embryons d'oursin et sur la crête neurale en font l'un des embryologistes importants du vingtième siècle.

3. Otto Mangold (1891-1962), zoologiste et embryologiste allemand, collaborateur de Hans Spemann, montra en 1933 la spécificité régionale de l'induction dans la gastrula du triton.

l'effet à la quantité de la cause. L'expérience par multiplication de la cause confirme l'expérience par division de la cause.

Il faut dire que le développement de tous les œufs ne se laisse pas réduire à ce schéma. Le problème s'est longtemps posé de savoir si l'on avait affaire à deux sortes d'œufs, des œufs à régulation du type œuf d'oursin, et des œufs en mosaïque, du type œuf de grenouille, dans lesquels l'avenir cellulaire des premières blastomères est identique, qu'elles soient dissociées ou qu'elles restent solidaires. La plupart des biologistes aboutissent à l'heure actuelle à admettre qu'entre les deux phénomènes il y a simplement une différence de précocité dans l'apparition de la détermination chez les œufs dits « en mosaïque ». D'une part, l'œuf à régulation se comporte à partir d'un certain stade comme l'œuf en mosaïque, d'autre part la blastomère de l'œuf de grenouille au stade 2 donne un embryon complet, tel un œuf à régulation, si on le renverse [a].

Il nous semble donc qu'on se fait illusion en pensant expulser la finalité de l'organisme par l'assimilation de ce dernier à une composition d'automatismes aussi complexes qu'on voudra. Tant que la construction de la machine ne sera pas une fonction de la machine elle-même, tant que la totalité de l'organisme ne sera pas équivalente à la somme des parties qu'une analyse y découvre une fois qu'il est donné, il pourra paraître légitime de tenir l'antériorité de l'organisation biologique comme une des conditions nécessaires de l'existence et du sens des constructions mécaniques. Du point de vue philosophique, il importe moins d'expliquer la machine que de la comprendre. Et la comprendre, c'est l'inscrire dans l'histoire humaine en inscrivant l'histoire humaine dans la vie, sans méconnaître toutefois l'apparition avec l'homme d'une culture irréductible à la simple nature.

Nous voici venus à voir dans la machine *un fait de culture* s'exprimant dans des mécanismes qui, eux ; ne sont rien qu'un *fait de nature à expliquer*.
121 Dans un texte célèbre des *Principes*, Descartes | écrit :

> Il est certain que toutes les règles des mécaniques appartiennent à la physique, *en sorte que toutes les choses qui sont artificielles sont avec cela naturelles.* Car, par exemple, lorsqu'une montre marque les heures, par le moyen des roues dont elle est faite ; cela ne lui est. pas moins naturel qu'il est à un arbre de produire des fruits [b].

a. Aron et Grassé, *Précis de biologie animale*, 2ᵉ éd., 1947, p. 647 *sq.*
b. IV, 203. *Cf.* notre étude *Descartes et la technique*, Travaux du IXᵉ Congrès international de philosophie, II, p. 77 *sq.*, Paris, Hermann, 1937.

Mais, de notre point de vue, nous pouvons et nous devons inverser le rapport de la montre et de l'arbre, et dire que les roues dont une montre est faite afin de montrer les heures, et, d'une façon générale, toutes les pièces des mécanismes montés pour la production d'un effet d'abord seulement rêvé ou désiré, sont des produits immédiats ou dérivés d'une activité technique aussi authentiquement organique que celle de la fructification des arbres et, primitivement, aussi peu consciente de ses règles et des lois qui en garantissent l'efficacité, que peut l'être la vie végétale. L'antériorité logique de la connaissance de la physique sur la construction des machines, à un moment donné, ne peut pas et ne doit pas faire oublier l'antériorité chronologique et biologique absolue de la construction des machines sur la connaissance de la physique.

Or un même auteur a affirmé, contrairement à Descartes, l'irréductibilité de l'organisme à la machine et, symétriquement, l'irréductibilité de l'art à la science. C'est Kant, dans la *Critique du Jugement*. Il est vrai qu'en France, on n'a pas l'habitude de chercher dans Kant une philosophie de la technique, mais il est non moins vrai que les auteurs allemands qui se sont abondamment intéressés à ces problèmes, notamment à partir de 1870, n'ont pas manqué de le faire.

Au § 65 de la *Critique du Jugement téléologique*, Kant distingue, en se servant de l'exemple de la montre, si cher à Descartes, la machine et l'organisme. Dans une machine, dit-il, chaque partie existe pour l'autre, mais non par l'autre ; aucune pièce n'est produite par une autre, aucune pièce n'est produite par le tout, ni aucun tout par un autre tout de même espèce. Il n'y a pas de montre à faire des montres. Aucune partie ne s'y remplace d'elle-même. Aucun tout ne remplace une partie dont il est privé. La machine possède donc la force motrice, mais non l'énergie formatrice capable de se communiquer à une matière extérieure et de se propager. Au § 75, Kant distingue la technique intentionnelle de l'homme de la technique ininténtionnelle de la vie. Mais au § 43 de la *Critique du Jugement esrhétique*, Kant a défini l'originalité | de cette technique intentionnelle **122** humaine relativement au savoir par un texte important :

> L'art, habileté de l'homme, se distingue aussi de la science comme pouvoir de savoir, comme la faculté pratique de la faculté théorique, comme la technique de la théorie. Ce que l'on peut, dès que l'on sait seulement ce qui doit être fait, et que l'on connaît suffisamment l'effet recherché, ne s'appelle pas de l'art. Ce que l'on n'a pas l'habileté d'exécuter tout de suite, alors même qu'on en possède complètement la science, voilà seulement

ce qui, dans cette mesure, est de l'art. Camper[1] décrit très exactement comment devrait être faite la meilleure chaussure, mais il était assurément incapable d'en faire une.

Ce texte est cité par Krannhals[2] dans son ouvrage *Der Weltsinn der Technik*, il y voit, avec raison semble-t-il, la reconnaissance du fait que toute technique comporte essentiellement et positivement une originalité vitale irréductible à la rationalisation[a]. Considérons, en effet, que le tour de main dans l'ajustement, que la synthèse dans la production, ce qu'on a coutume d'appeler l'ingéniosité et dont on délègue parfois la responsabilité à un instinct, tout cela est aussi inexplicable dans son mouvement formateur que peut l'être la production d'un œuf de mammifère hors de l'ovaire, encore qu'on veuille supposer entièrement connue la composition physico-chimique du protoplasma et celle des hormones sexuelles.

C'est la raison pour laquelle nous trouvons plus de lumière, quoique encore faible, sur la construction des machines dans les travaux des ethnographes que dans ceux des ingénieurs[b]. En France, ce sont les ethnographes qui sont le plus près, à l'heure actuelle, de la constitution d'une philosophie de la technique dont les philosophes se sont désintéressés, attentifs qu'ils ont été avant tout à la philosophie des sciences. Au contraire, les ethnographes ont été avant tout attentifs au rapport entre la production des premiers outils, des premiers dispositifs d'action sur la nature et l'activité organique elle-même. Le seul philosophe qui, à notre connaissance, se soit en France posé des questions de cet ordre, est Alfred Espinas et nous renvoyons à son ouvrage classique sur *Les Origines de la technologie* (1897). Cet ouvrage comporte un appendice, le plan d'un cours professé à la Faculté des lettres de Bordeaux vers 1890, qui portait sur la Volonté, et où Espinas | traitait, sous le nom de volonté, de l'activité pratique humaine, et notamment de l'invention des outils. On sait qu'Espinas emprunte sa théorie de la projection

123

---

a. Munich-Berlin, Oldenbourg Verlag, 1932, p. 68.

b. Le point de départ de ces études doit être cherché dans Darwin, *La Descendance de l'Homme : Instruments et armes employés par les animaux* (trad. fr., Éd. Schleicher). Marx a bien vu toute l'importance des idées de Darwin. Cf. *Le Capital*, trad. fr. de Molitor, tome III, p. 9, note.

1. Petrus Camper (1722-1789), anatomiste et naturaliste hollandais, pionnier de la crâniologie, tenta de déterminer une mesure de l'intelligence par l'angle facial qui porte son nom (1792).

2. Paul Krannhals (1883-1934), philosophe allemand d'origine lettone, partisan du national-socialisme, fut l'auteur de plusieurs ouvrages dont *Das organische Weltbild. Grundlagen einer neuentstehenden deutschen Kultur* (Munich, 1928).

organique qui lui sert à expliquer la construction des premiers outils, à un auteur allemand, Ernst Kapp (1808-1896), qui l'a exposée pour la première fois en 1877 dans son ouvrage *Grundlinien einer Philosophie der Technik*. Cet ouvrage, classique en Allemagne, est à ce point méconnu en France, que certains des psychologues qui ont repris, à partir des études de Köhler [1] et de Guillaume, le problème de l'utilisation des outils par les animaux et de l'intelligence animale, attribuent cette théorie de la projection à Espinas lui-même, sans voir qu'Espinas déclare très explicitement à plusieurs reprises qu'il l'emprunte à Kapp [a][2]. Selon la théorie de la projection dont les fondements philosophiques remontent, à travers von Hartmann [3] et *La Philosophie de l'inconscient*, jusqu'à Schopenhauer [4], les premiers outils ne sont que le prolongement des organes humains en mouvement. Le silex, la massue, le levier prolongent et étendent le mouvement organique de percussion du bras. Cette théorie, comme toute théorie, a ses limites et rencontre un obstacle notamment dans l'explication d'inventions comme celle du feu ou comme celle de la roue qui sont si caractéristiques de la technique humaine. On cherche ici vainement, dans ce cas, les gestes et les organes dont le feu ou la roue seraient le prolongement ou l'extension, mais il est certain que pour des instruments dérivés du marteau ou du levier, pour toutes ces familles d'instruments, l'explication est acceptable. En France, ce sont donc les ethnographes qui ont réuni, non seulement les faits, mais

a. Nous faisons allusion ici à l'excellent petit livre de Viaud [5], *L'Intelligence*, « Que sais-je ? », Paris, PUF, 1945.

1. Wolfgang Köhler (1887-1967), psychologue allemand, fut l'un des principaux représentants de la psychologie de la forme (Gestaltpsychologie) : *Psychologie de la forme* (trad. fr., Paris, Gallimard, 1964).

2. Ernst Kapp (1808-1896), philosophe et géographe allemand, émigré aux États-Unis (Texas) pour libre pensée, retourna en Allemagne après la Guerre Civile. Il peut être considéré comme l'inventeur de la « philosophie de la technique ».

3. Eduard von Hartmann (1842-1906), philosophe allemand, a élaboré la théorie selon laquelle pensée logique et volonté irrationnelle se rejoignent dans un Inconscient qui est le vrai principe d'animation du monde. Il publia *Philosophie des Unbewussten* (Berlin, 1869).

4. Arthur Schopenhauer (1788-1860), philosophe allemand, critique de Kant et de Hegel, aborda tous les domaines de la philosophie et eut une influence multiple sur la philosophie, la psychologie, les arts et les lettres.

5. Gaston Viaud (1899-1961), philosophe et psychophysiologiste français, docteur ès lettres en 1938, docteur ès sciences en 1950, fut professeur de psychophysiologie à l'Université de Strasbourg. Spécialiste des tropismes, il publia *L'intelligence, son évolution et ses formes* (« Que sais-je ? », Paris, PUF, 1946), *Les tropismes* (« Que sais-je ? », Paris, PUF, 1951), *Les instincts* (Paris, PUF, 1959) et fut l'auteur d'un *Traité de Psychophysiologie* avec Charles Kayser et Marc Klein.

encore les hypothèses sur lesquelles pourrait se constituer une philosophie biologique de la technique. Ce que les Allemands ont constitué par la voie philosophique [a] – par exemple, une théorie du développement des inventions fondée sur les notions darwiniennes de variations et de sélection naturelle, comme l'a fait Alard Du Bois-Reymond [1] (1860-1922) dans son ouvrage *Erfindung und Erfinder* (1906) [b], ou encore, une théorie de la construction des | machines comme « tactique de la vie », comme l'a fait O. Spengler [2] dans son livre *Der Mensch und die Technik* (1931) –, nous le voyons repris, et autant qu'on peut savoir sans dérivation directe, par Leroi-Gourhan dans son livre *Milieu et Techniques*. C'est par assimilation au mouvement d'une amibe poussant hors de sa masse une expansion qui saisit et capte pour le digérer l'objet extérieur de sa convoitise, que Leroi-Gourhan cherche à comprendre le phénomène de la construction de l'outil.

> Si la percussion dit-il, a été proposée comme l'action technique fondamentale, c'est qu'il y a, dans la presque totalité des actes techniques, la recherche du contact du toucher, mais alors que l'expansion de l'amibe conduit toujours sa proie vers le même processus digestif, entre la matière à traiter et la pensée technique qui l'enveloppe se créent, pour chaque circonstance, des organes de percussion particuliers [c].

Et les derniers chapitres de cet ouvrage constituent l'exemple le plus saisissant à l'heure actuelle d'une tentative de rapprochement systématique et dûment circonstancié entre biologie et technologie. À partir de ces

a. *Cf.* l'ouvrage de E. Zschimmer [3], *Deutsche Philosophen der Technik*, Stuttgart, 1937.

b. Alain a esquissé une interprétation darwinienne des constructions techniques dans un très beau propos (*Propos d'Alain*, N.R.F., 1920, tome I, p. 60) précédé et suivi de quelques autres, pleins d'intérêt pour notre problème. La même idée est indiquée plusieurs fois dans le *Système des Beaux-Arts*, concernant la fabrication du violon (IV, 5), des meubles (VI, 5), des maisons campagnardes (VI, 3 ; VI, 8).

c. *Cf.* p. 499.

1. Alard Du Bois-Reymond (1860-1922), auteur allemand, fils d'Émile Du Bois-Reymond, fut avocat-conseil en matière de brevets d'invention à Berlin. Il est l'auteur d'*Erfindung und Erfinder* (Berlin, Springer, 1906).

2. Oswald Spengler (1880-1936), philosophe et théoricien de la politique allemand, est surtout connu pour son ouvrage *Der Untergang des Abendlandes* (Munich, 1918-1922) trad. fr. de M. Tazerout : *Le déclin de l'Occident : esquisse d'une morphologie de l'histoire universelle* (Paris, Nouvelle Revue française, 1931-1933). Dans *Der Mensch und die Technik, Beitrag zu einer Philosophie des Lebens* (Munich, C. H. Beck, 1931), la technique est considérée dans une perspective vitale.

3. Eberhard Zschimmer (1873-1940), minéralogiste et ingénieur allemand, travailla dans l'industrie du verre à Jena et devint professeur à l'École supérieure des techniques de Karlsruhe.

vues, le problème de la construction des machines reçoit une solution tout à fait différente de la solution traditionnelle dans la perspective que l'on appellera, faute de mieux, cartésienne, perspective selon laquelle l'invention technique consiste en l'application d'un savoir.

Il est classique de présenter la construction de la locomotive comme une « merveille de la science ». Et pourtant la construction de la machine à vapeur est inintelligible si on ne sait pas qu'elle n'est pas l'application de connaissances théoriques préalables, mais qu'elle est la solution d'un problème millénaire, proprement technique, qui est le problème de l'assèchement des mines. Il faut connaître l'histoire naturelle des formes de la pompe, connaître l'existence de pompes à feu, où la vapeur n'a d'abord pas joué le rôle de moteur, mais a servi à produire, par condensation sous le piston de la pompe, un vide qui permettait à la pression atmosphérique agissant comme moteur d'abaisser le piston, pour comprendre que l'organe essentiel, dans une locomotive, soit un cylindre et un piston[a].

| Dans un tel ordre d'idées, Leroi-Gourhan va plus loin encore, et c'est **125** dans le rouet qu'il cherche un des ancêtres, au sens biologique du mot, de la locomotive.

a. La machine motrice à double effet alternatif de la vapeur sur le piston est mise au point par Watt en 1784. Les *Réflexions sur la puissance motrice du feu* de Sadi Carnot sont de 1824 et l'on sait que l'ouvrage demeura ignoré jusqu'au milieu du XIXe siècle. À ce sujet l'ouvrage de P. Ducassé[1], *Histoire des Techniques*, « Que sais-je? », Paris, PUF, 1945, souligne l'antériorité de la technique sur la théorie.

Sur la succession empirique des divers organes et des divers usages de la machine à vapeur, consulter l'*Esquisse d'une histoire de la technique* de A. Vierendeel[2], Bruxelles-Paris, 1921, qui résume en particulier le gros ouvrage de Thurston[3], *Histoire de la machine à vapeur*, trad. fr.de Hirsch. Sur l'histoire des travaux de Watt, lire le chapitre « James Watt ou Ariel ingénieur » dans *Les Aventures de la science* de Pierre Devaux, Paris, Gallimard, 1943.

1. Pierre Ducassé (1905-1983), philosophe et historien des sciences et des techniques français, fut secrétaire de l'Institut d'histoire des sciences, professeur à la Faculté des lettres de Besançon, puis professeur au Conservatoire national des arts et métiers. Il a été un introducteur de la cybernétique en France.

2. Arthur Vierendeel (1853-1940), ingénieur belge, spécialiste de l'architecture des ouvrages métalliques, est l'auteur d'une *Esquisse d'une histoire de la technique* paru en 1921 (Bruxelles-Paris, Vromant & Company).

3. Robert Henry Thurston (1839-1903), ingénieur américain, fut aussi théoricien et historien des machines. Son *Histoire de la machine à vapeur*, traduite en français par J. Hirsch, a paru en deux volumes à Paris (Baillière) en 1880. On possède aussi du même auteur un *Traité de la machine à vapeur* traduit en français et annoté par Maurice Demoulins (2 volumes, Paris, Baudry, 1893).

C'est de machines comme le rouet, dit-il, que sont sorties les machines à vapeur et les moteurs actuels. Autour du mouvement circulaire se rassemble tout ce que l'esprit inventif de nos temps a découvert de plus élevé dans les techniques, la manivelle, la pédale, la courroie de transmission[a].

Et encore : « L'influence réciproque des inventions n'a pas été suffisamment dégagée et l'on ignore que, sans le rouet, nous n'aurions pas eu la locomotive »[b]. Plus loin :

Le début du XIX[e] siècle ne connaissait pas de formes qui fussent les embryons matériellement utilisables de la locomotive, de l'automobile et de l'avion. On en découvre les principes mécaniques épars dans vingt applications connues depuis plusieurs siècles. C'est là le phénomène qui explique l'invention, mais le propre de l'invention est de se matérialiser en quelque sorte instantanément[c].

On voit comment, à la lumière de ces remarques, Science et Technique doivent être considérées comme deux types d'activités dont l'un ne se greffe pas sur l'autre, mais dont chacun emprunte réciproquement à l'autre tantôt des solutions, tantôt ses problèmes. C'est la rationalisation des techniques qui fait oublier l'origine irrationnelle des machines et il semble qu'en ce domaine, comme en tout autre, il faille savoir faire place à l'irrationnel, même et surtout quand on veut défendre le rationalisme[d].

126 | À quoi il faut ajouter que le renversement du rapport entre la machine et l'organisme, opéré par une compréhension systématique des

---

a. *Cf.* p. 100.

b. *Cf.* p. 104. On lit de même dans un article de A. Haudricourt[1] sur « Les moteurs animés en agriculture » : « Il ne faut pas oublier que c'est à l'irrigation que nous devons les moteurs inanimés : la noria est à l'origine du moulin hydraulique, comme la pompe est à l'origine de la machine à vapeur », *Revue de Botanique appliquée et d'Agriculture tropicale*, t. XX, 1940, p. 762. Cette excellente étude pose les principes d'une explication des outils dans leurs rapports aux commodités organiques et aux traditions d'usage.

c. *Cf.* p. 406.

d. Bergson, dans les *Deux Sources de la Morale et de la Religion*, pense très explicitement que l'esprit d'invention mécanique, quoique alimenté par la science, en reste distinct et pourrait, à la rigueur, s'en séparer (*cf.* p. 329-330). C'est que Bergson est aussi l'un des rares philosophes français, sinon le seul, qui ait considéré l'invention mécanique comme une fonction biologique, un aspect de l'organisation de la matière par la vie. *L'Évolution créatrice* est, en quelque sorte, un traité d'organologie générale.

1. André Haudricourt (1911-1996), anthropologue et linguiste français, est l'auteur de travaux sur l'ethnobotanique et l'ethnotechnologie. Il fut l'auteur de *L'homme et les plantes cultivées* avec Louis Hédin (1945) et *L'homme et la charrue à travers le monde* avec Jean Brunhes Delamarre (1955).

inventions techniques comme comportements du vivant, trouve quelque confirmation, dans l'attitude que l'utilisation généralisée des machines a peu à peu imposée aux hommes des sociétés industrielles contemporaines. L'important ouvrage de G. Friedmann[1], *Problèmes humains du machinisme industriel*, montre bien quelles ont été les étapes de la réaction qui a ramené l'organisme au premier rang des termes du rapport machine-organisme humain. Avec Taylor[2] et les premiers techniciens de la rationalisation des mouvements de travailleurs nous voyons l'organisme humain aligné, pour ainsi dire, sur le fonctionnement de la machine. La rationalisation est proprement une mécanisation de l'organisme pour autant quelle vise à l'élimination des mouvements inutiles, du seul point de vue du rendement considéré comme fonction mathématique d'un certain nombre de facteurs. Mais la constatation que les mouvements techniquement superflus sont des mouvements biologiquement nécessaires a été le premier écueil rencontré par cette assimilation exclusivement techniciste de l'organisme humain à la machine. À partir de là, l'examen systématique des conditions physiologiques, psycho-techniques et même psychologiques au sens le plus général du mot (puisqu'on finit par atteindre avec la prise en considération des valeurs le noyau le plus original de la personnalité) a conduit à un renversement qui amène Friedmann à appeler comme une révolution inéluctable la constitution d'une technique d'adaptation des machines à l'organisme humain. Cette technique lui paraît être, du reste, la redécouverte savante des procédés tout empiriques par lesquels les peuplades primitives ont toujours cherché à adapter leurs outils aux normes organiques d'une action à la fois efficace et biologiquement économique, c'est-à-dire d'une action où la valeur positive d'appréciation des normes techniques

[suite de la note d. de la page précédente] Sur les rapports de l'expliquer et du faire, voir aussi dans *Variété V* de P. Valéry les deux premiers textes : *L'Homme et la Coquille*, *Discours aux Chirurgiens*, et dans *Eupalinos*, le passage sur la construction des bateaux.

Et lire enfin l'admirable « Éloge de la Main » d'Henri Focillon[3], dans *La Vie des formes*, Paris, PUF, 1939.

1. Georges Friedmann (1902-1977), sociologue français connu pour ses travaux sur l'organisation du travail industriel, est l'auteur de *Problèmes humains du machinisme industriel* (Paris, Gallimard, 1946) et d'*Où va le travail humain ?* (Paris, Gallimard, 1950).

2. Frederick Winslow Taylor (1856-1915), ingénieur américain, est connu pour ses méthodes d'organisation du travail principalement industriel mais fut également un expert dans la théorie des machines.

3. Henri Focillon (1881-1943), historien de l'art français, ancien élève de l'École normale supérieure, agrégé de lettres en 1906, docteur ès lettres en 1918, devint professeur d'esthétique à la Sorbonne puis, en 1937, professeur au Collège de France, destitué en 1942 par le gouvernement de Vichy.

est située dans l'organisme en travail, se défendant spontanément contre toute subordination exclusive du biologique au mécanique[a]. En sorte que Friedmann peut parler, sans ironie et sans paradoxe, de la légitimité de considérer d'un point de vue ethnographique le développement industriel de l'Occident[b].

127 En résumé, en considérant la technique comme un phénomène biologique universel[c] et non plus seulement comme une opération | intellectuelle de l'homme, on est amené d'une part à affirmer l'autonomie créatrice des arts et des métiers par rapport à toute connaissance capable de se les annexer pour s'y appliquer ou de les informer pour en multiplier les effets, et par conséquent, d'autre part, à inscrire le mécanique dans l'organique. Il n'est plus, alors, naturellement question de se demander dans quelle mesure l'organisme peut ou doit être considéré comme une machine, tant au

a. *Cf.* p. 96, note.
b. *Cf.* p. 369.
c. C'est là une attitude qui commence à être familière aux biologistes. Voir notamment L. Cuénot, *Invention et finalité en biologie*, Paris, Flammarion, 1941 ; A. Tétry[1], *Les Outils chez les êtres vivants*, Paris, Gallimard, 1948, et A. Vandel[2], *L'homme et l'évolution*, Paris, Gallimard, 1949. Voir spécialement dans ce dernier ouvrage les considérations sur *Adaptation et Invention*, p. 120 *sq.* On ne peut méconnaître le rôle de ferment qu'ont tenu en ces matières les idées du Père Teilhard de Chardin.

* Sous le nom de *Bionics*, une récente discipline, née aux U.S.A. il y a une dizaine d'années, s'applique à l'étude des structures et systèmes biologiques pouvant être utilisés comme modèles ou analogues par la technologie, notamment par les constructeurs d'appareils de détection, d'orientation, d'équilibration destinés à l'équipement d'avions ou de missiles. La Bionique, c'est l'art – très savant – de l'information qui se met à l'école de la nature vivante. La grenouille, à l'œil sélectif d'information instantanément utilisable, le crotale, au thermocepteur sensible dans la nuit à la température du sang de ses proies, la mouche commune équilibrant son vol par deux cils vibratiles, ont fourni des modèles à une nouvelle espèce d'Ingénieurs. Il existe aux U.S.A., dans plusieurs universités, un enseignement spécial de Bio-engineering, dont le Massachusetts Institute of technology paraît avoir été le foyer initial. *Cf.* l'article de J. Dufrenoy, « Systèmes biologiques servant de modèles à la technologie », dans *Cahiers des Ingénieurs Agronomes*, juin-juillet, 1962, p. 21.

1. Andrée Tétry (1907-1992), zoologiste française, docteur ès sciences naturelles de l'Université de Nancy en 1938, fut une collaboratrice de Lucien Cuénot. Elle devint en 1968 directeur d'études à l'École pratique des hautes études, au Laboratoire d'évolution des êtres organisés dirigé par Pierre-Paul Grassé. Elle est l'auteur de l'ouvrage *Les outils chez les êtres vivants* (Paris, Gallimard, 1948) et de nombreux autres, dont certains avec Jean Rostand.

2. Albert Vandel (1894-1980), zoologiste français, professeur à Toulouse, fut spécialiste de la biologie de la vie souterraine et l'auteur de *L'homme et l'évolution* (Paris, Gallimard, 1949).

point de vue de sa structure qu'au point de vue de ses fonctions. Mais il est requis de rechercher pour quelles raisons l'opinion inverse, l'opinion cartésienne, a pu naître. Nous avons tenté d'éclairer ce problème. Nous avons proposé qu'une conception mécaniste de l'organisme n'était pas moins anthropomorphique, en dépit des apparences, qu'une conception téléologique du monde physique. La solution que nous avons tenté de justifier a cet avantage de montrer l'homme en continuité avec la vie par la technique, avant d'insister sur la rupture dont il assume la responsabilité par la science. Elle a sans doute l'inconvénient de paraître renforcer les réquisitoires nostalgiques que trop d'écrivains, peu exigeants quant à l'originalité de leurs thèmes, dressent périodiquement contre la technique et ses progrès. Nous n'entendons pas voler à leur secours. Il est bien clair que si le vivant humain s'est donné une technique de type mécanique, ce phénomène massif a un sens non gratuit et par conséquent non révocable à la demande. Mais c'est là une tout autre question que celle que nous venons d'examiner.

LE VIVANT ET SON MILIEU

La notion de milieu est en train de devenir un mode universel et obligatoire de saisie de l'expérience et de l'existence des êtres vivants et on pourrait presque parler de sa constitution comme catégorie de la pensée contemporaine. Mais les étapes historiques de la formation du concept et les diverses formes de son utilisation, comme aussi les retournements successifs du rapport dont il est un des termes, en géographie, en biologie, en psychologie, en technologie, en histoire économique et sociale, tout cela est assez malaisé, jusqu'à présent, à percevoir en une unité synthétique. C'est pourquoi la philosophie doit, ici, prendre l'initiative d'une recherche synoptique du sens et de la valeur du concept, et par initiative on n'entend pas seulement l'apparence d'une initiative qui consisterait à prendre en réalité la suite des explorations scientifiques pour en confronter l'allure et les résultats ; il s'agit, par une confrontation critique de plusieurs démarches, d'en retrouver, si possible, le départ commun et d'en présumer la fécondité pour une philosophie de la nature centrée par rapport au problème de l'individualité. Il convient donc d'examiner tour à tour les composantes simultanées et successives de la notion de milieu, les variétés d'usage de cette notion, de 1800 à nos jours, les divers renversements du rapport organisme-milieu, et enfin la portée philosophique générale de ces renversements.

Historiquement considérés la notion et le terme de *milieu* sont importés de la mécanique dans la biologie, dans la deuxième partie du XVIIIe siècle. La notion mécanique, mais non le terme, apparaît avec Newton, et le terme de milieu, avec sa signification mécanique, est présent dans l'*Encyclopédie* de d'Alembert et Diderot, à l'article Milieu. Il est introduit en biologie par

130 Lamarck, | s'inspirant de Buffon, mais n'est jamais employé par lui qu'au
pluriel. De Blainville consacre cet usage. Étienne Geoffroy Saint-Hilaire[1]
en 1831, et Comte en 1838, emploient le terme au singulier, comme terme
abstrait. Balzac lui donne droit de cité dans la littérature en 1842, dans la
préface de la *Comédie humaine*, et c'est Taine[2] qui le consacre comme l'un
des trois principes d'explication analytique de l'histoire, les deux autres
étant, comme on sait, la race et le moment. C'est de Taine plutôt que de
Lamarck que les biologistes néolamarckiens français d'après 1870, Giard[3],
Le Dantec[4], Houssay[5], Costantin[6], Gaston Bonnier[7], Roule tiennent ce
terme. C'est, si l'on veut, de Lamarck qu'ils tiennent l'idée, mais le terme
pris comme universel, comme abstrait, leur est transmis par Taine.

---

1. Étienne Geoffroy Saint-Hilaire (1772-1844), naturaliste français, fut professeur de
zoologie au Muséum national d'histoire naturelle, et membre de l'Académie des sciences
en 1807. Ses travaux de zoologie, menés en particulier lors de l'expédition de Bonaparte en
Égypte, l'ont amené à l'idée de l'unité du plan de composition des organismes, occasionnant
une fameuse controverse avec Cuvier qui passionna toute l'Europe en 1830.

2. Hippolyte Taine (1828-1893), philosophe français, ancien élève de l'École normale
supérieure (1848), est un représentant, à la carrière peu conformiste, du positivisme, élu à
l'Académie française en 1878. Dans sa *Philosophie de l'art* (Paris, Librairie Germer-Baillière,
1865, réédition 1882) dans laquelle l'esthétique est « une sorte de botanique appliquée
aux œuvres de l'homme », « le milieu, c'est-à-dire l'état général des mœurs et des esprits,
détermine l'espèce des œuvres d'art en ne souffrant que celles qui lui sont conformes et
en éliminant les autres espèces ». Cette détermination met en œuvre trois facteurs : la race
(facteur individuel), le milieu (facteur géographique) et le moment (facteur sociologique).

3. Alfred Giard (1846-1908), biologiste français, fut professeur de zoologie à la Sorbonne
(1887) connu pour ses travaux sur le développement des œufs (à la station marine de
Wimereux près de Boulogne) mais plus encore pour avoir défendu les thèses lamarckiennes
face au transformisme d'August Weismann. Il publia *Controverses transformistes* (Paris,
C. Naud, 1904).

4. Félix Le Dantec (1869-1917), biologiste français, élève de Pasteur puis professeur de
biologie générale à la Sorbonne (1899), fut un défenseur du lamarckisme. Il publia *Théorie
nouvelle de la vie* (Paris, Felix Alcan, 1896), *Lamarckiens et darwiniens* (Paris, Librairie
Germer-Baillière, 1899).

5. Frédéric Houssay (1860-1920), biologiste français, ancien élève de l'École normale
supérieure, agrégé de sciences naturelles, docteur ès sciences naturelles en 1884, enseigna à
l'École normale supérieure avant de devenir professeur de zoologie à la Faculté des sciences
de Paris en 1907. Parmi ses œuvres se trouvent deux ouvrages de philosophie scientifique,
dont *Force et cause* (Paris, Flammarion, 1920).

6. Julien Costantin (1857-1936), biologiste français, lamarckien, étudia la reproduction
des champignons. Il fut élu à l'Académie des sciences en 1912.

7. Gaston Bonnier (1853-1922), botaniste français, lamarckien, fut fondateur du
laboratoire de biologie végétale de Fontainebleau et créateur de la *Revue générale de
botanique*. On lui doit une *Flore française* très connue.

Les mécaniciens français du XVIIIe siècle ont appelé milieu ce que Newton entendait par fluide, et dont le type, sinon l'archétype unique, est, dans la physique de Newton, l'éther. Le problème à résoudre pour la mécanique, à l'époque de Newton, était celui de l'action à distance d'individus physiques distincts. C'était le problème fondamental de la physique des forces centrales. Ce problème ne se posait pas pour Descartes. Pour Descartes, il n'y a qu'un seul mode d'action physique, c'est le choc, dans une seule situation physique possible, le contact. Et c'est pourquoi nous pouvons dire que, dans la physique cartésienne, la notion de milieu ne trouve pas sa place. La matière subtile n'est en aucune façon un milieu. Mais il y avait difficulté d'étendre la théorie cartésienne du choc et de l'action par contact au cas d'individus physiques ponctuels, car dans ce cas ils ne peuvent agir sans confondre leur action. On conçoit par conséquent que Newton ait été conduit à poser le problème du véhicule de l'action. L'éther lumineux est pour lui ce fluide véhicule d'action à distance. Par là s'explique le passage de la notion de fluide véhicule à sa désignation comme milieu. Le fluide est l'intermédiaire entre deux corps, il est leur milieu ; et en tant qu'il pénètre tous ces corps, ces corps sont situés au milieu de lui. Selon Newton et selon la physique des forces centrales, c'est donc parce qu'il y a des centres de forces qu'on peut parler d'un environnement, qu'on peut parler d'un milieu. La notion de milieu est une notion essentiellement relative. C'est pour autant qu'on considère séparément le corps sur lequel s'exerce l'action transmise par le moyen du milieu, qu'on oublie du milieu qu'il est *un entre-deux centres* pour n'en retenir que sa fonction de transmission centripète, et l'on peut dire sa situation environnante. Ainsi le milieu tend à perdre sa signification relative et à prendre celle d'un absolu et d'une réalité en soi.

| Newton est peut-être le responsable de l'importation du terme 131 de la physique en biologie. L'éther ne lui a pas servi seulement pour résoudre le phénomène de l'éclairement, mais aussi pour l'explication du phénomène physiologique de la vision et enfin pour l'explication des effets physiologiques de la sensation lumineuse, c'est-à-dire des réactions musculaires. Newton, dans son *Optique*, considère l'éther comme étant en continuité dans l'air, dans l'œil, dans les nerfs, et jusque dans les muscles. C'est donc par l'action d'un milieu qu'est assurée la liaison de dépendance entre l'éclat de la source lumineuse perçue et le mouvement des muscles par lesquels l'homme réagit à cette sensation. Tel est, semble-t-il, le premier exemple d'explication d'une réaction organique par l'action d'un milieu,

c'est-à-dire d'un fluide strictement défini par des propriétés physiques[a][1]. Or l'article de l'*Encyclopédie* déjà cité confirme cette façon de voir. C'est à la physique de Newton que sont empruntés tous les exemples de milieux donnés par cet article. Et c'est en un sens purement mécanique qu'il est dit de l'eau qu'elle est un milieu pour les poissons qui s'y déplacent. C'est aussi en ce sens mécanique que l'entend d'abord Lamarck.

Lamarck parle toujours de milieux, au pluriel, et entend par là expressément des fluides comme l'eau, l'air et la lumière. Lorsque Lamarck veut désigner l'ensemble des actions qui s'exercent du dehors sur un vivant, c'est-à-dire ce que nous appelons aujourd'hui le milieu, il ne dit jamais le milieu, mais toujours « circonstances influentes ». Par conséquent, circonstances est pour Lamarck un genre dont climat, lieu et milieu, sont les espèces. Et c'est pourquoi Brunschvicg, dans *Les Étapes de la philosophie mathématique*[b], a pu écrire que Lamarck avait emprunté à Newton le modèle physico-mathématique d'explication du vivant par un système de connexions avec son environnement. Les rapports de Lamarck à Newton sont directs dans l'ordre intellectuel et indirects dans l'ordre historique. C'est par Buffon que Lamarck est lié à Newton. On rappelle simplement que Lamarck à été l'élève de Buffon et le précepteur de son fils.

Buffon compose en fait, dans sa conception des rapports entre l'organisme et le milieu, deux influences. La première est précisément celle 132 de la cosmologie de Newton, dont Buffon a été l'admirateur | constant[c]. La deuxième est celle de la tradition des anthropogéographes dont avant lui, et après Bodin[2], Machiavel[3] et Arbuthnot[4], Montesquieu

a. Sur tous ces points, *cf.* Léon Bloch, *Les Origines de la théorie de l'éther et la physique de Newton*, 1908.
b. *Cf.* p. 508.
c. *Cf.* plus haut, p. 68.

1. Léon Bloch (1876-1945), philosophe et historien des sciences français, ancien élève de l'École normale supérieure, agrégé de philosophie, a également travaillé dans le domaine de la physique avec son frère Eugène Bloch.
2. Jean Bodin (1530-1596), philosophe et juriste français, fut l'auteur de plusieurs ouvrages dont *Les Six livres de la République* (1576) dans lequel il souligne le rôle du climat dans le caractère d'un peuple et en tire des conclusions sur le mode de gouvernement.
3. Nicolas Machiavel (1469-1527), philosophe italien, penseur de la politique, fut fonctionnaire de la République de Florence et rédigea son plus célèbre ouvrage, *Le Prince*, en 1513, à la suite du retour au pouvoir des Médicis.
4. John Arbuthnot (1667-1735), médecin anglais intéressé par les questions de diététique et d'hygiène (*An Essay concerning the nature of aliments*, London, J. Tonson, 1731 ; *An Essay concerning the effect of Air on human bodies*, London, J. Tonson, 1733), fut aussi auteur satirique ami de Swift et auteur du personnage de John Bull.

maintenait [1] en France la vitalité [a]. Le traité hippocratique *De l'Air, des Eaux et des Lieux* peut être considéré comme la première œuvre qui ait donné une forme philosophique à cette conception. Voilà quelles sont les deux composantes que Buffon réunit dans ses principes d'éthologie animale, pour autant que les mœurs des animaux sont des caractères distinctifs et spécifiques et que ces mœurs peuvent être expliquées par la même méthode qui avait servi aux géographes à expliquer la variété des hommes, la variété des races et des peuples sur le sol terrestre [b].

Donc, en tant que maître et précurseur de Lamarck dans sa théorie du milieu, Buffon nous apparaît à la convergence des deux composantes de la théorie, la composante mécanique et la composante anthropogéographique. Ici se pose un problème d'épistémologie et de psychologie historique de la connaissance dont la portée dépasse de beaucoup l'exemple à propos duquel il se pose : le fait que deux ou plusieurs idées directrices viennent se composer à un moment donné dans une même théorie ne doit-il pas être interprété comme le signe qu'elles ont, en fin d'analyse, si différentes qu'elles puissent paraître au moment où l'analyse s'en empare, une origine commune dont le sens et même souvent l'existence sont oubliés quand on en considère séparément les membres disjoints. C'est le problème que nous retrouverons à la fin.

Les origines newtoniennes de la notion de milieu suffisent donc à rendre compte de la signification mécanique initiale de cette notion et de l'usage qui en a d'abord été fait. L'origine commande le sens et le sens commande l'usage. C'est si vrai qu'Auguste Comte en proposant en 1838, dans la XLe leçon de son *Cours de Philosophie positive*, une théorie biologique générale du milieu, a le sentiment d'employer « milieu » comme un néologisme et revendique la responsabilité de l'ériger en notion universelle et abstraite de l'explication en biologie. Et Auguste Comte dit qu'il entendra par là désormais, non plus seulement « le fluide dans lequel un corps se trouve plongé » (ce qui confirme bien les origines mécaniques de la notion), mais « l'ensemble total des | circonstances 133 extérieures nécessaires à l'existence de chaque organisme ». Mais on voit aussi chez Comte, qui a le sentiment parfaitement net des origines de la notion, en même temps que de la portée qu'il veut lui conférer en biologie, que l'usage de la notion va rester dominé précisément par cette origine

a. *Esprit des Lois*, XIV à XIX : rapports des lois avec le climat.
b. Le chapitre sur « La Dégénération des Animaux » (dans *l'Histoire des Animaux*) étudie l'action sur l'organisme animal de l'habitat et de la nourriture.

1. « représentait » dans l'édition 1952.

mécanique de la notion, sinon du terme. En effet, il est tout à fait intéressant de remarquer qu'Auguste Comte est sur le point de former une conception dialectique des rapports entre l'organisme et le milieu. On fait état ici des passages où Auguste Comte définit le rapport de « l'organisme approprié » et du « milieu favorable », comme un « conflit de puissances » dont l'acte est constitué par la fonction. Il pose que « le système ambiant ne saurait modifier l'organisme, sans que celui-ci n'exerce à son tour sur lui une influence correspondante ». Mais, sauf dans le cas de l'espèce humaine, Auguste Comte tient cette action de l'organisme sur le milieu comme négligeable. Dans le cas de l'espèce humaine, Comte, fidèle à sa conception philosophique de l'histoire, admet que, par l'intermédiaire de l'action collective, l'humanité modifie son milieu. Mais, pour le vivant en général, Auguste Comte refuse de considérer – l'estimant simplement négligeable – cette réaction de l'organisme sur le milieu. C'est que, très explicitement, il cherche une garantie de cette liaison dialectique, de ce rapport de réciprocité entre le milieu et l'organisme, dans le principe newtonien de l'action et de la réaction. Il est évident en effet que, du point de vue mécanique, l'action du vivant sur le milieu est pratiquement négligeable. Et Auguste Comte finit par poser le problème biologique des rapports de l'organisme et du milieu sous la forme d'un problème mathématique : « Dans un milieu donné, étant donné l'organe, trouver la fonction, et réciproquement ». La liaison de l'organisme et du milieu est donc celle d'une fonction à un ensemble de variables, liaison d'égalité qui permet de déterminer la fonction par les variables, et les variables séparément à partir de la fonction, « toutes choses égales d'ailleurs »[a].

L'analyse des variables dont le milieu se trouve être la fonction est faite par Auguste Comte à la XLIIIe leçon du *Cours de Philosophie*

a. C'est aussi sous la forme d'un rapport de fonction à variable que Tolman[1] conçoit, dans sa psychologie behavioriste, les relations de l'organisme et du milieu. *Cf.* Tilquin[2], *Le Behaviorisme*, Paris, Vrin, 1944, p. 439

1. Edward Chace Tolman (1886-1959), psychologue américain, fut l'un des représentants du behaviorisme aux États-Unis. Étudiant au MIT puis à Harvard où il soutint sa thèse en 1915, il enseigna la psychologie à l'Université de Californie à Berkeley de 1918 à 1954. Il effectua d'importantes contributions dans le domaine de l'apprentissage chez l'animal et l'homme et du comportement finalisé.

2. André Tilquin, philosophe français, agrégé de philosophie, élève d'Henri Piéron et de Paul Guillaume, fut chargé de recherche en psychologie au CNRS. Il publia sa thèse de doctorat ès lettres de l'Université de Paris *Le Behaviorisme. Origine et développement de la psychologie de réaction en Amérique* (Paris, Vrin, 1942), et sa thèse complémentaire *La toile géométrique des araignées. Mécanique et dynamique de la construction* (Paris, PUF, 1942).

positive. Ces variables sont la pesanteur, la pression de l'air et de l'eau, le mouvement, la chaleur, l'électricité, les espèces chimiques, tous facteurs capables d'être expérimentalement étudiés et quantifiés par la mesure. La qualité d'organisme se trouve | réduite à un ensemble de quantités, quelle **134** que soit par ailleurs la méfiance que Comte professe à l'égard du traitement mathématique des problèmes biologiques, méfiance qui, on le sait, lui vient de Bichat.

En résumé, le bénéfice d'un historique même sommaire de l'importation en biologie du terme de milieu, dans les premières années du XIXe siècle, c'est de rendre compte de l'acception originairement strictement mécaniste de ce terme. S'il apparaît, chez Comte, le soupçon d'une acception authentiquement biologique et d'un usage plus souple, il cède immédiatement devant le prestige de la mécanique, science exacte fondant la prévision sur le calcul. La théorie du milieu apparaît nettement à Comte comme une variante du projet fondamental que le *Cours de Philosophie positive* s'efforce de remplir : le monde d'abord, l'homme ensuite ; aller du monde à l'homme. L'idée d'une subordination du mécanique au vital telle que la formuleront plus tard, sous forme de mythes, *Le Système de Politique positive* et *La Synthèse subjective*, si elle est présumée, est néanmoins délibérément refoulée.

Mais il y a encore une leçon à retirer de l'emploi, tel qu'il est consacré définitivement par Comte, du terme de *milieu*, absolument et sans qualificatif. L'équivalent de ce que ce terme désignera désormais, c'était chez Lamarck, les circonstances ; Étienne Geoffroy Saint-Hilaire, dans son mémoire à l'Académie des sciences, en 1831, disait : le milieu ambiant. Ces termes de *circonstances* et d'*ambiance* se réfèrent à une certaine intuition d'une formation centrée. Dans le succès du terme milieu la représentation de la droite ou du plan indéfiniment extensibles, l'un et l'autre continus, et homogènes, sans figure définie et sans position privilégiée, l'emporte sur la représentation de la sphère ou du cercle, formes qui sont encore qualitativement définies et, si l'on ose dire, accrochées à un centre de référence fixe. Circonstances et ambiance conservent encore une valeur symbolique, mais milieu renonce à évoquer toute autre relation que celle d'une position niée par l'extériorité indéfiniment. Le maintenant renvoie à l'avant, l'ici renvoie à son au-delà et ainsi toujours sans arrêt. Le milieu est vraiment un pur système de rapports sans supports.

À partir de là on peut comprendre le prestige de la notion de milieu pour la pensée scientifique analytique. Le milieu devient un instrument universel de dissolution des synthèses organiques individualisées dans l'anonymat des éléments et des mouvements universels. Lorsque les néo-lamarckiens français empruntent à Lamarck, sinon le terme au sens absolu et pris au singulier, du | moins l'idée, ils ne retiennent des caractères morphologiques et des fonctions du vivant que leur formation par le conditionnement extérieur et pour ainsi dire par déformation. Il suffit de rappeler les expériences de Costantin sur les formes de la feuille de sagittaire; les expériences de Houssay sur la forme, les nageoires et le métamérisme des poissons. Louis Roule peut écrire dans un petit livre, *La vie des rivières* [a] : « Les poissons ne mènent pas leur vie d'eux-mêmes, c'est la rivière qui la leur fait mener, ils sont des personnes sans personnalité. » Nous tenons ici un exemple de ce à quoi doit aboutir un usage strictement mécaniste de la notion de milieu [b]. Nous sommes revenus à la thèse des animaux-machines. Au fond Descartes ne disait pas autre chose quand il disait des animaux : « C'est la nature qui agit en eux par le moyen de leurs organes ».

À partir de 1859, c'est-à-dire de la publication de l'*Origine des Espèces* de Darwin, le problème des rapports entre l'organisme et le milieu est dominé par la polémique qui oppose lamarckiens et darwiniens. L'originalité des positions de départ paraît devoir être rappelée pour comprendre le sens et l'importance de la polémique.

Lamarck écrit dans la *Philosophie zoologique* (1809) que si, par action des circonstances ou action des milieux, on entend une action directe du milieu extérieur sur le vivant, on lui fait dire ce qu'il n'a pas voulu dire [c]. C'est par l'intermédiaire du besoin, notion subjective impliquant la référence à un pôle positif des valeurs vitales, que le milieu domine et commande l'évolution des vivants. Les changements dans les circonstances entraînent des changements dans les besoins, les changements dans les besoins entraînent des changements dans les actions. Pour autant que ces actions sont durables, l'usage et le non-usage de certains organes les développent ou les atrophient, et ces acquisitions ou ces pertes morphologiques obtenues par l'habitude individuelle sont conservés par le mécanisme de l'hérédité,

a. Paris, Stock, 1930, p. 61.

b. On trouve un résumé saisissant de la thèse dans *Force et Cause* de Houssay (Paris, Flammarion, 1920) quand il parle de « certaines sortes d'unités que nous appelons êtres vivants, que nous dénommons à part comme s'ils avaient vraiment une existence propre, indépendante, alors qu'ils n'ont aucune réalité isolée et qu'ils ne peuvent être sinon en liaison absolue et permanente avec le milieu ambiant dont ils sont une simple concentration locale et momentanée » (p. 47).

c. Il s'agit surtout des animaux. Concernant les plantes, Lamarck est plus réservé.

à la condition que le | caractère morphologique nouveau soit commun aux **136** deux reproducteurs.

Selon Lamarck, la situation du vivant dans le milieu est une situation que l'on peut dire désolante, et désolée. La vie et le milieu qui l'ignore sont deux séries d'événements asynchrones. Le changement des circonstances est initial, mais c'est le vivant lui-même qui a, au fond, l'initiative de l'effort qu'il fait pour n'être pas lâché par son milieu. L'adaptation c'est un effort renouvelé de la vie pour continuer à « coller » à un milieu indifférent. L'adaptation, étant l'effet d'un effort, n'est donc pas une harmonie, elle n'est pas une providence, elle est obtenue et elle n'est jamais garantie. Le lamarckisme n'est pas un mécanisme ; il serait inexact de dire que c'est un finalisme. En réalité, c'est un vitalisme nu. Il y a une originalité de la vie dont le milieu ne rend pas compte, qu'il ignore. Le milieu est ici, vraiment, extérieur au sens propre du mot, il est étranger, il ne fait rien pour la vie. C'est vraiment du vitalisme parce que c'est du dualisme. La vie, disait Bichat, est l'ensemble des fonctions qui résistent à la mort. Dans la conception de Lamarck la vie résiste uniquement en se déformant pour se survivre. À notre connaissance, aucun portrait de Lamarck, aucun résumé de sa doctrine, ne dépasse celui que Sainte-Beuve[1] a donné dans son roman *Volupté*[a]. On voit combien il y a loin du vitalisme lamarckien au mécanisme des néo-lamarckiens français. Cope[2], néo-lamarckien américain, était plus fidèle à l'esprit de la doctrine.

a. « Je fréquentais plusieurs fois par décade, au Jardin des Plantes, le cours d'histoire naturelle de M. de Lamarck... M. de Lamarck était, dès lors, comme le dernier représentant de cette grande école de physiciens et observateurs généraux qui avait régné depuis Thalès et Démocrite jusqu'à Buffon... Sa conception des choses avait beaucoup de simplicité, de nudité et beaucoup de tristesse. Il construisait le monde avec le moins d'éléments, le moins de crises et le plus de durée possible... Une longue patience aveugle, c'était son génie de l'Univers... De même, dans l'ordre organique, une fois admis ce pouvoir mystérieux de la vie, aussi petit et aussi élémentaire que possible, il le supposait se développant lui-même, se confectionnant peu à peu avec le temps ; le besoin sourd, la seule habitude dans les milieux divers faisaient naître à la longue les organes, contrairement au pouvoir constant de la nature qui les détruisait, car M. de Lamarck séparait la vie d'avec la nature. La nature à ses yeux, c'était la pierre et la cendre, le granit de la tombe, la mort. La vie n'y intervenait que comme un accident étrange et singulièrement industrieux, une lutte prolongée avec plus ou moins de succès ou d'équilibre çà et là, mais toujours finalement vaincue ; l'immobilité froide était régnante après comme devant. »

1. Charles-Augustin Sainte-Beuve (1804-1869), écrivain français, critique littéraire, fut membre de l'Académie française et enseigna à l'École normale supérieure. D'une œuvre historico-critique riche, on peut retenir *Port-Royal* en cinq volumes (1837-1859).

2. Edward Cope (1840-1897), paléontologiste américain, fut un fondateur du néolamarckisme.

Darwin se fait une tout autre idée de l'environnement du vivant, et
137 de l'apparition de nouvelles formes. Dans l'introduction à | l'*Origine des
Espèces*, il écrit :

> Les naturalistes se réfèrent continuellement aux conditions extérieures
> telles que le climat, la nourriture, comme aux seules causes possibles de
> variations, ils n'ont raison que dans un sens très limité.

Il semble que Darwin ait regretté plus tard de n'avoir attribué à l'action
directe des forces physiques sur le vivant qu'un rôle secondaire. Cela
ressort de sa correspondance. Là-dessus, M. Prenant, dans l'introduction
qu'il a donnée à des textes choisis de Darwin, a publié un certain nombre de
passages particulièrement intéressants[a]. Darwin cherche l'apparition des
formes nouvelles dans la conjonction de deux mécanismes : un mécanisme
de production des différences qui est la variation, un mécanisme de
réduction et de critique de ces différences produites, qui est la concurrence
vitale et la sélection naturelle. Le rapport biologique fondamental, aux yeux
de Darwin, est un rapport de vivant à d'autres vivants ; il prime le rapport
entre le vivant et le milieu, conçu comme ensemble de forces physiques. Le
premier milieu dans lequel vit un organisme, c'est un entourage de vivants
qui sont pour lui des ennemis ou des alliés, des proies ou des prédateurs.
Entre les vivants s'établissent des relations d'utilisation, de destruction,
de défense. Dans ce concours de forces, des variations accidentelles
d'ordre morphologique jouent comme avantages ou désavantages. Or la
variation, c'est-à-dire l'apparition de petites différences morphologiques
par lesquelles un descendant ne ressemble pas exactement à ses ascendants,
relève d'un mécanisme complexe : l'usage ou le non-usage des organes
(le facteur lamarckien ne concerne que les adultes), les corrélations ou
compensations de croissance (pour les jeunes), ou bien l'action directe du
milieu (sur les germes).

En ce sens on peut donc dire que selon Darwin, contrairement à Lamarck,
l'initiative de la variation appartient quelquefois, mais quelquefois
seulement, au milieu. Selon qu'on majore ou minore cette action, selon
qu'on s'en tient à ses œuvres classiques ou au contraire à l'ensemble de sa
pensée telle que sa correspondance la livre, on se fait de Darwin une idée
un peu différente Quoi qu'il en soit, pour Darwin, vivre c'est soumettre
au jugement de l'ensemble des vivants une différence individuelle. Ce
jugement ne comporte que deux sanctions : ou mourir ou bien faire à

a. *Darwin*, Paris, E.S.I., 1938, p. 145-149.

son tour, pour quelque temps, partie du jury. Mais on est toujours, tant que l'on vit, juge et jugé. On voit, par conséquent, que dans | l'œuvre de 138 Darwin, telle qu'il nous l'a laissée, le fil qui relie la formation des vivants au milieu physico-chimique peut paraître assez ténu. Et le jour où une nouvelle explication de l'évolution des espèces, le mutationisme, verra dans la génétique l'explication de phénomènes (que Darwin connaissait mais qu'il a sous-estimés) d'apparition de variations spécifiques d'emblée héréditaires, le rôle du milieu se trouvera réduit à éliminer le pire sans avoir part à la production des nouveaux êtres, normalisés par leur adaptation non préméditée à de nouvelles conditions d'existence, la monstruosité devenant règle et l'originalité banalité provisoire.

Dans la polémique qui a opposé lamarckiens et darwiniens il est instructif de remarquer que les arguments et objections sont à double sens et à double entrée, que le finalisme est dénoncé et le mécanisme célébré, tantôt chez l'un, tantôt chez l'autre. C'est sans doute le signe que la question est mal posée. Chez Darwin, on peut dire que le finalisme est dans les mots (on lui a assez reproché son terme de sélection), il n'est pas dans les choses. Chez Lamarck, il y a moins finalisme que vitalisme. L'un et l'autre sont d'authentiques biologistes, à qui la vie paraît une donnée qu'ils cherchent à caractériser sans trop se préoccuper d'en rendre compte analytiquement. Ces deux authentiques biologistes sont complémentaires. Lamarck pense la vie selon la durée, et Darwin plutôt selon l'interdépendance ; une forme vivante suppose une pluralité d'autres formes avec lesquelles elle est en rapport. La vision synoptique qui fait l'essentiel du génie de Darwin fait défaut à Larmarck. Darwin s'apparente davantage aux géographes, et on sait ce qu'il doit à ses voyages et à ses explorations. Le milieu dans lequel Darwin se représente la vie du vivant, c'est un milieu biogéographique.

Au début du XIXe siècle, deux noms résument l'avènement de la géographie comme science consciente de sa méthode et de sa dignité, Ritter[1] et Humboldt[2].

1. Carl Ritter (1779-1859), géographe allemand, fut l'un des fondateurs de la géographie moderne. Professeur à Berlin, surnommé « le Newton de la géographie » par Élisée Reclus qui fut son élève, sa *Géographie générale comparée, ou Science de la terre dans ses rapports avec la nature et l'histoire de l'homme* a paru dans la traduction (pour la première partie) d'E. Buret et E. Desor en 1835 (t. I, Paris, Paulin, 1835).

2. Alexandre von Humboldt (1769-1859), naturaliste allemand, explorateur, fut un des grands savants de son époque et joua un rôle éminent dans les relations franco-allemandes. D'une œuvre riche, l'ouvrage le plus connu est *Cosmos. Essai d'une description physique du Monde* (4 volumes, Paris, 1847-1859).

Carl Ritter a publié, en 1817, sa *Géographie générale comparée, ou Science de la Terre dans ses rapports avec la nature et l'histoire de l'homme*. Alexandre de Humboldt publie, à partir de 1845, et pendant une dizaine d'années, le livre dont le titre *Kosmos* résume précisément l'esprit. En eux s'unissent les traditions de la géographie grecque, c'est-à-dire la science de l'œcoumène humain depuis Aristote et Strabon[1], et la science de coordination de l'espace humain, en relation avec les configurations et les mouvements célestes, c'est-à-dire la géographie mathématique dont | Ératosthène, Hipparque[2] et Ptolémée[3] sont considérés comme les fondateurs.

139

Selon Ritter, l'histoire humaine est inintelligible sans la liaison de l'homme au sol et à tout le sol. La terre, considérée dans son ensemble, est le support stable des vicissitudes de l'histoire. L'espace terrestre, sa configuration, sont, par conséquent, objet de connaissance non seulement géométrique, non seulement géologique, mais sociologique et biologique.

Humboldt est un naturaliste voyageur qui a parcouru plusieurs fois ce qu'on pouvait parcourir du monde à son époque et qui a appliqué à ses investigations tout un système de mesures barométriques, thermométriques, etc. L'intérêt de Humboldt s'est surtout porté sur la répartition des plantes selon les climats : il est le fondateur de la géographie botanique et de la géographie zoologique. Le *Kosmos*, c'est une synthèse des connaissances ayant pour objet la vie sur la terre et les relations de la vie avec le milieu physique. Cette synthèse ne veut pas être une encyclopédie, mais veut parvenir à une intuition de l'univers[4], et elle commence par une histoire de la *Weltanschauung*, par une histoire du Cosmos dont on chercherait difficilement l'équivalent dans un ouvrage de philosophie. Il y a là une recension tout à fait remarquable.

Il est essentiel de noter que Ritter et Humboldt appliquent à leur objet, aux rapports de l'homme historique et du milieu, la catégorie de totalité. C'est toute l'humanité sur toute la terre qui est leur objet. À partir d'eux, l'idée d'une détermination des rapports historiques par le support

---

1. Strabon (vers 64 av. J.-C. – vers 21-25 ap. J.-C.), géographe grec, est l'auteur d'une *Géographie*, qui relie les éléments de description physiques et humains.
2. Hipparque (vers 190 av. J.-C. – vers 120 av. J.-C.), astronome et mathématicien grec, est l'auteur de tables trigonométriques et astronomiques et d'une théorie des épicycles.
3. Claude Ptolémée (vers 90 – vers 168), astronome grec, adopta dans son ouvrage l'*Almageste* le modèle géocentrique d'Hipparque pour les calculs astronomiques. Il fut également l'auteur d'une *Géographie*, d'un traité d'astrologie et d'un ouvrage sur la musique.
4. « mais veut parvenir en somme à une intuition de l'univers » dans l'édition 1952.

géographique se consolide en géographie, pour aboutir, en Allemagne, à Ratzel[1] et à l'anthropogéographie d'abord, puis à la géopolitique, et elle envahit par contagion l'histoire, à partir de Michelet[2]. Qu'on se souvienne du *Tableau de la France*[a]. Et enfin, Taine, comme on l'a déjà dit, va contribuer à répandre l'idée dans tous les milieux, y compris le milieu littéraire. On peut résumer l'esprit de cette théorie des rapports du milieu géographique et de l'homme en disant que faire l'histoire consiste à lire une carte, en entendant par carte la figuration d'un ensemble de données métriques, géodésiques, géologiques, climatologiques et de données descriptives biogéographiques.

Le traitement – de plus en plus déterministe, ou plus précisément mécaniste, à mesure qu'on s'éloigne de l'esprit des fondateurs – | des **140** problèmes d'anthropologie et d'éthologie humaine se double d'un traitement parallèle, sinon exactement synchrone, en matière d'éthologie animale. À l'interprétation mécaniste de la formation des formes organiques succède l'explication mécaniste des mouvements de l'organisme dans le milieu. Rappelons seulement des travaux de Jacques Loeb[3] et de Watson[4]. Généralisant les conclusions de ses recherches sur les phototropismes chez les animaux, Loeb considère tout mouvement de l'organisme dans le milieu comme un mouvement auquel l'organisme est forcé par le milieu. Le réflexe, considéré comme réponse élémentaire d'un segment du corps à un stimulus

a. Voir dans *La Terre et l'évolution humaine* de Lucien Febvre[5], un exposé historique du développement de l'idée et une critique de ses exagérations.

1. Friedrich Ratzel (1844-1904), géographe allemand, publia *Anthropogeographie* (vol. 1, Stuttgart, 1882).

2. Jules Michelet (1798-1874), historien français, agrégé des lettres en 1821, enseigna à l'École normale supérieure et fut nommé professeur au Collège de France en 1838, destitué en 1852 en raison de ses attaques contre les Jésuites. Il fut l'auteur d'une monumentale *Histoire de France* en six volumes (1833-1844).

3. Jacques Loeb (1859-1924), biologiste américain d'origine allemande, docteur en médecine de l'Université de Strasbourg en 1884, fut appelé à l'Université de Chicago en 1892, et y fut nommé professeur de physiologie en 1899. En 1910, il fut appelé à l'Institut Rockefeller de recherche médicale à New York. Ses principaux travaux portent sur les tropismes et sur la parthénogenèse artificielle chez les oursins. Il est l'auteur de *The mechanistic conception of life* (Chicago, Chicago University Press, 1912).

4. John Broadus Watson (1878-1958), psychologue américain, fut fondateur aux U.S.A. de l'école behavioriste. Il publia *Behavior : an introduction to comparative psychology* (New York, H. Holt and company, 1914).

5. Lucien Febvre (1878-1956), historien français, fonda, avec Marc Bloch, l'école des *Annales* qui a renouvelé la pensée historique et historienne en réagissant contre les méthodes de l'histoire événementielle. Il est l'auteur, entre autres ouvrages, de *La terre et l'évolution humaine* (Paris, Albin Michel, 1922).

physique élémentaire, est le mécanisme simple dont la composition permet d'expliquer toutes les conduites du vivant. Ce cartésianisme exorbitant est incontestablement, en même temps que le darwinisme, à l'origine des postulats de la psychologie behavioriste [a].

Watson assignait comme programme à la psychologie la recherche analytique des conditions de l'adaptation du vivant au milieu par la production expérimentale des relations entre l'excitation et la réponse (couple stimulus-réponse). Le déterminisme de la relation entre excitation et réponse est physique. La biologie du comportement se réduit à une neurologie, et celle-ci se résume en une énergétique. L'évolution de sa pensée a conduit Watson à passer d'une conception dans laquelle il néglige simplement la conscience comme inutile, à une conception où purement et simplement il l'annule comme illusoire. Le milieu se trouve investi de tous pouvoirs à l'égard des individus ; sa puissance domine et même abolit celle de l'hérédité et de la constitution génétique. Le milieu étant donné, l'organisme ne se donne rien qu'en réalité il ne reçoive. La situation du vivant, son être dans le monde, c'est une condition, ou plus exactement, c'est un conditionnement.

Albert Weiss [1] entendait construire la biologie comme une physique déductive, en proposant une théorie électronique de comportement. Il restait aux psychotechniciens, prolongeant par l'étude analytique des réactions humaines les techniques tayloristes du chronométrage des mouvements, à parfaire l'œuvre de la psychologie behavioriste et à constituer savamment l'homme en machine réagissant à des machines, en organisme déterminé par le « nouveau milieu » (Friedmann).

141   En abrégé, la notion de milieu, en raison de ses origines, s'est | d'abord développée et étendue en un sens parfaitement déterminé ; et nous pouvons, appliquant à elle-même la norme méthodologique qu'elle résume, dire que son pouvoir intellectuel était fonction du milieu intellectuel dans lequel elle avait été formée. La théorie du milieu a d'abord été la traduction positive et apparemment vérifiable de la fable condillacienne de la statue. Dans l'odeur

a. Tilquin, *Le Behaviorisme*, Paris, Vrin, 1944, p. 34-35. C'est naturellement à cette thèse si solidement documentée que nous empruntons l'essentiel des informations ci-dessous utilisées.

1. Albert Paul Weiss (1879-1931), psychologue behavioriste américain, fut nommé professeur de psychologie expérimentale à l'Université de l'Ohio en 1918. Il défendit un behaviorisme « radical » en matière de comportement humain, insistant sur l'importance des phénomènes biologiques et sociaux.

de la rose, la statue est odeur de rose. Le vivant, de même, dans le milieu physique, est lumière et chaleur; il est carbone et oxygène, il est calcium et pesanteur. Il répond par des contractions musculaires à des excitations sensorielles, il répond grattage à chatouillement, fuite à explosion. Mais on peut et on doit se demander où est le vivant? Nous voyons bien des individus, mais ce sont des objets; nous voyons des gestes, mais ce sont des déplacements; des centres, mais ce sont des environnements; des machinistes, mais ce sont des machines. Le milieu de comportement coïncide avec le milieu géographique, le milieu géographique avec le milieu physique.

Il était normal, au sens fort du mot, que cette norme méthodologique ait trouvé d'abord en géographie ses limites et l'occasion de son renversement. La géographie a affaire à des complexes, complexes d'éléments dont les actions se limitent réciproquement, et où les effets des causes deviennent causes à leur tour, modifiant les causes qui leur ont donné naissance. C'est ainsi que les vents alizés nous offrent un exemple-type de complexe. Les vents alizés déplacent l'eau marine de surface réchauffée au contact de l'air, les eaux profondes froides montent à la surface et refroidissent l'atmosphère, les basses températures engendrent des basses pressions, lesquelles donnent naissance aux vents, le cycle est fermé et recommence. Voilà un type de complexe tel qu'on pourrait en observer aussi en géographie végétale. La végétation est répartie en ensembles naturels où des espèces diverses se limitent réciproquement et où, par conséquent, chacune contribue à créer pour les autres un équilibre. L'ensemble de ces espèces végétales finit par constituer son propre milieu. C'est ainsi que les échanges des plantes avec l'atmosphère finissent par créer autour de la zone végétale une sorte d'écran de vapeur d'eau qui vient limiter l'effet des radiations, et la cause donne naissance à l'effet qui va la freiner à son tour, etc.[a]

| Les mêmes vues doivent être appliquées à l'animal et à l'homme. 142 Toutefois la réaction humaine à la provocation du milieu se trouve diversifiée. L'homme peut apporter plusieurs solutions à un même problème

a. *Cf.* Henri Baulig[1], « La Géographie est-elle une science? », *Annales de Géographie*, LVII, janvier-mars 1948; « Causalité et finalité en géomorphologie », *Geografiska Annaler*, 1949, H, 1-2.

1. Henri Baulig (1877-1962), géographe français, fut collaborateur de la *Géographie Universelle* de P. Vidal de La Blache (Paris, Armand Colin, t. XIII, 1935) et auteur des *Essais de géomorphologie* (Paris, Les Belles Lettres, 1950).

posé par le milieu. Le milieu propose sans jamais imposer une solution. Certes les possibilités ne sont pas illimitées dans un état de civilisation et de culture déterminé. Mais le fait de tenir pour obstacle à un moment ce qui, ultérieurement, se révélera peut-être comme un moyen d'action, tient en définitive à l'idée, à la représentation que l'homme – il s'agit de l'homme collectif, bien entendu – se fait de ses possibilités, de ses besoins, et, pour tout dire, cela tient à ce qu'il se représente comme désirable, et cela ne se sépare pas de l'ensemble des valeurs[a].

Donc, on finit par retourner la relation entre milieu et être vivant. L'homme devient ici, en tant qu'être historique, un créateur de configuration géographique, il devient un facteur géographique, et l'on rappelle simplement que les travaux de Vidal-Lablache[1], de Brunhes[2], de Demangeon[3], de Lucien Febvre et de son école, ont montré que l'homme ne connaît pas de milieu physique pur. Dans un milieu humain, l'homme est évidemment soumis à un déterminisme, mais c'est le déterminisme de créations artificielles dont l'esprit d'invention qui les appela à l'existence s'est aliéné. Dans le même ordre d'idée les travaux de Friedmann montrent comment, dans le nouveau milieu que font à l'homme les machines, le même renversement s'est déjà produit. Poussée jusqu'aux limites extrêmes de son ambition, la psycho-technique des ingénieurs, issue des idées de Taylor, arrive à saisir comme centre de résistance irréductible la présence en l'homme de sa propre originalité sous forme du sens des valeurs. L'homme, même subordonné à la machine, n'arrive pas à se saisir comme machine. Son efficacité dans le rendement est d'autant plus grande que sa situation centrale à l'égard des mécanismes destinés à le servir lui est plus sensible.

a. Une mise au point très intéressante de ce renversement de perspective en géographie humaine se trouve dans un article de L. Poirier, « L'évolution de la géographie humaine », paru dans la revue *Critique*, n° 8 et 9, janvier-février 1947.

1. Paul Vidal de la Blache (1845-1918), géographe français, ancien élève de l'École normale supérieure, agrégé d'histoire et de géographie en 1866, docteur ès lettres en 1872, s'attacha à développer la recherche et l'enseignement de la géographie en France, inspiré par le succès de l'école allemande. Il devint titulaire d'une chaire de géographie à l'Université de Nancy en 1875, puis à la Sorbonne en 1890. Il fut le fondateur des *Annales de Géographie* et de l'École française de géographie. Auteur du *Tableau de la géographie de la France* et des *Principes de géographie humaine*, il dirigea la rédaction de la *Géographie Universelle* (1927-1948).

2. Jean Brunhes (1869-1930), géographe français, disciple et collaborateur de Paul Vidal de la Blache, est l'auteur d'une *Géographie humaine* (Paris, Félix Alcan, 1910).

3. Albert Demangeon (1872-1940), géographe français spécialisé en géographie humaine, fut collaborateur de la *Géographie universelle* de P. Vidal de la Blache.

Bien auparavant le même renversement du rapport organisme-milieu s'était produit en matière de psychologie animale et d'étude du comportement. Loeb avait suscité Jennings[1], et Watson avait suscité Kantor et Tolman.

L'influence du pragmatisme est ici évidente et établie. Si, en un sens, le pragmatisme a servi d'intermédiaire entre le darwinisme | et le behaviorisme **143** par la généralisation et l'extension à la théorie de la connaissance de la notion d'adaptation, et en un autre sens, en mettant l'accent sur le rôle des valeurs dans leur rapport aux intérêts de l'action, Dewey[2] devait conduire les behavioristes à regarder comme essentielle la référence des mouvements organiques à l'organisme lui-même. L'organisme est considéré comme un être à qui tout ne peut pas être imposé, parce que son existence comme organisme consiste à se proposer lui-même aux choses, selon certaines orientations qui lui sont propres. Préparé par Kantor, le behaviorisme téléologique de Tolman consiste à rechercher, à reconnaître le sens et l'intention du mouvement animal. Il apparaît comme essentiel au mouvement de réaction de persister par une variété de phases qui peuvent être des erreurs, des actes manqués, jusqu'au moment où la réaction met fin à l'excitation et rétablit le repos, ou bien conduit à une nouvelle série d'actes entièrement différents de ceux qui se sont fermés sur eux-mêmes.

Avant lui Jennings, dans sa théorie des essais et erreurs, avait montré, contre Loeb, que l'animal ne réagit pas par sommation de réactions moléculaires à un excitant décomposable en unités d'excitation, mais qu'il réagit comme un tout à des objets totaux et que ses réactions sont des régulations pour les besoins qui les commandent. Naturellement, il faut reconnaître ici l'apport considérable de la *Gestalttheorie*, notamment la distinction, due à Koffka[3], entre le milieu de comportement et le milieu géographique[a].

a. *Cf.* sur ce point P. Guillaume, *La Psychologie de la forme*, et Merleau-Ponty, *La Structure du comportement*.

1. Herbert Spencer Jennings (1868-1947), psychologue américain appartenant à l'école behavioriste, en critiqua les thèses réductrices en montrant l'importance de l'apppprentissage par essais et erreurs dans le comportement. Il publia *Behavior of the lower organisms* (New York, The Columbia University Press, 1906).

2. John Dewey (1859-1952), philosophe et psychologue américain, adepte du pragmatisme, théoricien de l'éducation, fut professeur aux Universités du Michigan et de Chicago, puis professeur de philosophie à l'Université Columbia de New York.

3. Kurt Koffka (1886-1941), psychologue allemand, fut l'un des principaux représentants de la psychologie de la forme (Gestaltpsychologie). Il publia *Principles of Gestalt Psychology* (London, Routledge and Kegan Paul, 1935).

Enfin le rapport organisme-milieu se trouve retourné dans les études de psychologie animale de von Uexküll et dans les études de pathologie humaine de Goldstein. L'un et l'autre font ce renversement avec la lucidité qui leur vient d'une vue pleinement philosophique du problème. Uexküll et Goldstein s'accordent sur ce point fondamental : étudier un vivant dans des conditions expérimentalement construites, c'est lui faire un milieu, lui imposer un milieu. Or, le propre du vivant, c'est de se faire son milieu, de se composer son milieu. Certes, même d'un point de vue matérialiste, on peut parler d'interaction entre le vivant et le milieu, entre le système physico-chimique découpé dans un tout plus vaste et son environnement. Mais il ne suffit pas de parler d'interaction pour annuler la différence qui existe entre une relation de type physique et une relation de type biologique.

144 | Du point de vue biologique, il faut comprendre qu'entre l'organisme et l'environnement, il y a le même rapport qu'entre les parties et le tout à l'intérieur de l'organisme lui-même. L'individualité du vivant ne cesse pas à ses frontières ectodermiques, pas plus qu'elle ne commence à la cellule. Le rapport biologique entre l'être et son milieu est un rapport fonctionnel, et par conséquent mobile, dont les termes échangent successivement leur rôle. La cellule est un milieu pour les éléments infracellulaires, elle vit elle-même dans un milieu intérieur qui est aux dimensions tantôt de l'organe et tantôt de l'organisme, lequel organisme vit lui-même dans un milieu qui lui est en quelque façon ce que l'organisme est à ses composants. Il y a donc un sens biologique à acquérir pour juger les problèmes biologiques et la lecture de Uexküll et de Goldstein peut beaucoup contribuer à la formation de ce sens[a].

Prenant les termes *Umwelt*, *Umgebung* et *Welt*, Uexküll les distingue avec beaucoup de soin. *Umwelt* désigne le milieu de comportement propre à tel organisme; *Umgebung*, c'est l'environnement géographique banal

a. J. von Uexküll, *Umwelt und Innenwelt der Tiere*, Berlin, 1909, 2ᵉ éd., 1921. *Theoretische Biologie*, 2ᵉ éd., Berlin, 1928. Uexküll et G. Kriszat[1], *Streifzüge durch die Umwelten von Tieren und Menschen*, Berlin, 1934.

Goldstein n'accepte cependant ces vues de von Uexküll qu'avec une réserve notable. À ne pas vouloir distinguer le vivant de son environnement, toute recherche de relations devient en un sens impossible. La détermination disparaît au profit de la pénétration réciproque et la prise en considération de la totalité tue la connaissance. Pour que la connaissance reste possible, il faut que dans cette totalité organisme-environnement apparaisse un centre non conventionnel à partir duquel puisse s'ouvrir un éventail de relations. Cf. *La Structure de l'organisme*, p. 75-76 : Critique de toute théorie exclusive de l'environnement.

1. Georg Kriszat fut le collaborateur de J. von Uexküll pour la partie illustrations notamment.

et *Welt*, c'est l'univers de la science. Le milieu de comportement propre (*Umwelt*), pour le vivant, c'est un ensemble d'excitations ayant valeur et signification de signaux. Pour agir sur un vivant, il ne suffit pas que l'excitation physique soit produite, il faut qu'elle soit remarquée. Par conséquent, en tant qu'elle agit sur le vivant, elle présuppose l'orientation de son intérêt, elle ne procède pas de l'objet, mais de lui. Il faut, autrement dit, pour qu'elle soit efficace, qu'elle soit anticipée par une attitude du sujet. Si le vivant ne cherche pas, il ne reçoit rien. Un vivant ce n'est pas une machine qui répond par des mouvements à des excitations, c'est un machiniste qui répond à des signaux par des opérations. Il ne s'agit pas, naturellement, de discuter le fait qu'il s'agisse de réflexes dont le mécanisme est physico-chimique. Pour le biologiste, la question n'est pas là. | La question est 145 en ceci que de l'exubérance du milieu physique, en tant que producteur d'excitations dont le nombre est théoriquement illimité, l'animal ne retient que quelques signaux (*Merkmale*). Son rythme de vie ordonne le temps de cette *Umwelt*, comme il ordonne l'espace. Avec Buffon, Lamarck disait : le temps et les circonstances favorables constituent peu à peu le vivant. Uexküll retourne le rapport et dit : le temps et les circonstances favorables sont relatifs à tels vivants.

La *Umwelt* c'est donc un prélèvement électif dans la *Umgebung*, dans l'environnement géographique. Mais l'environnement ce n'est précisément rien d'autre que la *Umwelt* de l'homme, c'est-à-dire le monde usuel de son expérience perspective et pragmatique. De même que cette *Umgebung*, cet environnement géographique extérieur à l'animal est, en un sens, centré, ordonné, orienté par un sujet humain – c'est-à-dire un créateur de techniques et un créateur de valeurs – de même, la *Umwelt* de l'animal n'est rien d'autre qu'un milieu centré par rapport à ce sujet de valeurs vitales en quoi consiste essentiellement le vivant. Nous devons concevoir à la racine de cette organisation de la *Umwelt* animale une subjectivité analogue à celle que nous sommes tenus de considérer à la racine de la *Umwelt* humaine. Un des exemples les plus saisissants cités par Uexküll est l'*Umwelt* de la tique.

La tique se développe aux dépens du sang chaud des mammifères. La femelle adulte, après l'accouplement, monte jusqu'à l'extrémité d'un rameau d'arbre et attend. Elle peut attendre dix-huit ans. A l'Institut de zoologie de Rostock, des tiques sont restées vivantes, enfermées, en état de jeune, pendant dix-huit ans. Lorsqu'un mammifère passe sous l'arbre, sous le poste de guet et de chasse de la tique, elle se laisse tomber. Ce qui la guide, c'est l'odeur de beurre rance qui émane des glandes cutanées de l'animal.

C'est le seul excitant qui puisse déclencher son mouvement de chute. C'est le premier temps. Lorsqu'elle est tombée sur l'animal, elle s'y fixe. Si on a produit artificiellement l'odeur de beurre rance, sur une table, par exemple, la tique n'y reste pas, elle remonte sur son poste d'observation. Ce qui la fixe sur l'animal, c'est la température du sang, uniquement. Elle est fixée sur l'animal par son sens thermique; et guidée par son sens tactile, elle cherche de préférence les endroits de la peau qui sont dépourvus de poils; elle s'y enfonce jusqu'au-dessus de la tête, et suce le sang. C'est seulement au moment où, dans son estomac, pénètre du sang de mammifère, que les œufs de la tique (encapsulés depuis le moment de l'accouplement, et qui **146** peuvent rester encapsulés | pendant dix-huit ans), éclatent, mûrissent et se développent. La tique peut vivre dix-huit ans pour accomplir en quelques heures sa fonction de reproduction. Il est à remarquer que, pendant un temps considérable, l'animal peut rester totalement indifférent, insensible à toutes les excitations qui émanent d'un milieu comme la forêt, et que la seule excitation qui soit capable de déclencher son mouvement, à l'exclusion de toute autre, c'est l'odeur de beurre rance[a].

La confrontation avec Goldstein s'impose, car le fond solide sur lequel il construit sa théorie, c'est une critique de la théorie mécanique du réflexe. Le réflexe n'est pas une réaction isolée ni gratuite. Toujours la réaction est fonction de l'ouverture du sens à l'égard des excitations et de son orientation par rapport à elles. Cette orientation dépend de la signification d'une situation perdue dans son ensemble. Les excitants séparés, cela a un sens pour la science humaine, cela n'a aucun sens pour la sensibilité d'un vivant. Un animal en situation d'expérimentation est dans une situation anormale pour lui, dont il n'a pas besoin d'après ses propres normes, qu'il n'a pas choisie, qui lui est imposée. Un organisme n'est donc jamais égal à la totalité théorique de ses possibilités. On ne peut comprendre son action sans faire appel à la notion de comportement privilégié. Privilégié, cela ne veut pas dire objectivement plus simple. C'est l'inverse. L'animal trouve plus simple de faire ce qu'il privilégie. Il a ses normes vitales propres.

Entre le vivant et le milieu, le rapport s'établit comme un débat (*Auseinandersetzung*) où le vivant apporte ses normes propres d'apprécia-

a. L'exemple de la tique est repris, d'après von Uexküll, par L. Bounoure[1], dans son livre *L'Autonomie de l'être vivant*, Paris, PUF, 1949, p. 143

1. Louis Bounoure (1885-1966), biologiste français, auteur de travaux sur l'hérédité et la sexualité, fut professeur à la Faculté des sciences de Strasbourg.

tion des situations, où il domine le milieu, et se l'accommode. Ce rapport ne consiste pas essentiellement, comme on pourrait le croire, en une lutte, en une opposition. Cela concerne l'état pathologique. Une vie qui s'affirme contre, c'est une vie déjà menacée. Les mouvements de force, comme par exemple les réactions musculaires d'extension, traduisent la domination de l'extérieur sur l'organisme[*][1]. Une vie saine, une vie confiante dans son existence, dans ses valeurs, c'est une vie en flexion, une vie en souplesse, presque en douceur. La situation du vivant commandé du dehors par le milieu, c'est ce que Goldstein tient pour le type même de la situation catastrophique. C'est la situation du vivant en | laboratoire. Les rapports [147] entre le vivant et le milieu tels qu'on les étudie expérimentalement, objectivement, sont de tous les rapports possibles ceux qui ont le moins de sens biologique, ce sont des rapports pathologiques. Goldstein dit que « le sens d'un organisme, c'est son être »; nous pouvons dire que l'être de l'organisme, c'est son sens. Certes, l'analyse physico-chimique du vivant peut et doit se faire. Elle a son intérêt théorique et pratique. Mais elle constitue un chapitre de la physique. Il reste tout à faire en biologie. La biologie doit donc tenir d'abord le vivant pour un être significatif, et l'individualité, non pas pour un objet, mais pour un caractère dans l'ordre des valeurs. Vivre c'est rayonner, c'est organiser le milieu à partir d'un centre de référence qui ne peut lui-même être référé sans perdre sa signification originale.

Pendant que s'accomplissait dans l'éthologie animale et dans l'étude du comportement le retournement du rapport organisme-milieu, une révolution s'accomplissait dans l'explication des caractères morphologiques qui tendait à admettre l'autonomie du vivant par rapport au milieu. Nous faisons

---

[*] Pour la discussion de cette thèse de Goldstein, *cf.* F. Dagognet, *Philosophie biologique*, Paris, PUF, 1955, conclusion.

1. François Dagognet (1924-2015), philosophe français, élève de Georges Canguilhem à Strasbourg et proche de Gaston Bachelard, agrégé de philosophie en 1949 (reçu premier), docteur en médecine en 1958 à Lyon, docteur ès lettres avec sa thèse principale *La raison et les remèdes* et sa thèse complémentaire *Méthodes et doctrines dans l'œuvre de Pasteur*, sous la direction de Canguilhem en 1963, fut professeur à l'Université Jean-Moulin Lyon III puis à l'Université de Paris I, où il dirigea l'Institut d'histoire et de philosophie des sciences et des techniques. Auteur d'une œuvre multiforme d'environ soixante-dix titres, initialement consacrée à la médecine et à la chimie, il développa une philosophie plus générale de l'objet et de la rematérialisation.

ici allusion, sans plus, aux travaux désormais très connus de Bateson [1], Cuénot, Th. Morgan [2], H. Müller [3] et leurs collaborateurs, qui ont repris et étendu les recherches de G. Mendel sur l'hybridation et l'hérédité et qui, par la constitution de la génétique, ont abouti à affirmer que l'acquisition par le vivant de sa forme, et partant de ses fonctions, dans un milieu donné, dépend de son potentiel héréditaire propre et que l'action du milieu sur le phénotype laisse intact le génotype. L'explication génétique de l'hérédité et de l'évolution (théorie des mutations) convergeait avec la théorie de Weismann. L'isolement précoce, au cours de l'ontogénèse, du plasma germinatif rendrait nulle, sur le devenir de l'espèce, l'influence des modifications somatiques déterminées par le milieu. A. Brachet [4], dans son livre *La vie créatrice des formes*, pouvait écrire que « le milieu n'est pas un agent de formation à proprement parler, mais bien de réalisation » [a], en invoquant à l'appui la multiformité des vivants marins dans un milieu identique. Et Caullery [5] concluait son exposé sur le *Problème de l'évolution* [b] en reconnaissant que l'évolution dépend beaucoup plus des propriétés intrinsèques des organismes que du milieu ambiant [c].

a. Paris, Alcan, 1927, p. 171.

b. Paris, Payot, 1931.

c. On trouvera chez Nietzsche une anticipation de ces idées. Cf. *La Volonté de puissance*, trad. fr. de Bianquis, tome I, Paris, Gallimard, p. 220. À vrai dire, les critiques de Nietzsche, adressées à Darwin, concerneraient plus justement les néo-lamarckiens

1. William Bateson (1861-1926), biologiste anglais, fut l'un des fondateurs de la génétique en faisant connaître et en démontrant les lois de Mendel (*Mendel's principles of heredity : a defence*, Cambridge, 1902). Il contribua également à montrer le linkage des gènes (1906).

2. Thomas Hunt Morgan (1866-1945), biologiste américain, embryologiste et généticien, fut professeur de biologie à l'Université Columbia de New York puis professeur à l'Institut de technologie de Californie à Pasadena. Il obtint le prix Nobel de physiologie ou médecine en 1933 pour ses travaux sur la théorie chromosomique de l'hérédité. Il avait particulièrement étudié l'embryologie et les mutations de la Drosophile.

3. Hermann Josef Müller (1890-1967), biologiste et généticien américain, obtint le prix Nobel de physiologie ou médecine en 1946. Il est connu pour ses travaux sur le linkage et le crossing-over (1916), sur la fréquence moyenne des mutations (1920) et sur la production artificielle de mutations par l'action des rayons X (1927).

4. Albert Brachet (1869-1930), embryologiste belge, fut professeur d'anatomie actif à Liège puis Bruxelles. Il entreprit des travaux sur l'œuf des amphibiens et est l'auteur d'un classique *Traité d'embryologie des vertébrés* (Paris, 1921), et de *La vie créatrice des formes* (Paris, 1927).

5. Maurice Caullery (1868-1958), zoologiste français, succéda à Alfred Giard à la chaire d'évolution des êtres organisés en 1909 à la Faculté des sciences de Paris, et fut l'auteur de plusieurs ouvrages sur l'évolution, dont *Le problème de l'évolution* (Paris, Payot, 1931). Il fut élu à l'Académie des sciences en 1928.

| Mais on sait que la conception d'une autonomie intégrale de **148** l'assortiment génétique héréditaire n'a pas manqué de susciter des critiques. On a d'abord souligné le fait que la dysharmonie nucléo-plasmatique tend à limiter l'omnipotence héréditaire des gènes. Dans la reproduction sexuée, si les deux parents fournissent chacun la moitié des gènes, la mère fournit le cytoplasme de l'œuf. Or comme les bâtards de deux espèces différentes ne sont pas réciproques, selon que l'une ou l'autre des espèces est représentée par le père ou par la mère, on est conduit à penser que la puissance des gènes diffère en fonction du milieu cytoplasmique. D'autre part, les expériences de H. Müller (1927) provoquant des mutations sur la drosophile par l'action d'un milieu de radiations pénétrantes (rayons X) ont paru apporter quelque lumière sur le conditionnement par l'extérieur d'un phénomène organique peut-être trop complaisamment utilisé à souligner la séparation de l'organisme et de l'environnement. Enfin, un regain d'actualité a été donné au lamarckisme par les polémiques idéologiques, au moins autant que scientifiques, qui ont entouré la répudiation indignée de la « pseudo-science » génétique par les biologistes russes que Lyssenko a ramenés à la « saine méthode » de Mitchourine [1] (1855-1935). Des expériences sur la vernalisation des plantes cultivées comme le blé et le seigle ont conduit Lyssenko à affirmer que des modifications héréditaires peuvent être obtenues et consolidées par des variations dans les conditions d'alimentation, d'entretien et de climat, entraînant dans l'organisme la dislocation ou la rupture de la constitution héréditaire supposée à tort stable par les généticiens. Pour autant qu'on puisse résumer des faits expérimentaux complexes, on devrait dire que selon Lyssenko l'hérédité est sous la dépendance du métabolisme et celui-ci sous la dépendance des conditions d'existence. L'hérédité serait l'assimilation par le vivant, au cours de générations successives, des conditions extérieures. Les commentaires, de nature idéologique, concernant ces faits et cette théorie sont bien propres à en éclairer le sens, quelles que soient d'ailleurs ses possibilités d'accepter plus encore que de supporter les contre-épreuves expérimentales et critiques qui sont de règle en matière de discussion scientifique, toutes choses, bien entendu, hors de notre

---

1. Ivan Vladimirovitch Mitchourine (1855-1935), agronome russe, fut le théoricien d'une sélection artificielle des plantes par l'action du milieu sur les caractères héréditaires, théorie développée par Trofim Denissovitch Lyssenko.

149 compétence [a]. Il semble que l'aspect technique, c'est-à-dire | agronomique, du problème, soit essentiel. La théorie mendélienne de l'hérédité, en justifiant le caractère spontané des mutations, tend à modérer les ambitions humaines, et spécifiquement soviétiques, de domination intégrale de la nature et les possibilités d'altération intentionnelle des espèces vivantes. Enfin et surtout la reconnaissance de l'action déterminante du milieu a une portée politique et sociale, elle autorise l'action illimitée de l'homme sur lui-même par l'intermédiaire du milieu. Elle justifie l'espoir d'un renouvellement expérimental de la nature humaine. Elle apparaît ainsi comme progressiste au premier chef. Théorie et praxis sont indissociables, comme il convient à la dialectique marxiste-léniniste. On conçoit alors que la génétique puisse être chargée de tous les péchés du racisme et de l'esclavagisme et que Mendel soit présenté comme le chef de file d'une biologie rétrograde, capitaliste, et pour tout dire idéaliste.

Il est clair que le retour en crédit de l'hérédité des caractères acquis n'autorise pas pour autant à qualifier sans restriction de lamarckiennes les récentes théories des biologistes soviétiques. Car l'essentiel des idées de Lamarck, on l'a vu, consiste à attribuer à l'initiative des besoins, des efforts et des réactions continues de l'organisme son adaptation au milieu. Le milieu provoque l'organisme à orienter de lui-même son devenir. La réponse biologique l'emporte, et de bien loin, sur la stimulation physique. En enracinant les phénomènes d'adaptation dans le besoin, qui est à la fois douleur et impatience, Lamarck centrait sur le point où la vie coïncide avec son propre sens, où par la sensibilité le vivant se situe absolument, soit positivement soit négativement, dans l'existence, la totalité indivisible de l'organisme et du milieu.

a. Sur l'exposé de la question, voir « Une discussion scientifique en U.R.S.S. », dans la revue *Europe*, 1948, n°33-34 ; et aussi Cl. Ch. Mathon, « Quelques aspects du Mitchourinisme, etc. », dans *Revue générale des Sciences pures et appliquées*, 1951, n°3-4. Sur l'aspect idéologique de la controverse, *cf.* Julian Huxley [1], *La Génétique soviétique et la science mondiale*, Paris, Stock, 1950. Jean Rostand a consacré à la question un bon exposé historique et critique, « L'Offensive des Mitchouriniens contre la génétique mendelienne », dans *Les grands courants de la biologie*, Paris, Gallimard, 1951, suivi d'une bibliographie. Voir enfin l'ouvrage de Hovasse [2], *Adaptation et évotution*, Paris, Hermann, 1951.

1. Sir Julian Huxley (1887-1975), biologiste anglais, est l'auteur d'essais sur l'évolution : *Essays of a biologist* (London, Chatto & Windus, 1923), *Evolution in action* (New York, Harper, 1953) et de *La génétique soviétique et la science mondiale* (Paris, Stock, 1950), traduction de *Soviet Genetics and World Science* paru l'année précédente.
2. Raymond Hovasse (1895-1989), biologiste français, fut professeur de zoologie à la Faculté des sciences de Clermont-Ferrand.

Chez Lamarck, comme chez les premiers théoriciens du milieu, les notions de « circonstances », « ambiance » avaient une tout autre signification que dans le langage banal. Elles évoquaient réellement une disposition sphérique, centrée. Les termes « influences », « circonstances influentes », utilisés aussi par Lamarck, tirent leur sens de conceptions astrologiques. Lorsque Buffon, dans *La Dégénération des Animaux*, parle de la « teinture » du ciel qu'il faut à l'homme beaucoup de temps pour recevoir, | il utilise, **150** sans doute inconsciemment, un terme emprunté à Paracelse. La notion même de « climat » est au XVIIIe siècle[a] et au début du XIXe siècle une notion indivise, géographique, astronomique, astrologique : le climat c'est le changement d'aspect du ciel de degré en degré depuis l'équateur jusqu'au pôle, c'est aussi l'influence qui s'exerce du ciel sur la terre.

On a déjà indiqué que la notion biologique de milieu unissait au début une composante anthropogéographique à une composante mécanique. La composante anthropogéographique était même en un sens la totalité de la notion, car elle comprenait en elle-même l'autre composante astronomique, celle que Newton avait convertie en notion de la mécanique céleste. Car la géographie était, à l'origine, pour les Grecs, la projection du ciel sur la terre, la mise en correspondance du ciel et de la terre, correspondance en deux sens simultanément : correspondance topographique (géométrie et cosmographie) et correspondance hiérarchique (physique et astrologie). La coordination des parties de la terre et la subordination au ciel d'une terre à superficie coordonnée étaient sous-tendues par l'intuition astrobiologique du Cosmos. La géographie grecque a eu sa philosophie, qui était celle des Stoïciens[b]. Les relations intellectuelles entre Posidonius[1] d'une part, Hipparque, Strabon, Ptolémée d'autre part, ne sont pas contestables. C'est la théorie de la sympathie universelle, intuition vitaliste du déterminisme universel, qui donne son sens à la théorie géographique des milieux. Cette théorie suppose l'assimilation de la totalité des choses à un organisme, et la représentation de la totalité sous forme d'une sphère, centrée sur la situation d'un vivant privilégié : l'homme. Cette conception biocentrique du Cosmos a traversé le Moyen Âge pour s'épanouir à la Renaissance.

a. *Cf.* l'article « Climat » dans l'*Encyclopédie*.
b. Voir l'excellent abrégé d'histoire de la géographie chez les Grecs dans Theodor Breiter, Introduction au tome II (Commentaires) de l'*Astronomicon* de Manilius, Leipzig, 1908.

1. Posidonius d'Apamée (env. 135 av. J.-C. – env. 51 av. J.-C.), philosophe grec, stoïcien, a contribué à de nombreux domaines, et fut le théoricien de la « sympathie », force unificatrice de l'univers.

On sait ce qui est advenu de l'idée de Cosmos avec Copernic, Kepler [1] et Galilée, et combien fut dramatique le conflit entre la conception organique du monde et la conception d'un univers décentré par rapport au centre privilégié de référence du monde antique, terre des vivants et de l'homme. À partir de Galilée, et aussi de Descartes, il faut choisir entre deux théories du milieu, c'est-à-dire au fond de l'espace : un espace centré, qualifié, où le mi-*lieu* est un centre ; un espace décentré, homogène, où le *mi*-lieu est un champ intermédiaire. Le texte célèbre de Pascal, *Disproportion | de l'homme* [a] montre bien l'ambiguïté du terme dans un esprit qui ne peut ou ne veut pas choisir entre son besoin de sécurité existentielle et les exigences de la connaissance scientifique. Pascal sait bien que le Cosmos a volé en éclats mais le silence éternel des espaces infinis l'effraie. L'homme n'est plus au milieu du monde, mais *il est un milieu* (milieu entre deux infinis, milieu entre rien et tout, milieu entre deux extrêmes) ; le milieu c'est *l'état dans lequel la nature nous a placés ; nous voguons sur un milieu vaste ; l'homme a de la proportion avec des parties du monde, il a rapport à tout ce qu'il connaît* :

> Il a besoin de lieu pour le contenir, de temps pour durer, de mouvement pour vivre, d'éléments pour le composer, de chaleur et d'aliments pour se nourrir, d'air pour respirer... enfin tout tombe sous son alliance.

On voit donc ici interférer trois sens du terme milieu : situation médiane, fluide de sustentation, environnement vital. C'est en développant ce dernier sens que Pascal expose sa conception organique du monde, retour au stoïcisme par-delà et contre Descartes :

> Toutes choses étant causées et causantes, aidées et aidantes, médiates et immédiates, et toutes s'entretenant par un lien naturel et insensible qui lie les plus éloignées et les plus différentes, je tiens impossible de connaître les parties sans connaître le tout, non plus que de connaître le tout sans connaître particulièrement les parties.

Et lorsqu'il définit l'univers comme « une sphère infinie dont le centre est partout, la circonférence nulle part », Pascal tente paradoxalement, par l'emploi d'une image empruntée à la tradition théosophique, de concilier la nouvelle conception scientifique qui fait de l'univers un milieu indéfini et

---

a. *Pensées*, éd. Brunschvicg, II, 72

1. Johannes Kepler (1571-1630), astronome allemand, a adopté la théorie héliocentrique de Copernic et formulé les lois de Kepler, fournissant ainsi la base astronomique de la gravitation universelle newtonienne.

indifférencié et l'antique vision cosmologique qui fait du monde une totalité finie référée à son centre. On a établi que l'image ici utilisée par Pascal est un mythe permanent de la pensée mystique, d'origine néoplatonicienne où se composent l'intuition du monde sphérique centré sur le vivant et par le vivant et la cosmologie déjà héliocentrique des pythagoriciens[a].

Il n'est pas jusqu'à Newton qui n'ait tiré de la lecture de Jacob Boehme[1] et d'Henry More[2], « le platonicien de Cambridge », et de leur cosmologie néoplatonicienne, quelque représentation symbolique | de ce que peut être 152 l'ubiquité d'une action rayonnant à partir d'un centre. L'espace et l'éther newtoniens, le premier comme moyen de l'omniprésence de Dieu, le second comme support et véhicule des forces, conservent, on le sait, un caractère d'absolu que les savants des XVIIIe et XIXe siècles n'ont pas su remarquer. La science newtonienne qui devait soutenir tant de professions de foi empiristes et relativistes est fondée sur la métaphysique. L'empirisme masque les fondements théologiques. Et ainsi la philosophie naturelle où la conception positiviste et mécaniste du milieu prend sa source, se trouve en fait supportée elle-même par l'intuition mystique d'une sphère d'énergie dont l'action centrale est identiquement présente et efficace en tous les points[b].

S'il semble aujourd'hui normal à tout esprit formé aux disciplines mathématiques et physiques que l'idéal d'objectivité de la connaissance exige une décentration de la vision des choses, le moment paraît venu à son tour de comprendre qu'en biologie, selon le mot de J. S. Haldane dans *The Philosophy of a Biologist*, « c'est la physique qui n'est pas une science exacte ». Or, comme l'a écrit Claparède[3] :

a. Dietrich Mahnke, *Unendliche Sphäre und Allrnittelpunkt*, Halle, Niemeyer, 1937 ; l'auteur consacre à l'usage et à la signification de l'expression chez Leibniz et Pascal quelques pages pleines d'intérêt. Selon Havet, Pascal aurait emprunté l'expression à Mlle de Gournay (préface à l'édition des *Essais* de Montaigne de 1595) ou à Rabelais (*Tiers livre*, chap. XIII).

b. *Cf.* A. Koyré, *La Philosophie de Jacob Boehme*, Paris, Vrin, p. 378-379 et 504 ; et « The significance of the Newtonian synthesis », *Archives internationales d'Histoire des Sciences*, 1950, n°11.

1. Jacob Boehme (1575-1624), philosophe allemand, cordonnier de son état, élabora une œuvre ésotérique condamnée par l'église luthérienne de sa ville de Görlitz en Silésie.

2. Henry More (Morus) (1614-1687), philosophe et théologien anglais, auteur de nombreux ouvrages, fut membre de Christ's College à Cambridge.

3. Édouard Claparède (1873-1940), neurologue et psychologue suisse, docteur en médecine de l'Université de Genève en 1897, y fut professeur de psychologie à la Faculté des sciences de 1915 à 1940. Auteur de nombreux travaux de neurologie et de psychologie, il fut un fondateur de la psychologie fonctionnelle et de la pédagogie expérimentale, et un inspirateur de Jean Piaget.

Ce qui distingue l'animal c'est le fait qu'il est un *centre* par rapport aux forces ambiantes qui ne sont plus, par rapport à lui, que des excitants ou des signaux ; un centre, c'est-à-dire un système à régulation interne, et dont les réactions sont commandées par une cause interne, le besoin momentané[a].

En ce sens, le milieu dont l'organisme dépend est structuré, organisé par l'organisme lui-même. Ce que le milieu offre au vivant est fonction de la demande. C'est pour cela que dans ce qui apparaît à l'homme comme un milieu unique plusieurs vivants prélèvent de façon incomparable leur milieu spécifique et singulier. Et d'ailleurs, en tant que vivant, l'homme n'échappe pas à la loi générale des vivants. Le milieu propre de l'homme c'est le monde de sa perception, c'est-à-dire le champ de son expérience pragmatique où ses actions, orientées et réglées par les valeurs immanentes aux tendances, découpent des objets qualifiés, les situent les uns par rapport aux autres et tous par rapport à lui. En sorte que l'environnement auquel il est censé réagir se trouve originellement centré sur lui et par lui.

Mais l'homme, en tant que savant, construit un univers de phénomènes 153 | et de lois qu'il tient pour un univers absolu. La fonction essentielle de la science est de dévaloriser les qualités des objets composant le milieu propre, en se proposant comme théorie générale d'un milieu réel, c'est-à-dire inhumain. Les données sensibles sont disqualifiées, quantifiées, identifiées. L'imperceptible est soupçonné, puis décelé et avéré. Les mesures se substituent aux appréciations, les lois aux habitudes, la causalité à la hiérarchie et l'objectif au subjectif.

Or, cet univers de l'homme savant, dont la physique d'Einstein offre la représentation idéale – univers dont les équations fondamentales d'intelligibilité sont les mêmes quel que soit le système de référence – parce qu'il entretient avec le milieu propre de l'homme vivant un rapport direct, quoique de négation et de réduction, confère à ce milieu propre une sorte de privilège sur les milieux propres des autres vivants. L'homme vivant tire de son rapport à l'homme savant, par les recherches duquel l'expérience perceptive usuelle se trouve pourtant contredite et corrigée, une sorte d'inconsciente fatuité qui lui fait préférer son milieu propre à ceux des autres vivants, comme ayant plus de réalité et non pas seulement

---

a. Préface à la *Psychologie des animaux* de Buytendijk[1], Paris, Payot, 1928.

1. Frederic Jacobus Johannes Buytendijk (1887-1974), éthologiste néerlandais, fut l'auteur d'importants travaux sur la psychologie des animaux. Son *Traité de Psychologie animale* parut en français en 1952 (Paris, P.U.F).

une autre valeur. En fait, en tant que milieu propre de comportement et de vie, le milieu des valeurs sensibles et techniques de l'homme n'a pas en soi plus de réalité que le milieu propre du cloporte ou de la souris grise. La qualification de réel ne peut en rigueur convenir qu'à l'univers absolu, qu'au milieu universel d'éléments et de mouvements avéré par la science, dont la reconnaissance comme tel s'accompagne nécessairement de la disqualification au titre d'illusions ou d'erreurs vitales, de tous les milieux propres subjectivement centrés, y compris celui de l'homme.

La prétention de la science à dissoudre dans l'anonymat de l'environnement mécanique, physique et chimique ces centres d'organisation, d'adaptation et d'invention que sont les êtres vivants doit être intégrale, c'est-à-dire qu'elle doit englober le vivant humain lui-même. Et l'on sait bien que ce projet n'a pas paru trop audacieux à beaucoup de savants. Mais il faut alors se demander, d'un point de vue philosophique, si l'origine de la science ne révèle pas mieux son sens que les prétentions de quelques savants. Car la naissance, le devenir et les progrès de la science dans une humanité à laquelle on refuse à juste titre, d'un point de vue scientiste et même matérialiste, la science infuse doivent être compris comme une sorte d'entreprise assez aventureuse de la vie. Sinon il faudrait admettre cette absurdité que la | réalité contient d'avance la science de la réalité comme **154** une partie d'elle-même. Et l'on devrait alors se demander à quel besoin de la réalité pourrait bien correspondre l'ambition d'une détermination scientifique de cette même réalité.

Mais si la science est l'œuvre d'une humanité enracinée dans la vie avant d'être éclairée par la connaissance, si elle est un fait dans le monde en même temps qu'une vision du monde, elle soutient avec la perception une relation permanente et obligée. Et donc le milieu propre des hommes n'est pas situé dans de milieu universel comme un contenu dans son contenant. Un centre ne se résout pas dans son environnement. Un vivant ne se réduit pas à un carrefour d'influences. D'où l'insuffisance de toute biologie qui, par soumission complète à l'esprit des sciences physico-chimiques, voudrait éliminer de son domaine toute considération de sens. Un sens, du point de vue biologique et psychologique, c'est une appréciation de valeurs en rapport avec un besoin. Et un besoin, c'est pour qui l'éprouve et le vit un système de référence irréductible et par là absolu.

LE NORMAL ET LE PATHOLOGIQUE

Sans les concepts de normal et de pathologique la pensée et l'activité du médecin sont incompréhensibles. Il s'en faut pourtant de beaucoup que ces concepts soient aussi clairs au jugement médical qu'ils lui sont indispensables. Pathologique est-il un concept identique à celui d'anormal? Est-il le contraire ou le contradictoire du normal? Et normal est-il identique à sain? Et l'anomalie est-elle même chose que l'anormalité? Et que penser enfin des monstres? Supposé obtenue une délimitation satisfaisante du concept du pathologique par rapport à ses apparentés, croit-on que le daltonisme soit un cas pathologique au même titre que l'angine de poitrine, ou la maladie bleue au même titre que le paludisme, et qu'entre une infirmité dans l'ordre de la vie de relation et une menace permanente pour la vie végétative il y ait d'autre identité que celle de l'adjectif qui les qualifie dans le langage humain? La vie humaine peut avoir un sens biologique, un sens social, un sens existentiel. Tous ces sens peuvent être indifféremment retenus dans l'appréciation des modifications que la maladie inflige au vivant humain. Un homme ne vit pas uniquement comme un arbre ou un lapin.

On a souvent noté l'ambiguïté du terme normal qui désigne tantôt un fait capable de description par recensement statistique – moyenne des mesures opérées sur un caractère présenté par une espèce et pluralité des individus présentant ce caractère selon la moyenne ou avec quelques écarts jugés indifférents – et tantôt un idéal, principe positif d'appréciation, au sens de prototype ou de forme parfaite. Que ces deux acceptions soient toujours liées, que le terme de normal soit toujours confus, c'est ce qui ressort des

156 conseils mêmes qui nous sont donnés d'avoir à | éviter cette ambiguïté [a]. Mais peut-être est-il plus urgent de chercher les raisons de l'ambiguïté pour en comprendre la vitalité renouvelée, et en tirer leçon plutôt que conseil.

Ce qui est en question, au fond, c'est autant l'objet de la biologie que celui de l'art médical. Bichat, dans ses *Recherches sur la vie et la mort* (1800), faisait de l'instabilité des forces vitales, de l'irrégularité des phénomènes vitaux, en opposition avec l'uniformité des phénomènes physiques, le caractère distinctif des organismes; et dans son *Anatomie générale* (1801) il faisait remarquer qu'il n'y a pas d'astronomie, de dynamique, d'hydraulique pathologiques parce que les propriétés physiques ne s'écartant jamais de « leur type naturel » n'ont pas besoin d'y être ramenées. Dans ces deux remarques tient l'essentiel du vitalisme de Bichat; mais comme il suffit, depuis quelque cent ans, de qualifier une théorie médicale ou biologique de vitaliste pour la déprécier, on a oublié d'accorder à ces remarques toute l'attention qu'elles mériteraient. Il faudra pourtant en finir avec l'accusation de métaphysique, donc de fantaisie pour ne pas dire plus, qui poursuit les biologistes vitalistes du XVIIIᵉ siècle. En fait, et il nous sera facile de le montrer quelque jour et ailleurs, le vitalisme c'est le refus de deux interprétations métaphysiques des causes des phénomènes organiques, l'animisme et le mécanisme. Tous les vitalistes du XVIIIᵉ siècle sont des newtoniens, hommes qui se refusent aux hypothèses sur l'essence des phénomènes et qui pensent seulement devoir décrire et coordonner, directement et sans préjugé, les effets tels qu'ils les perçoivent. Le vitalisme c'est la simple reconnaissance de l'originalité du fait vital. En ce sens les remarques de Bichat qui lient à l'organisation vitale, comme un fait spécifique, les deux caractères d'irrégularité et d'altération pathologique, nous semblent devoir être reprises de près.

Il ne s'agit au fond de rien de moins que de savoir si, parlant du vivant, nous devons le traiter comme système de lois ou comme organisation de propriétés, si nous devons parler de lois de la vie ou d'ordre de la vie. Trop souvent, les savants tiennent les lois de la nature pour des invariants essentiels dont les phénomènes singuliers constituent des exemplaires approchés mais défaillants à reproduire l'intégralité de leur réalité légale supposée. Dans une telle vue, le singulier, c'est-à-dire l'écart, la variation, apparaît comme un échec, un vice, une impureté. Le singulier est donc toujours irrégulier, mais il est en même temps parfaitement absurde, car

---

a. *Cf.* le *Vocabulaire philosophique* de Lalande.

nul ne peut comprendre comment une | loi dont l'invariance où l'identité 157
à soi garantit la réalité est à la fois vérifiée par des exemples divers et
impuissante à réduire leur variété, c'est-à-dire leur infidélité. C'est qu'en
dépit de la substitution, dans la science moderne, de la notion de loi à la
notion de genre, le premier de ces concepts retient du second, et de la
philosophie où il tenait une place éminente, une certaine signification de
type immuable et réel, de sorte que le rapport de la loi au phénomène (la loi
de la pesanteur et la chute du tesson qui tue Pyrrhus) est toujours conçu sur
le modèle du rapport entre le genre et l'individu (l'Homme et Pyrrhus). On
voit reparaître, sans intention de paradoxe ou d'ironie, le problème, célèbre
au Moyen Âge, de la nature des Universaux.

Cela n'a pas échappé à Claude Bernard qui, dans ses *Principes de
Médecine expérimentale* [a], consacre à ce problème de la réalité du type et
des rapports de l'individu au type, en fonction du problème de la relativité
individuelle du fait pathologique, quelques pages plus riches d'invitations
à réfléchir que de réponses proprement dites. C'est à dessein que nous
invoquons ici Claude Bernard de préférence à d'autres. Car on sait combien
dans l'*Introduction à l'étude de la médecine expérimentale* – et aussi dans
ces *Principes de Médecine expérimentale* [b] – Claude Bernard a déployé
d'énergie pour affirmer la légalité des phénomènes vitaux, leur constance
aussi rigoureuse dans des conditions définies que peut l'être celle des
phénomènes physiques ; bref pour réfuter le vitalisme de Bichat, considéré
comme un indéterminisme. Or, précisément, dans les *Principes* [c], Claude
Bernard se trouve amené à constater que si

> la vérité est dans le type, la réalité se trouve toujours en dehors de ce type
> et elle en diffère constamment. Or, pour le médecin, c'est là une chose
> très importante. C'est à l'individu qu'il a toujours affaire. Il n'est point de
> médecin du type humain, de l'espèce humaine.

Le problème théorique et pratique devient donc d'étudier « les rapports
de l'individu avec le type ». Ce rapport paraît être le suivant : « La nature
a un type idéal en toute chose, c'est positif ; mais jamais ce type n'est
réalisé. S'il était réalisé, il n'y aurait pas d'individus, tout le monde se
ressemblerait. » Le rapport qui constitue la particularité de chaque être, de
chaque état physiologique ou pathologique est « la clef de l'idiosyncrasie,

a. Publiés en 1947 par le docteur Delhoume, Paris, PUF.
b. Chap. xv.
c. *Cf.* p. 142 *sq*

sur laquelle repose toute la médecine ». Mais ce rapport, en même temps qu'il est clef, est aussi obstacle. L'obstacle à la biologie et à la médecine **158** | expérimentale réside dans l'individualité. Cette difficulté ne se rencontre pas dans l'expérimentation sur les êtres bruts. Et Claude Bernard de recenser toutes les causes, liées au fait de l'individualité, qui altèrent, dans l'espace et le temps, les réactions de vivants apparemment semblables à des conditions d'existence apparemment identiques.

Malgré le prestige de Claude Bernard sur les esprits des médecins et des physiologistes *, nous n'hésiterons pas à formuler, concernant les réflexions ci-dessus rapportées, quelques remarques restrictives. La reconnaissance des existants individuels, atypiques, irréguliers, comme fondement du cas pathologique, est, en somme, un assez bel hommage, involontaire, à la perspicacité de Bichat. Mais ce qui empêche cet hommage d'être entier c'est la croyance à une légalité fondamentale de la vie, analogue à celle de la matière, croyance qui ne témoigne pas nécessairement de toute la sagacité qu'on lui reconnaît usuellement. Car enfin, affirmer que la vérité est dans le type mais la réalité hors du type, affirmer que la nature a des types mais qu'ils ne sont pas réalisés, n'est-ce pas faire de la connaissance une impuissance à atteindre le réel et justifier l'objection qu'Aristote faisait autrefois à Platon : si l'on sépare les Idées et les Choses, comment rendre compte et de l'existence des choses et de la science des Idées ? Mieux encore, voir dans l'individualité « un des obstacles les plus considérables de la biologie et de la médecine expérimentale » n'est-ce pas une façon assez naïve de méconnaître que l'obstacle à la science et l'objet de la science ne font qu'un ? Si l'objet de la science n'est pas un obstacle à surmonter, une « difficulté » au sens cartésien, un problème à résoudre,

---

* *Cf.* l'étude du Dr M. D. Grmek [1], « La Conception de la maladie et de la santé chez Cl. Bernard », dans *Mélanges Alexandre Koyré* I, Paris, Hermann, 1964, p. 208 *sq.*

1. Mirko Drazen Grmek (1924-2000), historien de la médecine français d'origine croate, créa l'Institut d'histoire des sciences à l'Université de Zagreb où il enseigna l'histoire de la médecine avant de venir à Paris, appelé par le Collège de France pour cataloguer les manuscrits de Claude Bernard, sur lequel il soutiendra sa thèse de doctorat ès lettres en 1971, *Raisonnement expérimental et recherches toxicologiques chez Claude Bernard* (Genève, Paris, Droz, 1973), dont le jury fut présidé par Georges Canguilhem. Il fut nommé directeur d'études en histoire de la médecine à l'École pratique des hautes études en 1973. Il édita également une monumentale *Histoire de la pensée médicale en Occident* (Mirko D. Grmek et B. Fantini (éd.), Paris, Éditions du Seuil, 3 volumes, 1995-2000), publia une *Histoire du Sida* (Paris, Payot, 1989), et de nombreux autres ouvrages, se consacrant également à la médecine antique.

que sera-t-il donc ? Autant dire que la discontinuité du nombre entier est un obstacle à l'arithmétique. La vérité est que la biologie de Claude Bernard comporte une conception toute platonicienne des lois, alliée à un sens aigu de l'individualité. Comme l'accord ne se fait pas entre cette conception-là et ce sentiment-ci, nous sommes en droit de nous demander si la célèbre « méthode expérimentale » ne serait pas un simple avatar de la métaphysique traditionnelle, et si nous cherchions des arguments pour soutenir cette proposition nous les trouverions d'abord dans l'aversion, bien connue, de Claude Bernard pour les calculs statistiques, dont on sait quel rôle ils jouent depuis longtemps en biologie. Cette aversion est un symptôme de l'incapacité à concevoir le rapport de l'individu au type autrement | que comme celui d'une altération à partir d'une perfection 159 | idéale posée comme essence achevée, avant toute tentative de production par reproduction.

Nous nous demanderons maintenant si, en considérant la vie comme un ordre de propriétés, nous ne serions pas plus près de comprendre certaines difficultés insolubles dans l'autre perspective. En parlant d'un ordre de propriétés, nous voulons désigner une organisation de puissances et une hiérarchie de fonctions dont la stabilité est nécessairement précaire, étant la solution d'un problème d'équilibre, de compensation, de compromis entre pouvoirs différents donc concurrents. Dans une telle perspective, l'irrégularité, l'anomalie ne sont pas conçues comme des accidents affectant l'individu mais comme son existence même. Leibniz avait baptisé ce fait « principe des indiscernables » plus qu'il ne l'avait expliqué, en affirmant qu'il n'y a pas deux individus semblables et différant simplement *solo numero*. On peut comprendre à partir de là que si les individus d'une même espèce restent en fait distincts et non interchangeables c'est parce qu'ils le sont d'abord en droit. L'individu n'est un irrationnel provisoire et regrettable que dans l'hypothèse où les lois de la nature sont conçues comme des essences génériques éternelles. L'écart se présente comme une « aberration » que le calcul humain n'arrive pas à réduire à la stricte identité d'une formule simple, et son explication le donne comme erreur, échec ou prodigalité d'une nature supposée à la fois assez intelligente pour procéder par voies simples et trop riche pour se résoudre à se conformer à sa propre économie. Un genre vivant ne nous paraît pourtant un genre viable que dans la mesure où il se révèle fécond, c'est-à-dire producteur de nouveautés, si imperceptibles soient-elles à première vue. On sait assez que les espèces approchent de leur fin quand elles se sont engagées irréversiblement dans des directions inflexibles et se sont manifestées sous des formes rigides. Bref, on peut interpréter la singularité individuelle comme un échec ou comme un essai, comme une faute ou comme une aventure. Dans la deuxième hypothèse, aucun jugement de valeur négative n'est porté par l'esprit humain, précisément parce que les essais ou aventures que sont les formes vivantes sont considérés moins comme des être référables à un type réel préétabli que comme des organisations dont la validité, c'est-à-dire la valeur, est référée à leur réussite de vie éventuelle. Finalement c'est parce que la valeur est dans le vivant qu'aucun jugement de valeur concernant son existence n'est porté sur lui. Là est le sens profond de l'identité, attestée par le langage, entre valeur et santé ; *valere* en latin | c'est se bien porter. Et dès lors le terme d'anomalie reprend le même sens, non péjoratif, qu'avait l'adjectif correspondant anomal, aujourd'hui désuet, utilisé couramment au XVIIIe siècle par les naturalistes, par Buffon notamment, et encore assez tard dans le XIXe siècle par Cournot. Une anomalie, c'est étymologiquement une inégalité, une différence de niveau. L'anomal c'est simplement le différent.

À l'appui de l'analyse précédente, nous voudrions invoquer deux orientations intéressantes de la biologie contemporaine. On sait qu'aujourd'hui l'embryologie et la tératologie expérimentales voient dans la production et l'étude des monstruosités l'accès vers la connaissance du mécanisme du développement de l'œuf [a]. Nous sommes ici vraiment aux antipodes de la théorie aristotélicienne, fixiste et ontologique, de la monstruosité. Ce n'est pas dans ce qu'il considérait comme un raté de l'organisation vivante qu'Aristote eût cherché la loi de la nature. Et c'est logique dans le cas d'une conception de la nature qui la tient pour une hiérarchie de formes éternelles. Inversement si l'on tient le monde vivant pour une tentative de hiérarchisation des formes possibles, il n'y a pas en soi et *a priori* de différence entre une forme réussie et une forme manquée. Il n'y a même pas à proprement parler de formes manquées. Il ne peut rien manquer à un vivant, si l'on veut bien admettre qu'il y a mille et une façons de vivre. De même qu'en guerre et en politique il n'y a pas de victoire

---

a. *Cf.* les travaux d'Étienne Wolff [1].

1. Étienne Wolff (1904-1996), biologiste français, embryologiste, licencié ès lettres et ès sciences, agrégé de sciences naturelles en 1928, fut docteur ès sciences de l'Université de Strasbourg en 1936 avec des travaux sur la tératogénèse expérimentale et l'embryologie. Il fut élu à l'Académie des sciences en 1963 et à l'Académie française en 1971. Il est le fondateur d'une remarquable école française d'embryologie expérimentale représentée en particulier par Nicole Le Douarin.

définitive, mais une supériorité ou un équilibre relatifs et précaires, de même, dans l'ordre de la vie, il n'y a pas de réussites qui dévalorisent radicalement d'autres essais en les faisant apparaître manqués. Toutes les réussites sont menacées puisque les individus meurent, et même les espèces. Les réussites sont des échecs retardés, les échecs des réussites avortées. C'est l'avenir de formes qui décide de leur valeur[a]. Toutes les formes vivantes sont, pour reprendre une expression de Louis Roule dans son gros ouvrage sur *Les Poissons*, « des monstres normalisés ». Ou encore, comme le dit Gabriel Tarde[1] dans *L'opposition universelle*, « le normal c'est le zéro de monstruosité », zéro étant pris au sens de limite d'évanouissement. Les termes du rapport classique de référence sont inversés.

| C'est dans le même esprit qu'il faut comprendre le rapport établi par **161** certains biologistes d'aujourd'hui entre l'apparition de mutations et le mécanisme de la genèse des espèces. La génétique qui a d'abord servi à réfuter le darwinisme est assez volontiers utilisée aujourd'hui à le confirmer en le renouvelant. Selon Georges Teissier[b2] il n'est pas d'espèce qui même à l'état sauvage ne comporte à côté des individus « normaux » quelques originaux ou excentriques, porteurs de quelques gènes mutants. Pour une espèce donnée, il faut admettre une certaine fluctuation des gènes, dont dépend la plasticité de l'adaptation, donc le pouvoir évolutif. Sans pouvoir décider s'il existe, comme on a cru pouvoir les identifier chez quelques végétaux, des gènes de mutabilité dont la présence multiplierait la latitude de mutation des autres gènes, on doit constater que les différents génotypes, les lignées d'une espèce donnée présentent par rapport aux circonstances ambiantes éventuelles des « valeurs » différentes. La sélection, c'est-à-dire le criblage par le milieu, est tantôt conservatrice dans des circonstances stables, tantôt novatrice dans des circonstances critiques. À certains moments « les essais les plus hasardeux sont possibles et licites ». Eu égard

a. « Un germe vit ; mais il en est qui ne sauraient se développer. Ceux-ci essaient de vivre, forment des monstres et les monstres meurent. En vérité, nous ne les connaissons qu'à cette *propriété remarquable* de ne pouvoir durer. Anormaux sont les êtres qui ont un peu moins d'avenir que les normaux », P. Valéry, dans la Préface écrite pour la deuxième traduction en anglais de *La Soirée avec Monsieur Teste*.

b. *La Pensée*, 1945, n°2 et 3 : *Le Mécanisme de l'évolution*.

1. Gabriel Tarde (1843-1904), criminaliste et sociologue français, étudia spécialement le rôle de l'imitation dans la société. Il publia *Les lois de l'imitation* (Paris, Félix Alcan, 1890). Il développa les concepts d'adaptation, de répétition et d'opposition et envisagea l'état social comme un « état hypnotique » (travaux contemporains de Ch. Richet et de Bernheim).

2. Georges Teissier (1900-1972), zoologiste français, effectua ses travaux sur l'embryologie et la génétique évolutives.

à la nouveauté, à l'inédit des circonstances et par suite des tâches auxquelles elles le contraignent, un animal peut hériter de dispositifs propres à soutenir des fonctions désormais indispensables, aussi bien que d'organes devenus sans valeur. « L'animal et la plante méritent tout aussi justement d'être admirés que critiqués ». Mais ils vivent et se reproduisent et c'est cela seul qui importe. On comprend ainsi comment bien des espèces se sont éteintes et comment d'autres « qui étaient possibles ne se sont jamais réalisées ».

On peut donc conclure ici que le terme de « normal » n'a aucun sens proprement absolu ou essentiel. Nous avons proposé, dans un travail antérieur[a] que ni le vivant, ni le milieu ne peuvent être dits normaux si on les considère séparément, mais seulement dans leur relation. C'est ainsi seulement qu'on peut conserver un fil conducteur sans la possession duquel on devra tenir nécessairement pour anormal – c'est-à-dire, croit-on, pathologique – tout individu anomal (porteur d'anomalies), c'est-à-dire aberrant par rapport à un type spécifique statistiquement défini. Dans la mesure où le vivant anomal se révélera ultérieurement un mutant d'abord toléré, puis envahissant, l'exception deviendra la règle au sens | statistique du mot. Mais au moment où l'invention biologique fait figure d'exception par rapport à la norme statistique du jour, il faut bien qu'elle soit en un autre sens normale, bien que méconnue comme telle, sans quoi on aboutirait à ce contresens biologique que le pathologique pourrait engendrer le normal par reproduction.

Par l'interférence des fluctuations géniques et des oscillations de la quantité et de la qualité des conditions d'existence ou de leur distribution géographique, nous pouvons saisir que le normal signifie tantôt le caractère moyen dont l'écart est d'autant plus rare qu'il est plus sensible et tantôt le caractère dont la reproduction, c'est-à-dire à la fois le maintien et la multiplication, révélera l'importance et la valeur vitales. À ce deuxième sens, le normal doit être dit instituteur de la norme ou normatif, il est prototypique et non plus simplement archétypique. Et c'est ce deuxième sens qui doit normalement sous-tendre le premier.

Mais nous ne perdons pas de vue que ce qui intéresse le médecin, c'est l'homme. On sait que, chez l'homme, le problème de l'anomalie, de la monstruosité et de la mutation se pose dans les mêmes termes que chez l'animal. Il suffit de rappeler l'albinisme, la syndactylie, l'hémophilie, le daltonisme, comme cas les moins rares. On sait aussi que la plupart de ces anomalies sont tenues justement pour des infériorités et l'on pourrait

a. *Essai sur quelques problèmes concernant le normal et le pathologique*, Thèse de médecine, Strasbourg, 1943.

s'étonner de ne les voir pas éliminées par la sélection si l'on ne savait que d'une part des mutations les renouvellent incessamment, que d'autre part et surtout le milieu humain les abrite toujours de quelque façon et compense par ses artifices le déficit manifeste qu'elles représentent par rapport aux formes « normales » correspondantes. N'oublions pas, en effet, que dans les conditions humaines de la vie des normes sociales d'usage sont substituées aux normes biologiques d'exercice. Déjà à considérer la domestication comme un milieu biologique, selon l'expression d'Ed. Dechambre[1], on peut comprendre que la vie des animaux domestiques tolère des anomalies que l'état sauvage éliminerait impitoyablement. La plupart des espèces domestiques sont remarquablement instables ; que l'on songe seulement au chien. C'est ce qui a porté certains auteurs à se demander si cette instabilité ne serait pas, du côté des espèces animales intéressées, le signe d'une causalité de la domestication, par exemple d'une moindre résistance cachée, qui expliquerait, au moins autant que la finalité des visées pragmatiques de l'homme, la réussite élective de la domestication sur ces espèces à l'exclusion des autres. S'il est donc vrai qu'une anomalie, | variation individuelle sur un thème spécifique, ne devient pathologique 163 que dans son rapport avec un milieu de vie et un genre de vie, le problème du pathologique chez l'homme ne peut pas rester strictement biologique, puisque l'activité humaine, le travail et la culture ont pour effet immédiat d'altérer constamment le milieu de vie des hommes. L'histoire propre à l'homme vient modifier les problèmes. En un sens, il n'y a pas de sélection dans l'espèce humaine dans la mesure où l'homme peut créer de nouveaux milieux au lieu de supporter passivement les changements de l'ancien ; et, en un autre sens, la sélection chez l'homme a atteint sa perfection limite, dans la mesure où l'homme est ce vivant capable d'existence, de résistance, d'activité technique et culturelle dans tous les milieux.

Nous ne pensons pas que le problème change de forme quand on passe de l'anomalie morphologique à la maladie fonctionnelle, par exemple du daltonisme à l'asthme, car il est possible de trouver tous les intermédiaires entre l'une et l'autre, en particulier ceux des maladies constitutionnelles ou essentielles (l'hypertension par exemple) dont il n'est pas possible de nier *a priori* qu'elles puissent être en rapport avec certaines « microanomalies » à découvrir, dont on peut attendre qu'elles révèlent un jour une médiation

---

1. Edmond Dechambre (1895-1971), biologiste français, membre de l'Académie vétérinaire de France, sous-directeur au Muséum national d'histoire naturelle, est l'auteur de *Les Chiens. Origine, histoire, évolutions* (Paris, PUF, 1952) et *De la psychologie du chien. Base du dressage* (avec Raymond Pécriaux – Paris, Librairie des Champs-Elysées, 1958).

entre la tératologie et la pathologie. Or, de même qu'une anomalie morphologique, simple différence de fait, peut devenir pathologique, c'est-à-dire affectée d'une valeur vitale négative, quand ses effets sont appréciés par rapport à un milieu défini où certains devoirs du vivant deviennent inéluctables, de même l'écart d'une constante physiologique (pulsations cardiaques, tension artérielle, métabolisme de base, rythme nycthéméral de la température, etc.) ne constitue pas en soi-même un fait pathologique. Mais il devient tel à un moment qu'il est bien difficile de déterminer objectivement et d'avance. C'est la raison pour laquelle des auteurs aussi différents que Laugier[1], Sigerist[2] et Goldstein[a] pensent qu'on ne peut déterminer le normal par simple référence à une moyenne statistique mais par référence de l'individu à lui-même dans des situations identiques successives ou dans des situations variées. Sur ce point, aucun auteur ne nous semble aussi instructif que Goldstein. Une norme, nous dit-il, doit nous servir à comprendre des cas individuels concrets. Elle vaut donc moins par 164 son contenu descriptif, par le résumé des phénomènes, | des symptômes sur lesquels se fonde le diagnostic, que par la révélation d'un comportement total de l'organisme, modifié dans le sens du désordre, dans le sens de l'apparition de réactions catastrophiques. Une altération dans le contenu symptomatique n'apparaît maladie qu'au moment où l'existence de l'être, jusqu'alors en relation d'équilibre avec son milieu, devient dangereusement troublée. Ce qui était adéquat pour l'organisme normal, dans ses rapports avec l'environnement, devient pour l'organisme modifié inadéquat ou périlleux. C'est la totalité de l'organisme qui réagit « catastrophiquement » au milieu, étant désormais incapable de réaliser les possibilités d'activité qui lui reviennent essentiellement. « L'adaptation à un milieu personnel est une des présuppositions fondamentales de la santé. »

Une telle conception peut sembler un paradoxe puisqu'elle tend à attirer l'attention du médecin sur des faits subjectivement éprouvés par le malade

a. Laugier, « L'Homme normal », dans l'*Encyclopédie française*, tome IV, 1937. Sigerist, *Introduction à la médecine*, chap. IV, 1932. Goldstein, *La Structure de l'organisme*, chap. VIII, 1934.

1. Henri Laugier (1888-1973), physiologiste français, contribua à la physiologie du travail, fonda l'Institut national d'orientation professionnelle, participa à la fondation du Palais de la Découverte, et fut après la guerre Secrétaire général adjoint de l'O.N.U.

2. Henry Sigerist (1891-1957), historien de la médecine suisse, docteur en médecine de l'Université de Zurich en 1917, dirigea l'Institut d'histoire de la médecine de l'Université Johns Hopkins à Baltimore de 1932 à 1947 et fut un pionnier de la médecine sociale et de l'assurance médicale.

ou sur des événements tels que trouble, inadéquation, catastrophe, danger, plutôt susceptibles d'appréciation que de mesure ou d'exhibition objective. Or, selon Leriche, qui définit la santé comme « la vie dans le silence des organes », il ne suffit pas de définir la maladie comme ce qui gêne les hommes dans leurs occupations, et sans doute on pourrait penser d'abord tirer de sa formule « pour définir la maladie il faut la déshumaniser » une réfutation des thèses de Goldstein. Ce n'est point si simple. Le même écrit aussi : « Sous les mêmes dehors anatomiques on est malade ou on ne l'est pas... La lésion ne suffit pas à faire la maladie clinique, la maladie du malade. » C'est affirmer le primat du physiologique sur l'anatomique. Mais cette physiologie n'est pas celle qui prend pour objet le lapin, ou le chien, c'est la physiologie de l'homme total, qui fait par exemple sa douleur dans « le conflit d'un excitant et de l'individu entier », physiologie qui nous conduit nécessairement à la prise en considération du comportement de l'homme dans le monde[a].

Si nous avions à chercher une médiation entre les thèses de Goldstein et celles de Leriche, nous aimerions le trouver dans les conclusions des travaux de Selyé[b][1]. Cet auteur a observé que des ratés ou des dérégulations du comportement, par exemple les émotions | ou la fatigue, engendrant de **165** façon réitérée des états de tension organique, provoquent dans le cortex de la surrénale une modification structurale analogue à celle que détermine toute introduction dans le milieu intérieur soit de substances hormonales pures mais à dose massive ou bien impures, soit de substances toxiques. Tout état organique de stress, de tension désordonnée, provoque la réaction surrénalienne. S'il est normal, étant donné le rôle de la corticostérone dans l'organisme, que toute situation de détresse détermine une réaction surrénalienne, il est concevable que tout comportement catastrophique prolongé puisse finir en maladie fonctionnelle d'abord (hypertension

a. R. Leriche, « De la santé à la maladie » ; « La Douleur dans les maladies » ; « Où va la médecine ? », *Encyclopédie française*, VI, 1936 ; *La Chirurgie de la douleur*, 1937 ; *La Chirurgie à l'ordre de la vie*, 1944.

* Sur le primat de la dysfonction en pathologie, *cf.* aussi P. Abrami[2], « Les Troubles fonctionnels en pathologie » (Leçon d'ouverture du Cours de Pathologie médicale, dans *Presse Médicale*, 23 décembre 1936).

b. *Stress*, Montréal, Acta Medical Publishers, 1950.

1. Hans Selye (1907-1982), médecin et physiologiste canadien, connu pour ses travaux sur le stress, publia *Le stress de la vie* (trad. fr. de Pauline Verdun, Paris, Gallimard, 1962).

2. Pierre Abrami (1879-1945), médecin et clinicien français, travailla sur l'asthme allergique (1914) avec Fernand Widal et Etienne Brissaud ainsi que sur l'hémoclasie.

par exemple), en lésion morphologique ensuite (ulcère de l'estomac, par exemple). Du point de vue de Goldstein on verra la maladie dans le comportement catastrophique, du point de vue de Leriche on la verra dans la production de l'anomalie histologique par le désordre physiologique. Ces deux points de vue ne sont nullement exclusifs, au contraire. Il ne servirait à rien d'invoquer ici une causalité réciproque. Nous ne savons rien de clair concernant l'influence du psychique sur le fonctionnel et le morphologique, et inversement. Nous constatons simultanément deux sortes de perturbations.

Toujours est-il qu'en individualisant la norme et le normal nous semblons abolir les frontières entre le normal et le pathologique. Et par là nous semblons renforcer la vitalité d'un lieu commun d'autant plus fréquemment invoqué qu'il présente l'avantage inappréciable de supprimer en fait le problème, sous couleur de lui donner une solution. Si ce qui est normal ici peut être pathologique là, il est tentant de conclure qu'il n'y a pas de frontière entre le normal et le pathologique. D'accord, si l'on veut dire que d'un individu à l'autre la relativité du normal est la règle. Mais cela ne veut pas dire que pour un individu donné la distinction n'est pas absolue. Quand un individu commence à se sentir malade, à se dire malade, à se comporter en malade, il est passé dans un autre univers, il est devenu un autre homme. La relativité du normal ne doit aucunement être pour le médecin un encouragement à annuler dans la confusion la distinction du normal et du pathologique. Cette confusion se pare souvent du prestige d'une thèse, essentielle dans la pensée de Cl. Bernard, selon laquelle l'état pathologique est homogène à l'état normal dont il ne constitue qu'une variation quantitative en plus ou en moins. Cette thèse positiviste, dont les racines remontent par-delà le XVIIIe siècle et le médecin écossais Brown[1]
166 jusqu'à Glisson[2] et aux premières | esquisses de la théorie de l'irritabilité, a été vulgarisée avant Cl. Bernard par Broussais[3] et Auguste Comte. En fait,

1. John Brown (1735-1788), médecin écossais, docteur en médecine de l'Université de Saint Andrews en 1779, développa une influente théorie médicale, le « système de Brown », fondée sur l'excitabilité du corps.

2. Francis Glisson (1597-1677), médecin anglais connu par ses travaux sur le foie (*Anatomia hepatis*, 1654), introduisit le concept d'irritabilité (1677), propriété des tissus à réagir à des stimulus, qui devait être repris par Albrecht von Haller (1753) qui en fit la propriété essentielle du tissu musculaire.

3. François Broussais (1772-1838), médecin français, docteur en médecine de Paris en 1802, fut médecin militaire et professeur à l'hôpital militaire du Val de Grâce. Il est l'auteur du « système de Broussais », théorie de médecine exclusivement fondée sur l'inflammation. Il fut membre de l'Académie des sciences morales et politiques.

si l'on examine le fait pathologique dans le détail des symptômes et dans le détail des mécanismes anatomo-physiologiques, il existe de nombreux cas où le normal et le pathologique apparaissent comme de simples variations quantitatives d'un phénomène homogène sous l'une et l'autre forme (la glycémie dans le diabète, par exemple). Mais précisément cette pathologie atomistique, si elle est pédagogiquement inévitable, reste théoriquement et pratiquement contestable*. Considéré dans son tout, un organisme est « autre » dans la maladie et non pas le même aux dimensions près (le diabète doit être tenu pour une maladie de la nutrition où le métabolisme des glucides dépend de facteurs multiples coordonnés par l'action en fait indivisible du système endocrinien, et d'une façon générale les maladies de la nutrition sont des maladies de fonctions en rapport avec des vices du régime alimentaire). C'est ce que reconnaît en un sens Leriche :

> La maladie humaine est toujours un ensemble… Ce qui la produit touche en nous, de si subtile façon, les ressorts ordinaires de la vie que leurs réponses sont moins d'une physiologie déviée que d'une physiologie nouvelle.

Il paraît possible de répondre maintenant avec quelque chance de clarté aux questions posées en tête de ces considérations. Nous ne pouvons pas dire que le concept de « pathologique » soit le contradictoire logique du concept de « normal », car la vie à l'état pathologique n'est pas absence de normes mais présence d'autres normes. En toute rigueur, « pathologique » est le contraire vital de « sain » et non le contradictoire logique de normal[a]. Dans le mot français « a-normal », le préfixe a est pris usuellement dans un sens de distorsion. Il suffit pour s'en convaincre de rapprocher le terme français des termes latin : *abnormis, abnormitas* ; des termes allemands : *abnorm, Abnormität* ; des termes anglais : *abnormal, abnormity*. La maladie, l'état pathologique, ne sont pas perte d'une norme mais allure de la vie réglée par des normes vitalement inférieures ou dépréciées du fait | qu'elles 167 interdisent au vivant la participation active et aisée, génératrice de confiance et d'assurance, à un genre de vie qui était antérieurement le sien et qui reste permis à d'autres. On pourrait objecter, et du reste on l'a fait, qu'en parlant

---

* Sur la discussion de cette thèse, comme aussi sur la discussion de nos critiques, *cf.* F. Dagognet, *La Raison et les remèdes*, Paris, PUF, 1964, et Michel Foucault, *Naissance de la clinique*, Paris, PUF, 1963, notamment p. 35 *sq.*

a. « Il est conforme à nos habitudes d'esprit de considérer comme anormal ce qui est relativement rare et exceptionnel, la maladie par exemple. Mais la maladie est aussi normale que la santé, laquelle, envisagée d'un certain point de vue, apparaît comme un effort constant pour prévenir la maladie ou l'écarter », H. Bergson, *Les Deux Sources de la Morale et de la Religion*, p. 26.

d'infériorité et de dépréciation nous faisons intervenir des notions purement subjectives. Et pourtant il ne s'agit pas ici de subjectivité individuelle, mais universelle. Car s'il existe un signe objectif de cette universelle réaction subjective d'écartement, c'est-à-dire de dépréciation vitale de la maladie, c'est précisément l'existence, coextensive de l'humanité dans l'espace et dans le temps, d'une médecine comme technique plus ou moins savante de la guérison des maladies.

Comme le dit Goldstein, les normes de vie pathologique sont celles qui obligent désormais l'organisme à vivre dans un milieu « rétréci », différant qualitativement, dans sa structure, du milieu antérieur de vie, et dans ce milieu rétréci exclusivement, par l'impossibilité où l'organisme se trouve d'affronter les exigences de nouveaux milieux, sous forme de réactions ou d'entreprises dictées par des situations nouvelles. Or, vivre, pour l'animal déjà, et à plus forte raison pour l'homme, ce n'est pas seulement végéter et se conserver, c'est affronter des risques et en triompher. La santé est précisément, et principalement chez l'homme, une certaine latitude, un certain jeu des normes de la vie et du comportement. Ce qui la caractérise c'est la capacité de tolérer des variations des normes auxquelles seule la stabilité, apparemment garantie et en fait toujours nécessairement précaire, des situations et du milieu confère une valeur trompeuse de normal définitif. L'homme n'est vraiment sain que lorsqu'il est capable de plusieurs normes, lorsqu'il est plus que normal. La mesure de la santé c'est une certaine capacité de surmonter des crises organiques pour instaurer un nouvel ordre physiologique, différent de l'ancien. Sans intention de plaisanterie, la santé c'est le luxe de pouvoir tomber malade et de s'en relever. Toute maladie est au contraire la réduction du pouvoir d'en surmonter d'autres. Le succès économique des assurances sur la vie repose au fond sur le fait que la santé est biologiquement assurance dans la vie, habituellement en deçà de ses possibilités, mais éventuellement supérieure à ses capacités « normales »[*][1].

Nous ne pensons pas que ces vues sur le problème de la physio-
168 pathologie soient démenties par leur confrontation au problème | de la psychopathologie, au contraire, car c'est un fait que les psychiatres ont mieux réfléchi que les médecins au problème du normal. Parmi eux beaucoup ont reconnu que le malade mental est un « autre » homme et

* Sur la marge de sécurité dans la structure et les fonctions du corps, *cf.* W. B. Cannon, « La Sagesse du corps », dans *Nouvelle Revue Critique*, Paris, 1946.

1. Walter Bradford Cannon (1871-1945), physiologiste et biologiste américain, effectua des travaux sur les régulations et l'homéostasie.

non pas seulement un homme dont le trouble prolonge en le grossissant le psychisme normal[a]. En ce domaine, l'anormal est vraiment en possession d'autres normes. Mais la plupart du temps, en parlant de conduites ou de représentations anormales, le psychologue ou le psychiatre ont en vue, sous le nom de normal, une certaine forme d'adaptation au réel ou à la vie qui n'a pourtant rien d'un absolu, sauf pour qui n'a jamais soupçonné la relativité des valeurs techniques, économiques, ou culturelles, qui adhère sans réserve à la valeur de ces valeurs et qui, finalement, oubliant les modalités de son propre conditionnement par son entourage et l'histoire de cet entourage, et pensant de trop bonne foi que la norme des normes s'incarne en lui, se révèle, pour toute pensée quelque peu critique, victime d'une illusion fort proche de celle qu'il dénonce dans la folie. Et de même qu'en biologie, il arrive qu'on perde le fil conducteur qui permet devant une singularité somatique ou fonctionnelle de distinguer entre l'anomalie progressive et la maladie régressive, de même il arrive souvent en psychologie qu'on perde le fil conducteur qui permet, en présence d'une inadaptation à un milieu de culture donné, de distinguer entre la folie et la génialité. Or, comme il nous a semblé reconnaître dans la santé un pouvoir normatif de mettre en question des normes physiologiques usuelles par la recherche du débat entre le vivant et le milieu – recherche qui implique l'acceptation normale du risque de maladie –, de même il nous semble que la norme en matière de psychisme humain c'est la revendication et l'usage de la liberté comme pouvoir de revision et d'institution des normes, revendication qui implique normalement le risque de folie[*]. Qui voudrait soutenir, en matière

a. Nous pensons ici à E. Minkowski[1], Lacan[2], Lagache[3].

* Selon le Dr Henry Ey[4] : « La santé mentale contient la maladie, aux deux sens du mot *contenir* », cité dans *Esprit*, 1952, n°12, p. 789.

1. Eugène Minkowski (1885-1972), psychiatre français d'origine russe, de l'école phénoménologique, fut l'auteur d'un *Traité de Psychopathologie* (Paris, PUF, 1966).
2. Jacques Lacan (1901-1981), psychiatre français, interne en neurologie résidant à l'hôpital psychiatrique Sainte-Anne, docteur en médecine en 1932 avec sa thèse *De la psychose paranoïaque dans ses rapports avec la personnalité*, marquée par une perspective psychodynamique et non organiciste, fut un des plus importants protagonistes du développement de la psychanalyse en France.
3. Daniel Lagache (1903-1972), philosophe français, condisciple de Georges Canguilhem à l'École normale supérieure, s'orienta vers la psychologie et la psychanalyse. Il fut le fondateur de la Société française de psychanalyse.
4. Henri Ey (1900-1977), psychiatre français, fut médecin-chef de l'hôpital psychiatrique de Bonneval et directeur de la revue *Evolution psychiatrique* à partir de 1945. Il est l'auteur de travaux originaux sur la conscience qu'il place au cœur de la pensée psychiatrique. Il publia *Études psychiatriques* (Paris, Desclée de Brouwer t. I, 1948, t. II 1950 et t. III, 1954).

de psychisme humain, que l'anormal n'y obéit pas à des normes? Il n'est anormal peut-être que parce qu'il leur obéit trop. Thomas Mann[1] écrit : « Il n'est pas si facile de décider quand commence la folie et la maladie. L'homme de la rue est le dernier à pouvoir décider de cela. »[a] Trop souvent,

169 faute de réflexion personnelle | à ces questions qui donnent son sens à leur précieuse activité, les médecins ne sont guère mieux armés que l'homme de la rue. Combien plus perspicace nous paraît Thomas Mann, lorsque par une rencontre sans doute voulue avec Nietzsche[2], le héros de son livre, il prononce :

> Il faut toujours qu'il y en ait un qui ait été malade et même fou pour que les autres n'aient pas besoin de l'être... Sans ce qui est maladif, la vie n'a jamais pu être complète... Seul le morbide peut sortir du morbide? Quoi de plus sot! La vie n'est pas si mesquine et n'a cure de morale. Elle s'empare de l'audacieux produit de la maladie, l'absorbe, le digère et du fait qu'elle se l'incorpore, il devient sain. Sous l'action de la vie... toute distinction s'abolit entre la maladie et la santé.

En conclusion, nous pensons que la biologie humaine et la médecine sont des pièces nécessaires d'une « anthropologie », qu'elles n'ont jamais cessé de l'être, mais nous pensons aussi qu'il n'y a pas d'anthropologie qui ne suppose une morale, en sorte que toujours le concept du « normal », dans l'ordre humain, reste un concept normatif et de portée proprement philosophique.

---

a. *Doktor Faustus*, Stockholm, 1947. Dans la traduction française de L. Servicen, Paris, Albin Michel, 1950, les passages concernant les rapports de la vie et de la maladie se trouvent aux pages 303, 304, 312.

1. Thomas Mann (1875-1955), écrivain allemand, prix Nobel de littérature en 1929, est l'auteur d'œuvres littéraires parmi les plus marquantes de son temps, dont *La mort à Venise* (1912) et *La montagne magique* (1924).
2. Friedrich Nietzsche (1844-1900), philosophe allemand, est l'auteur d'une œuvre critique qui exerça une influence considérable sur la philosophie européenne. Georges Canguilhem a commenté ses idées.

LA MONSTRUOSITÉ ET LE MONSTRUEUX

L'existence des monstres met en question la vie quant au pouvoir qu'elle a de nous enseigner l'ordre. Cette mise en question est immédiate, si longue qu'ait été notre confiance antérieure, si solide qu'ait été notre habitude de voir les églantines fleurir sur l'églantier, les têtards se changer en grenouilles, les juments allaiter les poulains, et d'une façon générale, de voir le même engendrer le même. Il suffit d'une déception de cette confiance, d'un écart morphologique, d'une apparence d'équivocité spécifique, pour qu'une crainte radicale s'empare de nous. Soit pour la crainte, dira-t-on. Mais pourquoi radicale? Parce que nous sommes des vivants, effets réels des lois de la vie, causes éventuelles de vie à notre tour. Un échec de la vie nous concerne deux fois, car un échec aurait pu nous atteindre et un échec pourrait venir par nous. C'est seulement parce que, hommes, nous sommes des vivants qu'un raté morphologique est à nos yeux vivants, un monstre. Supposons-nous pure raison, pure machine intellectuelle à constater, à calculer et à rendre des comptes, donc inertes et indifférents à nos occasions de penser : le monstre ce serait seulement l'autre que le même, un ordre autre que l'ordre le plus probable.

Il faut réserver aux seuls êtres organiques la qualification de monstres. Il n'y a pas de monstre minéral. Il n'y a pas de monstre mécanique. Ce qui n'a pas de règle de cohésion interne, ce dont la forme et les dimensions ne présentent pas d'écarts oscillant de part et d'autre d'un module qu'on peut traduire par mesure, moule ou modèle – cela ne peut être dit monstrueux. On dira d'un rocher qu'il est énorme, mais non d'une montagne qu'elle est monstrueuse, sauf dans un univers du discours fabuleux | où il arrive **172** qu'elle accouche d'une souris. Il y aurait un éclaircissement à tenter sur les rapports de l'énorme et du monstrueux. L'un et l'autre sont bien ce qui est hors de la norme. La norme à laquelle échappe l'énorme veut n'être que métrique. En ce cas pourquoi l'énorme n'est-il accusé que du côté de l'agrandissement ? Sans doute parce qu'à un certain degré de croissance la quantité met en question la qualité. L'énormité tend vers la monstruosité. Ambiguïté du gigantisme : un géant est-il énorme ou monstre ? Le géant mythologique est prodige, c'est-à-dire que sa grandeur « annihile la fin qui en constitue le concept »[a]. Si l'homme se définit par une certaine limitation des forces, des fonctions, l'homme qui échappe par sa grandeur aux limitations de l'homme n'est plus un homme. Dire qu'il ne l'est plus c'est d'ailleurs dire qu'il l'est encore. Au contraire, la petitesse semble enfermer la qualité de la chose dans l'intimité, dans le secret. La qualité est d'autant mieux préservée qu'elle est moins exposée.

Nous devons donc comprendre dans la définition du monstre sa nature de vivant. Le monstre c'est le vivant de valeur négative. On peut ici emprunter à M. Eugène Dupréel[1] quelques-uns des concepts fondamentaux de sa théorie des valeurs, si originale et si profonde. Ce qui fait la valeur des êtres vivants, ou plus exactement ce qui fait des vivants des êtres valorisés par rapport au mode d'être de leur milieu physique, c'est leur consistance spécifique, tranchant sur les vicissitudes de l'environnement matériel, consistance qui s'exprime par la résistance à la déformation, par la lutte pour l'intégrité de la forme : régénération des mutilations chez certaines espèces, reproduction chez toutes. Or le monstre n'est pas seulement un vivant de valeur diminuée, c'est un vivant dont la valeur est de repoussoir. En révélant précaire la stabilité à laquelle la vie nous avait habitués – oui, seulement habitués, mais nous lui avions fait une loi de son habitude – le monstre confère à la répétition spécifique, à la régularité morphologique, à la réussite de la structuration, une valeur d'autant plus éminente qu'on en saisit maintenant la contingence. C'est la monstruosité et non pas la mort qui est la contre-valeur vitale. La mort c'est la menace permanente et inconditionnelle de décomposition de l'organisme, c'est la limitation par l'extérieur, la négation du vivant par le non-vivant. Mais la monstruosité

173 c'est la menace accidentelle et conditionnelle d'inachèvement ou | de

a. Kant, *Critique du jugement*, § 26.

1. Eugène Dupréel (1879-1967), philosophe belge, dans son *Esquisse d'une philosophie des valeurs* (Paris, Alcan, 1939), reconnaît deux propriétés à toute valeur : sa consistance et sa précarité.

distorsion dans la formation de la forme, c'est la limitation par l'intérieur, la négation du vivant par le non-viable.

C'est assurément le sentiment confus de l'importance du monstre pour une appréciation correcte et complète des valeurs de la vie qui fonde l'attitude ambivalente de la conscience humaine à son égard. Crainte, avons-nous dit, et même terreur panique, d'une part. Mais aussi, d'autre part, curiosité, et jusqu'à la fascination. Le monstrueux est du merveilleux à rebours, mais c'est du merveilleux malgré tout. D'une part, il inquiète : la vie est moins sûre d'elle-même qu'on n'avait pu le penser. D'autre part, il valorise : puisque la vie est capable d'échecs, toutes ses réussites sont des échecs évités. Que les réussites ne soient pas nécessaires, cela les déprécie en bloc, mais les rehausse chacune en particulier. Quand on aborde la philosophie des valeurs par le biais des valeurs négatives, il n'y a pas de difficulté à dire avec Gaston Bachelard que le vrai est la limite des illusions perdues et, dans notre problème, il n'y en a pas davantage à dire, avec Gabriel Tarde, que le type normal c'est le zéro de monstruosité [a].

Mais dès que la conscience a été induite à soupçonner la vie d'excentricité, à dissocier les concepts de reproduction et de répétition, qui lui interdirait de supposer la vie encore plus vivante, c'est-à-dire capable de plus grandes libertés d'exercice, de la supposer capable non seulement d'exceptions provoquées, mais de transgressions spontanées à ses propres habitudes ? En présence d'un oiseau à trois pattes, faut-il être plus sensible à ceci que c'est une de trop ou à cela que ce n'est guère qu'une de plus ? Juger la vie timide ou économe c'est sentir en soi du mouvement pour aller plus loin qu'elle. Et d'où peut venir ce mouvement qui entraîne l'esprit des hommes à juxtaposer aux produits monstrueux de la vie, comme autant de projets susceptibles de la tenter, des grylles aux têtes multiples, des hommes parfaits, des emblèmes tératomorphes ? Vient-il de ceci que la vie serait inscrite, au sens géométrique du terme, dans la courbe d'un élan poétique dont l'imaginaire se fait la conscience en le révélant infini ? Ou bien serait-ce que les incartades de la vie inciteraient à l'imitation la fantaisie humaine, qui rendrait enfin à la vie ce qui lui fut prêté ? Mais il y a ici une telle distance entre le prêt et la restitution, qu'il peut paraître déraisonnable d'accepter une explication si vertueusement rationaliste. La vie est pauvre en monstres. Le fantastique est un monde.

---

a. *L'Opposition universelle*, Paris, 1897, p. 25.

174 | C'est ici que surgit la question épineuse des rapports entre la monstruosité et le monstrueux. Ils sont une dualité de concepts de même souche étymologique. Ils sont au service de deux formes du jugement normatif, médicale et juridique, initialement confondues plutôt que composées dans la pensée religieuse, progressivement abstraites et laïcisées.

Il n'est pas douteux que l'Antiquité classique et le Moyen Âge n'aient considéré la monstruosité comme effet du monstrueux. Le terme même d'hybride, en apparence si positif et descriptif, en fait foi dans son étymologie. Les produits animaux interspécifiques sont le résultat de croisements violant la règle d'endogamie, d'unions sans observance de similitude. Or de l'hybridation à la monstruosité le passage est aisé. Le Moyen Âge conserve l'identification du monstrueux au délictueux, mais l'enrichit d'une référence au diabolique. Le monstre est à la fois l'effet d'une infraction à la règle de ségrégation sexuelle spécifique et le signe d'une volonté de perversion du tableau des créatures. La monstruosité est moins la conséquence de la contingence de la vie que de la licence des vivants. Pourquoi, demande Scipion du Pleix [1], l'Afrique produit-elle plus de monstres que les autres régions ? « Parce que toutes sortes d'animaux se trouvant ensemble près des eaux pour boire, s'y accouplent ordinairement sans discrétion d'espèce. » [a] On voit la monstruosité survenir faute de discrétion, terme ambigu plein de sens ici. La monstruosité, conséquence d'un carnaval des animaux, après boire !

Plus encore que dans le cas des animaux, s'agissant de l'homme, l'apparition de la monstruosité est une signature. La question de l'illicite éclipse celle de l'irrégulier, la responsabilité éclipse la causalité. Si l'Orient divinise les monstres, la Grèce et Rome les sacrifient. De plus, la mère est lapidée à Lacédémone, expulsée à Rome, et réintégrée dans la cité après purification. Une telle différence d'attitude entre l'Égypte et Rome tient d'abord à une théorie différente des possibilités de la nature. Admettre la métempsychose, les métamorphoses, c'est admettre une parenté des espèces, l'homme compris, qui en fonde l'interfécondité. Au contraire, dès qu'on distingue dans la nature des zones d'influence de divinités, ou

---

a. *Corps de Philosophie : La Physique ou Science des choses naturelles*, livre VII, chap. 22 : « Des monstres », Genève, 1636, 1ʳᵉ éd., Paris, 1607.

1. Scipion du Pleix (1569-1661), philosophe et historien français, auteur de nombreux ouvrages, fut nommé historiographe de France et conseiller d'État par Louis XIII en 1619.

des pactes fondamentaux (Lucrèce [1]), dès qu'on esquisse une classification des espèces fondée sur le mode de génération et qu'on s'attache à observer les conditions et circonstances de la fécondation (Aristote), la nature se définit par des | impossibilités autant que par des possibilités. **175** La monstruosité zoomorphe, si on en admet l'existence, doit être tenue pour la suite d'une tentative délibérée d'infraction à l'ordre des choses qui ne fait qu'un avec leur perfection, la suite d'un abandon à la fascination vertigineuse de l'indéfini, du chaos, de l'anti-cosmos. La liaison, au Moyen Âge, de la tératologie et de la démonologie apparaît donc comme la conséquence du dualisme persistant dans la théologie chrétienne, comme l'a signalé Ernest Martin [2] dans son *Histoire des monstres* [a]. Il existe sur la question une abondante littérature. Nous n'y faisons allusion que dans la mesure où elle nous permet de comprendre que le monstrueux, concept initialement juridique, ait été progressivement constitué en catégorie de l'imagination. Il s'agit en somme d'un déplacement de responsabilité. Les théologiens, juges ou philosophes qui n'ont pas pu admettre la possibilité d'un commerce direct des femmes avec les incubes ou les succubes n'ont pas hésité à admettre que la vision d'une apparition démoniaque puisse avoir pour effet d'altérer le développement d'un embryon humain. La théorie des envies, encore vivace dans le peuple, est exposée par Hippocrate dans le traité *De la Superfétation*. On rapporte de ce prince de la médecine qu'il a appliqué la théorie à disculper une noble Athénienne, en expliquant qu'il suffisait en somme qu'elle eût contemplé un portrait d'Éthiopien. En somme, bien avant que Pascal dénonçât dans l'imagination une maîtresse d'erreurs et de fausseté, elle avait été créditée du pouvoir physique de falsifier les opérations ordinaires de la nature. Ambroise Paré [3] compte le pouvoir de l'imagination parmi les causes de la monstruosité. Malebranche [4] en propose, selon les principes du mécanisme cartésien,

a. *Histoire des monstres depuis l'Antiquité jusqu'à nos jours*, Paris, 1880, p. 69.

1. Lucrèce (98 av. J.-C.-55 av. J.-C.), poète et philosophe latin, illustra la philosophie atomiste d'Épicure.

2. Ernest Martin (1830-1897), médecin de la légation française en Chine, est l'auteur d'une *Histoire des monstres depuis l'Antiquité jusqu'à nos jours* (Reinwald, Paris, 1880).

3. Ambroise Paré (1510-1590), chirurgien français, a fait faire à la chirurgie des progrès importants dans le traitement des blessures de guerre par armes à feu.

4. Nicolas Malebranche (1638-1715), philosophe français, prêtre de l'Oratoire, fut le théoricien de l'occasionnalisme et de la vision en Dieu, cherchant à répondre aux difficultés de la philosophie cartésienne.

une explication strictement physiologique. L'imagination n'est ici qu'une fonction physique d'imitation, selon laquelle les objets perçus par une mère ont un « contrecoup » sur l'enfant en gestation. Or, Malebranche admet, comme Hippocrate, que la perception d'un simulacre entraîne les mêmes effets que la perception de l'objet. Il affirme que les passions, le désir et le dérèglement de l'imagination ont des effets semblables[a]. Sous une forme rationalisée, donc affaiblie, nous retrouvons bien ici le monstrueux à l'origine des monstruosités. L'avantage de cette théorie pour Malebranche, partisan de la préformation et de l'emboîtement des germes, c'est qu'elle disculpe Dieu du grief d'avoir créé à l'origine des germes monstrueux. On voudrait pouvoir objecter qu'une | telle théorie convient peut-être dans le cas de la monstruosité humaine, mais ne saurait être généralisée. Or elle l'a été. Le Dr Eller[1] (1689-1760), directeur de l'Académie royale de Prusse, publie, en 1756, dans les Mémoires de ladite académie, une dissertation qui reconnaît à l'animal le pouvoir de déterminer par l'imagination une monstruosité notable. Eller décrit un chien, par lui-même observé, mis au monde avec une tête qui « ne ressemblait pas mal à celle d'un coq d'Inde ». La mère, quand elle était pleine, avait coutume de se promener dans la basse-cour d'où elle était chassée à coups de bec par un coq d'Inde irascible. En vertu de quoi Eller peut écrire :

> Les femmes ne doivent donc pas se glorifier de posséder seules la prérogative de faire des monstres par la force de leur imagination ; nous sommes convaincus, par la relation précédente, que les bêtes en peuvent faire autant[b].

On vient de voir l'imagination créditée du pouvoir d'imprimer aux vivants en gestation les traits d'un objet perçu, d'une effigie, d'un simulacre, les contours inconsistants d'un désir, c'est-à-dire au fond d'un rêve. À constater qu'aux XVII[e] et XVIII[e] siècles, on prête tant à l'imagination – et dans une intention d'explication rationnelle –, comment s'étonnerait-on de la familiarité avec laquelle les hommes d'auparavant ont vécu avec tant de monstres dont ils mêlaient la légende et l'histoire, de leur insouciance à séparer la réalité et la fiction, tout prêts à croire à la fois que

a. *Recherche de la vérité*, livre II, 1re partie, chap. 7.
b. « Recherches sur la force de l'imagination des femmes enceintes sur le fœtus, à l'occasion d'un chien monstrueux », *Histoire de l'Académie royale des sciences et belles-lettres*, année 1756, Berlin, 1758, p. 12.

1. Johann Theodor Eller (1689-1760), médecin allemand, chimiste, fut directeur de l'hôpital de la Charité à Berlin.

les monstres existent parce qu'ils sont imaginés et qu'ils existent puisqu'ils sont imaginés, autrement dit que la fiction pétrit la réalité et que la réalité authentifie la fiction.

La tératologie du Moyen Âge et de la Renaissance est à peine un recensement des monstruosités, elle est plutôt une célébration du monstrueux. Elle est une accumulation de thèmes de légendes et de schèmes de figures dans lesquels les formes animales jouent pour ainsi dire à échanger des organes et à en varier les combinaisons, dans lesquels les outils et les machines mêmes sont traités comme des organes, composés avec des parties de vivants. Les grylles de Jérôme Bosch[1] ne connaissent pas de démarcation entre les organismes et les ustensiles, pas de frontière entre le monstrueux et l'absurde. À notre connaissance des origines et de la signification des thèmes monstrueux, les ouvrages récents de | Baltrusaitis[2] : *Le Moyen Âge fantastique*[a], *Réveils et prodiges*[b], apportent une contribution décisive. Les monstres sont les motifs invariants des bas-reliefs des cathédrales, des enluminures d'Apocalypses, des Bestiaires et des Cosmographies, des estampes drôlatiques, des Recueils d'Augures et de Pronostications. Les mêmes schèmes de monstres, les mêmes êtres composites sont tantôt symboliques, tantôt documentaires, tantôt didactiques. Les différents pays d'Europe les répandent, les échangent, les confrontent. Les Pays-Bas et la Suisse, Anvers et Bâle leur sont des patries très florissantes. Les premiers ouvrages de tératologie d'intention étiologique, ceux de chirurgiens ou de médecins comme Paré ou Liceti[3] se distinguent à peine des chroniques prodigieuses de Julius Obsequens[4] (IVe siècle) et de Lycosthenes[5] (1557). Leur iconographie

177

a. Paris, Colin, 1955.
b. Paris, Colin, 1960.

1. Jérôme Bosch (1450-1516), peintre hollandais, est l'auteur d'œuvres allégoriques marquées du fantastique.

2. Jurgis Baltrusaitis (1903-1988), historien d'art et historien des idées français d'origine lituanienne, s'est spécialement intéressé aux formes, aux métamorphoses et au fantastique.

3. Fortunio Liceti (1577-1657), médecin et philosophe italien, fut professeur de philosophie à Pise, Padoue et Bologne. Il est connu pour son *De monstris* (3e édition, Amsterdam, 1665) et pour s'être opposé à Harvey.

4. Julius Obsequens, écrivain latin de la fin du IVe siècle, est connu pour son traité *De prodigiis* en partie tiré de Tite-Live et dont il ne reste que la partie relative à la période s'étendant de l'an 254 à l'an 11 av. J.-C. Lycosthenes en a donné une édition avec suppléments personnels en 1552 à Bâle.

5. Conrad Wolfhart dit Lycosthenes (1518-1561), érudit et philologue allemand actif à Bâle, est l'auteur d'une édition de la *Géographie* de Ptolémée, de celle des *Prodiges* de Julius

juxtapose la monstruosité et le monstrueux : l'enfant à deux têtes, l'enfant velu et l'enfant à queue de rat cervicale, la femme-pie et la fille aux jambes d'ânesse, le porc à tête humaine et le monstre bovin à sept têtes (comme la bête d'Apocalypse), entre bien d'autres. Mais le moment semble venu où la pensée rationnelle va triompher de la monstruosité, comme l'imagination s'était plu à croire que les héros et les saints pouvaient triompher des monstres.

« Le complément nécessaire d'un monstre c'est un cerveau d'enfant », a dit Paul Valéry [1], qui juge uniformément ridicule le rôle que les arts font jouer aux monstres peints, chantés ou sculptés et qui confesse ne pouvoir répondre que par le rire à la vue des compositions bizarres et biscornues que nous offrent les collections d'animaux paléontologiques [a]. Ce mot de Valéry pourrait être donné comme l'abrégé de l'attitude rationaliste devant le monstrueux, à l'âge de la tératologie positive. Quand la monstruosité est devenue un concept biologique, quand les monstruosités sont réparties en classes selon des rapports constants, quand on se flatte de les pouvoir provoquer expérimentalement, alors le monstre est naturalisé, l'irrégulier est rendu à la règle, le prodige à la prévision. Il paraît alors aller de soi que l'esprit scientifique trouve monstrueux que l'homme ait pu croire autrefois à tant d'animaux monstrueux. À l'âge des fables, la monstruosité dénonçait le pouvoir monstrueux de l'imagination. À l'âge des expériences, le monstrueux est tenu pour symptôme de puérilité ou de maladie mentale, il accuse la débilité ou la défaillance de la | raison. On répète, après Goya [2] : « Le sommeil de la raison enfante des monstres », sans se demander assez, compte tenu précisément de l'œuvre de Goya, si par enfanter on doit entendre engendrer des monstres ou bien en accoucher, autrement dit si le sommeil de la raison ne serait pas libérateur plutôt que générateur des

178

---

a. « Au sujet d'Adonis », dans *Variété*, Paris, Gallimard, 33 e éd., 1927, p. 81.

[suite de la note de la page précédente] Obsequens (Bâle, 1552) augmentée de ses observations et propres informations, ainsi que d'un *Prodigiorum et ostentorum chronicon* (Bâle, 1557) qui la complète.

1. Paul Valéry (1871-1945), poète, écrivain et penseur français, élu à l'Académie française en 1925, entra au Collège de France en 1937 comme titulaire de la chaire de poétique créée pour lui. Son œuvre poétique tout autant que ses réflexions proches de la philosophie et des sciences, ont eu en leur temps une profonde influence.

2. Francisco Goya (1746-1828), peintre espagnol, est l'auteur d'œuvres célèbres dont le *Tres de Mayo* 1808, représentant une exécution pendant la guerre d'Espagne.

monstres. La même époque historique qui, selon M. Michel Foucault[a][1], a naturalisé la folie, s'emploie à naturaliser les monstres. Le Moyen Âge, qui n'est pas nommé ainsi pour avoir laissé coexister les extrêmes, est l'âge où l'on voit les fous vivre en société avec les sains et les monstres avec les normaux. Au XIXe siècle, le fou est dans l'asile où il sert à enseigner la raison, et le monstre est dans le bocal de l'embryologiste où il sert à enseigner la norme.

Le XVIIIe siècle n'avait pas été trop dur pour les monstres. Encore que ses lumières en aient chassé beaucoup, en même temps que beaucoup de sorcières – « Si le jour vient, allons-nous-en », disent les sorciers dans un des *Caprices* de Goya –, il avait tenu ce paradoxe de chercher dans les organismes aberrants des biais pour l'intelligence des phénomènes réguliers de l'organisation. Les monstres y avaient été traités comme les substituts des expériences cruciales capables de décider entre les deux systèmes concernant la génération et le développement des plantes et des animaux : la préformation et l'épigénèse. On les avait aussi employés à fournir à la théorie de l'échelle continue des êtres l'argument des formes de transition, ou, comme disait Leibniz, des espèces moyennes. Parce qu'ils paraissent spécifiquement équivoques, les monstres assurent le passage d'une espèce à une autre. Leur existence facilite à l'esprit la conception de la continuité. *Natura non facit saltus, non datur hiatus formarum* : c'est pourquoi il existe des monstres, mais à titre purement comparatif. De Maillet[2] et Robinet[3] faisaient le nécessaire pour évoquer, sans avoir à les inventer, tous ceux dont ils avaient besoin, et l'on voit tous les poissons-oiseaux, tous les hommes marins, toutes les sirènes resurgir des bestiaires de la Renaissance. Ils ressortent d'ailleurs dans un contexte et selon une intuition qui rappellent l'esprit de la Renaissance. Il s'agit d'une insurrection contre la légalité stricte imposée à la nature par la physique et

a. *Folie et déraison, Histoire de la folie à l'âge classique*, Paris, Plon, 1961.

1. Michel Foucault (1926-1984), philosophe français, ancien élève de l'École normale supérieure, agrégé de philosophie et diplômé de psychologie pathologique, docteur ès lettres avec son *Histoire de la folie à l'âge classique* (1961), dont l'un des rapporteurs fut Georges Canguilhem qui lui apporta un fort soutien, fut professeur au Collège de France de 1970 à sa mort. Il influença et influence encore des générations d'intellectuels et d'hommes de media tant en France qu'à l'étranger.

2. Benoît de Maillet (1656-1738), diplomate français, est l'auteur dans son ouvrage posthume *Telliamed* d'une théorie de l'histoire de la Terre qui influença les naturalistes.

3. Jean-Baptiste Robinet (1735-1820), naturaliste français, fut un précurseur de l'évolutionnisme et un Encyclopédiste.

la philosophie mécanistes, d'une nostalgie de l'indistinction des formes, du panpsychisme, du pansexualisme. Les monstres sont appelés à légitimer une vision intuitive de la vie où l'ordre s'efface derrière | la fécondité. Le *Telliamed, entretiens d'un philosophe indien avec un missionnaire français* (1748), c'est la mythologie orientale ressuscitée pour être mise au service de l'antithéologie. Et nous lisons dans les *Considérations philosophiques de la gradation naturelle des formes de l'être ou les Essais de la Nature qui apprend à faire l'homme* (1748) :

> Croyons que les formes les plus bizarres en apparence... servent de passage aux formes voisines ; qu'elles préparent et amènent les combinaisons qui les suivent, comme elles sont amenées par celles qui les précèdent ; qu'elles contribuent à l'ordre des choses, loin de le troubler[a].

Les mêmes thèses et des arguments semblables sont repris dans le *Rêve de d'Alembert* et dans la *Lettre sur les aveugles à l'usage de ceux qui voient*. De plus, Diderot, dans cette même *Lettre*, en qualifiant de monstre l'aveugle-né Saunderson, professeur d'optique physique, dont il expose la leçon à l'occasion de la visite à l'aveugle-né du Puisaux, entend donner une démonstration de sa méthode d'emploi systématique de la monstruosité comme instrument d'analyse et de décomposition en matière de genèse des idées et des idéaux. En résumé, qu'il s'agisse d'embryologie, de systématique ou de physiologie, le XVIIIe siècle a fait du monstre non seulement un objet mais un instrument de la science.

C'est vraiment au XIXe siècle que s'élabore l'explication scientifique de la monstruosité et la réduction corrélative du monstrueux. La tératologie naît à la rencontre de l'anatomie comparée et de l'embryologie réformée par l'adoption de la théorie de l'épigénèse. Jean-Frédéric Meckel[1] le Jeune explique par des arrêts de développement, ainsi que l'avait déjà suggéré K. F. Wolff[b], certaines monstruosités simples, notamment ce qu'on appelait alors les monstruosités par défaut. Étienne Geoffroy Saint-Hilaire substitue la notion de retard à celle d'arrêt. La monstruosité, c'est la fixation du développement d'un organe à un stade dépassé par les

---

a. *Cf.* p. 198.
b. *De ortu monstrorum*, 1772.

1. Johann Friedrich Meckel (1781-1833), anatomiste allemand, surnommé « le Cuvier allemand », entreprit des travaux importants en anatomie, pathologie, anatomie comparée, embryologie comparée et a donné son nom à plusieurs structures du corps humain. Il fut également précurseur des théories phylogénétiques. Il publia : *Handbuch der pathologischen Anatomie* (3 volumes, Leipzig, 1812-1818); *Handbuch der menschlichen Anatomie* (4 volumes, Halle, Berlin, 1815-1820).

autres. C'est la survivance d'une forme embryonnaire transitoire. Pour un organisme d'espèce donnée, la monstruosité d'aujourd'hui c'est l'état normal d'avant-hier. Et dans la série comparative des espèces, il peut se faire que la forme monstrueuse de l'une soit pour quelque autre sa forme 180 normale. Dans son *Histoire des anomalies de l'organisation* (1837), Isidore Geoffroy Saint-Hilaire [1], fils d'Étienne, achève – et de façon définitive sur certains points – la domestication des monstruosités, en les rangeant parmi les anomalies, en les classant | selon les règles de la méthode naturelle, en leur appliquant une nomenclature méthodique encore en vigueur, mais surtout en naturalisant le monstre composé, celui dans lequel on trouve réunis les éléments, complets ou incomplets, de deux ou de plusieurs organismes. Auparavant, le monstre composé était tenu pour le monstre des monstres, car on le confrontait à la norme d'un seul individu. Mais si on réfère le monstre composé à deux ou plusieurs individus normaux, ce type de monstruosité n'est pas plus monstrueux que celui de la monstruosité simple. Isidore Geoffroy Saint-Hilaire propose sur l'existence des anomalies des réflexions fort pertinentes. Une de ses formules les résume : « Il n'y a pas d'exceptions aux lois de la nature, il y a des exceptions aux lois des naturalistes » [a]. Enfin la mise en rapport des concepts d'anomalie et de variété est pleine d'intérêt, et elle apparaîtra tout à fait importante, vers la fin du siècle, dans le contexte des théories de l'évolution.

Constituée de descriptions, de définitions et de classifications, la tératologie est bien dès lors une science naturelle. Mais dans un siècle qui a à peine deux ans de plus que le terme et le concept de *Biologie*, toute histoire naturelle tend à devenir une science expérimentale. Et la tératogénie, l'étude expérimentale des conditions de production artificielle des monstruosités, est fondée par Camille Dareste (1822-1899) au milieu du siècle. L'artiste du Moyen Âge représentait des monstres imaginaires. Le savant du XIXe siècle prétend fabriquer des monstres réels. À l'instar de

---

a. *Op. cit.*, tome I, p. 31.

1. Isidore Geoffroy Saint-Hilaire (1805-1861), zoologiste français, fils d'Étienne Geoffroy Saint-Hilaire, effectua principalement des travaux de tératologie dans le fil des arguments et descriptions de son père. Il fut professeur au Muséum national d'histoire naturelle et à la Faculté des sciences de Paris.

Marcelin Berthelot[1] disant que la chimie crée son objet, Dareste[2] proclame que la tératogénie doit créer le sien. Il se flatte d'avoir réussi à produire sur l'embryon de poulet la plupart des monstruosités simples, d'après la classification d'Isidore Geoffroy Saint-Hilaire, et il espère pouvoir parvenir à produire des variétés héréditaires. Encouragé par l'appréciation de Darwin sur ses expériences « pleines de promesses pour l'avenir », Dareste se promet d'employer les ressources de l'expérimentation à l'élucidation du l'origine des espèces[a].

Dès lors la monstruosité paraît avoir livré le secret de ses causes et de ses lois ; l'anomalie paraît appelée à procurer l'explication de la formation du normal. Non parce que le normal ne serait qu'une forme atténuée du pathologique, mais parce que le pathologique est du normal empêché ou dévié. Ôtez l'empêchement et vous obtenez la norme. La transparence de la monstruosité | pour la pensée scientifique la coupe désormais de toute relation avec le monstrueux. Systématiquement, le réalisme condamne le monstrueux à n'être dans l'art que le décalque de la monstruosité. Il faut être Japonais pour peindre encore des dragons, à une époque où Gustave Courbet[3] bougonne : « Si vous voulez que je peigne des déesses, montrez-moi-z-en. » S'il subsiste en Europe, le monstrueux devient sage et plat. M. Ingres[4] doit emprunter au *Roland furieux* le thème de Robert délivrant Angélique pour avoir l'occasion de peindre un monstre, obtenant comme résultat d'abord de faire dire aux Goncourt[5] que l'art des Français ne connaît d'autre monstre que celui du récit de Théramène, et plus tard de soulever le rire de Valéry. Parallèlement, l'anthropologie

181

a. *Recherches sur la production artificielle des monstruosités*, Paris, 1877, p. 44.

1. Marcelin Berthelot (1827-1907), chimiste français, est surtout connu pour ses travaux sur la synthèse organique et sur la thermochimie (invention de la bombe calorimétrique) ainsi que sur l'histoire des sciences. Il publia *La synthèse chimique* (Paris, Librairie Germer-Baillière, 1876). On notera que la réalisation de substances nouvelles de synthèse le conduisit naturellement à penser que la chimie crée son objet.

2. Camille Dareste (1822-1899), naturaliste et embryologiste français, fut directeur du laboratoire de tératologie de l'Université de Lille. Il fut un pionnier de la tératologie expérimentale avec ses *Recherches sur la production artificielle des monstruosités ou essai de tératogénie expérimentale* (Paris, Reinwald et Cie, 1877).

3. Gustave Courbet (1819-1877), peintre français, fut un grand novateur et le créateur du réalisme pictural.

4. Jean Auguste Dominique Ingres (1780-1867), peintre français, représente l'école néo-classique caractérisée par un idéal particulier de perfection formelle fondée sur la primauté du dessin.

5. Edmond (1822-1896) et Jules (1830-1870) de Goncourt, écrivains français, écrivirent en commun des romans naturalistes ainsi que leur *Journal*.

positiviste s'attache à déprécier les mythes religieux et leurs réprésentation artistiques. En 1878, le Dr Parrot[1] cherche à établir, devant les membres de la Société d'anthropologie, que le dieu nain Phtah, adoré par les Égyptiens, reproduisait les caractéristiques d'un monstre achondroplasique.

On aimerait montrer, dès cette époque, le monstrueux réfugié dans la poésie, et on prendrait plaisir à suivre la traînée de soufre qui part de Baudelaire[2] pour aboutir aux surréalistes en passant par Rimbaud[3] et par Lautréamont[4]. Mais comment résister à la tentation de retrouver le monstrueux installé au cœur même de l'univers scientifique d'où on a prétendu l'expulser, de prendre le biologiste lui-même en flagrant délit de surréalisme ? N'a-t-on pas entendu Dareste revendiquer pour la tératologie la gloire de créer son objet ? N'a-t-on pas vu Isidore Geoffroy Saint-Hilaire et Dareste joindre, le premier avec timidité, le second avec assurance, les deux questions de la monstruosité et de la création des races ? La soumission de l'esprit scientifique à la réalité des lois ne serait-elle qu'une ruse de la Volonté de Puissance ?

En 1826, Étienne Geoffroy Saint-Hilaire avait repris à Auteuil d'anciennes expériences d'incubation artificielle tentées en Égypte, à l'imitation des techniques usitées dans les fameux fours à poulets. Les expériences tendaient à la détermination d'anomalies embryonnaires. Tirant, en 1829, la leçon de ces recherches dans leur rapport avec la question posée par la thèse de Lamarck concernant les modifications des types animaux spécifiques, Étienne Geoffroy Saint-Hilaire écrit : « Je cherchais à entraîner l'organisation dans des voies insolites. »[a] Sans doute, cette décision, pour autant qu'elle conduit à opérer sur des œufs d'oiseaux, | ne **182** relève-t-elle d'aucune motivation inconsciente fabuleuse. En dirions-nous autant de Réaumur[5] lorsque, après avoir longuement raconté ce qu'il nomme les amours d'une poule et d'un lapin, il exprime sa déception du

a. Cité par Dareste, *Recherches, etc.*, p. 35.

1. Joseph Marie Jules Parrot (1829-1883), médecin français, développa la médecine des nouveaux-nés et des enfants.

2. Charles Baudelaire (1821-1867), poète français, marqua la poésie par son œuvre *Les Fleurs du mal* (1857), qui lui valut des poursuites judiciaires.

3. Arthur Rimbaud (1854-1891), poète français, génie précoce, l'un des plus grands, eut une vie tumultueuse et abandonna la littérature en 1875 pour de nombreux voyages.

4. Isidore Ducasse dit Lautréamont (1846-1870), écrivain français, poète, est l'auteur des *Chants de Maldoror* (1869) et de deux volumes de *Poésies* en prose.

5. René-Antoine Ferchault de Réaumur (1683-1757), physicien et naturaliste français, membre de l'Académie de sciences en 1711, est l'auteur d'une œuvre multiple qui va des mathématiques aux « arts et métiers », à la métallurgie, à la thermométrie, et à la zoologie.

fait qu'une union aussi bizarre ne lui ait pas procuré « des poulets vêtus de poils ou des lapins couverts de plumes » ? Que dirons-nous le jour où nous apprendrons qu'on a tenté sur l'homme des expériences de tératogénie ? Du curieux au scabreux et du scabreux au monstrueux, la route est droite sinon courte. Si l'essai de tous les possibles, en vue de révéler le réel, est inscrit dans le code de l'expérimentation, il y a risque que la frontière entre l'expérimental et le monstrueux ne soit pas aperçue du premier coup. Car le monstrueux est l'un des possibles. Nous voudrions bien n'avoir à entendre ici que le monstrueux imaginaire, mais nous sommes conscients de son ambiguïté. Entre les biologistes qui se créent leur objet et les fabricants de monstres humains à destination de bouffons, tels que Victor Hugo [1] les a décrits dans *L'Homme qui rit*, nous mesurons toute la distance. Nous devons vouloir qu'elle demeure telle, nous ne pouvons affirmer qu'elle le restera.

L'ignorance des anciens tenait les monstres pour des jeux de la nature, la science des contemporains en fait le jeu des savants. Jouons donc à fabriquer des poulets cyclopes, des grenouilles à cinq pattes, des tritons siamois, en attendant, pensent certains, de pouvoir jouer à fabriquer non des sirènes ou des centaures, mais peut-être un homme des bois. Si l'on n'en connaissait l'auteur, la formule « chercher à entraîner l'organisation dans des voies insolites » pourrait passer pour l'annonce d'un projet diabolique. Dans ce cas nous retrouverions le monstrueux à l'origine de monstruosités, mais authentiques. Ce qu'avait rêvé le Moyen Âge c'est le siècle du positivisme qui l'aurait réalisé en pensant l'abolir.

Nous venons de parler au conditionnel car s'il est vrai que le monstrueux est à l'œuvre, à sa manière, dans la tératologie expérimentale, il n'est pas moins certain qu'il ne dépasse pas dans la qualité de ses effets ce que la vie obtient sans lui. Le tératologiste d'aujourd'hui a moins d'ambition, plus de mesure qu'Étienne Geoffroy Saint-Hilaire et Dareste. Dans une conférence récente [a], M. Étienne Wolff faisait remarquer que le tératologue expérimental borne son intervention à la perturbation d'un processus commencé sans lui et dont il ignore les conditions élémentaires initiales.

a. Collège philosophique, Paris, 24 janvier 1962.

1. Victor Hugo (1802-1885), écrivain français, romancier et poète, homme politique, est considéré comme le plus grand représentant de la littérature française par les multiples dimensions de son œuvre.

| Après quoi il laisse faire la matière vivante, il attend et voit venir. Bref, dit **183** M. Wolff, « l'expérimentateur a le sentiment de n'être qu'un accessoiriste ». Sa puissance est étroitement limitée d'abord par le fait que la plasticité des ébauches embryonnaires est de brève durée, ensuite par le fait que les monstruosités ne transgressent pas le plan spécifique. Non seulement le biologiste d'aujourd'hui ne crée rien de réellement neuf, mais encore il comprend pourquoi. Il comprend mieux le mérite des deux Geoffroy Saint-Hilaire d'avoir aperçu qu'il existe des types d'organisation tératologique dominés par des lois de cette organisation. C'est ainsi que tous les cyclopes, du poisson à l'homme, sont organisés similairement. La nature, dit encore É. Wolff, tire toujours les mêmes ficelles [a]. L'expérimentateur ne peut pas tirer plus de ficelles que la nature.

Nous avons dit : la vie est pauvre en monstre alors que le fantastique est un monde.

On peut comprendre maintenant pourquoi la vie est relativement pauvre en monstres. C'est que les organismes ne sont capables d'excentricités de structure qu'à un court moment du début de leur développement. Mais pourquoi avoir dit du fantastique qu'il est un monde, s'il est vrai qu'un monde, un cosmos, c'est un ordre ? Est-ce parce qu'il y a des types – certains même disent des archétypes – du fantastique ? En fait, nous avons voulu dire que le fantastique est capable de peupler un monde. La puissance de l'imagination est inépuisable, infatigable. Comment ne le serait-elle pas ? L'imagination est une fonction sans organe. Elle n'est pas de ces fonctions qui cessent de fonctionner pour récupérer leur pouvoir fonctionnel. Elle ne s'alimente que de son activité. Comme l'enseigne M. Gaston Bachelard, elle déforme ou réforme incessamment les vieilles images pour en former de nouvelles. On voit ainsi que le monstrueux, en tant qu'imaginaire, est proliférant. Pauvreté d'un côté, prodigalité de l'autre, telle est la première raison de maintenir la dualité de la monstruosité et du monstrueux.

La deuxième raison est au principe de la première. La vie ne transgresse ni ses lois, ni ses plans de structure. Les accidents n'y | sont pas des **184** exceptions, et il n'y a rien de monstrueux dans les monstruosités. « Il n'y a pas d'exceptions dans la nature », dit le tératologiste, à l'âge positif de

---

a. *La Science des monstres*, Paris, Gallimard, 1948, p. 17. *Cf.* aussi, du même auteur, dans *Les Chemins de la vie*, Paris, Hermann, 1963, les chapitres sur monstruosité et finalité et sur la production expérimentale des monstruosités.

la tératologie. Mais cette formule positiviste qui définit un monde comme un système des lois ignore que sa signification concrète lui est donnée par sa relation à la signification d'une maxime opposée, que la science exclut, mais que l'imagination applique. Cette maxime donne naissance à l'anticosmos, au chaos des exceptions sans lois. Cet antimonde, quand il est vu du côté de ceux qui le hantent après l'avoir créé, y croyant tout exceptionnellement possible – oubliant de leur côté que seules les lois permettent les exceptions – cet antimonde, c'est le monde imaginaire, trouble et vertigineux du monstrueux*.

* Cet article reproduit avec quelques modifications une conférence donnée à Bruxelles, le 9 février 1962, à l'Institut des hautes Études de Belgique. Il a été publié dans *Diogène*, n° 40 (octobre-décembre 1962); nous remercions M. Roger Caillois d'en avoir permis la reproduction.

I. NOTE SUR LE PASSAGE DE LA THÉORIE FIBRILLAIRE À LA THÉORIE CELLULAIRE

Aux XVIe, XVIIe et XVIIIe siècles, les anatomistes reconnaissent généralement dans la fibre l'élément anatomique et fonctionnel du muscle, comme aussi du nerf et du tendon. Si la dissociation au scalpel d'abord, l'examen au microscope ensuite, de ces formations organiques fasciculées ont pu conduire à tenir pour un fait leur constitution fibreuse, c'est dans une image explicative de leurs fonctions qu'il faut rechercher l'origine du terme *fibre*.

Depuis Aristote on expliquait le mouvement animal par l'assimilation des membres articulés aux machines de jet, muscles, tendons et nerfs tirant sur les leviers osseux comme font les câbles dans les catapultes. Les fibres musculaires, tendineuses ou nerveuses correspondaient exactement aux fibres végétales dont les cordes sont composées. Le iatromécanicien Borelli, entre autres, cherchait, pour expliquer la contraction musculaire, une analogie avec la rétraction d'un câble mouillé (*funis madidus*), dans son *De Motu Animalium* [a].

C'est par l'extension de cette structure à tout l'organisme et à tous organismes animaux ou végétaux que s'est formée la théorie fibrillaire. On en trouve mention dans les écrits de Descartes (*Traité de l'Homme*) et c'est surtout par Haller qu'elle est vulgarisée au XVIIIe siècle.

Indépendamment des observations et de la terminologie de Hooke, la notion de cellule s'est introduite dans la théorie fibrillaire, mais comme

a. Rome, 1680-1681.

celle d'une forme, au sens géométrique, et non d'une formation, au sens morphologique. D'une part, ce qu'on entend par cellule musculaire est une disposition relative de la fibre et non un élément absolu. D'autre part, ce qu'on appellera ensuite *tissu cellulaire* c'est un tissu lâche et spongieux, tissu paradoxal dont la structure est lacunaire et dont la fonction consiste à combler des lacunes entre les muscles, entre les muscles et la peau, entre les organes, et dans les cavités des os. C'est le tissu conjonctif lâche d'aujourd'hui.

Dans le traité *De Motu Musculorum* (1694), Jean Bernoulli [1] écrit que les
186 fibres musculaires sont coupées à angle droit par des | fibres transversales parallèles, formant une texture réticulaire. Les fibres musculaires motrices, au moment de leur dilatation, c'est-à-dire de leur contraction, sont étranglées à intervalles réguliers par ces fibres transversales et ainsi leur intérieur (*cavum*) est séparé par ces sortes de ligatures en espaces internodaux égaux qui forment plusieurs cellules ou vésicules (*quae plures cellulas vel vesiculas efformant*).

Dans ses *Éléments de Physiologie* [a], Haller décrit ainsi le tissu cellulaire :

> Le tissu cellulaire est composé en partie de fibrilles, et en partie d'un nombre infini de petites lames, qui par leur direction différente entrecoupent de petits espaces, forment de petites aires, unissent toutes les parties du corps humain et font la fonction d'un lien large et ferme, sans priver les parties de leur mobilité [b].

Dans certains traités de la même époque, les deux notions de cellule intérieure à la fibre et de tissu cellulaire sont liées, par exemple dans le *Traité du Mouvement musculaire* de Lecat [c] [2]. Décrivant la structure, examinée au microscope, d'une préparation de fibre musculaire de rat, l'auteur écrit :

> La fibre me parut semblable à un tuyau de thermomètre, dont la liqueur est bouleversée et divisée alternativement en bulles ou petits cylindres de liqueur et d'air. Ces bulles alternatives lui donnaient encore l'apparence d'une file

a. Trad. fr. de Bordenave, Paris, 1769.
b. Chap. I, § 10.
c. Berlin, 1765

1. Jean Bernoulli (1667-1748), mathématicien et physicien suisse, fut professeur de mathématiques aux universités de Groningen et de Bâle, et contribua au calcul infinitésimal.
2. Claude-Nicolas Lecat (1700-1768), chirurgien français, habile anatomiste et ingénieux mécanicien (conseiller de Vaucanson), établi à Rouen, publia *Traité des sens* (1740), *Théorie de l'ouïe* (1758), *Cours d'ostéologie* (1768).

de grains de chapelet, ou mieux, celle des petits segments ou nœuds des roseaux ; ces segments étaient alternativement opaques et transparents... Une demi-heure après, ces nœuds disparurent, parce qu'apparemment les liqueurs se dissipèrent ou se coagulèrent et le roseau me parut avoir une cavité uniforme, remplie d'une espèce de tissu réticulaire, ou cellulaire ou médullaire, qui dans certains endroits me parut composé de plusieurs cellules ou sacs adossés les uns contre les autres et entrelacés en manière de chaînons [a].

D'où ce raccourci :

La fibre musculaire est un canal dont les parois sont faites d'une infinité de fils liés entre eux et dont la cavité est divisée en un grand nombre de cellules en losange ou approchantes de cette figure [b].

On voit en résumé comment une interprétation conjecturale de l'aspect strié de la fibre musculaire a conduit peu à peu les tenants de la théorie fibrillaire à user d'une terminologie telle que la substitution d'une unité morphologique à une autre, si elle exigeait une véritable conversion intellectuelle, se trouvait facilitée du fait qu'elle trouvait en grande partie préparé son vocabulaire d'exposition : vésicule, cellule. Le terme d'utricule, également employé pour désigner les lacunes du tissu cellulaire, plus spécialement en botanique, semble avoir été créé par Malpighi [*].

---

a. *Cf.* p. 74.
b. *Cf.* p. 99.
* *Cf.* l'article de M. D. Grmek, « La Notion de fibre vivante chez les médecins de l'école iatrophysique », dans *Clio Medica*, vol. 5, n° 4, décembre 1970.

ET DE LA PHILOSOPHIE DE LEIBNIZ

Il est certain qu'à la fin du XVIIIe siècle et dans la première moitié du XIXe siècle le terme de *monade* est fréquemment employé pour désigner l'élément supposé de l'organisme[*].

En France, Lamarck utilise ce terme pour désigner l'organisme tenu alors pour le plus simple et le moins parfait, l'infusoire. Par exemple : « ...l'organisation animale la plus simple... la monade qui pour ainsi dire n'est qu'un *point animé.* »[a] « ... La monade, le plus imparfait des animaux connus... »[b] Ce sens est encore conservé dans le *Dictionnaire de la Langue française* de Littré : « Genre d'animalcules microscopiques. » On a vu que lorsque Auguste Comte critique la théorie cellulaire et la notion de cellule, c'est sous le nom de « monade organique », dans la XLI[e] leçon du *Cours de Philosophie positive*[c]. En 1868, Gobineau apparente cellule et monade.

En Allemagne, comme l'a montré Dietrich Mahnke[1], dans son ouvrage *Unendliche Sphäre und Allmittelpunkt*[d], c'est par Oken, ami et disciple de Schelling à Iéna, que l'image de la monade importe dans les spéculations biologiques sa signification indivisiblement géométrique

---

[*] Johannes Müller, *Manuel de Physiologie*, t. II, trad. fr. de Jourdan, Paris, 1845, p. 526 : « Monades dans le sens des physiologistes ».
a. *Discours d'ouverture*, 21 floréal an VIII, 1800.
b. *Philosophie zoologique*, 1809, VIII, les Polypes.
c. Éd. Schleicher, t. III, p. 279.
d. Halle, 1937, p. 13-17.

1. Dietrich Mahnke (1884-1939), philosophe allemand, spécialiste de Leibniz, soutint sa thèse de doctorat sous la direction de Husserl à l'Université de Fribourg en Brisgau en 1925, *Leibnizens Synthese von Universalmathematik und Individualmetaphysik*. Il est nommé professeur à l'Université de Marbourg en 1927.

et mystique. Il s'agit exactement d'un pythagorisme biologique. Les éléments et les principes de tout organisme sont nommés indifféremment, *Urbläschen* (vésicules originaires), *Zellen* (cellules), *Kugeln* (boules), *Sphären* (sphères), *organische Punkte* (points organiques). Ils sont les correspondants biologiques de ce que sont, dans l'ordre cosmique, le point (intensité maxima de la sphère) et la sphère (extension maxima du point). Entre Oken et les premiers fondateurs de la théorie cellulaire, empiriquement établie, Schleiden et Schwann, existent toutes les nuances d'obédience et de dépendance à l'égard de la monadologie biologique, exposée dans le *Lehrbuch der Naturphilosophie* (1809-1811). Si le grand botaniste Nägeli[1] (1817-1891), que son enthousiasme pour Oken détourna de la médecine vers la biologie, devint, sous l'influence du darwinisme, un matérialiste résolu, il n'en garda pas moins toujours une certaine fidélité à ses idées de jeunesse, et la trace s'en trouve dans sa théorie des *micelles*, unités vivantes invisibles constituant le protoplasme ; théorie qui figure, en quelque sorte, la puissance seconde de la théorie cellulaire. Plus romantique, plus métaphysicien, l'extraordinaire Carl Gustav Carus[2], peintre, médecin et naturaliste (1789-1869), s'en est tenu presque à la lettre aux idées d'Oken. La notion de totalité organique domine sa philosophie

188 et sa psychologie ; | la forme primitive universelle est la sphère et la sphère biologique fondamentale c'est la cellule. Dans son ouvrage *Psyche* (1846), les termes de *Urzellen* et de *organische Monaden* sont strictement équivalents.

Il n'est pas douteux que c'est de Leibniz, par l'intermédiaire de Schelling, de Fichte, de Baader[3] et de Novalis, que les philosophes de la nature tiennent leur conception monadologique de la vie[a].

En France, c'est surtout par Maupertuis que la philosophie de Leibniz a informé et orienté, au XVIIIᵉ siècle, les spéculations relatives à la formation

a. *Cf.* Mahnke, *op. cit.*, p. 16.

1. Karl-Wilhelm von Nägeli (1817-1891), botaniste suisse, étudia le protoplasme et la division cellulaire. C'est Schleiden qui lui conseilla d'étudier les tissus et cellules des plantes.
2. Carl Gustav Carus (1789-1869), médecin allemand, peintre, docteur en médecine en 1811 à Leipzig, enseigna la médecine (obstétrique) à Dresde où il dirigea la maternité. Il est l'auteur d'une œuvre scientifique qui va de la zoologie, de l'anatomie comparée, de l'évolution, à la physiologie, et à la psychologie. Son œuvre picturale est principalement faite de paysages romantiques.
3. Franz von Baader (1765-1841), penseur allemand, fit des études de médecine et de sciences naturelles, puis développa une philosophie religieuse et mystique qui exerça une grande influence sur les romantiques allemands, spécialement sur Schelling et Hölderlin.

et à la structure des êtres vivants [*][1]. Dans son *Essai sur la formation des êtres organisés* (1754), Maupertuis expose plus nettement encore que dans la *Vénus physique* (1745) sa théorie de la formation des organismes par l'union de molécules élémentaires, issues de toutes les parties du corps des parents et contenues dans les semences du mâle et de la femelle. Cette union n'est pas un simple phénomène mécanique, pas même un phénomène simplement réductible à l'attraction newtonienne. Maupertuis n'hésite pas à invoquer un instinct inhérent à chaque particule (*Vénus physique*) et même « quelque principe d'intelligence, quelque chose de semblable à ce que nous appelons désir, aversion, mémoire » (*Essai*). En sorte que Paul Hazard [2], résumant l'évolution des idées de Maupertuis, peut écrire : « Ne nous y trompons pas : ce qui apparaît ici c'est la monade » [a]. On a vu quelle fut l'influence de Maupertuis sur Buffon et spécialement pour l'élaboration de la théorie des molécules organiques [b].

---

[*] Sur l'influence diffuse, indirecte plutôt que directe, de Leibniz sur Diderot, *cf.* Yvon Belaval, « Note sur Diderot et Leibniz », dans *Revue des Sciences humaines*, oct.-déc. 1963, p. 435-51.

a. *La Pensée européenne au XVIIIe siècle*, Paris, 1946, tome II, p. 43.

b. *Cf.* Jean Rostand, *La Formation de l'être*, Paris, 1930, chap. IX ; du même auteur, « Esquisse d'une histoire de l'atomisme en biologie », dans la *Revue d'Histoire des Sciences*, tome II, 1949, n° 3 et tome III, 1950, n° 2.

1. Yvon Belaval (1908-1988), philosophe français, spécialiste de Leibniz, fut professeur à l'Université de Lille, puis, en 1965, à la Sorbonne. Historien de la philosophie, dont l'ouvrage principal est la thèse de doctorat *Leibniz critique de Descartes* (Paris, Gallimard 1960), il fut également intéressé par la littérature et la psychologie.

2. Paul Hazard (1878-1944), professeur de littérature à la Sorbonne puis au Collège de France, fut l'auteur de *La Pensée européenne au XVIIIe siècle* (Paris, Boivin et Cie, 3 volumes, 1946).

III. EXTRAITS DU *DISCOURS SUR L'ANATOMIE DU CERVEAU* TENU PAR STÉNON[1] EN 1665 À MESSIEURS DE L'ASSEMBLÉE DE CHEZ MONSIEUR THÉVENOT[2], À PARIS

« ... Pour ce qui est de monsieur Descartes, il connaissait trop bien les défauts de l'histoire que nous avons de l'homme, pour entreprendre d'en expliquer la véritable composition. Aussi n'entreprend-il pas de le faire dans son *Traité de l'Homme*, mais de nous expliquer une machine qui fasse toutes les actions dont les hommes sont capables. Quelques-uns de ses amis s'expliquent ici autrement que lui ; on voit pourtant au commencement de son ouvrage qu'il l'entendait de la sorte ; et dans ce sens on peut dire avec raison, que monsieur Descartes a surpassé les | autres philosophes dans ce **189** traité dont je viens de parler. Personne que lui n'a expliqué mécaniquement toutes les actions de l'homme, et principalement celles du cerveau ; les autres nous décrivent l'homme même ; monsieur Descartes ne nous parle que d'une machine qui pourtant nous fait voir l'insuffisance de ce que les autres nous enseignent, et nous apprend une méthode de chercher les usages des autres parties du corps humain, avec la même évidence qu'il nous démontre les parties de la machine de son homme, ce que personne n'a fait avant lui.

1. Nicolas Sténon (Niels Stensen) (1638-1686), anatomiste, géologue et théologien danois, étudia la médecine à l'Université de Copenhague, séjourna en Hollande où il fut docteur en médecine à Leyde, puis en France avant de devenir professeur d'anatomie à l'Université de Padoue, puis membre de l'Accademia del Cimento. Il fut l'auteur de notables découvertes anatomiques.

2. Melchisédech Thévenot (1620-1692), écrivain et physicien français, auteur de contributions variées, a constitué un cercle de savants à l'échelle européenne, active avant la création de l'Académie royale des sciences en 1666.

« Il ne faut donc pas condamner monsieur Descartes, si son système du cerveau ne se trouve pas entièrement conforme à l'expérience ; l'excellence de son esprit, qui paraît principalement dans son *Traité de l'Homme*, couvre les erreurs de ses hypothèses. Nous voyons que des anatomistes très habiles, comme Vésale [1] et d'autres, n'en ont pu éviter de pareilles.

« Si on les a pardonnées à ces grands hommes qui ont passé la meilleure partie de leur vie dans les dissections, pourquoi voudriez-vous être moins indulgents à l'égard de monsieur Descartes qui a employé fort heureusement son temps à d'autres spéculations ? Le respect que je crois devoir, avec tout le monde, aux esprits de cet ordre, m'aurait empêché de parler des défauts de ce traité. Je me serais contenté de l'admirer avec quelques-uns, comme la description d'une belle machine, et toute de son invention, s'il n'avait rencontré beaucoup de gens qui le prennent tout autrement, et qui le veulent faire passer pour une relation fidèle de ce qu'il y a de plus caché dans les ressorts du corps humain. Puisque ces gens-là ne se rendent pas aux démonstrations très évidentes de monsieur Silvius, qui a fait voir souvent que la description de monsieur Descartes ne s'accorde pas avec la dissection des corps qu'elle décrit, il faut que, sans rapporter ici tout son système, il leur en marque quelques endroits, où je suis assuré qu'il ne tiendra qu'à eux de voir clair et de reconnaître une grande différence entre la machine que monsieur Descartes s'est imaginée et celle que nous voyons lorsque nous faisons l'anatomie des corps humains… » [a].

a. *Nicolaï Stenonis Opera Philosophica*, Copenhague, Éditions Vilhelm Maar, 1910, tome II, p. 7-12.

1. Vésale (Andreas Wittig alias Vesalius) (1514-1564), médecin et anatomiste flamand, est l'auteur de *De corporis humani fabrica libri septem* (Bâle, 1543), ouvrage considéré comme le premier traité d'anatomie humaine moderne.

| BIBLIOGRAPHIE

Cette bibliographie n'est pas le dénombrement entier de tous les ouvrages ou articles cités dans les études précédentes : elle en omet certains et en cite d'autres dont il n'a pas été fait expressément mention. Elle vise à réunir les textes fondamentaux et les mises au point concernant des questions essentielles, de façon à constituer une documentation de biologie générale susceptible d'être utilisée aujourd'hui dans une intention philosophique.

AMBARD (L.), « La Biologie », dans *Histoire du Monde*, dirigé par Cavaignac, tome XIII, V^e partie, Paris, de Boccard, 1930.

ARISTOTE, *Traité sur les Parties des Animaux*, livre Ier, texte, traduction, introduction et commentaires par J.-M. LE BLOND, Paris, Aubier, 1944.

ARON (M.) et GRASSÉ (P.), *Biologie animale*, 5e édition revue et corrigée, Paris, Masson, 1947.

BALTRUSAITIS (J.), *Aberrations*, Paris, Olivier Perrin, 1957.

– *Réveils et prodiges, Le gothique fantastique*, Paris, A. Colin, 1960.

BELLONI (L.), « Schemi e modelli della machina vivente nel seicento », *Physis*, vol. V, 1963, fasc. 3, p. 259-298.

BERGSON (H.), *L'Évolution créatrice* (1907), 40e édition, Paris, Alcan, 1932.

– « La Philosophie de Claude Bernard » (1913), dans *La Pensée et le Mouvant*, 6e édition, Paris, Alcan, 1939.

BERNARD (C.), *Introduction à l'Étude de la Médecine expérimentale* (1865), Genève, Éditions du Cheval Ailé, Bourquin, 1945.

– *Principes de Médecine expérimentale*, publiés par le docteur Delhoume, Paris, PUF, 1947.

– *Morceaux choisis*, publiés par Jean Rostand, Paris, Gallimard, 1938.

– *Cahier de notes 1850-1860*, présenté et commenté par M. D. GRMEK, Paris, Gallimard, 1965.

BERTALANFFY (L. von), *Les Problèmes de la vie*, trad. fr. de M. DEUTSCH, Paris, Gallimard, 1961.

BICHAT (X.), *Recherches physiologiques sur la vie et la mort* (1800), Paris, A. Delahays, 1855 ; Paris, Vrin, 1982.

BOULLET (J.), « La Galerie des monstres », n° spécial de la revue *Bizarre* ; Les Monstres, XVII-XVIII, février 1961.

BOUNOURE (L.), *L'Autonomie de l'être vivant*, Paris, PUF, 1949.

BRUN (J.), *La Main et l'esprit*, Paris, PUF, 1963.

BUFFON (G.), *Histoire naturelle* (1749), volumes I à III ; *Vues générales sur la génération et sur l'homme, Œuvres complètes*, Bruxelles, Lejeune, 1828-1833.

BUYTENDIJK (F. J. J.), *Psychologie des animaux*, Paris, Payot, 1928.

CAHN (Th.), *La Vie et l'œuvre d'Étienne Geoffroy Saint-Hilaire*, Paris, PUF, 1962.

– « Modèles électroniques et fonctionnement de l'organisme », *Revue Philosophique*, 1962, p. 187-195.

CAILLOIS (R.), *Au Cœur du fantastique*, Paris, Gallimard, 1965.

CANGUILHEM (G.), *Essai sur quelques problèmes concernant le normal et le pathologique* (1943), 2ᵉ édition, Paris, Les Belles Lettres, 1950.

– « Note sur la situation faite en France à la philosophie biologique », *Revue de Métaphysique et de Morale*, 1947, n° 3-4.

– *La Formation du concept de réflexe aux XVIIᵉ et XVIIIᵉ siècles*, Paris, PUF, 1955, 2ᵉ éd. Paris, Vrin, 1977.

– « L'Homme et l'animal du point de vue psychologique selon Charles Darwin », *Revue d'histoire des Sciences*, tome XIII, n° 1, janvier-mars 1960.

– « The Role of analogies and models in biological discovery », in *Scientific Change*, ed. by A. C. Crombie, London, Heinemann, 1963.

– « La Constitution de la physiologie comme science », dans *Physiologie*, par Ch. Kayser, tome I, Paris, Flammarion, 1963.

CAULLERY (M.), « Histoire des sciences biologiques », dans G. Hanotaux, *Histoire de la Nation française*, tome XV, Paris, Plon, 1925.

– *Le Problème de l'évolution*, Paris, Payot, 1931.

– *Les Étapes de la biologie*, « Que sais-je ? », Paris, PUF, 1940.

– *Biologie des jumeaux*, 1945, Paris, PUF

COLLIN (R.), *Panorama de la biologie*, Paris, Éditions de la Revue des Jeunes, 1945.

COMTE (A.), *Cours de Philosophie positive*, Leçons XL à XLV, Paris, Schleicher, 1907.

CUÉNOT (L.), « La Loi en biologie », dans *Science et Loi*, 5ᵉ Semaine internationale de *Synthèse*, Paris, Alcan, 1934.

– *L'Espèce*, Paris, Doin, 1936.

– *Invention et finalité en biologie*, Paris, Flammarion, 1941.

CUÉNOT (L.) et TÉTRY (A.), *L'Évolution biologique*, Paris, Masson, 1951.

DAGOGNET (F.), *Philosophie biologique*, Paris, PUF, 1955.

– *La Raison et les remèdes*, Paris, PUF, 1964.

DALCQ (A.), *Initiation à l'embryologie générale*, Liège, Desoer, et Paris, Masson, 1952.

DAREMBERG (Ch.), *Histoire des sciences médicales*, 2 vol., Paris, J.-B. Baillière, 1870.

DARWIN (Ch.), *De l'Origine des Espèces*, trad. fr. de C. ROYER, Paris, Flammarion, 1859.

DEMANGEON (J. B.), *De l'Imagination, considérée dans ses effets directs sur l'homme et les animaux et dans ses effets indirect sur les produits de la gestation*, 2ᵉ éd., Paris-Bruxelles, 1829.

DEUTSCH (K. W.), « Mechanism, organism and society : some models in natural and social science », *Philosophy of science*, vol. XVIII, 1951, p. 230-252.

DESCARTES (R.), *L'Homme*, 1664, suivi de *La Description du Corps humain*, dans *Œuvres* de Descartes publiées par Ch. Adam et P. Tannery, tome XI, Paris, Vrin.

DOYON (A.) et LIAIGRE (L.), « Méthodologie comparée du biomécanisme et de la mécanique comparée », *Dialectica*, X, 1956, p. 292-335.

DRIESCH (H.), *La Philosophie de l'organisme*, 1909, trad. fr. de KOLMANN, Paris, Rivière, 1921.

DUBOIS (G.), *La Notion de cycle, Introduction à l'étude de la biologie*, Neuchâtel, Éditions du Griffon, 1945.

FLORKIN (M.), *Naissance et déviation de la théorie cellulaire dans l'œuvre de Théodore Schwann*, Paris, Hermann, 1960.

FOUCAULT (M.), *Folie et déraison, histoire de la folie à l'âge classique*, Paris, Plon, 1961.

– *Naissance de la clinique*, Paris, PUF, 1963.

GOLDSTEIN (K.), *Der Aufbau des Organismus*, 1934, traduit en français sous le titre *La Structure de l'organisme* par le docteur BURCKHARDT et Jean KUNTZ, Paris, Gallimard, 1951.

– « Remarques sur le problème épistémologique de la biologie », 1949, *Congrès international de Philosophie des Sciences*, Paris, 1949, I, « Épistémologie », Paris, Hermann.

GRASSÉ (P.), « Projet d'article sur le mot Biologie pour le vocabulaire historique », *Revue de Synthèse*, 1940-1945, n° 19.

– *Biologie animale* (voir Aron et Grassé).

GRMEK (M. D.), « Le Vieillissement et la mort », dans *Biologie* (Encyclopédie de la Pléiade), Paris, Gallimard, 1965.

GUILLAUME (P.), *La Psychologie animale*, Paris, A. Collin, 1940.

| GURWITSCH (A.), « Le Fonctionnement de l'organisme d'après K. Goldstein », **193** 1939, dans *Journal de Psychologie*, 1939, p. 107.

– « La Science biologique d'après K. Goldstein », *Revue Philosophique*, 1940, p. 244.

GUYÉNOT (E.), « La Vie comme invention », dans *L'Invention*, 9 e Semaine internationale de *Synthèse*, Paris, Alcan, 1938.

– *Les Sciences de la vie aux XVII e et XVIII e siècles*, Paris, Albin Michel, 1941.

– *Les Problèmes de la vie*, Genève, Éditions du Cheval Ailé, Bourquin, 1946.

HAGBERG (K.), *Carl Linné*, trad. fr. de HAMMAI et METZGER, Paris, Éditions « Je sers », 1944.

HALDANE (J. S.), *The Philosophy of a Biologist*, Oxford Clarendon Press, 1936.

– *La Philosophie marxiste et les sciences*, trad. fr. de BOTTIGELLI, Paris, Éditions Sociales, 1947.

HEDIGER (H.), *Les Animaux sauvages en captivité*, Paris, Payot, 1953.

– *La Vie des animaux sauvages d'Europe*, Paris, Amiot-Dumont, 1952.

KANT (E.), *La Critique du Jugement*, 1790, trad. fr. de J. GIBELIN, Paris, Vrin, 1928 ; *Critique de la faculté de juger*, trad. fr. de A. PHILONENKO, Paris, Vrin, 1993.

KAYSER (Ch.), « Les Réflexes », dans *Conférences de Physiologie médicale sur des sujets d'actualité*, Paris, Masson, 1933.

– « Réflexes et comportements », 1947, dans *Bulletin de la Faculté des Lettres de Strasbourg*, n° de février et mars 1947.

– « Le Fait physiologique », dans *Somme de Médecine contemporaine*, I, Nice, Éditions de la Diane Française, 1951.

KLEIN (M.), *Histoire des origines de la théorie cellulaire*, Paris, Hermann, 1936.

– « Sur les débuts de la théorie cellulaire en France », *Thalès*, 1951, tome VI, p. 25-36.

– « Remarques sur les méthodes de la biologie humaine », *Congrès international de Philosophie des Sciences*, 1949, I, « Épistémologie », Paris, Hermann, 1951.

KLEIN (M.) et MAYER (G.), *Aspects méthodologiques des recherches sur les bases endocriniennes du comportement*, 1949, IV, « Biologie », Paris, Hermann, 1951.

LAMARCK (J.-B.), *Philosophie zoologique*, Paris, J.-B. Baillière, 1809.

– *Pages choisies*, introduction et notes de Lucien Brunelle, Paris, Éditions sociales, 1957.

LANE (F. W.), *Histoires extraordinaires des bêtes*, Paris, Hachette, 1950.

LECOMTE DU NOUY, *Le Temps et la vie*, Paris, Gallimard, 1936.

194 | LERICHE (R.), « De la santé à la maladie, La douleur dans les maladies », *Encyclopédie française*, tome VI, 1936.

– *La Chirurgie de la douleur*, 1937, 2 e édition, Paris, Masson, 1940.

– *Physiologie et pathologie du tissu osseux*, Paris, Masson, 1939.

– *La Chirurgie à l'ordre de la vie*, Aix-les-Bains, O. Zeluck, 1944.

– *La Philosophie de la chirurgie*, Paris, Flammarion, 1951.

– « Qu'est-ce que la maladie ? », dans *Somme de Médecine contemporaine*, I, Nice, Éditions de la Diane Française, 1951.

LEROI-GOURHAN (A.), *Le Geste et la parole* : I. *Technique et langage* (1964). II. *Mémoire et Rythmes* (1965), Paris, Albin-Michel.

LOEB (J.), *La Conception mécanique de la vie*, Paris, Alcan, 1927.

LORENTZ (K.), *Les Animaux, ces inconnus*, Paris, Les Éditions de Paris, 1953.

– *Darwin hat recht gesehen*, Pfullingen, Neske, 1965.

MANQUAT (M.), *Aristote naturaliste*, Paris, Vrin, 1932.

MATHEY (R.), *Dix préludes à la biologie*, Lausanne, Rouge, 1945.

MENDELSOHN (E.), « Physical models and physiological concepts : explananation in nineteenth-century biology », *The British Journal for the History of Science*, t. II, part. III, n° 7, 1965.

MERLEAU-PONTY (M.), *La Structure du comportement*, Paris, PUF, 1942.

MEYER-ABICH (A.), *Biologie der Goethezeit*, Stuttgart, Marquardt & C ie, 1949.

MONAKOW (C. von) et MOURGUE (R.), *Introduction biologique à l'étude de la neurologie et de la psychologie*, Paris, Alcan, 1928.

MULLER (H. J.), *Hors de la Nuit (Vues d'un biologiste sur l'avenir)*, Paris, Gallimard, 1938.

NICOLLE (Ch.), *Naissance, vie et mort des maladies infectieuses*, Paris, Alcan, 1930.

NIELSEN (H.), *Le Principe vital*, Paris, Hachette, 1949.

Orientation des théories médicales en U.R.S.S. (Documents), Centre Culturel et Économique France-U.R.S.S., 29 rue d'Anjou, Paris, 1951.

PAGEL (W.), *Paracelse, introduction à la médecine philosophique de la Renaissance*, trad. fr. de M. DEUTSCH, Grenoble, Arthaud, 1963.

PRENANT (M.), *Biologie et Marxisme*, Paris, Éditions Sociales internationales, 1936, 2 e édition, Paris, Hier et Aujourd'hui, 1948.

RÁDL (E.), *Geschichte der biologischen Theorien in der NeuZeit*, 2 e édition, I re partie, Leipzig, Engelmann, 1913.

— et HATFIELD (E. J.), *The History of biological theories*, Oxford, Oxford University Press, 1930.

RIESE (W.) et REQUET (A.), *L'Idée de l'homme dans la neurologie contemporaine*, Paris, Alcan, 1938.

ROGER (J.), *Les Sciences de la vie dans la pensée française du XVIII e siècle*, Paris, Colin, 1963.

Romantische Naturphilosophie, ausgewählt von Christoph Bernoulli und Hans Kern, Iena, Eugen Diederichs, 1926.

ROSENBLUETH (A.), WIENER (N.) and BIGELOW (J.), « Behavior, Purpose and Teleology », *Philosophy of science*, vol. X, 1943, p. 18-24 ; traduit en français par J. PIQUEMAL, sous le titre « Comportement, intention, téléologie », *Les Études philosophiques*, 1961, n° 2, p. 147-156.

ROSTAND (J.), *La Formation de l'être, Histoire des idées sur la génération*, Paris, Hachette, 1930.

– *La Genèse de la vie, histoire des idées sur la génération spontanée*, Paris, Hachette, 1943.

– *Esquisse d'une histoire de la biologie*, Paris, Gallimard, 1945.

– *Les Grands courants de la biologie*, Paris, Gallimard, 1951.

– *Les Origines de la biologie expérimentale et l'Abbé Spallanzani*, Paris, Fasquelle, 1951.

195 | ROULE (L.), *Buffon et la description de la nature*, Paris, Flammarion, 1924.

– *Lamarck et l'interprétation de la nature*, Paris, Flammarion, 1927.

RUYER (R.), *Éléments de psychobiologie*, Paris, PUF, 1946.

– *Néo-finalisme*, Paris, PUF, 1952.

– *La Genèse des formes vivantes*, Paris, Flammarion, 1958.

SCHELER (M.), *La Situation de l'homme dans le monde*, 1928, trad. fr. de M. DUPUY, Paris, Aubier, 1951.

SIGERIST (H.), *Introduction à la médecine*, 1932, trad. fr. de M. TÉNINE, Paris, Payot.

SIMONDON (G.), *Du Mode d'existence des objets techniques*, Paris, Aubier, 1958.

– *L'Individu et sa genèse physico-biologique*, Paris, PUF, 1964.

SINGER (Ch.), *Histoire de la biologie*, 1934, édition française par le docteur GIDON, Paris, Payot.

Somme de médecine contemporaine, I, *La Recherche* (1951), ouvrage publié sous la direction de René LERICHE, Nice, Éditions de la Diane Française.

STAROBINSKI (J.), « Une théorie soviétique de l'origine nerveuse des maladies », *Critique*, 1951, tome VII, n° 47, p. 348.

TEISSIER (G.), « Description mathématique des faits physiologiques », *Revue de Métaphysique et de Morale*, 1936, p. 55 *sq.*

– « Mécanisme de l'évolution », *La Pensée*, 1945, n° 2-3.

TÉTRY (A.), *Les Outils chez les êtres vivants*, Paris, Gallimard, 1948.

TILQUIN (A.), *Le Behaviorisme*, Paris, Vrin, 1944.

TINBERGEN (N.), *L'Étude de l'instinct*, Paris, Payot, 1953.

UEXKÜLL (J. von), *Theoretische Biologie*, Berlin, Springer, 1928.

— et KRISZAT (G.), *Streitzüge durch die Umwelten von Tieren und Menschen*, Berlin, Springer, 1934.

VANDEL (A.), *L'Homme et l'évolution*, Paris, Gallimard, 1949.

VENDRYES (P.), *Vie et probabilité*, Paris, Albin Michel, 1942.

WIENER (N.), *Cybernetics, or Control and Communication in the Animal and the machine*, Paris, Hermann, 1948.

WOLFF (É.), *Les Changements de sexe*, Paris, Gallimard, 1946.

– *La Science des monstres*, Paris, Gallimard, 1948.

– *Les Chemins de la vie*, Paris, Hermann, 1963.

TABLE DES MATIÈRES [1]

---

1. Les numéros de pages renvoient à la pagination originale ici en marge.

GEORGES CANGUILHEM

LA FORMATION DU CONCEPT DE RÉFLEXE
AU XVII e ET XVIII e SIÈCLES

PRÉSENTATION*

À côté du travail de Georges Canguilhem sur l'histoire de la théorie cellulaire, l'ouvrage sur la formation du concept de réflexe représente l'une des premières études consacrées explicitement par lui à l'histoire des sciences. En même temps, il s'agit de l'investigation la plus approfondie qu'il ait jamais effectuée sur un objet historico-scientifique particulier[1]. Lors de sa parution, cette étude fut saluée en France comme une contribution à une « histoire épistémologique » au sens de Gaston Bachelard[2]. Dans l'espace linguistique anglo-américain au contraire, on y a reconnu une œuvre historiquement fondée, d'un grand intérêt pour « les philosophes à inclination médicale et pour les médecins à inclination philosophique »[3]. En réalité, l'ouvrage sur le réflexe constitue un essai original pour *l'histoire des sciences comme histoire des concepts*. C'est justement pour cela qu'il a été depuis longtemps reconnu à l'intérieur de la France comme une « investigation fondamentale »[4] qui a contribué d'une manière considérable à définir le « style français » en histoire

---

* Traduction par C. Debru.

1. Elle a été complétée par l'article « Le concept de réflexe au XIXᵉ siècle », dans Georges Canguilhem, *Études d'histoire et de philosophie des sciences*, Paris, Vrin, 1968, p. 295-304. L'ouvrage a été soutenu comme thèse principale pour le doctorat d'état ès lettres devant la Faculté des lettres de l'Université de Paris le 30 avril 1955. Le tapuscrit de la thèse porte le visa du doyen de la Faculté Georges Davy et le permis d'imprimer du recteur René Fabre le 6 décembre 1954.

2. Fr. Bresson, « Recension de Georges Canguilhem, *La formation du concept de réflexe aux XVIIᵉ et XVIIIᵉ siècles*, Paris, Vrin, 1955 », *L'Année Psychologique*, 56/1 (1956), p. 329. D'autres recensions en langue française ont été publiées à cette époque dans la *Revue de Métaphysique et de Morale*, 62 (1957), p. 99-101, ainsi que dans les *Archives Internationales d'Histoire des Sciences*, 34 (1956), p. 161-163 (par P. Delaunay).

3. A. Dobsevage, « Recension de Georges Canguilhem, *La formation du concept de réflexe aux XVIIᵉ et XVIIIᵉ siècles*, Paris, Vrin, 1955 », *Philosophy and Phenomenological Research*, 18/4 (1958), p. 568-569, citation, p. 569.

4. M. Fichant, « L'épistémologie en France », dans Fr. Châtelet (éd.), *Histoire de la philosophie*, vol. VIII : *Le XXᵉ siècle*, Paris, Hachette, 1973, p. 135-178, citation, p. 172.

et philosophie des sciences [1]. Le programme contenu dans cette investigation n'a, il est vrai, pu être développé qu'ultérieurement. Cela n'a cependant occasionné aucune rupture dans la prégnance de son action, au moins dans le contexte français. Dans les années qui ont suivi la publication, Canguilhem n'a laissé aucun doute sur le fait que pour lui l'histoire des sciences est d'abord et avant tout une histoire des concepts. C'est ainsi qu'il écrivait dans l'Introduction historique au *Traité de Physiologie* de Charles Kayser en 1963 : « L'histoire d'une science ne saurait être une simple collection de biographies, ni à plus forte raison un tableau chronologique agrémenté d'anecdotes. Elle doit être aussi une histoire de la formation, de la déformation et de la rectification de concepts scientifiques » [2]. Et même s'il semblerait qu'il s'agisse ici d'un complément aux formes d'histoire des sciences répandues à l'époque (que l'on pense à l'histoire de la biologie de Radl ou au *Précis* en forme de tables de Rothschuh) [3], Canguilhem affirme clairement, dans une étude sur Bachelard, qu'il s'agit réellement pour lui d'une substitution. Ainsi, il écrit en 1963, que l'histoire des sciences doit être tout aussi exigeante et critique que la science elle-même : « Cette histoire ne peut plus être une collection de biographies, ni un tableau des doctrines, à la manière d'une histoire naturelle. Ce doit être une histoire des filiations conceptuelles » [4]. Encore plus explicite est l'article de 1966 sur « L'objet de l'histoire des sciences ». Canguilhem y distingue divers plans d'objectivité du domaine théorique, qu'il considère comme spécifiques pour l'histoire des sciences : « documents à cataloguer ; instruments et techniques à décrire ; méthodes et questions à interpréter ; concepts à analyser et à critiquer ». Et il ajoute : « Cette dernière tâche seule confère aux précédentes la dignité d'histoire des sciences » [5].

Parallèlement au développement de ce programme, la réception des travaux d'histoire des sciences de Canguilhem débute dans le contexte aux larges ramifications de l'arrivée du structuralisme. En 1964, Pierre Macherey caractérise la particularité de la tentative historique de Canguilhem de la manière suivante : « Sur le chemin d'une histoire de la biologie s'élabore, non une biologie de la connaissance au sens traditionnel du mot, c'est-à-dire une explication mécaniste du

1. J.-Fr. Braunstein, « Bachelard, Canguilhem, Foucault : Le "style français" en épistémologie », dans P. Wagner (éd.), *Les philosophes et la science*, Paris, Gallimard, 2002, p. 920-963.

2. Texte repris dans Georges Canguilhem, « La constitution de la physiologie comme science », *Études d'histoire et de philosophie des sciences*, Paris, Vrin, 1968, p. 235.

3. E. Radl, *Geschichte der biologischen Theorien in der Neuzeit I-II*, Leipzig-Berlin, Engelmann, 1913, et Karl Rothschuh, *Entwicklungsgeschichte physiologischer Probleme in Tabellenform*, Munich, Urban & Schwarzenberg, 1952.

4. G. Canguilhem, « L'histoire des sciences dans l'œuvre épistémologique de Gaston Bachelard », *Études d'histoire et de philosophie des sciences*, Paris, Vrin, 1968, p. 184.

5. G. Canguilhem, « L'objet de l'histoire des sciences », *Études d'histoire et de philosophie des sciences*, Paris, Vrin, 1968, p. 19.

processus de production des connaissances, mais une réflexion sur la connaissance de la biologie précisément éclairée par les lumières de la biologie » [1]. Quelques années plus tard, Michel Foucault dit quelque chose de très analogue, lorsqu'il écrit : Georges Canguilhem « veut retrouver par l'élucidation du savoir sur la vie et des concepts qui articulent ce savoir ce qu'il en est du *concept dans la vie* » [2].

En dehors de la France, cette tentative complexe n'a été reçue, si même elle l'a été, qu'indirectement. Une raison évidente en est qu'à la différence de l'ouvrage *Le normal et le pathologique*, l'étude de Canguilhem sur la formation du concept de réflexe n'est pas disponible en traduction anglaise [3], et qu'une version allemande n'existe que depuis quelques années [4]. Mais cela ne modifie en rien l'actualité ininterrompue de cet ouvrage, bien au contraire. En réalité, l'histoire des sciences pratiquée aujourd'hui, dans la mesure où elle prend ses distances par rapport à l'héritage multiforme du structuralisme, semble se rapprocher à nouveau lentement du projet de Canguilhem.

En considérant les développements les plus récents dans les études sur les sciences, on pourrait effectivement parler d'un retour à un « pré-structuralisme ». À la place des « structures » et « systèmes » de pensée scientifique, s'installent aujourd'hui les « styles » et « formes » de la pratique scientifique. Se détournant du traitement, de nos jours familier, des ordres de discours et de savoir à grandes dimensions (« 1800/1900 »), l'attention se dirige vers des structures comparativement étroitement délimitées et à courte durée, vers des réseaux et des systèmes expérimentaux, qui consistent dans un nombre limité de corps et de techniques, d'animaux et d'instruments, d'images et de concepts [5].

Sous ce rapport, l'intérêt croissant pour les « cyborgs » et autres hybrides biologico-technologiques a déjà conduit à se rattacher à la thèse de Canguilhem sur

1. P. Macherey, « La philosophie de la science de Georges Canguilhem : épistémologie et histoire des sciences », *La Pensée*, 113 (1964), p. 50-74, citation, p. 69.

2. M. Foucault, « Introduction », dans G. Canguilhem, *The normal and the pathological*, Boston, D. Reidel, 1978 ; *cf.* M. Foucault, *Dits et Ecrits II, 1976-1988*, Paris, Gallimard, 2001, p. 440.

3. Il et vrai que quelques extraits se trouvent dans l'ouvrage édité par Fr. Delaporte, *A Vital Rationalist. Selected Writings of Georges Canguilhem*, New York, Zone Books, 2000, p. 179-194. Pour la réception internationale, voir aussi G. Gutting, *Michel Foucault's Archaeology of Scientific Reason*, Cambridge, Cambridge University Press, 1989, p. 9-54, qui discute le travail de Canguilhem dans le cadre d'une « préhistoire » de l'archéologie du savoir de Foucault.

4. G. Canguilhem, *Die Herausbildung des Reflexbegriffs im 17. und 18. Jahrhundert*, traduit et présenté par H. Schmidgen, Munich, Wilhelm Fink, 2008.

5. Voir d'une manière exemplaire B. Latour et S. Woolgar, *Laboratory Life. The Social Construction of Scientific Facts*, Beverly Hills, Sage, 1979, A. Pickering, *The Mangle of Practice. Time, Agency, and Science*, Chicago-London, University of Chicago Press, 1995, et H.-J. Rheinberger, *Experimentalsysteme und epistemische Dinge. Eine Geschichte der Proteinsynthese im Reagenzglas*, Göttingen, Wallstein, 2001.

la continuité du rapport entre machine et organisme, telle qu'elle est particulièrement représentée dans *La connaissance de la vie* [1]. Les objets techniques ne valent plus comme incarnations de savoir, comme objectivations d'une théorie, d'un « a priori », mais sont compris comme des entités largement autonomes, comme objets ou êtres matériels, qui disposent d'une vie propre, comparable à beaucoup d'égards à la vie d'individus organiques.

Même les tentatives récentes de considérer les premières expressions du savoir scientifique dans des images, dessins, esquisses, et enfin aussi bien dans les formes de la nature [2], peuvent se réclamer de Canguilhem, car il a également suggéré, précisément dans son livre sur le réflexe, de rapporter les manifestations du savoir scientifique à la vie des formes, depuis les procédés d'analyse objectifs du laboratoire, qui selon lui remontent aux gestes archaïques de défense, jusqu'à l'imagination scientifique, qui est encore chez les modernes sous l'empire d'images antiques et mythologiques.

Même l'aspect apparemment le plus traditionnel de cette étude, la focalisation non sur des discours, des propos ou des signifiants, mais sur des concepts, est en relation avec quelques tendances actuelles des *science studies*. S'il s'est agi dans ce domaine et dans les dernières années, avant tout de mettre au jour la « culture matérielle » de la pratique scientifique, les dimensions immatérielles de cette pratique sont à nouveau depuis peu également à l'ordre du jour, qu'il s'agisse des aspects conceptuels de la pratique de laboratoire ou des caractéristiques expérimentales des pratiques conceptuelles [3].

1. I. Hacking, « Canguilhem parmi les cyborgs », dans J.-Fr. Braunstein (éd.), *Canguilhem : histoire des sciences et politique du vivant*, Paris, PUF, 2007, p. 113-142.

2. Voir par exemple Andrew Mendelsohn, « Lives of the Cell », *Journal of the History of Biology*, 36(1), 2005, p. 1-37, qui, en considérant l'histoire de la théorie cellulaire, représente la thèse selon laquelle il existe des objets déterminés de recherche qui sont plus « schématiques » que d'autres (*cf.* p. 25). Voir en outre Horst Bredekamp, *Les coraux de Darwin : premiers modèles de l'évolution et la tradition de l'histoire naturelle*, trad. fr. de Chr. Joschke, Dijon, Les presses du réel, 2008, ainsi que J. Voss, *Darwin's Pictures : Views of Evolutionary Theory, 1837-1874*, trad. fr. de L. Lantz, New Haven, Yale University Press, 2010.

3. Voir par exemple A. Pickering et A. Stephanides, « Constructing Quaternions : On the Analysis of Conceptual Practice », dans A. Pickering (éd.), *Science as Practice and Culture*, Chicago, The University of Chicago Press, 1992, p. 139-167 ; P. Beurton, R. Falk et H.-J. Rheinberger (eds.), *The Concept of Gene in Development and Evolution : Historical and Epistemological Perspectives*, Cambridge, Cambridge University Press, 2000, Arnold I. Davidson, *The Emergence of Seuality : Historical Epistemology and the Formation of Concepts*, Cambridge, Harvard University Press, 2001, ainsi que A. Warwick, *Masters of Theory : Cambridge and the Rise of Mathematical Physics*, Chicago, The University of Chicago Press, 2003.

Alors que les anthropologues des sciences, dans leurs investigations des concepts bio-médicaux, se réclament depuis déjà longtemps de Canguilhem[1], cela semble donc n'être plus qu'une question de temps pour que ses thèses sur la valeur pratique des concepts scientifiques et de leur connexion aux instruments de laboratoire et aux organismes modèles ne soient reprises dans le contexte plus large que nous venons d'esquisser. L'étude sur le concept de réflexe le montre d'une manière exemplaire : selon Canguilhem les concepts ne sont pas de simples entités abstraites, des produits de pensée, mais tout autant des acteurs concrets de laboratoire, qui se prolongent en percepts à l'aide de la technique.

Une révolution copernicienne en physiologie

Si l'on lit l'ouvrage de Canguilhem sur le concept de réflexe en jetant un regard sur la culture matérielle de la pratique scientifique, il se transforme rapidement en une galerie d'êtres sans têtes : une grenouille, où l'on a séparé le cerveau de la moelle épinière : lorsqu'on lui stimule le pied, elle tressaille ; un corps de lapin, dont on a séparé la tête : s'il est soumis à la respiration artificielle, il est encore capable des mouvements les plus variés ; des lézards sans tête sont encore pendant quelques jours capables de se mouvoir et même de s'accoupler. Un chapitre entier est consacré aux « animaux décapités ». Mais même en dehors, ils peuplent le texte : vipères, salamandres et tortues décapitées, poules et chiens décapités, fœtus acéphales et anencéphales qui ont vécu dans l'utérus maternel, s'y sont mus et ont continué encore peu après la naissance…

L'histoire qui se raconte en parcourant cette galerie est celle d'une révolution copernicienne en physiologie. La thèse fondamentale de Canguilhem est que le concept de réflexe s'est formé sous le signe d'une « négation du privilège cérébral, en matière de sensori-motricité »[2]. Jusqu'à la fin du dix-huitième siècle, les explications du mécanisme physiologique des mouvements involontaires étaient prises dans une vision anthropocentrique de l'organisme, qui reposait sur des parallèles explicites avec la cosmologie précopernicienne : le cœur ou le cerveau étaient considérés comme le centre autour duquel le corps animal s'organisait dans ses mouvements.

Le rôle de ces centres ressemblait à celui joué dans la cosmologie ptolémaïque par la vie terrestre pour les étoiles, qui se mouvaient, par rapport à l'homme, au dessus ou en dessous de lui, aussi bien qu'à la place occupée par le roi vis-à-vis de ses sujets dans l'absolutisme. Avec la formation du concept de réflexe, cet ordre du savoir sur le corps se renverse, non d'une manière soudaine, mais pas à pas, graduellement, sur une période de plus de cent cinquante ans. À la fin du processus,

---

1. Voir avant tout P. Rabinow, *Essays in the Anthropology of Reason*, Princeton, Princeton University Press, 1997.
2. G. Canguilhem, *La formation du concept de réflexe…*, *op. cit.*, p. 77.

l'organisme n'est plus considéré à partir d'un centre cardiaque ou cérébral, mais à partir de sa périphérie : « La révolution copernicienne, dans la physiologie du mouvement, c'est la dissociation des notions de cerveau et de centre sensori-moteur, la découverte de centres excentriques, la formation du concept de réflexe »[1].

Sur cet arrière-plan, Canguilhem développe un argument concret : ce n'est pas René Descartes (1596-1650) qui est, comme on l'a longtemps pensé, l'auteur du concept physiologique de réflexe ; bien plutôt, c'est le médecin et philosophe de la nature anglais Thomas Willis (1621-1675), qui a formé ce concept. À la différence de Descartes, Willis est partie de l'idée qu'entre les processus sensorimoteurs centrifuges et centripètes existe une identité continue. Le rapport entre sensations et mouvements pouvait donc être conçu par lui dans le sens d'une réflexion, d'un retour de courant ou d'un écho. En outre, Willis était le premier à différencier les mouvements volontaires et involontaires au regard de leur siège anatomique, en distinguant les fonctions du cerveau et du cervelet.

Au dix-huitième siècle, la théorie des « sympathies » organiques et le découplage des concepts de sensation et de conscience a contribué progressivement à mettre au centre de l'attention les structures anatomiques et les processus psycho-physiologiques périphériques. Les travaux de Jean Astruc (1684-1766), Robert Whytt (1714-1766), Johann Unzer (1727-1799) et Julien Legallois (1770-1814) ont montré que les mouvements réflexes pouvaient être localisés non seulement dans le cervelet, mais également dans la moelle épinière et dans les connexions nerveuses paracentrales. À la même époque, il a été montré que les sensations qui déclenchent de tels mouvements ne doivent pas être accompagnées de conscience mais peuvent l'être. Les mouvements réflexes n'étaient donc pas des réactions automatiques, de type mécanique, mais des modalités de comportement entièrement dirigées, orientées vers un but.

À la suite de Whytt, ce fut avant tout Georg Prochaska (1789-1820) qui subordonna le mécanisme périphérique du réflexe à un instinct d'autoconservation, à un principe d'utilité organique. Au terme de ce développement se trouve l'idée d'un appareil neuromusculaire « qui ne soit pas seulement un système mais un système de systèmes et qui, par suite, tout en assurant le fonctionnement de l'organisme en tant que tout, permette une certaine indépendance d'automatismes partiels »[2]. Autrement dit, la coordination de la faculté de sensation et du mouvement est disposée dans l'organisme non comme une monarchie de droit divin – de haut en bas, par délégation de la part d'une puissance centrale –, mais comme dans une république fédérale – de bas en haut, par intégration de pouvoirs locaux. Ce qui apparaissait être une simple physiologie de l'automatisme se révèle être, sur ce point et dans ce sens, une physiologie de l'autonomie.

---

1. G. Canguilhem, *La formation du concept de réflexe...*, *op. cit.*, p. 127.
2. *Ibid.*, p. 127-128.

Cependant, la découverte de centres excentriques ne reste pas dans cet ouvrage l'affaire des acteurs historiques. Canguilhem lui-même est impliqué dans leurs découvertes, certes pas sur le plan de la physiologie, mais sur celui de l'histoire de la physiologie. On pourrait même dire : ce que la formation du concept de réflexe accomplit pour la physiologie, la focalisation sur le concept l'accomplit pour le domaine de l'histoire de la physiologie. L'ouvrage sur le réflexe nie le privilège des grandes entités historiographiques – personnes, institutions, ou théories scientifiques – pour installer à leur place le concept comme plus petite unité d'intégration épistémique, c'est-à-dire de délimitation, d'interprétation et de généralisation de l'expérience.

On pourrait caractériser le mode d'écriture historique qui en résulte comme « histoire des sciences sans noms », en s'appuyant sur Wölfflin [1], si Canguilhem n'avait insisté explicitement sur la désignation des responsabilités personnelles des chercheurs ayant participé à la formation du concept et sur leur délimitation précise les uns par rapport aux autres. La connaissance conceptuelle ne représente pour lui aucune « idole d'objectivité », devant laquelle les mérites personnels s'évanouiraient [2]. Pourtant, il s'agit d'une présentation largement dépersonnalisée : comme fil conducteur du concept de réflexe, on dispose de tout un enchevêtrement de chercheurs qui fréquemment ne coopéraient que d'une manière aveugle. Peu d'entre eux étaient contemporains. Ils ne se connaissaient pas tous, et pourtant ce que l'un d'entre eux obscurcissait était mis en lumière chez un autre. Les chercheurs ainsi associés utilisaient des instruments et des organismes extrêmement divers, et posaient pourtant des questions semblables. Ils provenaient d'espace linguistiques et culturels différents, étaient entraînés à des disciplines diverses, suivaient des carrières divergentes. Pourtant ils étaient et sont liés les uns aux autres par un concept et par le problème auquel il répondait : comment peuvent être différenciés dans un organisme les mouvements volontaires et involontaires [3].

La condition préalable de ces couplages cachés réside dans la disposition interne en couches des concepts scientifiques, dans leur indépendance relative par rapport aux mots d'une part, aux théories générales d'autre part. Canguilhem comprend les concepts comme unités de trois éléments, qui consistent dans l'assemblage d'une chose, d'un mot et d'une détermination, à savoir d'un phénomène, d'une dénomination et d'une définition. Tous les éléments de cette stratification conceptuelle interne ne sont pas toujours donnés complètement ni simultanément. Le mot en question peut être utilisé, la chose lui appartenant peut être décrite d'une manière appropriée, mais une détermination ne vient-elle pas, et le concept n'est pas formé

---

1. H. Wölfflin, *Principes fondamentaux de l'histoire de l'art : le problème de l'évolution du style dans l'art moderne*, trad. fr. de C. et M. Raymond, Paris, Club des éditeurs, 1961. La version allemande date de 1915.

2. G. Canguilhem, *La formation du concept de réflexe…*, *op. cit.*, p. 158.

3. *Ibid.*, p. 148-149.

(ce qui est le cas chez Descartes). Ou le phénomène est connu, est également défini, mais la dénomination en question n'est pas utilisée (ainsi chez Legallois).

Pour Canguilhem, ce sont ces relations en couches qui sont la première raison pour laquelle des concepts scientifiques sont « théoriquement polyvalents »[1]. En tant que formations linguistiques, ils peuvent migrer d'une théorie à une autre, sont en mesure d'effectuer ce « changement de terrain théorique » (comme devait le dire avant tout Louis Althusser en se rattachant à Canguilhem)[2]. Enfin, le mot, la dénomination suffisent à transporter le concept d'une théorie à une autre. C'est ainsi que le concept de réflexe chez Descartes est en relation à une physiologie instituée d'une manière mécaniste ; chez Willis au contraire il s'adosse à une physiologie orientée d'une manière vitaliste. Toutefois, si l'on se représente les hypothèses fondamentales de la physiologie cartésienne, il devient clair que le concept de réflexe ne pouvait pas se former sur ce terrain, car Descartes, comme cela a déjà été signalé, considérait la propagation centripète et centrifuge d'excitations dans le corps comme deux processus fondamentalement différents l'un de l'autre.

Il concevait la stimulation sensorielle comme une véritable traction sur les nerfs, et en revanche la réaction motrice comme un transport de fluide (*esprits*) à travers les nerfs jusqu'aux muscles. Le premier processus ressemble au fait de sonner la cloche d'un clocher, le second au fait de souffler dans un tuyau d'orgue. En conséquence, l'image du phénomène optique qui entre dans le concept de réflexe ne pouvait se déployer chez Descartes. Il en va autrement chez Willis, qui a développé toute une vision du lien entre lumière et vie, grâce à laquelle le concept de réflexe pouvait être appliqué presque littéralement et mis en relation d'une manière instructive avec une série de faits et représentations disposés d'une manière semblable : « rejeter en arrière », « refluer », « répercuter en écho »[3], etc.

À l'origine du concept de réflexe se trouve donc une image archaïque, une sorte de métaphore absolue, qui a contribué d'une manière décisive à l'expression et à la remise à jour de ce concept : vie = lumière. Ce caractère imagé forme une raison supplémentaire de la polyvalence des concepts scientifiques. Car les images archaïques sur lesquelles reposent les concepts scientifiques ne dictent en aucune manière leur développement et ses modalités. C'est aussi en raison de ce soubassement non-conceptuel qu'il ne suffit pas de focaliser les théories. Un coup d'œil sur l'histoire des sciences montre que les théories sont exactement aussi décapitées, acéphales, que les animaux d'expérience manipulés par les chercheurs sur le réflexe.

---

1. G. Canguilhem, *La formation du concept de réflexe...*, op. cit., p. 6.
2. L. Althusser, « Préface : du Capital à la philosophie de Marx », dans L. Althusser, J. Rancière, P. Macherey, *Lire le Capital*, tome I, Paris, François Maspero, 1965, p. 11-89, citation p. 26.
3. G. Canguilhem, *La formation du concept de réflexe...*, op. cit., p. 66-67.

Ce sont les concepts qui, dans la pratique de la science, fonctionnent comme têtes chercheuses ou sondes, comme options pour l'expérience et le jugement. Si l'on suit leurs mouvements, leurs parcours, ce n'est pas seulement un entrelacs très ramifié de chercheurs qui coopèrent indirectement que l'on observe. Cela montre aussi que les concepts disposent d'une mémoire de relations rejetée en arrière et couverte par le progrès de la science. Comme le dit Ian Hacking : « Les concepts comportent des souvenirs d'événements que nous avons oubliés » [1].

Dans ce sens, la présente étude montre d'abord que le concept de réflexe peut être considéré depuis le milieu du dix-neuvième siècle comme une conquête et une partie constitutive solide de la physiologie expérimentale, de la « Physique Organique » au sens d'Émile Du Bois-Reymond : exemple éclatant des éléments mécanistiques dont sont composés les fonctions complexes des individus organiques. Mais ensuite, elle explicite le fait que cette fierté de père fondateur physiologique s'adresse à un enfant au fond illégitime. D'une manière ironique, la provenance du concept de réflexe se trouve exactement sur le terrain théorique combattu par les Physiciens Organiques : celui du vitalisme. Sur ce point, l'histoire du savoir scientifique dispose de son « humour propre », comme le note Canguilhem [2]. Elle n'est pas seulement le drame de la concurrence et de la compétition, la tragédie des erreurs d'aiguillages et des découvertes simultanées, mais aussi une comédie des errements, des tromperies et des confusions.

Le contexte de l'histoire conceptuelle

L'intérêt de Canguilhem pour la naissance et le développement des concepts scientifiques a bien pu être, dans la France des années cinquante, un intérêt spécial. Il n'était pas unique. Depuis la fin des années trente, avant tout deux philosophes du cercle de Brunschvicg et de Bachelard s'étaient spécialisés dans ce domaine : Alexandre Koyré, du côté de la physique des débuts de l'époque moderne, et Jean Cavaillès, du côté de l'histoire récente des mathématiques.

Aussi différents qu'aient été les thèmes et les approches de ces deux auteurs, ils se rattachaient à des traditions similaires dans leur orientation vers les concepts : d'un côté la phénoménologie d'Edmund Husserl, d'un autre le néokantisme d'Ernst Cassirer, ainsi en outre que des développements de longue durée dans les sciences elles-mêmes, dans le cours desquelles le conceptuel, le théorique et le général étaient poussés toujours plus au premier plan : depuis la critique de Helmholtz de la théorie de l'image (*Abbild*) et de sa contreproposition d'une théorie proto-sémiotique de la connaissance guidée par des signes, et de la vision de Hertz sur la nature fondamentalement symbolique et de modèle des représentations scientifiques,

---

1. I. Hacking, « Vom Gedächtnis der Begriffe », trad. fr. de J. Schulte, dans J. Schulte et U. Justus Wenzel (eds.), *Was ist ein "philosophisches" Problem*, 2ᵉ édition, Francfort sur le Main, Fischer Taschenbuch Verlag, 2001, p. 72-86, citation p. 84.
2. G. Canguilhem, *La formation du concept de réflexe…*, *op. cit.*, p. 171.

jusqu'à l'insistance de Duhem sur la différence radicale entre pratique scientifique et formation de théorie en physique moderne.

Alors que Cavaillès s'efforçait, sur cet arrière-plan, de représenter l'expression et la transformation des concepts mathématiques comme une entreprise collective, constructive et quasi-expérimentale, qui ne se laissait saisir d'une manière adéquate ni dans un retour aux intentionnalités grecques, ni dans une invocation à un sujet kantien, Koyré se consacrait à la tentative de comprendre les scientifiques comme des philosophes qui n'aboutissaient pas à une détermination radicalement nouvelle de concepts comme force, masse ou inertie par une pratique artisanale au laboratoire, mais par des travaux théoriques, non par l'instrumentalisation, mais par la mathématisation de phénomènes physiques, et mettaient ainsi en marche la production d'une nouvelle vision du monde, d'une nouvelle image du monde et d'un nouveau *sentiment de l'être*.

Cavaillès écrit, dans la conclusion programmatique de son ouvrage *Sur la logique et la théorie de la science* (édité à titre posthume en 1947 par Canguilhem et Charles Ehresmann) : « Ce n'est pas une philosophie de la conscience mais une philosophie du concept qui peut donner une doctrine de la science »[1]. Koyré déclare d'une manière non moins programmatique : « L'expérimentation consiste à interroger méthodiquement la nature ; cette interrogation présuppose et implique un *langage* dans lequel formuler les questions, ainsi qu'un dictionnaire nous permettant de lire et d'interpréter les réponses »[2].

À côté de la phénoménologie et du néokantisme, il y eut aussi une puissance qui dirigea précocement l'attention sur le problème des concepts scientifiques, et cela d'une manière également riche de conséquences pour Canguilhem : la sociologie. Dans la suite des réflexions de Georg Simmel sur les rapports entre « pensée théorique » et « intérêts pratiques » (1896) et de l'exigence de Wilhelm Jerusalem d'une « sociologie du connaître » (1909), ce furent dans le contexte français particulièrement Émile Durkheim et Célestin Bouglé qui commencèrent à s'intéresser à la formation de concepts scientifiques et ce faisant à attirer l'attention sur la part de processus sociaux dans la formation de tels concepts.

Dans *Les formes élémentaires de la vie religieuse*, dès 1912, Durkheim exposait l'argument selon lequel les concepts fondamentaux de la philosophie et de la science – des catégories comme temps, lieu, substance, genre, comportement, force, etc. – ne devaient d'aucune manière être considérés comme des « faits premiers et

---

1. J. Cavaillès, « Sur la logique et la théorie de la science », dans J. Cavaillès, *Œuvres complètes de philosophie des sciences*, Paris, Hermann, 1994, p. 473-560, citation p. 560. Voir également H. Sinaceur, *Jean Cavaillès : Philosophie mathématique*, Paris, PUF, 1994, p. 24 et p. 60.

2. A. Koyré, « Galileo and Plato », *Journal of the History of Ideas*, 4/4, 1943, p. 400-428, citation p. 403. A. Koyré, « Galilée et Platon », dans A. Koyré, *Études d'histoire de la pensée philosophique*, PUF, 1966, p. 150 (trad. fr. de Mme Georgette P. Vignaux).

inanalysables », mais comme « de savants instruments de pensée, que les groupes humains ont laborieusement forgés au cours des siècles et où ils ont accumulé le meilleur de leur capital intellectuel »[1]. Ces instruments de pensée reposaient sur des représentations collectives, donc impersonnelles et relativement constantes, qui servaient avant tout un but : la liaison entre hommes pensants. Faisant suite aux études ethnographiques sur la « pensée primitive », engagées depuis le tournant du siècle par Lucien Lévy-Bruhl, Marcel Mauss et lui-même, Durkheim a supposé que la déterminité sociale des concepts fondamentaux de la philosophie et de la science se comprend historiquement à partir de la déterminité sociale des concepts fondamentaux de la religion et de la magie, autrement dit qu'il existe un rapport génétique entre « conformisme moral » et « conformisme logique » ou, comme dira Bouglé, entre « normes pratiques » et « normes logiques »[2].

Pour l'investigation plus poussée de ce rapport, Durkheim demandait une discipline nouvelle, qui se séparerait nettement de l'introspection philosophique individuelle et ne procéderait pas seulement d'une manière sociologique, mais aussi historique : « Pour savoir de quoi sont faites ces conceptions que nous n'avons pas faites nous-mêmes, il ne saurait suffire que nous interrogions notre conscience ; c'est hors de nous qu'il faut regarder, c'est l'histoire qu'il faut observer, c'est toute une science qu'il faut instituer, science complexe, qui ne peut avancer que lentement, par un travail collectif (…) »[3].

Célestin Bouglé, ce « Durkheimien ambivalent »[4], chez lequel Canguilhem a étudié dans les années vingt, se rattachait largement à cette ligne d'argumentation. En 1922, dans ses leçons d'introduction à la sociologie, Bouglé soulignait d'abord le rôle du langage dans le progrès de la science. Ce progrès ne se produit pas en raison de quelconques directives d'action ou de « recettes », mais « par les théories, et d'abord par les concepts, en qui s'organisent les résultats des expériences »[5]. En effet, la vie pratique, avant tout l'artisanat et la technique suggèrent des premières classifications et catégories. Mais la science se caractérise par le fait qu'elle modifie, corrige et améliore les terminologies correspondantes au regard de ses buts spécifiques, propres.

1. É. Durkheim, *Les formes élémentaires de la vie religieuse, Le système totémique en Australie*, Paris, Félix Alcan, 2 e éd. revue, 1925, p. 27.

2. C. Bouglé, *Leçons de sociologie sur l'évolution des valeurs*, Paris, Armand Colin, 1922, p. XIII.

3. É. Durkheim, *Les formes élémentaires de la vie religieuse, Le système totémique en Australie*, Paris, Félix Alcan, 2 e éd. revue, 1925, p. 27-28. Voir également É. Durkheim, *Schriften zur Soziologie der Erkenntnis*, trad. fr. de M. Bischoff et éd. H. Joas, Francfort sur le Main, Suhrkamp, 1987.

4. Paul W. Vogt, « Un durkheimien ambivalent : Célestin Bouglé, 1870-1940 », *Revue française de sociologie*, 20/1, 1979, p. 123-139.

5. C. Bouglé, *Leçons de sociologie sur l'évolution des valeurs*, Paris, Armand Colin, 1922, p. 179.

Sous ce rapport, Bouglé, avec Durkheim, est parti du fait que des concepts comme force, substance ou cause servent avant tout à réaliser une compréhension et un accord des hommes, qui serait par principe accessible à chacun. Il partageait également l'hypothèse selon laquelle la production des concepts scientifiques se laissait éclairer par une analyse sociologique de la religion et de la magie : « alors on comprendra mieux qu'il puisse rester dans la science même quelque chose des normes qui ont rendu possibles, au temps où la religion se mêlait à tout dans la vie sociale, les premières ententes intellectuelles » [1].

D'une autre manière que Durkheim, Bouglé insérait cependant ces thèses à l'intérieur d'une philosophie des valeurs qui était ancrée de son côté dans une espèce particulière de philosophie de la vie [2]. C'est ainsi que dans ses *Leçons* de 1922, la religion, la magie, la technique et la science entrent dans le rapport de développement d'une « différenciation sociale » de systèmes de valeurs, c'est-à-dire de systèmes de « possibilités constantes de satisfaction de besoins ». D'une façon similaire à Simmel, la sociologie se prolongeait ainsi en psychologie. Mais cela ne suffisait pas, car : « Qui dit développement, dit aussi germe. »

En ce qui concerne le développement des concepts scientifiques, Bouglé ne cherchait pas seulement ce germe dans la psychologie, mais aussi dans la biologie, c'est-à-dire dans la vie même. C'est ainsi qu'il a exposé l'idée que la main de l'homme permettait d'une manière distinctive de saisir des objets, de les tourner et retourner, de les rapprocher et de les tenir à distance [3]. Il conviendrait de reconnaître dans cet organe de la préhension l'une des conditions biologiques de l'activité sociale de compréhension, et par là une preuve « que les forces nées de la vie en commun ont toujours à travailler sur un certain nombre de formes données » [4]. Les formes dont il s'agit ici sont celles que la vie exprime.

La conception de Canguilhem de l'histoire des sciences comme histoire des concepts se laisse ramener d'une manière révélatrice à cette espèce de sociologie de la connaissance empreinte de philosophie de la vie. Il est vrai que se trouvent absolument dans ses écrits des signes d'un rattachement à une histoire des sciences

1. C. Bouglé, *Leçons de sociologie sur l'évolution des valeurs*, op. cit., p. 187.

2. Cette insertion et cet ancrage sont manifestement dus à la sociologie et à la science morale de Simmel, chez lequel Bouglé a étudié dans les années 1890 et dont il a traduit certains écrits. Voir par exemple l'Annexe à Georg Simmel, *Gesamtausgabe, Bd. 19, Französisch- und italienischsprachige Veröffentlichungen, Mélanges de philosophie relativiste*, Chr. Papilloud, A. Rammstedt et P. Watier (eds.), Francfort sur le Main, Suhrkamp, 2002, particulièrement p. 384-400.

3. C. Bouglé, *Leçons de sociologie sur l'évolution des valeurs*, op. cit., p. 193-194 : « Et il est vraisemblable que parce qu'il est capable de saisir les objets, de les tourner et retourner, de les éloigner et de les rapprocher de lui, l'homme a plus de facilité que tout autre animal pour projeter les choses hors de lui, pour objectiver ses impressions ; ce qui est la première condition de l'exercice de la pensée ».

4. *Ibid.*, p. 193-194.

au sens de Koyré, particulièrement lorsqu'il s'agit d'argumenter contre le « lieu commun empiriste ». La discussion détaillée de passages particuliers, par exemple de Descartes et de Willis dans l'ouvrage sur le réflexe, fait également penser à la pratique de Koyré de l'*explication de texte*. Pourtant, Canguilhem se sépare clairement du « platonisme » souvent cité et parfois débattu de Koyré.

D'une manière qui fait penser à Durkheim *et* Bouglé, il souligne en premier lieu le rôle de la technique dans la formation des concepts scientifiques. La formation du concept de réflexe par Willis peut être un résultat de « modifications spéculatives » de théories plus anciennes ; en même temps elle repose sur l'assimilation plus ou moins réussie de phénomènes biologiques à des phénomènes technologiques. La formation de concepts est également d'un certain côté une question de « génie imaginatif et analogique »[1], d'« imagination analogique »[2], ou, pour le dire avec Paul Valéry, de « la faculté de varier les images, de les combiner, de faire coexister la partie de l'une avec la partie de l'autre et d'apercevoir, volontairement ou non, la liaison de leurs structures »[3].

Mais d'un autre côté l'accès par l'analogie à des formes préliminaires de savoir est lié à des cultures matérielles spécifiques. C'est précisément à cela que se rattache, selon Canguilhem, la grande différence entre Willis et Descartes : chez ce dernier domine l'équivalence des fonctions physiologiques à des modèles mécaniques et hydrodynamiques, levier, treuil, poulie, horloges, orgues, fontaines ; chez Willis en revanche ce sont les machines à feu qui servent de comparaisons explicatives : miroirs ardents, feux grégeois, canons, poudre à canon.

Cela n'est cependant qu'un aspect de la liaison entre concept et culture matérielle, langage et technique. Car longtemps encore après que le concept de réflexe ait été formé, cette liaison subsiste quoique d'une autre manière. Autour de 1850, le concept de réflexe n'est plus seulement un élément textuel, mais aussi un élément de la technique. Il n'est plus seulement inscrit dans les livres, mais aussi dans les laboratoires de physiologie, où il se relie à des instruments d'exploration et de démonstration, qui ont été fabriqués pour lui et n'auraient sans lui aucune utilisation : divers supports et pieds, qui étaient utilisés pour des expériences de démonstration sur des grenouilles et lapins décapités, des dispositifs pour la section complète et l'irritation de la moelle épinière d'animaux d'expérience, les « télégraphes de contraction » et « pistolets à grenouille » de Du Bois-Reymond,

---

1. G. Canguilhem, *La formation du concept de réflexe…*, *op. cit.*, p. 81.
2. *Ibid.*, p. 170.
3. P. Valéry, « *Introduction à la méthode de Léonard de Vinci* », *Œuvres Complètes*, « Bibliothèque de la Pléiade », vol. I, Paris, Gallimard, 1957, p. 1159. Canguilhem cite un passage de l'*Introduction* de Valéry dans l'ouvrage sur le réflexe, p. 74. Il convient de noter que Canguilhem, en ce qui concerne la relation entre concept et analogie, ne se réfère guère à des auteurs comme Hélène Metzger, *Les concepts scientifiques*, Paris, Félix Alcan, 1926.

aussi bien que des montures, qui servent à l'étude du réflexe tendineux du genou chez l'homme.

En considérant cet arsenal, Canguilhem constate : « Le réflexe cesse d'être seulement concept pour devenir percept. Il existe puisqu'il fait exister des objets qu'il fait comprendre » [1]. Les concepts scientifiques n'abstraient donc pas seulement de réalités perçues ; en association avec des instruments et appareils, ils servent également à *rendre visible*, c'est-à-dire à susciter des réalités et des perceptions et à inciter à des actions. C'est exactement dans ce sens que les concepts ne renvoient pas seulement à des théories. Ils apparaissent comme des moments constitutifs de la pratique scientifique, ce sont de véritables acteurs de laboratoire, qui par l'accrochage à la technique, placent de nouvelles formes à côté des formes existantes de la nature ou les superposent les unes aux autres.

De Descartes par Pavlov à la cybernétique

« Une bibliothèque annexée à un laboratoire se divise finalement en deux sections : un musée et un atelier. Il y a des livres que l'on feuillette comme on regarde des haches de silex, il y en a d'autres que l'on dépouille comme on utilise un microtome. Mais où passe la frontière entre le musée et l'atelier ? Et qui la trace ? Et quand se déplace-t-elle » [2] ?

La bibliothèque à laquelle fait ici allusion Canguilhem est celle de l'Institut de physiologie de Strasbourg. En elle fut écrite une grande partie de l'ouvrage sur le réflexe. Lorsqu'il fut publié, Canguilhem attacha de l'importance au fait qu'il s'agissait, « au moins quant à ses instruments et à ses lieux de production » [3], d'un travail de cet institut de physiologie. On peut reconnaître ici une affirmation supplémentaire des centres excentriques, de la périphérie, une sorte de décérébration au sens de géographie politique et de discipline académique : non Paris mais Strasbourg, et ni philosophie ni médecine, mais physiologie.

En même temps, l'ambition intellectuelle du travail ainsi situé devient claire. Ce n'est pas seulement une contribution à l'histoire qui est recherchée ; le but est aussi, absolument, de contribuer à la recherche physiologique, certes non dans le sens d'une polémique contre des conceptualités soi disant dépassées, mais au contraire par la preuve que ce sont des intuitions comparativement archaïques et des images fantasmagoriques qui se sont montrées productives dans la formation des concepts de la physiologie et par là dans le progrès de cette science.

Il est indubitable que la bibliothèque de l'Institut de Strasbourg était appropriée comme presqu'aucune autre à la réalisation d'une contribution de ce type à la recherche sur le réflexe. En premier lieu, le directeur de l'Institut, Charles Kayser,

---

1. G. Canguilhem, *La formation du concept de réflexe...*, *op. cit.*, p. 161.
2. *Ibid.*, p. 156.
3. *Ibid.*, p. 2.

s'était intéressé depuis les années trente à l'étude physiologique du comportement réflexe. En second lieu, on peut dire, au sujet de la bibliothèque de physiologie de Strasbourg ce que Canguilhem lui-même a dit une fois concernant Johannes Müller et la ville de Coblence : devant des frontières linguistiques et régionales nomades, il suffit de rester sur place, pour devenir cosmopolite [1]. L'Institut de physiologie de Strasbourg fut fondé en 1885 par les Allemands ; son premier directeur fut Frédéric Goltz. En 1918 la partie française en prit possession ; en 1940 les nationaux-socialistes s'en rendirent maîtres ; en 1945 Charles Kayser reprit l'institut et sa bibliothèque. De nombreux textes contemporains et historiques que Canguilhem donne et cite dans son étude appartiennent encore aujourd'hui à son fonds, par exemple les manuels de William Bayliss, Louis-Camille Soula et John Fulton, mais aussi les *Lehrsätze aus der Physiologie des Menschen* de Prochaska (1797), l'*Essay on the vital and other Involuntary Motions of Animals* de Whytt (1751) et, comme on ne pouvait guère faire autrement que de s'y attendre, le *Handbuch der Physiologie des Menschen* de Müller (1833-1840).

À la question de savoir quelle serait l'instance qui, du point de vue de l'histoire des sciences, tracerait dans une telle bibliothèque la frontière entre musée et atelier, Canguilhem donne une réponse claire : le présent. Faisant allusion à Bachelard, il comprend sa propre investigation comme élucidation du « passé actuel » d'une science, non comme une étude quasi-paléontologique d'un projet scientifique depuis longtemps disparu. Ce n'est que de prime abord qu'il s'agit du dix-septième et du dix-huitième siècle. Au centre se trouve une « histoire récurrente » qui se rapporte à la biologie, à savoir « une histoire qu'on éclaire par la finalité du présent » [2].

Cette finalité ne se déduit pourtant pas de l'état actuel de la recherche physiologique. Canguilhem, en effet, est informé au mieux de cet état de choses, et cela pour une raison qui n'est pas la dernière, les leçons données en 1947 par Kayser sur le réflexe et le comportement (pour les sections historiques desquelles il a effectué des recherches). Cependant l'intention principale de son travail ne réside pas dans l'idée de critiquer la physiologie des réflexes d'hier à la lumière de celle d'aujourd'hui. Il critique expressément ce point de départ dans l'étude très compréhensive de Franklin Fearing sur le même thème : *Reflex Action : A Study in the History of Physiological Psychology*, publiée en 1930 aux États-Unis.

Le point de départ de l'investigation de Canguilhem est autre : c'est l'observation que le concept de réflexe est entré dans le langage commun. Dans la

1. G. Canguilhem, « La constitution de la physiologie comme science », dans *Études d'histoire et de philosophie des sciences de la vie et du vivant*, 7ᵉ édition, Paris, Vrin, 2002, p 227-273, citation p. 248 : « Quand les régimes politiques changent quatre fois en vingt-cinq ans sur des territoires dont les frontières sont nomades, on doit changer de lieu pour ne pas changer d'aveu, ou bien l'on devient cosmopolite sur place. »

2. G. Bachelard, *L'activité rationaliste de la physique contemporaine*, Paris, PUF, 1951, p. 26.

France des années 1950, le réflexe a acquis une notoriété générale : « Chacun sait aujourd'hui ou cherche à savoir, dans la mesure où son travail et son mode de vie en dépendent, s'il a ou non de bons réflexes »[1]. La cause de cette conjoncture pour un concept (et également une chose) se trouve d'une part dans le fait que l'examen de réflexes est devenue une routine dans la pratique médicale et les hôpitaux. Mais d'autre part le réflexe dans ce sens, autour de 1950, a été complété et dépassé depuis longtemps par une compréhension généralisée. Toutefois, à cet égard, Canguilhem ne mentionne le nom de Pavlov qu'accessoirement, lorsqu'il explique la théorie cartésienne du mouvement involontaire. Comme la théorie du réflexe conditionné, la physiologie de Descartes partirait également du fait que certaines réactions « automatiques » d'un organisme seraient déterminées « par la qualité affective d'expériences antérieures »[2].

Ce qui est décisif pour l'augmentation d'actualité du concept de réflexe aux yeux de Canguilhem, ce n'est pas une doctrine actuelle ou traditionnelle, mais c'est l'orientation sociale et culturelle en direction des idéaux de la civilisation industrielle. Celle-ci exigerait et encouragerait les réactions réflexes, avant tout dans l'interaction avec des machines. Dans une alliance nullement sainte, ingénieurs et psychotechniciens poursuivaient, s'agissant de l'homme au travail, le but d'« adapter, toujours plus étroitement, la vitesse et l'uniformité de ses mouvements, décomposés en gestes élémentaires, au fonctionnement des machines et au rendement des entreprises »[3]. Les recherches de Georges Friedmann sur la sociologie du travail industriel, sur lesquelles Canguilhem s'était déjà penché quelques années auparavant, forment l'arrière-plan de ces explications sur les développements de l'interaction homme – machine alors[4].

Il reste à ajouter que ce n'est pas seulement la taylorisation de l'intersection entre corps et technique qui a contribué à la diffusion du concept de réflexe dans la France des années cinquante. Dans une action parallèle digne d'être remarquée, la cybernétique anglo-américaine et la physiologie russe ont facilité la sortie du réflexe du laboratoire et de la clinique pour en faire un phénomène de la vie quotidienne. Nul autre que Norbert Wiener n'a reconnu dans les réflexes conditionnés un important élément de jonction entre homme et machine, système nerveux et automate à calculer. Dans son livre sur la cybernétique de 1948, après une courte discussion de la physiologie « dynamique » de Pavlov, Wiener a proposé la thèse suivante : « Il n'y a rien dans la nature de la machine à calculer qui l'empêche de montrer

---

1. G. Canguilhem, *La formation du concept de réflexe...*, *op. cit.*, p. 163.
2. *Ibid.*, p. 44.
3. *Ibid.*, p. 166.
4. G. Canguilhem, « Milieu et normes de l'homme au travail », *Cahiers Internationaux de Sociologie* (1947), p. 120-136.

des réflexes conditionnés »[1]. Telle était sa conviction : les systèmes technologiques et biologiques seraient en position d'exprimer de nouvelles réactions quasi-mécaniques, donc d'apprendre d'une manière rudimentaire.

Quelques années plus tard, Ross Ashby discute également, d'une manière similaire, dans son *Introduction à la cybernétique*, des expériences de Pavlov sur le renforcement de réactions à des stimulus thermiques et tactiles. En outre, Ashby cite le réflexe de toux comme exemple d'un comportement physiologique de régulation, qui adapte l'organisme d'une manière répétitive à des conditions externes et internes changeantes : un processus authentiquement biologique de rétroaction. Ainsi il se rattache implicitement aux « rétroactions posturales » thématisées par Wiener, qu'il décrit comme « non volontaires » et également, dans cette mesure, comme du type de réflexes[2].

Cependant, la connexion peut-être la plus convaincante, parce que matériellement réalisée, entre physiologie réflexe et cybernétique, fut établie au début des années cinquante par le neurophysiologiste britannique Grey Walter. Comme étudiant, Grey Walter s'était déjà intéressé aux travaux de Pavlov. Il a installé à Cambridge un laboratoire sur les réflexes avec un élève de Pavlov, et a également connu Pavlov personnellement à la fin des années vingt. Environ vingt ans plus tard, en 1951, en marge d'une conférence internationale de cybernétique à Paris, Grey Walter a présenté l'un des résultats les plus spectaculaires de son travail : les tortues artificielles. Alors qu'au début ces machines ne devaient imiter que les mouvements d'organismes animaux dans l'espace, elles furent munies plus tard d'un circuit appelé « CORA » – Conditioned Reflex Analogue. Comme l'expliqua Grey Walter, ce circuit faisait des tortues des « machines faciles à instruire »[3]. L'hypothèse de Wiener, que des machines à calculer pouvaient montrer des réflexes conditionnés, semblait ainsi être confirmée. Après la démonstration de ces machines, un journaliste français a rapporté avec enthousiasme qu'en effet elles apprenaient sans effort à réagir à un sifflement d'une certaine hauteur sonore[4].

---

1. N. Wiener, *Cybernetics or Control and Communication in the Animal and the Machine*, Paris, Hermann, Cambridge (Mass.) The Technology Press, New York, John Wiley & Sons, 1948, p. 153.

2. R. Ashby, *Introduction à la cybernétique*, trad. fr. de M. Pillon, Paris, Dunod, 1958, p. 298. Voir également N. Wiener, *Cybernetics or Control and Communication in the Animal and the Machine*, Paris, Hermann, Cambridge (Mass.) The Technology Press, New York, John Wiley & Sons, 1948, p. 127, où il thématise les « feed-backs posturaux » qu'il décrit comme « non volontaires ».

3. Sur les tortues de Grey Walter, voir R. Hayward, « The Tortoise and the Love Machine : Grey Walter and the Politics of Electroencephalography », *Science in Context*, 14/4, 2001, p. 615-641.

4. P. de Latil, « Cybernétique (La) », *Larousse mensuel*, 472, 1953, p. 371-373, citation, p. 372.

Un peu plus tard parurent en France des ouvrages de vulgarisation dans lesquels les tortues conditionnées étaient montrées dans l'appartement de Grey Walter, dans son cercle de famille. Des numéros spéciaux de revues comme *Esprit*, *La Pensée*, et *La Nouvelle Revue Française*, discutaient des perspectives et des conséquences de la diffusion de ces machines réflexes. En 1954, Jacques Lacan dans son *Séminaire* fait référence aux tortues de Grey Walter pour porter sa théorie de l'imaginaire au niveau le plus nouveau[1]. Canguilhem les mentionne dans son ouvrage sur le réflexe[2], lorsqu'il renouvelle et renforce sa critique de la pensée mécaniste en considérant la cybernétique, et argumente en faveur du vitalisme comme relevant d'un certain positivisme prudent[3]. Et bien que ni Grey Walter ni Ashby ni Wiener ne se réfèrent à Descartes comme à une esquisse (ce qui cependant, du point de vue des automates de Grey Walter, aurait pu être suggéré), le contexte cybernétique confirme, du moins rétrospectivement, la relation posée par Canguilhem entre Pavlov et Descartes.

En 1974, dans ses souvenirs sur les sources multiples de la cybernétique, Warren McCulloch mentionne sa lecture précoce des écrits physiologiques de Descartes. Selon McCulloch ce n'est pas Leibniz (comme le pensait Wiener), mais Descartes qui se trouve au début du projet cybernétique, d'une part parce sa théorie des automates est simplement de la « bonne physique », d'autre part parce que Descartes aurait été « le premier » qui aurait utilisé le terme de « réflexe » et donc implicitement celui de rétroaction. La préface de la nouvelle édition du livre de Fearing, *Reflex Action*, publiée dans les années soixante-dix par MIT Press, part encore de l'idée d'une connexion interne entre la philosophie mécaniste de Descartes, la réflexologie et la cybernétique[4].

Entre biologie générale et physique organique

À la présence du concept de réflexe dans la culture de la France des années 1950, ont également contribué les études et essais que Canguilhem pouvait utiliser « comme un microtome » dans son travail à la bibliothèque de Strasbourg, pour rendre perméable la science présente à son passé. Il convient de nommer en premier lieu l'ouvrage de Kurt Goldstein *La structure de l'organisme* (1934). Selon Canguilhem, cet ouvrage, dans le contexte strasbourgeois et par l'intermédiaire

---

1. J. Lacan, *Le Séminaire livre II. Le Moi dans la théorie de Freud et dans la technique psychanalytique, 1954-1955*, Paris, Éditions du Seuil, 1978, p. 67.

2. G. Canguilhem, *La formation du concept de réflexe…, op. cit.*, p. 122.

3. *Ibid.*, p. 124.

4. Warren S. McCulloch, « The Beginnings of Cybernetics », dans C. Pias (éd.), *Kybernetik : The Macy Conferences – Essays und Dokumente*, Zurich, Berlin, Diaphanes, 2004, p. 345-360, citation, p. 347, et R. Held, « Introduction », dans F. Fearing, *Reflex Action : A Study in the History of Physiological Psychology*, Cambridge, London, The MIT Press, 1970, p. VI-IX.

du microbiologiste et historien de la biologie Marc Klein, aurait été reçu plus rapidement qu'à Paris [1]. De fait il formait déjà une ressource importante pour l'*Essai* de Canguilhem de 1943, en particulier pour le chapitre « Maladie, guérison, santé » qui par endroits se lit comme une variation sur les arguments de Goldstein sur le rapport ente norme, anomalie et maladie. En outre, ce fut Canguilhem qui s'occupa en 1949 de la venue de Goldstein de New York à Paris pour le Congrès international de philosophie des sciences (déjà avant 1951 la traduction française de son livre fut publiée dans une collection dirigée par Merleau-Ponty et Sartre). Dans ce Congrès, Goldstein prit part avec Marc Klein à un « Colloque d'épistémologie » dirigé par Bachelard, auquel il contribua par un rapport sur le problème de la connaissance dans les sciences biologiques [2].

Or Goldstein, en ce lieu comme dans *La structure de l'organisme*, développe son épistémologie de la biologie à partir d'une critique du concept de réflexe. Dans la mesure où le réflexe est compris dans celle-ci comme partie constitutive fondamentale, délimitable d'une manière univoque, du comportement organique, cette doctrine fonctionne pour Goldstein comme manifestation exemplaire de la forme de connaissance par morcellement et isolement dont il cherche à triompher. Il s'ensuit dans la *Structure* un renversement de perspective. Selon Goldstein le réflexe n'est plus un phénomène proprement biologique, mais un artefact produit dans une investigation la plus étrangère possible à la vie, à savoir par l'extrême artificialité de la situation du laboratoire. En effet, « nulle part on ne peut observer directement un type de relations qui corresponde au concept strict de réflexe » [3]. Ces relations ne pourraient être établies que d'une manière approchée et par des efforts considérables. Ce n'est pas la dernière des raisons pour lesquelles le concept de réflexe serait si peu clair, car sa détermination dans la pratique du laboratoire, serait toujours à nouveau modifiée par une multiplicité de suppositions auxiliaires (« inhibitions » ou « appareils inhibiteurs »). Mais pour Goldstein, cela est certain : « Si nous voulons une bonne fois rendre intelligible le réflexe, il est urgent et nécessaire de déterminer la signification claire de chaque concept » [4], et il ajoute que la question centrale à laquelle on doit répondre dans la recherche

---

1. G. Canguilhem, « Marc Klein, historien de la biologie », dans M. Klein, *Regards d'un biologiste*, Paris, Hermann, 1980, p. VII-XII, citation p. X. Cependant, voir également sous ce rapport les articles d'Aron Gurwitsch cités dans l'*Essai* de Canguilhem : « Le fonctionnement de l'organisme d'après K. Goldstein », *Journal de psychologie normale et pathologique*, 1939, p. 107-138, et « La science biologique d'après M. K. Goldstein », *Revue philosophique de la France et de l'étranger*, 1940, p. 244-265.

2. Voir là-dessus A. Métraux, « Georges Canguilhem als Architekt einer Philosophie des Lebenden », dans C. Borck, V. Hess et H. Schmidgen (eds.), *Mass und Eigensinn : Studien im Anschluss an Georges Canguilhem*, Munich, Wilhelm Fink, 2005, p 317-346, citation p. 345.

3. K. Goldstein, *La structure de l'organisme. Introduction à la biologie à partir de la pathologie humaine*, trad. fr. Dr. E. Burckhardt et J. Kuntz, Paris, Gallimard, 1951, p. 68.

4. *Ibid.*, p. 315.

d'une détermination correspondante de ce concept, doit viser le sens du phénomène en question pour l'individu organique : « Ce que signifie le réflexe eu égard aux opérations de l'organisme »[1].

L'ouvrage de Canguilhem peut aussi être lu comme une réponse à cette question, réponse il est vrai bien originale. Elle éclaire le sens biologique des actions réflexes en mettant en valeur une tradition largement oubliée de la théorie du réflexe. L'abstraction et la réduction auxquelles était parvenue la recherche de l'époque par l'orientation vers l'artificialité du laboratoire, entre ainsi en correspondance avec l'oubli historique effectué par la « Physique Organique », qui depuis le milieu du dix-neuvième siècle ne reconnaît qu'en Descartes son précurseur et laisse donc en dehors de son attention la contribution de chercheurs qui ont argumenté plus fortement d'une manière organismique ou vitaliste.

À côté de *La structure de l'organisme* de Goldstein, Canguilhem pouvait utiliser encore comme instrument de laboratoire, en travaillant à son livre sur le réflexe, un autre ouvrage : *La structure du comportement*, de Merleau-Ponty, parue en 1942, un an avant l'*Essai*. Dans ce livre, Merleau-Ponty critique la réflexologie mécanistique, la doctrine traditionnelle des localisations et une théorie de l'apprentissage formée d'une manière purement associationniste, et il expose en détail la compréhension vitaliste du réflexe, que Canguilhem met en valeur par son travail historique. Ainsi, Merleau-Ponty, à la suite de Sherrington, part également du fait que l'organisme tout entier est déjà partie prenante dans les réflexes simples. En outre, dans la section sur le comportement réflexe, il cite et discute une série de chercheurs contemporains auxquels Canguilhem se réfère aussi dans son livre : à côté de Goldstein, avant tout Victor von Weizsäcker, mais également Frédéric Buytendijk et Jacob von Uexküll[2]. Canguilhem et Merleau-Ponty se rapportent tous deux, dans leurs analyses si différemment orientées, à des auteurs qui doivent être comptés, d'une manière large, dans le courant qui a commencé à s'établir depuis le début du XXe siècle comme « Biologie Théorique » ou « Biologie Générale »[3].

L'importance de ce courant pour les travaux de Canguilhem s'éclaire par un regard sur la bibliographie qui se trouve en annexe de *La connaissance de la vie*. Elle est consacrée expressément à la « Biologie Générale » et contient des œuvres de Goldstein et von Uexküll, de Hans Driesch, Max Scheler (*La place de l'homme dans le cosmos*), ainsi que, dans un complément de 1965, Ludwig von Bertalanffy. Le rattachement de Canguilhem au contexte de la « Biologie Générale » est si étroit que dans le livre sur le réflexe, il n'expose pas sa compréhension de l'histoire

---

1. K. Goldstein, *La structure de l'organisme*, *op. cit.*, p 316.
2. M. Merleau-Ponty, *La structure du comportement*, Paris, PUF, 1942, p. 1-64.
3. Manfred D. Laublicher, « Allgemeine Biologie als selbständige Grundwissenschaft und die allgemeinen Grundlagen des Lebens », dans M. Hagner et Manfred D. Laublicher (eds.), *Der Hochsitz des Wissens : Das Allgemeine als wissenschaftlicher Wert*, Berlin, Zurich, Diaphanes, 2006, p. 185-205.

récurrente seulement avec Bachelard, mais aussi à l'aide d'une citation de von Weizsäcker : « Ce n'est pas de propos délibéré, mais par nécessité inéluctable que le but de cette recherche historique ne se trouve pas dans l'histoire elle-même, mais dans le présent. (…) Le réflexe est sans doute un concept qui a eu un devenir, mais aussi un concept que nous utilisons encore aujourd'hui. Ainsi l'étude historique mord sur la recherche scientifique dans l'immédiat » [1].

Du rapport de Canguilhem à la bibliothèque de l'Institut de physiologie de Strasbourg résulte encore un autre trait. Le chapitre apparemment le plus historique de l'ouvrage sur le réflexe présente par là un intérêt actuel, « récurrent ». La critique des études historiques sur le concept de réflexe, que présente Canguilhem à la fin de son ouvrage, a son point central de référence dans la figure du physiologiste allemand Émile Du Bois-Reymond.

D'après Canguilhem, la mauvaise interprétation, pleine de conséquences, selon laquelle Descartes serait le créateur du concept de réflexe, remonte au discours à la mémoire de Johannes Müller que Du Bois-Reymond a tenu à Berlin en 1858. Sous ce rapport, l'ouvrage sur le réflexe ne s'épargne pas la polémique, et l'on ne se trompera guère en allant voir dans Du Bois-Reymond l'incarnation de ce « passé actuel » vers lequel est dirigé l'ouvrage sur le réflexe – d'un point de vue théorique, historiographique et même politique. En tant que représentant de la Physique Organique, représentant tout aussi établi qu'ayant l'ambition de l'être, Du Bois-Reymond était depuis les années 1840 l'opposant le plus véhément au discours vitaliste de la force vitale ; Canguilhem au contraire s'efforce de réhabiliter le vitalisme comme approche fructueuse, qui prend en compte d'une manière prémonitoire la spécificité des phénomènes biologiques. Du Bois-Reymond a reconnu dans Descartes celui qui a déjà utilisé l'image d'un renvoi, d'une réflexion des phénomènes sensorimoteurs et qui décrit les mouvements réflexes d'une manière « entièrement correcte » [2] ; Canguilhem a critiqué cette affirmation en faisant remarquer que Du Bois-Reymond a confondu une « expression » présente dans les écrits de Descartes avec un « concept », et qu'il a pris une description pour une définition [3]. En attirant l'attention sur Descartes, Du Bois-Reymond argumentait explicitement contre la thèse représentée par Edouard Pflüger en 1853 et Edouard Weber en 1846, selon laquelle Prochaska aurait « correctement exposé » dès 1784 le

---

1. Viktor von Weizsäcker, « Geleitwort » à Ernst Marx, « Die Entwicklung der Reflexlehre seit Albrecht von Haller bis in die zweite Hälfte des 19. Jahrhunderts », *Sitzungsberichte der Heidelberger Akademie der Wissenschaften, Math.-naturwiss. Klasse*, 10, 1938, p. 3-9, citation, p. 4. Cité par G. Canguilhem, *La formation du concept de réflexe aux XVIIᵉ et XVIIIᵉ siècles*, Paris, PUF, 1955, p. 167.

2. Émil Du Bois-Reymond, *Gedächtnisrede auf Johannes Müller* (1858), Berlin, Akademie der Wissenschaften, 1860, p. 78, et « Gedächnitsrede auf Johannes Müller » (1887), dans *Reden von Emil Du Bois-Reymond in zwei Bänden*, vol. I, Estelle Du Bois-Reymond (éd.), 2ᵉ éd., Leipzig, Voss, 1912, p. 135-317, citation p. 193.

3. G. Canguilhem, *La formation du concept de réflexe…*, *op. cit.*, p. 140.

principe de la réflexion (donc clairement avant Müller) [1] ; au contraire, Canguilhem lit cette remarque comme une réponse implicite à une polémique apparue en 1858, par le physiologiste tchèque Andreas Jeitteles, dans laquelle les droits de priorité de Prochaska étaient à nouveau réclamés, et commente sous ce rapport la prétention et la brutalité avec laquelle le pape de la physiologie allemande d'alors réagit aux demandes de qui est « trop peu convaincu de la supériorité de la civilisation germanique » [2]. Le rapport à l'actualité de ces phrases écrites peu d'années après la fin de la deuxième guerre mondiale ne nécessite pas d'explication plus poussée.

Conclusion

L'ouvrage de Canguilhem sur la formation du concept de réflexe revient en permanence sur le fait que les formes premières du savoir sont à trouver dans la vie même. Il marque ainsi dans la pensée contemporaine une position qui se situe en deçà des séparations culturelles qui ont conduit selon Giorgio Agamben à l'apparition d'une « vie nue » dans le politique, le religieux, le juridique et le scientifique [3]. Pour Canguilhem il n'y a d'aucune façon une pureté de nature de la vie. Pour lui la vie est toujours déjà l'être vivant, ainsi toujours déjà organisé en formes, et ce sont ces formes – de l'information génétique, via l'anatomie du corps (et de la technique) jusqu'aux images de la pensée – dans lesquelles s'exprime un savoir de la vie, longtemps avant qu'il ne parvienne au concept scientifique. La théorie et l'histoire des sciences de la vie se relient en cela à la vie comme telle.

Ce dont il s'agit pour Canguilhem dans son débat avec l'histoire des sciences (de la vie) est donc la mise au jour d'un savoir immanent à la vie, certes avec le trait final, qu'il considère la science comme partie constitutive intégrale de la vie. Vu de cette manière, il existe peut-être une liaison souterraine d'Agamben à Canguilhem. En effet, lorsqu'Agamben dit : « Pour qui entreprend une recherche généalogique sur le concept de *vie* dans notre culture, une des premières et des plus instructives observations que l'on puisse faire est que ce concept n'est jamais défini comme tel. Ce qui reste ainsi indéterminé est, cependant, à chaque fois articulé et divisé par une série de césures et d'oppositions qui l'investissent d'une fonction stratégique décisive (...) » [4], ce n'est pas seulement à lire dans le sens d'une poursuite des projets philosophiques de Foucault et Deleuze, qui se sont finalement dirigés vers

---

1. Émil Du Bois-Reymond, *Gedächtnisrede* (1858), p. 77, et « Gedächtnisrede » (1887), p. 193.

2. G. Canguilhem, *La formation du concept de réflexe...*, *op. cit.*, p. 142.

3. Voir G. Agamben, *Homo sacer I. Le pouvoir souverain et la vie nue*, trad. fr. de M. Raiola, Paris, Éditions du Seuil, 1997.

4. G. Agamben, *L'ouvert : De l'homme et de l'animal*, trad. fr. de J. Gayraud, Paris, Payot, Bibliothèque Rivages, 2002, p. 26.

la question de la vie et de l'immanence [1], mais aussi à concevoir comme un écho, retourné de factuel en impératif, de la vision de Canguilhem de la vie comme objet spécifique du savoir scientifique.

Le vitalisme, qui prend en compte la particularité de cet objet, se caractérise ainsi par rapport au mécanisme comme « positivisme prudent », qui ne tend pas à une définition précipitée de la vie. En ce sens, comme le précise Canguilhem : « Le vitalisme n'est peut-être que le sentiment d'une anticipation ontologique, donc chronologiquement irrécupérable, de la vie sur la théorie et la technique mécaniques, sur l'intelligence et la simulation de la vie » [2]. La biologie proprement dite, dans ses articulations et analyses, est donc stimulée, paradoxalement, par la prévision d'un retrait presqu'inévitable mais se produisant toujours d'une manière inattendue de son objet de recherche, par l'acceptation anticipatrice et constructive d'un ratage nécessaire de son objet authentique. Autrement dit, la vie, dans notre culture, n'est nullement une vérité, mais sans la vie il n'existerait pas la distinction qui est actualisée dans tout jugement scientifique, celle entre connaissance et erreur.

---

1. Voir la lecture en parallèle des deux textes tardifs : M. Foucault, « La vie, l'expérience et la science », *Revue de Métaphysique et de Morale* (n° consacré à Georges Canguilhem), 90/1, 1985, p. 3-14, et G. Deleuze, « L'immanence : une vie », *Philosophie*, vol. 12/47, 1995, p. 3-7, dans G. Agamben, « L'immanence absolue », dans E. Alliez (éd.), *Gilles Deleuze : une vie philosophique*, Le Plessis-Robinson, Synthélabo, 1998, p. 165-188. Sur Deleuze et Canguilhem voir aussi G. Bianco, « Introduzione », dans G. Bianco (éd.), *Georges Canguilhem et Gilles Deleuze, Il significato della vita : Letture del III capitolo dell 'Evoluzione creatrice di Bergson*, Milan, Mimesis, 2006, p. 7-51.

2. G. Canguilhem, *La formation du concept de réflexe...*, *op. cit.*, p. 123.

| LA FORMATION DU CONCEPT DE RÉFLEXE AUX XVIIᵉ ET XVIIIᵉ SIÈCLES

III

Le texte de la première édition de notre étude a été purgé d'une erreur de citation et corrigé de quelques fautes typographiques. La bibliographie a été augmentée d'une liste complémentaire de travaux relatifs au même sujet, postérieurs à l'année 1955. Plusieurs des études citées ont fait état de la nôtre qui, en revanche, aurait pu, sur certains points, être enrichie ou nuancée par elles, mais non modifiée dans son projet, sa démarche et ses conclusions.

Nous remercions les éditions Joseph Vrin de donner, avec le consentement des Presses Universitaires de France, à un ouvrage épuisé une chance de survie.

G.C.
Janvier 1977

Il nous importe peu d'être ou non tenu pour vitaliste, quelque appréciation que l'on veuille enfermer dans cet adjectif. En rigueur, le terme de vitaliste ne devrait servir à désigner qu'une théorie biologique ou une philosophie de biologiste, si l'entreprise a un sens pour lui, et non une philosophie de la biologie, seule entreprise possible pour un philosophe, mais trop souvent confondue avec une biologie de philosophe, projet monstrueux. S'intéresser à une famille d'esprits et la faire apparaître vivante, quand beaucoup la croient morte, ne conduit pas obligatoirement à l'identification magique avec elle.

Si donc nous nous efforçons, dans la présente étude comme ailleurs, à défendre la biologie des vitalistes contre l'accusation d'aberration ou de stérilité, ce n'est point du tout que nous pensions être en possession d'une clef vitaliste des problèmes posés à l'intelligence par la vie. Nous ne pensons pas avoir de clef, pour la bonne raison que nous ne croyons pas aux portes mystérieuses de la vie. On peut admettre que la vie déconcerte la logique sans croire pour autant qu'on s'en tirera mieux avec elle en renonçant à former des concepts, pour rechercher quelque clef égarée. Et nous pensons aussi qu'une conviction vitaliste n'a pas le privilège d'engendrer chez le biologiste, devant les problèmes que lui pose la vie, la paresse et la sottise. Il y a quelques exemples du contraire.

Le présent travail nous a demandé beaucoup de recherches et de lectures. Nous l'avons commencé à Strasbourg où nous disposions des ressources considérables et, fort heureusement pour nous, aisément exploitables de la Bibliothèque Nationale et Universitaire et de la Bibliothèque de l'Institut de Physiologie à la Faculté de Médecine. Nous l'avons poursuivi plus lentement et moins aisément à Paris.

Parmi les ouvrages utilisés, il en est un dont nous devons dire spécialement quelques mots. Nous avons découvert l'existence, au cours de

2 nos investigations, du livre de Franklin Fearing [1], | *Reflex Action, a study in the history of physiological psychology* (1930). Il nous a été impossible de trouver en France cet ouvrage, d'ailleurs épuisé aux États-Unis quand nous l'y avons fait demander. Grâce à l'obligeance de la Fondation Rockefeller, nous avons pu en obtenir un microfilm, établi par les soins de l'Académie de Médecine de New York. Nous tenons à dire ici notre gratitude. Bien que nous n'ayons pu utiliser ce document qu'après avoir réuni la plus grande partie de nos sources d'information, il nous a été utile, tant pour les compléter que pour confirmer ou contredire nos propres positions. Cette revue qui semble n'omettre rien, d'Aristote [2] à Sherrington [3] et de Galien [4] à Pavlov [5], déborde naturellement de beaucoup le champ limité que nous avons directement exploré. C'est dire que, pour la période des XVIIe et XVIIIe siècles, elle contient plus de noms et de références que notre étude personnelle dont l'intention est bien différente, subordonnant

---

1. Franklin Fearing (1892-1962), psychologue américain, Ph. D. à Stanford en1926, devint professeur de psychologie à l'Université Northwestern puis en 1936 professeur de psychologie à l'Université de Californie à Los Angeles. Il développa un intérêt pour la psychologie clinique, puis la psychologie physiologique, où il obtint d'importants résulats dans l'étude des réflexes, avant d'aborder la psychologie sociale et la psychologie de la communication de masse.

2. Aristote (384 av. J.-C.-322 av. J.-C.), philosophe grec, est l'un des penseurs les plus influents de toute l'histoire de la philosophie. Il fonda le Lycée à Athènes en 335. Son œuvre va de la logique à l'éthique et à la politique en passant par la physique, la cosmologie, la métaphysique, la zoologie et la psychologie.

3. Charles Scott Sherrington (1857-1952), physiologiste anglais, étudia à Cambridge et travailla également à Strasbourg avec Friedrich Goltz, et à Berlin avec Robert Koch. Devenu professeur à Oxford, en 1913, il partagea le prix Nobel de physiologie ou médecine avec Edgar Douglas Adrian en 1932 pour leurs découvertes sur les fonctions des neurones. Ses travaux sur les réflexes de la moelle épinière et sur la synapse, sa conception de l'action intégratrice du système nerveux ont fait date.

4. Galien (129-216), est l'un des deux plus importants médecins de l'Antiquité avec Hippocrate. Son œuvre immense, encore l'objet de découvertes textuelles récentes, contient des avancées dans de nombreux domaines de la médecine, où la postérité puisera longtemps, sans compter des œuvres considérables au contenu plus philosophique. Dans des œuvres autobiographiques, il expose sa conception parfois qualifiée de matérialiste de l'âme, localisée dans le cerveau.

5. Ivan Petrovic Pavlov (1849-1936), médecin et physiologiste russe, docteur en 1883, travailla dans les laboratoires de Carl Ludwig à Leipzig et de Rudolf Heidenhain à Breslau. Il fut nommé en 1895 professeur de physiologie et directeur de la section de physiologie de l'Institut de médecine expérimentale de Saint Petersbourg, et reçut en 1904 le prix Nobel de physiologie ou médecine pour ses recherches sur la digestion. Sa théorie des réflexes conditionnels, ses travaux sur le conditionnement ont longtemps inspiré physiologistes et psychologues.

l'histoire à l'examen critique d'une question de méthodologie. Ce n'est pas que Fearing s'interdise tout jugement critique au cours de son exposé. Mais cette critique n'est formulée que d'un point de vue de spécialiste, c'est la critique que la physiologie psychologique du jour porte sur celle de la veille. Toujours est-il que cet ouvrage est aussi indispensable sur la question qu'il est pratiquement inaccessible au lecteur français.

Nous avons tenu à mettre la dernière main à notre travail dans l'Institut de Physiologie de la Faculté de Médecine de Strasbourg, pour y vérifier aisément beaucoup de nos références. La qualité de l'accueil que nous avons toujours trouvé à l'Institut du P r Charles Kayser[1] nous fait sincèrement regretter aujourd'hui de n'être pas mieux assuré de la qualité d'une étude qui est, en grande partie, au moins quant à ses instruments et à ses lieux de confection, un travail de l'Institut de Physiologie de Strasbourg.

Nous tenons à ne pas omettre dans nos remerciements le P r Marc Klein[2] directeur de l'Institut de Biologie médicale de Strasbourg, dont la précieuse compétence en matière d'histoire de la médecine nous a, bien souvent, été secourable.

Nous devons indiquer enfin que nous avons adopté, pour la plupart des dates biographiques et bibliographiques, les données de l'excellente *Medical Bibliography* de Garrison[3] et Morton[4], indispensable instrument de l'histoire des sciences médicales.

1. Charles Kayser (1899-1981), physiologiste français, docteur ès sciences naturelles, fut professeur de physiologie à l'Université de Strasbourg. Pionnier des rythmes biologiques, il étudia particulièrement le contrôle de la température des mammifères, le sommeil, et les fonctions cérébrales en hibernation. Il fut l'auteur d'un influent *Traité de Physiologie* (1963) ainsi que d'un *Traité de Psychophysiologie* (2 volumes, Paris, PUF, 1963-1967) avec Gaston Viaud et Marc Klein.

2. Marc Klein (1905-1975), médecin et biologiste français, docteur en médecine de Strasbourg en 1934, agrégé d'histologie en 1939, déporté à Auschwitz en 1944, fut nommé à son retour professeur titulaire de la chaire de Biologie médicale nouvellement créée à la Faculté de médecine de Strasbourg. Il développa l'endocrinologie sexuelle et contribua d'une manière importante à l'histoire de la médecine et des sciences, en particulier par ses travaux sur la théorie cellulaire.

3. Fielding Hudson Garrison (1870-1935), historien de la médecine américain, docteur en médecine de l'Université Georgetown à Washington en 1893, travailla comme bibliothécaire chargé de l'indexation de la littérature médicale, dont l'*Index Medicus* pour lequel il fut rédacteur en chef. En 1930, il fut nommé bibliothécaire de la Biliothèque de médecine de l'Université Johns Hopkins à Baltimore où il enseigna également l'histoire de la médecine.

4. Leslie Thomas Morton (1907-2004), bibliothécaire anglais, travailla dans diverses institutions médicales. Il est le concepteur, et le co-auteur, avec Fielding Garrison, de l'ouvrage classique *A medical bibliography : a check-list of texts illustrating the history of the medical sciences* (1943).

On n'a pas, en général, assez bien distingué, dans les études d'inégale longueur relatives à l'histoire des recherches sur le mouvement réflexe, entre la description des phénomènes d'automatisme neuro-musculaire, l'étude expérimentale des structures anatomiques et de leurs liaisons fonctionnelles, la formulation du concept et sa généralisation dans une théorie. Par là s'expliquent des divergences surprenantes, parmi les historiens de la biologie ou les biologistes composant de brefs historiques, quant à l'attribution à tel ou tel auteur du mérite d'originalité ou d'anticipation.

Si l'on se propose une mise au point historique et critique, tenant compte de la distinction de points de vue trop fréquemment confondus, ce n'est pas en vue simplement de redresser des torts, entreprise de zèle à base d'érudition, mais bien en vue de l'enseignement qui peut s'en dégager pour l'histoire de la science et pour l'épistémologie. En effet, la raison dernière d'existence de versions historiques discordantes paraît se ramener à deux préjugés assez répandus. L'un concerne toutes les sciences et consiste à penser qu'un concept ne peut d'abord apparaître que dans le contexte d'une théorie ou du moins dans une inspiration heuristique homogènes à ceux dans lesquels les faits d'observation correspondants seront plus tard interprétés. L'autre concerne plus spécialement la biologie et consiste à penser qu'en cette science seules les théories de style mécaniste ont conduit à des applications fécondes et à des acquisitions positives.

On sait que, dans la deuxième moitié du XIXe siècle, le réflexe était universellement regardé par les physiologistes comme l'élément de composition de tout le mouvement animal, selon des lois de complication qu'une conception mécaniste de la vie dépouillait de toute valeur téléologique. A ce prétendu fait acquis, les travaux de Sherrington (1906), sans pour autant constituer un retour à la téléologie biologique, ont porté cependant un coup décisif. Le réflexe n'est pas, selon lui, un phénomène élémentaire,

4 de simplicité linéaire et géométrique, mais la manifestation la | plus simple, c'est-à-dire la moins complexe, du pouvoir intégratif propre au système nerveux, par lequel l'organisme animal existe comme un tout. Le réflexe n'est plus une unité de conversion d'une excitation élémentaire en un mouvement élémentaire. Il est déjà une unification ou une systématisation par laquelle une convergence d'influx nerveux, excitateurs ou inhibiteurs, provoque une synergie musculaire. Les travaux de Bethe[1], de von Weizsäcker[2], de Goldstein[3], aux conclusions desquels M. Merleau-Ponty[4] a procuré une large audience dans le public philosophique français[a], ont renforcé encore la méfiance envers le dogme de la réalité biologique de

a. *La structure du comportement*, Paris, PUF, 1942.

1. Albrecht Bethe (1872-1954), médecin allemand, physiologiste formé à Strasbourg et à Berlin, fut professeur de physiologie aux Universités de Kiel et de Francfort. Il publia, entre autres, son *Allgemeine Anatomie und Physiologie des Nervensystems* (Leipzig, G. Thieme, 1903).

2. Viktor von Weizsäcker (1886-1957), médecin allemand, docteur en médecine de Heidelberg en 1910, puis chef du département de neurologie de la clinique universitaire en 1920, fut professeur de clinique médicale générale à Heidelberg en 1945 et chef du département de psychosomatique de la clinique universitaire. Ce philosophe de la pathologie et de la médecine eut une grande influence en développant l'anthropologie médicale et l'approche psychosomatique. Son ouvrage *Le cycle de la structure* a été traduit par Michel Foucault.

3. Kurt Goldstein (1878-1965), neurologue allemand, docteur en médecine de Breslau en 1903, puis assistant à Francfort en 1904, fonda pendant la première guerre mondiale un Institut de recherche sur les conséquences des lésions cérébrales, et fut nommé en 1923 professeur de neurologie à Francfort. Expulsé d'Allemagne, il émigra en Hollande, où il écrivit son ouvrage classique *La structure de l'organisme* (1934), puis aux États-Unis. Sa théorie holistique de l'organisme eut une influence considérable, tant sur le plan philosophique que pratique, en particulier en matière de récupération fonctionnelle des grands blessés de guerre. Son œuvre constitue l'une des références importantes de Georges Canguilhem.

4. Maurice Merleau-Ponty (1908-1961), philosophe français, d'orientation phénoménologique, fut professeur à la Sorbonne (1949) puis au Collège de France (1952). Parmi ses ouvrages, *La structure du comportement* (Paris, PUF, 1942) et *Phénoménologie de la perception* (Paris, Gallimard, 1945), sont devenus classiques.

l'arc réflexe élémentaire[a]. Il ne subsiste plus guère aujourd'hui que dans les manuels d'enseignement secondaire. Mais au XIXe siècle, la théorie mécaniste, fondée sur la généralisation d'un concept dont les éléments de compréhension avaient été arrêtés vers 1850, retentissait rétroactivement sur la conception commune qu'on se faisait de ses origines. Un phénomène qui fondait, avec bien d'autres, mais parmi eux éminemment, une explication mécanique de la vie animale, semblait logiquement n'avoir pu être découvert et étudié que par un biologiste mécaniste. Si la logique de l'histoire des théories indiquait un mécaniste, l'histoire de la physiologie

a. « Le réflexe en apparence le plus uniforme comporte en réalité des inflexions qui l'accommodent aux circonstances. L'angle de réflexion ne s'égalise jamais à l'angle d'incidence. Il suffit de rappeler les travaux de Goldstein et le parti remarquable que M. Merleau-Ponty et M. Ruyer[1] viennent d'en tirer au bénéfice de la thèse que nous défendons. Aussi ne subsiste-t-il que peu de théories radicalement mécanistes du réflexe. Tout réflexe témoigne d'une adaptation au moins limitée. Aucun ne justifie pleinement son nom, de résonance optique : aucun n'est entièrement réflexe. », M. Pradines[2], « Douleur et finalité », in *Revue de métaphysique et de morale*, avril 1947, p. 159-160.

Voir aussi un bon résumé des critiques modernes de la notion de réflexe, du point de vue de la neurologie et de la psychiatrie, dans les articles de Henri Ey[3] : « Système nerveux et troubles nerveux », in *L'évolution psychiatrique*, 1947, p. 74-75 ; « Les théories réflexologiques de Pavlov et la psychiatrie », *ibid.*, p. 206-209.

Voir enfin sur les limites de l'explication par le réflexe en psychologie animale, F. J. J. Buytendijk[4], *Traité de psychologie animale*, chap. IX : « Les réflexes », Paris, PUF, 1952.

1. Raymond Ruyer (1902-1987), philosophe français, ancien élève de l'École normale supérieure, agrégé de philosophie, professeur à la Faculté des lettres de Nancy en 1947 à son retour de captivité, mena une réflexion évoluant de la biologie et de la technologie à la société et aux valeurs. Il est l'auteur d'ouvrages classiques, *Éléments de psychobiologie* (Paris, PUF, 1946), *Le néo-finalisme* (1952), et *La Cybernétique et l'origine de l'information* (Paris, Flammarion, 1954).

2. Maurice Pradines (1874-1958), philosophe et psychologue français, ancien élève de l'École normale supérieure, agrégé de philosophie, fut nommé professeur de philosophie générale à l'Université de Strasbourg en 1919, puis à la Sorbonne en 1938. Il fut l'auteur d'une *Philosophie de la sensation* ainsi que d'un *Traité de psychologie générale*, largement fondées sur l'évolution biologique.

3. Henri Ey (1900-1977), psychiatre français, licencié en philosophie, interne des hôpitaux de Paris à Sainte-Anne en 1925, puis docteur en médecine de Paris en 1926, fut médecin-chef de l'hôpital psychiatrique de Bonneval de 1933 à 1970. Il fut l'auteur de travaux originaux sur la conscience au cœur de la pensée psychiatrique, et d'une synthèse « organo-dynamique » entre psychanalyse et neurologie.

4. Frederic Jacobus Johannes Buytendijk (1887-1974), éthologiste néerlandais, auteur d'importants travaux sur la psychologie animale, les instincts, et l'anthropologie, a également collaboré avec le philosophe allemand Helmuth Plessner, représentant de l'anthropologie philosophique. Son *Traité de Psychologie animale* a paru en français en 1952.

le nommait, Descartes [1]. Cet accord semblait clore la discussion, sans qu'on pût savoir et même sans qu'on voulût savoir si la logique confirmait l'histoire ou bien si elle l'avait inspirée. D'un fait incontestable, que Descartes propose une théorie mécanique du mouvement involontaire, dont certains exemples, très bien décrits par lui, sont effectivement ce qu'on devait appeler au XIXe siècle des réflexes, on tirait la conclusion, par une anticipation subreptice de l'avenir, que Descartes avait décrit, nommé

5 et conçu le réflexe, puisque | c'est pour expliquer tous les phénomènes de l'ordre de ceux qu'il expliquait à sa façon que la théorie générale du réflexe voyait le jour.

Il nous a semblé qu'il reste peu d'un tel tableau historique, au terme d'une lecture serrée de l'œuvre biologique de Descartes, quand cette lecture est plus attentive à la vérité qu'à la gloire de Descartes – capable d'ailleurs de supporter sans grand dommage cette réduction – et qu'au nombre des quartiers de noblesse dont la théorie mécaniste du réflexe voudrait s'enorgueillir. A s'en tenir au seul concept de réflexe, tel qu'on pouvait l'énoncer en 1853, quand Pflüger [2] en eut formulé ce qu'on appelle encore les « lois », il est certain que tous les éléments de sa compréhension logique resteraient inchangés, si l'on supprimait par la pensée les hypothèses et les observations de Descartes anatomiste et physiologiste.

Nous pensons personnellement qu'en matière d'histoire des sciences les droits de la logique ne doivent pas s'effacer devant les droits de la logique de l'histoire. De sorte qu'avant d'ordonner la succession des théories selon la logique de leur convenance et de leur homogénéité d'inspiration, il faut d'abord s'assurer, en présence d'une théorie donnée, où l'on cherche à déceler tel ou tel concept implicite ou explicite, qu'on s'en fait une idée de laquelle tout souci de cohérence interne n'est pas absent. On arriverait, sans cela, à ce paradoxe que la logique est partout sauf dans la pensée des savants et qu'il peut y avoir une logique de la succession de doctrines en elles-mêmes indifférentes à la logique. Même si l'on tient pour périmée la logique de la non-contradiction, même si l'on remplace le terme de logique

1. René Descartes (1596-1650), philosophe et mathématicien français, fut l'un des maîtres du rationalisme moderne. Son concept mécaniste de la physiologie a été le fondement de la « Iatrophysique » de Borelli.

2. Eduard Friedrich Pflüger (1829-1910), physiologiste allemand, docteur en médecine à Berlin en 1853, devint assistant d'Émile Du Bois-Reymond, puis professeur de physiologie à l'Université de Bonn en 1859. Il a particulièrement étudié les fonctions sensorielles de la moelle épinière, a proposé des lois des réflexes, et a montré que la respiration est un phénomène intracellulaire.

par un terme actuellement plus prestigieux, cela ne changera rien à l'affaire. Même si les doctrines sont censées s'engendrer dialectiquement, reste que la norme d'une théorie scientifique n'est pas la norme d'une fabulation, rêve ou conte de fées. La théorie en question, alors qu'il n'en subsiste presque rien aujourd'hui dans l'ordre des principes, ne peut être pourtant dite fausse qu'en raison d'un jugement porté sur les principes, d'après leur liaison avec des conséquences jugées, ce qui entraîne que les pièces de la doctrine soient supposées s'ajuster autrement que par inconséquence, et les concepts s'y composer autrement que par juxtaposition.

On est alors conduit à chercher des filiations conceptuelles dans une direction différente. Au lieu de se demander quel est l'auteur dont la théorie du mouvement involontaire préfigure la théorie du réflexe en cours au XIXe siècle, on est plutôt porté à se demander ce que doit enfermer une théorie du mouvement musculaire | et de l'action des nerfs pour qu'une 6 notion, comme celle de mouvement réflexe, recouvrant l'assimilation d'un phénomène biologique à un phénomène optique, y trouve un sens de vérité, c'est-à-dire d'abord un sens de cohérence logique avec un ensemble d'autres concepts. Si ce concept, logiquement ébauché ou formé dans un tel contexte, se trouve ultérieurement capté par quelque théorie qui l'utilise dans un contexte et un sens différents des premiers, cela ne fait pas que le dit concept soit condamné à n'être plus, dans la théorie initiale, qu'un mot vide de sens. Car il y a certains concepts théoriquement polyvalents, comme la réflexion et la réfraction de la lumière relativement à la théorie corpusculaire et à la théorie ondulatoire. Il est exclu, en tout cas, que la vigueur d'un concept dans un terrain théorique donné puisse constituer une présomption suffisante pour limiter aux terrains théoriques de même composition la recherche des lieux de sa naissance.

C'est ainsi que nous avons, non pas certes découvert Willis[1], nommé parfois déjà au XIXe siècle par les physiologistes qui ont accordé quelque attention à l'historique du réflexe, mais cherché à confirmer Willis dans un titre qu'on lui a seulement accordé de fait jusqu'ici, sans arguments de droit suffisants pour mettre fin à toute contestation ou rivalité. Pour faire la démonstration de la solidité, de la durée, nous ne disons pas de

---

1. Thomas Willis (1621-1675), médecin anglais, nommé à la chaire de philosophie naturelle d'Oxford en 1660, fut aussi l'un des fondateurs de la Royal Society. Inventeur du terme de neurologie, ses travaux d'anatomie et de pathologie du cerveau *Cerebri Anatome* (1664), *Pathologia cerebri* (1667), d'une grande précision, ont apporté de nombreuses découvertes.

l'invariabilité, du concept formé par Willis, pour établir la filiation entre Willis et les premiers physiologistes à qui leurs successeurs du XIXe siècle ont reconnu des moyens et des mérites réellement scientifiques, Marshall Hall[1] et Johannes Müller[2], nous avions à dégager le contenu et le sens de certains travaux et à retracer l'histoire de certains problèmes sur un siècle et demi. Nous devions également faire le bilan des connaissances concernant le muscle et le nerf au temps de Descartes, ce qui nous obligeait à partir des premiers auteurs dont les textes soient à notre disposition, Aristote et Galien, auxquels nous puissions nous fier sans passer par les doxographes.

On trouvera donc dans notre étude un sommaire de l'évolution des connaissances biologiques concernant la physiologie du nerf et du muscle, depuis Aristote jusqu'à la fin du XVIIIe siècle. La dissociation des études concernant l'un et l'autre organe est impossible jusqu'à cette période. Le nerf a d'abord été étudié en fonction de ses rapports avec le muscle. Ce n'est pas que, de son côté, le problème des voies de la sensibilité ne soit aussi vieux que la douleur de l'homme. Mais l'intérêt accordé au mouvement est à la fois aussi impérieux et plus large. Le mouvement est 7 pour | l'homme le seul signe auquel il reconnaisse, pour tout vivant autre que lui-même, la présence d'une sensibilité. Impassibilité c'est d'abord immobilité. Vivre, sur le mode animal, c'est se mouvoir. C'est pourquoi Bichat[3] notait que lorsque la locomotion et le mouvement en général se réduisent progressivement, au cours de la vieillesse, l'organisme retourne à la condition du végétal « qui ne vit qu'au dedans et pour qui toute la nature

1. Marshall Hall (1790-1857), médecin anglais, docteur en médecine d'Edinbourg en 1812, contribua à l'étude de la circulation du sang en montrant que les vaisseaux capillaires sont intermédiaires entre artères et veines. Ses travaux sur la structure et les fonctions de la moelle épinière l'ont conduit à une théorie de l'action réflexe dans laquelle la moelle joue un rôle sensorimoteur intégrateur.

2. Johannes Peter Müller (1801-1858), médecin, physiologiste et zoologiste allemand, docteur en médecine de Bonn en 1822, professeur d'anatomie et physiologie à Berlin en 1833, fut le maître de la plupart des grands physiologistes allemands, dont Helmholtz. Sa théorie de l'énergie spécifique des nerfs sensoriels marqua une rupture dans la philosophie de la perception.

3. Xavier François Marie Bichat (1771-1804), médecin, anatomiste et physiologiste français, médecin de l'Hôtel-Dieu en 1800, défendit la doctrine vitaliste dans ses *Recherches physiologiques sur la vie et la mort* (Paris, Brosson, Gabon et Cie, 1799). Son *Anatomie générale appliquée à la physiologie et à la médecine* (1801) développe la notion de propriété de tissu.

est en silence »ᵃ. C'est donc, pour une raison qui touche à la spécificité essentielle de la vie animale que l'histoire du réflexe et l'histoire de la contraction du muscle sont si intimement liées.

A cette raison, s'en ajoute une autre qui a trait non seulement à la spécificité essentielle mais à la dignité éminente qu'à tort ou à raison l'homme attribue à la vie humaine. Or la conscience de la dignité n'est pas seulement conscience d'un fait de sécession mais surtout d'un droit de domination. L'essence de la dignité c'est le pouvoir de commander, c'est le vouloir. D'où l'attention apportée à délimiter parmi les mouvements ceux qui ne sont qu'animaux et ceux qui sont expressément humains, volontaires ou raisonnables. La distinction du mouvement volontaire et du mouvement involontaire n'a pas encore disparu des ouvrages de physiologie. Le mouvement volontaire offre cependant quelque résistance à l'entreprise du physiologiste s'il veut lui conserver sa signification originaire dans le cadre d'une explication purement objective. Dans la définition qu'il en donne se dissimulent quelques pièges de subjectivité. Il est plus aisé de les déplacer que de les détruire. De toute façon, les physiologistes sont plus à leur aise quand ils parlent des réflexes. Le nombre des pages qu'ils leur consacrent témoigne assez de ceci que la physiologie de l'automatisme est plus aisée à faire que celle de l'autonomie.

---

a. *Recherches physiologiques sur la vie et la mort*, Iʳᵉ Partie, art. X, § 1 : La vie animale cesse la première dans la mort naturelle.

ÉTAT DU PROBLÈME DU MOUVEMENT MUSCULAIRE
AVANT DESCARTES

Dans le traité *De musculi fabrica* (1614) Fabrice d'Acquapendente[1] fait remarquer qu'Aristote (384-322 av. J.-C.) n'utilise jamais le terme de muscle (μῦς) dans ses ouvrages sur la marche et le mouvement des animaux. On ne trouve, dit-il, ce terme qu'une fois dans les *Problèmes* (section V, 40) – ce que confirme l'Index de Bonitz, avec référence à 885 *a* 37-38 – et encore est-il possible qu'il s'agisse d'une interpolation.

De fait, Aristote ne cite que les os, les tendons et les nerfs[a] comme organes des mouvements du corps animal. Quand il distingue les uns des

---

a. Aristote désigne par le mot de nerfs (νεῦρα) les tendons ou les ligaments (voir notamment : *Historia an.*, III, 515 *b* 13-15). *Cf.* L. Philippson[2], *De internarum humani corporis partium cognitione Aristotelis cum Platonis sententiis comparata* (Berlin, 1831), p. 12-14; G. Pouchet[3], *La biologie aristotélique* (*Revue philosophique*, 1884, II, p. 537); J. Soury[4], *Le système nerveux central, Structure et fonctions, Histoire critique des théories et des doctrines* (Paris, 1899), I, p. 216. E. Bastholm[5], *The history of muscle physiology* (1950, p. 41-52).

1. Girolamo Fabrizi d'Acquapendente (1533-1619), anatomiste italien, professeur de chirurgie à l'Université de Padoue, maître de William Harvey, publia des ouvrages d'anatomie, de physiologie et de chirurgie. Il découvrit les valvules veineuses.

2. Ludwig Philippson (1811-1889), écrivain allemand, rabbin, a joué un rôle important dans la promotion du judaïsme libéral allemand.

3. Georges Pouchet (1833-1894), naturaliste français, fut professeur d'anatomie comparée au Muséum national d'histoire naturelle et directeur du laboratoire de biologie marine de Concarneau.

4. Jules Soury (1842-1915), historien français des religions ainsi que de la neurologie, ancien élève de l'École des Chartes, ancien auditeur de neurologie à la Salpêtrière, docteur ès lettres de l'Université de Paris en 1881, accéda la même année à une chaire d'histoire des doctrines psychologiques à l'École Pratique des Hautes Études.

5. Eyvind Bastholm (1904-1989), historien de la médecine danois, est l'auteur de *The history of muscle physiology from the natural philosophers to Albrecht von Haller* (Copenhague, E. Munksgaard, 1950).

autres les éléments plastiques – nous dirions les tissus – il s'intéresse au sang, à l'os, à la chair (σάρξ). Bref, ni du point de vue histologique, ni du point de vue physiologique, il ne mentionne une formation spéciale qui corresponde à ce qu'on a appelé depuis le muscle.

Dans le traité *Du mouvement des animaux* [a], ayant distingué le mouvement du corps pris comme un tout et le mouvement par parties, Aristote se préoccupe de faire rentrer l'explication du mouvement des
10 membres dans le cadre général de ses théories | physiques et métaphysiques du mouvement. Dans tout mouvement, il faut distinguer ce qui meut et ce qui est mû, un immobile actif et un mobile passif. Il est donc nécessaire d'examiner comment l'âme meut le corps et quel est le principe actif immobile du mouvement du corps. Le bien recherché par l'animal est le moteur immobile; le désir, lui-même ému, est ce qui meut; l'animal est ce qui est mû, L'organe par lequel le désir meut le corps et qui meut étant mû, c'est le membre articulé. Ici aussi, une partie est au repos quand l'autre est en mouvement, par exemple dans la flexion de l'avant-bras sur le bras. Les instruments du mouvement sont les os et les nerfs (*De motu an.*, 701 *b* 9-10; *De anima*, III, 433 *b* 13 sq.). Les os sont tirés par les nerfs, comme les bras des catapultes par les câbles tenseurs [b]. Mais dans le mouvement du membre, le moteur immobile ne l'est que relativement. Or tout relatif requiert un absolu. Il est donc nécessaire que le *primum movens* réside dans quelque principe (*De motu an.*, 702 *a* 21-22).

C'est le cœur qui se trouve être le siège absolu du mouvement, le pivot central (*ibid.*, 703 *a* 13-15), le point corporel où l'âme communique à l'organisme la vie, la sensibilité et le mouvement (*De partibus an.*, III, 665 *a* 10-15). Le cœur est origine et principe, anatomiquement et

---

a. Nous rappelons que W. Jaeger, éditeur du *De animalium motione* et du *De animalium incessu* (Teubner, 1913), a établi contre Zeller l'authenticité du premier de ces traités. *Cf.* Das Pneuma in Lykeion (*Hermes*, t. XLVIII, 1913), p. 31 *sq.*

b. Pouchet (*Revue philosophique*, 1885, I, p. 47) et Gomperz [1] (*Les penseurs de la Grèce*, trad. fr. de Reymond, 1911, t. III, p. 180-181) disent qu'Aristote se représente l'organisme en mouvement comme une marionnette.

1. Theodor Gomperz (1832-1912), philosophe autrichien, fut nommé professeur de philologie classique à l'Université de Vienne en 1873. Il est l'auteur de nombreux ouvrages, dont certains classiques, sur la pensée grecque.

fonctionnellement[a]. Le cœur est l'origine de toutes les veines (*De part. an.*, 666 *a* 32-33), dans lesquelles il déverse, comme une source, le sang qu'il ne reçoit pas d'ailleurs (*ibid.*, 666 *a* 7-8). Il est l'origine des nerfs, dispensateurs du mouvement (*ibid.*, 666 *b* 13-15 ; *Historia an.*, III, 515 *a* 29).

C'est sa théorie métaphysique selon laquelle tout mouvement d'un mobile requiert un premier moteur immobile, un principe primordial de mouvement transcendant à l'objet mû, qui a conduit Aristote à conférer au cœur cette condition éminente et privilégiée qui est la sienne parmi toutes les parties du corps. Transposant en s'y opposant l'image platonicienne de la tête, c'est-à-dire du cerveau, citadelle du corps humain (*Timée*, 70 *b*)[b], | Aristote voit le cœur comme l'Acropole de l'organisme (*De partibus* **11** *an.*, III, 670 *a* 26). Le cœur est comme un animal dans l'animal (*ibid.*, III, 666 *b* 16). Comme l'animal se distingue du minéral et du végétal par son indépendance et son autonomie apparentes, dire du cœur qu'il est un autre animal dans l'animal c'est affirmer son autonomie à la puissance supérieure. Le cœur est aussi ce qui se forme d'abord dans l'embryon. Non seulement l'observation révèle le fait, mais le raisonnement en donne la

a. Sur le cœur dans la biologie aristotélicienne, voir L. Philippson (*op. cit.*, chap. VI, p. 23) ; G. Pouchet (*op. cit.*, 1884, II, p. 540) ; J. Soury (*Le système nerveux central*, *op. cit.*, I, p. 113-14) ; Le Blond[1], Introduction au Livre I *Des parties des animaux* (Paris, Aubier, 1945), p. 33 note, et p. 75.

b. *Cf.* A. E. Taylor[2], *A commentary on Plato's Timaeus* (Oxford, 1928), p. 502-03. C'est, semble-t-il, Alcméon de Crotone[3] qui a le premier rapporté au cerveau le pouvoir de sentir et qui a, sur ce point, inspiré Platon[4]. Voir là dessus P.-M. Schuhl[5], *Les premières étapes de la philosophie biologique*, *Revue d'Histoire des Sciences*, juillet-septembre 1952, p. 212.

1. Jean-Marie Le Blond (1899-1973), philosophe et religieux français, publia *Logique et méthode chez Aristote : étude sur la recherche des principes dans la physique aristotélicienne* (1936), ainsi qu'une édition du premier livre des *Parties des animaux* d'Aristote.
2. Alfred Edward Taylor (1869-1945), philosophe anglais, d'orientation idéaliste, formé à Oxford, fut professeur de philosophie morale aux Universités de Saint Andrews (1908-1924) et d'Edinbourg (1924-1941).
3. Alcméon de Crotone (env. 520 av. J.-C. – env. 450 av. J.-C.), philosophe, pythagoricien, anatomiste, physiologiste, astronome, a illustré l'idée que le cerveau est le siège de la sensibilité et de la pensée.
4. Platon (env. 428 av. J.-C. – env. 348 av. J.-C.), philosophe grec, est le symbole de la philosophie occidentale, qu'il a marquée de son idéalisme.
5. Pierre-Maxime Schuhl (1902-1984), philosophe français, ancien élève de l'École normale supérieure, agrégé de philosophie en 1925, devint professeur à la Sorbonne peu après son retour de captivité. Il rénova l'étude de la pensée grecque par ses commentaires de l'œuvre de Platon. Ses ouvrages *Machinisme et philosophie* (Paris, Félix Alcan, 1938) ou *Le dominateur et les possibles* (Paris, PUF, 1960) ont eu une large audience.

nécessité. En tout ordre de choses, ce qui se forme en dernier lieu périt en premier lieu. Et donc ce qui dans l'organisme meurt le dernier doit naître le premier (*De generatione animalium*, II, 741 *b* 14 *sq*.). C'est de la biologie d'Aristote que vient la formule, classique depuis Harvey [1], qui définit le cœur : *primum movens, ultimum moriens.* Le cœur est donc bien le principe de la vie et du mouvement du triple point de vue chronologique, logique et ontologique. Une conséquence à la fois impérieuse et inattendue est que, selon Aristote, le cœur n'est jamais atteint d'affections graves, et cela paraît découler nécessairement de ses fonctions, ou mieux de ses obligations, de moteur primordial (*De part. an.*, III, 667 *a* 34). Un chef n'a pas le droit d'avoir des défaillances. Voilà, pris à ses origines, l'un des dogmes fondamentaux de la physiologie jusqu'à Harvey et qui du reste ne s'écroulera pas immédiatement – témoin l'étrange attachement que lui manifestera Descartes – sous les coups qui lui seront portés.

Le mouvement du cœur est donc nécessairement transcendant au mouvement des membres qui dépendent de lui : Ce mouvement est dit involontaire (ἀκούσιος), c'est-à-dire entièrement hors de l'action de la volonté, et distinct par là du mouvement non volontaire (οὐχ ἑκούσιος), c'est-à-dire du mouvement qui, sans l'être habituellement, peut en certains cas être réglé par la volonté, comme le sont le sommeil, la veille, la respiration (*De motu an.*, 703 *b* 3-9). Le mouvement du cœur requiert une tout autre explication que le mouvement musculaire. Le cœur est le foyer de la chaleur animale (*De part. an.*, III, 670 *a* 24). Ce feu originel, c'est un feu divin, c'est-à-dire stellaire, car l'âme, pour autant qu'elle requiert un support corporel, exige autre chose de plus divin qu'aucun des éléments terrestres (*De generatione an.*, II, 736 *b* 30; 737 *a* 6). Ce feu vital c'est l'éther (*De caelo*, I, 270 *b* 24) dont, selon Aristote, l'étymologie nous livre l'essence (ἀεὶ θέω) : mouvement éternel [a].

a. Ce qui vient d'être dit vaut pour les animaux pourvus de sang. Chez les autres, il y a une partie du corps homologue du cœur, mais nous n'avons pas ici à en traiter.

1. William Harvey (1578-1657), médecin et physiologiste anglais, docteur en médecine de Padoue en 1602, puis de l'Université de Cambridge, exerça la médecine à l'hôpital Saint Bartholomée de Londres à partir de 1609. Il exposa sa théorie de la circulation du sang dans l'*Exercitatio anatomica de motu cordis et sanguinis in animalibus* (1628). Également pionnier de l'embryologie moderne, il défendit la théorie de l'épigénèse contre les doctrines préformationnistes admises.

| Le mouvement du cœur, d'après le *De respiratione* est triple : 12
palpitation, pouls, respiration. Par palpitation, il faut entendre le choc
du cœur contre les parois du thorax. Le pouls, qui s'en distingue, est le
mouvement perpétuel de dilatation et de rétraction, analogue au battement
d'un abcès plein de pus, et dû à l'expansion, sous l'effet de la chaleur
cardiaque, de l'humeur, née de la digestion, qui dans le cœur se transforme
constamment en sang. Le pouls est donc à la lettre l'effet d'une ébullition
(479 *b* 30). On retrouvera cette théorie chez Descartes, d'où son importance
historique[a].

Reste à déterminer par quel intermédiaire, le principe central de la vie
et du mouvement, entre en rapports, de sens inverses, avec la totalité de
l'organisme. C'est ici un des points les plus obscurs de la biologie et de la
psychologie aristotéliciennes. Tous les animaux possèdent un souffle inné
(σύμφυτον πνεῦμα), dont le cœur est la source, capable de dilatation et de
contraction et donc apte à communiquer le mouvement par poussée ou par
traction (*De motu an.*, chap. X). Ce souffle est donc le premier instrument
de l'âme tant comme siège du *sensorium commune*[b] que comme source du
mouvement. Or dans le texte déjà cité du *De generatione animalium*, II, il
est dit que la chaleur vitale qui rend le sperme fécond et habite le vivant
n'est pas constituée de feu, ni dérivée du feu, elle est le pneuma enveloppé
dans l'écume du sperme ou plus exactement le principe immanent,
semblable à l'éther, la quintessence. Nous avons donc exactement affaire
à la difficulté suivante : le cœur est la source du σύμφυτον πνεῦμα, il est
également la source de la chaleur animale αρχὴ της θερόθητος (*De part. an.*,
III, 670 *a* 24), en sorte que le souffle et la chaleur animales se trouvent
être à la fois innés et de nature transcendante à l'organisme physique et
aux éléments qui le composent, le πνεῦμα étant apporté à l'embryon de

a. Descartes cite des textes du *De respiratione* dans *La description du corps humain* en
contestant à Aristote le mérite d'avoir dit la vérité autrement que par hasard : « Aussi son
opinion n'a-t-elle été suivie en cela de personne, nonobstant qu'il ait eu le bonheur d'être suivi
de plusieurs en beaucoup d'autres moins vraisemblables » (Adam-Tannery, XI, p. 245). Le
zèle de Descartes à l'égard d'une opinion aristotélicienne – une fois n'est pas coutume – n'est
pas ici particulièrement louable.

b. *Cf.* Rodier[1], *Traité de l'âme d'Aristote* (Paris, Leroux, 1900), t. II, p. 322-334.

1. Louis Georges Rodier (1864-1913), philosophe français, agrégé de philosophie en
1886, docteur ès lettres en 1892, spécialiste de philosophie antique, enseigna aux Universités
de Toulouse et Bordeaux avant d'être nommé professeur de philosophie ancienne à la
Sorbonne en 1909.

l'extérieur (θύραθεν) par le sperme[a]. Il est vraisemblable qu'Aristote
13 compose dans | cette théorie obscure deux conceptions de l'animation du
vivant par la chaleur : la théorie des physiologues ioniens qui fait venir la
chaleur animale du feu universel, intermédiaire entre l'air et l'éther, et pour
qui la respiration constitue le phénomène vital fondamental, et la théorie
des médecins de l'école de Sicile, systématisée par Dioclès de Carystos[1],
attentive avant tout au phénomène de digestion et de coction, et qui tient le
cœur, pour le dispensateur principal, à partir du foie, de la chaleur interne[b].
Pour Aristote, comme pour les médecins siciliens, la respiration joue un rôle
de régulation par réfrigération. Le poumon est l'antagoniste du cœur. Il est
secondé dans cette fonction par le cerveau. Aristote est si loin d'attribuer au
cerveau le moindre rôle positif dans la motricité animale qu'il lui reconnaît
le seul rôle négatif de modérer les excès de la chaleur d'origine cardiaque,
origine organique de la vie et du mouvement (*De part. an.*, II, chap. VII).
Descartes n'attribuera pas au poumon un autre rôle[c].

a. Sur l'exposé et la discussion de cette difficulté voir : *a)* J. B. Meyer[2], *Aristoteles Thierkunde*, Berlin, 1855, p. 409-13 ; *b)* W. Jaeger, *Diokles von Karyslos*, Berlin, 1938, p. 202-203 ; *c)* De Corte[3], *La doctrine de l'intelligence chez Aristote*, Paris, Vrin, 1934, chap. XII ; *d)* L'interprétation de De Corte est contestée par Gérard Verbeke[4], *L'évolution de la doctrine du Pneuma*, Paris, Desclée de Brouwer, 1945, p. 47-49 et 60, avec référence à l'ouvrage de Nuyens[5], *Ontwikellingsmomenten in de Zielkunde Van Aristoteles*, Nimègue-Utrecht, 1939.

b. *Cf.* T. Clifford Allbutt[6], « The innate heat », in *Contributions to medical and biological Research, dedicated to Sir William Osler*, New York, 1919, vol. I, p. 219-225.

c. *La description du corps humain* (Adam-Tannery, XI, p. 236). Dans le *Traité de l'homme* (Adam-Tannery, XI, p. 168) Descartes attribue aussi à l'air respiratoire, mêlé au sang avant qu'il tombe dans la concavité gauche du cœur, un rôle dans l'embrasement du sang.

1. Dioclès de Carystos (IVe siècle av. J.-C.), médecin grec, un de plus grands de l'Antiquité, est l'auteur d'une œuvre dont il ne reste que des fragments, comprenant principalement des ouvrages sur l'anatomie, la chirurgie, l'anatomie et la physiologie comparées, la pathologie, l'embryologie, la gynécologie et la diétetique.

2. Jurgen Bona Meyer (1829-1897), philosophe allemand, pionnier du néokantisme, fut nommé professeur à l'Université de Bonn en 1868. Sa thèse *Aristoteles Thierkunde* est encore aujourd'hui considérée comme un classique du commentaire aristotélicien.

3. Marcel De Corte (1905-1994), philosophe belge, ancien élève de l'École normale supérieure, professeur à l'Université de Liège, a consacré des travaux à l'histoire de la philosophie antique.

4. Gérard Verbeke (1910-2001), philosophe belge, historien de la philosophie ancienne, fut professeur de philosophie à l'Université catholique de Louvain de 1946 à 1978.

5. François Nuyens (1940-), philosophe belge, docteur ès lettres, publia une traduction française de cet ouvrage sous le titre *L'évolution de la psychologie d'Aristote*, Publication de l'Institut Supérieur de Philosophie de Louvain, 1948.

6. Thomas Clifford Allbutt (1836-1925), médecin anglais, inventeur du thermomètre médical, travailla dans plusieurs hôpitaux et fut nommé Regius Professor de Physique (médecine) à l'Université de Cambridge. Parmi ses œuvres, *Medical Ophthalmoscopy* (1868).

*

Avec Galien (131-200 ap. J.-C.) nous avons affaire à un médecin physiologiste d'une tout autre formation qu'Aristote. Sans doute ses théories physiologiques ne sont pas moins sous-tendues de métaphysique que ne le sont celles du Stagirite. On pourrait même dire qu'il utilise plusieurs métaphysiques : celle de Platon, celle d'Aristote, celle parfois des Stoïciens. En médecine, c'est un hippocratique. Il n'a rien d'un empirique. Mais si ses observations et recherches ne sont pas plus libres que celles d'Aristote à l'égard de toute conception systématique du monde et de la vie, il est du moins plus libre à l'égard des récits et témoignages et des constructions logiques. C'est un expérimentateur. « Si pas plus qu'Aristote, le médecin de Pergame n'a jamais disséqué un cadavre humain, il a sacrifié du moins des hécatombes de mammifères à la physiologie expérimentale dont il est le père[a]. »

| Sur le problème qui nous occupe, Galien est, pour les siècles qui   14
suivront, le physiologiste qui a identifié le muscle comme organe du mouvement volontaire et qui a localisé l'origine fonctionnelle de ce mouvement dans le cerveau où les nerfs ont leur origine anatomique. Sur ces points précis, Galien profite des découvertes de ses prédécesseurs alexandrins, notamment d'Hérophile[1] et d'Érasistrate[2] (première moitié du IIIe siècle av. J.-C.). Ceux-ci, sans encore discriminer bien nettement

a. J. Soury, *Le système nerveux central, op. cit.*, I, p. 208. Voir tout le chapitre sur Galien, p. 259-309. – Galien, *De placitis Hippocratis et Platonis*, VII, 3, parle lui-même de ses innombrables vivisections, in *Opera omnia*, éd. Kühn[3], t. V, p. 604.

1. Hérophile de Chalcédoine (env. 330 av. J.-C. - env. 260 av. J.-C.), médecin grec, le plus grand représentant de la médecine scientifique à Alexandrie, développa l'anatomie du corps humain fondée sur les dissections de cadavres ou de criminels. On lui doit la distinction des veines et des artères, l'identification du système nerveux sensitif et moteur, et une description morphologique du cerveau et de l'œil qui ont marqué la physiologie. Figure de proue des médecins dits « rationalistes » ou « dogmatiques », il chercha dans la physiologie normale les causes des maladies.

2. Erasistrate (env. 330 – env. 250 av. J.-C.), médecin grec de l'École d'Alexandrie, l'un des premiers à pratiquer la dissection des cadavres humains, élabora un modèle de l'organisme inspiré des techniques alexandrines. Il découvrit les valvules cardiaques, inventa les vaisseaux capillaires nécessaires dans son système, et proposa l'idée d'une corrélation entre le développement de l'intelligence chez l'homme et la complexité de ses circonvolutions cérébrales, comparée aux animaux.

3. Carl Gottlob Kühn (1764-1840), médecin allemand, fut professeur de médecine à l'Université de Leipzig et publia plusieurs ouvrages de médecine et des études sur Galien dont il édita les œuvres.

les nerfs des tendons et des ligaments, distinguent des nerfs moteurs et des nerfs sensitifs et leur assignent l'encéphale et la moelle épinière comme origines [a]. Galien voit dans ces découvertes une confirmation des doctrines de Platon et d'Hippocrate [1] sur le siège cérébral de l'âme raisonnable et volontaire [b]. Et lui-même leur apporte en renfort l'expérience du neuro-chirurgien. Si, au cours d'une trépanation, on comprime le cerveau avec le μενιγγοφύλαξ (c'est-à-dire la valve interposée entre le crâne et la dure-mère pour la protéger des atteintes du ciseau), on prive le patient du sentiment et du mouvement volontaire [c]. Il a constaté que la section de la moelle épinière entraîne la destruction de la sensibilité et du mouvement dans les parties du corps situées au-dessous de la section. Enfin, Galien distingue pour la première fois le nerf, le tendon et le ligament [d].

L'ouvrage de Galien qui nous intéresse le plus expressément est le Περι μύων Κινήσεως (*De motu musculorum*). Dans le livre I, le muscle est reconnu comme l'organe du mouvement volontaire. Les nerfs qui s'implantent dans les muscles naissent du cerveau et de la moelle épinière. Sans l'intégrité du nerf, pas de mouvement dans le muscle. Le nerf sectionné, comprimé, ligaturé, prive le muscle de sentiment et de mouvement. Retenons l'importance de ce protocole d'expériences. La ligature du nerf, pratiquée par Galien, est un geste expérimental dont la répercussion sur les théories de la structure et des fonctions des nerfs et indirectement des muscles sera considérable jusqu'au début du XIXe siècle. Les effets de cette pratique paraissent en imposer une interprétation unique,

---

a. Galien, *De placitis H. et P.*, VII, 3 ; éd. Kühn, t. V, p. 602-603.

b. Galien, *De placitis H. et P.*, II, 8 ; éd. Kühn, t. V, p. 278. *Cf.* Platon, *Timée*, 73 d. Galien ignore ou oublie Alcméon de Crotone.

c. Galien, *De placitis H. et P.*, I, 6 ; éd. Kühn, t. V, p. 186. Haller cite encore ce texte de Galien dans les *Elementa Physiologiae*, 1766, t. IV, liv. X, sect. VII, § 15.

d. *Ibid.*, I, 9 ; éd. Kühn, t. V, p. 204.

1. Hippocrate de Cos (env. 460 av. J.-C. – env. 370 av. J.-C.), médecin grec, le plus ancien dont les écrits nous soient parvenus, « père de la médecine » au sens d'une enquête rationnelle sur l'étiologie, le pronostic et le traitement des maladies, a laissé des écrits rassemblés sous le nom de « Collection hippocratique » qui en comprend également d'autres. Parmi les contributions majeures d'Hippocrate figure sa démonstration que la « maladie sacrée » (l'épilepsie) relève de causes naturelles et non divines. La pensée hippocratique a exercé sur la médecine une influence de très longue durée, jusqu'au XIXe siècle.

savoir que le nerf a la structure et les fonctions d'un tuyau conduisant vers le muscle un fluide dont la ligature interrompt l'influx[a].

| La force qui est dans les nerfs découle de leur origine, du principe [15] suprême. Par la section du nerf, la partie distale perd toute possibilité de se mouvoir ou de sentir. Donc les nerfs conduisent, comme des ruisseaux, aux muscles leurs facultés, à partir du cerveau comme d'une source. Par là le muscle devient un organe animal ou psychique. Le muscle reçoit aussi du cœur une artère, et du foie une veine. Par là le muscle devient un organe seulement naturel ou physique. Les mouvements de l'artère et de la veine, par exemple le pouls, sont naturels et involontaires. Les mouvements du muscle sont animaux et psychiques, c'est-à-dire volontaires. Les muscles n'ont qu'un mouvement, actif, la contraction. Le mouvement opposé c'est le mouvement actif du muscle antagoniste.

Dans le livre II, Galien se demande quel est le signe des opérations motrices volontaires (καθ᾽ ὁρμήν). Pouvoir arrêter ce qu'on fait quand il plaît, et ce qu'on ne faisait pas, le faire, cela c'est le mouvement volontaire. Pouvoir ralentir ou accélérer, rendre plus fréquent ou plus rare ce que l'on fait, c'est un autre signe. Par exemple, on ne peut modifier le mouvement du cœur ou des artères, ces opérations ne relèvent pas de l'âme mais de la nature. Au contraire, le mouvement des jambes peut être accéléré, retardé, arrêté, repris, il est régi en tout par la raison. Galien comme Aristote rencontre le problème du mouvement non volontaire. Il est clair que certains mouvements, apparemment involontaires, comme la respiration, sont dominés par la volonté. Mais ce qui est obscur, c'est la raison pour laquelle nous n'appliquons pas toujours notre esprit à la plupart des actions volontaires. L'exemple des hommes effrayés ou ivres est invoqué. Ils ne se souviennent pas de ce qu'ils ont fait dans cet état parce qu'ils n'y ont pas appliqué leur esprit. L'âme ne peut se souvenir que quand elle a été distinctement frappée, ce qui suppose application de sa part. Par

a. « Les effets paralysants d'une ligature ne sont pas permanents, à moins que la désorganisation de ce conducteur n'en ait été la conséquence ; dans le cas contraire, la paralysie musculaire, de même que l'insensibilité dans les parties situées au-dessous du point lésé, se dissipe lorsque la constriction cesse. Les physiologistes attachaient une grande importance à ce fait, lorsqu'ils attribuaient les actions nerveuses au flux d'un fluide allant tantôt du cerveau vers la périphérie de l'organisme, tantôt de la périphérie vers le centre dans l'intérieur d'un système de canaux capillaires constitué par les nerfs... », H. Milne Edwards, *Leçons sur la physiologie et l'anatomie comparée de l'homme et des animaux*, t. XIII, Paris, Masson, 1878-1879, p. 19, n. 2. En fait, la ligature interrompt bien le cours d'un fluide, mais il s'agit du sang dans l'artère nourricière du nerf. – Mêmes remarques sur l'importance historique de la ligature des nerfs, dans C. Richet, *Physiologie des muscles et des nerfs*, 1882, p. 508.

conséquent, nous pouvons respirer pendant le sommeil sans nous souvenir,
16 au réveil, que nous l'avons fait | volontairement. L'exemple des fous est
encore invoqué. Du moment d'ailleurs que la volonté peut suspendre la
respiration, qui voudrait nier que la respiration se fasse volontairement?

Ainsi, c'est d'avoir déplacé du cœur vers l'encéphale le principe de tout
mouvement musculaire qui constitue, pour Galien, son mérite propre. D'où
le nombre des attaques dirigées contre Aristote. E. Zeller[1] prétend que
Galien cite Aristote 600 fois dans son œuvre. C'est la plupart du temps pour
s'en prendre à lui, notamment dans le livre I du *De placitis Hippocratis
et Platonis*. Dans le livre II du même ouvrage, c'est Chrysippe qui est
violemment pris à partie pour avoir, à l'exemple d'Aristote, logé dans le
cœur la volonté, principe du mouvement intentionnel et raisonné, l'âme
dirigeante (ἡγεμονικόν). Ces deux livres reprennent donc, sous forme
polémique, l'ensemble des théories dogmatiquement exposées dans le *De
motu musculorum*. On les trouve reprises aussi, mais plus rapidement, dans
le livre VIII du *De usu partium*.

Il est donc incontestable que l'anatomie et la physiologie de Galien
concernant le problème du mouvement sont plus exactes et plus modernes
que celles d'Aristote. Voir, dans le muscle, l'organe propre du mouvement
et tenir ses fonctions pour liées au système nerveux central, ce sont là des
acquisitions définitives. Mais on pourrait être enclin à trouver au fond
une analogie dans les explications proposées par ces deux auteurs pour
le mécanisme même du mouvement. Ne considèrent-ils pas l'un et l'autre
que tout mouvement musculaire est excité à partir d'un centre anatomique
interne, siège d'un pouvoir psychique conçu comme un principe absolu,
alors même qu'ils diffèrent sur la localisation de ce centre? D'où
découlerait, pour l'un et pour l'autre, la même difficulté d'expliquer les
mouvements des organes non soumis à la volonté et par exemple aussi la
ressemblance de leurs opinions sur la structure du cœur, rangé parmi les
viscères, et sur son mouvement, unique parmi les mouvements des organes.

Il y a pourtant une différence profonde entre Galien et Aristote et qui
tient avant tout à la rencontre chez le premier des influences hippocratique
et stoïcienne. Selon Aristote, tout mouvement est suspendu à un premier
moteur immobile. Tout le mouvement dans la nature est suspendu, par
aspiration et par imitation, à l'acte surnaturel. Chez l'animal terrestre
le plus parfait, l'homme, il y a une âme qui est venue à l'embryon du

---

1. Eduard Zeller (1814-1908), philosophe et théologien allemand, fut professeur de
théologie, puis de philosophie, qu'il enseigna à Heidelberg (1862) et à Berlin (1872). Il fut
l'auteur d'une œuvre monumentale sur l'histoire de la philosophie grecque.

dehors, qui est apparentée à l'éther divin, à l'âme des étoiles. Si donc le mouvement musculaire est d'origine centrale, ce centre a rapport à quelque surnature transcendante. Le mouvement est bien passage de la puissance à l'acte, mais l'acte est antérieur à la puissance. | La psycho-physiologie 17 aristotélicienne, apparemment dynamiste, trouve son fondement dans une ontologie du repos.

Selon Galien, le mouvement est véritablement l'expression d'une spontanéité interne. C'est ici vraiment un dynamisme. D'une part, l'intuition hippocratique de la vie enferme les pressentiments d'une énergétique biologique, comme l'a dit Radl[a][1]. D'autre part, tout mouvement, selon les Stoïciens, est la manifestation d'une tension (τόνος) dont l'*hégèmonikon* est le principe et le *pneuma* l'agent. Aussi, tel qu'il est conçu par Galien, le mouvement du vivant est l'effet d'une force immanente à l'organisme. L'animal, pourrait-on dire, *s'agit* lui-même de lui-même dans son milieu – sans doute selon le milieu puisque le mouvement va de pair avec la sensation – mais en aucune façon il n'est agi ou actionné du dehors. L'animal, dans ses mouvements musculaires, *s'élance* à partir de son centre. Par Galien, la notion d'*impetus*, équivalent latin de l'ἐνορμῶν hippocratique et de l'ὁρμή stoïcienne va faire le fond de toutes les théories du mouvement musculaire jusqu'à Descartes. La destruction de cette liaison, de sens vitaliste, entre mouvement animal, et élan d'une force interne, sera le premier objectif visé par Descartes en matière de physiologie. C'est pourquoi les doctrines auxquelles il s'attaquera doivent être retrouvées le plus près possible de leur inspiration initiale. Or nous voyons s'élaborer, chez Galien, dans la doctrine du mouvement musculaire, une théorie de l'union de l'âme et du corps que Descartes aura à rencontrer. Galien, on l'a vu, ramène le mouvement involontaire à du volontaire inconscient de soi. Dans le mouvement animal, c'est *toujours* l'âme qui meut le corps. Dans le chapitre VI du *De foetuum formatione libellus*, Galien est conduit à traiter de la motion du corps par l'âme. La difficulté est d'expliquer comment l'âme intelligente peut mouvoir le corps d'après la connaissance des organes et de leurs fonctions, ce qui revient à supposer dans l'âme du premier venu

a. Radl, *Geschichte der biologischen Theorien in der Neuzeit*, I, 2ᵉ éd., Leipzig, 1913, p. 3.

1. Emanuel Radl (1873-1942), biologiste et philosophe tchèque, fut professeur de biologie à l'Université Charles de Prague en 1919. Auteur de travaux d'anatomie, d'histologie et de physiologie comparée des organes des sens et du système nerveux central, il exposa ses idées vitalistes dans son ouvrage *Geschichte der biologischen Theorien in der Neuzeit* (Leipzig, 1905-1911).

une connaissance anatomique et physiologique bien supérieure à celle des meilleurs anatomistes qui savent à peine, d'après des dissections, la fonction propre de chacun des muscles. Cet argument traversera les siècles et on le retrouvera, inchangé, chez Malebranche [1] à l'appui de la thèse que seul le Créateur des corps peut et sait en être le Moteur (*Entretiens sur la métaphysique*, VII, 13). L'autre difficulté est de savoir s'il faut distinguer d'une part, l'âme formatrice et organisatrice du corps, conformément à une finalité qui n'admet pas | de lacunes, et d'autre part, l'âme motrice du corps formé. Galien pense qu'il faut admettre l'identité de l'âme, principe d'organisation du corps, et de l'âme principe du mouvement volontaire, bref de l'âme artiste et de l'âme raisonnable. L'âme motrice est donc une âme qui connaît intégralement son corps comme un instrument qu'elle a fait, mais qui ne réfléchit pas sa connaissance. « J'avoue donc pouvoir affirmer, au sujet de la cause formatrice des animaux, ceci seulement que l'art et la sagesse sont en elle au plus haut degré, et de même que, le corps ayant été intégralement formé, il est régi durant toute la vie par trois principes de mouvement, à partir du cerveau par le moyen des nerfs et des muscles, à partir du cœur par les artères, à partir du foie par les veines » [a].

Reste maintenant à savoir si l'âme meut le corps directement ou par quelque instrument et intermédiaire. C'est ici le lieu de résumer l'essentiel des idées de Galien sur la nature et les fonctions du πνεῦμα, puisque sous le nom d'esprit (*spiritus*) animal ou psychique nous trouvons ces théories galéniques au fond ou à l'arrière-plan de toutes les théories qui, jusqu'au XIXe siècle, ont délégué aux esprits animaux la responsabilité du mécanisme neuro-musculaire de la contraction et du mouvement. Nous n'avons pas à entrer dans le détail des discussions qui ont opposé les historiens sur la question de savoir quelle est la part respective d'Hippocrate, d'Aristote et des médecins de l'École de Sicile dans la formation de la doctrine stoïcienne du πνεῦμα. Nous pensons que Werner Jaeger [2] a bien établi, notamment, que si Aristote a pu, sur ce point précis, inspirer les conceptions

a. *Opera omnia*, éd. Kühn, t. IV, p. 701.

1. Nicolas Malebranche (1638-1715), philosophe français, prêtre de l'Oratoire, fut le théoricien de l'occasionnalisme et de la vision en Dieu, cherchant à répondre aux difficultés de la philosophie cartésienne.

2. Werner Jaeger (1888-1961), philosophe et philologue allemand, auteur de découvertes majeures sur l'œuvre d'Aristote, est nommé très jeune professeur à Bâle, puis à Kiel, et à Berlin (1915), où il succède à Wilamowitz. Fuyant le régime nazi, il émigra aux États-Unis, à Chicago puis à Harvard (1939) où il termina sa carrière. C'est l'un des grands représentants de la philologie classique au XXe siècle.

de Zénon[1], c'est par l'intermédiaire de Dioclès de Carystos, dont la vie doit être retardée d'environ trois quarts de siècle par rapport aux dates que lui avait approximativement assignées Wellmann[a][2]. Comme c'est dans les doctrines de Galien qu'il faut chercher la source de l'influence exercée par la théorie du *pneuma* sur les médecins du Moyen Âge et de la Renaissance, nous n'avons pas à remonter au delà de cette source[b].

Galien admet l'existence d'un triple *pneuma* : psychique, | contenu **19** dans le cerveau et les nerfs; vital, dans le cœur et les artères; physique, dans le foie et les veines. Le pneuma psychique résulte du mélange, dans les artères de la base du cerveau[c] et dans les ventricules cérébraux, d'air directement inspiré par les narines et d'esprit vital – mélange, à son tour, dans le ventricule gauche du cœur, de sang et d'air pulmonaire[d]. Le pneuma psychique n'est pas l'âme, sur la substance de laquelle Galien ne se prononce pas, mais son premier instrument[e]. L'âme l'utilise pour la connaissance sensible et le mouvement volontaire[f]. Le cerveau est doué d'un double mouvement, de diastole par lequel il aspire l'air et le pneuma vital; de systole par lequel il chasse dans les nerfs le pneuma psychique.

a. W. Jaeger, « Das Pneuma in Lykeion » (*Hermès*, t. LXVIII, 1913); *Diokles von Karystos*, Berlin, 1938.

b. Sur tout ce qui concerne la théorie stoïcienne du *pneuma*, consulter : 1. L. Stein[3], *Die Psychologie der Stoa*, t. I, Berlin, 1886, Ire Partie, chap. II : « Le pneuma originel »; IIe Partie, chap. I à VII; « Sur l'origine, la substance, les fonctions et le siège de l'âme »; – 2. E. Bréhier[4], *Chrysippe*, Paris, 1910, p. 122 *sq.* et 163. – Bon résumé sur la fortune de la théorie du *pneuma*, d'Aristote jusqu'au XVIIIe siècle, dans une note (p. 430) de l'édition Roustan & Schrecker de *La recherche de la vérité* de Malebranche (liv. I et II, Boivin, 1938).

c. Galien appelle cette formation anatomique δικτνώδες πλέγμα, c'est le célèbre *rete mirabile*, « l'admirable plexus rétiforme » (A. Paré).

d. Galien, *De placitis H. et P.*, VII, 3; éd. Kühn, t. V, p. 606-610. – *Cf.* G. Verbeke, *L'évolution de la doctrine du Pneuma, op. cit.*, p. 208-10.

e. *Ibid.*

f. *Ibid.*; *cf.* aussi *De locis affectis*, III, 9; éd. Kühn, t. VIII, p. 174.

1. Zénon de Kition (301-262), philosophe grec, fonda l'École stoïcienne.

2. Max Wellmann (1863-1933, philologue allemand, historien de la médecine, eut une carrière difficile et une œuvre importante. Il collabora au *Corpus Medicorum Graecorum / Latinorum* édité par l'Académie des sciences de Prusse.

3. Ludwig Stein (1859-1930), philosophe et sociologue d'origine hongroise, rabbin et publiciste, fut professeur de philosophie à l'Université de Berne de 1891 à 1909.

4. Émile Bréhier (1876-1952), philosophe français, agrégé de philosophie en 1900, docteur ès lettres en 1908, fut professeur aux Universités de Rennes et de Bordeaux, puis à la Sorbonne à partir de 1919. Il est l'auteur d'importants travaux sur la philosophie grecque et la philosophie médiévale, ainsi que d'une Histoire de la philosophie. Il fut élu à l'Académie des sciences morales et politiques en 1941.

Quant aux véhicules du pneuma psychique, les nerfs, ils sont de deux ordres : nerfs mous qui relient le cerveau aux parties sensibles du corps, nerfs durs qui relient aux parties mobiles le cervelet et la moelle épinière. Les parties à la fois mobiles et sensibles (yeux, langue) reçoivent des nerfs de l'une et l'autre sorte [a].

Sur le détail du mécanisme de la contraction musculaire, Galien ne s'explique pas. Il ne fait pas de microphysiologie. Nous savons seulement que malgré la distinction qu'il fait entre nerfs et tendons, il assimile les nerfs à des cordes. Ce qui rejoint la distinction en nerfs mous et durs, selon qu'ils sont sensitifs ou moteurs.

Mais il est un point de cette physiologie musculaire qu'il convient de retenir spécialement. C'est la découverte par Galien de la fonction tonique du muscle. Sherrington et Fulton [1] ont justement attiré l'attention sur ce point [b]. Dans le *De motu musculorum*, I, 7-8, Galien fait observer que les muscles ont des mouvements de 4 sortes : contraction, extension, mouvement passif d'abandon, maintien tonique de posture (τεταμένοι μένουσιν) [c]. C'est pour expliquer cette dernière propriété que Galien use de la notion de mouvements toniques (τονικαι κινήσεις) [d]. | On sait maintenant, surtout depuis les travaux de Sherrington, quel trait de génie c'est, de la part de Galien, d'avoir considéré comme un cas particulier d'activité motrice le tonus de posture. Fabrice d'Acquapendente et Borelli [2] reprendront sur ce point les vues de Galien dans leurs traités sur le mouvement. Mais Descartes ignorera totalement cette notion ou du moins n'en parlera jamais.

20

a. *De usu partium*, VIII, 5 et IX, 14 ; éd. Kühn, t. III, p. 633-34 et 741.

b. Sherrington, Note on the history of the word tonus, in *Contributions to Medical and Biological Research dedicated to Sir William Osler*, New York, 1919, I, p. 261. – Fulton, *Muscular Contraction and the Reflex Control of Movement*, Baltimore, 1926, p. 5-7.

c. *Op. omnia*, éd. Kühn, t. IV, p. 403.

d. *Ibid.*, p. 400-401.

1. John Fulton (1899-1960), neurophysiologiste américain, étudiant en neurophysiologie à Oxford, docteur en médecine de Harvard en 1927, créa en 1929 le premier laboratoire de primates pour la physiologie expérimentale des États-Unis à l'Université de Yale. De 1929 à 1951, il fut professeur de physiologie, puis de 1951 à 1960, chef du département d'histoire de la médecine à l'Université de Yale. Il a milité pour l'histoire des sciences et sa présence dans l'éducation.

2. Giovanni Alfonso Borelli (1608-1679), mathématicien, physicien, médecin italien, auteur du *De motu animalium* (2 volumes, Rome, 1680-1681) proposa dans cet ouvrage d'appliquer les lois de la mécanique à l'étude des mouvements des animaux, ce qui fait de son auteur l'un des principaux représentants de l'école iatromécaniste.

Or il nous semble que si Galien a pu avoir cette intuition du tonus comme cas particulier de mouvement, dans l'ignorance où il était du mécanisme de l'action réflexe, c'est en fonction de la philosophie biologique qui était la sienne et dont nous avons déjà noté le caractère authentiquement dynamiste. Ni Sherrington, ni Fulton à sa suite, ne nous paraissent avoir su saisir le rapport, chez Galien, des notions de *tonos* et de *pneuma*. Le *tonos* est l'effet du *pneuma*, ce que traduit expérimentalement pour Galien la flaccidité du muscle dont le nerf est sectionné. Cela est d'inspiration stoïcienne. Le *pneuma* cosmique aussi bien qu'organique assure par sa tension la cohésion du macrocosme aussi bien que du microcosme vivant. Chez l'animal, par exemple, le sommeil est une détente du *tonos* dans l'*hégèmonikon*[a]. L'âme est par son action incessante, du centre à la périphérie et réciproquement, l'instrument de la cohésion et de la tension de l'organisme. La notion physiologique de tonus a donc son origine dans la philosophie stoïcienne qui conçoit la vie de l'âme et l'animation de l'organisme comme un effort, une volonté permanente. La physiologie de Galien incorpore cette psychologie et cette éthique à la théorie de la contraction musculaire. Même la posture est un mouvement, l'immobilité n'est pas une inaction. La physiologie et la morale coïncident dans l'invention du terme et de la notion de tonus musculaire[b].

*

C'est à Nicolas Leonicenus[1] (1428-1529), médecin de Ferrare, qu'est due la première traduction latine du traité de Galien sur le mouvement musculaire. Fulton pense que cette traduction fut faite entre 1509 et 1520. Elle ne fut pas publiée en Italie, mais à Londres, en 1522, par un élève de Leonicenus, Thomas Linacre[2]. Cette traduction est, en matière

a. Diogène Laerce[3], *Vies, doctrines et sentences des philosophes illustres*, liv. VII : *Les Stoïciens, in fine*

b. Sur les rapports du *pneuma* et du *tonos* chez les Stoïciens, voir Stein, *Die Psychologie der Stoa, op. cit.*, p. 30 *sq.*, et G. Verbeke, *L'évolution de la doctrine du Pneuma, op. cit.*, p. 71 *sq.*

1. Niccolò Leoniceno (1428-1524), médecin italien, professeur de mathématiques, de philosophie et de médecine à l'Université de Ferrare (1464-1524), devint célèbre pour ses traductions latines de textes médicaux grecs et arabes et sa première description de la syphilis.

2. Thomas Linacre (c. 1460-c. 1524), médecin anglais, étudiant à Oxford, docteur en médecine de Padoue en 1496, fonda le Royal College of Physiciens à Londres en 1518. Ses traductions latines d'écrits de Galien constituèrent un apport important à la médecine.

3. Diogène Laërce (première moitié du IIIe siècle av. J.-C.), doxographe grec, est principalement l'auteur des *Vies, doctrines et sentences des philosophes illustres*.

21 de physiologie du muscle, l'événement | capital des temps modernes. La seconde édition fut publiée à Paris, en 1528, par Gunther d'Andernach[1], maître de Vésale[2]. En 1549, une édition remaniée d'après un nouveau manuscrit grec, parut à Lyon par les soins de Jacob Sylvius[3]. En 1541, Jean Canappe[4] avait publié une traduction française du traité de Galien, à Lyon, chez Étienne Dolet. En 1562, Conrad Gesner[5] publiait à Bâle une édition latine des œuvres de Galien[a]. Sur la présentation, dans les traductions latines, de la physiologie de Galien et sur l'introduction du galénisme à l'Université de Paris, il faut consulter le beau livre de Ch. Singer[6] et C. Rabin : *A prelude to modern science (Discussion of the history, sources and circumstances of the Tabulae anatomicae sex of Vesalius)*[b].

a. *Cf.* Fulton, *Muscular Contraction and the Reflex Control of Movement, op. cit.*, p. 8-9.

b. University Press, Cambridge, 1946 ; voir notamment chap. II, 2, et chap. IV.

1. Johann Winter von Andernach (1505-1574), médecin et humaniste allemand, docteur en médecine de Paris en 1532, puis professeur de médecine à la Sorbonne en 1534, médecin de François I, fut aussi le traducteur en latin d'œuvres de Galien et d'Oribase.

2. André Vésale (1514-1564), médecin et anatomiste flamand, considéré comme le plus grand anatomiste en son temps, étudia la médecine à Louvain, à Paris, et à Padoue où il obtint son doctorat en 1537. Il a décrit l'anatomie humaine dans son grand ouvrage *De humani corporis fabrica libri septem* (Bâle, 1543) dont les planches anatomiques sont des chefs d'œuvre.

3. Jacques Dubois dit Sylvius (1478-1555), médecin français, anatomiste, accèda au Collège royal (Collège de France) en 1553. Auteur d'une œuvre multiple, il eut de nombreux élèves, dont Vésale.

4. Jean Canappe (?-1571), médecin français, docteur en médecine de Montpellier, introduisit un enseignement de la chirurgie en langue française, traduisit en français plusieurs ouvrages de Galien pour Ambroise Paré et fut l'auteur d'ouvrages d'anatomie.

5. Conrad Gesner (1516-1565), naturaliste suisse, docteur en médecine de Bâle en 1541, fut professeur de grec à Lausanne, puis professeur de philosophie naturelle à Zurich en 1557. Il fut l'auteur d'une œuvre mutliple, dont *Bibliotheca universalis* (1545-1555), la première grande biobibliographie d'ouvrages imprimés, ainsi que de traductions d'ouvrages de médecine antique.

6. Charles Singer (1876-1960), médecin anglais, historien de la médecine, docteur en médecine d'Oxford en 1911, enseigna l'histoire de la médecine à University College à Londres à partir de 1920 avant de devenir professeur en 1931. Il eut un intérêt particulier pour la biologie et la médecine grecques, ainsi que pour l'histoire de la technologie.

Il est bien connu que Léonard de Vinci [1] (1452-1519) et André Vésale (1514-1562) se sont intéressés à la structure et à l'action des muscles, que le premier a laissé dans ses papiers des schémas géométriques de la contraction musculaire qui annoncent les études mécaniques de Borelli, que le second dans son *De humani corporis fabrica* (1543) relate les expériences de ligature des nerfs et l'atonie subséquente des muscles. Vésale défend contre les aristotéliciens la théorie galénique de l'origine cérébrale des nerfs, la propagation le long des nerfs de l'esprit animal ; mais il n'admet pas que les nerfs soient creux, il les voit cylindriques et sans cavité appréciable ; comme Galien, il les distingue en durs et mous.

Mais c'est l'ouvrage de Fabrice d'Acquapendente (1537-1619), le maître de l'illustre Harvey, qui est le premier travail spécialisé d'un auteur moderne consacré à l'activité du muscle [a] : *De musculis* : I. *De musculi fabrica* ; II. *De musculi actione* ; III. *De musculi utilitatibus* (1614). On retiendra ici surtout les théories exposées dans la Seconde Partie. F. d'Acquapendente ne traite que des mouvements d'origine centrale, volontaires chez l'homme, spontanés chez les animaux. Il admet toute la physiologie galéniste, mais dans le cadre logique et métaphysique de l'aristotélisme. En matière de mouvement, le cerveau est le *primum movens (quod tantum movet et non movetur)* ; les os sont mus sans mouvoir ; les muscles sont à la fois mus et moteurs ; les nerfs sont les canaux qui conduisent aux muscles les esprits animaux émanant du cerveau comme de leur source. Les expériences de ligature des nerfs sont invoquées, comme par Galien, à l'appui de la théorie de l'influx des esprits dans les nerfs. Aristote et Galien sont | d'accord pour ²² affirmer que le pouvoir moteur coule des nerfs vers les muscles. Aristote fait partir le mouvement du cœur. Il a tort, faute d'avoir expérimenté par dissection et vivisection. Tout cela, comme on voit, est du Galien littéral et n'apporte rien de neuf [b].

Mais ce qui est plus intéressant, c'est la tentative faite pour donner une théorie explicative du mécanisme de la contraction musculaire sous l'effet de l'influx nerveux. La propagation de l'influx nerveux dans le muscle est assimilée à l'action de l'aimant ou de la torpille marine. Comme l'aimant attire le fer ou la torpille engourdit la main qui l'a touchée, ainsi agit sur le

a. Fulton, *Muscular Contraction and the Reflex Control of Movement*, *op. cit.*, p. 12.
b. *Opera omnia*, Leyde, 1738, m. 398-400.

1. Léonard de Vinci (1452-1519), peintre, artiste, inventeur et philosophe italien, est l'auteur des plus célèbres œuvres picturales de l'histoire et l'un des esprits les plus universels de la Renaissance.

muscle la force motrice véhiculée par le nerf[a]. La diffusion à tout le muscle de cette force motrice n'exige pas que le nerf envoie des ramifications à tout le muscle. Et ici apparaît, pour la première fois à l'époque moderne, une idée dont le rôle est capital, selon nous, dans la formation de la notion de mouvement réflexe, l'assimilation de l'influx nerveux à la lumière. La force motrice, dit Fabrice d'Acquapendente, se répand dans le muscle comme la lumière. Comme il se doit, l'autorité de Galien est invoquée et aussi l'expérience. *Nam et Galenus hanc sane vim lumini comparat quod momento temporis in totum medium diffunditur, et corpora quae contingit alterat et illuminat... Pari ratione in totum musculum per nervos transmittitur et more luminis irradiatur*[b]. Quant à l'expérience c'est, comme bien souvent à l'époque, une histoire, un récit, où il est fait mention de faits proprement fantastiques, de cadavres d'animaux d'où aurait émané de la lumière[c]. Or cette assimilation des esprits animaux à la lumière nous n'en trouverons pas trace chez Descartes, mais nous la verrons prendre par contre chez Willis une importance dont il semble qu'on n'ait pas à regretter, en raison des résultats théoriques, qu'elle soit tellement disproportionnée à son substrat expérimental. L'explication de la contraction musculaire par un phénomène d'attraction analogue à celui du fer aimanté a du reste, l'avantage de permettre à Fabrice d'Acquapendente le maintien de ses théories physiologiques dans les cadres scolastiques de la dynamique aristotélicienne. Le muscle contracté est en somme attiré vers le cerveau

23 | et à partir de lui. Comme l'aimant immobile mobilise le fer, le cerveau immobile mobilise les bras ou les jambes par le moyen des nerfs. Ainsi le mouvement dépend bien toujours d'un principe moteur immobile[d].

a. *Ibid.*, p. 404. C'est seulement en 1755 que Musschenbroek[1] assimila les effets physiologiques produits par le contact de la torpille à la décharge de la bouteille de Leyde. Les expériences décisives établissant le fait sont dues au physicien anglais Walsh[2], en 1772. *Cf.* Matteucci[3], *Traité des phénomènes électro-physiologiques des animaux*, 1844, chap. XII.
b. *Ibid.*, p. 404.
c. *Ibid.*, p. 405.
d. *Ibid.*, p. 408.

1. Pieter van Musschenbroek (1692-1761), physicien hollandais, docteur en médecine de Leyde en 1715, où il devint professeur en 1739, est connu pour ses travaux en électricité (bouteille de Leyde), et en propriétés des matériaux.
2. John Walsh (1726-1795), scientifique anglais, s'est particulièrement intéressé aux poissons électriques. Il fut élu Fellow de la Royal Society en 1770.
3. Carlo Matteucci (1811-1868), physicien et physiologiste italien, effectua d'importants travaux d'électrophysiologie neuromusculaire. Il fut nommé professeur de physique à l'Université de Pise en 1840 et fut ministre de l'Instruction publique d'Italie en 1862.

Nous n'avons aucun témoignage ou preuve que Descartes ait lu le *De musculis* de F. d'Acquapendente. Mais nous savons avec certitude qu'il a lu[a] du même auteur le *De ovi et pulli formatione* (1621) et le *De fœtu formato* (1600). Il est bien peu vraisemblable que les théories du célèbre médecin sur le mouvement musculaire aient été entièrement ignorées de lui.

*

Par contre, il est certain que Descartes avait lu Fernel[1] (1497-1558) ou que du moins il connaissait bien ses théories physiologiques et médicales; dans une lettre à Plempius, du 15 février 1638, il le cite comme une autorité[b]. M. Gilson[2] a montré que les théories de Fernel sur le mouvement du cœur et les esprits sont celles qui ont été enseignées à Descartes par les Jésuites de La Flèche[c].

Fernel développe dans sa *Physiologie* les théories de Galien[d]. Il admet la distinction de trois facultés (le fameux « trépied vital ») : faculté naturelle, siégeant au foie et s'exerçant par les esprits vitaux le long des veines; faculté vitale, siégeant au cœur et s'exerçant par les esprits vitaux le long des artères; faculté animale, siégeant au cerveau et s'exerçant par les esprits animaux le long des nerfs. La faculté naturelle régit les fonctions de nutrition et ne commande pas de mouvements. La faculté animale régit le mouvement dit volontaire, c'est-à-dire capable d'être arbitrairement commencé ou suspendu, et dont l'effet normal est la fatigue. Quant à la faculté vitale, elle régit les mouvements non volontaires, non sujets à

a. Voir index des ouvrages cités par Descartes, in *Œuvres*, Adam-Tannery, *Index général*, p. 64-65.

b. *Ut authoritatem etiam authoritate refellam* Adam-Tannery, I, p. 533.

c. Descartes, Harvey et la scolastique, dans *Études de philosophie médiévale*, Strasbourg, 1921; reproduit dans les *Études sur le rôle de la pensée médiévale dans la formation du système cartésien*, Paris, 1930.

d. Le grand traité médical de Fernel, *De naturali parte medicinae* parut en 1542 à Paris. Il fut réédité en 1554 sous le titre *Physiologia*.

1. Jean Fernel (1497-1558)), médecin français, astronome et mathématicien, docteur en médecine de Paris en 1530, y devint professeur en 1534. Il fut médecin personnel du roi Henri II et de la reine Catherine de Médicis. Il introduisit le terme de « physiologie ».

2. Étienne Gilson (1884-1978), philosophe français, docteur ès lettres à la Sorbonne en 1913, maître de conférences de philosophie à Lille, fut de 1921 à 1932 professeur d'histoire de la philosophie médiévale à la Sorbonne, avant d'occuper la chaire de philosophie médiévale au Collège de France, il entra à l'Académie française en 1946. Philosophe chrétien, il laissa une œuvre importante, et eut également un engagement dans les entreprises politiques et internationales de son temps.

la fatigue, et pour ces deux raisons constants. Corrélativement, le cœur, perpétuellement mû, n'est pas un muscle (*Physiologie*, liv. I, chap. VIII).
24 Ainsi Fernel | accepte toujours l'équation entre muscle et organe de la volonté[a]. La fonction du cœur dans l'économie générale de l'organisme est double : produire la chaleur et le mouvement. Mais à la différence d'Aristote, Fernel ne pense pas que l'ébullition du sang soit la cause des pulsations cardiaques. Il pense que le cœur est doué d'une faculté pulsifique (*vis pulsifica*), s'étendant également aux artères et expliquant leur pouls. Cette faculté est donc distincte de la faculté vitale, cause de la chaleur du sang et des esprits animaux. En dépit de cette distinction des trois facultés, l'âme est simple et les esprits sont les intermédiaires obligés entre le corps et elle[b].

On voit que, dans l'ensemble, Fernel choisit consciemment Galien contre Aristote. Et cependant sa théorie de la motricité est assez originale sur un point précis pour mériter une mention. Comme Galien, il tient que les organes et les nerfs du mouvement sont différents de ceux de la sensibilité, et il s'appuie sur les faits des dissociations opérées par les maladies : dans la paralysie le mouvement est supprimé mais la sensibilité persiste, dans la folie, la sensibilité est abolie et le mouvement porté à son paroxysme. Comme Aristote, il tient l'impulsion de l'appétit pour principe du mouvement. Mais, à la différence d'Aristote et de Galien, il admet une indépendance relative de la faculté locomotrice[c]. Alors que les deux auteurs anciens ont la plus grande peine à rendre compte du mouvement automatique, Fernel, invoquant les mouvements involontaires et inintentionnels, par exemple le mouvement des paupières, la respiration pendant le sommeil, cherche à diminuer la part et le rôle de l'âme et de la délibération dans l'explication du mouvement. Qu'il n'y réussisse que verbalement c'est incontestable, du moins a-t-il le mérite d'avoir eu l'idée, peut-être d'ailleurs d'après Galien, que le mouvement est d'autant plus automatique et plus autonome qu'il est guidé plus étroitement par le principe du plaisir et de la douleur[d].

a. Sherrington, *The Endeavour of Jean Fernel*, Cambridge, 1946, p. 83.
b. *Ibid.*, p. 79.
c. *Physiologie*, liv. V, chap. IX et liv. VI, chap. XIII. *Cf.* Sherrington, *The Endeavour of Jean Fernel, op. cit.*, p. 82.
d. *Cf.* Figard[1], *Un médecin philosophe au XVIᵉ siècle. Étude sur la psychologie de Jean Fernel*, Paris, 1903, p. 270-275.

1. Léon Figard (1859-1907), historien de la médecine français, fut docteur ès lettres à l'Université de Lyon en 1902 avec ses thèses *Quatenus apud Graecos experientiam in instituenda medicinae methodo commendaverint Empirici*, et *Un médecin philosophe au XVIᵉ siècle. Étude sur la psychologie de Jean Fernel* (1903).

*

Il n'est pas exact qu'il ait fallu, comme on le dit volontiers, attendre Harvey pour que le cœur fût identifié avec un muscle. | Hippocrate [a], chez 25 les anciens, et Léonard de Vinci [b], chez les modernes l'avaient fait. Pourtant nul n'avait su, avant Harvey, fonder correctement cette assimilation sur une exploration méthodique des mouvements des deux organes qui aboutissait à reconnaître la systole pour la phase active de la fonction du cœur [c]. Mais Harvey conservait encore les termes sinon la notion de *vis pulsifica*. Et c'est là ce qui explique, comme l'a bien montré M. Gilson [d], que Descartes ait admis la circulation du sang en rejetant la théorie de Harvey touchant le mouvement du cœur. Descartes admettait avec les scolastiques que le cœur est le siège d'une chaleur supérieure à celle de toute autre partie de l'organisme, mais ne pouvait admettre l'existence, supposée par Fernel, d'une force cardiaque pulsifique. D'où son opposition à Harvey et son emprunt à Aristote de la théorie du feu cardiaque. Il pensait ainsi expliquer à la fois le mouvement du cœur, hors de tout appel à une qualité occulte, et sa température singulière. C'est dans le *Discours de la méthode* (1637)

---

a. L'opinion est rapportée dans le traité *Du cœur* de la « Collection hippocratique ». Voir à ce sujet *Observation et expérience chez les médecins* de la « Collection hippocratique » par L. Bourgey [1], Paris, 1953, p. 137.

b. *Les carnets de Léonard de Vinci*, trad. fr. de Servicen, Paris, 1942 : « Le cœur en soi n'est pas le principe de la vie : c'est un vaisseau formé de muscles épais, vivifié et nourri par les artères et veines, tout comme les autres muscles » (I, p. 141). « Le cœur est un muscle essentiel sous le rapport de la force et beaucoup plus puissant que les autres » (I, p. 174).

c. … *ipsiusque* [*cordis*] *motum esse qualem musculorum dum contractio fit secundum ductum partium nervosarum et fibrarum : musculi enim, cum moventur et in actu sunt, vigorantur, tenduntur, ex mollibus durifiunt, attolluntur, incrassantur, et similiter cor* (*Exercitatio anatomica de motu cordis et sanguinis in animalibus*, 1628, chap. II). *Cf.* dans la traduction française de Charles Laubry [2] (Paris, Doin, 1950), p. 154.

d. *Descartes, Harvey et la scolastique*, in *op. cit.*

1. Louis Bourgey (1901-1979), philosophe français, fut professeur de psychologie à la Faculté des lettres d'Alger en 1950, puis professeur à Strasbourg en 1957. Il s'intéressa à la psychologie de l'enfant, en recherchant le contact avec les scientifiques et les médecins. Historien renommé de la pensée antique, il lui consacra ses deux thèses pour le doctorat d'État ès lettres en 1950, *Observation et expérience chez Aristote* et *Observation et expérience chez les médecins de la Collection hippocratique* (1953). Ce dernier ouvrage plaçait à nouveau la pensée médicale dans le champ des études sur la philosophie antique.

2. Charles Laubry (1872-1960), médecin français, docteur en médecine de Paris en 1903, cardiologue, ami et médecin de Georges Clémenceau, devint chef de service à l'Hôpital Broussais en 1925, et professeur de clinique cardiologique en 1936. Ce pionnier des études de l'arythmie cardiaque et de la tension artérielle fut élu à l'Académie des sciences en 1947.

que Descartes se sépare de Harvey qu'il n'avait pas lu quand il composait le *Traité de l'homme* (1632)[a].

*

Au terme de ce rapide inventaire historique, nous pouvons dénombrer les notions que Descartes n'aura qu'à retenir, révisées ou non, de ses lectures ou de l'enseignement reçu, au moment où il tentera de réduire les mouvements musculaires à de purs effets mécaniques. De la tradition galéniste, il tient la distinction du mouvement volontaire et du mouvement naturel, la notion du muscle comme organe du mouvement, la relation des nerfs et des muscles, l'origine encéphalique des nerfs, la distinction des voies de la sensibilité et de la motricité, la distinction des esprits animaux et des esprits vitaux. A quoi s'ajoute, sous l'influence de Fernel[b], la notion d'une certaine indépendance de la fonction locomotrice par rapport à la volonté. De la découverte de Harvey, Descartes retient la circulation seulement. Mais quand il attribue au cœur une chaleur interne, source de l'impulsion initiale de tous les mouvements des muscles, c'est à Aristote qu'il remonte, par delà Galien.

26 |

a. Voir plus bas chap. II, p. 32, n. 5.

b. Sur Descartes et Fernel, voir Sherrington, *The Endeavour of Jean Fernel, op. cit.*, IIe Partie : *The earliest « Physiology »* et notamment p. 73-89.

LA THÉORIE CARTÉSIENNE
DU MOUVEMENT INVOLONTAIRE

Ce qui nous dispose à croire, pense Descartes, que l'âme est le principe de tous les mouvements du corps c'est, jointe à notre expérience vécue du mouvement volontaire, notre ignorance d'enfants touchant l'anatomie et les mécaniques [a]. Il convient donc pour Descartes de rectifier, en physiologie comme en toute autre matière, un des innombrables préjugés de notre enfance. D'où la netteté de son affirmation réitérée que, relativement aux déterminations de la volonté, l'indépendance des mouvements du corps humain est possible et effectivement fréquente. Bien entendu, les phénomènes invoqués par Descartes sont ceux qui avaient, depuis longtemps déjà, suscité et retenu l'attention des médecins, à savoir les contractions pathologiques d'organes lésés ou séparés, mais, plus volontiers, chez l'homme normal, la dépendance forcée de mouvements par rapport à d'autres mouvements ou à de certaines excitations sensorielles. Aristote et Galien avaient posé le problème de la coordination et de l'intégration des segments moteurs et mobiles du corps animal, en s'intéressant aux mouvements d'animaux divisés. Durant des siècles, la solution de ce problème était fournie par la doctrine des *sympathies*, c'est-à-dire de connexions immatérielles entre parties d'un même

---

a. La description du corps humain, *Œuvres*, Adam-Tannery, XI, p. 224.

28 organisme [a]. Nous parlerons plus longuement de la doctrine des | sympathies
dans notre chapitre v. Nous n'en disons ici qu'un mot, en vue de souligner
que Descartes est le premier qui substitue à la notion confuse de sympathie,
les notions, quasi mathématiquement claires, de disposition des organes et
de mécanisme et qui confère à la distinction du mouvement animal et de
l'animation psychique une portée décisive, en l'utilisant à l'explication du
comportement humain. Nous citons en entier deux textes capitaux, dans
leur ordre chronologique. « ... C'est une chose fort remarquable qu'aucun
mouvement ne se peut faire, soit dans le corps des bêtes, soit même dans
les nôtres, si ces corps n'ont en eux tous les organes et instruments par le
moyen desquels ces mêmes mouvements pourraient aussi être accomplis
dans une machine ; en sorte que même dans nous, ce n'est pas l'esprit ou
l'âme qui meut immédiatement les membres extérieurs, mais seulement il
peut déterminer le cours de cette liqueur fort subtile qu'on nomme les esprits
animaux, laquelle, coulant continuellement du cœur par le cerveau dans les
muscles, est la cause de tous les mouvements de nos membres, et souvent
en peut causer plusieurs différents aussi facilement les uns que les autres.
Et même il ne le détermine pas toujours, car entre les mouvements qui se
font en nous, il y en a plusieurs qui ne dépendent point du tout de l'esprit,
comme sont le battement du cœur, la digestion des viandes, la nutrition,
la respiration de ceux qui dorment, et même en ceux qui sont éveillés, le
marcher, chanter, et autres actions semblables, quand elles se font sans que
l'esprit y pense. Et lorsque ceux qui tombent de haut présentent leurs mains
les premières pour sauver leur tête, ce n'est point par le conseil de leur
raison qu'ils font cette action ; et elle ne dépend point de leur esprit, mais
seulement de ce que leurs sens, étant touchés par le danger présent, causent
quelque changement en leur cerveau qui détermine les esprits animaux à
passer de là dans les nerfs, en la façon qui est requise pour produire ce
mouvement tout de même que dans une machine et sans que l'esprit le puisse
empêcher » [b]. « Nous pouvons voir aussi que, lorsque quelques parties de

a. Littré, dans son *Dictionnaire*, donne, en 1878, la définition suivante du mot sympathie :
« Terme de physiologie. Rapport existant entre deux ou plusieurs organes plus ou moins
éloignés les uns des autres et qui fait que l'un d'eux participe aux sensations perçues ou aux
actions exécutées par l'autre. » Ajoutons que, selon la doctrine des sympathies, une connexion
immatérielle est donnée non seulement entre les diverses parties du corps, mais également
entre les organes semblables dans différents organismes, ce qui justifiait les thérapeutiques à
base d'organes. – Notons que Descartes utilise, au moins deux fois, à notre connaissance, cette
notion de sympathie. Cf. *Primae cogitationes circa generationem animalium*, Adam-Tannery,
XI, p. 515 et p. 518.

b. *Réponses aux IVe objections*, Adam-Tannery, IX, p. 178 ; Bridoux, 2e éd., p. 447-448.

notre corps sont offensées, par exemple quand un nerf est piqué, cela fait qu'elles n'obéissent plus à notre volonté, ainsi qu'elles avaient de coutume, et même que souvent elles ont des mouvements de convulsion, qui lui sont contraires. Ce qui montre que l'âme ne | peut exciter aucun mouvement **29** dans le corps, si ce n'est que tous les organes corporels, qui sont requis à ce mouvement, soient bien disposés ; mais que, tout au contraire, lorsque le corps a tous ses organes disposés à quelque mouvement, il n'a pas besoin de l'âme pour le produire ; et que, par conséquent, tous les mouvements que nous n'expérimentons point dépendre de notre pensée, ne doivent pas être attribués à l'âme, mais à la seule disposition des organes ; et que même les mouvements, qu'on nomme *volontaires*, procèdent principalement de cette disposition des organes, puisqu'ils ne peuvent être excités sans elle, quelque volonté que nous en ayons, bien que ce soit l'âme qui les détermine » [a].

Il n'est pas douteux que, parmi les phénomènes d'automatisme musculaire invoqués par Descartes à l'appui de son refus d'attribuer à l'âme la responsabilité de tous les mouvements du corps humain, beaucoup sont d'authentiques réflexes, selon le sens que donnent à ce terme les physiologistes contemporains. Tels sont les réflexes de déglutition [b], de flexion de la jambe [c] ou du bras [d] en réponse à une forte excitation thermique

---

a. *Description du corps humain*, Adam-Tannery, XI, p. 225. On sait que cet opuscule fut publié en 1664, par Clerselier [1], en appendice au *Traité de l'homme*. Il est vraisemblable que Sténon l'a lu, puisque vivant à Paris en 1664-1665, il cite le *Traité de l'homme* dans son *Discours sur l'anatomie du cerveau* de 1665. En tout cas dans son *Elementorum myologiae specimen* (1667) il affirme, comme ici Descartes, que si tout mouvement volontaire se fait par les muscles, tout mouvement qui se fait par les muscles n'est pas nécessairement volontaire (*Opera Philosophica*, Copenhague, 1910 t. II, p. 101).

b. *Traité de l'homme*, Adam-Tannery, XI, p. 140 ; Bridoux, p. 822.

c. *Ibid.*, p. 141-142 et p. 191-193 ; Bridoux, p. 823 et 865. Il s'agit dans ces deux exemples de réflexes nociceptifs, selon la terminologie actuelle. Les figures représentatives du mécanisme supposé par Descartes (fig. 7 et 37 des planches reproduites à la fin du t. XI de l'édition Adam-Tannery, et dans Bridoux aux p. 823 et 865) ne sont pas de la main de Descartes. Rien ne nous permet de les attribuer soit à Gérard de Gutschoven soit à Louis de La Forge dont Clerselier a mis à profit, non sans désinvolture, l'involontaire collaboration (*cf.* Préface de Clerselier à l'édition 1664 du *Traité de l'homme*, Adam-Tannery, XI, p. XIII-XIV). Elles se trouvent aux pages 58 et 160 de l'édition de 1677 (Amsterdam, Elzevir), *Tractatus de homine et de formatione foetus quorum prior notis perpetuis Ludovici de La Forge M. D. illustratur*, que nous avons consultée à la Bibliothèque de l'École normale supérieure.

d. *Ibid.*

1. Claude Clerselier (1614-1684), avocat au Parlement de Paris, traducteur et éditeur d'œuvres de Descartes, éditeur avec Hector-Pierre Chanut de sa correspondance, joua un rôle crucial dans la diffusion des idées cartésiennes.

du pied ou de la main, d'accommodation pupillaire[a], d'occlusion des
30 paupières[b], de toux[c], d'éternuement[d], de | bâillement[e], d'excrétion[f]. Mais
du fait que Descartes, quand il propose une théorie générale du mouvement
involontaire, la met en relation, comme tant d'autres avant lui, avec des
phénomènes aujourd'hui nommés réflexes et expliqués comme tels, faut-
il conclure qu'il a sa place dans la série des naturalistes et médecins qui
ont contribué à la dénomination et à la définition du *concept* de réflexe?
Voilà, selon nous, le problème épistémologique et historique qu'il faut
réserver, jusqu'à ce que l'étude minutieuse et critique de l'anatomie et de la
physiologie cartésiennes concernant le nerf et le muscle permette de décider
si Descartes pouvait ou non anticiper, fût-ce confusément, l'essentiel même
du concept.

On ne saurait trop insister sur le fait que l'assimilation des fonctions
physiologiques à de purs et simples phénomènes mécaniques entraîne
Descartes à réduire au contact, au choc, à la poussée et à la traction[g],
toutes les relations que les parties de l'organisme soutiennent entre elles.
C'est dans la rencontre de cette affirmation de principe et des observations
anatomiques dont il croit pouvoir se contenter qu'il faut voir la raison
dernière de la conception systématique que Descartes se fait du mouvement
animal, conception dont l'exposé nous entraînera à examiner la nature et
le cours des esprits animaux, la structure et les fonctions du cœur, du nerf
et du muscle.

a. *Ibid.*, Adam-Tannery, XI, p. 156-57 ; Bridoux, p. 834. – *Traité des passions*, art. 44.

b. *Traité des passions*, art. 13. La fin de cet article, où l'exemple est décrit (« Si quelqu'un avance promptement sa main contre nos yeux… »), a été souvent reproduite et notamment par le Pr Léon Binet[1], dans le recueil d'articles *Médecins, Biologistes et Chirurgiens* (S.E.G.F.P., Paris, 1954), p. 35.

c. *Traité de l'homme*, Adam-Tannery, XI, p. 141 ; Bridoux, p. 822.

d. *Ibid.*

e. *Ibid.*

f. *Ibid.*

g. *Caeterum non admitto varia motuum genera, sed solum localem, qui corporum omnium, tum animatorum, tum inanimatorum, communis est. Lettre à Buitendijck*, 1643, Adam-Tannery, IV, p. 65. On sait qu'il faut entendre par mouvement local le transport d'un corps du voisinage de ceux qui le touchent immédiatement dans le voisinage de quelques autres. Voir *Les principes de la philosophie*, I, art. 26.

1. Léon Binet (1891-1971), médecin français, docteur en médecine de Paris en 1918, fut professeur de physiologie à la Faculté de médecine de Paris en 1931, puis membre et Président de l'Académie des sciences. Il fut un pionnier de la réanimation cardiaque et de l'assistance respiratoire.

Les esprits animaux sont la partie la plus subtile du sang, corps fluide mû très rapidement à travers l'organisme ; ce sont eux qui, coulant incessamment des artères vers les nerfs et les muscles à travers le cerveau, meuvent la machine corporelle tout entière[a]. La composition des esprits est celle du sang, aussi variable que peut l'être celle du sang[b]. Leur nature physique est celle du vent[c] ou de la flamme[d]. Ils sont du sang qui a perdu sa forme[e]. Aucun doute par conséquent, les esprits animaux | « ne sont que des corps »[f], ils ne sont la cause du mouvement des membres que parce que leur propre mouvement se fait « suivant les lois de la nature »[g] hors de toute puissance ou inclination propre. Si Descartes les compare à la flamme c'est seulement pour donner quelque idée de leur ténuité et de la vitesse de leur mouvement[h].

C'est dans les petites branches des carotides que s'effectuent la séparation et le criblage des esprits animaux[i]. Ils pénètrent dans le cerveau par deux voies, par les artères insérées dans la glande pinéale[j], et par les artères dont le réseau tapisse les concavités du cerveau[k].

L'origine du mouvement perpétuel des esprits est la même que celle du sang, c'est l'action du cœur[l]. Descartes compare le cœur et les artères à des soufflets d'orgues, poussant les esprits dans le cerveau comme dans un porte-vents, d'où ils sont distribués, à travers des pores, dans les nerfs

---

a. *Lettre à Buitendijck*, 1643, Adam-Tannery, IV, p. 65.

b. *Traité de l'homme*, Adam-Tannery, XI, p. 166 *sq.* « Enfin, tout ce qui peut causer quelque changement dans le sang en peut aussi causer dans les esprits » (*ibid.*, p. 169). Bridoux, p. 842-44.

c. *Ibid.*, p. 129. – *Traité des passions*, art. 8. – *Discours de la méthode*, Ve Partie. – *Description du corps humain*, Adam-Tannery, XI, p. 227.

d. *Ibid.*

e. *Traité de l'homme*, Adam-Tannery, XI, p. 130 ; Bridoux, p. 814.

f. *Traité des passions*, art. 10.

g. *Traité de l'homme*, Adam-Tannery, p. 137 ; Bridoux, p. 820.

h. *Traité des passions*, art. 10. Un passage des *Primae cogitationes circa generationem animalium* confirmerait, au besoin, la matérialité des esprits : *Vis enim gravitatis est etiam commotio partium materiae corporeae, ut sunt spiritus animales*, Adam-Tannery, XI, p. 519.

i. *Lettre au marquis de Newcastle*, avril 1645, Adam-Tannery, IV, p. 191 ; Bridoux, p. 1181. – *Lettre à Mersenne*, 24 décembre 1640, Adam-Tannery, III, p. 264 ; Bridoux, p. 1103.

j. *Traité de l'homme*, Adam-Tannery, XI, p. 129, 170, 172 et 173, Bridoux, p. 813, 844 et 847.

k. *Ibid.*, p. 172 ; Bridoux, p. 847

l. *Traité des passions*, art. 8.

comme dans des tuyaux[a]. Il faut donc se représenter le cerveau, gonflé d'esprits comme un ballon, ou comme une voile[b].

La distribution des esprits, au sortir du cerveau, selon les diverses directions possibles de leurs mouvements, dépend de plusieurs causes. C'est d'abord l'action des objets qui meuvent les sens, c'est-à-dire les excitations, que Descartes compare aux doigts de l'organiste pressant sur les touches du clavier[c]. C'est ensuite la position de la glande pinéale dans la concavité du cerveau, et les modifications de sa surface externe, position et modifications dont Descartes étudie longuement la dépendance par rapport à la volonté, à la mémoire, à l'imagination, et au sens commun[d]. Ce sont enfin les instincts, puisque les mouvements extérieurs, que
32   Descartes distingue expressément des mouvements | intérieurs, c'est-à-dire des passions[e], se divisent en mouvements d'expression (rire ou pleurer par exemple), simplement occasionnels, et en mouvements d'adaptation, c'est-à-dire tels qu'ils « servent à poursuivre les choses désirables ou à éviter les nuisibles »[f] ce qui est suivre « les instincts de notre nature »[g]. Cette subordination du mécanisme physiologique à ce qu'il faut bien appeler une finalité biologique n'est pas un lapsus cartésien. On la trouve ailleurs que dans le *Traité de l'homme*. Dans les *Primae cogitationes circa generationem animalium*, Descartes invoque les *commoda et incommoda naturae* comme principes des différentes directions du mouvement animal dont les esprits animaux assurent le mécanisme[h]. Et nous n'oublions pas la *VIe Méditation*, à laquelle M. Guéroult[1] a récemment restitué sa pleine et saisissante signification. En résumé, Descartes distingue trois sortes de conditions du cours des esprits animaux : extérieures et contingentes (les excitations sensorielles), acquises et individuelles (la mémoire), naturelles

---

a. *Traité de l'homme*, Adam-Tannery, XI, p. 165 ; Bridoux, p. 841.

b. *Ibid.*, p. 173 ; Bridoux, p. 847. – *Lettre au marquis de Newcastle*, avril 1645, Adam-Tannery, IV, p. 192 ; Bridoux, p. 1181.

c. *Traité de l'homme*, Adam-Tannery, XI, p. 165 ; Bridoux, p. 841-42.

d. *Ibid.*, Adam-Tannery, XI, p. 173-190 ; Bridoux, p. 847-864.

e. *Ibid.*, p. 193 ; Bridoux, p. 867.

f. *Ibid.*

g. *Ibid.*, p. 192 ; Bridoux, p. 866.

h. *Ibid.*, p. 519.

1. Martial Guéroult (1891-1976), philosophe français, historien de la philosophie, enseigna à l'Université de Strasbourg, à la Sorbonne et au Collège de France. Auteur de nombreux ouvrages classiques sur Descartes, Leibniz, Malebranche et Spinoza, il illustrait une vision systématique et rationnelle de la philosophie. Ses idées ont exercé une forte influence.

et spécifiques (les instincts). Il y a là, reconnaissons-le, un sens bien remarquable du phénomène biologique d'interaction entre organisme et milieu.

La continuité du cours des esprits est, on l'a vu, sous la dépendance de l'incessante circulation du sang, dont Descartes, après Harvey sinon d'après Harvey, admet la réalité[a]. La continuité du premier mouvement exprime et imite la régularité du second, même dans l'organisme immobile[b]. Dans l'organisme comme dans le monde, le mouvement est constant et circulaire. Mais, à la différence de Harvey, Descartes n'admet pas que le moteur | initial de la circulation soit la contraction du muscle cardiaque.   33 Selon lui, le mouvement du cœur n'est pas un mouvement musculaire. Si l'action du cœur est « le grand ressort » dont dépend en fin de compte le mouvement du muscle, elle ne lui ressemble en rien, puisqu'elle n'est pas un déplacement mais une chaleur[c]. Le cœur est un foyer, le siège d'un feu continu « qui n'est point d'autre nature que tous les feux qui

---

a. Descartes écrit en 1632 dans le *Traité de l'homme* : « Le mouvement du sang dans le corps n'est qu'une circulation perpétuelle » (Adam-Tannery, XI, p. 127). Et il confie à Mersenne [1] (novembre ou décembre 1632) : « J'ai vu le livre *De motu cordis* dont vous m'aviez autrefois parlé et me suis trouvé un peu différent de son opinion, quoique je ne l'aie vu qu'après avoir achevé d'écrire de cette matière » (Adam-Tannery, I, p. 263). Harvey avait publié son ouvrage en 1628, mais il enseignait la circulation depuis 1619. Descartes s'est donc rallié à Harvey sur la foi de relations, dont l'une au moins de Mersenne, avant d'avoir lu directement l'exposé complet de la théorie dans l'ouvrage original. Sur cette question, voir l'opuscule du Dr Herpin [2], *La querelle de la découverte de la circulation* (J.-B. Baillère, Paris, 1943), dont le mérite est la clarté, mais dont l'inconvénient est l'absence de références. C'est pourquoi nous rappelons ici la lettre de Descartes à Plempius, 15 février 1638, Adam-Tannery, I, p. 521-534.

b. *Ad motus animalium, oportet notare spiritus animales semper aeque celeriter moveri, quamuis nullos excitent motus in corpore* (*Primae cogitationes circa generationem animalium*, Adam-Tannery, XI, p. 518). « Jamais ils (les esprits) ne s'arrêtent un seul moment en une place. » (*Traité de l'homme*, Adam-Tannery, XI, p. 171 ; Bridoux, p. 846.)

c. *Description du corps humain*, Adam-Tannery, XI, p. 226.

1. Marin Mersenne (1588-1648), prêtre de l'ordre des Minimes, philosophe et mathématicien, auteur de travaux classiques sur la cycloïde, les nombres premiers, l'acoustique, la théorie de la musique, joua un rôle central dans la communication entre les savants de l'Europe par sa considérable correspondance, ses voyages et rencontres, et par l'« Académie Mersenne » dont les réunions hebdomadaires ont préfiguré la fondation de l'Académie royale des sciences.

2. Alexandre Herpin (1880-?), médecin stomatologiste et historien de la médecine français, docteur en médecine de Paris en 1907, professeur d'anatomie à l'École de stomatologie de Paris, intéressé par la médecine de la Renaissance, est l'auteur de *William Gilbert et la médecine du XVIᵉ siècle* (1946), *Essai sur Francis Bacon : ses opinions sur la médecine* (1947), *Jean Fernel, médecin et philosophe* (1949), ainsi que d'une étude sur la circulation du sang.

sont dans les corps inanimés » [a]. C'est la présence en lui de ce « feu sans lumière » qui fait du cœur un organe sans analogue, anatomiquement et physiologiquement, dans le reste du corps. Sans doute, Descartes dit-il que le cœur est de la chair, mais ce terme est très vague chez lui ; il parle de la chair du cœur [b] comme il parle de la chair du poumon [c] et de la chair des muscles [d]. Encore qu'il emploie parfois le terme de tissu [e] Descartes ne parle pas en histologiste.

C'est par dilatation, vaporisation, et subtilisation du sang dans la cavité droite du cœur que la chaleur singulière de cet organe devient source unique du mouvement général de l'organisme. Le sang est projeté par compression dans l'artère pulmonaire ; de la même façon, revenu au cœur gauche par les veines pulmonaires, il est chassé dans l'aorte. C'est alors que les esprits animaux montent directement vers le cerveau en raison premièrement du fait que les carotides sont, de toutes les artères, celles qui viennent du cœur le plus en ligne droite [f], et deuxièmement du fait que les esprits, étant les parties du sang les plus subtiles, les plus vives, les plus fortes, ce sont eux qui forcent le passage étroit vers lequel toutes les parties du sang, chassées du cœur, tendent en raison des lois de l'inertie et du mouvement rectiligne [g].

34   En bref, alors que, selon Harvey, le cœur est un muscle dont | les contractions chassent le sang vers la périphérie par les vaisseaux, c'est selon Descartes un viscère dont les mouvements manifestent passivement les effets que sa chaleur propre détermine dans le sang qui tombe en ses cavités, dont les parois ont une élasticité limitée. C'est donc la diastole et

a. *Traité de l'homme*, Adam-Tannery, XI, p. 202 ; *cf.* aussi *ibid.*, p. 123 et *Discours de la méthode*, V [e] Partie.

b. *Traité de l'homme*, Adam-Tannery, XI, p. 123 ; Bridoux, p. 809.

c. *Ibid.*

d. *Description du corps humain*, Adam-Tannery, XI, p. 273. La chair semble être pour Descartes une sorte d'élément plastique du cœur, du poumon et du muscle. Nous ne trouvons pas chez lui la même précision que chez Fabrice d'Acquapendente qui, dans le *De musculi fabrica* (1614), décompose le muscle en chair, tendon, veine, artère, nerf et membrane (*Opera omnia*, Leyde, 1738, p. 395).

e. *Traité de l'homme*, Adam-Tannery, XI, p. 170 ; Bridoux, p. 854. « Tout le cerveau n'est autre chose qu'un tissu... » Ajoutons, pour être complet sur ce point, que Descartes admet l'unité de composition fibrillaire de tous les vivants, animaux et plantes (*ibid.*, Adam-Tannery, XI, p. 201 ; Bridoux, p. 872). C'est la théorie fibrillaire que Haller, au siècle suivant, devait rendre célèbre. *Cf.* notre *Connaissance de la vie*, Appendice I, p. 213.

f. *Ibid.*, XI, p. 128 ; Bridoux, p. 812. *Lettre à Mersenne*, 24 décembre 1640, Adam-Tannery, III, p. 264 ; Bridoux, p. 1104. *Traité des passions*, art. 10.

g. *Ibid.*

non la systole cardiaque qui correspond à la phase active du mouvement de circulation [a]. Il est à peine besoin de dire qu'en proposant cette explication de la circulation du sang et du mouvement du cœur par l'action d'une chaleur éminente [b], Descartes n'a pas le sentiment de rompre avec l'explication mécaniste des fonctions de l'être vivant, puisqu'il assimile cette chaleur à celle qu'engendre la fermentation du foin ou du raisin [c]. Il n'en reste pas moins cependant que la comparaison nous renvoie à un phénomène de type vital ou au moins chimique et non plus de type mécanique. Il y a bien de la différence entre une fermentation et un mouvement d'horlogerie. Il eût été plus cartésien d'assimiler le cœur à une pompe, comme l'avait fait Harvey, comme devait le faire Willis.

Les esprits animaux, nés dans le cœur [d] et mus d'abord au même titre que le sang ne séjournent dans le cerveau que comme dans une boîte à vent. A partir du cerveau, ils déterminent tous les mouvements de l'organisme animal – à l'exception du seul mouvement du cœur – selon la structure des muscles et des nerfs. Descartes dit des muscles qu'ils sont des ballons remplis d'esprits dont le raccourcissement longitudinal, sous l'effet de la dilatation transversale, mobilise les os articulés ou les organes, l'œil par exemple, sur lesquels ils sont insérés [e]. C'est peu, du point de vue morphologique, mais cela suffit pour la physiologie cartésienne du mouvement. Sur la structure des nerfs, Descartes s'étend davantage. Tout nerf est un faisceau de fibres à l'intérieur | d'un tuyau, une moelle faite de filets prolongeant la moelle cérébrale et assez lâchement engainée dans une peau tubulaire en forme d'artère [f]. Faisant appel à une image empruntée 35

---

a. Sur les arguments que Descartes oppose à Harvey voir la *Description du corps humain*, Adam-Tannery, XI, p. 241-45. « C'est cette seule raréfaction du sang qui est cause du mouvement du cœur » (p. 244).

b. « Il y a toujours plus de chaleur dans le cœur qu'en un autre endroit du corps » (*Discours*, V [e] Partie).

c. *Ibid.* – Sur l'explication mécaniste du phénomène, voir les *Principes de la philosophie*, IV, art. 93 : *Quelle est la cause des feux qui brûlent ou échauffent et ne luisent point : comme lorsque le foin s'échauffe de soi-même.*

d. L'article 10 du *Traité des passions* a pour titre : Comment les esprits animaux sont produits dans le cerveau. En fait, Descartes y montre que les esprits viennent du cœur sous forme de « parties du sang très subtiles ». Ils ne subissent « aucun autre changement dans le cerveau » mais seulement une séparation d'avec les « autres parties du sang moins subtiles ». Il n'y a donc pas de contradiction entre cette affirmation et celle selon laquelle le cœur est la « source » des esprits (*Traité de l'homme*, Adam-Tannery, XI, p. 131 ; Bridoux, p. 814).

e. *Traité de l'homme*, Adam-Tannery, XI, p. 134 et p. 137 ; Bridoux, p. 817 et p. 820.

f. *Dioptrique IV*, Adam-Tannery, VI, p. 110 ; Bridoux, p. 202.

à la technique moderne, disons que Descartes voit le nerf comme du fil électrique sous tube. En tant qu'il est faisceau de cordons, le nerf est organe de la sensibilité[a], en tant qu'il est tuyau, le nerf est organe de la motricité[b]. Descartes ne distingue donc pas, comme Galien et les Galenistes, des nerfs sensitifs et des nerfs moteurs. Tout nerf est à la fois, mais par des aspects différents de sa structure, et selon des mécanismes différents, sensitif et moteur[c]. L'excitation sensorielle centripète n'est pas quelque chose qui se propagerait le long du nerf, c'est une traction immédiate et intégrale de la fibre nerveuse. Quand l'animal voit, sent, touche, entend, goûte, c'est la surface de son corps qui ébranle le cerveau par le moyen du filet nerveux. La réaction motrice centrifuge est bien, elle, une propagation, un transport. Les esprits, s'engouffrant par les pores du cerveau ouverts sous l'effet de la traction des fibres, cheminent dans l'espace libre compris entre fibres contenues et tuyau contenant. Pressés, ils pressent ; poussés ils poussent. D'où le gonflement, c'est-à-dire la contraction du muscle[d]. A aucun moment, en aucune de ses phases, le mouvement involontaire ne se laisse confondre avec une action. C'est ce qu'a noté très perspicacement M. Dreyfus Le Foyer[1] : « Les nerfs n'apportent rien qui vienne d'eux dans leur réponse à une excitation ; ils sont tiraillés comme des fils ou parcourus comme des routes. Quant aux muscles, ils ne se contractent

---

a. *Ibid.*, p. III ; Bridoux, p. 203.

b. *Traité de l'homme*, Adam-Tannery, XI, p. 133 ; Bridoux, p. 816.

c. *Dioptrique IV*, Adam-Tannery, VI, p. 111 ; Bridoux, p. 202. Il semble que ce soit Guillaume Rondelet[2] (1507-1566) de Montpellier, ami de Rabelais, qui ait supposé le premier que chaque nerf se compose de faisceaux indépendants de conducteurs centripètes et centrifuges.

d. Dans sa Préface de 1664 au *Traité de l'homme*, Clerselier fait remarquer que l'insertion du nerf dans le muscle et par suite la dilatation du muscle par les esprits ont été mal figurées par Louis de La Forge qui pensait que les nerfs se déchargent dans les muscles et y versent les esprits, alors que Descartes enseignait que « les nerfs répandent leurs fibres ou leurs rameaux dans les muscles mêmes, et que selon la diverse disposition de ces fibres ou de ces rameaux, quand ils sont enflés ou désenflés, ils enflent ou désenflent les muscles, et produisent différents effets… » (Adam-Tannery, XI, p. xx). Il est incontestable que Clerselier a raison sur ce point.

1. Henri Dreyfus Le Foyer (1897-1969), médecin et philosophe français, fut professeur de philosophie en classes préparatoires.

2. Guillaume Rondelet (1507-1566), médecin et naturaliste français, docteur en médecine de Montpellier en 1537, y fut professeur royal de médecine en 1545. Il a aussi laissé son nom pour ses travaux d'histoire naturelle des poissons.

pas plus que l'organe propulseur. Comme lui, ils se laissent passivement distendre [a].

Il est très important de bien se représenter cette hétérogénéité | des 36 mécanismes de l'excitation et de la réaction et des structures dont ils dépendent. Et c'est pourquoi nous voulons citer le seul texte qui, à notre connaissance, pourrait paraître en contradiction avec la théorie selon laquelle la sensibilité n'est en aucun cas l'affaire des esprits animaux. « Les esprits coulent du cerveau par les nerfs dans tous les muscles, au moyen de quoi ils disposent ces nerfs à servir d'organes aux sens extérieurs : et enflant diversement les muscles donnent le mouvement à tous les membres » (*Description du corps humain*, Adam-Tannery, XI, p. 227). Le terme important est ici « disposent ». Et le sens de ce terme nous est donné, sans ambiguïté possible, par un passage du *Traité de l'homme*, où il est dit que les esprits animaux, en gonflant les tuyaux nerveux par où ils se rendent vers les muscles, d'une part empêchent les filets nerveux d'être pressés dans leurs gaines, d'autre part, les maintiennent à l'état de tension [b]. Ainsi les esprits animaux, tout en assurant leur fonction essentiellement motrice, contribuent à la perfection de la fonction de sensibilité, en disposant les nerfs, en tant que faisceaux de cordons, à remplir correctement leur rôle de liaison solide entre l'organe du sens et le cerveau. Autrement dit, les esprits animaux facilitent de surcroît la transmission d'excitations sensorielles avec laquelle ils n'ont rien à voir. Descartes entend réfuter par là une objection possible, à savoir que les fonctions de sensibilité par lui attribuées aux fibres nerveuses, selon un mécanisme de traction, exigeraient que ces fibres fussent rectilignes et tendues, ce que l'anatomie des nerfs contredit. En fait, l'objection a été faite par Borelli dans son *De motu animalium* (1680-1681) [c].

On peut maintenant se poser utilement la question de savoir si ses conceptions anatomiques et physiologiques en matière de sensibilité ou de mouvement permettaient ou non à Descartes de former par anticipation une

a. « Les conceptions médicales de Descartes », *Revue de Métaphysique et de Morale*, janvier 1937, p. 247.

b. Adam-Tannery, XI, p. 143 ; Bridoux, p. 824. Voir aussi *Traité des passions*, art. 12.

c. IIe Partie, Proposition 156 : Borelli dit que les nerfs ne sont pas semblables à une corde de cithare, ils ne sont ni tendus, ni étirés en ligne droite, ils sont sinueux, infléchis, leurs terminaisons ne sont pas solides mais molles. En conséquence la sensibilité ne s'explique pas par la traction des fibres (p. 342 de l'édition de Naples, 1734).

esquisse du concept de réflexe, au sens que ce terme a reçu progressivement à partir du premier tiers du XIXe siècle. Si la légende est plus vraie que l'histoire, on doit admettre avec elle que Descartes a entrevu cette notion parce qu'il devait l'entrevoir, en raison de l'esprit mécaniste de sa physiologie. Mais si l'on admet que la logique ne perd jamais ses droits, on doit 37 se demander, lorsqu'elle contredit la légende, s'il | ne conviendrait pas, en faisant l'histoire de la légende, de rétablir une histoire non légendaire. C'est un travail qui, à notre connaissance, n'a jamais été sérieusement entrepris, même par les meilleurs historiens de la question, même par le plus complet qui est incontestablement Franklin Fearing. Il faut dire que trop souvent les physiologistes qui se sont intéressés à l'historique du réflexe ont manqué d'esprit critique et que les philosophes ont la plupart du temps, notamment en France, trouvé dans leur admiration philosophique pour la biologie cartésienne et dans l'insuffisante information biologique de leur propre philosophie deux raisons conjointes de n'être pas plus exigeants que les physiologistes. Il est d'ailleurs constant que la motivation de toute entreprise critique contient quelque ambiguïté et qu'en réexaminant de près les titres d'un grand esprit à sa réputation on risque de passer pour un esprit mesquin. Il faut savoir courir le risque en pensant que la restitution de la vérité, en de tels sujets, ne fait qu'un avec la redistribution de mérites et la réparation d'injustices.

Fearing note à plusieurs reprises que l'on porte ordinairement au crédit de Descartes (*Descartes is usually credited*) la découverte du mouvement réflexe (*the discovery of reflex action*). Mais l'étonnant, à nos yeux, est que, faisant sur cette affirmation usuelle une réserve pertinente, il ne se pose jamais la question de savoir par qui, quand et comment cette affirmation a été formulée pour la première fois avant de devenir une opinion répandue. « Il est peut-être plus exact, remarque Fearing, de dire qu'il [Descartes] a été le premier à publier une étude systématique du phénomène du mouvement involontaire » [a]. Très exactement, Fearing pense que le *concept* de réflexe est implicitement contenu (*Such a concept is implicit...*) dans la théorie de l'automatisme des bêtes et que le *mot* réflexe dans son usage actuel se trouve à l'article 36 du *Traité des passions* [b]. Or nous trouvons l'affirmation

a. *Reflex action*, p. 26, n. 12.
b. *Ibid.*, p. 26.

rigoureusement inverse dans un ouvrage de Sherrington, postérieur à l'étude de Fearing : « La notion d'action réflexe remonte jusqu'à Descartes, mais non le terme ; le terme est plus nettement décelable chez Willis »[a]. Fearing et Sherrington | démembrent, en somme, chacun à sa façon, la thèse selon 38 laquelle on trouverait, pour la première fois, chez Descartes, *le concept et le mot* de réflexe, thèse soutenue par le physiologiste allemand Eckhard[1], en 1881, avec référence à l'article 36 du *Traité des passions*[b], thèse que Fearing connaît bien, à laquelle il emprunte la référence à l'unique passage de l'œuvre de Descartes qui lui donne une apparence de solidité, mais dont il néglige curieusement et de remonter à la source historique et de vérifier scrupuleusement si elle trouve vraiment dans le texte de Descartes cela même qu'elle prétend en extraire.

Nous n'ignorons pas que les deux figures du *Traité de l'homme* (7 et 37) représentant la rétraction de la jambe ou du bras (réflexe nociceptif de flexion, en réponse à une brûlure), et dont la première a été bien souvent reproduite, continueront toujours à faire plus, pour accréditer l'origine cartésienne de la notion de réflexe, qu'une lecture attentive et sans préjugé ne peut faire pour la contester. Nous allons pourtant tenter de distinguer les phénomènes et les concepts, c'est-à-dire les descriptions et les théories, de

a. *The Endeavour of Jean Fernel*, p. 84 : « The notion of reflex action is traceable to Descartes, but the term hardly. The term is traced more clearly to Thomas Willis. Descartes did not consider all our acts to be reflex. »

M. Gösta Ekehorn[2], dans son *Commentaire* de l'ouvrage de Sherrington, écrit aussi que la conception cartésienne implique l'idée de l'action réflexe, que Descartes l'a formée le premier, qu'il en est le père. *Cf.* « Sherrington's Fernel Comments », *Acta Medica Scandinavica*, vol. 127, suppl. 187, Stockholm, 1947, p. 49-50.

b. « Geschichte der Entwicklung der Lehre von der Reflexerscheinungen », *Beiträge zur Anatomie und Physiologie*, IX, Giessen, 1881, p. 35.

1. Conrad Eckhard (1822-1905), physiologiste allemand, étudia la médecine à Berlin et Marburg, et devint professeur d'anatomie et de physiologie à l'Université de Giessen de 1855 à 1891. Il est connu pour ses recherches sur les racines nerveuses sensorielles et motrices ainsi que sur l'olfaction.

2. Gösta Ekehorn (1897-1955), médecin suédois, devint docteur en médecine à l'Institut Karolinska de Stockholm en 1931. Il fut l'auteur de nombreux travaux sur les fonctions rénales. Il contribua à l'histoire de la médecine en commentant l'ouvrage de Sherrington sur Jean Fernel.

dissocier les définitions et les dénominations, de peser les textes – et les contextes – et d'éviter les illusions de rétrospection. Nous voulons rappeler d'abord que le terme *réflexe* a été un adjectif avant d'être un substantif. Les physiologistes de la première moitié du XIXe siècle ne l'utilisaient que joint aux termes de mouvement, d'action, de processus, de phénomène. En 1876, dans le *Dictionnaire* de Dechambre[1], réflexe est toujours pris seulement comme adjectif, à l'article : Réflexe (Action)[a]. De même réflexe n'est qu'adjectif dans le tome IV du *Dictionnaire* de Littré[2] (1878) et devient substantif dans le *Supplément* (1879). Comme adjectif, le terme de réflexe succède, au XIXe siècle, au terme *reflexus* que les auteurs du XVIIe et du XVIIIe siècle accolaient au terme *motus*. Nous ne devons donc pas nous étonner de ne pas rencontrer dans les écrits de Descartes le terme de réflexe, mais nous devons constater que les termes de mouvement réflexe que nous pourrions à la rigueur y rencontrer ne s'y trouvent pas davantage. Si le mot ne s'y trouve pas, il y a beaucoup de chances *a priori* pour que la notion ne puisse pas s'y trouver. Il n'y a à proprement parler notion ou concept que là où il y a, au moins en essai ou en esquisse, une définition, c'est-à-dire un rapport entre un défini et un définissant. Sans exiger d'un précurseur qu'il puisse formuler avec

---

a. *Dictionnaire encyclopédique des sciences médicales*, sous la direction d'A. Dechambre ; 3e série, tome III, 1876, p. 27. L'article est signé Laborde[3].

1. Amédée Dechambre (1812-1886), médecin français, interne des hôpitaux de Paris en 1833, docteur en médecine de Strasbourg en 1844, fut surtout connu pour son activité de journaliste médical. Il assura la direction du monumental *Dictionnaire encyclopédique des sciences médicales* (avec Raigé-Delorme et L. Lereboullet), Paris, Masson, 100 volumes, 1864-1889.

2. Émile Littré (1801-1881), médecin et philologue français, d'orientation positiviste, fut l'éditeur et le traducteur des œuvres d'Hippocrate, l'auteur avec Charles Robin d'un *Dictionnaire de médecine et de chirurgie et de pharmacie*, et du *Dictionnaire de la langue française*.

3. Jean-Baptiste Vincent Laborde (1830-1903), médecin français, agrégé de médecine, fut chef de travaux à la Faculté de médecine de Paris.

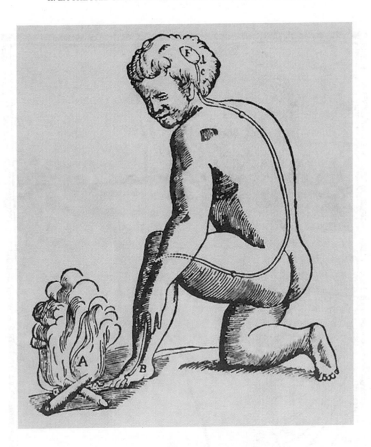

| Fig. I. – *Traité de l'homme*, figure 7   **39**
(Descartes, *Œuvres*, Adam-Tannery, XI)

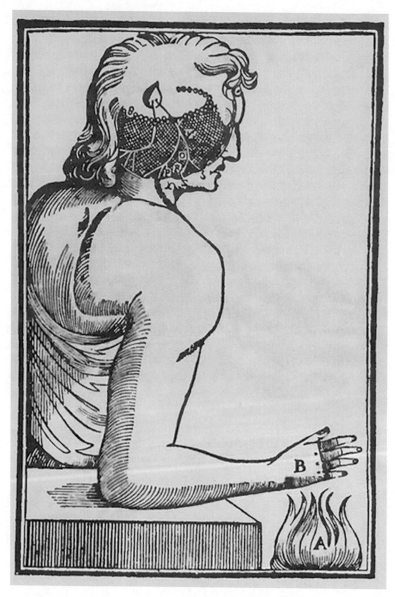

| Fig. II. – *Traité de l'homme*, figure 37
(Descartes, *Œuvres*, Adam-Tannery, XI)

| précision ce que ses tâtonnements ont permis à ses successeurs de **41** concevoir avec plus de clarté, sans lui tenir rigueur de ne pas satisfaire aux conditions que posait en 1905 le mathématicien Lebesgue [1] pour toute définition effective : « Un objet est défini ou donné quand on a prononcé un nombre fini de mots s'appliquant à cet objet et à celui-là seulement », on ne peut tenir pour l'équivalent d'une notion ni une théorie générale comme l'est l'explication cartésienne du mouvement involontaire, ni, à plus forte raison, un rappel d'observations dont beaucoup remontent plus haut que notre auteur. Et il nous semble que c'est confondre abusivement tout ce qu'une analyse critique doit séparer que d'écrire, comme M. Minkowski [2] : « La notion de réflexe a été établie par Descartes sur l'observation de ce fait que lorsqu'on approche rapidement un objet de l'œil, il en résulte un clignement des paupières, involontaire et impossible à réprimer » [a].

L'essentiel du concept de réflexe ce n'est pas seulement de contenir l'élément ou l'abrégé d'une explication mécanique du mouvement musculaire, c'est d'admettre que part de la périphérie de l'organisme l'ébranlement, quelle qu'en soit la nature, qui, après réflexion dans un centre, retourne vers cette même périphérie. Ce qui distingue le mouvement réflexe, c'est qu'il ne procède pas directement d'un centre, du siège central d'un pouvoir immatériel quelconque. C'est en cela que réside, dans le genre du mouvement, la différence spécifique entre l'involontaire et le volontaire, Or, selon la théorie cartésienne, le mouvement qui se manifeste à la périphérie, dans le muscle ou dans les viscères, prend sa source dans un centre, le centre des centres organiques, le foyer cardiaque. Sans doute il

---

a. *L'état actuel de l'étude des réflexes*, traduit de l'allemand par H. Ey, 1927, p. 1.

1. Henri Léon Lebesgue (1875-1941), mathématicien français, ancien élève de l'École normale supérieure, docteur ès sciences en 1902 sous la direction d'Émile Borel avec son travail classique *Intégrale, longueur, aire*, fit plusieurs découvertes dans le domaine de l'Analyse (par exemple l'intégrale de Lebesgue), et s'intéressa aussi à la géométrie et à l'histoire des mathématiques. Il fut professeur à l'Université de Poitiers (1906), à la Sorbonne (1918) et au Collège de France (1921).

2. Mieczyslaw Minkowski (1884-1972), médecin polonais, docteur de Breslau, effectua des recherches à l'Institut de Pavlov à Saint-Pétersbourg, puis dans des Instituts neurologiques allemands. En 1911, il partit pour Zurich où il devint en 1928 professeur de neurologie à l'Université et directeur de l'Institut d'anatomie du cerveau et de l'Hôpital neurologique.

s'agit d'un centre d'action matérielle et non spirituelle. Et c'est pourquoi il est bien incontestable que la théorie cartésienne est une théorie mécanique, mais ce n'est pas la théorie du réflexe. Il y a plus. L'image même qui a suggéré l'invention du mot de réflexe, celle d'un rayon lumineux réfléchi par un miroir, impose qu'il y ait homogénéité entre le mouvement incident et le mouvement réfléchi. Or c'est le contraire chez Descartes. L'excitation du sens, la contraction du muscle sont deux mouvements sans aucun rapport d'analogie tant par la nature du mobile que par le mode d'efficacité. Quoi de commun entre tirer sur la corde d'une cloche et souffler dans un tuyau d'orgue ? Dans les deux cas, il s'agit bien d'un phénomène mécanique.

42 Il est clair aussi que l'un peut commander mécaniquement | l'autre[a]. Mais, sauf à n'attribuer aux termes qu'on emploie aucun sens défini, si l'on peut affirmer sans erreur que Descartes a décrit dans l'esprit le plus moderne les phénomènes d'automatisme neuro-musculaire, si l'on est fondé à rapprocher, quant au projet, la théorie mécanique qu'il en a donnée de la théorie du réflexe que, par généralisation du concept, la plupart des physiologistes du XIXe siècle ont adoptée aux fins d'explication mécaniste du mouvement automatique et parfois même du mouvement volontaire, il nous semble abusif de prêter à Descartes l'anticipation d'un concept que les idées fondamentales de son anatomie et de sa physiologie lui interdisaient de former.

Mais il nous faut nécessairement montrer pourquoi on a pu prétendre trouver dans l'œuvre de Descartes le terme de réflexe. On a vu ci-dessus que Fearing adopte l'opinion d'Eckhard, sans avoir la curiosité de remonter jusqu'à Émile Du Bois Reymond[1] dont Eckhard lui-même invoque l'autorité. A l'article 36 du *Traité des passions*, on trouve les mots : *esprits réfléchis*. Là se trouve l'unique référence de nos auteurs, référence dont il faut soigneusement déterminer le poids. Consultons d'abord le contexte.

a. Descartes, d'ailleurs, ne dit pas autrement. « Mais c'est à cause que la machine de notre corps est tellement composée que le mouvement de cette main vers nos yeux excite un autre mouvement en notre cerveau, qui conduit les esprits animaux dans les muscles qui font abaisser les paupières. » (*Traité des passions*, art. 13, fin.) Il y a de la différence entre *un autre mouvement excité* et *un mouvement réfléchi*.

1. Emil Du Bois-Reymond (1818-1896), médecin allemand, docteur en médecine de Berlin en 1843, lié au physiologiste Johannes Müller, effectua d'important travaux d'électrophysiologie et de physiologie musculaire. Il devint en 1858 professeur de physiologie à l'Université de Berlin. Il est l'auteur du célèbre « Ignoramus et ignorabimus », ayant dressé, en 1880, la liste des sept énigmes de la nature que l'esprit humain ne saurait percer.

Descartes explique à l'article 12 comment les objets extérieurs agissent sur les sens, et à l'article 13 comment cette action a pour effet certains mouvements indépendants de l'âme. C'est à cette occasion qu'il prend pour exemple le clignement involontaire des paupières, mouvement réflexe indiscutable. Mais, à partir de l'article 17, Descartes traite des fonctions de l'âme et, ayant défini à l'article 27 ce qu'on doit entendre par passions de l'âme, entreprend, cette définition expliquée, de traiter de l'union de l'âme et du corps. A l'article 34, il explique comment l'âme et le corps agissent l'un contre l'autre, par la médiation de la glande pinéale, et à l'article 35, il donne un exemple de la façon dont les impressions des objets s'unissent en la glande qui est au milieu du cerveau. Cet exemple concerne les perceptions visuelles et à ce propos Descartes fait jouer aux esprits un rôle, dont il traite assez peu ailleurs, dans le transport jusqu'à la glande, sur laquelle elles se superposent, des images formées grâce aux nerfs optiques « sur la surface intérieure du cerveau qui regarde ses concavités ». Les esprits prolongent jusqu'à la glande l'action des fibres nerveuses, | en sorte **43** que l'union de l'âme et du corps soit assurée, le cas échéant, par le sens commun [a]. Or, dans le *Traité de l'homme*, Descartes explique autrement la formation d'une image optique sur la glande [b]. Elle ne dépend pas des esprits qui la choquent en provenance de la surface interne du cerveau, mais au contraire de ceux qui sortent d'elle en direction de cette même surface et en regard des pores nerveux qu'y dilatent les tractions des fibres du nerf optique. Et dans *Dioptrique V*, Descartes, après avoir montré comment l'image rétinienne est imprimée, sous forme d'ébranlements, par les fibres du nerf optique sur la surface interne du cerveau, ajoute : « Et de là je pourrais encore la transporter jusqu'à une certaine petite glande qui se trouve environ le milieu de ces concavités, et est proprement le siège du sens commun » [c], mais il ne dit rien sur le mécanisme de ce transport. Le contexte rappelé, examinons le texte : « Et outre cela, si cette figure est fort étrange et fort effroyable, c'est-à-dire si elle a beaucoup de rapport avec les choses qui ont été auparavant nuisibles au corps, cela excite en l'âme la passion de la crainte, et ensuite celle de la hardiesse, ou bien celle de la peur et de l'épouvante, et selon qu'on s'est auparavant garanti par la défense ou par la fuite contre les choses nuisibles auxquelles l'impression

a. Cf. *Lettre à Mersenne*, 21 avril 1641, Adam-Tannery, III, p. 362 ; Bridoux, p. 1117. *Traité des passions*, art. 31 et 32.
b. Adam-Tannery, XI, p. 174-176 ; Bridoux, p. 850-851.
c. Adam-Tannery, VI, p. 120 ; Bridoux, p. 216.

présente a du rapport ; car cela rend le cerveau tellement disposé en quelques hommes que les esprits réfléchis de l'image ainsi formée sur la glande vont de là se rendre partie dans les nerfs qui servent à tourner le dos et remuer les jambes pour s'enfuir, et partie en ceux qui élargissent ou étrécissent tellement les orifices du cœur, ou bien qui agitent tellement les autres parties d'où le sang lui est envoyé que ce sang y étant raréfié d'autre façon que de coutume, il envoie des esprits au cerveau qui sont propres à entretenir et fortifier la passion de la peur, etc. » Il nous semble manifeste que l'exemple ici analysé n'est pas celui d'un réflexe, comme l'était celui de l'article 13. Il s'agit d'une conduite affectant la totalité du corps et non d'un mouvement segmentaire. Mais surtout on a affaire ici à une conduite dans laquelle la réaction n'est pas univoquement déterminée et uniforme chez tous les sujets et dans tous les cas. Pour parler de réflexe, à l'occasion de cet exemple, il faut confondre sous ce terme toutes sortes de réactions instantanées et automatiques, et il faut ne pas apercevoir que,

44   même si les réactions initiales à la rencontre de | l'objet ont été des réflexes, les réactions ici décrites par Descartes ont précisément pour fin d'éviter une situation dans laquelle il n'y aurait pour l'organisme d'autre réaction possible qu'une réaction réflexe. On pourrait alors être tenté de lire ce texte comme un pressentiment d'un concept de réflexe conditionné, de sorte qu'à défaut de pouvoir tenir Descartes comme un précurseur de Marshall Hall et de Johannes Müller, on le tiendrait au moins pour un précurseur de Pavlov[a]. De fait la direction imprimée aux esprits par leur choc contre la glande pinéale est déterminée ici par la qualité affective d'expériences antérieures. Mais on doit observer encore que, dans l'exemple cartésien, il ne s'agit pas de l'anticipation conditionnée d'une réponse inconditionnée à une stimulation donnée ; il s'agit au contraire, sous une stimulation donnée, de l'invention d'une réponse différente. Comme le dit P. Guillaume[1] : « Quand un enfant répond à la menace d'un coup par une parade, étendant la main pour se protéger ou pour faire dévier le coup, cette réponse sort des cadres du réflexe conditionnel classique, car jamais le coup *reçu* n'avait

a. Voir plutôt sur ce point *Lettre à Mersenne*, 18 mars 1630, Adam-Tannery, I, p. 137 ; Bridoux, p. 925-926.

1. Paul Guillaume (1878-1962), psychologue et philosophe français, agrégé de philosophie en 1902, fut nommé professeur à la Sorbonne en 1937 puis titulaire de la chaire de psychologie expérimentale en 1941. Il contribua à faire connaître la *Gestaltpsychologie* en France, avec son ouvrage *La psychologie de la forme* (Paris, Flammarion, 1937).

déterminé cette parade »[a]. En résumé, nous devons constater que dans les cas où il utilise des exemples de mouvements automatiques auxquels convient authentiquement la dénomination de réflexe, réflexe palpébral ou réflexe nociceptif de flexion des membres, Descartes ne parle jamais de réflexion des esprits, pour la simple raison que les esprits n'ont, selon son schéma explicatif, aucun rôle à jouer dans la conduction centripète des impressions sensibles, et que lorsqu'une seule fois, il écrit les mots « esprits réfléchis », l'exemple par lui donné ne concerne aucun type de réflexe, soit absolu, soit conditionnel.

Nous invoquerions volontiers à l'appui de notre interprétation | la note 45 critique que H. E. Hoff[1] et P. Kellaway[2] consacrent à ce même article 36 des *Passions de l'âme*, dans leur excellente étude *The early history of the reflex*, note dans laquelle ils précisent que Descartes utilise le terme « réfléchi » pour décrire le mécanisme non d'une simple réponse du nerf moteur à une stimulation afférente mais d'une réponse plus complexe impliquant une relation à l'âme, et variable en fonction de la disposition de l'âme, de la constitution individuelle et des réponses passées. Mais

---

a. *La formation des habitudes*, Paris, Alcan, 1936, p. 54. La critique pertinente que Guillaume propose, non de la notion de réflexe conditionnel, mais de sa généralisation, mérite d'être lue en son entier (p. 50-55) comme commentaire des articles 35 et 36 du *Traité des passions*. Nous en citons encore ce passage : « Quand un événement devient un signal habituel d'un autre événement qui possède une valeur biologique, la réponse est une *préparation* qui peut prendre d'autres formes que l'anticipation. En général, on ne réagit pas à la menace de la douleur par les réactions de la douleur, mais par des attitudes de peur ou de protection contre la douleur qui peuvent différer beaucoup des premières … L'enfant qui a fait l'expérience de la brûlure ne réagit pas à la vue de la flamme en retirant la main et en pleurant, mais il n'en approche plus » (p. 53).

Nous signalons aussi les pages dans lesquelles M. Pradines, se référant à Guillaume, met le plus grand soin à distinguer du réflexe proprement dit toutes les formes de comportement adaptatif dont l'allure extérieure est apparemment celle du réflexe. Cf. *Traité de psychologie générale*, I, 1943, Ire Partie, section 1, chap. II : « L'activité réflexe », p. 80-87.

1. Hebbel Edward Hoff (1907-1987), médecin et physiologiste américain, fut professeur de physiologie à McGill University (1943) et au Baylor College of Medicine, Texas (1974). Intéressé par l'électrophysiologie, il étudia les propriétés rythmiques des motoneurones spinaux et le muscle cardiaque (avec J. C. Eccles). Plus tard dans sa carrière, il se consacra à l'étude de l'histoire de la physiologie.

2. Peter Kellaway (1920-2003), neurologue américain, docteur en neurophysiologie en 1947 à l'Institut Neurologique de Montréal dirigé par Herbert Jasper, rejoignit le Baylor College of Medicine en 1948 où il fonda une section de neurophysiologie dans le Département de neurologie tout en occupant divers postes de direction de services hospitaliers. Peter Kellaway a développé considérablement les recherches sur l'épilepsie infantile.

nous devons en même temps nous séparer de ces deux auteurs quand ils cherchent, les premiers à notre connaissance, mais trop ingénieusement selon nous, à déceler la notion du réflexe dans l'interprétation d'une figure du *Traité de l'homme* qu'une lecture plus attentive du texte correspondant oblige, sans doute possible, à tenir pour erronée. Cette figure est destinée à illustrer la première partie d'une explication relative aux conditions dans lesquelles la glande pinéale peut, par sa position dans le cerveau, disposer « les esprits qui sortent d'elle, à prendre leur cours vers certains endroits du cerveau plutôt que vers les autres ». La première des causes invoquées par Descartes est la différence de grandeur et de force des « petites parties des esprits qui sortent d'elle », différence qui explique la diversité des actions exercées par ces flux d'esprits sur la superficie intérieure du cerveau et leur pouvoir de tourner les petits tuyaux nerveux où ils sont prêts à s'engouffrer « vers les endroits d'où ils sortent, s'ils ne s'y trouvent déjà tout tournés ; et par ce moyen, de faire mouvoir les membres auxquels se rapportent ces tuyaux, vers les lieux auxquels se rapportent ces endroits de la superficie de la glande H ». Descartes explique par là que l'idée d'un mouvement, pour autant qu'elle peut être dite cause d'un mouvement, « ne consiste qu'en la façon dont ces esprits sortent pour lors de cette glande ». Il faut donc lire le texte de Descartes à l'envers en quelque sorte pour pouvoir dire, comme Hoff et Kellaway, en s'appuyant sur la figure 63 (fig. 33 des planches de l'édition Adam-Tannery [1]), que l'identité de traitement des rayons de lumière réfléchis de l'objet vers la rétine et des esprits animaux réfléchis par la glande vers l'insertion cérébrale du nerf optique est manifeste [a]. En fait, la figure n'impose manifestement aucune interprétation de ce genre, et

46 le texte de | Descartes, pour lequel cette figure est faite par un dessinateur

a. « The early history of the Reflex », *Journal of the History of Medicine*, vol. VII, n° 3, 1952, New York, p. 211-249.

La note critique sur l'article 36 des *Passions* se trouve p. 237, n. 25. L'interprétation de la figure 63 (33 d'Adam-Tannery) se trouve p. 237.

Pour le texte du *Traité de l'homme* illustré par la figure en question, *cf.* Adam-Tannery, p. 179-184 ; Bridoux, p. 854-859.

1. Charles Adam (1857-1940), philosophe français, professeur à la Faculté de Dijon, et recteur d'Académies, entreprit avec Paul Tannery (1843-1904) l'édition des *Œuvres* de Descartes (1897-1904). Voir la n. 2 de la p. 374 du t. IV des *OC*.

Paul Tannery (1843-1904), historien des sciences français, ancien élève de l'École polytechnique, s'est intéressé principalement à l'histoire des mathématiques, en particulier antiques. Il enseigna au Collège de France. Outre sa participaton à l'édition de Descartes, il fut éditeur des œuvres de Diophante et de Fermat.

autre que Descartes, impose manifestement l'interprétation contraire. Dans l'exemple invoqué, ce n'est pas le rayon lumineux en provenance de l'objet qui est la cause de la façon dont la glande serait frappée par des esprits intra-cérébraux, c'est au contraire la façon dont les esprits sortant de la glande orientent l'orifice intra-cérébral des nerfs commandant le mouvement du bras qui sont la cause de la façon dont le bras se tourne vers l'objet. Le point de départ du mécanisme qui ajuste un mouvement du corps à un objet extérieur n'est pas dans l'objet mais dans la glande. Descartes lui-même prend bien soin de répéter que dans la première partie de cette explication il ne considère la position de la glande qu'en tant qu'elle dépend de « la seule force des esprits et sans que l'âme raisonnable ni les sens extérieurs y contribuent ». Il faut donc conclure qu'en cherchant ici une preuve que Descartes aurait traité univoquement de la réflexion des rayons lumineux et de la réflexion des esprits, on apporte dans la lecture de Descartes un préjugé d'interprétation que sa vigueur renaissante ne nous paraît pas du tout suffire à accréditer.

Si l'on trouvait une trop grande subtilité à notre essai de correction de quelques lectures défectueuses, il resterait à faire valoir contre Descartes ce même argument qu'à la suite de Pascal[1] on a souvent et légitimement avancé en sa faveur, concernant l'accusation qui lui fut faite d'avoir pris chez Saint Augustin[2] le fondement de sa révolution philosophique, le *Cogito ergo sum*. « Je sais combien il y a de différence, dit Pascal dans *L'art de persuader*, entre écrire un mot à l'aventure sans y faire une réflexion plus longue et plus étendue, et apercevoir dans ce mot une suite admirable de conséquences, qui prouvent la distinction des natures matérielle et spirituelle, pour en faire un principe ferme et soutenu d'une physique entière, comme Descartes a prétendu faire. » Il serait stupide, bien entendu, de reprocher à Descartes de n'avoir pas su faire de ses « esprits réfléchis » le principe soutenu d'une réflexologie entière, mais on peut, sans irrévérence, refuser d'admirer la suite de conséquences que quelques historiens de la physiologie neuro-musculaire ont cru pouvoir tirer de deux mots solitaires.

---

1. Blaise Pascal (1623-1662), mathématicien, physicien et philosophe français, est célèbre pour ses travaux en géométrie sur les sections coniques, son invention d'une machine arithmétique, sa tentative de mathématisation des jeux de hasard ouvrant la voie au calcul des probabilités, ses travaux sur le vide et la pression atmosphérique, et ses réflexions et positions philosophiques et théologiques.

2. Saint Augustin (354-430), philosophe et théologien chrétien romain, évêque d'Hippone en 395, est l'un de ceux qui ont intégré au christianisme l'apport de la pensée grecque et romaine.

On comprend bien, du reste, cette tentation généralisée de chercher dans les écrits de Descartes un concept dont sa pensée a conçu autant d'éléments, et d'achever, à sa place, un parcours sur lequel il a fait tant de pas. Celui qui a formulé la loi de la réflexion des rayons lumineux (*Dioptrique*, II), celui qui, dans l'article 35 des *Passions* parle de la lumière réfléchie par le corps d'un animal

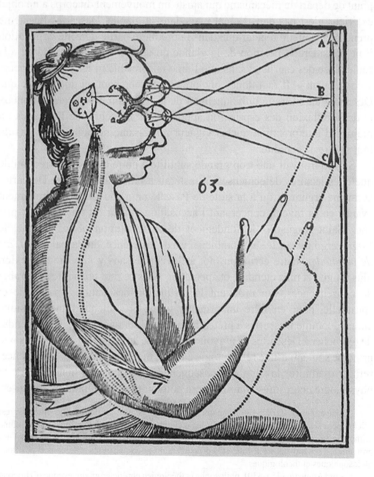

47

| Fig. III. – *Traité de l'homme*, figure 33
(Descartes, *Œuvres*, Adam-Tannery, XI)

| dans nos yeux, ainsi que du rayonnement de l'image optique ainsi formée **48**
vers la glande pinéale, qui dans l'article 36 du même traité parle des
esprits réfléchis de cette image sur la glande, comment n'aurait-il pas su
convertir un concept d'optique géométrique en un concept de physiologie
géométrique? Il faut répondre que certes il l'aurait su s'il l'avait pu. Mais
la pensée de Descartes obéit à la logique du savoir de Descartes et non à
la logique du savoir de ses successeurs. Tous les concepts sont étroitement
liés dans un esprit aussi systématique que celui de Descartes. Toutes ses
théories anatomiques et physiologiques sur le mouvement du cœur, sur
l'origine et la nature des esprits animaux, sur la structure hétérogène des
voies de la sensibilité et de la motricité lui composaient autant d'obstacles,
mais au sens d'écrans plutôt que de retards. Et c'est si vrai que dès que,
dans une physiologie d'esprit mécaniste comme l'était celle de Descartes,
et d'ailleurs aussi peu expérimentale que la sienne, on a admis, outre la
parenté anatomique et fonctionnelle du cœur et du muscle, l'identité des
mécanismes de la sensibilité et du mouvement et l'identité sinon l'unicité
des voies nerveuses de propagation centripète et centrifuge, le mot et une
ébauche de la notion de mouvement réflexe y ont trouvé aisément leur place.
Nous disons bien : y ont trouvé place, nous ne disons pas : y sont apparus.

Nous entendons parler ici de l'école italienne des iatromécaniciens dont
Sanctorius[1] (1561-1636) est sans doute le précurseur par son *Ars de medicina
statica* (1614), mais dont Borelli (1608-1679) est certainement le fondateur.
Dans le *De motu animalium* (1680-1681) Borelli affirme comme Harvey
que le cœur est un muscle et fonctionne comme tel : *Est procul dubio cor
unus ex musculis praecipuis animalis... Dicendum est cor eodem modo et ab
iisdem causis inflari et contrahi a quibus caeteri musculi moventur*[a]. Il tient
le nerf pour un simple faisceau de fibres entouré d'une membrane. La fibre
nerveuse n'est pas creuse comme un roseau, c'est un cylindre de substance
spongieuse analogue à la moelle du sureau vert, le long de laquelle coule
un suc spiritueux liquide, le suc nerveux[b]. Les muscles sont composés de

a. Édition de Naples, 1784, p. 206.
b. *Ibid.*, p. 214-217.

1. Santorio Santorio dit Sanctorius (1561-1636), médecin italien, docteur en médecine
de Padoue en 1582, y fut professeur de théorie médicale de 1611 à 1624. Il inventa plusieurs
dispositifs médicaux et a développé une approche quantitative en physiologie, en particulier
sur le métabolisme.

fibres comparables à des chaînes contractiles faites d'anneaux et pouvant être rétractées sous l'action de coins (*cunei*) qui les distendent[a]. Ces coins sont les particules en fermentation du mélange, opéré dans le muscle, entre le suc nerveux et le sang. En admettant que c'est la fibre musculaire elle-même qui se | raccourcit, à la façon d'une corde mouillée (*funis madidus*), Borelli se range à l'opinion de Sténon[1] et se distingue manifestement de Descartes. Mais l'opposition à Descartes est plus nette encore concernant les voies et moyens de la sensibilité. Elle ne s'explique pas par la traction des fibres, mais par le mouvement ondulatoire du suc nerveux (*undulatio succi spirituosi*)[b]. Il faut donc admettre que par les mêmes voies nerveuses deux mouvements inversement dirigés de l'influx nerveux se propagent (*per easdem vias nervorum duos motus contrarios ad extra et ad intra fieri necesse est*)[c]. Comment expliquer alors que, simultanément, deux mouvements inverses soient propagés, que par exemple au même moment les muscles sentent la piqûre d'un glaive et se contractent énergiquement? On pourrait penser que le mouvement local et le mouvement sensitif ne se propagent pas le long des mêmes fibres, mais il est plus vraisemblable que l'ondulation du suc nerveux ne peut être conçue indépendamment d'un mouvement réciproque en sens opposés (*motus reciprocus ante et retro*)[d]. Ne nous étonnons donc pas de voir Borelli distinguer deux directions du flux nerveux et parler d'un mouvement rétrograde (*motus retrogradus*). Nous n'avons pas encore tout à fait le *motus reflexus*, dans une physiologie mécaniste, mais nous en avons l'équivalent.

C'est chez Baglivi[2] (1668-1707) que nous trouvons les termes de mouvement réflexe dans l'exposé d'une théorie mécaniste de la contraction musculaire. Dans son *De fibra motrice specimen* (1700), Baglivi enseigne que le premier moteur de tous les mouvements musculaires c'est le mouvement de la dure-mère. Cette enveloppe du cerveau est agitée

a. *Ibid.*, p. 22
b. *Ibid.*, p. 342 et 343.
c. *Ibid.*
d. *Ibid.*, p. 344.

1. Nicolas Steensen dit Sténon (1638-1686), anatomiste et géologue danois, docteur en médecine de Leyde, fut l'auteur de travaux sur les glandes et les vaisseaux lymphatiques, sur la contraction musculaire, sur le cœur considéré comme muscle, sur le cerveau. Son *Discours sur l'anatomie du cerveau* (Paris, 1669) réfute le mécanisme cartésien et propose de nouvelles méthodes anatomiques.
2. Giorgio Baglivi (1669-1707), médecin italien, élève de Malpighi, professeur de chirurgie et d'anatomie au collège de la Sapienza à Rome, fut un défenseur du solidisme, et publia entre autres *De praxi medica* (Romae, typ. D. A. Herculis, 1696).

d'oscillations qui se prolongent, par continuité et le long des fibres nerveuses, jusqu'à la périphérie de l'organisme. Baglivi n'admet pas l'existence des esprits animaux, mais admet, comme Borelli, celle d'un fluide nerveux qui concourt à la production du mouvement. Ce fluide nerveux est poussé à travers les nerfs vers les parties, c'est-à-dire les organes, par un mouvement systaltique ou successif[a] de la dure-mère. Mais, « comme la dure-mère est continue avec les parties, il arrive que, par une sorte d'ondulation, les mouvements occultes systaltiques ou successifs des parties se reflètent et sautent | pour ainsi dire sur la dure-mère (*mouvement* **50** *systaltique réflexe*) et de celle-ci sur les parties, à cause de la continuelle fluctuation de ces mouvements »[b]. Et dans un autre passage : « Pour que les ordres de l'âme arrivent instantanément aux parties, le fluide nerveux et les méninges reçoivent les impressions de la direction déterminée par l'âme et les transmettent aux parties par le mouvement systaltique déjà mentionné. Pour que les impressions faites par les objets extérieurs dans les sens externes soient perçues par l'âme, il faut que des sens, elles arrivent au cerveau par le fluide nerveux et aussi par les méninges elles-mêmes qui se prolongent dans les parties sensibles. Cela doit s'opérer par un mouvement différent du premier mouvement que nous appelons réflexe, parce que c'est par réflexion qu'il se propage en un moment des parties au premier mobile de la dure-mère. Afin qu'il ne s'élève pas de confusion entre les deux mouvements, c'est-à-dire entre le commerce avec les sens et vice versa, nous pensons que la nature a créé deux méninges dont l'une est destinée à recevoir les impressions de l'âme et à les transmettre aux sens, l'autre à recevoir les impressions des parties faites en celles-ci par les objets extérieurs et à les transmettre au cerveau, siège principal de l'âme »[c]. Commentant ces textes, Daremberg[1] écrit qu'en négligeant les erreurs de

a. C'est-à-dire rassemblé dans l'instant ou divisé dans le temps. Puisqu'il s'agit d'un mouvement ondulatoire, on pourrait dire qu'il s'agit d'une onde ou d'un train d'ondes.

b. *De fibra motrice*, I, chap. v. Nous citons la traduction de Daremberg, in *Histoire des doctrines médicales*, II, p. 806.

c. *Ibid.*

1. Charles-Victor Daremberg (1817-1872), médecin et historien de la médecine français, fut le traducteur d'œuvres médicales anciennes, dont Hippocrate et Galien : *Œuvres anatomiques, physiologiques et médicales de Galien* (1854-1856). Il enseigna l'histoire de la médecine au Collège de France, et publia une *Histoire des sciences médicales* (Paris, 2 volumes, J.-B. Baillière et fils, 1870). Il est à noter que Canguilhem écrit « histoire des doctrines médicales » dans le texte mais la bibliographie en fin d'ouvrage cite bien l'histoire des sciences médicales. Il existait une *Histoire de la médecine et des doctrines médicales* rarement citée et en deux volumes d'Eugène Bouchut (Paris, 1873).

physiologie « on y pourrait peut-être retrouver quelques germes des idées modernes sur les réflexes » [a]. Tel n'est pas notre avis, car d'une part, le mot de mouvement réflexe est ici importé, et d'autre part la notion qu'il désigne appelle une remarque malheureusement plutôt destructive que restrictive. En effet, selon Baglivi, le point de réflexion des mouvements propagés le long du nerf se trouve situé à la périphérie, alors que l'essentiel de la notion moderne du réflexe est celle d'un aller centripète inversé en retour centrifuge. Peu nous importe d'ailleurs car, en citant Baglivi, nous avions seulement en vue de montrer quand et comment les termes de mouvement réflexe s'étaient introduits dans une biologie mécaniste qui n'est pas celle de Descartes. Cette introduction s'est faite en deux temps, grâce à l'assimilation du mouvement propagé par les nerfs à une ondulation : chez Borelli (*motus retrogradus*), chez Baglivi (*motus reflexus*). Mais nous avons dit plus haut que ces termes qui avaient trouvé place dans la biologie mécaniste n'y étaient point apparus d'abord. C'est un fait que les écrits de Willis sont antérieurs | à ceux de Borelli et de Baglivi. Le *De motu musculari* de Willis est de 1670. C'est un fait que Borelli et Baglivi connaissent les travaux de Willis puisqu'ils le citent [b].

Nous pensons donc avoir établi, par une sorte de contre-argument, que la formation du concept de mouvement réflexe trouvait son principal obstacle dans la physiologie cartésienne du côté des théories relatives au mouvement des esprits dans le nerf et le muscle. Parce que les esprits ne jouent de rôle, selon lui, que dans la phase centrifuge de la détermination du mouvement involontaire, parce que leur mouvement du cerveau vers le muscle est un mouvement sans retour, Descartes ne pouvait concevoir, comme devaient le faire Borelli et Baglivi, admettant la possibilité de mouvements de va-et-vient ou de fluctuation propagés par le nerf, que le transport de quelque influx de la périphérie vers le centre puisse être renvoyé ou réfléchi vers son point de départ. Descartes qui admettait le mouvement circulaire du

a. *Ibid.*, p. 806 note.

b. A ce sujet nous avouons ne pas comprendre pourquoi J.-F. Fulton, dans l'excellente Introduction historique de son ouvrage *Muscular Contraction* (p. 3-55) écrit que Borelli, étant donné la date de parution de son *De motu animalium*, n'a pu discuter les travaux de ses contemporains. Il déclare avoir été incapable de trouver dans l'œuvre de Borelli la moindre référence à Croone, Mayow [1], Willis ou Glisson (p. 21). Or, en lisant Borelli, nous avons trouvé le nom de Willis cité aux pages 217, 341, 413, 425 de l'édition de Naples 1734.

1. John Mayow (1641-1679), médecin anglais, fut un pionnier de la chimie de l'air et de la physiologie de la respiration. Il fut élu Fellow de la Royal Society de Londres en 1678.

sang n'admettait pour les esprits, pourtant nés du sang, qu'un mouvement d'expansion canalisé à sens unique. Nous avons réservé jusqu'à présent le rappel de deux points de l'anatomo-physiologie cartésienne relatifs, le premier à l'insertion du nerf dans le muscle, le deuxième, à la dissipation des esprits. Quant au premier point, Descartes tenait pour certain que des valvules, analogues à celles des veines, disposées dans le nerf à sa jonction avec le muscle, s'opposaient au mouvement rétrograde des esprits, et l'on sait que la méconnaissance de ce mécanisme par Régius fut, plus encore que l'usage indu qu'il avait fait des travaux inédits de son maître, le motif de la colère de Descartes [a]. Quant au second point, encore que Descartes n'en ait traité qu'accessoirement, il est bien clair qu'il fallait expliquer comment, le cœur poussant incessamment vers la périphérie de nouveaux esprits momentanément stockés dans le cerveau, ces esprits, à qui le reflux était | impossible, finissaient par se dissiper. Descartes admettait une 52 évaporation par les pores à la superficie du corps, selon le mécanisme de la perspiration insensible dont l'exposé avait rendu Sanctorius célèbre [b].

Il faut maintenant conclure. Si l'on trouve dans l'œuvre de Descartes l'équivalent théorique approché de certaines tentatives de constitution, au XIX[e] siècle, d'une réflexologie générale, on n'y trouve, tout rigoureusement considéré, ni le terme ni le concept de réflexe. On ne dira jamais trop que c'est l'explication des mouvements du cœur qui contient en germe la ruine de toute la physiologie cartésienne. Descartes n'a pas su voir dans la théorie de Harvey un tout indivisible. Certes il a bien senti que l'explication du mouvement du cœur était au XVII[e] siècle la clé du problème du mouvement [c]. Il devait en être ainsi d'ailleurs au XVIII[e] siècle. Un fait qui se révélait crucial, au sens baconien du mot, pour toute explication

a. *Traité de l'homme*, Adam-Tannery, XI, p. 135-137 et p. 200-201 ; Bridoux, p. 818-820 et p. 872. Le jeu des valvules sert principalement à Descartes à expliquer la coordination des mouvements de muscles antagonistes. – Sur la dispute avec Regius voir in Adam-Tannery, XI, *Descartes et Regius*, notamment p. 681-683 ; et *Lettre à Elisabeth*, mars 1746, Adam-Tannery, IV, p. 626. – Sherrington renvoie au texte du *Traité de l'homme* sur l'innervation réciproque des muscles antagonistes de l'œil dans *The integrative action of the nervous system*, p. 286-287 ; de même Bayliss dans ses *Principles of General Physiology*, p. 494-95.

b. *Traité de l'homme*, Adam-Tannery, XI, p. 135 ; Bridoux, p. 817-18 ; *Lettre à Newcastle*, avril 1645, Adam-Tannery, IV, p. 191 ; Bridoux, p. 1181.

c. « Et néanmoins, il importe si fort de connaître la vraie cause du mouvement du cœur, que sans cela il est impossible de rien savoir touchant la Théorie de la Médecine, pour ce que toutes les autres fonctions de l'animal en dépendent, ainsi qu'on verra clairement de ce qui suit », *Description du corps humain*, Adam-Tannery, XI, p. 245.

proposée concernant la production et la régulation neuro-musculaires du mouvement, c'était le mouvement d'organes séparés et notamment du cœur. Si le cerveau n'y envoie plus d'esprits, qu'est-ce qui détermine leurs contractions? Descartes n'avait pas à se poser cette question. Le cœur séparé gardait sa chaleur propre et quelques traces de sang y restaient qui s'y vaporisaient encore et continuaient à le dilater[a]. Mais pour ceux qui tenaient le cœur pour un muscle, il devenait difficile d'admettre que le cerveau fût le dispensateur général et obligé des mouvements de tous les organes. Il fallait donc chercher ailleurs que dans le cerveau la condition, sinon le principe, de certains mouvements.

En admettant comme Aristote que le cœur est le siège d'une chaleur élective propre et comme Galien, ainsi que Fernel, que le cœur n'est pas un
53 muscle, Descartes était entraîné à formuler | une doctrine dont M. Gilson, sévère mais juste, déclare qu'elle « se trouvait vieillie et dépassée avant même d'avoir vu le jour »[b], et sur la valeur de laquelle cependant, Descartes, comme il devait le faire pour la théorie de la propagation de la lumière, se déclarait prêt à engager toute sa philosophie. « Cependant, je veux bien qu'on pense que si ce que j'ai écrit de cela… se trouve faux, tout le reste de ma Philosophie ne vaut rien »[c].

Sans anticipation sur notre dernier chapitre et sans double emploi, il nous faut nous demander si en créditant Descartes de la formation originaire

a. C'est l'argument que le P. Poisson[1] fait valoir, d'après Descartes lui-même (cf. *Lettre à Plempius*, 23 mars 1638, Adam-Tannery, II, p. 67), pour défendre l'opinion cartésienne, contre les objections du P. Fabri[2]. Cf. *Remarques sur la méthode de Monsieur Descartes*, Ve Partie, 2e observation; p. 293 du t. II de l'édition de 1724. – L'exemple de la grenouille dont le cœur est excisé ou la tête tranchée a manifestement embarrassé Descartes quand la question lui a été posée par un correspondant. Il s'en tire en disant que la vie ne consiste pas dans le mouvement des muscles mais dans la chaleur cardiaque. Cf. *Lettres à Boswell* (?), 1646 (?), Adam-Tannery, IV, p. 686 et p. 695.

b. *Op. cit.*, p. 98.

c. *Lettre à Mersenne*, 9 février 1639, Adam-Tannery, II, p. 501.

1. Nicolas-Joseph Poisson (1637-1710), philosophe français, prêtre de l'Oratoire, disciple de Descartes, publia une édition et une traduction en français du *Compendium musicae* de Descartes (1668), dont il exposa la pensée dans son ouvrage *Commentaires ou remarques sur la méthode de Mr. Descartes* (1670).

2. P. Honoré Fabri (1607-1688), théologien et mathématicien français, de l'ordre des jésuites, enseigna dans les collèges jésuites d'Arles, Aix-en-Provence (où il enseigna la circulation du sang), et Lyon, entretint une importante correspondance avec Gassendi, Mersenne et Roberval, et ouvrit une controverse de cinq années avec Huygens sur les anneaux de Saturne.

du concept de réflexe que sa biologie mécaniste paraît nécessairement impliquer, certains historiens de la physiologie n'ont pas été entraînés dans cette voie par la grande facilité avec laquelle beaucoup de philosophes ont consenti pendant longtemps, et surtout à la fin du XIXe siècle, à tenir la biologie cartésienne pour un mécanisme intégral et cohérent. Nous convenons d'ailleurs que les apparences sont fortes et bien proches de ce que nous pensons être la réalité. Nous avons déjà et ailleurs tenté de formuler quelques réserves sur l'opinion selon laquelle le mécanisme cartésien serait effectivement exclusif de toute finalité [a]. Nous avons trouvé depuis lors dans les études de M. Guéroult une manière d'encouragement à les renouveler [b].

Descartes a bien commencé par se proposer la constitution de ce qu'il appelle lui-même une Théorie de la médecine [c], c'est-à-dire une science anatomique et physiologique purement spéculative, aussi rigoureuse et exacte qu'une physique mathématique, et susceptible d'être convertie en applications pratiques, c'est-à-dire en thérapeutique. Or ce qui devrait être déduit d'une physique du corps humain, à savoir la détermination de l'utilité vitale, n'a jamais cessé d'être présent dans les principes. On a vu comment, dans le *Traité de l'homme*, Descartes introduit la référence aux instincts de notre nature et à la distinction du désirable et du nuisible pour définir certains mouvements extérieurs liés, bien qu'ils en soient distincts, aux passions de l'âme [d], en sorte qu'une espèce de valorisation vitale reste présente dans la détermination de mouvements qui ne devraient être, selon le projet initial d'explication générale, que des effets des lois de la matière. M. Guéroult est donc fondé à écrire que Descartes a commencé | par la 54 médecine conçue comme physique pure pour s'élever à une médecine du composé substantiel humain et « qu'une des principales raisons qu'il a eues de confesser son échec médical partiel fut la conviction grandissante que les conceptions mécaniques ne peuvent suffire à élaborer la médecine, le corps humain n'étant pas étendue pure, mais aussi substance psychophysique » [e]. Mais nous nous demandons – peut-être dans le sillage de M. Guéroult et certainement avec plus de témérité – si même l'essai de constitution

a. *Cf.* notre *Connaissance de la vie*, Paris, 1952, p. 136-144.
b. *Descartes selon l'ordre des raisons*, II : *L'âme et le corps* Paris, 1953, chap. XVII et chap. XX.
c. Cf. *supra*, p. 52, n. 2.
d. Cf. *supra*, p. 32.
e. *Op cit.*, p. 248.

d'une biologie générale purement animale ne fait pas apparaître la résistance des phénomènes vitaux à leur intégrale expression par leurs équivalents mécaniques supposés. Nous avons déjà relevé ce passage des *Primae cogitationes circa generationem animalium* où les commodités et incommodités de la nature animale sont décelées à l'origine des mouvements de l'organisme considéré, soit en son tout, soit en ses parties [a]. Il est vrai d'ailleurs que Descartes qui se flatte d'expliquer « par les seules règles des mécaniques » tout ce que nous appelons en l'animal appétits naturels ou inclinations [b], précise dans le même opuscule que « les brutes n'ont aucune connaissance de l'avantageux ou du nuisible » – ce qui veut dire exactement qu'elles n'en ont pas la conscience ni la possibilité d'en rendre raison – et qu'il s'agit uniquement en elles d'une association acquise entre certains mouvements et certaines occurrences qui leur ont permis de croître [c]. Mais nous touchons sans doute ici la limite d'une explication mécaniste. Car les trois aspects de la vie et du développement de l'animal : conservation, individuation et reproduction [d], sont l'expression d'une différence spécifique entre la machine animale et la machine mécanique. Certes, Descartes affirme constamment l'identité de l'une et de l'autre : « Du moment que l'art est un imitateur de la nature et que les hommes peuvent fabriquer des automates variés dans lesquels, sans aucune pensée, se trouve

55   le mouvement, il semble conforme | à la raison que la nature produise aussi ses automates, mais qui l'emportent de beaucoup sur les produits de l'art, à savoir toutes les bêtes » [e], d'où la conclusion d'un autre passage exprimant la même idée : « ... Toutes les choses qui sont artificielles sont avec cela naturelles. Car, par exemple, lorsqu'une montre marque les heures par le

---

a. Cf. *supra*, p. 32.

b. *Lettre à Mersenne*, 28 octobre 1640, Adam-Tannery, III, p. 213 ; Bridoux, p. 1088.

c. *Bruta nullam habent notitiam commodi vel incommodi, sed quaedam ipsis in utero existentibus obvia fuerunt, quorum ope creverunt et a quibus ad certos motus impulsa sunt : unde, quoties illis postea simile quid occurit, semper eosdem motus edunt (Primae cogitationes,* Adam-Tannery, XI, p. 520).

d. *Accretio duplex est : alia mortuorum et quae non nutriuntur, fitque per simplicem partium appositionem, sine ulla earum immutatione, vel saltem sine magna... Alia accretio est viventium, sive eorum quae nutriuntur, et fit semper cum aliqua partium immutatione... Perfecta nutritio sive accretio simul generationem sive seminis productionem continet... (Excerpta anatomica : de accretione et nutritione,* Adam-Tannery, XI, p. 596). – Descartes oppose ici la croissance d'un agrégat par parties inchangées et celle d'un individu par parties transformées.

e. *Lettre à Morus*, 5 février 1649 ; Bridoux, p. 1319 ; Adam-Tannery, V, p. 277

moyen des roues dont elle est faite, cela ne lui est pas moins naturel qu'il est à un arbre de produire des fruits » [a]. Mais n'est-il pas permis de renverser l'ordre des termes dans la relation précédente et de dire que tout ce qui, dans l'organisme animal, est naturel, c'est-à-dire mécanique, est avec cela artificiel, s'il est vrai que Dieu a monté ces sortes d'automates que sont les animaux-machines et, les ayant montés, a fait assurer par des voies mécaniques leur conservation, leur individuation et leur reproduction, en un mot la permanence des fins dévolues à l'assemblage de leurs parties, fins inaccessibles à notre entendement et que, par suite, la science des êtres vivants peut et doit négliger? Autrement dit, en se donnant un équivalent mécanique du vivant, Descartes n'aurait réussi à éliminer la finalité du plan de la connaissance humaine que pour la reporter, en l'oubliant aussitôt, sur le plan de l'action divine.

Et de fait, s'il est vrai qu'une horloge mal faite n'obéit pas à d'autres lois mécaniques qu'une horloge bien réglée et qu'on ne les peut distinguer qu'au regard du « désir de l'ouvrier » et selon « l'usage auquel elle a été destinée par son ouvrier » [b], on doit conclure que toute machine qui marche est un agencement de parties réalisant une fin qui l'habite sans trouver son principe dans les lois selon lesquelles elle se réalise. Si un animal qui vit entre mal et bien est aussi une machine, il doit aussi être habité par quelque fin. Que cette fin soit étrangère à l'animal et qu'elle soit inaccessible à l'entendement de l'homme ne change au fond rien à l'affaire, sans quoi il n'y aurait pas de différence entre l'animal vivant et l'animal mort, entre l'*accretio viventium* et l'*accretio mortuorum*. M. Guéroult nous paraît avoir très bien aperçu que si l'on fait abstraction, quant à l'organisme animal, de toute finalité propre, son indivisibilité même d'organisme est abolie. « Dans ces conditions ne suffira-t-il pas de couper la patte à un cheval pour qu'il se trouve être *moins cheval qu'un autre* » [c]? Et si l'on admet que, dans le cas singulier de l'homme, | il faut recourir à « la finalité transcendante de **56** Dieu qui a voulu que, par les seules lois du mécanisme, fussent engendrées et conservées des machines ayant des parties intérieurement agencées de telle sorte qu'elles aient des dispositions en accord avec les réquisits d'une union de l'âme et du corps, c'est-à-dire d'un rapport de moyen à fin » [d], ne

a. *Principes de la philosophie*, IV, § 203.
b. *Méditation VI*, Adam-Tannery, IX, p. 67; Bridoux, p. 329-330.
c. *Op. cit.*, p. 181.
d. *Op. cit.*, p. 193

faut-il pas conclure avec M. Guéroult, qu'on tolère une « incompréhensible cassure » entre l'homme et l'animal si l'on consent à ce que les machines animales soient privées des « mêmes caractères d'organisation et d'interdépendance des parties entre elles et avec le tout » [a]? Faute de ces caractères en effet qui permettent la transformation du rapport mécanique d'agencement en rapport téléologique de convenance, l'unité fonctionnelle indivisible de l'organisme est inconcevable. L'incompréhensible cassure n'est tolérable que par sa version en « mystère insondable » qui renvoie l'homme à la sagesse de Dieu [b].

Formulons autrement cette conclusion en lui conférant, à l'occasion de notre sujet, une portée plus générale. Nous dirons que seul un métaphysicien peut formuler, sans risque d'absurdité initiale, encore que finalement décelée, les principes d'une biologie mécaniste. Les historiens de la biologie s'en sont rarement avisés. Lorsque ce sont des biologistes, passe encore. Lorsque ce sont des philosophes, c'est plus regrettable.

a. *Ibid.*
b. *Ibid.*, p. 194.

LA FORMATION DU CONCEPT DE MOUVEMENT RÉFLEXE PAR THOMAS WILLIS

Si les historiens de la biologie et de la médecine s'accordent sur l'exposé des principes et sur la signification de la biologie cartésienne alors même qu'ils se séparent dans leurs appréciations, il est par contre frappant de constater à quel point ils ont réussi à donner de l'œuvre de Willis les idées les moins compatibles. C'est ainsi par exemple que Radl, ordinairement plus perspicace et plus exact, tient Willis pour un « mécaniste conséquent », disciple de Galilée [1] et de Descartes [a], que Nordenskiöld [2] identifie la neurobiologie de Willis et celle de Descartes [b]. Inversement, et avec raison, Guyénot [3] rattache Willis aux iatrochimistes, directement à Sylvius (François

a. *Geschichte der biologischen Theorien in der Neuzeit*, I, 2 [e] éd., p. 157.
b. *Geschichte der Biologie*, 1926, p. 152-53.

1. Galileo Galilei (1564-1642), mathématicien et astronome italien, est le fondateur de la mécanique moderne par sa découverte de la loi de la chute des corps et par la mathématisation de la physique. Pratiquant les techniques, il perfectionna la lunette pour l'adapter à l'astronomie, ce qui donna lieu à de grandes découvertes qui fournirent des arguments en faveur du copernicanisme, pour lesquels il fut condamné par le Saint-Office.
2. Erik Nordenskiöld (1872-1933), zoologiste et historien des sciences suédois d'origine finlandaise, enseigna à l'Université de Stockholm. Il est l'auteur d'une *Histoire de la biologie* (1920-1924) qui a fait date.
3. Émile Guyénot (1885-1963), zoologiste et généticien français, docteur ès sciences de Paris en 1917, fut professeur de zoologie et d'anatomie comparée à l'Université de Genève en 1918. Ses travaux sur la Drosophile et ses mutations, sur la régénération des Amphibiens, ainsi qu'en endocrinologie et en génétique sexuelle, ont donné lieu à d'importants résultats.

de La Boë, 1614-1672)[1], indirectement à Van Helmont[a2]. Il est certain que ses contemporains ont vu en Willis un chimiste. « A peine avais-je débuté dans la pratique quand on commença à parler du système chimique de Van Helmont, puis de ceux de Sylvius et de Willis », dit Guglielmini[b3]. Willis ne dissimule pas ses dettes et ses affinités à l'égard des chimistes dans son *De fermentatione*. En ce qui a trait à la physiologie, il pouvait trouver chez Sylvius la théorie de la formation des esprits animaux dans le cerveau et

58   le | cervelet[c] ; il ne pouvait pas ignorer que Van Helmont avait assimilé à une matière lumineuse l'Archée recteur des phénomènes organiques. On ne doit pas oublier enfin de rattacher tous les chimistes à Paracelse[4] dont l'influence en Angleterre fut grande au XVII[e] siècle[d].

Mais les historiens de la biologie ou les biologistes historiens ne diffèrent pas moins quant à l'appréciation qu'ils portent sur l'œuvre de

a. *Les sciences de la vie aux XVII[e] et XVII[e] siècles*, p. 153. Il ne faut pas confondre Sylvius (François de la Boë) et Sylvius (Jacques Dubois) qui fut le maître d'anatomie de Vésale.

b. Guglielmini (1655-1710) était un iatromécanicien de Padoue. Nous le citons d'après Daremberg, *Histoire des sciences médicales*, II, p. 826. Notons que Prochaska, en 1784, voit en Willis un représentant illustre de la chimiatrie, *celeber de secta chemica vir.*

c. *Disputationum medicarum pars prima*, Amsterdam, 1663. La IVe Partie est une dissertation *De spirituum animalium in cerebro cerebelloque confectione*, parue en 1660.

d. *Cf.* Kocher[5], Paracelsian Medicine in England, in *Journal of the History of Medicin*, vol. II, n° 4, 1947, New York.

1. Franciscus de la Boë dit Sylvius (1614-1672), médecin et chimiste, né en Allemagne et actif en Hollande, docteur en médecine de Bâle en 1637, fut un défenseur précoce de la théorie de la circulation du sang et un pionnier de la chimie médicale, représentatif de la tendance « iatrochimique ». Il fut professeur de médecine à Leyde en 1658.

2. Jean Baptiste Van Helmont (1579-1644), médecin et chimiste hollandais, docteur en médecine de Louvain en 1599, effectua des travaux sur les gaz (il inventa ce terme) et sur le suc gastrique. Son œuvre originale associe une inspiration alchimique à un souci d'expérimentation.

3. Domenico Guglielmini (1655-1710), médecin, chimiste et mathématicien italien, docteur en médecine de Bologne en 1678, fut nommé à Bologne professeur de mathématiques en 1690, puis d'hydrométrie en 1694, avant d'être nommé professeur de mathématiques à l'Université de Padoue en 1698, et professeur de médecine en 1702. Dans ce dernier domaine, il étudia particulièrement la constitution du sang.

4. Paracelse (Philippus Aureolus Theophrastus Bombast von Hohenheim) (1493-1541), médecin et alchimiste suisse, adversaire de la tradition hippocratique et galénique, donna à la médecine une nouvelle orientation chimique et rechercha dans la nature les identités et causes des maladies.

5. Paul Harold Kocher (1907-1998), homme de lettres américain, professeur d'anglais, a fait des études de littérature à Stanford où il a enseigné. Il a particulièrement étudié le théâtre, la philosophie, la religion et la médecine de l'époque élizabéthaine.

Willis. Fulton ne lui reconnaît aucune originalité[a]. Fearing pense que son importance réside uniquement dans ses recherches en vue de localiser la fonction du mouvement involontaire[b]. Par contre Jules Soury[1] écrivait, en 1899 : « Que l'on considère la structure, les fonctions ou les maladies du cerveau, surtout les grandes névroses telles que l'épilepsie et l'hystérie, il n'est pas un point de fait ou de doctrine dans lequel on ne puisse encore aujourd'hui démêler l'influence de Willis et l'on se persuade sans peine, en relisant l'œuvre du vieux maître, que la force vive de son génie n'est pas encore épuisée »[c]. Jean Lhermitte[2], en 1925, va plus loin encore que Soury et qualifie de « prophétique » la théorie de la propagation de l'influx nerveux proposée par Willis[d]. Même si l'on professe pour Willis une admiration plus nuancée on doit s'étonner du jugement que porte sur lui Daremberg, le classant parmi les anatomistes de second ordre du XVII[e] siècle, « aussi célèbre par ses mauvaises doctrines physiologiques et médicales »[e], que par sa description du cerveau et des nerfs crâniens ou l'identification nosographique du diabète sucré.

Il est clair que, si par mauvaise doctrine physiologique on entend un système de propositions dont il ne reste rien dans un traité de physiologie moderne, Daremberg a raison. Mais, ne partageant pas sa conviction positiviste en la validité définitive de faits expérimentaux qui ne devraient rien à une théorie quelconque, et nous demandant ce qui pourra bien rester dans un siècle des doctrines de physiologie qui, en 1870, autorisaient Daremberg à distribuer l'éloge ou le blâme, nous allons tâcher de | montrer 59 que Willis se classe parmi les grands esprits du XVIIe siècle et parmi les grands biologistes de l'ère préscientifique.

a. *Op. cit.*, p. 17.
b. *Op. cit.*, p. 58.
c. *Op. cit.*, I, p. 428.
d. *Les fondements biologiques de la psychologie*, p. 22.
e. *Histoire des doctrines médicales*, II, p. 693.

1. Jules Soury (1842-1915), historien français, étudia à l'École des chartes où il obtint le titre d'archiviste-paléographe, avant d'étudier la neurologie à la Salpêtrière. Il enseigna l'Histoire des doctrines psychologiques à l'École pratique des hautes études à partir de 1881, fut nommé directeur d'études en 1898. Son ouvrage *Le système nerveux central, structures et fonctions. Histoire critique des théories et des doctrines* (Paris, G. Carré et C. Naud, 1899) est resté classique.
2. Jean Lhermitte (1877-1959), médecin français, docteur en médecine de Paris en 1907, neurologue et neuropsychiatre, professeur agrégé de psychiatrie en 1923, a développé l'approche clinique en neurologie et l'approche physiologique en psychiatrie.

Thomas Willis (1621-1675) a enseigné la philosophie naturelle à Oxford et la médecine à Londres. Esprit ouvert et curieux, il a su allier à l'enseignement des chimistes la lecture de Descartes. C'est un anatomiste habile dont l'étudiant en médecine d'aujourd'hui n'ignore pas le nom. C'est aussi un grand clinicien. C'est comme praticien qu'il s'intéresse au mécanisme du mouvement musculaire afin de mieux comprendre la nature des désordres que son art tend à corriger. C'est la rigidité tétanique, la contracture hystérique, l'agitation choréique, les convulsions épileptiques qui le sollicitent d'étudier l'automatisme neuro-musculaire. La physiologie de Willis est donc suscitée par la clinique et nettement orientée vers la pathogénie. Si les intentions de Willis sont, bien entendu, les mêmes que celles de Descartes, guérir et prévenir les maladies, il faut reconnaître que l'expérience du premier tient de la pratique quotidienne une ampleur et une variété qui font défaut à celle du second. Descartes fait une théorie de la médecine hors de tout exercice de la médecine, il procède du normal au pathologique. Willis procède du pathologique au normal. La distinction des deux points de vue lui est familière. Dans la préface du *Cerebri anatome* il emploie, selon son acception moderne, le terme de Physiologie qu'on a l'habitude de faire remonter à Haller[1], mais qui remonte en fait à Fernel. Or, les contractions musculaires pathologiques, rigidité, spasmes, crampes, clonus revêtent tantôt une ampleur et une intensité, tantôt une allure saccadée, discontinue, explosive que ne présentent pas les contractions normales[a]. L'on ne s'étonnera donc pas de voir Willis importer, dans l'invention de ses principes de physiologie, quelques aspects des phénomènes qu'il se propose d'en déduire comme conséquences.

La vigueur de Willis dans l'énoncé des problèmes, sa subtilité dans le dénombrement et la discussion des solutions possibles ne le font pas inégal à Descartes. Son vocabulaire anatomique est riche et précis. Bien

---

a. Descartes rapporte au moins une fois l'exemple des convulsions à l'appui de la proposition que la machinerie du corps est agitée de mouvements auxquels la volonté ne peut s'opposer. *Lettre à Morus*, 5 février 1649, Adam-Tannery, V. p. 277 ; Bridoux, p. 1319.

1. Albrecht von Haller (1708-1777), médecin et naturaliste suisse, docteur en médecine de Leyde en 1727, professeur à l'Université de Göttingen en1743, est connu principalement pour ses travaux sur l'irritabilité et la sensibilité. Ses *Elementa Physiologiae corporis humani* (Lausanne et Berne, 8 volumes, 1757-1766) représentent une somme du savoir physiologique au XVIIIe siècle.

que ses principes d'explication des phénomènes naturels en général, et des phénomènes biologiques spécialement, soient empruntés à la chimie de l'époque, Willis n'est pas un esprit moins positif que Descartes, ni moins soucieux que lui de n'invoquer que des formes de causalité non transcendante. | Willis comme Descartes cherche dans les techniques **60** des rapports d'analogie capables de rendre intelligible la production des phénomènes organiques. Mais il ne s'agit pas des mêmes techniques. Willis est aussi volontiers mécanicien que Descartes mais il n'est pas mécaniste. La mécanique cartésienne c'est la statique d'Archimède [1] et la dynamique de Galilée, sinon quant à la lettre et l'esprit, du moins quant à l'objet. La dynamique de Willis c'est un vague et lointain pressentiment de l'énergétique. Selon Galilée et Descartes, la dynamique, c'est la théorie du mouvement d'un boulet de canon. La dynamique, selon Willis, c'est la théorie de la déflagration de la poudre. « Assurément, dit Willis, il ne sera pas difficile de réduire aux lois de la mécanique les muscles, et de plus les activités de la fonction cinétique tout entière, et de les expliquer conformément à ses règles » [a].

Ce qui distingue essentiellement Willis de Descartes, c'est la conception du mouvement du cœur et de la circulation du sang qu'il emprunte fidèlement à Harvey ; la conception de la nature des esprits animaux et de leurs mouvements dans les nerfs ; la conception de la structure des nerfs ; la conception du mécanisme de la contraction musculaire.

Selon Willis, comme selon Harvey, le cœur est un muscle et rien d'autre qu'un muscle. S'il est *primum movens* par rapport aux autres muscles, ce n'est que par le rythme de sa fonction, mais selon une identité de structure. « Ce n'est pas un viscère noble et premier dans la hiérarchie, mais un pur et simple muscle » [b]. C'est à l'action des esprits dans le cœur, comme en tout

---

a. De Motu Musculari, in *Opera Omnia*, I, p. 674.

b. *(Cor) enim non viscus nobile et princeps est ut usque adeo uti perhibetur sed merus musculus, carne tantum et tendinibus more cœterorum constans, et sanguini circumpellendo inserviens.* Pharmaceutices Rationalis (1673), Partie I, section 6, chap. I. *Cf.* Appendice, p. 174. Voir aussi *De sanguinis incalescentia* (1670), *ibid.*, I, p. 663 : *ex quo liquet cor esse merum musculum...*, et *De nervorum descriptio et usus* (1664), *ibid.*, I, p. 368 : *Dicendum erit quod ipsius cordis compages, carne valde fibrosa constans, potius musculus quam parenchyma appellari debet.*

1. Archimède (287 av. J.-C.-212 av. J.-C.), physicien, mathématicien (l'un des plus grands de l'Antiquité) et ingénieur grec, apporta des contributions fondamentales en géométrie, statique, et inventa un certain nombre de machines.

autre muscle, qu'il faut attribuer le mouvement circulatoire communiqué
au sang, comme par une machine hydraulique[a]. Mais Willis distingue la
61 circulation et la fermentation du sang, | un phénomène mécanique et un
phénomène chimique. La fermentation est la source de la chaleur sanguine,
mais c'est ici le sang qui donne au cœur sa chaleur et non le cœur au sang[b].
Circulation et fermentation sont si bien distinguées par Willis qu'il voit
dans la première un phénomène commun à tous les animaux, alors que
la fermentation calorique ne s'observe, selon lui, que chez les animaux
supérieurs[c]. Reconnaissons à Willis un premier mérite, celui de n'avoir pas
cru devoir, comme Descartes, corriger Harvey sur un point fondamental
d'anatomie et de physiologie cardiaques, de n'avoir pas accordé au cœur,
au regard des muscles, un rôle privilégié et une nature éminente. Pour
Willis comme pour Harvey le cœur est un muscle creux.

Quant aux esprits animaux, Willis les tient pour du sang distillé, purifié,
sublimé, spiritualisé. Tous ces termes sont de lui et disposés ainsi par lui en
une série où la dignité des termes va croissant. C'est dans le cerveau et dans
le cervelet, fonctionnant à la lettre comme des alambics[d], que les esprits
animaux sont séparés du sang, et là seulement. Ces esprits ont, le long

a. *In corde, sicut in toto praeterea musculoso genere, spirituum insitorum particulis
spirituosalinis copula sulphurea a sanguine suggesta adjungitur; quae materies, dum spiritus
agitantur, denuo elisa, ac velut explosa (non secus a pulveris pyrii particulae accensae ac
rarefactae) musculum, sive cor ipsum, pro nixu motivo efficiendo inflant ac intumefaciunt, De
Nervorum descriptio et usus, Op. Omnia*, I, p. 368. – Sur l'assimilation du cœur à une machine
hydraulique : *Circa motum sanguinis naturalem, non hic inquirimus de circulatione ejus, sed
quali cordis et vasorum structura velut in machina hydraulica constanti ritu circumgyretur...*
« De Febribus » (1659), *Op. Omnia*, I, p. 71.

b. *Calorem tamen cor omnino a sanguine et non sanguis a corde mutuatur. De sanguinis
incalescentia, ibid.*, I, p. 663.

c. *Ibid.*, I, p. 661.

d. « Cerebri anatome » (1664), chap. IX, X et XV, in *Op. Omnia*, I, p. 289 *sq.* et p. 320.
Dans le *De fermentatione, ibid.*, p. 4, Willis donne la description d'un alambic et en explique
le fonctionnement. – Dans la disposition hiérarchique des termes distillation, purification,
sublimation, spiritualisation, nous trouvons une vérification particulièrement précise des
idées de M. Bachelard : « L'imagination est nécessairement valorisation... Adressons-nous
aux alchimistes. Pour eux transmuer c'est parfaire... pour un alchimiste une distillation est
une purification qui élève la substance en l'allégeant de ses impuretés » (*L'air et les songes*,
Paris, 1943, p. 296 et 298).

des nerfs et des fibres, des mouvements fonctionnels alternés de flux et de reflux, c'est-à-dire de l'encéphale vers la périphérie – membranes, muscles et parenchymes – et réciproquement. Mais dans l'ensemble et à la longue, comparé au mouvement giratoire du sang, le cours des esprits est une irrigation. Émanant de l'encéphale, ils se dissipent à la périphérie. Il n'y a point là-dessus de différence entre Willis et Descartes. Mais on voit que Willis sépare l'origine du mouvement du sang et l'origine du mouvement des esprits et qu'il admet deux sens du mouvement fonctionnel des esprits dans le nerf. Et surtout Willis voit dans les esprits animaux bien autre chose que Descartes.

La lecture directe et comparée de Descartes et de Willis conduit à se poser un problème de critique historique. Comment se fait-il que des auteurs aussi sérieux et informés que Nordenskiöld, Radl, Fearing ne marquent pas avec plus de force que, | sous le même nom traditionnel 62 d'esprits animaux, Willis se fait de la chose une idée presque sans précédent? Nordenskiöld ne fait pas de différence entre les théories de Descartes et de Willis[a]. Radl note rapidement que l'âme animale et l'âme sensitive humaines sont, selon Willis, de la nature du feu[b]. Fearing note, aussi rapidement, que Willis regarde les esprits comme une substance agile et élastique[c]. Fulton est plus avisé en écrivant que « Willis reproduisit, avec quelques modifications intéressantes, mais purement spéculatives, la notion galénique d'esprits animaux »[d]. Certes, il ne pouvait guère être question, à l'époque, que de modifications spéculatives et Willis ignorait, comme tout le monde jusqu'au milieu du XVIII[e] siècle, les remarquables expériences du génial Swammerdam[1] sur la contraction

a. *Op. cit.*, p. 152-153.
b. *Op. cit.*, p. 159
c. *Op. cit.*, p. 55.
d. *Op. cit.*, p. 17.

1. Jan Swammerdam (1637-1680), médecin et naturaliste hollandais, docteur en médecine de Leyde en 1667, fut un pionnier de l'usage du microscope. Il décrivit le globule rouge et la métamorphose des insectes.

musculaire[a]. Mais ce sont ces modifications purement spéculatives qui devaient permettre à Willis de former le concept de mouvement réflexe.

Selon Descartes, les esprits sont des corps en mouvement, ils ne sont rien en puissance, mais tout en acte, ils représentent des quantités de mouvements qui s'ajoutent selon les lois de l'arithmétique, ici comme partout ailleurs hors du corps animal. Descartes dit bien des esprits qu'ils sont feu et flamme, mais ce feu est un corps subtil et non une source d'énergie latente, et cette flamme n'est rien qu'un terme de comparaison. L'esprit animal, selon Willis, est une puissance qui doit être actualisée. C'est un esprit à surprises. Il paraît seulement un rais de lumière et il va détoner. Son actualisation est une explosion dont les effets multiplient la cause conformément à des règles qui ne sont pas celles de l'arithmétique ni de la géométrie[b]. Selon Descartes, les esprits sont expulsés du cœur vers

63 le muscle à la façon d'un | courant d'air ou d'un jet d'eau, selon Willis, ils se propagent de l'encéphale vers le muscle comme de la chaleur ou de la lumière. Véhiculés et retenus par un suc liquide remplissant les lacunes de la structure intra-nerveuse, ces esprits trouvent sur place, dans le sang artériel qui baigne les organes périphériques, un renfort de vivacité et de puissance motrice, par l'adjonction de particules nitro-sulfureuses aux particules d'esprit de sel qui entrent dans leur composition. Il se produit

a. Par l'étude systématique de la contraction d'un muscle de grenouille excisé, Swammerdam montrait que le muscle isolé continuait à répondre à l'excitation du nerf longtemps après l'interruption de la liaison avec la moelle épinière, et que la contraction se faisait sans changement de volume. Tout cela s'opposait à l'explication de la contraction par afflux d'esprits animaux dans le muscle. Mais ces travaux de Swammerdam (1637-1686) ne furent connus qu'en 1737-1738 par la publication de la *Bybel der Natuure, Biblia Naturae*, en langue batave, avec traduction latine de D. Gaub[1], précédée d'une préface de Boerhaave[2]. Une traduction anglaise en fut donnée en 1758. Les travaux de Swammerdam sur la grenouille sont rapportés au chapitre intitulé : *Experimenta circa particularem musculorum in rana motum, quae in genere ad omnes musculorum in hominibus aeque ac brutis motus adplicantur* (t. II, p. 835-860). Voir l'excellente présentation des travaux de Swammerdam sur le muscle dans Fearing, *Reflex Action, op. cit.*, p. 41 *sq.*

b. « De motu musculari » (1670), in *Op. Omnia*, I, p. 680-84. Voir Appendice, p. 176-177.

1. Hieronymous David Gaub (1705-1780), médecin et chimiste allemand, docteur en médecine de Leyde en 1725, y fut professeur de chimie en 1731, puis de pathologie médicale en 1734. Il fut l'auteur de nombreux ouvrages en chimie et médecine, ainsi que d'une traduction de Swammerdam.

2. Hermann Boerhaave (1668-1738), médecin et physiologiste néerlandais, professeur de théorie médicale à Leyde en 1701, donna un enseignement extrêmement influent. Il défendit une philosophie « solidiste » intégrant aussi bien l'iatromécanisme que la chimie et la conception humorale. Il publia, les *Institutiones Medicae* (Leyde, 1708).

de ce fait un allumage et une explosion du mélange détonant, analogue à l'explosion de la poudre à canon. C'est cette explosion intramusculaire qui provoque la contraction et par suite le mouvement[a].

Sur ce point de son explication, Willis a conscience d'innover et même de déconcerter ses contemporains. D'où le soin qu'il prend de légitimer le terme d'explosion, et de faire admettre comme pleinement positif un type de mécanisme qui surpasse les machines usuelles[b]. Les machines de Descartes sont le coin, la poulie, le levier et le treuil[c]; les automates à l'analogie desquels il se représente la machine animale sont les orgues[d], l'horloge et les merveilles hydrauliques du parc de Saint-Germain-en-Laye[e]. Willis utilise aussi la comparaison de l'organisme en mouvement avec le jeu des orgues, mais c'est l'âme animale que Willis assimile aux orgues dont l'encéphale serait le soufflet[f], | au lieu que selon Descartes **64**

a. Cf. *supra*, p. 60, n. 3, et Appendice, p. 179. On trouve dans le *De fermentatione* tous les éléments de physique et de chimie préliminaires aux explications physiologiques de Willis, et notamment au chap. x ; *De natura ignis et obiter de colore et luce : Ex praemissis non difficile erit pulveris pyrii in tormentis bellicis usitati naturam explicare.*

b. *Certe ob hanc rationem et cordis et caeterorum musculorum virtus motiva robustior, et supra organum quodvis mechanicum, elastica evadit : nempe in quantum spiritus animales, ubique musculoso genere agentes, sibimet copulam explosivam adsciscant.*

Quod si Explosionis vocabulum, in Philosophia ac Medicina adhuc insolitum, cuipiam minus arrideat, proinde ut Pathologia σπασμώδης huic basi innitens, tantum ignoti per ignotius explicatio videatur : facile erit istiusmodi effectus circa res tum naturales tum artificiales instantias et exempla quam plurima proferre, ex quorum analogia motuum in corpore animato, tum regulariter, tum ἀνωμάλως, peractorum, rationes aptissimae desumuntur (« De morbis convulsivis », in *Op. Omnia.*, I, p. 439).

c. Explication des engins, etc., dans la *Lettre à Huygens*, 5 octobre 1637, Adam-Tannery, I, p. 435 ; Bridoux, p. 973.

d. *Traité de l'homme*, Adam-Tannery, XI, p. 165-166 ; Bridoux, p. 841-42.

e. *Ibid.*, Adam-Tannery, XI, p. 130-131 ; Bridoux, p. 814-15. Sur les automates au temps de Descartes, *cf.* Adam-Tannery, XI, p. 212 et XII, p. 163 et p. 123. – Nous rappelons que F. Commandinus[1], en 1583, avait traduit du grec en latin un texte de Héron, contenant la description de mécanismes utilisant la force pneumatique et hydraulique, sous le titre *Heronis Alexandrini Spiritalium liber.* En 1588, Aug. Ramelli[2], ingénieur du roi de France, avait publié un traité *Le diverse et artificiose Machine*, où se trouvent décrits, entre autres, des mécanismes hydrauliques d'oiseaux chantants.

f. « De anima brutorum », *Op. Omnia*, II, p. 45 ; « Cerebri anatome », *ibid.*, I, p. 336.

1. Federico Commandino (1506-1575), médecin et mathématicien italien, traduisit en latin de nombreuses œuvres de mathématiciens grecs.

2. Agostino Ramelli (1531-1610), ingénieur italien, fut remarqué au siège de La Rochelle par Henri d'Anjou, futur Henri III, qu'il servit par la suite. Il fut l'inventeur de diverses machines.

c'est le corps qui est semblable à des orgues dont le cœur serait le soufflet. Les termes de référence de ses comparaisons explicatives sont, pour Willis, la plupart du temps, des engins à feu : briquet à air, miroir ardent, feu grégeois, canon et poudre à canon (*pulvis pyrius, pulvis tormentarius*)[a]. On voit bien ici quelles habitudes de pensée, quels thèmes d'imagination au fond, distinguent Willis de Descartes. Il est bien de l'école de ce Van Helmont pour qui chimie et pyrotechnie ne font qu'un, qui a créé le mot *gas* pour désigner cet état de la matière dont la subtilité n'a d'égale que l'impétuosité, qui s'est attaché à distinguer les gaz inflammables du gaz sylvestre[b] (anhydride carbonique CO_2), qui a établi – en interprétant correctement l'expérience de la chandelle rallumée par le moyen de sa fumée – que la flamme n'est pas un élément mais une fumée ou une vapeur allumée[c]. Willis est aussi le contemporain de Robert Boyle[1] (1627-1691) qui a soupçonné la présence dans l'air d'une « substance vitale » nécessaire à la combustion, à la respiration, à la fermentation – que

---

a. « De motu musculari », *Op. Omnia*, I, p. 680-8. *Cf.* Appendice, p. 187. « De morbis convulsivis », *ibid.*, I, p. 516-17.

b. Sylvestre signifie sauvage. Le gaz est, pour Van Helmont, un corps incoercible, qu'on ne peut ni enfermer dans des récipients, ni rendre sensible à la vue.

c. De la mèche d'une chandelle, quand on a soufflé la flamme, monte une colonne de fumée. On peut rallumer la mèche à distance, en approchant de la fumée un corps incandescent. Faraday[2] a rendu cette expérience à la fois classique et populaire dans son *Histoire d'une chandelle*. *Cf.* L. Bourgoin[3], *Histoire des sciences et de leurs applications*, I, Montréal, 1945, p. 234. – Sur les rapports de la chimie et de la biologie chez Van Helmont, *cf.* Radl, *Geschichte der biologischen Theorien in der Neuzeit, op. cit.*, p. 199-200.

1. Robert Boyle (1627-1691), physicien et chimiste irlandais, fut l'un des créateurs de la Royal Society de Londres. Il formula le principe de la loi dite de « Boyle-Mariotte » décrivant la relation entre la pression et le volume dans un gaz parfait. Il publia, entre autres, *Some considerations touching the usefulness of experimental natural philosophy* (Oxford, R. Davis, 1663-1671).

2. Michael Faraday (1791-1867), physicien et chimiste anglais, devint en 1813 assistant de laboratoire à la Royal Institution. Il étudia les phénomènes électromagnétiques, ce qui le conduisit à la découverte de l'induction électromagnétique qui servit de base à l'une des équations de Maxwell. Il découvrit également l'action du magnétisme sur les rayons lumineux, ce qui conduisit à la théorie électromagnétique de la lumière développée par Maxwell.

3. Louis Bourgoin (1891-1951), français d'origine, émigra au Canada après avoir travaillé comme préparateur d'expérimentations à l'Institut de psychologie de Paris. Il fut recruté comme professeur par l'École polytechnique de Montréal en 1917. Il y enseigna la chimie industrielle et la métallurgie. Son *Histoire des sciences et de leurs applications* (1949), est un important ouvrage de vulgarisation scientifique.

Lavoisier[1] devait identifier dans l'oxygène – qui a utilisé la pompe à vide d'Otto de Guericke[2] pour des expériences sur l'élasticité de l'air et sur la combustion de la poudre à canon dans le vide[a]. De sorte que lorsque Willis conçoit l'esprit animal comme une substance inflammable, explosive et élastique, quand il médite sur les effets de la poudre à canon, en retournant dans son esprit les visions de Van Helmont et les expériences de Boyle, c'est sur une science d'inspiration non cartésienne qu'il cherche à fonder sa biologie. Et, sans doute, Descartes traite bien de la nature et des propriétés de la poudre à canon dans les *Principes de la philosophie* (IV, art. 109-115), mais c'est en mécanicien et non en chimiste, puisqu'il cherche l'explication de la déflagration dans les figures et les mouvements des | éléments de la poudre. On connaît son mépris pour les principes des chimistes « qui ne sont rien qu'une fausse imagination »[b], « mots hors de

65

a. *New Experiments Physico-Mechanical touching the spring of air and its effects*, 1660. *Cf.* Douglas McKie[3], « Fire and the flamma vitalis : Boyle, Hooke[4], and Mayow », in *Science Medicine and History, written in honour of Charles Singer*, vol. I, Oxford University Press, 1953, p. 469-488. – Willis cite Boyle, à plusieurs reprises, dans son traité *De sanguinis accensione*.
    b. *Lettre à Mersenne*, 16 juillet 1640, Adam-Tannery, III, p. 130.

1. Antoine Laurent de Lavoisier (1743-1794), chimiste français, l'un des principaux acteurs de la révolution chimique, fut créateur de la chimie moderne par son souci de la précision des mesures, sa création d'instruments, son élaboration des principes de la nomenclature chimique, ses travaux de calorimétrie avec Laplace, ses découvertes dont celle de l'oxygène et de la composition de l'air, ainsi que son étude physiologique de la respiration comme combustion lente. La géologie, l'agronomie, l'économie, l'aministration n'ont pas été non plus étrangères à cet homme exemplaire des Lumières.
    2. Otto von Guericke (1602-1686), ingénieur et physicien allemand, fut Maire de Magdeburg pendant la Guerre de Trente Ans. Il inventa la pompe à air (1650), le manomètre (1664), et démontra qu'un vide peut être créé artificiellement, réfutant ainsi les enseignements largement acceptés de « l'horreur du vide » de la nature. *Experimenta nova, ut vocantur Magdeburgica, de vacuo spatio* (Amstelodami, J. Janssonium a Waesberge, 1672).
    3. Douglas McKie (1896-1967), historien des sciences anglais, étudia la chimie à l'University College de Londres où il obtint son doctorat en 1927. Il enseigna l'histoire des sciences dans le département d'histoire et de philosophie des sciences, où il devint professeur en 1957. Ses travaux d'histoire de la chimie sur Lavoisier, Black, Boyle, Priestley lui valurent une grande reconnaissance internationale, y compris de l'Académie des sciences de France.
    4. Robert Hooke (1635-1703), savant, physicien et biologiste anglais, démonstrateur à la Royal Society (1662), professeur de géométrie à Londres, laissa son nom dans des domaines variés des sciences : optique, élasticité, mécanique, astronomie, gravitation même où il affronta Newton. Dans sa *Micrographia* (London, J. Martyn and J. Allestry, 1665), il décrivit la structure « cellulaire » des tissus des végétaux observés au moyen d'un microscope construit par lui-même.

l'usage commun » [a], aptes à dissimuler l'ignorance sous les apparences du savoir. Son aversion pour la chimie est telle que Descartes importe dans son explication de la déflagration de la poudre les principes d'explication du mouvement du boulet.

Mais ce n'est pas seulement une plus grande fidélité à la physiologie de Harvey et une conception plus chimique que mécanique des esprits animaux qui distinguent Willis de Descartes. Concernant les nerfs, Willis n'admet pas, comme Descartes, que leur structure leur permette de jouer un rôle différent dans les phénomènes de sensibilité et de motricité organiques. Selon lui, la structure des nerfs est unique, ils sont fibreux et poreux. Ce ne sont ni des tubes engaînant des filets, ni des tiges pleines. Ils admettent des vides, des lacunes, dans lesquels les esprits animaux peuvent s'insinuer. Ils se prolongent par des fibres qui ne sont pas toutes leurs prolongements capillaires, mais dont certaines sont nées, indépendamment et hors d'eux, par épigénèse. Ces fibres sont comme les nerfs traversées ou habitées par des esprits. Dans ces nerfs et ces fibres les esprits ont des mouvements de flux et de reflux, des mouvements ondulatoires. Ils parcourent alternativement un système de voies rayonnant à partir d'un centre, l'encéphale [b].

Les conceptions anatomo-physiologiques que nous venons d'exposer représentent bien l'ensemble des conditions nécessaires permettant à Willis ce qui était interdit à Descartes dans la solution du problème qui nous occupe. Mais ce ne sont pas encore des conditions suffisantes. L'originalité de Willis se manifeste mieux dans la puissance d'imagination qui lui fait exploiter jusqu'à leurs dernières conséquences les comparaisons explicatives qu'il utilise. Le système nerveux étant conçu, dans sa structure anatomique, comme rayonnant plutôt que comme ramifié, l'encéphale éclatant en nerfs comme le soleil en rayons, la propagation des esprits est conçue comme une irradiation [c]. Et l'esprit | animal lui-même dont l'essence ne saurait être entièrement expliquée par assimilation à aucune matière chimique, doit, puisqu'il naît de la flamme du sang, être dit semblable à un rayon

66

a. *Lettre à Newcastle*, 23 novembre 1646, Adam-Tannery, IV, p. 571 ; Bridoux, p. 1252.

b. Sur l'anatomie et la physiologie du nerf, voir « Cerebri anatome », chap. XIX, et Appendice, p. 80 *sq.*

c. « Cerebri anatome », *Op. Omnia*, I, p. 336 : *Quippe spiritus animales a Cerebro et Cerebello, cum medullari utriusque appendice, velut a gemino luminari affluentes, Systema nervosum irradiant...* Voir Appendice, p. 180. – *Spirituum hanc radiationem a Cerebello alio ritu, ac alteram a Cerebro dimanare.* « Cerebri anatome », chap. XVI, p. 321.

lumineux [a]. L'analogie est poursuivie jusqu'au bout. L'instantanéité de la décharge nerveuse est assimilée à la transmission de la lumière. Il n'est pas jusqu'à l'acte final de l'excitation du muscle par le nerf qui ne soutienne la comparaison. Comme il faut, pour que les corpuscules lumineux illuminent, qu'ils rencontrent des particules éthérées disséminées dans l'air, il faut pour que les esprits libèrent le pouvoir dont ils sont chargés qu'ils rencontrent les particules sulfureuses ou nitreuses disséminées dans le sang interstitiel. L'explosion spasmodique intramusculaire fait la contraction. Ainsi l'esprit animal est lumière en attendant d'être feu. Son transport est de l'ordre de l'allumage et son effet de l'ordre de la déflagration. Les nerfs ne sont plus, dans cette physiologie, des cordes ou des canalisations, ce sont des mèches (*funis ignarius*), des cordons bickford [b].

Il n'est donc pas surprenant que, si l'on ne trouve qu'une fois dans l'œuvre de Descartes les mots « esprits réfléchis », on trouve par contre si souvent dans l'œuvre de Willis les mots de réflexion (*reflexio*) et de mouvement réfléchi ou reflexe (*motus reflexus*) que le recensement en serait fastidieux. Nous n'avons pas affaire ici, comme sans doute chez Descartes, à une image fugitive ou à un mot de circonstance, mais à un concept élaboré, arrêté et à ce point explicite que, bien loin d'adhérer à un seul terme, il constitue l'invariant intellectuel d'une étonnante variété d'expressions et de métaphores. Car Willis conçoit le double mouvement de propagation centripète et centrifuge des esprits animaux non seulement à l'image de la lumière, mais à l'image de tout phénomène susceptible d'inversion par réflexion, à l'image des ondes à la surface de l'eau [c] comme à l'image du son et de l'écho [d]. Et c'est logique, puisque ayant conservé

a. *Quapropter longe melius juxta hypothesim nostram, hos spiritus e sanguinis flamma emissos, lucis radiis, saltem iis aurae aerique intertextis, similes dicamus.* « De Anima Brutorum », *Op. Omnia*, II, p. 31. *Spiritus animales, velut lucis radios, per totum systema nervosum diffundi supponimus.* « Cerebri anatome », *ibid.*, p. 338.

b. *Pari fere modo ac si quisquam pulveris pyrii acervos per funem ignarium ad distans accenderet. Pharmaceutice rationalis*, partie II, *ibid.*, II, 149. *Cf.* aussi « De motu musculari », *ibid.*, I, p. 681.

c. *Quoties animae parte exteriori perculsa, sensibilis impressio, velut species optica, aut tanquam aquarum ondulatio, interius ad corpora striata defertur.* « Cerebri anatome », *Op. Omnia*, I, p. 299.

d. *Undulatio aëris concussi et moti quaedam excitata et prorsum tendens sicubi propter obicem quemdam ulterius recta deferri nequeat, statim repercussa, sive ad certos angulos reflexa...*, *ibid.*, p. 318.

67 la notion d'un suc | intra-nerveux qui fixe et véhicule les esprits, Willis
se sent tenu de lier dans le même concept le mouvement direct et réfléchi
des esprits en tant que tels et le mouvement direct et réfléchi du liquide
auquel ils sont momentanément incorporés. C'est pourquoi nous trouvons
si souvent chez lui les termes d'ondulation directe et réfléchie (*undulatio
directa et inversa*), et plusieurs synonymes du verbe *reflectere*, à savoir
reciprocare, retorquere, refluere [a].

Nous pensons avoir maintenant réuni tous les arguments nécessaires et
suffisants pour pouvoir affirmer que c'est Willis, et lui vraiment le premier,
qui a pu et su former le concept de mouvement réflexe conformément à
toutes les exigences logiques d'une telle formation. L'acte de naissance s'en
trouve dans le *De motu musculari* (1670) dont nous extrayons et traduisons
le texte suivant [b] : « En tout mouvement, il faut considérer les trois aspects
suivants : premièrement l'origine de l'action, c'est-à-dire la première
indication du mouvement à exécuter, qui a toujours lieu dans le cerveau
ou le cervelet ; deuxièmement, l'excitation, c'est-à-dire la transmission aux
parties mobiles du mouvement commencé, laquelle se fait à l'intérieur des
nerfs par le déplacement des esprits qui y affluent ; et troisièmement la

a. Pour l'équation *reflectere* = *reciprocare* = *retorquere*, voir « De morbis convulsivis »,
ibid., I, p. 486 ; pour l'équation *reflectere* = *refluere*, voir « Cerebri anatome », *ibid.*, I, p. 299.

b. *De motu musculari (Exercitatio medico-physica)* en appentice au traité « Affectionum
quae dicuntur hystericae et hypochondriacae Pathologia spasmodica vindicata », in *Opera
Omnia*, Lyon, 1681, I, p. 673 : *In omni motu haec tria considerari debent scilicet primo
actionis origo, sive prima motus obeundi designatio, quae semper fit in cerebro aut cerebello ;
secundo ejus instinctus sive incoepti ad partes motivas transmissio, quae spiritum intra
nervos scatentium commeatu perficitur ; ac tertio, ipse impetus motivus, seu spiritum partibus
motricibus insitorum, in vim sive contractivam, sive exclasticam exertio. Ex hoc triplici
fonte, nimirum prout in singulis istorum res vario modo geruntur, plures motuum species ac
differentiae deducuntur. Quoad motus originem seu principium annotamus quod iste qui a
cerebro, appetitu conscio ac auspice procedit, spontaneus appellatur ; qui autem a cerebello,
ubi lex naturae praesidet, excitari solet, cujusmodi sunt pulsus, respiratio, cum multis aliis,
mere naturalis seu involontatius vocatur : uterque horum vel est directus, qui ab hoc aut illo
principio per se et primario cietur, uti, nimirum, quoties appetitus ex propria quadam, et ut
ita dicam, intestina deliberatione hoc aut illud expetit, ac motus respectivos elicit ; pariter
item quando justu solennem naturae ritum functionis naturalis ac vitalis munia ordinaria
perficiuntur ; vel motus utriusque generis est reflexus, qui scilicet a sensione praevia tanquam
causa evidenti aut occasione immediatius dependens, illico retorquetur ; ita blanda cutis
titillatio ejus fricationem ciet, et praecordiarum aestus pulsum et respirationem intensiores
accersit.*

Nous attirons l'attention sur le fait que, d'après ce texte, Willis admet que l'action réflexe
des esprits peut apparaître aussi bien dans l'ordre du mouvement spontané que dans l'ordre
du mouvement naturel.

force motrice elle-même, c'est-à-dire la manifestation des esprits contenus dans les parties motrices en une force de contraction ou | d'expansion. De **68** cette triple source, selon bien entendu qu'il en va différemment en chacun d'eux, découlent plusieurs espèces et variétés de mouvement. Concernant l'origine du mouvement ou son point de départ, nous remarquons que celui qui procède du cerveau, avec conscience de l'appétit et de l'initiative, est dit spontané ; celui qui, d'autre part, est habituellement excité à partir du cervelet, où règne la loi de la nature, espèce qui compte le pouls et la respiration parmi bien d'autres, est dit purement naturel ou involontaire. L'un et l'autre de ces mouvements tantôt est direct, lorsque à partir de l'une et l'autre origine, il est excité par soi et initialement, comme par exemple chaque fois qu'un appétit cherche d'après quelque délibération propre et pour ainsi dire intestine, à atteindre telle ou telle chose, et provoque les mouvements correspondants, ou bien comme lorsque, conformément à la manière habituelle de la nature, les charges ordinaires d'une fonction naturelle et vitale sont remplies. Tantôt le mouvement de l'une et l'autre espèce est réfléchi, c'est-à-dire tel que dépendant immédiatement d'une sensation antécédente comme d'une cause ou d'une occasion manifeste, il est retourné instantanément vers son point de départ. C'est ainsi qu'un léger chatouillement de la peau provoque le grattage de celle-ci et que l'inflammation de la région précordiale commande un pouls et une respiration plus rapides. »

Nous sommes vraiment ici en présence d'un concept, puisque nous en trouvons la définition. Cette définition est à la fois nominale et réelle. Les termes *motus reflexus* sont utilisés à l'appellation d'une certaine espèce de mouvements dont un exemple familier nous est donné : la réaction automatique de grattage. Ayant un défini, nous avons aussi un définissant, c'est-à-dire une proposition qui fixe le sens du défini. Nous avons le mot qui fixe l'adéquation du définissant au défini (*scilicet*). Cette définition se fait en peu de mots, ce n'est pas une théorie développée, c'est un abrégé. Cette définition s'opère par division, puisqu'elle est mise en rapport avec une définition précédente, celle du mouvement direct, qui recouvre avec elle tout le champ des hypothèses possibles concernant l'origine du mouvement. Par référence à ce principe clairement posé (*quoad motus originem seu principium*) la division est exhaustive : tout mouvement a son origine, soit au centre, soit à la périphérie. Cette définition de biologie s'appuie en la transposant, sur une définition de physique et même à la rigueur de géométrie. En résumé, concernant le réflexe, nous trouvons

chez Willis la chose, le mot et la notion. La chose, sous la forme d'une
69 observation originale, un réflexe cutané du système | cérébro-spinal, le
réflexe de grattage ; le mot, devenu classique quoique impropre [a], comme
adjectif et comme substantif ; la notion, c'est-à-dire la possibilité d'un
jugement sous la forme initiale d'un discernement ou d'une classification,
sous la forme éventuelle d'un principe d'interprétation de l'expérience.

Tous les faits d'anatomie et de physiologie utilisés par Willis, toutes
les hypothèses concernant la nature de l'influx nerveux convergent systématiquement vers la notion de mouvement réflexe. Peu nous importerait
qu'à son époque, les théories de Willis fussent, dans leur lettre, moins
modernes ou moins fécondes que les théories de Descartes. En matière
d'histoire des sciences, le premier devoir est de reconnaître comme père
celui qui l'est effectivement, même si tel autre est jugé plus digne d'avoir
pu l'être. Et d'ailleurs nous aurons à nous demander si les théories de Willis
sont en soi et pour nous moins modernes que les théories cartésiennes. Nous
pensons, en tout état de cause, que le passage cité du *De motu musculari*
nous paraît mériter, autant que les passages du *Traité de l'homme* et du
Traité des passions où Descartes décrit le réflexe cutané plantaire, le réflexe
pupillaire et le réflexe palpébral, la même juste célébrité, ne fût-ce que
parce que Willis a choisi pour illustrer sa définition du réflexe l'exemple
auquel les travaux de Sherrington ont conféré une signification typique, du
point de vue scientifique et du point de vue pédagogique [b].

On voit maintenant pourquoi il ne nous est pas possible de souscrire
dans sa totalité au jugement de Fearing sur les mérites de Willis : « Willis
70 est plus précis, du point de vue de l'anatomie, | et il ouvre la voie à
l'expérimentation. Le fait qu'il reste encore fidèle à une théorie des esprits

a. « On désigne sous le nom de mouvements réflexes les mouvements dus à une force
nerveuse excito-motrice dont la manifestation est déterminée par l'activité fonctionnelle
inconsciente des nerfs sensitifs. Il serait plus correct de les appeler des mouvements déterminés
par une action nerveuse réflexe, car ce n'est pas le mouvement dont la direction change, c'est
la force nerveuse, dont dépend la mise en jeu de la contractilité musculaire, que l'on considère
comme ayant été en quelque sorte réfléchie dans l'intérieur de l'organisme, de façon à devenir
centrifuge après avoir été centripète ; mais la première de ces expressions est commode et son
emploi est consacré par l'usage. » H. Milne-Edwards, *Leçons sur la physiologie comparée de
l'homme et des animaux*, t. XIII, Paris, 1878-1879, p. 112.

b. L'exemple du réflexe de grattage rapporté dans le texte du *De motu musculari* n'est
pas isolé, on le retrouve dans « Cerebri Anatome », *Op. Omnia*, I, p. 299 : *Enimvero sensibilis
impressio corpora striata feriens, non raro, cerebro nullatenus affecto, cum reciproca
spirituum animalium tendentia, motus locales retorqueri facit ; ita in somno (appetitu haud
conscio) ubi dolor urget, illico manu admota locum fricamus.*

Sur le « scratch-reflex » dans l'œuvre de Sherrington, cf. *The integrative action of the
nervous system*, Londres, 1906, p. 45-65 et 120-128.

animaux semblable à celle de Descartes ne doit pas dissimuler l'importance de son effort pour rendre compte de l'action musculaire intégrée et coordonnée » [a]. Nous pensons au contraire que si Willis, incontestablement supérieur comme anatomiste à Descartes, défend, en matière de physiologie neuro-musculaire, une conception en un sens aussi purement spéculative, elle est au contraire tout à fait différente selon la lettre et l'esprit, et que, s'il forme le concept de mouvement réflexe qui va se lester au cours du XVIIIe siècle d'un poids croissant d'observations avant de trouver chez les physiologistes du XIXe siècle une consolidation expérimentale systématique et explicite, c'est en fonction d'une théorie – peu importe ici qu'on la dise chimérique ou même seulement philosophique – de l'âme animale que Descartes n'avait pas. Et de même qu'au chapitre précédent nous avons utilisé la physiologie neuro-musculaire des iatromécaniciens italiens comme un contre-argument, nous voulons ici encore utiliser, en matière d'histoire des idées scientifiques, cette sorte de preuve par la négative ou plus exactement de preuve par différence, la seule d'ailleurs qui soit permise en pareille occurrence. Nous avons en effet la chance d'avoir en la personne de William Croone (1633-1684), contemporain de Willis, un biologiste qui, comme Willis, se range parmi les chimistes, qui, comme lui, n'admet pas les conceptions cartésiennes de la structure du nerf et de la contraction musculaire, mais à qui manquent l'audace théorique et l'intuition quasi poétique des sources et des principes du mouvement vital. Le texte témoin auquel nous faisons allusion est le *De ratione motus musculorum* (1664) [b].

Croone, annonçant son intention de réfuter Descartes et revendiquant sa place parmi les chimistes dont il expose les théories, affirme en même temps son intention de traiter le vivant comme une machine [c]. Il ne peut souscrire à l'assimilation | cartésienne des muscles contractés à des voiles gonflées par 71 le vent [d]. Les nerfs ne sont pas des tubes, comme l'a pensé Descartes, mais des funicules et des filaments enfermés dans une membrane [e]. Concernant les

a. *Op. cit.*, p. 58.

b. Croone : docteur en médecine à Cambridge en 1662 ; membre de la Royal Society en 1663 ; correspondant de Sténon qu'il a connu à Paris en 1665 ; fondateur des *Croonian Lectures*, c'est-à-dire de conférences à la Royal Society consacrées au problème de l'action musculaire. Cf. *infra*, p. 89, et Fearing, *Reflex Action*, *op. cit.*, p. 65. – Nous avons lu le traité de Croone dans le t. I des *Opera Omnia* de Willis (Lyon, 1681) où il se trouve interpolé entre le « Cerebri anatome » et le « De morbis convulsivis », aux pages 417-434. C'est de ce texte que s'entendent nos références.

c. *Animantis corpus nihil nisi machinam quandam aut* αὐτόματον *esse, op. cit.*, p. 425.

d. *Neque ipsum (musculum) spirilibus e nervo exiguo quasi flatu quodam ita distendi posse, neque adeo quicquam cum velo commune advertemus, op. cit.*, p. 418.

e. *Nervum... non autem tubulorum ritu excavatum, ibid.*, p. 420.

esprits animaux, Croone admet leur circulation, à la différence de Descartes et de Willis, et conformément à la théorie de Glisson [1] qu'il cite avec faveur [a]. Les esprits venus aux muscles par les nerfs retournent au cœur par les veines. Ces esprits agissent dans les muscles par fermentation chimique [b]. On voit par là que, tout comme Willis, Croone objecte à Descartes certains détails d'anatomie musculaire et nerveuse et les principes généraux d'explication des phénomènes organiques, chimie contre mécanique. Par conséquent,

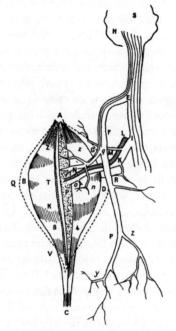

Hqn et SqPy : fibres nerveuses ;
ABCD : muscle ;
IKO : artère ;
LMN : veine ;
A : insertion fixe du muscle ABCD ;
C : tendon mobile.

Fig. IV. – Schéma figuré de la contraction musculaire selon W. Croone, *De Ratione motus musculorum* (in Willis, *Opera omnia*, I, p. 434, Lyon, 1681)

a. *Ibid.*, p. 420 et 428.
b. *Ibid.*

1. Francis Glisson (1597-1677), médecin anglais, docteur en médecine de Cambridge en 1634, Regius professeur de physique à Cambridge en 1636, et membre du Royal College of Physicians à Londres en 1635, est connu pour ses travaux sur la contraction musculaire, qui ne s'accompagne pas d'une augmentation de volume. Il introduisit le concept d'irritabilité, propriété des tissus à réagir à des stimuli, repris par Haller.

| si Willis qui n'est pas, aux yeux d'un physiologiste d'aujourd'hui, plus 72
authentiquement savant que Croone, réussit à le dépasser dans la critique
des théories cartésiennes et dans l'invention d'un concept appelé à quelque
avenir dans l'explication du mouvement musculaire, c'est donc bien par la
puissance d'analogie. La vie en tant qu'elle est mouvement, *impetus*, effort
contre l'inertie, s'apparente, selon Willis, à la lumière ; et c'est pourquoi il
lui paraît aller de soi que l'on trouve un archétype des lois de la vie dans
les lois de la lumière.

Il est par contre une partie des jugements de Fearing relatifs à l'œuvre
de Willis que nous devons suivre. Il est bien vrai que Willis dépasse ses
contemporains par la précision des localisations anatomiques qu'il assigne
aux fonctions du système nerveux et qu'il distingue, le premier, clairement
le siège du mouvement volontaire et du mouvement involontaire, les
fonctions du cerveau et du cervelet [a]. Le texte du *De motu musculari*
précédemment cité permet de situer Willis dans l'histoire des idées sur
le mouvement musculaire que nous esquissons à partir d'Aristote. On
a vu comment Descartes refuse de tenir l'âme pour responsable de tous
les mouvements animaux et admet, comme Fernel, l'indépendance
relativement à la raison et à l'appétit de la fonction motrice. C'est en
cela d'abord que consiste le mécanisme cartésien. Galien séparait le
mouvement naturel – celui du pouls par exemple – commandé par le cœur,
et le mouvement volontaire, commandé par le cerveau, siège de l'âme, et
il ramenait certains mouvements involontaires – celui de la respiration par
exemple – à un mouvement volontaire inconscient. Descartes, pourrait-on
dire, naturalise le mouvement volontaire en subordonnant l'action de l'âme
à l'intégrité anatomique et fonctionnelle d'un mécanisme moteur qui peut
se passer d'elle et dont le ressort principal est le cœur. Willis, au contraire,
a fait du mouvement involontaire lui-même une espèce d'animation.
Car, à la différence de Galien, il admet l'origine encéphalique de tous les
mouvements sans exception. Mais en distinguant, pour la première fois,
avec la plus grande netteté, les fonctions du cerveau et celles du cervelet,
il distingue aussi deux âmes au principe de chacune des deux sortes
de mouvements : mouvements spontanés ou volontaires, commandés
par l'âme cérébrale, et mouvements naturels ou involontaires, commandés
par l'âme cérébelleuse. Willis admet donc l'existence d'une âme
spirituelle (sensitive et raisonnable) et d'une âme corporelle (sensitive
et vitale) commune | à l'homme et aux animaux supérieurs (*anima* 73

a. *Op. cit.*, p. 56.

brutorum)ᵃ. Les impressions que les objets extérieurs communiquent aux organes des sens sont transportées par les esprits vers le *sensorium commune*, dont les corps striés sont le siège, et peuvent, si elles passent, par le corps calleux, jusque dans le cortex cérébral, susciter une perception, à laquelle succèdent l'imagination et la mémoire. Mais la réflexion d'une partie des esprits dans la région des corps striés explique la production simultanée d'un mouvement dans les membres, mouvement accordé à l'opportunité ou à l'importunité de l'objet extérieurᵇ. C'est donc pour expliquer les mouvements automatiques éventuellement accompagnés de la conscience de leur exécution que Willis admet, on l'a vu, le mouvement réflexe comme une espèce dans chaque genre de mouvement : spontané, c'est-à-dire contrôlé par le cerveau, et naturel, c'est-à-dire contrôlé par le cervelet. Si l'on entend par animisme l'explication des mouvements organiques par une âme unique et omnipotente – ce que sera expressément plus tard la théorie de Stahl[1] – Willis n'est pas, à proprement parler, animiste. Il est, si l'on ose ce barbarisme, bi-animiste. Et l'on est libre de dire qu'il est plus ou moins animiste qu'un animiste cohérent comme Stahl, selon que dans l'expression d'âme corporelle on est plus sensible au terme d'âme ou au terme de corporelle. Il est certain, en tout cas, que la théorie selon laquelle les centres supérieurs et inférieurs de l'encéphale (cerveau et cervelet) présidaient à l'action volontaire et involontaire devait, comme le remarque très justement Fearingᶜ, ouvrir dès la fin du XVIIᵉ siècle, un champ fertile à un type d'expérimentation jusque-là pratiquée de façon épisodique et grossièrement approximative, à savoir la destruction systématiquement opérée par étages successifs de certaines zones du système nerveux central. Ces expériences devaient porter sur des organismes dont la régulation par le système nerveux est moins stricte que chez les mammifères et corrélativement plus résistants aux traumatismes expérimentaux (batraciens, reptiles, oiseaux). L'analyse physiologique des

---

a. *Anima corporea, brutis perfectioribus et homini communis, cum toti corpore organico extenditur, et singulas, tum partes ejus, tum humores, vivificat, actuat et irradiat.* « De Anima brutorum », *Op. Omnia*, II, p. 28. – Descartes attribue, lui aussi, aux animaux une âme corporelle (*anima corporea*) mais c'est un principe de mouvement strictement mécanique. Cf. *Lettre à Morus*, Adam-Tannery, V, p. 276 ; Bridoux, p. 1318.

b. « De Anima brutorum », *Op. Omnia*, II, p. 48.

c. *Op. cit.*, p. 59.

1. Georg Ernst Stahl (1660-1734), médecin et chimiste allemand, docteur en médecine d'Iéna en 1683, devint en 1694 professeur de médecine et de botanique à l'Université de Halle. Il fonda la théorie du phlogistique, réfutée par Lavoisier. Sa théorie de l'animisme eut une grande influence en médecine.

fonctions devait trouver ses objets d'élection dans le champ de l'anatomie comparée. Or sur ce point encore, les travaux de Willis indiquaient des voies | d'avenir, car, fidèle ici encore à l'enseignement de Harvey, Willis a étudié 74 la structure et les fonctions de l'encéphale non seulement chez l'homme, mais chez d'autres mammifères et chez les oiseaux, conformément à un plan d'études et à une déclaration d'intentions heuristiques exposés aux premières pages du *Cerebri anatome*. La différence avec Descartes est, une fois de plus, notable. D'une part, la théorie cartésienne du mouvement automatique concerne l'organisme intact. D'autre part, Descartes traite univoquement des structures des bêtes et de l'homme, structures « qui sont à peu près en elles comme en nous »[a]. Enfin l'animal étudié par Descartes n'est aucun animal défini, c'est « l'animal en général »[b].

Nous n'entendons pas faire promettre à Willis plus qu'il ne saurait tenir. Attentif à peser les titres de Descartes à la réputation qu'on lui fait de précurseur ou de chef de file, nous sommes tenu de nous garder nous-même contre la tentation de surestimer l'importance de Willis. Nous n'oublions pas l'avertissement de P. Valéry[1] : « Je ne tiens guère à ces sortes de prophéties scientifiques, toujours suspectes ; trop de gens pensent que les anciens avaient tout inventé. Du reste, une théorie ne vaut que par ses développements logiques et expérimentaux »[c]. Nous tâcherons d'établir, dans les chapitres suivants, de quels développements logiques et expérimentaux, ci-dessus annoncés, les théories de Willis se sont révélées effectivement capables. Ayant montré que Willis a inventé le mot et le concept de mouvement réflexe dans le contexte d'une théorie plus imaginaire qu'expérimentale, de l'influx nerveux et de la contraction musculaire, il nous reste, pour le moment, à nous demander si cette théorie n'est rien d'autre qu'un vieux fatras qui traîne dans les livres, une curiosité pour érudit, ou bien si elle contient, malgré son animisme désuet, et tout comme le mécanisme cartésien dont certains biologistes se réclament

a. *La description du corps humain*, Adam-Tannery, XI, p. 226. Voir aussi *Lettre à Morus*, Adam-Tannery, V, p. 277 ; Bridoux, p. 1319.

b. *Lettre à Elisabeth*, 31 janvier 1648, Adam-Tannery, V, p. 112 ; Bridoux, p. 1294. Vois aussi *Description du corps humain*, Adam-Tannery, XI, p. 253.

c. « Introduction à la méthode de Léonard de Vinci » (1894), in *Variété*, 33ᵉ éd., p. 261.

1. Paul Valéry (1871-1945), poète, écrivain et penseur français, élu à l'Académie française en 1925, entre au Collège de France en 1937 comme titulaire de la chaire de poétique créée pour lui. Son œuvre poétique tout autant que ses réflexions proches de la philosophie et des sciences, ont eu en leur temps une profonde influence.

encore, mais à sa façon, un sens des phénomènes de la vie que des esprits d'aujourd'hui puissent sinon adopter du moins comprendre.

Si d'aventure nous avions à éditer le *De motu musculari* de Willis, nous inscririons en épigraphe, pour en marquer l'esprit, quelques lignes
75 de Bergson[1] : « Si nous cherchons comment un | corps vivant s'y prend pour exécuter des mouvements, nous trouvons que sa méthode est toujours la même. Elle consiste à utiliser certaines substances qu'on pourrait appeler explosives et qui, semblables à la poudre à canon, n'attendent qu'une étincelle pour détoner… Quand il exécute un mouvement, c'est qu'il libère l'énergie ainsi emprisonnée ; il n'a, pour cela, qu'à toucher un déclic, à frôler la détente d'un pistolet sans frottement, à appeler l'étincelle : l'explosif détone, et dans la direction choisie, le mouvement s'accomplit »[a]. Ajoutons que les nombreux passages où Bergson, utilisant les acquisitions de l'énergétique moderne, montre comment toute l'énergie accumulée par le muscle animal a pour origine, indirectement, la lumière solaire pourraient passer, sans trop grand effort, pour un rajeunissement, scientifiquement autorisé sinon garanti, des analogies poétiques de Willis apparentant l'énergie latente des esprits animaux à la lumière cosmique[b].

Nous reconnaîtrions certes, devant des physiologistes sourcilleux, que l'on se donne la partie belle en décelant dans une philosophie du XXe siècle un avatar d'une théorie physiologique du XVIIe. Les savants sont assez prompts à penser, en général, que les philosophes se nourrissent de doctrines scientifiques périmées. C'est pourquoi nous voulons en appeler à des auteurs mieux accrédités, en demandant à W. James[2] de servir d'intermédiaire entre Bergson et eux. « Notre organisme a accumulé des réserves d'énergie auxquelles il ne fait généralement pas appel, mais qui peuvent servir à l'occasion ; ce sont comme des couches de plus en plus profondes de combustible ou de matériaux explosifs entassés

a. « La conscience et la vie » (1911), in *L'énergie spirituelle*, 23e éd., 1940, p. 14.
b. Cf. *L'évolution créatrice*, chap. III : « De la signification de la vie. »

1. Henri Bergson (1859-1941), philosophe français, auteur d'une œuvre multiple qui eut un retentissement considérable, en particulier pour la conception du temps et de la durée, opposée à Einstein, ainsi que de l'évolution biologique, reçut en 1928 le prix Nobel de littérature.
2. William James (1842-1910), philosophe et psychologue américain, docteur en médecine de Harvard en 1869, fut le premier à enseigner la psychologie aux États-Unis. L'un des fondateurs du pragmatisme américain avec John Dewey et Charles Sanders Peirce, il développa dans ses *Principles of Psychology* en 1890 une approche cérébraliste de la psychologie amplement confirmée par la suite, avant d'élaborer une philosophie spiritualiste proche d'Henri Bergson.

d'une manière discontinue mais prêtes à être employées par quiconque peut plonger jusqu'à elles. » Ce texte, tiré d'une étude *The energies of man* (1906), est cité par Spearman[1] dans *Les aptitudes de l'homme*[a], à l'occasion d'une récapitulation des théories énergétiques concernant l'action nerveuse[b]. A partir de la conception aristotélicienne de l'*energeia*, les modernes ont considéré l'énergie comme un phénomène psychologique ou physiologique ; et dans ce dernier cas, les lois de la conservation, de la distribution et du rendement de l'énergie exigent l'assimilation de l'énergie physiologique et de l'énergie | produite ou utilisée par des 76 machines. Or examinant les arguments invoqués contre sa propre théorie de l'énergie nerveuse, Spearman écrit : « L'un d'eux est que tout transfert d'énergie est en opposition formelle avec ce qu'on sait de la nature du processus d'excitation des nerfs puisque chaque neurone agit comme une charge de poudre, séparée, produisant et consommant sa propre énergie sur place... »[c]. A cette objection, Spearman objecte à son tour qu'il n'est nullement prouvé que les neurones soient indépendants les uns des autres comme des charges de poudre juxtaposées et ajoute, reprenant l'opinion de A.V. Hill[2], qu'en matière d'énergie comparaison n'est pas raison. Comme nous ne cherchons pas à montrer que les théories de Willis sont vraies, mais seulement que quelques-unes de ses assimilations explicatives ont gardé encore quelque actualité, nous pouvons nous abstenir de prendre parti dans cette discussion. Nous tenons toutefois à noter qu'un physiologiste plusieurs fois cité avec une juste faveur par Spearman, nous voulons dire

---

a. 1re éd., 1926, 2e éd., 1932, Macmillan, Londres. Trad. fr. de la 2e éd. 1936, publiée par *Le travail humain*, Conservatoire national des Arts et Métiers, Paris (éditée depuis par les PUF). Le texte de James est cité p. 105.

b. *Ibid.*, chap. IX, p. 92-105.

c. *Ibid.*, p. 312.

1. Charles Edward Spearman (1863-1945), psychologue anglais, docteur en psychologie de Leipzig en 1904 sous la direction de W. Wundt, devint lecteur à University College de Londres, puis professeur de philosophie de l'esprit et de logique, avant de devenir professeur de psychologie dans la même institution. Ses travaux en psychologie expérimentale portent sur l'élaboration et l'introduction de méthodes statistiques et de tests d'intelligence, dont il dégage un « facteur général ».

2. Archibald Vivian Hill, (1886-1977), physiologiste anglais, professeur de physiologie à l'Université de Manchester en 1920, reçut le prix Nobel de physiologie ou médecine en 1922, avec Otto Meyerhof, pour ses travaux sur l'activité musculaire. Il est l'un des fondateurs de la biophysique.

W.M. Bayliss [1], a repris dans ses *Principles of general physiology* (1915), une analogie explicative, proposée d'abord par Keith Lucas [2], et encore aujourd'hui utilisée dans les traités de physiologie, notamment dans celui de L.-C. Soula [3]. On peut expliquer, dit Bayliss, la propagation de l'influx, soit d'une façon purement physique à la façon de la propagation d'une onde sonore ou d'un courant électrique le long d'un câble, soit d'une façon chimique, à la façon de la combustion le long d'une traînée de poudre (*such as a train of gun powder*). Des expériences d'Adrian [4], dans lesquelles un nerf est anesthésié sur une de ses parties, montrent que l'intensité de l'influx, momentanément diminuée dans la partie anesthésiée, retrouve au delà sa valeur initiale. Ce fait semble trancher en faveur de la théorie selon laquelle le nerf intervient activement dans la propagation de l'influx en recréant de proche en proche l'énergie qu'une tranche transmet à sa voisine en quantité constante, comme d'une pincée de poudre à une autre [a].

a. *Principles of General Physiology*, Longmans & Green, Londres, 1915, p. 397.

Voici le résumé de la théorie par Soula : « La comparaison classique avec la propagation de la combustion d'une traînée de poudre donne une idée de ce qui se passe dans la propagation de l'influx. Dès que la poudre a été enflammée à l'une des extrémités, la combustion se propage de proche en proche. De la même manière dans le nerf, l'activité d'une région déclenche celle de la région voisine, qui présente une réaction identique. Si la poudre est humide dans une certaine zone, à ce niveau la combustion est moins violente. Dès que la zone est franchie, la combustion reprend, elle n'est fonction que des conditions locales. Il en est de même pour la zone anesthésiée du nerf. » *Précis de physiologie*, 2 [e] éd., Masson, Paris, 1953, p. 824.

1. Sir William Maddox Bayliss (1860-1924), physiologiste anglais, découvrit avec Starling en 1902 la sécrétine, hormone peptidique. Il fut l'auteur d'un traité classique de physiologie, *Principles of general Physiology* (Londres, 1915).

2. Keith Lucas (1879-1916), physiologiste anglais, étudiant à Cambridge, intégra le laboratoire de physiologie et fut élu Fellow du Trinity College en 1904. En 1911, il devint docteur ès sciences de l'Université de Cambridge. Dans ses travaux pionniers d'électrophysiologie neuromusculaire, il a montré la validité de la « loi du tout ou rien » pour la contraction des muscles squelettiques. Il fut élu membre de la Royal Society de Londres en 1913.

3. Louis Camille Soula (1888-1963), médecin français, docteur en médecine de Toulouse en 1912, agrégé de physiologie des Facultés de médecine en 1920, fut nommé professeur de physiologie à la Faculté de Toulouse en 1935. Il soutint les républicains espagnols pendant la guerre d'Espagne, et participa activement à la Résistance. Il fonda après la guerre le Laboratoire de physiologie du travail (CNRS/Conservatoire national des arts et métiers), et eut de nombreuses fonctions publiques. Il a particulièrement contribué aux régulations métaboliques et à la pharmacodynamie.

4. Edgar Douglas Adrian (1889-1977), physiologiste anglais, étudiant à Trinity College à Cambridge, travailla dans le laboratoire de Keith Lucas. Ses travaux d'électrophysiologie nerveuse l'ont conduit à formuler la théorie de la relation entre intensité du stimulus et fréquence de décharge. Ils lui valurent le prix Nobel de physiologie ou médecine en 1932.

Quand | Willis imaginait la contraction musculaire comme une explosion [77] de poudre à canon (*pulvis pyrius*) allumée par le nerf fonctionnant comme boute-feu (*funis ignarius*) il disait donc, eu égard à la chimie de l'époque, tout ce qu'il pouvait, fort raisonnablement.

Nous rappelons enfin les conceptions de Pierre Janet [1] sur les mouvements réflexes. A la différence des actes suspensifs en quoi consistent les conduites perceptives, les réflexes sont des « actes explosifs », obéissant à la loi du tout ou rien [a]. Et développant le sens inclus dans ce terme d'explosif, P. Janet écrit : « Le réflexe, une fois déclenché ne peut plus être arrêté, ni modifié dans sa direction, il ne peut s'adapter aux mouvements, aux changements de la cause offensive. Un individu qui tire un coup de fusil sur un oiseau ne l'atteindra pas s'il ne tient aucun compte des mouvements de l'oiseau ; le réflexe ressemble à ce coup de fusil, c'est une bombe qui éclate immédiatement sans se préoccuper des changements qui ont lieu pendant l'éclatement » [b]. Cela peut, à la rigueur, passer pour une image, mais si Janet croit pouvoir en user en 1926, pourquoi trouverions-nous ridicule une image analogue chez Willis en 1670 ?

Il semble possible maintenant de faire admettre, sur l'exemple de Willis, qu'on pouvait être, au XVII[e] siècle, un médecin non mécaniste sans être pour autant un fou mystique ou un radoteur et qu'il est aussi conforme à la vérité scientifique et au sens de l'histoire de chercher des pressentiments valables dans l'œuvre de Willis que dans celle de Descartes, afin de comparer les uns aux autres.

On doit donc conclure en remarquant que l'idée d'un mouvement involontaire expressément nommé réfléchi et conçu comme tel présente, dans la physiologie de Willis, les ressemblances et différences suivantes avec l'idée cartésienne du mouvement involontaire :

1) La théorie de Willis n'est pas moins déterministe que celle de Descartes, elle fait fonds sur l'existence d'un déterminisme chimique des fonctions du nerf et du muscle ;

a. *De l'angoisse à l'extase*, I, 1926, p. 212-214. – *Les débuts de l'intelligence*, 1935, p. 35-42.

b. *Les débuts de l'intelligence*, p. 44.

1. Pierre Janet (1859-1947), psychologue et philosophe français, élève de Charcot à la Salpêtrière, docteur ès sciences en 1889 avec son travail *L'automatisme psychologique*, et en médecine en 1892 avec son travail *L'état mental des hystériques*, fut nommé professeur de psychologie expérimentale et comparée au Collège de France (1902-1936). Auteur de concepts comme « subconscient », « dissociation », « psychasthénie », Janet s'est intéressé à l'hypnose, au somnambulisme, aux personnalités multiples. Il reçut le titre de docteur honoris causa de Harvard en 1936.

2) Si le point de réflexion de l'influx des esprits est encore situé « en haut », la distinction des fonctions du cerveau et du cervelet constitue la première tentative de négation du privilège cérébral, en matière de sensori-motricité ;

3) Le mouvement réfléchi tel que le conçoit Willis est réellement la 78 manifestation à la périphérie, c'est-à-dire dans le muscle, | d'une énergie transportée ou propagée en provenance de la périphérie, c'est-à-dire de l'organe du sens [a] ; ce n'est pas l'effet périphérique d'un moteur central, à commande centrale actionnée de la périphérie, comme chez Descartes.

Si Descartes a fait, comme on l'a vu, quelques pas sur le chemin qui conduisait au concept de réflexe, Willis a su faire, lui, tous les pas.

---

a. *Enimvero ab initio fere omnis corporis animati motus ab exterioris objecit contactu cietur ; nempe spiritus animales intra organum resides, ab objecto perculsi introrsum impelluntur, adeoque sensionem (uti dictum est) constituunt ; dein veluti cum fluctus littoris oram allidens, denuo repercutitur, ita in quantum ista spiritum ῥοπή interius vergens, partim a communi sensorio reflexa, denuo exhorsum dirigitur, partim que interius usque in cerebri penetralia exporrigitur, statim sensioni motus localis succedit...* « De Anima brutorum », *Op. Omnia*, II, p. 48. On comparera avec ce passage d'un physiologiste contemporain : « La dénomination d'acte réflexe appliquée aux mécanismes sensitivo-moteurs contient la notion d'une forme d'énergie extérieure à l'être vivant, agissant sur lui, et restituée (réfléchie) par l'être vivant sous les espèces d'une nouvelle forme d'énergie. » L. C. Soula, *Précis de physiologie, op. cit.*, p. 751.

L'AME IGNÉE

Au début de son *Discours sur l'anatomie du cerveau* (1665), Sténon, faisant « confession sincère et publique » de son ignorance quant à la structure et aux fonctions de la substance blanche et des ventricules, ajoute : « On voit encore moins de certitude sur le sujet des esprits animaux. Est-ce le sang ? Serait-ce une substance particulière séparée du chyle dans les glandes du mésentère ? Les sérosités n'en seraient-elles point les sources ? Il y en a qui les comparent à l'esprit de vin, et l'on peut douter si ce ne serait point la matière même de la lumière. » Sténon vise-t-il ici expressément et uniquement Willis ? Il est certain en tout cas, qu'il le vise aussi, connaissant bien l'explication de la contraction musculaire par un phénomène d'explosion, conception qu'il discute et critique dans l'*Elementorum myologiae specimen* (1667)[a]. Quand nous avons insisté, au précédent chapitre, sur la différence essentielle des esprits animaux selon Descartes et selon Willis, nous avons dit de ce dernier qu'il s'en faisait une idée presque sans précédent. Justifiant maintenant notre réserve, nous devons indiquer en la personne de Gassendi[1] un auteur, autre que Willis, qui tient l'âme animale pour consubstantielle à la lumière et au feu.

---

a. *Opera philosophica*, II, p. 5.

1. Pierre Gassendi (1592-1655), prêtre, mathématicien et astronome français, docteur en théologie de l'Université d'Avignon en 1614, puis professeur de rhétorique au collège de Digne, devint professeur de philosophie au collège d'Aix-en-Provence en 1622. De 1645 à 1648, il enseigna les mathématiques au Collège royal de France. Il défendit l'atomisme, ainsi que le copernicanisme de Galilée.

Dans un chapitre de sa *Physique*, « Quid sit anima brutorum ? »[a], Gassendi cherche à fonder, en vue de l'exploiter pour son compte propre, la théorie de l'âme ignée sur la continuité d'une tradition philosophique dont Platon, Aristote et les Stoïciens sont les sources.

80 | C'est que la flamme et le feu lui paraissent des principes aptes à concilier paradoxalement l'existence d'une âme animale et l'explication de son pouvoir, dans l'esprit général d'une physique corpusculaire et strictement matérialiste. La transition semble aisée entre la flamme, la lumière et l'âme, à condition de porter à l'absolu, en quelque sorte, le résultat de deux opérations confondues, division et purification. D'où cette assimilation : *Imo et ad usque ipsam lucem quam suo loco deduximus nihil aliud esse quam flammulam, seu avolantem tenuissiman, ac purissiman flammae partem. Cum id, inquam, ita se habeat nihil vetare quin Anima talis ignis sit*[b]. C'est à La Fontaine[1] que nous demanderons une traduction libre mais fidèle de ce texte, dans un contexte anticartésien (*Les deux rats, le renard et l'œuf,* 1679) :

> *Je subtiliserais un morceau de matière,*
> *Que l'on ne pourrait plus concevoir sans effort,*
> *Quintessence d'atome, extrait de la lumière,*
> *Je ne sais quoi plus vif et plus mobile encor*
> *Que le feu ; car enfin, si le bois fait la flamme,*
> *La flamme, en s'épurant, peut-elle pas de l'âme*
> *Nous donner quelque idée ? ...*

Mais ce n'est pas seulement pour la conciliation de sa psychologie et de sa physique que Gassendi s'attache à la théorie de l'âme ignée, c'est aussi en raison du caractère positif de l'explication qu'elle permet d'apporter à la disproportion déconcertante entre la nature impalpable de l'âme et son pouvoir de mobilisation de la masse du corps, disproportion singulièrement étonnante dans le cas de l'éléphant : *Mirum sane dictu, corpus Elephanti tanti ponderis ita moveri, sustentarique a tam mire tenui substantiola...*[c].

---

a. *Syntagmatis Philosophici Partis secundae seu Physicae sectionis tertiae Membrum posterius : De Rebus terrenis viventibus seu de animalibus, liber tertius* : « De anima », cap. III, in *Opera Omnia*, II, Lyon, Anisson & Devenet, 1658.

b. *Op. cit.*, p. 251.

c. *Ibid.*, p. 250.

1. Jean de La Fontaine (1621-1695), poète français, principalement connu pour ses fables, fut admis à l'Académie française en 1684.

Or les forces du feu sont considérables, comme on peut voir par l'exemple de la poudre à canon dont la déflagration a le double effet de projeter, à grande vitesse, un pesant boulet et d'imprimer un recul à la couleuvrine.

Gassendi est cependant très loin de tirer de cette assimilation de l'âme animale à la flamme les mêmes conséquences que Willis en matière de physiologie et de pathologie. En effet, dans un chapitre postérieur *De vi motrice et motionibus animalium*[a], il se montre fidèle aux principes aristotéliciens et cartésiens dans la description et l'explication des mouvements animaux de locomotion, | assimilant les membres, leurs os, muscles et tendons, à des pièces de machine de siège ou de levage, mais sans jamais convertir la théorie de l'âme ignée en explication originale de la contraction musculaire. Quand donc Willis, à deux ou trois reprises, cite Gassendi et se réfère à lui[b], c'est moins parce qu'il tient à reconnaître une dette que pour alléguer quelque autorité en faveur d'une théorie dont il a conscience, comme on l'a vu, qu'elle doit paraître inédite et insolite à ses contemporains. En somme, Gassendi rend à notre propos de saisir l'originalité de l'apport dû à Willis, en physiologie neuro-musculaire, le service inverse de celui que lui a rendu Croone. Celui-ci, s'il avait l'esprit positif d'un médecin, manquait de génie imaginatif et analogique. Celui-là, s'il a l'audace théorique d'un philosophe, manque à retourner dans la caverne de l'organisme animal. Willis allie un sens intuitif de l'énergétique biologique et la puissance d'exploitation des rapports entrevus à la perspicacité d'un clinicien et à la pondération d'un anatomiste.

Mais la plupart des lecteurs de Willis, au XVIIe et au XVIIIe siècle, ont été plus sensibles à l'esprit de la tradition animiste à laquelle il empruntait ses principes qu'au caractère, en un sens révolutionnaire, des conséquences qu'il en tirait pour l'explication des phénomènes du mouvement. La théorie de l'âme ignée l'emportait en intérêt sur la chimie de la contraction. En particulier, il y a un philosophe qui, ayant cru pouvoir tirer de la lecture des anciens, et notamment de Platon, les éléments d'une ontologie dont le principe est le Feu ou Éther, a trouvé dans les traités de Willis quelques arguments directs en faveur de sa théorie. Il s'agit de Berkeley[1]

81

a. *Op. cit.*, liber XI.
b. Notamment dans le *De Anima Brutorum*, Ire Partie, chap. I *in fine* et chap. VII.

1. George Berkeley (1685-1753), théologien et philosophe irlandais, exposa les thèses de l'idéalisme dit « immatérialiste » et du nominalisme, dans ses ouvrages *A Treatise concerning the principles of human knowledge* (Dublin, J. Pepyat, 1710) et *Three Dialogues between Hylas and Philonous* (1713).

(1665-1753) dont *La Siris* (1744)[a] élargit aux dimensions d'un système métaphysique les considérations sur la nature et les vertus thérapeutiques de l'eau de goudron. Par Berkeley, et en la personne de Willis, l'histoire de la biologie recoupe, une fois de plus, l'histoire de la philosophie, pour la raison sans doute qu'ici, comme en nombre d'autres cas, la biologie restitue à la philosophie ce qu'elle en avait reçu sous une autre forme. Si Berkeley a pu prendre dans le *De sanguinis accensione* des arguments en faveur de la théorie de l'âme ignée, c'est parce que Willis avait déjà incorporé cette métaphysique à cette physiologie. | On n'entreprend pas de résumer ici *La Siris*, dont la lecture ne présente aucune difficulté majeure en ce qui concerne spécialement les références multiples aux doctrines platonicienne, stoïcienne et néo-platonicienne. On notera seulement que Berkeley, comme il arrive très souvent à ceux qui rapportent quelque tradition à laquelle ils se rattachent eux-mêmes, en inclut tout le devenir dans l'origine et en éclaire le commencement par sa suite autant qu'il en fait découler la suite de son commencement. Quand Berkeley écrit : « Dans le *Timée*, Platon suppose qu'il y a comme un réseau de feu et des rayons de feu dans le corps humain. Cela ne semble-t-il pas signifier l'esprit animal, qui coule, ou plutôt qui jaillit, à travers les nerfs ? » (§ 166), on est en droit de se demander si ce n'est pas là du Platon lu à travers Willis. Car c'est Willis qui parle du système nerveux comme d'une concrétion de rayons autour de l'encéphale, de l'irradiation du système nerveux par les esprits, et du jaillissement des esprits dans les nerfs (*spiritus animales per nervos scaturientes*).

Comme Willis, Berkeley voit dans les esprits animaux (§ 171, 178, 280) le « véhicule luciforme » de la force motrice de l'âme. Comme Willis, Berkeley est frappé de la puissance expansive, violente et destructive du feu : « Telle est la force raréfiante et expansive de cet élément qu'il peut produire en un instant les plus grands et les plus surprenants effets... » (§ 170). Quand Berkeley réfute l'opinion selon laquelle l'éther pur et homogène serait la cause unique du mouvement musculaire, par l'impulsion qu'à partir du cerveau et à travers les nerfs il imprimerait à l'éther emprisonné dans les fibres charnues, il se sépare de Newton[1] (§ 200, 224) et quand il

---

a. *Siris, Chaîne de réflexions et recherches philosophiques concernant les vertus de l'eau de goudron*, traduction française par G. Beaulavon et D. Parodi, collection « Les Classiques de la Philosophie », Paris, A. Colin, 1920.

1. Isaac Newton (1642-1727), mathématicien, physicien et philosophe anglais, professeur à l'Université de Cambridge en 1669, membre de la Royal Society en 1672, est la figure emblématique de la physique moderne. Son invention, parallèlement à Leibniz, du calcul infinitésimal, ses travaux en optique, son énoncé des lois universelles de la physique

affirme que c'est un mélange hétérogène de feu et d'air qui est principe de mouvement (§ 197, 198, 229), c'est une opinion en partie semblable à celle de Willis qu'il adopte. On n'est donc pas surpris de voir Berkeley se rallier à la théorie de Willis concernant la nature des esprits animaux et leur rapport à l'âme animale : « L'existence réelle de quelque chose comme une flamme vitale, s'allumant, s'entretenant et s'éteignant effectivement comme la flamme ordinaire et par les mêmes moyens, est une théorie professée par quelques modernes, en particulier par le D r Willis, dans son traité *De sanguinis accensione*... Telle est la conception du D r Willis ; et peut-être renferme-t-elle quelque vérité, pourvu que l'on entende que cette lumière ou feu peut réellement constituer l'esprit animal ou le véhicule immédiat de l'âme » (§ 205). S'il était encore besoin d'un témoignage supplémentaire sur la signification non-cartésienne, | à l'époque considérée, de la théorie **83** de l'âme ignée, on le trouverait chez Berkeley (§ 232, 233, 239, 249). Il ne faut donc pas s'étonner de le voir attribuer comme cause à ces mêmes mouvements automatiques, pour l'explication desquels Descartes avait inventé des schémas de type mécanique, l'action d'une Intelligence Active, « celle-là même peut-être qui dirige les abeilles et les araignées et qui meut les membres des gens qui marchent en dormant » (§ 257).

On vient de voir Berkeley s'opposer à Newton pour suivre Willis sur l'explication de la contraction musculaire. Inversement, Haller rapproche Newton et Willis. Dans les *Elementa physiologiae*[a], Haller consacre de longs développements aux diverses « conjectures » proposées pour rendre compte du mécanisme de l'influx nerveux et des fonctions des esprits animaux. Il distingue ceux qui assimilent les esprits à la lumière (*lux, lumen*) et ceux qui les assimilent à la flamme ou au feu (*flamma, ignis*) : il range Willis parmi les premiers[b] et Descartes parmi les seconds. Selon Haller l'explication du mouvement musculaire par Willis et l'explication du même phénomène par Newton sont très proches, car à la différence de Berkeley, il néglige la nature chimique des esprits animaux tels que les conçoit Willis pour ne retenir que leur seule nature physique, lumineuse. Il est exact que Newton, dans les *Principes mathématiques de*

a. T. IV, *Cerebrum, Nervi, Musculi*, liv. X, section 8, Lausanne, 1766.

b. *Lucis naturae similes* [*spiritus*] *finxerat Willisius, ex sanguine in vapore resoluto natos, qui in cerebrum ascendit, op. cit.*, p. 378.

et sa théorie de la gravitation universelle, exposée dans son ouvrage *Philosophiae Naturalis Principia Mathematica* (1687) en ont fait un modèle pour le développement des sciences, y compris des sciences humaines et sociales, pendant deux siècles.

la philosophie naturelle (1687)[a] comme dans le *Traité d'optique* (1704)[b], explique la sensation visuelle et les mouvements qu'elle détermine par la propagation, le long du nerf optique et du nerf moteur réunis par le cerveau, des vibrations de l'éther, fluide universel, à la fois élastique et capable de pénétration intégrale en tous corps, dont on sait qu'il le tient pour corporel et pour spirituel, pour l'authentique *Sensorium* de Dieu, instrument de l'omniprésence et de l'omnipotence divines en tous les points de l'espace. La notion d'esprit est pour Newton, comme pour les chimistes, la notion d'une matière immatérielle, de subtilité à la fois physique et psychique. Par là, Newton se rattache à la tradition philosophique et scientifique ante et anti-cartésienne.

Comment expliquer la divergence des opinions de Berkeley et de Haller sur les rapports des explications de Willis et de Newton ? Pour Haller, il est, comme la plupart des savants | du XVIIIe siècle, insoucieux des fondements métaphysiques et théologiques de la physique de Newton, et il ne voit dans son œuvre que le canon de la science positive. Willis et Newton ont, à ses yeux, ceci de commun qu'ils fondent la physiologie et la physique sur des principes non cartésiens. Mais c'est vraisemblablement cela même qui doit alarmer Berkeley, dans la mesure où il entrevoit une extension possible jusqu'au matérialisme du non-cartésianisme des savants newtoniens. C'est un contemporain de Berkeley qui s'engageait précisément dans cette voie. David Hartley[1] (1704-1755) tirait, dans ses *Observations on man, his Frame, his Duty, and his Expectations* (1749)[c], toutes les conséquences possibles de l'explication newtonienne des phénomènes neuro-musculaires. Si l'action des objets extérieurs transmise par le nerf détermine dans le cerveau les vibrations des petites parties composant la substance médullaire, vibrations dont l'effet est la sensation dans le cerveau et le mouvement automatique dans le muscle, il arrive qu'une action répétée des mêmes vibrations imprime au cerveau une disposition à les reproduire sous forme de « vibrationcules », dont l'effet est l'image ou l'idée dans la conscience et le mouvement volontaire dans le corps. Et ainsi la volonté

a. Liv. III, Scholie général.
b. Questions, n°s 23 et 24.
c. L'ouvrage de Hartley est postérieur de cinq ans à *La Siris*. Mais il avait développé des idées analogues dans des *Conjecturae* de 1741, dont Berkeley a pu avoir connaissance.

1. David Hartley (1705-1757), médecin et philosophe anglais, fut un fondateur de l'assocationnisme en psychologie, théorie présentée dans son principal ouvrage, *Observations on Man, his Frame, his Duty, and his Expectations* (London, 1749).

n'est rien qu'une composition de « vibriationcules ». La combinaison de la physique de Newton et de la psychologie de Locke[1] produit finalement tous les éléments d'une explication matérialiste de la vie et de la pensée. Nous avons montré ailleurs[a] comment, devenu milieu d'action à distance, l'éther-esprit, imaginé par Newton, se trouve être l'une des sources de la théorie biologique de l'action du milieu sur l'être vivant, au XIXe siècle. On voit ainsi qu'une conception théologique des rapports entre la créature et Dieu, dont devait s'inspirer Clarke[2] dans sa *Deuxième réplique à Leibniz*, a pu se laïciser en une explication de la vie par des rapports d'échange entre l'organisme et le milieu, présupposition nécessaire à la généralisation du concept de réflexe comme instrument d'adaptation mécanique du vivant aux stimulations externes. Si donc Berkeley prend soin de ne pas confondre les explications de Willis et de Newton, c'est parce que la théorie de l'âme ignée lui semble plus capable que la théorie de l'éther de soutenir, au profit de ses propres intentions philosophiques, l'anti-mécanisme en biologie.

Il faut bien dire qu'au XVIIIe siècle l'incertitude, pour ne pas | dire la confusion, est grande, quant à la portée philosophique et pratique de tel ou tel principe d'explication en biologie. Par exemple ce n'est pas un des moindres paradoxes de l'histoire des idées que l'*Encyclopédie* de Diderot[3] et d'Alembert[4] (1751-1758) dans laquelle on voit communément, soit pour s'en réjouir, soit pour s'en affliger, un puissant organe de diffusion d'une philosophie matérialiste, expose, dans l'ensemble des articles relatifs à la physiologie, des doctrines d'inspiration vitaliste. L'article *Animal*, écrit par Diderot, rappelle davantage les thèses de la *Monadologie* que les

85

a. *La connaissance de la vie* : « Le vivant et son milieu », p. 160-198.

1. John Locke (1632-1704), médecin et philosophe anglais, représentant de l'empirisme, étudia la philosophie et la médecine à Oxford. Son influence fut considérable tant sur les discussions proprement philosophiques qu'en matière de théorie politique, comme ancêtre du libéralisme moderne et du contrat social. Ses écrits ont influencé la Déclaration d'indépendance et la constitution des États-Unis d'Amérique, ainsi que la Révolution française.

2. Samuel Clarke (1675-1729), philosophe et théologien anglais, fut un proche de Newton dont il traduisit l'*Optique* en latin. Il correspondit avec Leibniz, discutant des principes de la philosophie naturelle et de religion.

3. Denis Diderot (1713-1784), philosophe français, l'un des principaux protagonistes des Lumières, fut avec D'Alembert l'éditeur de la grande *Encyclopédie* de 1751 à 1780.

4. Jean Le Rond D'Alembert (1717-1783), mathématicien et philosophe français, admis à l'Académie royale des sciences en 1741, créa avec Diderot l'*Encyclopédie* dont le premier volume fut publié en 1751 et dont il rédigea le *Discours préliminaire* ainsi que de nombreux articles.

arguments de la Ve Partie du *Discours de la méthode*. L'article *Instinct*, dont Diderot est encore l'auteur, et l'article *Ame (des bêtes)*, contiennent des critiques de la théorie des animaux-machines. L'article *Sensibilité*, dû à Fouquet[1], docteur en médecine de la Faculté de Montpellier, est important pour notre sujet. Il rattache, parmi les auteurs modernes, Fernel, Bacon[2], Van Helmont, Gassendi et Willis à la tradition stoïcienne de l'âme ignée : « L'âme sensitive est donc suivant ces deux auteurs (Gassendi et Willis) une lumière ou une flamme, quoique Willis désigne plus particulièrement sous ce dernier nom la portion de l'âme sensitive qui réside dans le sang ; elle n'est pas proprement la vie mais elle en est l'attribut, comme la lumière ou l'éclat est l'attribut de la flamme... Tout cela mérite d'être lu dans les auteurs mêmes. Voyez Van Helmont, *passim*, et principalement *De Lithyasi* ; et Willis, *De anima brutorum.* » De même, l'article *Musculaire* contient une allusion, quoique assez infidèle, à l'explication de la contraction proposée par Willis : « Il en est qui, avec le savant Dr Willis, font des tendons des muscles autant de réservoirs des esprits animaux, au moyen desquels les esprits, selon eux, sont élevés au gré de la volonté ; c'est de cette sorte qu'ils sont portés dans le corps du muscle, où rencontrant les particules actives du sang, ils y fermentent, y produisent un gonflement et contractent ainsi le muscle. » Le phénomène énergétique si soigneusement décrit par Willis est ici totalement ignoré. Par contre, c'est à Chirac[3] qu'est attribuée, quelques lignes plus bas, l'assimilation de la contraction musculaire à une explosion.

---

1. Henri Fouquet (1727-1806), médecin français, docteur en médecine de Montpellier, y fut professeur de médecine interne de 1794 à 1803. Cet opposant à l'iatromécanisme fut nommé membre correspondant de la classe des sciences de l'Institut de France en 1804. Il fut l'auteur de l'*Essai sur le pouls considéré par rapport aux affections des principaux organes* (1768), d'un opuscule sur le traitement de la variole des enfants et des traductions du *Traité* de Dimsdale sur l'inoculation et de mémoires de Lind sur les fièvres et la contagion.

2. Francis Bacon (1561-1626), philosophe et homme d'État anglais, est considéré comme le père de l'empirisme moderne. Il proposa une philosophie de l'enquête scientifique basée sur l'expérience et l'induction, exposée dans son *Novum organum* (1620), ainsi qu'une philosophie du progrès.

3. Pierre Chirac (1650-1732), médecin français, docteur en médecine de Montpellier en 1683, où il devint professeur en 1687, fut élu associé libre de l'Académie des sciences en 1716 et devint en 1731 premier médecin de Louis XV. L'article « Crise » de l'*Encyclopédie*, rédigé par Théophile de Bordeu, contient un long développement sur Pierre Chirac.

Quelque apparente contradiction qu'enferment les termes par lesquels M. Jean Wahl[1] tente de caractériser Diderot : « un matérialiste vitaliste »[a], on doit adopter cette expression pertinente pour comprendre l'inspiration générale des théories biologiques exposées dans l'*Encyclopédie*. Du moment qu'on a renoncé à la | distinction cartésienne de la pensée et de l'étendue et à la spécificité métaphysique de l'âme humaine raisonnable et libre, on ne sait plus très bien, quand on fait une théorie de la sensibilité et du mouvement univoque pour tous les vivants y compris l'homme, si l'on matérialise l'âme ou si l'on anime la matière ; de sorte que, pour classer les auteurs du XVIIIe siècle – supposé que le besoin de classement des esprits soit irrépressible – il faut regarder davantage leurs conclusions pratiques que leurs principes théoriques. Car il n'est pas jusqu'à La Mettrie[2] qui ne croie, lui aussi, comme le note M. Jean Wahl, à une force vitale, en raison d'une définition de la matière assez large pour admettre au nombre de ses propriétés la sensation au même titre que l'extension et la force[b]. Il n'y a donc pas lieu de s'étonner quand on voit La Mettrie accorder quelque attention à la théorie de l'âme ignée sous la forme que lui donne Willis et lui reconnaître au moins ce mérite de représenter l'âme comme « généralement répandue dans tout le corps », contrairement à la conception de Stahl[c].

Finalement, si l'on veut comprendre la signification de cette théorie de l'âme ignée que Willis reprend de la tradition philosophique pour un usage scientifique révolutionnaire, que Gassendi et Berkeley utilisent à des fins

a. *Tableau de la philosophie française*, Paris, Éditions de la Revue Fontaine, 1946, p. 76.

b. *Ibid.*, p. 75.

c. « L'homme machine », in *Œuvres philosophiques*, Amsterdam, 1774, t. III, p. 74. Voir aussi sur Willis, Les animaux plus que machines, *ibid.*, t. II, p. 82. Sur l'âme sensitive des animaux et l'étendue de l'âme, voir « Traité de l'âme », *ibid.*, t. I, chap. IX et X. Pour la première et la dernière de ces références, voir aussi *Textes choisis de La Mettrie*, par Marcelle Tisserand (Paris, Éditions sociales, 1954), p. 182 et p. 73 *sq.*

1. Jean Wahl (1888-1974), philosophe français, professeur à la Sorbonne de 1936 à 1941, séjourna aux États-Unis jusqu'en 1945, où il fonda l'École libre des hautes études à New York, avant de revenir à la Sorbonne où il enseigna jusqu'en 1967. Il fonda le Collège de philosophie en 1947. Auteur d'une œuvre multiple, penseur du pluralisme, il eut un rôle important dans la vie philosophique en France.

2. Julien Offray de La Mettrie (1709-1751), médecin et philosophe français, fit ses études de médecine à Paris et à Leyde. Arrivé à Berlin en 1747 sur l'invitation de Frédéric II, il devint son médecin personnel et membre de l'Académie des sciences de Prusse. Son travail principal *L'homme machine* (Leyde, E. Luzac, 1748) eut un effet considérable sur le mouvement des Lumières françaises et la formation du matérialisme.

strictement opposées, que Haller accommode à la manière de Newton, et que des penseurs, tenus pour matérialistes, ne dédaignent pas de prendre en considération, la psychologie risque de se montrer plus secourable que l'histoire.

Et l'on ne saurait mieux faire que de renvoyer ici aux pages pénétrantes dans lesquelles M. Gaston Bachelard [1] analyse les intuitions d'ordre affectif qui ont pu conduire à une forme « caloriste » de l'animisme [a]. Parmi les images d'intérêt fondamental pour l'esprit humain qui ont pu conduire à l'assimilation de l'esprit et du feu, M. Bachelard retient spécialement celle de la flamme. « Voyons maintenant la région où le feu est pur. C'est, semble-t-il, à la limite, à la pointe de la flamme, où la couleur fait place à une vibration presque invisible. Alors le feu se dématérialise, se déréalise ; il devient esprit » [b]. C'est dans la lumière | que se fait la véritable idéalisation du feu [c]. Naturellement, M. Bachelard n'omet pas de rappeler que l'équation de la vie et du feu est à la base du système de Paracelse [d]. Mais nous retiendrons surtout, parmi les quelques textes de l'âge préscientifique cités par lui, un mot de la marquise du Châtelet qui semble venu, tout droit à travers les âges, de la Physique d'Aristote : « Le Feu est l'antagoniste perpétuel de la pesanteur, loin de lui être soumis » [e]. Par le rapprochement de cette affirmation et d'un passage de *La Siris*, nous pourrons commencer à comprendre pourquoi le feu et sa lumière, imaginés comme effets d'une « contre-loi » de la pesanteur [f], ont été, de façon si tenace au cours des siècles, tenus pour la matière de l'âme et l'organe de l'animation du corps. « Le corps est l'opposé de l'esprit ou de l'intelligence. Nous avons une notion de l'esprit par la pensée et par l'action. Nous avons une notion du corps par la résistance. Partout où il y a pouvoir réel, il y a esprit. Partout où il y a résistance, il y a incapacité ou manque de pouvoir, c'est-à-dire qu'il y a une négation de l'esprit. Nous sommes corporels, c'est-à-dire que nous

a. *La psychanalyse du feu*, Paris, Gallimard, 1938, p. 151 et 216.
b. *Ibid.*, p. 205.
c. *Ibid.*, p. 208-209.
d. *Ibid.*, p. 147.
e. *Ibid.*, p. 163.
f. *Ibid.*

1. Gaston Bachelard (1884-1962), philosophe français, diplômé en mathématiques et en philosophie (agrégé en 1922), a enseigné la physique et la chimie, ainsi que la philosophie, au collège de Bar-sur-Aube, et devint professeur de philosophie à la Faculté des lettres de Dijon avant de rejoindre la Sorbonne en 1940. Auteur d'une œuvre multiple et influente, il se consacra à l'histoire et à la philosophie des sciences, et à l'étude de l'imaginaire.

sommes pressés par la pesanteur et arrêtés par la résistance. Mais à l'égard d'un esprit parfait, il n'y a rien de dur ni d'impénétrable : il n'y a pas de résistance pour la Divinité, aussi n'a-t-elle pas de corps et l'Être suprême n'est pas uni au monde comme l'âme d'un animal l'est à son corps : car cette union implique nécessairement du défaut, tant parce que le corps est un instrument que parce qu'il est un poids et un obstacle constant » (§ 290).

L'âme et le corps ont d'abord joué dans l'interprétation de l'expérience humaine deux rôles opposés. L'âme était ce principe d'explication que des expériences vécues de dédoublement, souvenir, prémonition, rêve, délire, exigeaient pour rendre compte de ce que les propriétés distinctives du corps, localisation, limitation, pesanteur, ne permettaient pas de déduire. Mais il était normal que l'imagination précédât la réflexion et que la fonction de l'âme fût dévolue à une sorte de doublure du corps, à une espèce singulière de corps, c'est-à-dire paradoxalement à un être de nature analogue à celui dont la fonction de l'âme consistait précisément à nier la suffisance. De même que l'âme est définie par des caractères opposés à ceux du corps, de même elle est d'abord imaginée comme un corps faisant exception aux lois | des corps. Parce que la flamme s'élève, Aristote lui assigne comme **88** son lieu naturel le monde supralunaire des êtres incorruptibles, et parce que la chaleur du foyer cardiaque est le principe de la mobilité animale, de la lutte contre l'inertie minérale, il assigne au feu vital une origine supra-lunaire. C'est une parcelle du feu éternel qui agit, en l'agitant, dans le corps périssable. Dans la théorie de l'âme ignée chez Willis, comme dans la théorie du feu cardiaque, « feu sans lumière », chez Descartes, vient mourir, après sa division, à l'aurore de la physiologie moderne, une mythologie de la flamme dont nous n'avons pas à chercher l'origine dans l'histoire, s'il est vrai qu'elle se trouve, comme le suggère M. Bachelard, dans notre propre ardeur.

Quand Cicéron [1] entreprend d'exposer la thèse stoïcienne selon laquelle un feu divin unifie et vivifie la totalité des êtres, c'est à des exemples de mouvements organiques qu'il demande de suggérer la loi de liberté, la loi d'indépendance à l'égard de la pesanteur, qui régit le feu : « Le battement continuel des veines et des artères imite l'agitation du feu ; et quand le cœur d'un animal vient d'être arraché, on le voit encore palpiter et s'élancer

---

1. Cicéron (106 av. J.-C. – 43 av. J.C.), juriste, avocat, orateur, philosophe et homme politique romain, est l'auteur d'une œuvre considérable, diverse, l'une des plus importantes de l'Antiquité romaine, comprenant des ouvrages classiques en philosophie.

comme la flamme. Donc tout ce qui est vivant, soit plantes, soit animaux, ne vit que par le moyen de la chaleur qu'il renferme. Le principe vital qui agit dans tout l'univers, c'est donc la chaleur » [a].

L'exemple du cœur arraché introduit notre étude à un autre genre de problèmes.

a. *De natura deorum*, II, 9.

ANIMAUX DÉCAPITÉS ET SYMPATHIES ORGANIQUES

L'étude de la contraction musculaire est pour les médecins du XVIIIe siècle le principal centre d'intérêt en physiologie. La myologie domine et commande la neurologie. Si l'on s'intéresse aux nerfs, c'est moins pour eux-mêmes que pour leur rapport aux phénomènes du mouvement. A lire Haller, on découvre, à travers son érudition, une légion de théories concernant le mouvement animal. En 1781, dans son ouvrage *Über den Bildungstrieb*, Blumenbach[1] comptait, d'après Drelincourt[2], 232 théories sur la génération proposées jusqu'alors. Sans pouvoir, au sujet de la contraction musculaire, faire état d'une semblable précision, d'ailleurs futile, on peut dire que le nombre des théories proposées est d'un ordre voisin. Pour ne parler que de l'Angleterre, nous signalons que Fulton qui a relevé la liste des plus importantes Croonian Lectures, compte 21 noms et titres entre 1738 et 1791, et encore il oublie, par exemple, les *Praelectiones*

1. Johann Friedrich Blumenbach (1752-1840), médecin allemand, docteur en médecine de Göttingen en 1775, puis professeur d'anatomie à Göttingen, fut un fondateur de l'anthropologie moderne, et s'interrogea sur les mécanismes de la diversité humaine. Il publia, entre autres, *De generis humani varietate nativa* (Göttingen, 1775) et *Handbuch der vergleichenden Anatomie* (Göttingen, 1805).

2. Charles Drelincourt (1633-1697), médecin français, docteur en médecine de Montpellier en 1654, médecin des armées puis médecin ordinaire de Louis XIV, devint professeur de médecine puis d'anatomie à l'Université de Leyde, et recteur de l'Université. Il est l'auteur de nombreux ouvrages, y compris d'embryologie.

de natura musculorum de Th. Lawrence [1] (1759), citées pourtant par Haller et Prochaska [2] comme un travail important [a].

Or l'un des traits remarquables de l'étude du mouvement au XVIIIe siècle, c'est qu'elle ne concerne plus électivement l'homme et les mammifères domestiques mais qu'elle utilise comme objets d'expériences les vertébrés poïkilothermes (batraciens, reptiles) et même les invertébrés (polypes). C'est à cette époque que la grenouille devient, comme l'a dit Fulton avec humour, le premier des martyrs de la science. Et en effet, de Swammerdam à Goltz [3], Pflüger et Auerbach [4], en passant par Whytt [5] et Galvani [6], la grenouille est, durant deux siècles, un animal de choix pour l'expérimentation dans le domaine des fonctions du nerf et du muscle.

90

a. Fulton, *Muscular Contraction and the Reflex Control of Movement, op. cit.*, p. 15-16 et 27-28. Voir *supra*, p. 70, n. 2. – Le premier conférencier de la Croonian Foundation fut Alexander Stuart [7], *Three Lectures on Muscular Motion* (1737). Il est fait état dans ce mémoire d'expériences sur la grenouille.

1. Thomas Lawrence (1711-1783), médecin anglais, docteur en médecine d'Oxford en 1740, y enseigna l'anatomie, ainsi qu'à Londres. Parmi ses ouvrages se trouve *De Natura musculorum Praelectiones tres* (London, 1759). Il fut élu président du Collège royal des médecins en 1767.

2. Georg Prochaska (1749-1820), anatomiste et physiologiste tchèque, docteur en médecine de Vienne en 1776, fut professeur d'ophtalmologie à l'Université de Prague en 1778, puis en 1791 professeur d'anatomie, de physiologie et d'ophtalmologie à l'Université de Vienne. Il développa une théorie du mouvement réflexe fondée sur l'activité de la moelle épinère et des centres basaux de l'encéphale.

3. Friedrich Goltz (1834-1902), médecin allemand, docteur en médecine de Königsberg en 1858, fut nommé professeur de physiologie à l'Université de Halle (1869), puis de Strasbourg (1872). Goltz, célèbre pour ses expériences sur des chiens sur lesquels il pratiquait une hémisphérectomie, et qui montraient une activité quasi normale, défendit une théorie unitaire de la fonction cérébrale.

4. Leopold Auerbach (1828-1897), anatomiste allemand, professeur de neuropathologie à Breslau, mena des recherches sur la stimulation musculaire et fut l'un des premiers à étudier le système nerveux avec des méthodes de coloration histologique.

5. Robert Whytt (1714-1766), médecin, anatomiste, étudia dans les hôpitaux de Londres, puis à Paris et Leyde, avant de devenir membre du Royal College of Physiciens à Édimbourg en 1737, puis professeur de théorie médicale à l'Université d'Édimbourg en 1847. Ses contributions à l'étude du système nerveux et des mouvements volontaires et involontaires ont été novatrices.

6. Luigi Galvani (1737-1798), médecin italien, docteur en médecine de Bologne en 1759, y enseigna l'anatomie et la chirurgie. Il fut un pionnier de l'électrophysiologie par sa découverte qu'une décharge électrique sur le nerf sciatique d'une grenouille morte peut susciter le mouvement d'une jambe. Il attribua cet effet à l'« électricité animale », transportée au muscle par le nerf.

7. Alexander Stuart (1673-1742), médecin anglais, docteur en médecine de Leyde en 1711, Fellow de la Royal Society en 1714, fut médecin à l'hôpital de Westminster, puis en 1733 à l'hôpital Saint George de Londres.

Nous avons dit que Descartes ne traitait, en anatomie et en physiologie, que de l'homme et des animaux domestiques [a]. Mais ce matériel d'observation et d'expérience constitue paradoxalement, en la circonstance, un obstacle à l'application du second précepte de la méthode cartésienne, « diviser la difficulté », qui trouve, par contre, dans l'anatomie comparée, des données plus favorables et quasi naturellement préparées, en ce sens qu'elles consistent en structures et en fonctions non pas mécaniquement plus simples mais physiologiquement moins strictement coordonnées. De quoi, à notre connaissance, nul n'a eu conscience aussi nette que l'habile expérimentateur que fut Legallois [1]. « Je ne vois dans l'échelle des animaux que celle de toutes les combinaisons possibles d'organes, capables d'entretenir la puissance nerveuse avec des qualités variables comme ces combinaisons, mais au fond de même nature dans toutes. Parmi ces combinaisons, celles qui sont les plus simples et dans lesquelles les conditions nécessaires à l'entretien de la puissance nerveuse existent dans toutes les parties, sont susceptibles d'être divisées par portions, et la vie peut continuer dans chaque portion comme dans l'animal entier, ou plutôt chaque portion devient un nouvel animal. Celles, au contraire, dans lesquelles ces conditions sont concentrées dans certaines parties, n'admettent pas de semblables divisions avec le même succès ; la vie ne peut continuer dans les segments qui se trouvent séparés de ces parties, que le temps que la puissance nerveuse peut subsister par elle-même sans être renouvelée » [b]. Ce texte nous offre d'ailleurs l'avantage supplémentaire de montrer que, contrairement à une opinion courante et qui a pour elle l'autorité de Radl [c], la physiologie n'a pas attendu la diffusion et le crédit du darwinisme pour devenir systématiquement une physiologie comparée. En effet, l'on voit

---

a. *Cf.* Sherrington, *The endeavour of Jean Fernel, op. cit.*, p. 84.

b. *Expériences sur le principe de la vie* (1812), Avant-Propos, p. 219. Nous nous référons pour cet ouvrage à l'édition Delahays 1855, dans laquelle il figure après les *Recherches physiologiques sur la vie et la mort* de X. Bichat.

c. *The History of Biological Theories*, translated by Hatfield, London, 1930, p. 377.

1. Julien Jean César Legallois (1770-1814), médecin français, docteur en médecine de Paris en 1801, médecin-chef à l'hôpital de Bicêtre, pratiqua l'expérimentation animale, et effectua des lésions étendues de l'encéphale qui lui permirent de localiser le centre respiratoire. Dans ses *Expériences sur le principe de la vie, notamment sur celui des mouvements du cœur et sur le siège de ce principe* (1812), il forma l'idée de la circulation extracorporelle.

ici Legallois se référer à la doctrine de Cuvier[1], au moment où il éclaire la signification et la portée de pratiques expérimentales auxquelles, comme
91 nous l'avons dit après Fearing, les conceptions | de Willis avaient donné, avec une meilleure connaissance de leur champ d'application, un nouvel essor.

Car nous ne pouvons parler que d'un nouvel essor. Il est certain en effet, qu'avant de prendre la forme d'une technique et d'une méthode conjuguées, peu à peu codifiées, grâce aux résultats acquis par l'analyse critique des raisons de leurs échecs préalables, la pratique des excisions d'organes ou des décapitations d'animaux prolonge des gestes et des comportements de l'homme à l'égard de l'animal qu'aucune intention de curiosité scientifique n'animait originairement. Pour ne prendre qu'un exemple, quand nous venons de lire chez un auteur que Whytt est le premier à avoir décrit les mouvements d'une grenouille décapitée (1764), nous trouvons chez quelque autre que Bohn[2] décrit les effets de semblable mutilation en 1686[a], et puis nous découvrons que Léonard de Vinci a relaté une expérience de cet ordre[b]. Il ne manque, pour remonter plus avant en la matière, qu'une érudition qui d'ailleurs, si riche qu'on veuille la souhaiter, ne suffirait pas à faire comprendre par quelle conversion ou sublimation d'agressivité ou de volonté de puissance des conduites de défense ou des rites magiques ont abouti au geste expérimental de décollation, d'extirpation ou d'excision dans la paix et la propreté du laboratoire. La vivisection remonte à la nuit des temps, c'est-à-dire à la nuit des instincts et des rêves. Elle exploite dans ses premières et plus frustes tentatives, les effets de gestes dont la préméditation était différente ou même dépourvus de préméditation.

a. Johann Bohn (1640-1718), *Circulus anatomico-physiologicus*, Lipsiae, 1686.

b. « La grenouille continue de vivre quelques heures encore après que lui ont été enlevés sa tête, son cœur et tous ses boyaux. Et viens-tu à piquer sa moelle épinière, elle se convulse instantanément et meurt. Tous les nerfs des animaux dérivent de là : est-elle piquée, ils meurent instantanément » *Les carnets de Léonard de Vinci*, Paris, Gallimard, 1942, I, p. 184.

1. Georges Cuvier (1769-1832), zoologiste français, fit ses études à l'Académie Caroline de Stuttgart. Venu à Paris en 1795, remarqué pour ses travaux d'anatomie comparée et de classification des invertébrés, il fut membre de l'Institut national en 1795, puis, de 1799 à 1832, fut professeur d'anatomie comparée au Collège de France. Opposant au transformisme, il entra dans la célèbre controverse sur l'unité du plan de composition des animaux avec Étienne Geoffroy Saint-Hilaire en 1830.

2. Johannes Bohn (1640-1718), médecin allemand, étudia la médecine à Leipzig et Jena. Il fut nommé professeur d'anatomie à Leipzig en 1668, puis recteur de l'Université en 1693. Il fut spécialiste de médecine légale.

Sectionner la tête d'une vipère, comme l'ont fait Redi[1] ou Fontana[a], c'est imiter une réaction de conservation. La bêche du jardinier, la faulx du moissonneur, l'arme du chasseur ont devancé le scalpel du physiologiste[b]. Le couteau du sacrificateur, de l'haruspex étrusque, a fait de même. Tirant d'un long héritage fait de mythologie et d'empirisme ses actes élémentaires | et ses outils primitifs, il est vraisemblable que la vivisection en tire aussi 92 les motifs d'abord obscurs du choix des premiers animaux qu'elle utilise. Bien entendu, à l'époque moderne, et à proportion des progrès de l'histoire naturelle, le sens inventif de l'expérimentateur l'entraîne à présumer que telle structure organique se révélera électivement propice à son intervention, au montage de sa préparation heuristique ou démonstrative. Le hasard aussi, parfois, fait bien les choses, mais seulement pour ceux qui savent, c'est-à-dire qui sont dignes de ne rien lui devoir à la rigueur. Il est en tout cas bien connu des biologistes que le choix de l'animal d'étude commande souvent la découverte. Pour ce qui a trait à notre sujet, il est clair que le poïkilotherme se trouve être un animal moins bien « régulé » que l'homéotherme, et par suite à la fois moins sensible à ses états internes et plus sensible, plus docile aux excitations du milieu extérieur. C'est là

a. F. Redi (1626-1697), *Osservazioni intorno alle vipere*, Florence, 1664. – F. Fontana (1720-1805)[2], *Richerche fisiche sopra il veleno della vipera*, Lucques, 1767.

b. Lire dans *Les origines de la biologie expérimentale et l'Abbé Spallanzani*[3], par Jean Rostand (1951)[4], un texte suggestif d'Edmond Bordage[5] relatif à l'utilisation possible par Voltaire[6], pour la reproduction des expériences de Spallanzani sur la régénération de la tête de l'escargot, des observations spontanées de son jardinier (p. 90-91).

1. Francesco Redi (1626-1698), médecin italien, docteur en médecine de Pise en 1647, esr resté célèbre pour plusieurs contributions, dont sa critique de la génération spontanée et ses études sur le venin de vipère.

2. Felice Fontana (1730-1805), physicien et anatomiste italien, fut professeur de physique à l'Université de Pise et fondateur du cabinet d'histoire naturelle de Florence, où il créa une collection de modèles anatomiques en cire. Il est l'auteur d'ouvrages sur la physique animale et la génération.

3. Lazzaro Spallanzani (1729-1799), biologiste italien, fut nommé professeur d'histoire naturelle à l'Université de Pavie en 1768. Ses travaux sur la génération spontanée, qu'il réfute, et sur la reproduction des vertébrés, sont classiques.

4. Jean Rostand (1894-1977), biologiste, embryologiste et écrivain français, fut l'auteur de travaux sur les amphibiens et d'ouvrages d'histoire de la biologie et de vulgarisation. Il fut également un homme public.

5. Edmond Bordage (1863-1924), biologiste français, auteur de recherches sur la régénération, fut directeur du Muséum d'histoire naturelle de l'île de La Réunion.

6. François-Marie Arouet dit Voltaire (1694-1778), écrivain et philosophe français, est la figure emblématique de la philosophie et de l'action des Lumières françaises.

une condition favorable à l'étude des mouvements du type réflexe. Mais enfin, cela n'a été su qu'après coup[a]. Dès lors, pourquoi tant de grenouilles, de vipères, de salamandres, de lézards, de tortues dans les livres de physiologie du XVIIIe siècle? On dira que c'est chercher bien loin ce qui est tout près. Tout paysan a pu constater la résistance d'un batracien ou d'un reptile à la mutilation et la survie, c'est-à-dire l'agitation, insolite de leurs tronçons séparés. Or qui dit vivisection dit exigence du maintien de la vie le plus longtemps possible[b]. Mais on se trompe ici, comme sur bien d'autres points où ils sont en cause, en croyant à la naïve simplicité des observations et des réactions des paysans. Il faut n'avoir pas vécu, enfant, à la campagne, pour ignorer l'étrange et complexe sentiment qu'on éprouve à pouvoir regarder à loisir, enfin coupé dans sa fuite et livré au jour, le vivant qui se cache ordinairement dans la terre, dans l'herbe ou dans l'eau, le vivant insaisissable, soit qu'on ne puisse, soit qu'on ne veuille le saisir intact parce qu'il est dangereux ou répugnant. Plus l'animal | échappe à l'homme, plus il est mystérieux, et plus il stimule la curiosité, plus aisément il déclenche une frénésie de voir, puis de voir plus avant. Et comme il a fallu ici une violence préalable pour permettre la vision, quoi d'étonnant que la vision elle-même devienne, comme le dit M. Bachelard, une violence[c].

Il serait d'ailleurs inexact de penser que les mammifères ou les oiseaux n'ont pas fourni, à la fin du XVII[e] et pendant le XVIII[e] siècle, leur contingent d'animaux d'expériences. Claude Perrault[1] avait fait remarquer que le

93

---

a. *Cf.* Claude Bernard : « Un être brut n'a aucune spontanéité qui puisse le faire changer d'état. Pour l'être vivant au contraire, outre le milieu extérieur qui agit sur lui, il y a un milieu intérieur indépendant. Plus les animaux sont élevés, plus ils sont indépendants. Aussi la délicatesse et les difficultés de l'expérimentation augmentent. Les expériences sont plus faciles chez les végétaux, chez les animaux à sang froid que chez les animaux à sang chaud », *Le cahier rouge*, Paris, Gallimard, 1942, p. 46.

b. Swammerdam justifiait par là le choix des batraciens comme animaux d'expérience : « *Heic vero nunc animadvertere juvat, quod memorati Musculorum motus in Animantibus sanguine calidiore praeditis haud adeo insignes sunt, aut potius tanto tempore non durent, ac quidem in illis, quae sanguine vivunt frigidiore, uti sunt Pisces, et plura alia aquatilia, multis, paucis, nullisque instructa Pedibus, quin et Amphibia. Unde in Rana potissimum isthaec mea experimenta semper institui* », *Biblia naturae* (1738), II, p. 838.

c. *La terre et les rêveries du repos*, Paris, 1948, p. 7. Voir p. 7-9 l'analyse de la curiosité agressive de l'enfant, et aussi, p. 261-89, les belles pages sur Le Serpent.

1. Claude Perrault (1613-1688), médecin et architecte français, docteur en médecine de Paris en 1642, pratiqua l'anatomie et l'expérimentation animales et fut parmi les premiers membres de l'Académie royale des sciences. Il est aussi célèbre pour ses œuvres d'architecte et de théoricien de l'architecture.

chien survit après l'ablation du cerveau mais qu'il meurt après l'ablation du bulbe rachidien[a], et Robert Boyle avait noté que le cœur d'un poulet décapité continue à battre durant une heure environ. Bien d'autres observations du même genre sont rapportées par Haller et l'on s'étonne que Charles Richet[1] ait pu écrire[b] que les livres classiques de physiologie au XVIIIe siècle, comme par exemple les *Elementa physiologiae* de Haller, ne tiennent presque pas compte des expériences de décérébration, de section de la moelle épinière, etc. Ce jugement est injuste pour Haller qui cite à plusieurs reprises Robert Whytt, Fontana et parmi leurs devanciers Redi, Swammerdam, et enfin d'autres auteurs qui se sont attachés à décrire et à interpréter les mouvements automatiques d'organes séparés ou d'animaux décapités[c].

Ce qui pourrait par contre nous étonner, c'est de constater qu'Haller (1708-1777) qui cite fréquemment Willis n'emploie jamais les mots de mouvement réflexe[d], de sorte qu'à s'en tenir à sa seule lecture on devrait conclure que la notion correspondante était tombée dans l'oubli. Si Haller se sert parfois des mots *actus reflexus*, c'est pour désigner le contraire du reflexe, l'activité réfléchie[e], la conscience, et quand il lui arrive de rencontrer sur son chemin récapitulatif, une fois, une nouvelle esquisse de la notion par son contemporain Astruc[2], il ne la mentionne que pour l'écarter.

Que la notion de mouvement réflexe soit restée vivace nous n'en voulons pour preuve que le témoignage suivant. Le tome III des *Disputationes anatomicae selectae (ad Lienem, Hepar, Renes, Cutem, | Musculos)*, recueillies et éditées par Haller[f], contient quatre dissertations 94

a. *Mémoires pour servir à l'histoire des animaux*, 1671-1676.
b. *Physiologie des muscles et des nerfs* (1882), p. 660.
c. *Elementa Physiologiae corporis humani*, Lausanne, 1766 : t. IV : *Cerebrum, Nervi, Musculi* ; liv. X, sect. 7, § 31 : *Nervi irritati convulsionem faciunt etiam a cerebro separati*, et § 38 : *Quomodo absque cerebro vivatur.*
d. *Cf.* Sherrington, *The endeavour of Jean Fernel, op. cit.*, p. 83.
e. *Elementa Physiologiae*, IV, liv. X, sect. III, 4.
f. Göttingen, 1748.

1. Charles Richet (1850-1935), médecin et physiologiste français, fut lauréat du prix Nobel de médecine et physiologie (1913) pour sa description de l'anaphylaxie.
2. Jean Astruc (1684-1766), médecin français, docteur en médecine de Montpellier en 1703, professeur d'anatomie à Toulouse puis de médecine à Montpellier, devint en 1729 le médecin personnel d'Auguste II, roi de Pologne, puis médecin consultant de Louis XV. Auteur d'une œuvre plutôt théorique, de commentaire et d'exégèse, il fut nommé professeur au Collège Royal de Paris (Collège de France) en 1730.

sur le mouvement musculaire, de Gottsched[1] (1694), de Deidier[2] (1699), de Winter[3] (1736), de Hingant[4] (1745). Dans toutes il est question de Willis et ses conceptions y sont discutées. Nous ne dirons quelques mots que de la première, *Dissertatio de motu musculorum*. Dans le chapitre premier, Gottsched distingue le mouvement vital et le mouvement animal, dans ce dernier, le mouvement volontaire, naturel et mixte. Dans le mouvement volontaire et naturel, il distingue le mouvement direct et le mouvement réflexe et pour rendre intelligible cette distinction, il reprend, sans citer son auteur, les termes et l'exemple choisis par Willis : *Qui uterque tam naturalis quam voluntarius duplex est, directus, ab interno principio seu deliberatione intestina dependens, et reflexus, ab externa causa, ut cum cutis titillatio ejus fricationem ciet, et praecordiorum aestus pulsum et respirationem intentiores accersit*[a]. Les définitions de Willis semblent à ce point connues qu'on ne prend plus la précaution de les parer de son autorité.

La principale raison de l'indifférence dont fait preuve Haller à l'égard de la notion de réflexe c'est évidemment sa propre conception de la contraction musculaire. Sous le nom d'irritabilité, repris de Glisson, Haller entend une propriété inhérente à la seule fibre musculaire, différente de la sensibilité en ceci qu'elle a pour effet un raccourcissement de la fibre, source du mouvement animal. Cette force ne se réduit à aucune autre propriété des corps, elle ne dépend ni de la pesanteur, ni de l'attraction, ni de l'élasticité. Cette *vis propria* ou *insita* du tissu musculaire ne répond pas seulement à l'excitation nerveuse, mais subit l'influence de stimulants divers : pression, sang, étincelle électrique. C'est pourquoi des animaux sans tête et sans nerfs, comme les polypes, sont très irritables. C'est pourquoi des organes séparés, et notamment le cœur, le plus irritable de

a. *Op. cit.*, p. 365.

1. Johann Gottsched (1668-1704), médecin allemand, docteur en médecine de Königsberg en 1701, y fut professeur de médecine et de physique, et correspondant de l'Académie des sciences de Berlin.

2. Antoine Deidier (1670-1746), médecin français, docteur en médecine de Montpellier en 1691, y devint en 1696 professeur de chimie. Ce pionnier de la méthode expérimentale en médecine est connu pour ses observations faites à Marseille lors de la peste de 1720-1721, et son modèle de la contagion. Il fut élu membre de la Royal Society de Londres en 1723.

3. Frédéric Winter (1712-1760), médecin hollandais, docteur en médecine de Leyde en 1736, fut au service du prince d'Orange. Il fut professeur de médecine à Leyde en 1747.

4. Julien-Jacques Hingant (-), médecin français, fut docteur en médecine de Paris (1745 et 1746) avec plusieurs mémoires, dont un mémoire intitulé *An actio muscularis à solis spiritibus*.

tous les muscles, continuent à être agités de mouvements. Le cœur et l'intestin sont constamment irrités : l'un par le sang, l'autre par la masse alimentaire. Ces observations donnent la clef du mouvement automatique, c'est-à-dire du mouvement qu'aucune sensibilité ne rapporte à l'âme et qu'aucune décision volontaire ne commande. Et l'on comprend que cette dispersion du pouvoir de contraction musculaire détourne Haller de s'attacher à l'élucidation de la notion de mouvement réflexe. C'est que cette notion, telle que Willis | l'avait proposée, telle qu'Astruc allait la reprendre, 95 s'insérait pour le moment dans un contexte anatomo-physiologique tel que la réflexion de l'impression sensible vers la périphérie était censée ne s'opérer qu'au niveau de l'encéphale et rendait par suite tout mouvement local dépendant de l'intégrité anatomique du système nerveux central. Ce mécanisme pouvait, à la rigueur, expliquer certains phénomènes dits de sympathie dans un organisme intact, mais rendait très difficile l'explication de phénomènes tels que les mouvements d'un organe séparé ou d'un animal spinal. Dans de tels cas la source supposée du mouvement local ne devait plus être cherchée au centre mais à la périphérie, soit dans le nerf, soit dans le muscle. D'une façon ou d'une autre, et dans l'ignorance où l'on était encore des fonctions centrales de la moelle, tenue pour un nerf seulement plus considérable que les autres, il fallait concevoir une sorte de dissolution, hors de l'encéphale, du pouvoir excito-moteur[a]. A cet effet, Haller se demande comment la vie d'un animal reste possible après ablation du cerveau[b] et c'est ici qu'il rapporte nombre d'observations relatives aux insectes, aux « quadrupèdes à sang froid », grenouilles (Whytt), tortues (Redi), lézards (Tachard[1]), qui restent pendant quelques jours, capables de marcher et même de s'accoupler. Mais à ces observations, Haller en ajoute d'autres, qui lui semblent, à juste titre d'ailleurs, de grande importance en la matière. Il s'agit d'observations portant sur des fœtus acéphales qui ont vécu dans l'utérus maternel, dont le cœur a battu et les membres se sont mus durant la vie intra-utérine et même quelque temps après la naissance.

a. *Nervus resectus et infra divisionis locum irritatus, perinde convulsiones ciet in iis quos adit musculis... Adparet causam motus equidem per nervos demitti, coeterum quaecumque ea causa sit, aliquamdiu tamen in nervo integram et efficacem superesse, etsi nervus a cerebro separatus eam causam nuper non accepit.* Elementa physiologiae, IV, 1766, liv. X, sect. 3, § 4.
    b. *Ibid.*, § 38.

1. Guy Tachard (1651-1712), mathématicien français, missionnaire jésuite, fit partie d'ambassades envoyées par Louis XIV au Siam, et publia une relation de ces voyages. Il décrivit le grand lézard du Cap de Bonne-Espérance.

Haller cite ici Winslow [1] et Daubenton [2]. On comprend mieux l'importance de ces observations lorsqu'on les retrouve plus tard chez Prochaska et chez Legallois [a]. Elles concernent en effet un cas naturel, et non plus artificiel, mais en outre idéal. Si la décapitation d'un animal interrompt les relations du nerf et du cerveau, ces relations cependant ont existé un temps et on peut toujours prétendre à la rigueur qu'il en reste des traces ou des effets. 96 Le fœtus anencéphale présente, | lui, cette particularité remarquable d'un organisme doué de mouvements, sans que le cerveau en puisse être invoqué comme cause possible, même un seul moment [b].

Ainsi nous pensons avoir réussi à expliquer pourquoi, si nous ne cherchions que dans l'œuvre de Haller l'état des travaux en physiologie du XVIII[e] siècle, nous pourrions en conclure que la notion de réflexe inventée par Willis n'y joue aucun rôle. Et s'il nous fallait une confirmation de notre interprétation, nous invoquerions une analogie avec des événements plus récents dans l'histoire de la physiologie neuro-musculaire. Sans chercher dans la notion spéculative de l'irritabilité hallerienne une anticipation de

a. Voir plus bas p. 125. Mais Legallois fait justement remarquer qu'on ne comprend pas, si l'on adopte les vues de Haller, comment le cœur est à la fois physiologiquement soustrait à la puissance nerveuse et anatomiquement innervé comme il l'est. On ne comprend pas davantage que les émotions puissent influer sur les mouvements du cœur.

b. Il faut même ajouter que chez l'anencéphale les mouvements réflexes présentent plus de brusquerie que chez le nouveau-né normal, affectant même parfois la forme de secousses épileptoïdes. *Cf.* André Thomas [3], Le nouveau-né normal et l'anencéphale, *La Presse médicale*, 9 juin 1954, p. 885-6. Ce phénomène avait frappé les médecins du XVIIIe siècle. *Cf.* Lecat [4], *Dissertation sur la sensibilité des méninges*, Berlin, 1765, p. 234 : « non seulement ces enfants sans cerveau ont eu des sensations, des mouvements, mais, ce qui augmente le prodige, ils ont été plus vifs, c'est-à-dire plus sensibles que les autres. Pourquoi cette sensibilité plus grande dans des monstres qui sembleraient devoir en être totalement privés ? ».

1. Jacques Bénigne Winslow (1669-1760), médecin français d'origine danoise, pensionnaire anatomiste de l'Académie royale des sciences en 1722, a particulièrement contribué à l'anatomie humaine.

2. Louis Jean-Marie Daubenton (1716-1799), médecin et naturaliste français, docteur en médecine à Reims en 1741, devint en 1745 garde-démonstrateur au Jardin du Roi, appelé par Buffon, pour effectuer des dissections et des études anatomiques. Il fut élu à la Royal Society de Londres en 1755, et devint en 1778 professeur d'histoire naturelle au Collège de France. Il a appliqué l'anatomie comparée aux espèces fossiles.

3. André Thomas (1867-1963), médecin français, docteur en médecine de Paris en 1897, devint chef de travaux au laboratoire de Jules Dejerine à la Salpêtrière, puis Professeur à la Faculté de médecine. Il fut l'auteur de travaux sur les fonctions du cervelet.

4. Claude-Nicolas Lecat (1700-1768), naturaliste et chirurgien français, docteur en médecine de Reims en 1733, fut chirurgien chef à l'Hôtel-Dieu de Rouen en 1734, puis professeur et démonstrateur royal d'anatomie et de chirurgie en 1738.

faits postérieurement mis en lumière, nous devons faire remarquer que lorsque M. Minkowski s'est attaché à démanteler le dogme de l'omnivalence explicative du concept de réflexe en matière de motilité animale, il s'est appuyé sur des observations de Wintrebert [1] concernant les mouvements idio-musculaires, sur des travaux de Graham Brown [2] mettant en évidence une fonction motrice primitive du muscle, déclenchée par des excitants hématiques, et sur l'existence d'une motilité aneurale chez le fœtus humain [a].

On n'ira pas, cela va de soi, reprocher à Haller de n'avoir pas prêté plus d'attention à une notion qu'il n'eût pas inventée et qui, comme on vient de le dire, trouvait, du fait de la théorie dont elle était une pièce, autant d'obstacles dans ces mêmes faits auxquels elle devait fournir, au siècle suivant, leur principe d'explication. Mais on va voir que Haller ne lui a pas attribué plus de signification et d'importance au moment où il s'est trouvé conduit par son sujet d'étude à la rencontrer chez un contemporain qui en renouvelait l'usage en l'appliquant à l'intelligence des phénomènes de sympathie.

Quand un médecin d'aujourd'hui percute le foie d'un malade qui souffre de migraines ou oriente vers le dentiste un client que mobilise une douleur localisée dans l'oreille, il adhère, sans toujours le savoir, à ce sentiment de l'unité organique qui inspirait la | doctrine des sympathies. La 97 notion de sympathie appartient à la tradition de la médecine hippocratique ou synthétique [b]. Elle résume la formule : *Confluxio una, conspiratio una, consentientia omnia.* La notion aujourd'hui usuelle de retentissement n'en est qu'un plat équivalent. Les faits permanents qui supportent cette notion sont tantôt l'irradiation d'une douleur locale, tantôt l'apparition simultanée de symptômes dispersés, tantôt la plurivalence d'une action pharmacodynamique sur des organes différents. Aujourd'hui que l'on

a. *L'état actuel de l'étude des réflexes*, p. 6-8.
b. Voir, plus haut, la définition de Littré, p. 27.

1. Paul Wintrebert (1867-1966), médecin et biologiste français, docteur en médecine de Paris en 1899, fut professeur d'anatomie et de physiologie comparées à la Faculté des sciences de Paris en 1923. Chercheur au laboratoire Arago de biologie marine à Banyuls, il effectua de nombreux travaux d'embryologie. Il fut élu membre de l'Académie des sciences en 1938.
2. Thomas Graham Brown (1882-1965), médecin anglais, neurophysiologiste, fut professeur de physiologie et directeur de l'Institut de physiologie de Cardiff entre 1920 et 1947. Ses recherches entreprises dès 1910 sur le contrôle neural de la motricité par la moelle épinière ont abouti au concept de générateurs centraux de patterns du mouvement.

connaît un peu les fonctions du système nerveux autonome (dit sympathique, précisément) et les réflexes sympathiques, et aussi le mécanisme des corrélations endocriniennes, cette notion a perdu, sinon de sa complexité, du moins de son mystère. Si l'histoire de la théorie du réflexe est recoupée ici par l'histoire de la doctrine des sympathies, c'est parce que l'élucidation des causes de ces phénomènes a fourni aux médecins et aux physiologistes du XVIIe siècle et du XVIIIe siècle l'occasion répétée de former l'hypothèse de communications nerveuses paracentrales et d'une réflexion, selon ces voies, des impressions sensibles. Rien d'étonnant à cela, si l'on admet, avec R. Leriche[1], que la pathologie nerveuse est « une pathologie de répercussion »[a].

Les causes des sympathies étaient ordinairement cherchées, séparément ou simultanément, soit dans la structure semblable des parties, soit dans la continuité des membranes, soit dans les anastomoses des vaisseaux sanguins, soit dans les communications des fibres nerveuses, soit enfin dans la confluence des impressions sensibles au *sensorium commune*.

Nous nous limitons, dans l'examen de ces différentes sortes de causalité, aux cas de phénomènes musculaires de contraction, de contracture ou de convulsions. Haller en rapporte une grande variété : trismus provoqué par une carie dentaire ; trismus et tétanos généralisé à partir d'une plaie mal soignée du muscle temporal ; rétention d'urine à partir d'une blessure de la thyroïde ; vomissement de la colique néphrétique ; convulsions dues aux vers intestinaux, à la pression des testicules, au chatouillement[b].

---

a. *La chirurgie à l'ordre de la vie*, Aix-les-Bains, Éditions O. Zeluck, 1944, p. 55. La citation est tirée de la Leçon inaugurale faite à la Faculté de Médecine de Strasbourg, le 13 mars 1925.

b. *Elementa physiologiae*, IV, liv. X, sect. VII, § 30. – L'article Sympathie de l'*Encyclopédie* de Diderot et d'Alembert contient une classification très détaillée des sympathies et constitue une présentation très remarquable de l'état de la question à l'époque. Cet article est écrit par le chevalier de Jaucourt[2].

1. René Leriche (1879-1955), médecin et chirurgien français, docteur en médecine de Lyon en 1906 avec un travail de chirurgie, auteur de travaux sur l'ostéogenèse et d'innovations remarquables au cours de la première guerre mondiale, fut professeur à la Faculté de médecine de Strasbourg, titulaire de la chaire de clinique chirurgicale, en 1924, puis professeur au Collège de France en 1937, membre de l'Académie de médecine et de l'Académie des sciences en 1945. Ses principaux travaux portent sur la physiopathologie et sur le système nerveux sympathique.

2. Louis de Jaucourt (1704-1779), médecin et encyclopédiste français, docteur en médecine de Leyde, médecin praticien, est le rédacteur du plus grand nombre d'articles de l'*Encyclopédie*. Il devint membre de l'Académie de Berlin et de la Royal Society de Londres.

| Deux solutions semblaient possibles, *a priori*, aux problèmes posés **98** par de tels phénomènes : ou bien la sympathie des parties du corps était assurée par l'âme, principe unique et cérébralement localisé du sentiment (*sensorium commune*) et du mouvement, ou bien elle l'était par une communication des fibres nerveuses en marge, si l'on peut dire, du siège central anatomique de l'âme. Et chacune de ces deux solutions admettait deux sous-variétés : d'un côté, la fonction du *sensorium commune* était conçue comme s'exerçant selon des lois mécaniques, ou au contraire comme faisant exception à ces lois ; de l'autre côté les communications nerveuses marginales et la réflexion d'impressions qu'elles rendaient possibles étaient censées n'avoir aucun rapport avec un *sensorium* ou au contraire elles conservaient avec lui un rapport obligé, ce qui entraînait logiquement l'extension du *sensorium commune* au delà du siège central de l'âme.

Parmi les médecins du XVII[e] siècle qui admettaient l'existence d'anastomoses périphériques des nerfs, on trouve Vieussens[a][1] et Willis. C'est à eux qu'Haller fait allusion quand il écrit : *Hujusmodi symptomata medici per nervorum communicationes solent explicare*[b]. D'autres, au nombre desquels Haller se compte lui-même, tiennent ces communications comme inexistantes, ou du moins pour inopérantes : *Alii unice ab anima hanc sympathiam derivant*[c]. Dans ce même camp, Haller range Astruc, comme en fait foi le passage que nous citons, avec la satisfaction, assez fréquente en histoire des sciences, de tenir la preuve qu'un grand homme peut passer, sans la voir, sur une promesse de théorie que les observations de ses contemporains appellent et qu'il est lui-même impuissant à esquisser : *Quare a situ nervorum in senso communi aliqui sympathiam interpretantur, ut spiritus, qui sensatione gravidi in columellam sensorii communis veniunt, per alium nervum aequali sub angulo reflexum subeant, inque eo nervo sympathicos dolores excitent*[d].

---

a. Vieussens (1641-1715), professeur à Montpellier, auteur de *Nevrographia universalis*, Lyon, 1685.

b. *Elementa physiologiae*, IV, liv. X, sect. VII, § 23.

c. *Ibid.* Haller cite, à cette occasion, l'affirmation de Lawrence : *Ab anima, non a communione nervorum, fiunt motus sympathici*, in *De natura musculorum praelectiones*. Cf. *supra*, p. 89.

d. *Ibid.*, avec en note référence à Astruc.

1. Raymond Vieussens (1641-1715), médecin et anatomiste français, docteur en médecine de Montpellier en 1670, s'est particulièrement consacré au cerveau et au sytème nerveux, ainsi qu'à l'anatomie, à la physiologie et à la pathologie du cœur.

99   Jean Astruc (1684-1766) [a] nous intéresse, avant tout, par | sa dissertation *An sympathia partium a certa nervorum positura in interno sensorio?* (1736). Mais aussi par la brève étude *De phantasia sive imaginatione* (1723). Dans cette dernière, en effet, il utilise la distinction, due à Willis, de l'action directe (*impetus directus*) des esprits sur le cerveau et des impressions apportées au cerveau par un reflux (*refluxus*) des esprits mus de la périphérie vers le centre et par leur réflexion (*reflexio*) sur les fibres du corps calleux [b]. L'intérêt de cette étude, jamais encore citée à notre connaissance, c'est de montrer que l'usage de la notion de réflexe, dans la dissertation postérieure sur les sympathies, n'est pas fortuit. Parmi les sortes de sympathies que distingue Astruc, il entend traiter spécialement de celle par laquelle, une partie de l'organisme étant excitée, une autre subit une contraction ou une convulsion : *Stimulata vel dolente parte una, in contractionem agitur vel convulsione percellitur pars altera longe distans, qua sympathia nihil frequentius* [c]. Et de citer comme exemples : l'occlusion des paupières, la déglutition des aliments, l'expulsion du fœtus, la toux, l'éternuement, le vomissement, la crampe. On aura reconnu au passage tout ce qui ressortit à l'espèce des réflexes. De ces phénomènes Astruc veut donner une explication mécaniste [d]. Il refuse d'abord l'explication par l'hypothèse de communications entre fibres nerveuses [e]. Il admet en effet que toutes les fibres sont séparées les unes des autres et parallèles dans toute leur longueur, depuis la périphérie jusqu'au centre cérébral qui est leur commune origine ; là et là seulement, quelque influx peut passer d'une fibre dans une autre. C'est donc par la structure anatomique de la substance médullaire du cerveau qu'Astruc va rendre compte du phénomène de sympathie ou de répercussion à distance des excitations. Ce phénomène est un phénomène de réflexion, mais de réflexion cérébrale. L'explication donnée par Astruc est une combinaison des conceptions de Willis et de

a. Astruc a enseigné successivement à Toulouse, à Montpellier et à Paris. La dissertation en question est datée de 1743 par la plupart des auteurs, notamment par Haller lui-même, par Cayrade (voir plus bas, p. 142) et par Fearing qui ne cite Astruc que d'après Cayrade. Mais cette dissertation figure, sous la date 1736, dans *Disputationum anatomicarum selectarum*, vol. IV (*Sensus externi, interni, respiratio*) recueillies et publiées par Haller, Göttingen, 1749. Ce recueil contient une autre étude d'Astruc, *De phantasia sive imaginatione* (1723). Selon Daremberg, Astruc aurait écrit une *Dissertatio physico-anatomica de motu musculari* (1708). Enfin Astruc est connu par son *Traité des maladies des femmes*, en 6 volumes, 1761-1765.

b. *Disputationum anatomicarum selectarum*, vol. IV, p. 455 et 458.

c. *Ibid.*, p. 475.

d. C'est avec raison que Daremberg range Astruc parmi les rares iatroméchaniciens français du XVIII e siècle. Cf. *Histoire des sciences médicales*, II, p. 849, note.

e. *Op. cit.*, p. 478.

Descartes. Comme Willis, il admet la double fonction, sensitive et motrice, et le double mouvement, influx et reflux, des esprits animaux. Comme lui, il admet la réflexion des esprits sur un | obstacle intra-cérébral, comme **100** Descartes, il admet la structure tubulaire des nerfs et leur origine dans le cerveau sous forme d'ouverture (*ostium nervi*). D'où la théorie suivante, qu'Astruc illustre par l'exemple du réflexe d'éternuement.

La substance médullaire du cerveau est composée de cellules (*cellulis minimis, tenuissimis... componi*) [a], ouvertes les unes sur les autres, et lâchement délimitées par des columelles et des fibres. Dans ces cellules affluent comme dans un magasin central, et pour être distribués dans les nerfs, les esprits animaux secrétés par l'écorce cérébrale. Cette substance médullaire est comme le sens interne et commun [b].

Soit à expliquer, à partir de là, le mécanisme de la sympathie sur l'exemple de l'éternuement. Des esprits animaux refluant de la muqueuse nasale vers le cerveau heurtent une fibre ou une columelle. Le choc produit dans l'âme une sensation rapportée à la narine. Mais il se produit en outre sur la fibre une réflexion des esprits, conforme à la loi de réflexion de la lumière. « Il est nécessaire aussi que les esprits soient réfléchis par la fibre cérébrale dès qu'elle est ébranlée et qu'ils soient réfléchis selon une direction qui fasse un angle de réflexion égal à l'angle d'incidence. Si l'on suppose que dans cette direction se présente l'orifice d'un nerf quelconque, par exemple dans le cas présent l'orifice du nerf pourvoyeur du diaphragme, alors les esprits s'écouleront en lui avec la force selon laquelle ils auront été réfléchis et ils soulèveront violemment les fibres charnues du diaphragme où ils seront apportés. Ainsi donc, les narines étant irritées, le diaphragme sera contracté sympathiquement selon un mécanisme commode, rapide, simple et qui peut être adapté à l'explication de toutes les autres sympathies du même genre » [c]. Nous rencontrons donc, chez Astruc, l'usage explicite

---

a. Il est à peine besoin de dire que le terme de cellule n'a pas ici sa signification actuelle, mais qu'il désigne, au sens étymologique, une cavité, une lacune interfibrillaire. *Cf.* notre *Connaissance de la vie*, Appendice I : Note sur le passage de la théorie fibrillaire à la théorie cellulaire, p. 213.

b. *Op. cit.*, p. 479.

c. *At vero a mota semel fibra cerebri spiritus reflecti necesse est, et reflecti quidem per eam lineam quae faciat reflexionis angulum angulo incidentiae aequalem. Supponatur prostare in directione illius lineae ostium nervi cujusdam, v.g. in praesenti casu nervi illius, qui Diaphragmati prospicit. Influent ergo in illum spiritus, et influent eo quidem momento quo reflexi sunt, ac fibras carneas Diaphragmati quo deferentur convellent. Sic ergo irritatis naribus contrahetur sympathia Diaphragma mecanismo facili, prompto, expedito, qui ad explicandas caeteras omnes sympathias ejusdem generis potest accommodari. Op. cit.*, p. 479.

de la notion de mouvement réfléchi, empruntée à Willis, mais replacée dans un contexte de physiologie mécaniste d'esprit cartésien et dans un système
101 anatomique également | différent du système de Willis puisque le siège du *sensorium commune* est situé dans la moelle cérébrale tout entière et non plus dans le corps strié. La notion de réflexe est appliquée à l'intelligence d'un phénomène général, celui des sympathies, par généralisation de son application élective au cas dans lequel la contraction musculaire joue un rôle. Ainsi la notion de mouvement réflexe se révèle-t-elle susceptible d'une certaine indépendance relativement aux observations qu'elle permet d'interpréter et aux théories qu'elle permet de composer.

Robert Whytt (1714-1766), professeur à Édimbourg, est bien connu de tous les historiens de la neurologie qui se plaisent à reconnaître la précision de ses descriptions de mouvements réflexes, son talent d'expérimentateur et l'importance de sa contribution à la connaissance des fonctions de la moelle épinière. Et s'il doit nous retenir un peu longuement, ce n'est pas parce qu'il a coopéré à la formation du concept de réflexe, mais précisément parce qu'il ne l'a pas fait, pour des raisons que nous essayerons d'établir et dont nous tâcherons de tirer l'enseignement qu'elles comportent. Nous avons vu Haller emprunter à sa documentation encyclopédique des descriptions d'animaux décapités, pour soutenir des conceptions de physiologie neuromusculaire sans rapport avec le concept de réflexe. Nous avons vu Astruc utiliser ce concept spéculatif à l'explication mécaniste de ses observations cliniques. Nous allons maintenant trouver chez Whytt l'utilisation simultanée de la clinique et de l'expérimentation au service d'une analyse anatomo-physiologique hostile à toute conjecture théorique, indifférente à toute systématisation.

Whytt consacre le premier chapitre de son *Traité des maladies nerveuses* [a] à l'étude de la nature, de la structure, de la fonction et de la sympathie des nerfs. Il déclare renoncer à toutes les hypothèses sur la nature du fluide par lequel on cherche ordinairement à expliquer les fonctions sensitives et motrices de la fibre nerveuse. Il sait que les fonctions du nerf subsistent après la rupture des communications entre le cerveau et lui. Il refuse la théorie

---

a. *Observations on the Nature, Causes, and Cure of those Disorders which are commonly called Nervous, Hypochondriac, or Hysteric*, 1 [re] éd., Edimbourg, 1764. Traduction française sous le titre *Traité des maladies nerveuses hypochondriaques et hystériques* (Paris, Didot, 1777) précédé d'un Extrait de l'ouvrage sur les *Mouvements vitaux et involontaires des animaux*. C'est cette traduction française que nous utilisons pour nos références au *Traité des maladies nerveuses*.

hallerienne de l'irritabilité. C'est par les nerfs que s'expliquent toutes les sympathies qui lient les organes dans le corps animal. Toute sympathie, tout *consensus*, suppose, selon Whytt, | le sentiment donc le nerf. Ici se 102 place un exemple particulièrement important puisqu'il est un des premiers faits expérimentaux mis en rapport avec la fonction de la moelle épinière dans la production des mouvements réflexes : « Lorsqu'on blesse les pattes de derrière d'une grenouille, immédiatement après lui avoir coupé la tête, il ne se fait aucun mouvement dans les muscles de la jambe ou du moins il est infiniment petit. Mais quand on serre fortement une des pattes du même animal ou qu'on la blesse avec un canif, dix ou quinze minutes après que la tête de la grenouille a été coupée, il survient, pour l'ordinaire, les plus fortes convulsions, non seulement dans les jambes et dans les cuisses, mais encore dans le tronc et le corps proprement dit, et quelquefois la grenouille s'agite de façon à changer de place » [a]. Notons la précision avec laquelle Whytt décrit des phénomènes familiers aujourd'hui à l'expérimentateur en matière de physiologie neurologique ; la phase de shock consécutive à la section du névraxe et la réapparition des réflexes dans un ordre constant.

Comme Astruc, Whytt refuse l'hypothèse, formulée par Vieussens et Willis, rapportant les sympathies à des communications entre les nerfs. Comme Astruc, il admet que les fibres ne présentent jamais d'anastomoses, que leurs trajets sont distincts d'une extrémité à l'autre. Les sympathies sont dues uniquement à l'action du *sensorium commune* : « C'est de cette partie et par son action que naissent les affections de l'âme » [b] et « toute sympathie doit être rapportée au cerveau même et à la moelle de l'épine qui donnent naissance à tous les nerfs » [c]. La preuve expérimentale en est, selon Whytt, que « lorsqu'on pique quelqu'un des muscles de la jambe d'une grenouille, la plupart des muscles de la jambe et de la cuisse entrent en contraction, même après que l'on a coupé la tête à cet animal, pourvu que la moelle de l'épine soit restée entière ; mais lorsque cette substance médullaire est détruite ou emportée, les fibres du muscle que l'on a irrité ont, à la vérité, un faible tremblement, mais les muscles environnants demeurent dans un repos parfait » [d]. On voit en somme que pour qu'il y ait mouvement sympathique – c'est-à-dire mouvement réflexe – il faut qu'il y ait transmission de l'impression sensible au *sensorium commune*,

a. *Op. cit.*, I, p. 50-51.
b. *Op. cit.*, p. 77-78.
c. *Ibid.*
d. *Op. cit.*, p. 79.

localisé non plus seulement dans le cerveau mais aussi dans la moelle. Et si Whytt ne prononce jamais lui-même les mots de mouvement réflexe, les
103 | mouvements qu'il décrit sont bien ceux que nous appelons ainsi.

De même que le *Traité des maladies nerveuses* est célèbre pour contenir le protocole des expériences faites par Whytt sur la grenouille décapitée, son ouvrage antérieur *Essai sur les mouvements vitaux et involontaires de l'animal* (1751) [a] ne l'est pas moins, pour contenir une description et une analyse remarquablement précise et méthodique du réflexe pupillaire d'accommodation à la lumière. Dans cet *Essai*, Whytt se propose d'étudier le mouvement dit automatique, sans tenir pour autant que l'automatisme implique sa dépendance d'une construction purement mécanique du corps animal [b]. C'est parce que le mouvement du cœur lui paraît le plus important de ces mouvements qu'il en aborde immédiatement l'étude. Mais nous n'en retenons que les principes généraux de son explication du mouvement musculaire. Il distingue trois espèces de contraction : la contraction naturelle, celle des sphincters et des muscles qui n'ont point d'antagonistes, elle est constante et insensible, elle dépend de la force nerveuse puisqu'elle est abolie par l'excision du muscle (nous identifions ici la contraction tonique, dont la notion, due, comme on l'a vu, à Galien, s'était depuis perdue) ; la contraction volontaire, variable et inconstante ; la contraction involontaire, violente, discontinue, rythmique et dépendant nécessairement de l'application d'un stimulus à quelque organe. Parmi les exemples de contraction involontaire, analysés par Whytt, nous choisissons les mouvements de l'iris (*Essai*, section VII). Ce texte est moins connu, dans la littérature philosophique et psychologique, que les textes du *Traité des passions* et du *Traité de l'homme* concernant le même phénomène, et c'est bien dommage. L'iris comporte deux sortes de fibres musculaires, les unes à disposition rayonnante, les autres à disposition circulaire et concentrique [c]. Une lumière vive entraîne le resserrement du diaphragme pupillaire par la contraction des fibres circulaires. L'œil accommode ce diaphragme à l'éclat de la source lumineuse ou à la distance de l'objet regardé. Whytt démontre que la contraction d'accommodation ne dépend pas de l'action directe de la lumière sur l'iris, comme le pensait Haller [d], mais de la sensation désagréable d'éblouissement conditionnée par la

a. *An Essay on the Vital and other Involuntary motions of Animal*, Edimbourg, 1751.
b. *Essay...*, p. 2.
c. On reconnaît ici le muscle dilatateur de la pupille et le sphincter de la pupille.
d. *Cf.* Fearing, *Reflex Action*, *op. cit.*, p. 82.

rétine. C'est l'affection du principe sensitif à | l'origine du nerf optique 104
qui mobilise les esprits animaux vers le sphincter pupillaire. Nous devons
souligner ici, en raison de son importance à venir, cette combinaison d'un
mécanisme anatomo-physiologique et d'un principe sensitif de contrôle et
de régulation guidé par la répugnance du vivant à la douleur. « Telle est
la constitution primitive du corps humain vivant que le principe sentant,
en conséquence d'une sensation désagréable, est déterminé dans l'instant
à produire dans le corps les mouvements ou changements nécessaires à
l'éloignement des causes de cette sensation » [a]. Ainsi l'explication donnée
du mouvement d'accommodation rentre dans le schéma général explicatif
de la sympathie [b], toute sympathie supposant, on l'a vu, la référence d'une
impression au principe sensitif.

D'une façon plus large, Whytt veut répondre à la question : pourquoi les
muscles des animaux sont-ils excités à la contraction par l'application d'un
stimulus [c] ? Whytt expose et repousse la plupart des hypothèses mécanistes
proposées auparavant. Aucune ne lui semble pouvoir rendre compte du
fait que la contraction sous l'effet d'un stimulus n'est pas continue mais
discontinue et rythmique. « Ces contractions alternatives s'expliqueront
aisément si l'on suppose qu'elles viennent d'un principe sensitif qui, pour
se débarrasser d'une sensation désagréable, détermine l'action des nerfs
et lui donne une énergie qu'elle n'a pas dans son action ordinaire » [d]. Si
quelques contractions suffisent pour obtenir l'écartement de l'objet irritant
et la fin de l'impression pénible, le muscle revient à son état initial de
détente, sinon les contractions reprennent et s'amplifient. « Si les causes de
ce mouvement n'étaient pas celles que nous avons assignées, pourquoi le
muscle aurait-il un mouvement alternatif ? Ne devrait-il pas demeurer dans
un état de contraction jusqu'à ce que la cause irritante cessât entièrement
d'agir ? » [e].

Il n'est donc pas surprenant qu'à la section XI de l'*Essai*, Whytt
s'interroge sur le pouvoir de l'âme dans la production des mouvements
vitaux et involontaires. Nous y constatons que la théorie du mouvement
involontaire est restée, chez un auteur du XVIIIe siècle, ce qu'elle était chez
Aristote ou Galien, à peu de chose près. Pourtant c'est par une rupture

a. *Essay...*, p. 118-119.
b. *Ibid.*, p. 183.
c. *Ibid.*, section X.
d. *Ibid.*, p. 243.
e. *Ibid.*, p. 259.

avec les principes aristotéliciens ou stoïciens de la mécanique animale
105 que commence | cet examen. « Le corps humain est fait de manière
telle qu'il n'y a aucun moteur qui puisse être appelé le premier ; chaque
mouvement d'un organe dépend d'un autre et le tout forme un système bien
supérieur au pouvoir de la mécanique (*is a system far above the power of
mechanics*) » [a]. Le cœur est bien la cause de la circulation du sang et de la
sécrétion des esprits, mais sans l'impulsion des esprits le cœur ne battrait
pas. Ces deux causes motrices forment donc un vrai cercle et chacune est
réciproquement cause de l'autre. *These two causes, therefore, truly act in a
circle, and may be considered mutually as cause and effect* [b]. Ces vues fort
pénétrantes sur la causalité circulaire sont, à vrai dire, un peu dépréciées
par les conséquences qu'en tire Whytt, lorsqu'ayant posé comme prémisses
que le mouvement du cœur est perpétuel et que le mouvement perpétuel est
contraire aux lois de la mécanique, il conclut que le battement du cœur et le
mouvement du sang ne peuvent être attribués à des causes mécaniques [c]. Il
apparaît donc nécessaire que l'âme participe à la production du mouvement
vital et involontaire. Les mouvements involontaires ne doivent pas être
attribués à un principe différent de l'âme raisonnable puisque certains de
ces mouvements peuvent être à l'occasion réglés par la volonté et contrôlés
par elle [d]. Mais Whytt se défend ici d'être disciple de Stahl et de penser que
c'est en tant que raisonnable que l'âme préside aux mouvements du corps [e].
Comment expliquerait-on les mouvements des enfants et des idiots ?
Comment expliquerait-on que l'âme raisonnable puisse être inconsciente
du pouvoir qu'elle exerce ? Si l'âme intervient dans le mouvement involontaire, c'est seulement en tant que principe sentant déterminé par un
stimulus et une sensation désagréable [f], puisque la fin générale de tout
mouvement de cet ordre c'est d'éloigner de l'organisme ce qui dérange ou
trouble l'économie animale. Ce principe sentant peut être inconscient, la
loi de l'habitude jouant ici son rôle.

Ces hypothèses supposées correctes, Whytt doit les affronter au
problème du mouvement d'organes séparés (section XIII de l'*Essai*),
problème que Haller se flattait de résoudre par la théorie de l'irritabilité.

a. *Ibid.*, p. 270.
b. *Ibid.*
c. *Ibid.*
d. *Ibid.*, p. 282.
e. *Ibid.*, p. 285.
f. *Ibid.*, p. 289.

Tous les muscles, dit Whytt, et non seulement le cœur, que ces muscles soient ou non soumis à la volonté (c'est-à-dire | qu'ils soient striés ou **106** lisses), sont agités d'un mouvement convulsif, quoique séparés du corps [a]. Suit une longue série d'exemples de mouvements du cœur séparé, chez l'anguille, la grenouille, la vipère, le coq, le chat, et tendant à montrer qu'en tous les cas ces mouvements supposent un stimulus et ne sont pas l'effet de la structure du muscle ni d'un mécanisme quelconque, mais de la persistance en eux de la sensibilité. D'où la nécessité logique d'admettre, puisque toute réception d'impression suppose un centre, que l'âme étend son empire aux derniers replis de l'organisme. Même si la perception n'a pas lieu comme telle, l'impression ne s'en fait pas moins sur le principe sentant et le mouvement n'en résulte pas moins. Les expériences faites sur les amphibiens prouvent donc, aux yeux de Whytt, qu'il y a une sorte d'extension de l'âme alors même que l'âme n'est pas étendue [b].

On voit alors Whytt se perdre en conjectures sur la façon de concilier l'extension et l'unité de l'âme, et son génie d'observateur et d'expérimentateur s'accommoder mal de la pauvreté de ses concepts théoriques. Les faits l'obligent à décentraliser la fonction non strictement mécanique du mouvement et il ne peut concevoir, en dehors de la référence de l'âme, aucune explication du sentiment. Selon qu'on sera plus sensible à la valeur de ses observations ou à la fragilité de ce que Fearing appelle son « semianimisme » [c] on tiendra Whytt pour un précurseur ou pour un retardataire. Nous pensons qu'il n'est ni l'un ni l'autre. Ses observations seront reprises mais non dépassées. Son sens de la totalité organique et de l'insuffisance du mécanisme à en rendre compte, la liaison qu'il institue entre les mouvements réflexes et les instincts fondamentaux de conservation témoignent d'un grand esprit. Il a compris, à partir de recherches bien conduites, qu'il fallait décentraliser le siège de la commande et du contrôle des mouvements mais il l'a fait en dilatant pour ainsi dire aux dimensions du corps entier la présence du seul principe central dont il tenait l'idée de la tradition animiste, sans que la pensée lui soit jamais venue qu'il existait peut-être une multiplicité de centres. Il ne pouvait admettre l'explication des sympathies par des connexions nerveuses extra-cérébrales parce qu'il ne trouvait aucune place, sur ce trajet, où pût naître le sentiment,

a. *Ibid.*, p. 348.
b. *Ibid.*, p. 380-85.
c. *Op. cit.*, p. 78.

qu'il pensait devoir référer au *sensorium commune*. Le sentiment ne peut être, selon Whytt, une propriété de la matière quelque modification **107** | qu'on veuille lui prêter et par conséquent la sympathie – c'est-à-dire en l'espèce le mouvement réflexe – dépend d'un principe non mécanique. Et quoiqu'elle situât le *sensorium commune* au cerveau, il ne pouvait davantage, puisqu'elle est purement mécaniste, admettre l'explication par la réflexion des impressions qu'avait inventée Astruc. Car Whytt n'ignore pas Astruc, il refuse de le suivre, comme en fait foi le texte dans lequel il déclare invraisemblable la supposition selon laquelle la sympathie « est uniquement l'effet d'une situation particulière, d'un arrangement ou de la connexion des fibres médullaires dans le cerveau » [a].

Résumant un bref exposé des idées de Whytt, auxquelles il reconnaît une importance de premier ordre au XVIII[e] siècle, Fulton conclut ainsi un parallèle entre Haller et Whytt : « Si au lieu de principe sentant nous substituons centre spinal ou réflexe dans l'œuvre de Whytt, cette œuvre perd sa saveur de XVIII[e] siècle et devient tout à fait moderne » [b]. Mais nous ne pouvons pas souscrire à cette façon d'écrire l'histoire, même de la physiologie, qui consiste à parler du futur au passé en élidant le présent. Si on peut faire remise à un chercheur de ses ignorances, on ne le peut de ses résistances ou de ses répulsions. Whytt aurait pu combiner les deux hypothèses de relations nerveuses extra-cérébrales et de mouvement réflexe. Mais cette dernière notion était liée, aussi bien chez Willis que chez Astruc, aussi bien chez un iatrochimiste animiste que chez un iatromécanicien décidé, à la localisation cérébrale du *sensorium commune*. Ce n'est donc pas l'anti-mécanisme de Whytt qui l'a condamné à ne pas apporter sa contribution à l'élaboration du concept de réflexe, puisque nous allons voir qu'avant la fin du siècle, lorsque Unzer [1] aura repris à son compte la notion de réflexion dans une physiologie d'esprit vitaliste, Prochaska l'intégrera de façon décisive dans une conception non mécaniste de la vie.

a. *Traité des maladies nerveuses*, I, p. 87 note.
b. *Op. cit.*, p. 34.

1. Johann August Unzer (1727-1799), médecin allemand, docteur en médecine de Halle en 1748, après avoir étudié sous la direction de Georg Ernst Stahl, s'installa comme médecin à Hambourg en 1750 et fut rédacteur d'un hebdomadaire médical. Il proposa une théorie du fonctionnement du système nerveux insistant sur l'excitabilité propre des nerfs, et travailla sur les réflexes en utilisant des animaux décapités.

UNZER ET PROCHASKA

Fearing, au chapitre IV de son étude *Reflex action*, intitule : « L'extension de la physiologie mécaniste », situe Unzer et Prochaska entre La Mettrie et Cabanis[1]. Nous espérons pouvoir, à la fin de notre présent chapitre, faire partager notre surprise devant cette classification. Il est certain que l'imposition d'une qualification systématique fait toujours quelque violence à la complexité d'un auteur un peu original. Mais, dans le cas présent, la violence et l'infidélité nous paraissent confiner au contre-sens.

J.A. Unzer (1727-1799), professeur à Halle, est un auteur peu connu des biologistes. Cela tient sans doute d'abord à son esprit systématique, à sa méthode déductive, à son goût pour la philosophie qui le conduit à se référer, pour la partie psychologique de ses considérations, à Baumgarten[2] et à sa *Métaphysique* (1739). Ce qui est certain c'est que, jusqu'à leur traduction en anglais par Laycock[3] (1851), les *Premiers principes d'une*

1. Pierre Jean Georges Cabanis (1757-1808), médecin français, docteur en médecine de Paris en 1783, devint en 1795 professeur d'hygiène, puis de clinique médicale à la Faculté de médecine de Paris et membre de l'Institut National. Philosophe de la médecine, il fut un réformateur actif.

2. Alexander Gottlieb Baumgarten (1714-1762), philosophe allemand, étudia à l'Université de Halle et devint en 1740 professeur de philosophie à l'Université de Francfort-sur-l'Oder. En 1750, le premier volume de son œuvre *Aesthetica* fut publié, établissant l'esthétique comme discipline philosophique universitaire.

3. Thomas Laycock (1812-1876), physiologiste anglais, professeur de médecine à Édimbourg (1855-1876), est connu pour son concept de l'action réflexe du cerveau, postulant que le réflexe était une réaction intelligente quoiqu'inconsciente à des stimuli. *Mind and Brain, or the correlations of consciousness and organisation* (Edinburgh, Sutherland and Knox, 1860).

physiologie de la nature caractéristique de l'organisme animal (1771)ᵃ sont restés un ouvrage assez ésotérique et cité seulement par quelques spécialistes de langue allemande. Prochaska parle de Unzer avec éloges, probablement en raison d'une affinité d'esprit systématique, mais Legallois, qui connaît pourtant au début du XIXᵉ siècle toute la production physiologique du XVIIIᵉ, ne le cite jamais alors qu'il cite à plusieurs reprises Prochaska.

109   Unzer ne voit dans le corps animal qu'une machine mais ne pose pas l'égalité de machine et de mécanisme, car il distingue les | machines en artificielles et naturelles ou organiques. Celles-ci se distinguent de celles-là en tant qu'elles sont machines jusque dans leurs plus petites parties, tandis que les dernières parties des machines mécaniques sont finalement de simples corps physiques (§ 5). Le rapprochement de cet argument et des idées de Leibniz¹ s'impose ᵇ, d'autant plus que lorsque, plus loin dans l'ouvrage, Unzer distingue à nouveau l'organisme et la machine, il se réfère non seulement à l'horloge, exemple cher à Descartes, mais au moulin, exemple cher à Leibniz (§ 660, 662, 663). Les machines animales sont celles qui possèdent des forces spécifiques, originales (*ursprüngliche*), des forces animales (*thierische Kräfte*) produisant immédiatement des mouvements animaux (§ 6). Parmi les machines vivantes, on doit distinguer celles qui ont une âme (*beseeltes Thier*) et un cerveau de celles qui n'ont

a. *Erste Gründe einer Physiologie der eigentlichen thierischen Natur thierischer Körper*, Leipzig, Weidmanns Erben und Reich, 1771. – La traduction anglaise de 1851 a été publiée par les soins de la Société Sydenham, de Londres, sous le titre de *Principles of a Physiology of the Nature of the Animal organisms*. – Dans ses *Lehrsätze aus der Physiologie* (Vienne, 1797) Prochaska se réfère (§ 179) à un autre ouvrage de Unzer, *Grundriss eines Lehrgebäudes von der Sinnlichkeit der thierischen Körper*, 1768.

b. *La Monadologie* (1714, version allemande 1720) : § 63, 64.

L'ouvrage d'Unzer est entièrement subdivisé en paragraphes, de sorte qu'il est plus simple de renvoyer aux paragraphes qu'aux pages, la traduction anglaise étant plus accessible que l'édition originale allemande.

1. Gottfried Wilhelm Leibniz (1646-1716), philosophe et mathématicien allemand, le plus grand représentant de la métaphysique classique et esprit universel, est célèbre en particulier pour son invention du calcul infinitésimal qui lui valut une controverse de priorité avec Newton. Son œuvre concerne des sujets aussi divers que la métaphysique, la biologie, la physique, la technologie, la politique, le droit, l'éthique, la théologie, l'histoire et la philologie.

pas d'âme (*unbeseeltes Thier*) et pas de cerveau (§ 603); en conséquence, on doit distinguer aussi des forces et des actions de l'âme et des forces purement animales, forces nerveuses et actions des nerfs (§ 6). Bien que l'homme, en tant qu'animal le plus parfait, soit l'objet principal de l'étude de Unzer, il n'est pas son objet unique. L'auteur entend jeter les premiers fondements d'une zoologie, d'une science naturelle de toutes les espèces animales, mais seulement d'après leurs propres forces animales.

Unzer se défend d'être mécaniste et critique Descartes (§ 366) comme il se défend d'être animiste et critique les disciples de Stahl ainsi que Whytt (§ 595, 596, 597). « C'est une erreur, dit-il, de conclure, du fait qu'un animal exécute des actions animales sans participation de sa force nerveuse mais par des forces psychiques animales, que tous ses mouvements animaux sont des actions de la force psychique animale » (§ 597), ce qui est l'erreur des stahliens qui soutiennent que tous les mouvements animaux sont des actions de l'âme et précisément des actions d'un vouloir dont l'âme est inconsciente. Sur cette fausse supposition repose l'erreur ancienne et récemment renouvelée par Whytt (*der alte und neuerlich von Whytt erneuerte Irrthum*), selon quoi les âmes des animaux sont répandues dans tout le corps par le moyen des nerfs, en raison du fait que l'on peut provoquer dans le corps des animaux décapités des mouvements animaux qu'il faut tenir pour des mouvements de l'âme et d'après l'hypothèse que rien d'autre, sauf une force psychique animale, ne peut les produire. Unzer | affirme donc qu'il faut distinguer la vie et l'âme. La vie n'est pas un **110** phénomène mécanique, mais de simples vivants sont des êtres sans âme (*blos lebendige oder unbeseelte Thiere*) (§ 603).

Dans la II e Partie de l'ouvrage : *Die thierische Natur nach ihren blos thierischen Kräften (Nerven Kräfte)*, Unzer rapporte une multitude d'observations concernant les animaux décapités : oiseaux (§ 357), grenouilles (§ 367, 490, 495, 583), vers (§ 357), insectes (§ 357, 437). Leurs mouvements sont animaux et donc irréductibles aux seules lois physiques et mécaniques, d'où la conclusion : « La sensitivité d'origine externe (*der äussere sinnliche Eindruck*) peut donc, dans les nerfs, même si elle ne parvient pas au cerveau, et par conséquent ne donne pas lieu à sensation (*nicht empfunden wird*), produire dans le corps les mêmes mouvements animaux que si elle était accompagnée de sensation » (§ 358). On voit ici comment Unzer, à la différence de Whytt, forge la notion de phénomènes excito-moteurs dus à des impressions sensitives non senties, c'est-à-dire non accusées par la conscience [a]. Et c'est la raison pour laquelle il peut, contrairement à Whytt, user de la notion de réflexion dans sa physiologie non mécaniste et former l'idée de réflexion des impressions sensitives non perçues. Unzer distingue en effet – peut-être sous l'influence de la distinction leibnizienne de la perception et de l'aperception – entre *sinnlicher Eindruck, Nervengefühl*, impression sensitive, sentiment du nerf, et *Empfindung*, sensation consciente. La transformation de l'impression sensitive en sensation requiert, outre l'excitation du nerf et son intégrité, la continuité du nerf et du cerveau. Sentie consciemment ou non, l'impression est ce qui provoque, immédiatement ou médiatement, le mouvement.

Il faut en effet que le mouvement ait rapport à l'impression sensitive pour que les forces animales soient coordonnées et subordonnées (§ 665 et 666), pour que les machines animales composant l'animal soient réciproquement dépendantes (*stehen mit einander in Zuzammenhange*) et forment un système (§ 671). Ces relations sont assurées tantôt par le cerveau, tantôt par des ganglions (*Nervenknote*), des bifurcations (*Scheidepunkte*) et des plexus (*Verwickelungen*). La subordination des machines animales les 111 unes aux autres exige que les forces animales se transforment | l'une en l'autre, par exemple l'impression sensitive externe en impression sensitive interne, au niveau du cerveau, ou soient transmises d'une partie du système à une autre, par exemple d'un nerf à un autre ou à une ramification (§ 671). Cette subordination naturelle ne se fait pas en tous les points du système animal, mais aux points naturels de concert des forces animales (*natürliche Gemeinschaftspunkte der thierischen Kräfte*) (§ 672) [b]. Les ganglions, les plexus, les bifurcations sont de tels points, et le cerveau aussi ; de telle sorte qu'on peut tenir exactement les ganglions et les plexus pour les cerveaux des êtres qui sont dépourvus, anatomiquement parlant, du cerveau proprement dit (§ 673).

a. On peut traduire *sinnlich* par sensible, à condition d'entendre par là ce qui peut et non ce qui doit donner lieu à sensation. Nous empruntons le terme « sensitivité » pour traduire *sinnlicher Eindruck*, à Milne-Edwards, dans une note qu'il consacre à Unzer (*Physiologie comparée*, 1878-1879, t. XIII, p. 120, n. 2).

b. Unzer parle aussi de centres des forces animales (*Mittelpunkte der thierischen Kräfte*) (§ 673).

On peut donc comprendre que, chez les animaux dépourvus de cerveau, des mouvements soient provoqués par l'action nerveuse simple et seule, alors que dans le cas d'animaux à cerveau, il est impossible de décider si l'exécution de mouvements analogues dépend exclusivement de la force nerveuse ou bien, par surcroît, de quelque pouvoir de l'âme (§ 366). Chez les animaux de la seconde sorte une impression externe, transmise au cerveau, y produit une idée matérielle et une représentation dans l'âme ; dans le cerveau elle est renvoyée ou réfléchie (*umgewendet oder gleichsam reflektiret*) et, comme impression interne de représentation, elle chemine vers les nerfs qui meuvent le muscle. A l'instant de cette réflexion (*in dem Augenblick dieser Reflexion*), quand l'impression externe est changée en interne [a], la pensée vient à l'âme et de ce fait le mouvement que cette impression externe produit dans la machine animale est une action de l'âme (§ 366). Mais chez un Polype, par exemple, l'impression externe chemine par le nerf jusqu'au plus prochain ganglion où elle est réfléchie à la façon de ce qui se passe dans un cerveau (*nach der Art wie in einem Gehirne... reflektiret*). « Et ainsi les Polypes pouvaient, uniquement par le moyen des impressions externes dans leurs nerfs, être disposés à tous leurs mouvements animaux, sans sentir, sans penser et sans posséder ni cerveau, ni âme... et cependant ces animaux ne se comportaient pas comme de simples machines, ce que pensait Descartes, mais d'après des lois purement animales qui ne se laissent expliquer ni dériver à partir de principes physiques ou mécaniques » (§ 366).

C'est ainsi que la notion de réflexion et d'impression réfléchie | devient chez Unzer un élément essentiel de ses principes d'explication 112 du mouvement animal. Tous les points naturels de concert des forces animales sont autant de points de réflexion (*Reflexionspunkte*) (§ 421, 429). Le phénomène dont Willis et Astruc avaient conçu, de façon différente, la possibilité au niveau de l'encéphale, dont Whytt aurait pu, avec plus de hardiesse conjecturale, soupçonner la possibilité au niveau de la moelle épinière, Unzer le conçoit possible au niveau des ganglions et des plexus, c'est-à-dire des centres sympathiques, où nous savons effectivement aujourd'hui que certains réflexes trouvent une de leurs conditions anatomiques. « Une excitation externe bien déterminée peut produire une impression sensitive bien déterminée, qui emprunte la voie du nerf, selon

---

a. C'est-à-dire exactement quand l'impression centripète est changée en impression centrifuge, le centre étant ici le cerveau.

sa manière caractéristique, par quoi elle va être, selon une nécessité naturelle, réfléchie dans des ganglions ou des bifurcations déterminées, et contrainte de transmettre à distance à quelque machine un effet nerveux médiat » (§ 438) [a]. Voilà pourquoi c'est chez Unzer que l'on trouve l'explication du phénomène dont Whytt n'avait, pour sa part, su donner que la description, d'ailleurs parfaite : « Une telle action nerveuse due à une impression sensitive interne, non accompagnée de représentation, à partir d'une impression sensitive externe réfléchie, est, par exemple, ce qui a lieu lorsqu'une grenouille décapitée saute quand on lui pince le doigt » (§ 495) [b].

Il est bien difficile, nous semble-t-il, d'appliquer sur les théories d'Unzer une étiquette de classification. On voit bien pourquoi Fearing le range parmi les mécanistes. Dans les mots de machine animale, constamment employés par Unzer, on peut mettre l'accent sur machine plutôt que sur animale. Pour un biologiste, prévenu *a priori* contre toute intrusion de la métaphysique dans la science, les références de Unzer à Baumgarten peuvent n'apparaître que comme de regrettables excroissances. On ne s'étonnera pas si, par contre, nous sommes plus attentif nous-même à la fidélité dont Unzer témoigne à l'égard des idées d'un philosophe leibnizo-wolfien. Cette préoccupation constante, chez Unzer, de souligner l'irréductibilité des phénomènes de motilité animale à des lois de physique ou de mécanique c'est l'écho lointain des | thèses et des thèmes du dynamisme leibnizien. La conception de la machine animale comme système singulier de parties elles-mêmes totales, et de forces spécifiques distinctes de la quantité de mouvement est, originellement, une conception leibnizienne que son auteur, du reste, n'a jamais dédaigné de fonder sur les connaissances biologiques de son époque. Et c'est en raison de l'appui qu'il cherche, à l'occasion, dans une ontologie aisément identifiable, que nous hésitons, quant à nous, à plaquer sur les idées de Unzer, également éloignées du mécanisme et de l'animisme, la qualification de vitalisme.

---

a. *Eine gewisse bestimmte äussere Berührung kann einen gewissen äussern sinnlichen Eindruck machen, der im Nerven auf eine sich unterscheidende Weise aufsteigt, wodurch er natürlich nothwendig in gewissen Knoten oder Scheidepunkten reflectiret werden, und in einer entfernten Maschine eine mittelbare Nervenwirkung hervorbringen muss.*

b. *Eine solche Nervenwirkung eines innern sinnlichen Eindrucks ohne Vorstellung von einem reflektirten äussern ist die, wenn ein enthaupteter Frosch entspringt, den man in die Zehe kneipt.*

Nous trouvons, en effet, dans la recension à laquelle nous entraîne notre étude sur la formation historique d'un concept, l'occasion de développer une idée que nous avons déjà indiquée ailleurs[a]. Si étrange que cette affirmation puisse d'abord paraître, les vitalistes du XVIIIe siècle ne sont pas, comme les vues trop sommaires de beaucoup d'historiens de la biologie ou de la médecine ont tendu à l'accréditer, d'impénitents métaphysiciens mais plutôt de prudents positivistes, ce qui revient à dire, pour l'époque, des newtoniens. Le vitalisme c'est d'abord le refus simultané de toutes les théories métaphysiques concernant l'essence de la vie. Et c'est pourquoi la plupart des vitalistes se réfèrent explicitement à Newton comme au modèle du savant soucieux d'observations et d'expériences et n'utilisant, dans leur interprétation, que des notions aptes à permettre l'énoncé, sous forme de principes, de faits sinon toujours perçus, du moins toujours induits, dont la cause n'est pas recherchée sous forme d'hypothèses. Le vitalisme ce serait simplement la reconnaissance de la vie comme ordre original de phénomènes et donc de la spécificité de la connaissance biologique. Nous sommes enclins à penser aujourd'hui que la physique newtonienne n'était pas si exempte de métaphysique qu'on le disait, pour s'en féliciter, au XVIIIe siècle. Les hypothèses que Newton condamnait étaient avant tout,

---

a. Cf. *La connaissanee de la vie* : « Le normal et le pathologique », p. 195. – Nous avons trouvé une confirmation de cette idée dans l'expose du Pr Laignel-Lavastine[1] : « Sources, principes, sillage et critique de l'œuvre de Bichat », *Bulletin de la Société française de Philosophie*, 46e année, n° 1, janvier-février 1952, p. 9-11.

Nous devons signaler à cette occasion l'appréciation si intelligente de René Dumesnil[2] sur le vitalisme de Barthez[3] : « Il ne veut d'ailleurs attribuer au principe vital que ce que l'expérience lui fait constater, rien de plus... Il en fait une sorte de postulat et non une entité... Le principe vital est un *x* algébrique », *Histoire illustrée de la Médecine*, Plon, Paris, 1935, p. 191.

1. Paul-Marie Maxime Laignel-Lavastine (1875-1953), médecin français, fut nommé professeur de clinique des maladies mentales à l'hôpital Sainte-Anne en 1939, après avoir été nommé professeur d'histoire de la médecine en 1931. Il a créé le concept de psychiatrie endocrinienne et a beaucoup contribué à l'histoire de la médecine.

2. René Dumesnil (1897-1969), médecin français, est l'auteur d'une œuvre variée d'historien de la littérature, de la musique, et de la médecine.

3. Paul Joseph Barthez (1734-1806), médecin français, docteur en médecine de Montpellier, collabora à l'*Encyclopédie* de Diderot et D'Alembert. Il devint professeur à la Faculté de médecine de Montpellier en 1759, et fut l'un des fondateurs du vitalisme médical, exposé dans ses *Nouveaux éléments de la science de l'homme* (Montpellier, J. Martel aîné, 1778).

comme l'a si bien dit M. Koyré[1], celles des autres physiciens[a]. De même
114 les vitalistes n'étaient pas de simples | empiristes. Mais ils n'étaient pas,
non plus, consciemment et intentionnellement, des métaphysiciens. Leur
principe vital, leurs *vis vitalis, vis insita, vis nervosa,* c'étaient autant
de noms qu'ils donnaient à leur impuissance de tenir le mécanisme pur
ou l'action de l'âme pour explicatifs des phénomènes de la vie. Et nous
n'avons pas, bien entendu, la naïveté de penser qu'un mot, recouvrant une
tautologie, soit un principe suffisant d'explication, mais il faut avoir la
probité d'avouer que ces phénomènes tenus, à juste titre, pour spécifiques
ne trouvaient, dans les cadres du mécanisme ou de l'animisme, que des
explications acrobatiques ou ridicules.

En fait, bien des biologistes ne sont si sévères pour le vitalisme que
parce qu'ils ne le distinguent pas assez nettement de l'animisme. C'est
ainsi que Whytt, classé parmi les vitalistes par Radl et par Garrison, est tenu
par Sherrington pour « opposé aux vitalistes de son temps » simplement
parce qu'il n'admettait pas intégralement, comme on l'a vu, l'animisme de
Stahl et de ses disciples orthodoxes[b]. Mais Whytt est précisément l'un des
biologistes de l'époque qui invoquaient l'autorité de Newton à l'appui de
leur refus de dépasser les faits d'observation et d'expérience[c].

a. « The significance of the Newtonian synthesis », *Archives internationales d'Histoire
des Sciences*, 1950, n° 11, p. 15-16.

b. *Note of the history of the word tonus, op. cit.*, p. 265-266. Inversement René Dumesnil
fait remarquer, à propos de Stahl, que l'animisme est trop souvent nommé aussi, par abus,
vitalisme, *op. cit.*, p. 178.

c. *In compiling it* [Essay], *he has been careful not to indulge his fancy in wantonly
framing hypotheses, but has rather endeavoured to proceed upon the surer foundations of
experiment and observations… And the theories of Newton, and some few others of the more
happy philosophers, have therefore triumphed over all objections, because they were founded
on nothing else but plain facts* (*An Essay on the vital and other involuntary motion of animal*,
Advertisement).

1. Alexandre Koyré (1892-1964), philosophe et historien des sciences français, d'origine
russe, est une figure centrale de l'histoire de la pensée scientifique. Élève de Husserl et de
Hilbert à Göttingen, de Bergson et de Picavet à Paris, diplômé de l'École pratique des hautes
études en 1922, il est Docteur ès lettres en 1923 avec ses deux thèses sur Saint Anselme et sur
Jacob Boehme. Il enseigna à l'École pratique des hautes études, titularisé comme directeur
d'études en 1930, succédant à Etienne Gilson. L'un des fondateurs de l'École libre des hautes
études à New York pendant la guerre, il fut membre de l'Institute for Advanced Study de
Princeton. D'une œuvre multiple on peut retenir les *Études Galiléennes* (1939), *et Du monde
clos à l'univers infini* (trad., 1962).

Encore que le chemin de notre enquête ne passe pas par J. F. Blumenbach (1752-1840), mais puisqu'il s'agit ici d'étayer une proposition dont la signification en dépasse les limites, nous voulons indiquer que cet auteur, cher à Kant[a][1], présente l'idée anti-mécaniste de *Bildungstrieb (nisus formativus)* comme celle d'une force distincte des forces physiques – à la ressemblance des propriétés du vivant telles que l'irritabilité, la contractilité, la sensibilité – dont les effets sont aussi positivement inscrits dans l'expérience que la cause en est solidement inaccessible à la raison. Et le statut contradictoire de cette idée est comparé, par Blumenbach lui-même, à celui de l'idée d'attraction[b]. | Par contre notre interprétation de 115 la signification historique du vitalisme, considéré comme newtonianisme biologique, convient parfaitement à Prochaska, qui apporte au XVIII[e] siècle, l'élaboration du concept de réflexe la plus explicite et la plus systématique, la plus riche d'avenir aussi, eu égard aux connaissances et aux moyens d'investigation disponibles à cette époque. Reprenant de Haller pour la substituer définitivement à celle d'esprits animaux l'expression de force nerveuse, *vis nervosa*, destinée à désigner cette action d'essence inconnue dont le nerf est le conducteur[c], Prochaska écrit : « Comme cette chose est aussi obscure et aussi parfaitement inconnue que l'est la force d'attraction

a. *Critique du jugement*, Méthodologie du jugement téléologique, § 81, fin.

b. *Hoffentlich ist für die mehresten Leser die Erinnerung sehr überflüssig, dass* das Wort *Bildungstrieb, so gut wie* die Worte *Attraction, Schwere, etc., zu nichts mehr und nichts weniger dienen soll, als eine Kraft zu bezeichnen, deren constante Wirkung aus der Ehrfahrung anerkannt worden, deren* Ursache *aber so gut wie die Ursache der genannten, noch so allgemein anerkannten Naturkräfte, für uns* qualitas occulta *ist. Es gilt von allen diesen Kräften was* OVID *sagt* : causa latet, vis est notissima. *Das Verdienst beym Studium dieser Krafte ist nur das, ihre Wirkungen näher zu bestimmen und auf allgemeinere Gesetze zurück zu bringen. Über den Bildungstrieb,* 1781, p. 31 *sq.*, avec, au mot Attraction, renvoi à la note suivante : *So sagt z. B. Newton am Ende seiner Optik : What I call attraction, may be performed by Impulse, or by some other means unknown to me. I use that word here to signify only in general any force by which bodies tend towards one another, whatsoever be the cause.*

c. Milne-Edwards pense que c'est Prochaska qui a substitué aux esprits animaux la *vis nervosa* (*Leçons sur la physiologie comparée*, XIII, 1878-1879, p. 21). En fait Haller avait déjà utilisé cette notion (*Elementa physiologiae*, IV, liv. XI, section 2, § 15) et Prochaska le reconnaît lui-même (*De functionibus systematis nervosi Commentatio*, p. 82 *sq.*).

1. Emmanuel Kant (1724-1804), philosophe allemand, figure centrale du rationalisme moderne, enseigna la philosophie à l'Université de Königsberg de 1755 à 1796, titularisé en 1770. Il élabora la théorie de l'idéalisme transcendantal, qui fait de la raison humaine la source principale de la connaissance, de la moralité et de la faculté de juger. Ses idées sur l'espace, le temps et la moralité sont des passages obligés dans l'histoire de la philosophie occidentale.

elle-même, il me paraît juste de devoir la nommer force nerveuse. Quant à la recherche de sa nature, j'en laisse le soin aux hommes très ingénieux et sagaces qui s'occupent d'expériences physiques ; pour moi, j'essaierai seulement d'établir quelques-unes de ses propriétés générales avant d'aborder les fonctions spéciales du système nerveux » [a].

Georg Prochaska (1749-1820), professeur d'anatomie et d'ophtalmologie à l'Université de Prague, publie, en 1784, un travail de 160 pages : *De functionibus systematis nervosi Commentatio* dans un ouvrage intitulé *Adnotationum academicarum fasciculus tertius* [b]. Cet ouvrage semble avoir eu peu de diffusion, à l'époque, en Autriche, et à plus forte raison au dehors. Quelque vingt ans après, professeur à Vienne, Prochaska devait acquérir 116 une grande renommée, comme anatomiste, comme micrographe, | comme praticien et, il faut l'ajouter, comme adepte de la Naturphilosophie.

Le travail en question comporte cinq parties. La première est une revue historique des principales théories proposées sur les fonctions du système nerveux depuis Aristote jusqu'à la deuxième moitié du XVIIIe siècle. Nous signalons le long passage du § 6 relatif à Willis, dont Prochaska a bien vu l'originalité pour ce qui a trait à la physiologie du cervelet, au rôle attribué aux esprits animaux dans l'excitation du mouvement involontaire, à leur nature mixte, sulfureuse et lumineuse, à leur réflexion dans l'encéphale, et nous notons, entre autres, que Prochaska tient Willis pour le premier auteur qui ait expliqué les sympathies (*consensus nervorum*) par les anastomoses des nerfs. Après le rappel de diverses théories, concernant la nature des esprits animaux, Prochaska, ayant opposé la méthode newtonienne (*via quae a posteriori ad causam ducit*) à la méthode cartésienne (*via per hypotheses et conjecturas*) [c], et exposé les raisons de préférer l'expression hallerienne de *vis nervosa* à l'expression multiséculaire d'esprits animaux, en vient à l'étude générale du système nerveux.

L'énoncé de ces généralités contient une remarque importante pour l'intelligence de cette physiologie nerveuse. Prochaska reproche à ses

---

a. *Haec cum adeo obscura et tam ignota plane sit, sicut ipsa vis attractiva corporum, recte mihi videtur vocanda* vis nervosa. *Hujus naturam inquirendam relinquo, etc.* (*op. cit.*, p. 46-47).

b. L'ouvrage parut à Prague, chez Wolfang Gerle. Il fut reproduit en 1800 dans le t. II de *Operum minorum anatomici, physiologici et pathologici argumenti* (Vienne, chez Wappler & Beck). C'est généralement d'après cette édition qu'on cite Prochaska. Mais nous avons eu le plaisir de trouver l'édition originale à la Bibliothèque nationale et universitaire de Strasbourg, et c'est d'après elle que nous indiquons nos citations.

c. *Op. cit.*, p. 29.

devanciers de s'être trop préoccupés de l'étude du cerveau et insuffisamment de l'étude des nerfs dans la série animale. « Est-ce que chez tous
les animaux la structure des nerfs, le nombre de leurs cordons, leurs
anastomoses (*concatenationes*) et leurs ganglions se présentent comme
chez l'homme ? Ou bien, ce qui est probable, tout cela n'y est-il pas plus
simple ? Il n'existe pas encore d'observations en nombre suffisant pour
répondre à ces questions »[a]. On voit ici Prochaska, comme Goethe[1]
au même moment, s'intéresser activement aux recherches d'anatomie
comparée et contribuer, comme lui, à fixer les thèmes fondamentaux
d'étude pour les biologistes de l'école de la Naturphilosophie. Par la
généralisation de ses problèmes neurologiques, Prochaska cesse de poser
l'équation entre force nerveuse et influx d'origine cérébrale. La force
nerveuse lui paraît être propre à toute fibre nerveuse dans son rapport au
sensorium commune, qui n'est pas identifié au cerveau. Prochaska fait
ensuite la somme des connaissances positives relatives aux conditions
d'apparition et de manifestation de la *vis nervosa*. La force nerveuse
requiert | pour agir l'application d'un stimulus, sous l'influence duquel elle 117
peut varier en intensité selon l'âge, le sexe, le tempérament du sujet, le
climat, l'état pathologique, et la partie du système nerveux intéressé. C'est
singulièrement le *sensorium commune* qui est apte à augmenter la force
nerveuse. A ce propos, et pour la première fois, apparaît dans l'exposé de
Prochaska la notion de réflexion des impressions sensibles[b]. Il reconnaît, à
plusieurs reprises, ses dettes à l'égard de Unzer[c], et lui attribue, notamment
à juste titre, le mérite d'avoir le premier reconnu dans la *vis nervosa* un
sens corporel sans perception concomitante (*recte sensum corporeum sine
perceptione concomitante dixit*)[d]. L'analyse discriminative des fonctions et
des appareils de la sensibilité et de la motricité conduit à trois propositions
jamais encore aussi nettement formulées : le nerf sensitif ne peut donner de

a. *Op. cit.*, p. 38.
b. *Aucta vero vis nervosa in sensorio communi efficere imprimis videtur ut impressiones
externae, in nervos sensorios factae et ad sensorium commune delatae nimis subito et
violenter reflectantur, inque nervos motorios transsiliant, et motum ac convulsiones contra
animae voluntatem ciant quemadmodum hoc fit in pavoribus infantum et etiam quorumdam
adultorum qui ab exiguo quantumvis fragore aut crepitu terrefiunt. Op. cit.*, p. 52.
c. Cf. *ibid.*, p. 29 et p. 77.
d. *Ibid.*, p. 77.

1. Johann Wolfgang von Goethe (1749-1832), homme de lettres allemand, passionné de
sciences, homme d'État, fut docteur de l'Université de Strasbourg en 1771, avant d'entrer
dans une carrière tant administrative et politique que littéraire, domaine dans lequel il fut
l'auteur d'œuvres parmi les plus marquantes de son époque.

sensation, coupé de ses relations avec le cerveau; le nerf moteur ne peut donner de mouvement, coupé de ses relations avec le muscle; mais le nerf sensitif, coupé du cerveau, et le nerf moteur inséré sur le muscle peuvent, par leur liaison dans le *sensorium commune*, transformer une impression en mouvement[a].

Il est bien possible que Prochaska n'ait pas été, comme on devait le dire souvent au siècle suivant et parfois pour déprécier sa contribution, un expérimentateur aussi habile que Whytt et qu'il se soit plutôt attaché à la systématisation qu'à la découverte. Mais c'est par là précisément qu'il nous est précieux, puisque c'est à l'élaboration progressive de la compréhension d'un concept scientifique que nous nous intéressons décidément.

Or nous voulons insister sur ceci que la nouveauté de l'étude de Prochaska consiste en ceci qu'il admet, à la différence de Haller, que la *vis nervosa* est divisible, qu'elle subsiste dans des segments d'organismes coupés du cerveau[b], bref que le *sensorium commune* est lui-même divisible, car ce n'est ni le cerveau ni le cervelet qui constituent le *sensorium commune*, mais le bulbe rachidien (*medulla oblongata*) et la moelle épinière (*medulla* 118 *spinalis*)[c]. La preuve en est la persistance de l'excitabilité et | du mouvement au-dessous de la section chez la grenouille dont on a sectionné la moelle dorsale[d]. Une autre preuve est donnée par les fœtus humains acéphales ayant vécu quelque temps[e]. Ajoutons, pour être complet, que si Prochaska

a. *Ibid.*, p. 78 et p. 114.

b. *Vis nervosa est divisibilis et absque cerebro in nervos subsistit. Ibid.*, p. 60.

c. *Ibid.*, p. 116.

d. *Ranae medullam spinalem in dorso abscidi. Supervixit huic vulneri aliquot diebus, interim irritando medullae spinalis partem eam quae erat infra sectionem, convulsiones in artubus inferioribus excitavi in toto tempore quo supervixit, plane innumeras. Ibid.*, p. 62. *Cf.* pour le même exemple, p. 116.

e. Dans la section II de l'*Adnotationum academicarum fasciculus tertius*, Prochaska publie trois observations concernant des fœtus humains anencéphales. La troisième est suivie d'une longue note sur les causes du mouvement et de la vie en pareil cas. Après avoir rappelé de semblables observations faites par Malpighi[1], Daubenton, Winslow, Morgagni[2], Haller, etc., P. conclut que ces faits prouvent l'existence d'une force dans les nerfs qu'ils ne tiennent pas du cerveau (*et in nervis quorum nexus cum cerebro nunquam fuit, est*), p. 189.

1. Marcello Malpighi (1628-1694), médecin italien, docteur en médecine de Bologne en 1653, professeur de médecine théorique à l'Université de Pise en 1656, fut un pionnier de l'anatomie microscopique et compléta la théorie de Harvey de la circulation du sang par la découverte des vaisseaux capillaires.

2. Giovanni Battista Morgagni (1682-1771), médecin italien, docteur en médecine de Bologne en 1701, devint professeur d'anatomie à la Faculté de Padoue en 1715. Il mit en rapport médecine clinique et anatomie pathologique étudiée à l'autopsie. Il est considéré comme le fondateur de l'anatomie pathologique moderne.

propose une idée neuve concernant la fonction centrale de la moelle, il paraît conserver, quant à la structure de cet organe, l'idée traditionnelle erronée selon laquelle elle ne serait qu'un gros faisceau de nerfs (*crassus funis nerveus*).

La réflexion de l'impression sensible au niveau de la moelle n'obéit pas seulement aux simples lois physiques (*non peragitur juxta solas leges physicas*) d'égalité des angles de réflexion et d'incidence et d'égalité de l'action et de la réaction, mais aussi – et sur ce point Prochaska développe une idée qu'on a vu apparaître dans la conception de Whytt – à des lois propres à la moelle, décelables seulement par leurs effets, inconnues en elles-mêmes Cette loi fondamentale selon laquelle la moelle réfléchit les impressions nerveuses c'est une loi de conservation du vivant (*nostri conservatio*) : réactions de défense, d'écartement, de suppression de l'excitation nocive et réactions inverses dans le cas de l'excitation utile [a]. Il ne faut pas manquer de signaler que l'exemple donné à l'appui de ces propositions est précisément le même que celui par lequel Astruc avait cherché à illustrer la notion d'une réflexion des esprits selon l'égalité des angles d'incidence et de réflexion (*reflexionis angulum angulo incidentiae aequalem*) et selon l'égalité de l'action et de la réaction (*influent eo quidem momento quo reflexi sunt*), l'exemple de l'éternuement [b], c'est-à-dire d'un authentique réflexe élémentaire avec centre bulbaire. A quoi Prochaska ajoute l'exemple également donné par Astruc, et déjà par Descartes, de l'occlusion des | paupières [c], dont on sait aujourd'hui que c'est un méca- **119** nisme réflexe plus compliqué, à étape cérébrale, corticale d'abord et devenue sous-corticale. Mais en affirmant que les lois de la réflexion de la force nerveuse dépassent les moyens ordinaires d'un mécanisme physique, Prochaska n'entend pas nier que les mouvements de réflexion soient en eux-mêmes strictement déterminés et il reprend à cet effet la comparaison par laquelle Descartes cherchait à rendre sensible sa théorie de l'animal-machine : *Omnes functiones systematis nervosi pendent ab ejusdem fabrica*

a. *Ibid.*, p. 117.

b. *Irritatio in membrana narium interna facta excitat sternutationem, quia impressio illa ab irritatione in nervis olfactoriis facta per eos ad sensorium commune defertur, ibi certa lege reflectitur in nervos motorios musculis respirationi dicatis respicientes, et per hos validam exspirationem per nares producit qua ab aëre vi transeunte irritamentum avellitur et ejicitur. Ibid.*, p. 117.

c. *Si amicus digito suo appropinquat ad oculum nostrum, licet persuasi simus nihil mali nobis inferendum esse, tamen jam impressio illa per opticum nervum ad sensorium commune delata, in sensorio ita reflectitur in nervos palpebrarum motui dicatos, ut nolentibus claudantur palpebrae, et arceant molestum digiti ad oculum attactum. Ibid.*, p. 118.

et natura, non minus ac accurata horarum indicatio fabricae horologii debetur [a]. En somme Prochaska entrevoit la subordination des mécanismes physiologiques au sens proprement biologique des réactions d'un organisme considéré comme un tout. Il est possible que Prochaska se soit posé là un faux problème et qu'il ait masqué, comme le pense Fearing, par ses réserves sur la suffisance explicative du mécanisme en matière de réflexes, son ignorance de la fonction intégrative du système nerveux que devait découvrir Sherrington. Mais il est possible aussi, pensons-nous, qu'il ait eu l'intuition, permise après tout à un bon observateur des comportements animaux, de la liaison obligée entre le réflexe et l'instinct [b]. Et Ch. Kayser a bien vu, en tout cas, que Prochaska « fait appel à un principe d'utilité ou téléologique, comme le font encore aujourd'hui les théoriciens de la « Ganzheit » pour expliquer les comportements » [c].

Il est un autre caractère du phénomène qu'il définit auquel Prochaska accorde beaucoup d'importance et d'attention, c'est son rapport à la conscience. Il ne se contente pas de faire entrer l'allure inconsciente de la réaction réflexe dans sa définition, il nuance son affirmation de cette réserve que la dite réaction peut être parfois consciente mais en restant 120 toujours indépendante | de la volonté : « Étant donné que la fonction principale du *sensorium commune* consiste dans la réflexion d'impressions sensorielles en impressions motrices, il faut noter que cette réflexion se fait, soit inconsciemment, soit consciemment... Que de telles réflexions d'impressions sensorielles en motrices aient lieu dans le sens commun même, tout à fait à l'insu de l'âme, c'est ce que montrent certains mouvements subsistant chez des apoplectiques, auxquels toute conscience a été ôtée : leur pouls est énergique, ils respirent amplement et même ils lèvent la main et l'approchent souvent, sans s'en rendre compte, d'une région du corps irritée. Ainsi le *sensorium commune* remplit sa fonction, même sans la conscience de l'âme, en produisant les mouvements convulsifs des épileptiques et même ces rétractions des membres, quand

a. *Ibid.*, p. 45.

b. « Dans les conditions physiologiques, il ne se produit pas de réflexes ou de séries de réflexes, qui ne soient déclenchés ou activés par un facteur instinctif c'est-à-dire lié aux intérêts vitaux de l'organisme tout entier. » « Les mouvements réflexes et les processus intégratifs (nerveux et humoraux) sont de telle manière liés aux diverses excitations externes et internes qui les déterminent que ces dernières, dans des conditions biologiques habituelles conduisent à des réactions objectivement utiles, c'est-à-dire servant les intérêts de l'individu ou de l'espèce. », M. Minkowski, *L'état actuel de l'étude des réflexes*, p. 60-62.

c. « Réflexes et comportement », *Bulletin de la Faculté des Lettres de Strasbourg*, février-mars 1947 ; numéro de février, p. 92-93.

ils sont piqués ou légèrement pincés, qu'on observe parfois chez des hommes profondément endormis, en sus des mouvements du cœur et de la respiration... Les mouvements qui ont lieu dans le corps animal, avec conscience dans l'âme, mais sur lesquels l'âme n'a aucun pouvoir de volonté, du fait qu'ils dépendent exclusivement du *sensorium commune* en tant qu'indépendant de l'âme, sont : l'éternuement à partir d'un stimulus appliqué à la narine, la toux à partir d'un stimulus appliqué à la trachée, le vomissement à partir du chatouillement du pharynx ou de l'absorption d'émétique, les tremblements et les convulsions dans la chorée et dans le paroxysme de la fièvre intermittente, etc. »[a].

A partir de là, Prochaska expose une théorie générale du mouvement involontaire et de l'automatisme dont l'intérêt est de nous renvoyer, au moment où nous parvenons au terme de notre recherche historique et critique, à son point de départ, c'est-à-dire aux textes de Descartes cités au début de notre second chapitre. Prochaska écrit que dans cette partie du système nerveux appelée *sensorium commune* se trouve situé un dispositif (*artificium*) tel qu'à son niveau les impressions sensibles externes sont réfléchies, selon des lois spécifiques, dans les nerfs moteurs, de façon à produire des mouvements déterminés des muscles. Par ce seul pouvoir du *sensorium commune* plusieurs mouvements véritablement automatiques ont lieu chez l'homme ; mais alors que plusieurs animaux dépourvus de cerveau sont constitués en véritables automates par le pouvoir du *sensorium commune*, chez d'autres animaux plus élevés et chez l'homme le système nerveux a été augmenté du cerveau, et en outre, dans le cas de | l'homme, 121 d'une âme immortelle que la foi nous enseigne être le don d'une grâce spéciale de Dieu. Mais « l'âme aussi longtemps qu'elle est jointe à notre corps ne produit absolument aucune action qui dépende entièrement et uniquement d'elle, mais toutes ses actions se font par le système nerveux comme par leur instrument »[b]. Nous sommes apparemment revenus à Descartes : l'âme utilise dans le mouvement volontaire un appareil qui peut cependant fonctionner indépendamment d'elle. Mais la différence entre Prochaska et Descartes est considérable en fait, puisque, selon le premier, le cerveau n'est pas une pièce essentielle à l'activité du système nerveux et peut seulement dans certains cas l'accomplir. Prochaska

a. *Cum itaque praecipua functio sensorii communis consistat in reflexions impressionum sensoriarum in motorias, notandum est quod ista reflexio vel anima inscia, vel vero anima conscia fiat, etc.*, *op. cit.*, p. 118-130.

b. *Ibid.*, p. 130.

conçoit le système nerveux, dans la série animale, comme une structure se compliquant à mesure que l'on s'élève et où le cerveau vient enfin à sa place. Prochaska étudie de bas en haut une hiérarchie de centres nerveux. Descartes construisait le système nerveux de haut en bas.

Et c'est pourquoi enfin, conformément à l'esprit et à la direction de son examen, Prochaska se pose la question de savoir si les ganglions nerveux jouent un rôle dans les sympathies, les transformations d'impressions et les réflexions. Il ne s'agit pas seulement ici des ganglions sympathiques[a], mais des ganglions des racines postérieures des nerfs rachidiens, dont Prochaska se demande pourquoi seules les racines postérieures les traversent[b]. Comme Unzer, Prochaska conclut que des réflexions ont lieu au niveau des ganglions. On sait qu'après le découverte par Bell[1] et Magendie[2] de la double fonction motrice et sensitive des racines antérieure et postérieure des nerfs rachidiens, c'est Helmholtz[3] qui devait montrer en 1842 que les axones

a. En fait, Prochaska admet l'existence des réflexes sympathiques. « *Der sympathische Nerve scheint auch seine Eindrücke ohne Bewustssein der Seele in seinen Knoten und Geflechten zu reflectiren* », in *Lehrsätze aus der Physiologie des Menschen*, § 217. Ce traité publié en 1797 (Vienne, C.F. Wappler) existe aussi en latin sous le titre *Institutiones physiologiae humanae* 1805, (Vienne, Wappler & Beck). Les fonctions du *sensorium commune* et son pouvoir de réflexion sont traités assez rapidement dans cet ouvrage (§ 215-221).

b. *Ibid.*, p. 128. Prochaska se pose la même question à propos du ganglion de Meckel. Il s'agit du ganglion spheno-palatin. La publication de Meckel[4], *De quinto pare nervorum cerebri* est de 1748.

1. Charles Bell (1774-1842), médecin et chirurgien anglais, étudiant à l'Université d'Édimbourg, fut reçu médecin par le Collège royal des chirurgiens. Il devint en 1836 professeur de chirurgie à l'Université d'Édimbourg. Il est resté célèbre pour sa découverte de la loi dite de Bell-Magendie selon laquelle les racines antérieures de la moelle épinière sont motrices et les postérieures sensitives.

2. François Magendie (1783-1855), médecin, anatomiste et physiologiste français, membre de l'Académie des sciences en 1821, professeur au Collège de France en 1830, fut un maître de la physiologie expérientale, connu en particulier pour ses travaux sur les nerfs rachidiens. Maître de Claude Bernard, il publia ses *Leçons sur les fonctions et les maladies du système nerveux* (2 volumes, Paris, Ebrard, 1839).

3. Hermann von Helmholtz (1821-1894), physiologiste, physicien et philosophe allemand, professeur de physiologie aux Universités de Königsberg, de Bonn, de Heidelberg, fut professeur de physique à l'Université de Berlin en 1871. Auteur d'une œuvre scientifique considérable dans des domaines aussi divers que la physiologie (mesure de la vitesse de l'influx nerveux, 1850, théorie des sensations sonores, optique physiologique), la physique (conservation de la force, 1847), l'hydro-, l'électro-, et la thermodynamique, l'esthétique, l'épistémologie, il développa une philosophie empiriste de la perception.

4. Johann Friedrich Meckel l'ancien (1724-1774), médecin allemand, docteur en médecine de Göttingen en 1748, fut professeur d'anatomie au Collège médico-chirurgical de Berlin. Il contribua en particulier à l'anatomie des nerfs crâniens.

du nerf périphérique sont reliés avec les cellules nerveuses ganglionnaires, et on voudra bien reconnaître à Prochaska, en une époque où les techniques microscopiques étaient assez grossières et les techniques microtomiques inexistantes, une certaine pénétration intellectuelle[a]. | Waller[1] devait **122** confirmer, en 1850, la découverte d'Helmholtz, au cours d'expériences sur la dégénérescence des nerfs sectionnés (dégénérescence wallerienne) et c'est Kölliker[2] qui montra en 1889 que toute fibre nerveuse dépend d'un neurone situé dans l'axe nerveux ou dans les ganglions.

On peut comprendre maintenant que nous ayons pu nous dire surpris de voir Fearing tenir l'œuvre de Unzer et celle de Prochaska pour une extension de la physiologie mécaniste. S'il suffit, pour qu'il soit classé parmi les mécanistes, qu'un auteur conçoive le mouvement animal comme déterminé à la façon d'une chose au lieu de l'imaginer anarchique comme une inspiration, nous demandons qui vraiment pourra rester en dehors d'une telle rubrique de classification? Et inversement, si l'on cesse d'être mécaniste dès qu'on pense que les fonctions de l'organisme vivant constituent une émergence relativement aux lois de la matière et du mouvement, dès qu'on admet par exemple que la coordination de la sensibilité et du mouvement pose à l'intelligence d'autres problèmes que la marche d'une montre ou d'un thermostat, nous demandons qui, à

a. Helmholtz, *De fabrica systematis nervosi evertebratorum. Cf.* Fulton, *Muscular Contraction and the Reflex Control of Movement, op. cit.,* p. 42. – K. E. Rothschuh[3] dans sa *Geschichte der Physiologie* (1953) écrit très justement : *Man kann nur diese theoretische Interpretation Prochaskas bewundern da er alles Wesentliche über den Reflexvorgang ohne jede Kenntnis des anatomischen Substrates darlegt* (p. 86).

1. Augustus Volney Waller (1816-1870), médecin anglais, docteur en médecine de Paris en 1840, effectua successivement ses travaux en Angleterre, où il fut élu Fellow de la Royal Society en 1851, à Bonn, à Paris, avant de revenir en Angleterre comme professeur de physiologie à Birmingham. Ses principaux travaux concernent la physiologie nerveuse.

2. Rudolf Albert von Kölliker (1817-1905), médecin et zoologiste suisse, docteur en médecine de Heidelberg en 1842, fut nommé professeur de physiologie et d'anatomie comparée à Zurich en 1844 puis à Wurzbourg en 1847. Il appliqua les nouvelles techniques de microscopie à l'embryologie, à l'histologie des divers tissus, et découvrit que les fibres nerveuses sont en continuité avec les cellules nerveuses. Il fut élu à la Royal Society de Londres en 1860.

3. Karl Eduard Rothschuh (1908-1984), médecin et historien de la médecine allemand, docteur en médecine de Berlin en 1937, fut professeur à l'Université de Münster en 1948 et de Wurzbourg en 1949, puis professeur d'histoire de la médecine et directeur de l'Institut d'histoire de la médecine de Münster. Il apporta de nombreuses contributions à l'électrophysiologie cardiaque. Parmi ses publications : *Theoretische Biologie und Medizin* (1936), *Geschichte der Physiologie* (Berlin, Springer-Verlag, 1953), *Theorie des Organismus* (München, Berlin, Urban et Schwarzenberg, 1959).

l'exception de Descartes, d'ailleurs réduit à ses écrits de physiologie et supposé puéril ou délirant en ses écrits métaphysiques, ne doit pas être tenu pour non-mécaniste? Sans doute nous n'ignorons pas que lorsqu'on essaie aujourd'hui d'expliquer les fonctions du système nerveux par analogie avec des machines électroniques on demande corrélativement de « ne pas s'en tenir pour ce terme de mécanisme au sens que peuvent lui donner un horloger ou un garagiste »[a]. Nous n'ignorons pas que la tortue de Grey Walter ou le renard de A. Ducrocq[1] réalisent des modèles mécaniques ou des « simulateurs » de comportement adaptatif, par rétroaction de l'effecteur sur le récepteur, auprès desquels les automates Vaucanson sont vraiment des jeux d'enfants pour grandes personnes de jadis. Nous savons que N. Wiener[2] prétend que les automates modernes existent selon le mode bergsonien et enferment, tout comme les organismes, leur propre durée dans leurs conditions d'exercice; en sorte que, si « le vitalisme a gagné la partie pour autant que les mécanismes eux aussi correspondent à la structure temporelle du vitalisme », cette victoire n'est à tout prendre qu'une défaite complète puisque « les nouveaux mécanismes sont aussi complètement mécanistiques que les anciens », d'où il faut conclure

123   que | « toute la controverse mécanisme-vitalisme a été reléguée dans les limbes des questions mal posées »[b]. Nous nous en excusons auprès des amateurs de questions bien posées, mais nous estimons que les questions authentiquement importantes sont des questions mal posées. Une question ne paraît jamais bien posée qu'au moment où elle reçoit sa solution, c'est-à-dire où elle s'évanouit comme question. A moins donc de réduire toute question au type des problèmes scolaires dont l'élève qui cherche à les résoudre ignore la solution, tout en posant qu'il y en a une, à sa portée intellectuelle, sous peine de devoir tenir pour ignare ou dément le maître qui les lui a posés, il faut bien dire qu'une question bien posée n'est déjà

a. P. de Latil[3], *La pensée artificielle*, Paris, Gallimard, 1953, p. 213.
b. *Cybernetics*, Hermann, Paris, 1948, p. 56; *cf.* aussi p. 49.

1. Albert Ducrocq (1921-2001), ingénieur français, fut professeur de physique électronique et directeur de la Société française d'électronique et cybernétique.
2. Norbert Wiener (1894-1964), mathématicien américain, fondateur de la cybernétique, PhD de Harvard en 1912, fit carrière au Massachusetts Institute of Technology à partir de 1919, nommé professeur titulaire de mathématiques en 1932. Comme mathématicien, il a donné des contributions fondamentales à la théorie du contrôle et de la communication, donnant naissance à la Cybernétique.
3. Pierre de Latil (1905-), journaliste scientifique français, fut chroniqueur et auteur d'ouvrages et d'articles dans des revues de vulgarisation scientifique.

plus une question puisqu'elle enferme tous les éléments de la réponse. Sans paradoxe une question ne peut, en tant que telle, être que mal posée. Peut-être en ce qui concerne la vie les questions sont-elles toujours mal posées, même quand elles paraissent recevoir des solutions mécanistes satisfaisantes, parce qu'elles sont énoncées en des termes dont le sens est dépassé au moment même où on les utilise. Nous voulons dire que chaque tentative de réduction des fonctions organiques à un système mécanique oublie simplement qu'elle n'est pas la forme définitive du savoir en la matière. Le vitalisme n'est peut-être que le sentiment d'une anticipation ontologique, donc chronologiquement irrécupérable, de la vie sur la théorie et la technique mécaniques, sur l'intelligence et la simulation de la vie [a]. Concernant l'explication mécaniste des fonctions du système nerveux, nous nous bornerons à deux remarques. Ce système reste capable de performances caractéristiques après des prélèvements ou des délabrements tels qu'aucune machine, surtout à l'échelle électronique, n'en pourrait supporter, sans se fausser, même une minime partie. Le système nerveux, s'il est un montage mécanique, se trouve être chez l'homme, un montage monteur et non pas seulement monté [b]. Dans un organisme quel | qu'il **124** soit, une relation authentique et non simulée, naturelle et non artificielle, de rétroaction exige une individualité irréductible à un composé. Unzer et Prochaska, aussi bien que Whytt, ne disaient pas, à leur façon, autre chose. Quant à Descartes, n'en déplaise aux mécanistes et cybernéticiens du jour, sa supériorité sur eux réside dans son incohérence, à leurs yeux, c'est-à-dire, nous l'avons déjà relevé, dans la présentation de sa biologie comme une « forme » de mécanisme sur un « fond » de métaphysique.

Si l'on entend par vitalisme, comme nous le suggérons, la conscience de la spécificité des phénomènes organiques ou, pour parler comme Auguste

---

a. *Cf.* notre *Connaissance de la vie* : « Aspects du vitalisme », p. 101-123.

b. *Cf.* Raymond Ruyer : « Il y a des machines dans l'organisme, comparables aux machines fabriquées, mais il est contradictoire de penser qu'il n'y a que des machines. Si j'ai froid et que je fasse des mouvements violents pour me réchauffer, je m'arrête lorsque le résultat est atteint ; mais, évidemment, il n'y a pas au-dessus de moi un ingénieur qui soit à mon organisme ce que je suis à la chaudière, capable de mettre dans mon cerveau l'indication matérielle du degré de réchauffement souhaité. Ou si cet ingénieur existait, la même question se reposerait pour lui, et ainsi de suite à l'infini. Les cybernéticiens ici comme dans les autres cas, passent par-dessus cette exigence logique. », « Le problème de l'information et la cybernétique », *Journal de psychologie*, octobre-décembre 1952, p. 411. *Cf.* aussi du même auteur, *La cybernétique et l'origine de l'information*, Paris, Flammarion, 1954, p. 97.

Comte[1], le refus de réduire le supérieur à l'inférieur, il faut reconnaître qu'en matière de physiologie du mouvement réflexe les vitalistes du XVIII e siècle répondent bien à « l'intention évidemment progressive » que Comte reconnaît à l'esprit général de la méthode dont ils s'inspirent[a].

On peut alors se demander, accessoirement, pourquoi l'histoire du concept de réflexe ne rencontre aucun des médecins français vitalistes de la fin du XVIII e siècle et singulièrement Bichat (1771-1802) qui s'est intéressé à la question des sympathies[b]. Il en admettait quatre sortes : sympathies de sensibilité animale, par exemple les phénomènes de douleur rapportée ou décalée; sympathies de contractilité animale, par exemple la convulsion d'un muscle volontaire dont les ligaments sont distendus; sympathies de contractilité organique sensible, par exemple la modification des mouvements involontaires, comme les battements du cœur, quand un autre organe ou groupe d'organes est affecté; sympathies de sensibilité organique et de contractilité insensible, c'est-à-dire tonicité en général. Cette classification repose sur les propriétés des différents tissus de l'économie animale. Or la raison pour laquelle Bichat ne lie pas le mécanisme des sympathies au système nerveux c'est qu'il admet deux sortes de sensibilité et de contractilité : organiques et animales. Les premières appartiennent, selon des modalités différentes, à tous les tissus, et font que, selon Bichat, tout tissu directement irrité peut se contracter lui-même sous cette influence; les secondes seules supposent l'appareil neuro-musculaire. Du fait donc que la sensibilité, la motricité et leurs rapports ne sont pas partout des effets spécifiques d'un appareil spécialisé, leur étude ne renvoie pas obligatoirement à l'étude du système nerveux.

125 | C'est donc pour avoir admis dans les *Recherches sur la vie et la mort* (1800) l'indépendance relative des deux vies, organique et animale, que Bichat, d'ailleurs plus anatomiste que physiologiste, ne s'est intéressé ni expérimentalement, ni théoriquement, de façon élective au mécanisme de la relation nerf-muscle.

C'est au contraire en contestant la distinction des deux vies, due à Bichat, que Legallois (1770-1814) devait confirmer, de façon purement

a. *Cours de philosophie positive*, 43 e leçon, Éd. Schleicher, III, p. 342.
b. « De l'influence nerveuse dans les sympathies », *Journal de Médecine, Chirurgie, Pharmacie*, 1801, p. 472.

1. Auguste Comte (1798-1857), mathématicien et philosophe français, fut le fondateur du courant philosophique connu comme le positivisme, qui est exposé dans *Discours sur l'Esprit positif* (Paris, Carilian-Gœury et V. Dalmont, 1844).

expérimentale, les descriptions de Whytt et les conceptions de Prochaska concernant les fonctions de la moelle épinière. Legallois ne fait aucune théorie – ce qui ne veut pas dire qu'il ignore ou méprise celles de ses devanciers – et nous ne trouvons pas chez lui la notion de réflexe. Nous voulons le citer cependant, en raison de ses rares qualités d'expérimentateur. Legallois a montré toute l'importance du choix des animaux d'expérience, en insistant, le premier semble-t-il, sur une condition expresse à remplir pour toute comparaison utile d'animaux préparés et d'animaux témoins : il ne suffit pas qu'ils soient de même espèce, ils doivent être rigoureusement du même âge, et on doit comparer les résultats d'expériences portant sur des lots de sujets d'âge collectif différent [a].

Legallois a d'abord opéré sur les lapins, puis sur les chiens, les chats et les cochons d'Inde. Il a également étudié la respiration du fœtus anencéphale, à l'occasion de problèmes de médecine légale posés par la décollation du fœtus lors de l'accouchement. Legallois a su distinguer, dans les effets de la section du névraxe, les troubles de la coordination du mouvement et de la production même du mouvement. Il a eu l'idée de procéder par sections progressives à partir du cerveau, de façon à repérer comparativement le point exact où certaines fonctions cessent, tandis que d'autres subsistent [b]. Il a donc pu établir le premier le | caractère métamérique de la moelle **126** épinière et vérifier que chaque segment fonctionne comme un centre

---

a. « Une des choses qui ont le plus nui au progrès de la physiologie expérimentale c'est le peu d'attention et je puis même dire la négligence absolue que les expérimentateurs ont mise dans le choix des animaux. Ils les prenaient tels qu'ils leur tombaient sous la main, sans distinction d'espèce ni d'âge, et ils comparaient les résultats de diverses expériences, faites de cette manière, comme si toutes l'eussent été sur des animaux de même espèce et de même âge. J'ai suivi un plan tout différent, etc. », *Expériences sur le principe de la vie* (1812) : Addition pour servir de supplément à ce qui peut manquer aux détails des expériences mentionnées dans cet ouvrage. – Nous tenons cette note terminale pour un exposé méthodique et technique fort remarquable, et nous nous demandons pourquoi Bell, au dire de Fearing (*Reflex Action*, *op. cit.*, p. 123), regardait les expériences de Legallois comme grossières. Peut-être seulement est-ce parce que Legallois ne cite pas le travail de Bell sur les racines médullaires des nerfs rachidiens, paru en 1811, qu'il pouvait ignorer en 1811-1812 ?

b. « Toutes les fois qu'en détruisant une certaine portion, soit du cerveau, soit de la moelle épinière, on fait cesser une fonction subitement et avant l'époque connue d'avance où elle aurait cessé naturellement, on peut être assuré que cette fonction dépend du lieu que l'on a détruit. C'est de cette manière que j'ai reconnu que le premier mobile de la respiration a son siège dans ce lieu de la moelle allongée [le bulbe] qui donne naissance aux nerfs de la huitième paire, etc. », *Expériences sur le principe de la vie, op. cit.*, p. 250.

propre à la région dont il coordonne la sensori-motricité[a]. Si l'on ajoute que Legallois a eu le sentiment que toute expérimentation, ainsi pratiquée, met le sujet d'expérience dans un état pathologique[b] et que les conclusions qu'on en tire doivent prendre ce fait en considération, on comprendra que nous ayons tenu, eu égard à sa pénétration, à mentionner brièvement les mérites de l'auteur des *Expériences sur le principe de la vie*[c].

*

Pas plus qu'on ne le trouve chez Legallois, on ne trouve le concept de réflexe dans les écrits des auteurs qui, pendant le premier tiers du XIXᵉ siècle étudient expérimentalement les conditions structurales – anatomiques et histologiques – et fonctionnelles des mouvements dont la moelle épinière est le centre. La mise au point de techniques nouvelles en microscopie, en microtomie, la pratique de la coloration des coupes vont permettre de rapides progrès dans les connaissances d'anatomie fine. On peut dire qu'en matière de mouvements réflexes, l'étude théorique de la fonction a précédé l'observation de la structure morphologique. A la fin

a. « Si au lieu de détruire la moelle, on y fait des sections transversales, les parties correspondantes à chaque segment de la moelle jouissent du sentiment et du mouvement volontaire, mais sans aucune harmonie et d'une manière aussi indépendante entre elles que si on eût coupé transversalement tout le corps de l'animal aux mêmes endroits; en un mot, il y a dans ce cas autant de centres de sensations, très distincts, qu'on a fait de segments à la moelle. » *Ibid.*, p. 249.

b. « L'action du cerveau sur chaque point de la moelle n'a pas uniquement pour effet de déterminer et de régler les mouvements mais elle paraît en augmenter l'énergie. Les mouvements sont toujours plus faibles dans l'animal décapité que dans celui qui ne l'est pas; à moins qu'on ne touche immédiatement le bout de la moelle, car alors les mouvements deviennent très forts et même convulsifs. Il est vrai que cette faiblesse des mouvements peut aussi dépendre en partie de ce qu'après la décapitation, la moelle est toujours dans un état pathologique. », *op. cit.*, Avant-Propos, p. 218.

c. Les travaux de Legallois ont fait l'objet d'une remarquable analyse comparative et critique dans un *Rapport* fait à la Classe des Sciences mathématiques et physiques de l'Institut le 9 septembre 1811, signé par de Humboldt[1], Hallé[2], Percy, et contresigné par Cuvier, secrétaire perpétuel, *op. cit.*, p. 271.

1. Alexander von Humboldt (1769-1859), naturaliste allemand, effectua une expédition en Amérique du Sud avec Aimé Bonpland (1799-1804) dont il publia une relation. Il est également l'auteur de *Kosmos*. Il fut un des plus grands naturalistes et voyageurs allemands et joua un grand rôle dans les relations franco-allemandes de son époque.
2. Jean-Noël Hallé (1754-1822), médecin français, professeur de médecine à l'École de santé et au Collège de France à Paris, membre de l'Académie des sciences, médecin personnel de Napoléon Bonaparte, fut un pionnier de la réforme hygiénique en France.

du XVIIIe siècle, les éléments du concept de réflexe sont connus sous la forme classique qu'ils conserveront pendant cent ans dans les traités et les manuels d'enseignement. Le moment est donc venu pour nous de présenter, sous forme | abrégée et synoptique, les étapes de la formation du concept et les responsabilités exactes des auteurs qui y ont contribué. **127**

Depuis la Renaissance, jusqu'à la fin du XVIIIe siècle, et sous l'influence d'idées fournies par la tradition aristotélicienne ou galénique, les questions relatives au mécanisme physiologique du mouvement involontaire reçoivent des solutions diverses mais presque toujours inscrites dans une vision du microcosme humain qui n'est pas sans analogie avec la vision ante-copernicienne du macrocosme. C'est une vision anthropocentrique de l'organisme animal en général et du corps humain en particulier. Si Copernic[1], Kepler[2] et Galilée ont chassé l'anthropocentrisme de la théorie du mouvement des astres, cet anthropocentrisme subsiste dans la théorie du mouvement de l'homme. On veut dire par là que, logé dans le cœur selon les aristotéliciens ou dans le cerveau selon les galénistes, un seul principe de commande et de contrôle de tous les mouvements est censé dominer et se subordonner tout l'organisme. Le cœur ou le cerveau sont au corps animal qui s'agite autour de l'un ou de l'autre tenu pour centre, ce qu'était l'homme, dans l'astronomie ptoléméenne, aux astres qui se lèvent ou déclinent par rapport à son séjour terrestre, ce qu'était le roi, dans la politique monarchique, à ses sujets obéissants. La révolution copernicienne, dans la physiologie du mouvement, c'est la dissociation des notions de cerveau et de centre sensori-moteur, la découverte de centres excentriques, la formation du concept de réflexe. Cette révolution ne s'est pas faite d'un coup, sans timidités, sans concessions à la conception traditionnelle de la motilité animale.

Il faut dire que la difficulté n'était pas moins grande dans le cas de l'organisme que dans le cas du monde, car le caractère de totalité manifeste présenté par un organisme à la fois sensible et mobile imposait l'idée d'une unité du principe indivisible de l'information et de la réaction, du sens commun et du moteur commun. La conception mécanique de la vie

1. Nicolas Copernic (1473-1543), chanoine, médecin et astronome polonais, défendit le système héliocentrique qu'il chercha à prouver et qu'il exposa après plusieurs années d'études dans son ouvrage *De Revolutionibus Orbium Caelestium* publié à Nuremberg en 1543.

2. Johannes Kepler (1571-1630), astronome allemand, surtout connu pour ses lois sur le mouvement des planètes, fut l'auteur de l'*Astronomia Nova* (1609) et de *Harmonice Mundi* (1619).

n'est pas, sur cette question, aussi radicalement novatrice qu'on pourrait d'abord le croire. Car une machine n'étant machine que dans son tout, son automatisme requiert une cohésion qui exclut la division ou l'éparpillement du dispositif de régulation de ses parties mobiles [a]. De Descartes à Prochaska et Legallois, il a fallu former difficilement l'idée d'un appareil neuro-musculaire qui ne soit pas seulement un système mais un système de systèmes et qui par suite, tout en assurant le fonctionnement de l'organisme

128 | en tant que tout, permette une certaine indépendance d'automatismes partiels et institue la coordination de la sensibilité et du mouvement non de haut en bas comme dans une monarchie de droit divin et par délégation du pouvoir central, mais de bas en haut comme dans une république fédérale et par intégration de pouvoirs locaux. Une conception vitaliste, ou si l'on préfère organiciste, du corps animal devait se révéler, finalement, plus favorable à l'éclosion d'une telle façon de voir qu'une conception mécaniste [b]. Un organisme peut être composé de parties elles mêmes organisées dont le *consensus* dépende, à chaque degré de complication, de liaisons capables de subsister même après leur libération par rapport au centre le plus élevé d'intégration et de contrôle.

Mais la difficulté de concevoir d'abord, de chercher à prouver ensuite, la décentration du centre de la sensori-motricité se doublait d'une autre difficulté aussi grave qui n'était plus d'ordre anatomique mais d'ordre psychologique, et plus exactement réflexif. Un concept qui liait directement, sans passage par le relais cérébral, l'impression sensitive à la réaction motrice, la stimulation à la réponse, enfermait une contradiction puisqu'il fallait admettre l'existence d'une impression sensible non sentie. Qui dit sensibilité dit conscience de la sensation et, à l'époque, c'était dire âme. Si l'on expliquait les sympathies par une réflexion para-cérébrale, c'est-à-dire extra-spirituelle, d'impressions en provenance d'organes des sens ou liées à des états pathologiques, donc supposés affectifs, comment conserver à ces impressions leur qualification de sensible ? Ce n'est pas le nerf qui sent, c'est l'âme. D'où l'impossibilité de concilier la notion de *sensorium commune* et celle de son substrat mécanique, de localiser le *sensorium* dans quelque appareil qui ne soutînt aucune relation avec le moi. On arrivait à cette même absurdité que Kant objectait, dans sa *Lettre*

a. *Cf.* Descartes, *Traité des passions*, art. 30.
b. Ceci ne vaudrait sans doute pas pour un vitaliste tel que Barthez (*cf.* René Dumesnil, *Histoire de la Médecine*, p. 191), mais l'histoire du concept de réflexe ne le rencontre pas directement.

à Sömmering du 10 août 1795, à toute tentative en vue de déterminer le siège de l'âme : « La solution exigée du problème du siège de l'âme qui est demandée à la métaphysique conduit à une grandeur impossible $\sqrt{2}$ »[a]. Mais ce n'est pas seulement la métaphysique, c'est aussi la physiologie qui semblait | en l'espèce condamnée à l'impasse. Pour pouvoir continuer 129 à parler d'impressions sensitives propagées le long des nerfs séparés du cerveau, il fallait exiger en quelque sorte de l'âme qu'elle se trouvât encore à l'endroit d'où on prétendait l'avoir chassée. Et c'est pourquoi, si une théorie comme celle de Whytt était physiologiquement inacceptable, elle n'était pas philosophiquement absurde. L'âme est partout où il y a sensibilité et seule la loi de l'habitude explique les cas d'inconscience de cette sensibilité. Whytt aurait pu dire, comme Kant dans *Les rêves d'un visionnaire expliqués par les rêves de la métaphysique* (1766) : « Je suis où je sens. Je suis aussi immédiatement au bout des doigts que dans la tête »[b], mais en ajoutant que je ne me sens pas sentant partout où je suis. Et par là Whytt se trouvait entraîné, comme on l'a vu, à placer au second plan de ses préoccupations la localisation anatomique de la fonction réflexe qu'il avait si bien décrite sans la nommer. Inversement, quand Prochaska cherchait à localiser le pouvoir de réflexion dans la moelle épinière il ne pouvait s'empêcher de concevoir le *sensorium commune* comme une âme médullaire. C'est pour la même raison qu'au XIXe siècle, lorsque la

a. Sömmering[1] avait dédié à Kant son mémoire *Über das Organ der Seele* (1796) où il soutient que le *sensorium commune* se trouve dans la sérosité des ventricules du cerveau. – *Cf.* dans Jules Soury, *Le système nerveux central*, I, p. 482-95, une intéressante relation des idées de Kant sur le siège de l'âme.

b. L'étude de ce texte trop négligé mériterait d'être faite en liaison avec celle des théories soutenues à l'époque sur l'anatomie et la physiologie de l'encéphale et, bien entendu, d'abord avec la théorie de Swedenborg[2]. *Cf.* sur ce dernier point, Martin Ramström[3], « Emanuel Swedenborg's Investigations in natural science and the basis for his statements concerning the functions of the brain », in *Till Kungl. Vetenskaps = Societeten I Uppsala*, Upsal, 1910.

1. Samuel Thomas von Sömmering (1755-1830), médecin allemand, docteur en médecine de Göttingen en 1778, fut nommé professeur d'anatomie à Kassel en 1779, puis professeur d'anatomie et physiologie à Mayence en 1784. Il est l'auteur d'importants travaux d'anatomie du système nerveux et des organes des sens.

2. Emmanuel Swedenborg (1688-1772), scientifique et philosophe suédois, diplômé en philosophie de l'Université d'Uppsala en 1709, voyagea en Angleterre, Hollande, France et Allemagne. Auteur d'une œuvre prolifique en sciences, techniques, minéralogie, anatomie et physiologie du cerveau, il s'intéressa aussi à physique et à la mystique.

3. Oskar Martin Ramström (1861-1930), médecin suédois, docteur en médecine de Lund en 1905, fut professeur d'anatomie à l'Université d'Uppsala en 1906.

généralisation du concept de réflexe aura donné naissance à une théorie accréditée par ses vérifications expérimentales, certains auteurs, et non des moindres, qui l'adoptent continueront à se poser le problème de l'existence d'une conscience ou d'une âme médullaire[a]. C'est peu à peu que toute référence à l'expérience subjective sera éliminée de la définition de la sensibilité ou plus exactement mise entre parenthèses. On définira objectivement la fonction de sensibilité par la structure histologique des récepteurs d'excitations, par le sens de la conduction de l'influx sur la fibre nerveuse. La sensibilité ce sera le phénomène nerveux centripète. Mais pour ne plus se poser dans | les ouvrages de physiologie, le problème psychologique de la sensibilité n'a pas été annulé.

130

Cela dit, nous avons à rappeler que Descartes propose une théorie générale du mouvement involontaire, fondée sur la supposition d'un déterminisme mécanique de structure et de fonction, commandé d'en haut par deux centres indépendants mais conjugués, le cœur et le cerveau. Dans le genre du mouvement involontaire c'est Willis qui, le premier, inscrit les mots et la notion spécifiques de mouvement réfléchi, obéissant à la loi physique de la réflexion de la lumière, dans le contexte d'une théorie énergétique des mouvements commandés par le seul centre encéphalique. Les mots de mouvement réflexe, plutôt que la notion, font une apparition fugitive dans une mécanique biologique, celle de Baglivi. Voilà pour le XVIIe siècle.

---

a. C'est notamment le cas d'Eduard Pflüger. Le physiologiste que la découverte des lois du réflexe a rendu célèbre pensait que la conscience n'est pas uniquement liée aux fonctions du cerveau, qu'elle est coextensive à tout le système nerveux et qu'elle est encore présente dans la moelle séparée du cerveau. Pflüger soutint avec Lotze[1] une controverse sur cette question, dont on trouve le récit dans Fearing, *Reflex Action, op. cit.*, chap. XI, p. 161 *sq.*

Et en 1872, J. Ranke[2], dans sa *Physiologie des Menschen* (2e éd., Leipzig) se posait encore la question de l'existence d'une âme médullaire. Il répondait d'ailleurs par la négative, mais ne croyait pas pouvoir éluder la question.

1. Rudolf Hermann Lotze (1817-1881), médecin et philosophe allemand, étudia la philosophie et la médecine à Leipzig où il fut reçu docteur en médecine en 1838. Il devint chargé de conférences en médecine et en philosophie à Leipzig. De 1844 à 1881, il fut professeur titulaire de philosophie à Göttingen, avant d'occuper une chaire de philosophie à Berlin. Il effectua d'importantes contributions à la psychophysiologie naissante.

2. Johannes Ranke (1836-1916), physiologiste et anthropologue allemand, docteur en médecine de Munich en 1861, y enseigna l'anthropologie et l'histoire naturelle générale dès 1869, avant d'y devenir le premier titulaire d'une chaire d'anthropologie en Allemagne en 1886.

Au XVIIIe siècle, la notion de réflexion d'influx nerveux, selon la loi physique de réflexion de la lumière, est utilisée systématiquement par Astruc, dans une théorie mécaniste des sympathies admettant l'unicité d'un centre de réflexion, le cerveau. Le phénomène du réflexe est décrit, sans utilisation du mot ni de la notion, par Whytt; mais les lois auxquelles obéit ce phénomène sont présumées n'être pas purement physiques, du fait de la liaison de la réaction réflexe à l'instinct de conservation. Whytt soutient que la relation de la sensibilité et de la motricité n'est pas centralisée mais diffuse, non pas mécanique mais psychique, et ne lui assigne en conséquence aucun support anatomique spécialisé. Unzer pense, lui aussi, que la loi du phénomène n'est pas strictement mécanique, mais il utilise systématiquement le terme et la notion de réflexion dans une théorie décentralisatrice du rapport sensori-moteur auquel il assigne de multiples supports anatomiques (ganglions et plexus nerveux, et aussi cerveau). Enfin Prochaska retient le mot et la notion de réflexion, subordonne son mécanisme physique à un sens de conservation de la totalité organique, décentralise la fonction réflexe en lui assignant comme support anatomique explicite le bulbe et la moelle épinière (et aussi vraisemblablement les ganglions sympathiques) et note, apparemment le premier, que l'automatisme de la réaction n'entraîne pas nécessairement l'inconscience. Legallois établit, ce que n'avait pas fait Prochaska, que la moelle épinière n'a pas une structure de nerf et réduit, sans utiliser le mot ni la notion, la fonction réflexe à une fonction médullaire dont il montre expérimentalement la division métamérique. | Voici donc quelle est en 1800 ^a la définition récapitulative 131 du concept de réflexe, définition idéale dans son tout, mais historique en chacun de ses éléments, avec l'indication des auteurs qui ont explicitement formulé d'abord ou repris pour leur compte ces notions élémentaires : *Le mouvement réflexe* (Willis) *est celui qui, immédiatement provoqué par une sensation antécédente* (Willis), *est déterminé selon des lois physiques* (Willis, Astruc, Unzer, Prochaska), [*et en rapport avec les instincts* (Whytt, Prochaska)], *par la réflexion* (Willis, Astruc, Unzer, Prochaska) *des impressions nerveuses sensitives en motrices* (Whytt, Unzer, Prochaska) *au niveau de la moelle épinière* (Whytt, Prochaska, Legallois), *avec ou sans conscience concomitante* (Prochaska).

    a. Nous trichons légèrement en citant Legallois, dont le premier *Mémoire* sur les expériences de section de la moelle date de 1809. Quant à Whytt nous ne le citons que dans la mesure où ses conceptions coïncident avec tel ou tel point des conceptions élaborées par des auteurs utilisant expressément la notion de réflexion.

HISTOIRE DE L'HISTORIQUE DU RÉFLEXE
AUX XIXe ET XXe SIÈCLES

En 1811, Sir Charles Bell (1774-1842) établit que l'excitation de la racine antérieure d'un nerf rachidien détermine une contraction musculaire dans la région dorsale alors que la perte de la sensibilité est entraînée par la section de la racine postérieure[a]. En 1822, François Magendie (1783-1855) confirme ce qu'on appelait alors la loi de Bell par des expériences de section des racines antérieure et postérieure[b]. En 1832-1833, Marshall Hall (1790-1857) décrit les caractéristiques, expérimentalement déterminées, de ce qu'il appelle « reflex action »[c]. C'est également en 1833 que Johannes Müller (1801-1858) publie ses travaux sur le mouvement réflexe[d]. En 1836, R. Remak[1] (1815-1865) publie ses observations microscopiques sur la

a. *Idea of a new anatomy of the brain*, Londres, 1811.

b. « Expériences sur les fonctions des racines des nerfs rachidiens », *Journal de physiologie expérimentale*, Paris, 1822, p. 276-279 et 366-371.

c. « On a particular function of the Nervous System », in *Proceedings of Zoological Society*, Londres, 1832. – « On the reflex function of the medulla oblongata and medulla spinalis », in *Phil. Transactions Royal Society*, Londres, 1833.

d. *Handbuch der Physiologie des Menschen*, I, Coblence, 1833 : *Die Mechanik des Nervensprinzips*.

1. Robert Remak (1815-1865), médecin allemand, docteur en médecine de Berlin en 1838, apporta des contributions à la théorie cellulaire, à l'embryologie et à la neurologie. Ses origines juives l'empêchèrent d'accéder aux plus hauts grades universitaires.

structure du nerf cérébrospinal[a]. En 1844, Rudolph Wagner[1] (1805-1864) propose, le premier, un schéma d'arc réflexe. Ce schéma représente le mode de fonctionnement de l'organe électrique de la torpille. Il comprend deux cellules : une cellule sensitive du ganglion de Gasser dont le prolongement périphérique constitue une fibre du trijumeau et dont le prolongement central est en rapport direct avec une cellule neuro-motrice du ganglion 133 de l'organe électrique (cellule | assimilée par Wagner à une cellule motrice médullaire). C'est dans cette dernière cellule que s'opère la réflexion de l'influx vers la plaque électrique du tégument[b].

Telles sont les dates des principales contributions d'anatomie et de physiologie à la connaissance du réflexe, en un tiers de siècle[c].

L'historique du concept de réflexe a pour origine une polémique d'une violence extraordinaire relative à l'originalité de la découverte de M. Hall. Celui-ci avait une très haute idée de lui-même, s'enorgueillissait des vingt-quatre mille heures de travail que lui avaient coûté ses recherches sur les réflexes, et s'il avait cité les expériences de Redi, de Whytt et de Legallois, ne leur avait attribué aucune importance. Vainqueur sans modestie, d'autant plus

a. « Vorläufige Mittheilungen microscopischer Beobachtungen über den innern Bau der Cerebrospinalnerven und über die Entwickelung ihrer Formelemente », *Archiv für Anat. Physiol. u. wissenschaft. Med.*, Berlin, 1836.

b. *Handwörterbuch der Physiologie*, III, sect. I : *Sympathischer Nerv, Ganglienstructur und Nervenendigungen*, p. 398. Brunschwick, 1844. *Cf.* figure ci-contre.

c. On trouvera une bonne bibliographie concernant l'anatomo-physiologie du réflexe, de 1833 à 1880 environ, dans l'*Index Catalogue of the Library of the Surgeon General's Office United States Army*, Washington, 1888, vol. IX, p. 806-807 : Nervous System (Reflex action of).

1. Rudolph Wagner (1805-1864), médecin allemand, docteur en médecine de Wurzbourg en 1826, vint à Paris travailler avec Cuvier, fut nommé professeur associé d'anatomie comparée et de zoologie, puis en 1832 professeur d'anatomie comparée et de zoologie à Erlangen, enfin en 1840, professeur de physiologie, d'anatomie comparée et d'histoire naturelle à Göttingen, succédant à Blumenbach. Il effectua également des travaux en anthropologie.

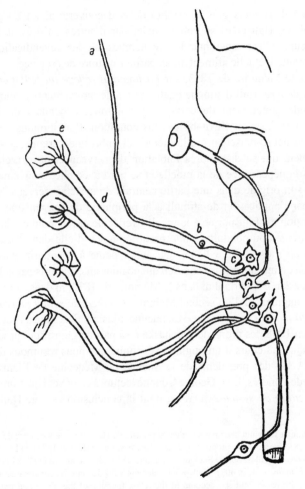

Fig. V. – Premier schéma d'un arc réflexe
proposé par R. Wagner (1844) (organe électrique de la torpille)

a : fibrille du nerf trijumeau, deuxième branche ;
b : ganglion de Gasser ;
c : corps ganglionnaire de l'organe électrique (homologue du neurone effecteur de
la corne antérieure de la moelle) ;
d : fibrille efférente (branche électrique du trijumeau) ;
e : disque hexagonal ou plaque élémentaire électrique.

134 | fier qu'à deux mois près la priorité de la découverte aurait pu revenir à J. Müller[a], Hall allait se voir rappeler par d'autres qu'il avait eu des précurseurs. C'est ainsi que les recherches ou les revendications de paternité intellectuelle alimentent en partie l'histoire des sciences.

Dans le Mémoire de 1833, sur *La fonction réflexe du bulbe et de la moelle épinière*, Hall distingue quatre sortes de mouvements : volontaire, commandé directement du cerveau ; respiratoire, dépendant du bulbe ; involontaire, à savoir l'irritabilité sous condition d'un stimulus appliqué à la fibre neuro-musculaire elle-même ; et enfin une certaine espèce de mouvement qui subsiste après l'ablation du cerveau et du cervelet, qui est sous la dépendance de la moelle et se perd avec elle, mouvement qui n'a pas son origine dans une partie centrale du système nerveux, qui est excité par l'application de stimuli à la périphérie de l'organisme « d'où l'impression est transportée à la moelle, réfléchie et reconduite à la partie impressionnée ou conduite à une partie éloignée d'elle dans laquelle la contraction musculaire a lieu ». On aurait peine à découvrir dans cette définition du mécanisme réflexe rien qui ne nous ait été appris par la lecture de Prochaska. Et pourtant ni dans le Mémoire de 1833, ni dans sa réédition de 1837 augmentée d'un second Mémoire *On the true spinal marrow and the excito-motory system of nerves*, aucune allusion n'est faite à Prochaska.

Or, en 1838, les droits de Prochaska à sa part de gloire sont proclamés et défendus, au cours d'un pugilat exégétique que nous résumons d'après Fearing[b]. Un des présidents de la Société de Médecine de l'University College de Londres, J. D. George [1], donne lecture à cette Société d'une étude sur *L'histoire du système nerveux*, dont la conclusion est que Hall a tiré

a. J. Müller reconnut avec bonne grâce la priorité de Hall, car si le Mémoire de Hall fut publié en 1833, comme son propre *Handbuch der Physiologie* (février 1833), la lecture de la première note de Hall devant la Société zoologique de Londres avait eu lieu le 27 novembre 1832 (cf. *Handbuch*, I, p. 609). Hall prit froidement acte de cette reconnaissance dans un article : On Professor Müller's account of the reflex function of the spinal marrow. (*Lond. and Edimb. Phil. Mag.*, 1837). – Dans sa thèse, *Recherches critiques et expérimentales sur les mouvements réflexes* (Paris, 1864) Cayrade écrit : « Faisant table rase du passé, sans aucun respect pour ceux qui l'avaient précédé dans cette étude, Marshall Hall s'attribue, avec un orgueil tout britannique, la gloire de cette importante découverte, n'admettant même pas l'illustre Jean Müller à y participer » (p. 30).

b. *Op. cit.*, p. 136-140.

1. John Durance George (1815-1851), chirurgien dentiste anglais, fit des études de chirurgie à Londres avant de se spécialiser dans la chirurgie dentaire. Il fut nommé professeur de chirurgie dentaire à University College en 1844.

grand parti de ses prédécesseurs, de Prochaska notamment. Comparant point par point la « découverte » de Hall et ses sources probables, George établit que Hall a eu des devanciers sur les points suivants : existence │ d'un 135 principe de mouvement indépendant de la volonté et de toute fonction cérébrale, siège de ce principe dans la moelle épinière, détermination de ce mouvement par la stimulation des nerfs rachidiens, réflexion de l'impression sensitive dans la moelle vers les muscles, utilisation de ce principe dans l'explication des sympathies, des mouvements du fœtus, des maladies convulsives. Dans sa conclusion, George déclare que si on faisait plus de lectures, il se trouverait moins de découvertes. Le Mémoire de George est publié par la *London Medical Gazette* en plusieurs articles ᵃ. Dans le courant de cette publication, le même périodique publie un Éditorial intitulé : L'action réflexe, une vieille découverte ᵇ. On y affirme que Hall a été complètement devancé par Prochaska et on insinue qu'il s'agit en l'espèce d'un plagiat habilement dissimulé. On n'en veut pour preuve que le fait suivant : une édition des œuvres de Prochaska se trouve à la Bibliothèque de la Société médicale et chirurgicale ; or cet ouvrage, peu connu des lecteurs, a été manifestement apprécié par au moins un membre de la Société qui l'a emprunté à plusieurs reprises et qui n'est autre que le D ʳ Hall. On assiste alors à ce spectacle singulier. Hall demande et obtient une attestation du bibliothécaire de la Société médicale et chirurgicale d'après laquelle il a emprunté l'ouvrage de Prochaska en 1835 et en 1837, c'est-à-dire postérieurement à 1833 ᶜ. Mais on remarquera que ni la réédition du Mémoire, ni le second *Mémoire sur le système excito-moteur*, dans l'année 1837, ne contiennent le nom de Prochaska. C'est seulement dans une publication de 1850 ᵈ que Hall s'explique sur Prochaska. Il y fait observer qu'il a cité Redi, Whytt et Legallois, dans son premier Mémoire,

a. « Contribution to the history of the nervous system », *London Medical Gazette*, 1837-1838, XXII, p. 40-47 et 93-96.

b. « Intemperance of Medical Controversialists. Reflex function, an Old Discovery. Editorial », *London Medical Gazette*, 1837-1838, XXII, p. 72-73.

c. Letter to the London Medical Gazette inclosing Letter from Librarian of Med. Chir. Soc. Editorial Reply, *London Medicale Gazette*, 1837-1838, XXII, p. 160.

d. *Synopsis of the diastaltic nervous system*, Londres, 1850. Le mot *diastaltique* est inventé par Hall pour désigner tout ce qui a rapport aux centres et aux fonctions réflexes. On en trouve une définition dans le *Dictionnaire* de Littré : « Action diastaltique, ensemble d'actes comprenant la sensibilité dans les nerfs sensibles, la réaction de la part des centres nerveux et la transmission motrice ou excito-motrice aux muscles (lorsque cette transmission n'est pas accompagnée de sensation elle correspond à l'action réflexe). »

comme ayant fait des expériences analogues aux siennes, mais il remarque que ces expériences n'ont conduit à aucun résultat, à aucune application dans les domaines de l'anatomie et de la physiologie ou du diagnostic et de la thérapeutique, que Whytt se trompait en expliquant l'action réflexe par 136 un principe psychique alors qu'il s'agit d'un principe physique, | qu'Unzer se trompait en tenant la moelle pour un paquet de nerfs issus du cerveau, ce qui exclut l'action diastaltique de la moelle, et que Prochaska, disciple d'Unzer, ne faisait pas moins de confusions que son maître.

Sur cet incident pénible et humiliant s'en greffe un autre, également rapporté par Fearing, d'après le témoignage de la veuve de Hall[a], et où le burlesque le dispute au dramatique. Le deuxième Mémoire de Hall en 1837, avait été refusé par la Royal Society. Hall adresse une lettre aux membres du Conseil leur demandant de nommer une commission qui témoignerait de ses expériences, examinerait les conclusions qu'il en tire, critiquerait son Mémoire avant de le condamner. Un passage de cette lettre donne une idée du ton de la polémique : « Alors que j'ai repris de Whytt le récit d'une observation de Redi sur les mouvements d'une tortue décapitée, quelqu'un a demandé si les tortues sont encore vivantes quand on en a fait de la soupe. Une telle question n'appelle de ma part aucune remarque. C'est plutôt une grossièreté à l'adresse de la Royal Society elle-même. » Selon Mme Hall, la requête de son mari fut accueillie par un silence méprisant[b]. Fearing termine le récit de cette polémique en disant que l'appréciation exacte des travaux de Hall est rendue difficile par la tendance qu'il avait à exagérer l'originalité de sa propre contribution[c] et s'appuie, à ce sujet, sur l'opinion de Eckhard et de Sherrington[d].

---

a. Charlotte Hall, *Memoirs of Marshall Hall by his widow*, Londres, 1861.
b. *Cf.* Fearing, *Reflex Action, op. cit.*, p. 138.
c. *Ibid.*, p. 138.
d. *Ibid.*, p. 139. Eckhard juge que la comparaison entre Hall et ses prédécesseurs amène à penser que l'apport personnel de Hall à l'étude du réflexe a été grandement exagéré. – *Ibid.*, p. 140. Sherrington dit qu'il ne saurait voir aucune différence réelle entre la conception de Hall sur les animaux décapités et celles de Whytt, Hales[1], Prochaska et mêmes Descartes. Citation empruntée à Stirling[2], *Some Apostles of Physiology*, Londres, 1902, p. 86.

1. Stephen Hales (1677-1761), physiologiste anglais, l'un des pionniers de la physiologie des plantes, étudia la perte d'eau dans les plantes par évaporation et montra que les réflexes sont transmis par la moelle épinière.
2. William Stirling (1851-1932), physiologiste anglais, fut nommé professeur de physiologie à l'Université de Manchester en 1885.

Dans une étude récente, Sir Geoffrey Jefferson[1] évoque à nouveau la polémique, examine à nouveau le bien-fondé des prétentions de Hall à une complète originalité, rapporte les jugements critiques des contemporains de Hall, Todd[2] et Grainger, et conclut à la nécessité de surmonter, pour juger équitablement Hall, l'antipathie qu'inspire sa vanité[a].

C'est à la suite de cette polémique que les Traités pédagogiques de physiologie, postérieurs aux premières publications de Hall et de Müller, mentionnent Prochaska au premier rang des | auteurs cités comme 137 précurseurs dans l'étude des mouvements réflexes. En France, dès 1842, Longet[3] défend ardemment la thèse de la priorité de Prochaska sur Hall, dans son *Traité d'anatomie et de physiologie du système nerveux*[b].

En 1853, en Allemagne, E. Pflüger (1829-1910) cite Whytt, Legallois, et très abondamment Prochaska, dans les notes historiques du premier chapitre de son ouvrage *Les fonctions sensitives de la moelle épinière des vertébrés*. Cet important travail dans lequel sont formulées les lois longtemps classiques du réflexe (unilatéralité, symétrie, irradiation, généralisation) a beaucoup fait pour accréditer la conception selon laquelle les réflexes sont des réactions fixes, rigides, uniformes, et par là pleinement assimilables à des effets mécaniques. Mais ceux qui, sous-estimant

a. Marshall Hall, « The Grasp reflex and the diastaltic spinal cord », in *Science Medicine and History, written in honour of Charles Singer*, vol. II, Oxford University Press, 1953, p. 303-320.

b. T. I, Paris, 1842, p. 307 *sq.* Longet reprend cette thèse dans son *Traité de physiologie*. En 1869, il écrit dans la 3 ^e édition de cet ouvrage : « Il y a bientôt trente ans que je publiai pour la première fois, dans le t. I de mon *Traité d'anatomie et de physiologie du système nerveux*, l'historique qui précède. Depuis cette époque divers auteurs l'ont reproduit presque textuellement sans indication de son origine » (t. III, p. 245). Dans ce dernier ouvrage l'historique du réflexe se trouve p. 239-245.

1. Sir Geoffrey Jefferson (1886-1961), neurologue et neurochirurgien anglais, docteur en médecine de Manchester en 1909, servit en Russie et en France pendant la première guerre mondiale. Il fut nommé sur la première chaire de neurochirurgie anglaise, à l'Université de Manchester en 1939, et fut élu à la Royal Society de Londres en 1947.

2. Robert Bentley Todd (1809-1860), médecin irlandais formé à Trinity College à Dublin, fut nommé professeur de physiologie à King's College en 1837. Entre 1836 et 1859, il publia *Cyclopaedia of Anatomy and Physiology* où il introduisit les termes *afferent* et *efferent* pour la première fois.

3. François-Achille Longet (1811-1871), médecin français, fut docteur en médecine de Paris en 1835 après avoir étudié avec François Magendie. Ses travaux principaux ont porté sur le système nerveux autonome et la moelle épinière. Il fut nommé professeur de physiologie à la Faculté de médecine de Paris en 1859.

les critiques de Richet, de Sherrington, de Lapicque[1] relativement à la rigidité de la liaison sensitivo-motrice, continuent encore à enseigner les lois de Pflüger, semblent ignorer que cet auteur, père involontaire d'une réflexologie mécaniste, pensait que la raison dernière des modalités de la réaction réflexe, c'était une sorte de conscience médullaire du but à atteindre par son moyen. Sous ce rapport, Pflüger était le contemporain intellectuel de Prochaska. Et c'est pourquoi, dans la préface de son ouvrage, il déclare : « Prochaska, au siècle précédent, a très bien compris, mieux que Marshall Hall, ce qu'on a appelé d'après lui le processus réflexe (*den bereits von ihm so benannten Reflexprozess*). » Pflüger fait bien ressortir, entre autres, que la notion de réflexe est, au XVIII[e] siècle, une pièce d'une conception téléologique de la vie organique[a].

En 1856, dans ses leçons du Collège de France sur *La physiologie et la pathologie du système nerveux*[b], Claude Bernard[2] parle des conceptions de Willis sur le fluide nerveux pour n'y voir qu'une théorie périmée, et sans faire allusion à ses idées sur les mouvements réflexes (leçon du 17 décembre) ; en 1857, traitant des mouvements réflexes, il nomme Prochaska en tête de ceux qui les ont étudiés (leçon du 20 février).

138 | C'est en 1858 qu'une nouvelle polémique, provoquée cette fois par l'ampleur croissante de la renommée de Prochaska, aboutit à faire apparaître, pour la première fois, le nom de Descartes dans l'historique du réflexe. L'occasion en est donnée par un article de A. L. Jeitteles[3],

---

a. *Die sensorischen Functionen des Rückenmarks der Wirbeltiere nebst einer neuen Lehre über die Leitungsgesetze der Reflexionen*, Berlin, 1853, p. VIII-IX et p. 1-14.

b. Publiées en 1858, Paris, J.-B. Baillière et fils.

1. Louis Lapicque (1866-1952), physiologiste français, docteur en médecine de Paris en 1895, docteur ès sciences naturelles en 1897, fut nommé en 1911 professeur de physiologie expérimentale au Muséum national d'histoire naturelle de Paris, puis professeur de physiologie générale à la Sorbonne de 1920 à 1936. Ce neurophysiologiste fut l'auteur de la théorie erronée de l'isochronisme neuromusculaire (chronaxie) qui empêcha longtemps le développement des recherches neurophysiologiques en France.

2. Claude Bernard (1813-1878), physiologiste français, élève et successeur de Magendie, professeur au Collège de France (1855), membre de l'Académie française (1868), fut l'auteur d'importants travaux sur la digestion, sur le système nerveux, sur le milieu intérieur. Il apporta une contribution de portée historique à la philosophie des sciences de la vie avec son avec son *Introduction à l'étude de la médecine expérimentale* (Paris, J.-B. Baillière et fils, 1865) et ses *Leçons sur les phénomènes de la vie communs aux animaux et aux végétaux* (Paris, J.-B. Baillière et fils, 1878-1879).

3. Andreas Ludwig Jeitteles (1799-1878), médecin et écrivain tchèque, docteur en médecine de Graz en 1825, fut prosecteur d'anatomie à l'Université de Vienne (1829) et professeur de médecine à l'Université d'Olmütz (1835).

professeur à la Faculté de Médecine d'Olmütz, *Qui est le fondateur de la théorie des mouvements réflexe ?* [a] Jeitteles résume le premier mémoire de Hall, dit quelques mots de la question de priorité de Hall sur Müller, reconnaît la grande valeur de leurs travaux, mais déclare que l'impulsion des recherches sur l'action réflexe vient d'ailleurs, d'avant et d'un autre. « Ce n'est personne d'autre que notre éminent et aujourd'hui encore trop peu honoré compatriote, Georges Prochaska, qui mérite bien que notre patrie tchèque, si riche en hommes supérieurs de toute espèce, le conserve en sa mémoire éternellement reconnaissante. » Jeitteles affirme que Prochaska est le fondateur authentique de la théorie des mouvements réflexes, cite des extraits du *De functionibus systematis nervosi* et conclut que toute la théorie de l'activité réflexe propre à la moelle s'y trouve déjà préformée et préétablie (*präformirt und prästabilirt*). Sans vouloir rechercher si Hall et Müller, bien qu'ils aient pu ne pas connaître directement les travaux de Prochaska, n'ont pas été influencés par ce qui en avait pu transpirer dans le milieu scientifique des contemporains et des épigones (*in die gleichzeitige und epigonische Wissenschaftliche Welt transpirirte*), Jeitteles se demande comment ces travaux ont pu rester si longtemps méconnus. Il pense, et cela nous semble personnellement très judicieux, que le prestige et l'autorité de Haller suffisent à l'expliquer. La théorie de l'irritabilité, force inhérente au muscle, avait pour effet de détourner l'attention des fonctions propres à la moelle épinière. Cela ne rend que plus sensible le mérite de Prochaska. Son œuvre ne résume pas les idées de l'époque, elle les contredit. Les dernières lignes de l'article sont un appel à l'historien généreux qui voudra faire revivre, comme modèle pour les générations à venir, la figure du grand Prochaska. Jeitteles souhaite que ce soit le titulaire actuel de la chaire de Prochaska dans l'antique et célèbre Université de Prague, « vaillante devancière de toutes les autres Universités allemandes ». Il s'agit de l'illustre physiologiste Purkinje [1] (1787-1869).

L'impétuosité de ce plaidoyer, où la revendication de l'originalité d'un savant s'allie, naturellement et pathétiquement, à | l'affirmation des 139

---

a. Wer ist der Begründer der Lehre von den Reflexbewegungen ? in *Vierteljahrschrift für die praktische Heilkunde* (hg. von der medizinischen Facultät in Prag), 1858, Band IV, p. 50-72.

1. Jan Evangelista Purkinje (1787-1869), physiologiste tchèque, docteur en médecine de Prague, devint professeur de pathologie et physiologie à Breslau en 1823, où il ouvrit le premier Institut de physiologie. Il fut nommé professeur de physiologie à Prague en 1850. Il a donné des contributions fondamentales à la connaissance des sens et du système nerveux.

valeurs de culture d'une nationalité opprimée, n'a d'égale que la brutalité et l'insolence de la réplique qui lui est donnée par un représentant officiel, pour ne pas dire un pontife, de la physiologie allemande. Émile Du Bois Reymond (1818-1896), l'élève et le successeur de Jean Müller dans la chaire de physiologie de l'Université de Berlin, membre de l'Académie des Sciences de Berlin en 1851, déjà célèbre par ses travaux d'électro-physiologie neuro-musculaire, mais aussi par ses multiples professions de foi philosophique en la validité universelle du déterminisme mécaniste et en l'inanité des questions métaphysiques [a], exécute sommairement Prochaska et reporte jusqu'à Descartes l'honneur d'avoir génialement anticipé, en matière de réflexe, le mot et la notion. Dans son discours commémoratif, à l'occasion de la mort de Müller, en 1858, Du Bois Reymond déclare avoir trouvé (*wie ich gefunden habe*) que Descartes, environ un siècle et demi avant Prochaska, a décrit correctement le mouvement réflexe (*erstens beschrieb – Descartes – die Reflexbewegungen völlig richtig –*), qu'il s'est servi de la même image analogique (réflexion) et que la loi de la manifestation périphérique des impressions sensibles lui revient pareillement [b]. On voit bien, dans les passages du discours qui précèdent et suivent ces lignes sur Descartes, quelle est l'intention de Du Bois Reymond. C'est d'abord de réserver les droits d'auteur, si l'on ose dire, de J. Müller, qui pouvait ignorer Descartes mais non Prochaska. Si Prochaska n'est pas le père de la notion de réflexe, il tombe lui-même sous le coup du jugement que l'on veut porter en son nom sur ses successeurs. En outre, Descartes est selon Du Bois Reymond un physiologiste mécaniste conscient, théoricien de l'animal-machine, à qui doit aller la même admiration qu'à La Mettrie, théoricien de l'homme-machine [c] ; au lieu que Prochaska est un esprit fumeux et inconséquent pour qui la notion de réflexe est liée à celle de *consensus nervorum*, mythe anatomique d'inspiration animiste [d], au point que si Prochaska a formulé en 1784 le principe de la réflexion des impressions

a. On connaît la conclusion : *Ignorabimus!* de son discours *Über die Grenze des Naturerkennens* (1874).

b. « Gedächtnisrede auf Johannes Müller », in *Reden, Zweite Folge*, Leipzig, 1887, p. 204. Ce discours fut publié pour la première fois en 1859 dans les *Abhandlungen der Akademie der Wissenschaften* (Berlin).

c. *Cf.* un discours de Du Bois Reymond sur La Mettrie, *Reden, Erste Folge*, Leipzig, 1886, p. 178. – Du Bois Reymond n'oubliait certainement pas que La Mettrie avait cherché et trouvé asile, en 1748, à la Cour de Frédéric II.

d. Du Bois Reymond méconnaît ce qu'apercevra parfaitement Eckhard, le rapport entre le problème des sympathies et le problème des réflexes.

sensibles, il n'en souffle mot en 1820 dans sa *Physiologie oder | Lehre von* **140**
der Natur des Menschen[a]. En conclusion, Prochaska ne savait pas ce qu'il
faisait lorsqu'il a eu l'occasion, la première fois, de décrire correctement la
réflexion des impressions sensibles. Parmi les contemporains, le seul auteur
dont on puisse valablement affirmer la priorité sur Müller, c'est Marshall
Hall et il s'agirait d'une priorité de deux mois[b]. Il est vraisemblable, enfin,
que Du Bois Reymond vise, en rabaissant Prochaska, à déconsidérer
une école de biologistes manifestement coupable, à ses yeux, de péché
métaphysique, l'école de la Naturphilosophie.

Dans les *Reden II*, de 1887, le discours de 1858 est publié avec des
notes d'éclaircissement. Celles qui concernent les textes de Descartes
sur lesquels se fonde Du Bois Reymond nous sont particulièrement
précieuses[c]. Il s'agit de l'article 13 du *Traité des passions* où le réflexe
palpébral se trouve décrit. Nous devons faire remarquer que Du Bois
Reymond ne fait pas de différence entre une description et une définition,
et que c'est pousser un peu loin la mauvaise foi que de reprocher, dans cette
note, à Prochaska d'avoir utilisé le même exemple que Descartes. On ferait
rire en supposant que Sherrington n'aurait pu, sans le prendre chez Willis,
choisir comme réflexe d'étude le « scratch-reflex ». D'ailleurs Prochaska
était ophtalmologiste, et pouvait à la rigueur se passer de Descartes pour
savoir qu'il existe une occlusion involontaire des paupières[d]! Le second
texte de Descartes invoqué par Du Bois Reymond est l'article 36 du
Traité des passions que nous avons cité et analysé en son temps, et dont
nous avons dit que s'il contient bien l'expression d'*esprits réfléchis*, cette
appellation, unique dans l'œuvre de Descartes, est utilisée pour expliquer
le mécanisme d'un comportement qui n'est pas à proprement parler un
réflexe. Si vraiment, au dire de Du Bois Reymond, Prochaska ne savait pas
ce qu'il faisait en traitant à longueur de pages, dans sa *Commentatio* de
1784, de la réflexion des impressions sensibles en motrices, que faut-il dire,

a. Nous n'avons pu consulter cet ouvrage ; mais nous avons déjà remarqué que Prochaska
utilise bien le concept de réflexion dans sa *Physiologie* de 1797. Voir *supra*, p. 121, n. 2 .

b. *Reden*, II, p. 205.

c. *Ibid.*, p. 317.

d. Selon Fritz Lejeune [1], *Leitfaden zur Geschichte der Medizin* (1943), p. 123, Prochaska
aurait fait plus de 3.000 opérations de la cataracte.

1. Fritz Lejeune (1892-1966), médecin allemand, historien de la médecine, fut membre
du parti national socialiste et devint directeur de l'Institut d'histoire de la médecine de
l'Université de Vienne en 1939, après l'Anschluss.

en vertu du même principe d'appréciation, d'un auteur qui n'use qu'une fois de deux mots?

Avant Du Bois Reymond, J. W. Arnold[1] avait, en 1842, dans son
141 ouvrage *La théorie de la fonction réflexe à l'usage des physiologistes | et des médecins*[a], donné un historique sommaire mais précis des précurseurs de M. Hall, dans lequel il citait Unzer, Whytt et Legallois, le premier comme ayant utilisé le terme de réflexion, les autres comme ayant établi les faits auxquels la notion convient. Mais il ne citait pas Prochaska. Il s'interrogeait sur les motifs du choix du terme de réflexe, choix que Hall ni Müller n'avaient justifié, et qui lui semblait naturellement fondé sur l'assimilation du phénomène nerveux au phénomène de la réflexion de la lumière[b]. Mais c'est surtout parce qu'en un passage de son travail il est amené à citer Descartes que nous en parlons ici. Arnold rapproche Descartes et Müller, en se référant au texte du *Traité de l'homme* où la mécanique du corps est comparée à des orgues[c]. Or ce passage donne l'occasion à Eckhard d'écrire dans son excellente *Histoire du développement de la théorie des phénomènes réflexes*, en 1881, qu'Arnold d'abord et plus tard Du Bois Reymond ont rendu justice à Descartes concernant sa contribution à la théorie du réflexe[d]. Mais en rééditant en 1887 son discours de 1858, Du Bois Reymond conteste sa dette prétendue à l'égard d'Arnold et fait observer que dans le passage visé par Eckhard il n'est pas question de réflexes, mais de la théorie dite du piano, exposée par Müller, et qu'Arnold s'efforce à grand peine, de faire remonter à Descartes[e].

Nous laissons donc à Du Bois Reymond, sur sa demande, l'entière responsabilité de sa découverte historique. Si nous sommes entré dans le détail de cette controverse, c'est parce qu'elle nous permet enfin d'établir avec précision l'origine de l'opinion communément admise, faisant remonter à Descartes la paternité du nom et d'une esquisse de la notion

a. *Die Lehre von der Reflex Function für Physiologen und Aerzte*, Heidelberg, 1842.

b. *Op. cit.*, p. 49.

c. *Ibid.*, p. 60-61. Arnold se réfère aux *Œuvres* de Descartes publiées par Victor Cousin, IV, p. 334.

d. *Geschichte der Entwickelung der Lehre von den Reflexerscheinungen, op. cit.*, p. 34.

e. *Reden*, II, p. 318, n. 90. – La théorie dite du piano est une explication proposée par Müller concernant la distribution des excitations motrices à partir des origines cérébrales des nerfs.

1. Johann Wilhelm Arnold (1801-1873), médecin allemand, docteur en médecine de Heidelberg en 1825, devint professeur associé d'anatomie à l'Université de Zurich de 1835 à 1840. Ses travaux concernent la physiologie expérimentale et l'homéopathie.

de réflexe, opinion dont Fearing, nous l'avons vu, se fait plusieurs fois
l'écho, mais sur la formation de laquelle, nous l'avons dit, il ne s'est jamais
interrogé[a]. Et, en même temps que son origine, nous tenons le sens de
cette assertion. Quant aux circonstances dans lesquelles il est prononcé,
le discours de Du Bois Reymond tend à | rappeler à l'ordre un professeur **142**
tchèque trop peu convaincu de la supériorité de la civilisation germanique.
Mais quant à sa portée scientifique, ce même discours procède, dans la
pensée d'un physiologiste à qui le scientisme tient lieu de philosophie,
du souci de retrouver, dans le pressentiment cartésien supposé d'une
découverte qui commence à soutenir une interprétation mécaniste des
phénomènes psycho-physiologiques pris dans leur entier, une garantie et
comme une authentification de l'exploitation qu'on se dispose à en faire.
C'est moins pour des raisons de pure physiologie que pour des raisons
philosophiques qu'on sacre Descartes grand physiologiste et précurseur
illustre. Il y a là un exemple significatif d'une façon d'écrire l'histoire
qu'a très bien caractérisée Émile Bréhier[1] : « La recherche des influences
ou la recherche des sources s'entendait, dans toute la seconde moitié
du XIXe siècle, au sens mécaniste habituel à l'esprit de cette époque ; il
s'agissait de retrouver dans un passé proche les éléments dont l'addition ou
la synthèse formaient la doctrine étudiée ; à la rigueur, on pouvait presque
en exclure la durée »[b]. Nous pensons ne fâcher personne en disant qu'après
Du Bois Reymond les historiques du réflexe qu'on peut lire dans les traités
de physiologie sont en général recopiés l'un sur l'autre, et que lorsque
Descartes y trouve désormais sa place, c'est pour la raison suffisante que
quelqu'un l'y a placé une première fois. Ce disant, nous n'entendons pas
diminuer l'autorité des physiologistes, car nous savons que leurs mérites
relèvent de travaux autres que l'histoire. Nous n'avons pas l'ambition de
rappeler tous ces historiques, nous proposant moins une compilation que la
mise en lumière de certaines positions significatives.

a. Ni dans le texte, ni dans la bibliographie, l'ouvrage de Fearing ne fait mention du
Discours de Du Bois Reymond.

b. *La philosophie et son passé*, Paris, 1940, p. 7.

1. Émile Bréhier (1876-1952), philosophe français, fut professeur à la Sorbonne (1919) et
membre de l'Académie des sciences morales et politiques (1941). Spécialiste de philosophie
grecque et médiévale, il est l'auteur d'une monumentale *Histoire de la philosophie* (1926-
1932).

Le nom de Descartes n'est cependant pas cité dans la thèse de
J. Cayrade[1], *Recherches critiques et expérimentales sur les mouvements
réflexes* (1864)[a], dont les 27 premières pages sont consacrées à l'historique
de la question. Cayrade retrace l'histoire du problème des sympathies et
la lie à l'histoire du réflexe à partir d'Astruc, dont il dit que c'est dans sa
théorie qu'apparaît pour la première fois le mot de réflexion en 1743. Il
note que Whytt a reconnu le premier que la moelle épinière jouit des mêmes
prérogatives que le cerveau quant à la sensation et au mouvement. Il pense
que Prochaska n'a fait rien d'autre que développer le programme proposé
par Whytt et que Longet s'est trompé en revendiquant pour Prochaska la
143   priorité dans la formation du concept | de réflexe[b]. Il signale l'importance
des expériences de Legallois dans la mesure où elles ont établi que chaque
segment de la moelle épinière jouit des mêmes propriétés que Whytt et
Prochaska avaient reconnues dans la moelle épinière tout entière[c].

En 1866, cependant, Vulpian[2], reprend, dans ses *Leçons sur la
physiologie générale et comparée du système nerveux*, l'opinion de Longet
sur les droits de Prochaska à la priorité[d]. Il cite aussi les travaux de Whytt et
de Legallois. S'il parle de Willis, c'est uniquement à propos des fonctions
du cervelet. Il conclut : « On voit que les phénomènes réflexes avaient été
étudiés avant les travaux de Marshall Hall et de Müller. Mais ils n'avaient
pas encore pris rang dans l'enseignement classique de la physiologie et
même on peut dire que l'on n'avait pas encore une idée bien nette de leur
importance avant ces deux auteurs »[e].

a. Thèse de Médecine, Paris, 1864.
b. *Op. cit.*, p. 19.
c. *Ibid.*, p. 23.
d. *Op. cit.*, Paris, Librairie Germer-Baillière, p. 395.
e. *Ibid.*, p. 397.

1. Jules Adolphe Cayrade (1840-1886), médecin français, docteur en médecine de Paris
en 1864, fit une carrière politique comme maire de Decazeville et député de l'Aveyron.
2. Alfred Vulpian (1826-1887), médecin français, docteur en médecine de Paris en
1853, fut professeur à la Faculté de médecine, chaire d'anatomie pathologique (1867), chaire
d'anatomie expérimentale et comparée (1872). Vulpian effectua de nombreuses contributions
dans divers domaines de la médecine, particulièrement en neurologie avec Jean-Martin
Charcot. En 1876, il fut élu membre de l'Académie des sciences.

En 1876, H. Beaunis[1], dans ses *Nouveaux éléments de physiologie humaine*, cite le travail de Prochaska (*Commentatio...*, 1784) en tête de la bibliographie qu'il dresse concernant l'action réflexe. En 1888, dans la 3 ^{e} édition de l'ouvrage, il déclare plus nettement que Prochaska soumit le premier les phénomènes réflexes à une étude vraiment scientifique, et il le cite encore en tête de sa bibliographie qui comprend, cette fois, la thèse de Cayrade[a].

C'est seulement en 1878, vingt ans après le discours de Du Bois Reymond, qu'un auteur français cite pour la première fois Descartes comme l'un des précurseurs de la théorie des actions réflexes, et cet auteur est un physiologiste, H. Milne-Edwards[2]. Il faut noter que dans son livre sur *Le principe vital* (1862), Francisque Bouillier[3], connu par son *Histoire de la philosophie cartésienne* (1854), ne dit pas un mot sur les théories cartésiennes du mouvement musculaire et des fonctions du nerf, alors même qu'il reproche à Descartes d'avoir identifié la vie à une somme de mouvements. Il est vrai que Bouillier est un disciple de Victor Cousin[4], et ceci explique cela. C'est également à Victor Cousin que le D ^{r} Bertrand de Saint-Germain[5] dédie son ouvrage *Descartes considéré comme*

a. Paris, J.-B. Baillière et fils, p. 321, pour l'édition 1876 ; Paris, J.-B. Baillière et fils, t. I, p. 668 et 675, pour la 3 ^{e} éd. de 1888.

1. Henry-Étienne Beaunis (1830-1921), médecin français, docteur en médecine de Montpellier en 1856, fut professeur agrégé à la Faculté de Strasbourg en 1863, et professeur de physiologie à Nancy avec le transfert de l'Université de Strasbourg en 1872. En 1889, professeur à la Sorbonne, il y fonda avec Alfred Binet le premier laboratoire de psychologie de France. Il travailla sur l'hypnose dans une perspective de psychophysiologie.

2. Henri Milne-Edwards (1800-1885), zoologiste français, docteur en médecine de Paris en 1823, docteur ès sciences naturelles en 1837, fut élu en 1838 membre de l'Académie des sciences (successeur de Georges Cuvier) et nommé en 1841 professeur au Muséum national d'Histoire naturelle. Il développa les perspectives comparatistes en zoologie sous les aspects tant anatomiques que physiologiques.

3. Francisque Bouillier (1813-1899), philosophe français, ancien élève de l'École normale supérieure, agrégé de philosophie en 1837, fut professeur à la Faculté des lettres de Lyon, doyen de cette même Faculté, recteur de l'Académie de Clermont-Ferrand, inspecteur général de l'Instruction publique, et directeur de l'École normale supérieure en 1867. Il a particulièrement commenté le cartésianisme.

4. Victor Cousin (1792-1867), philosophe français, historien de la philosophie, fut professeur de philosophie moderne à la Sorbonne en 1828. Il devint directeur de l'École normale supérieure, et Ministre de l'Instruction publique en 1840. Son rôle politique pour l'enseignement de la philosophie fut considérable et son influence durable.

5. Guillaume-Scipion Bertrand de Saint-Germain (1810-1884), médecin français, a publié quelques ouvrages dont un sur la diversité des races humaines.

physiologiste et comme médecin (1869). Ce livre ne contient pas un mot sur le réflexe, alors qu'il contient un passage assez surprenant où Descartes est
144 présenté comme un précurseur | de la théorie cellulaire [a]. Nous avouons, bien sincèrement, qu'à tout prendre, l'opinion selon laquelle Descartes est un des fondateurs de la théorie du réflexe nous paraît plus solidement étayée. On doit relever, au passage, que ce sont les physiologistes qui ont relayé les philosophes tout le temps que ces derniers, sous l'influence du spiritualisme cousinien, ont payé leur attention exclusive aux cinq premières *Méditations métaphysiques* de leur distraction à l'égard de la 6e, du *Traité de l'homme* et du *Traité des passions*.

Voici le passage que H. Milne-Edwards consacre à Descartes : « Dans nos écoles de physiologie, on présente souvent la découverte des actions nerveuses réflexes comme étant de date récente. Cependant, dès le milieu du XVIIe siècle, notre grand philosophe Descartes avait entrevu le caractère essentiel de certains phénomènes du même ordre : ses remarques, il est vrai, ne s'appliquèrent qu'à des mouvements automatiques sensoriaux et les images qu'il emploie pour rendre sa pensée ne sont pas en accord avec nos idées actuelles, mais il eut une conception fort nette des rapports qui peuvent s'établir dans l'organisme entre une impression nerveuse sensitive et une influence excito-motrice, car il explique par une espèce de répercussion de la force nerveuse, force qu'il désigne sous le nom d'esprits animaux, la clôture involontaire des paupières à la vue d'un objet prêt à toucher notre œil » [b]. Milne-Edwards cite en note ce même article 13 du *Traité des passions* que Du Bois Reymond, on l'a vu, appelait en premier lieu à supporter sa thèse. Milne-Edwards a-t-il eu, en 1878, connaissance du discours en l'honneur de J. Müller? C'est possible puisque le texte a été publié une première fois en 1859. En tout cas, dans la réédition de 1887, Du Bois Reymond cite Milne-Edwards et Charles Richet comme auteurs français ayant reconnu, après lui-même, l'importance des idées de Descartes [c], mais il leur reproche d'avoir négligé le second des textes cartésiens indiqués par lui, l'article 36 des *Passions de l'âme*. On voit

a. *Op. cit.*, Paris, Masson, p. 376. L'auteur se réfère à un passage des *Manuscrits* de Hanovre publiés par Foucher de Careil. Cf. *Generatio animalium*, Adam-Tannery, XI, p. 534 : *In eo convenit formatio plantarum et animalium quod fiant a partibus materiae vi caloris in orbem convolutae.*

b. *Leçons sur la physiologie comparée de l'homme et des animaux*, t. XIII, Paris, Masson, 1878-1879, p. 112-113.

c. *Reden*, II, p. 318, n. 90.

cependant combien le jugement de Milne-Edwards est plus nuancé que celui de Du Bois Reymond et que, sous réserve des mots : « Il explique par une espèce de répercussion de la force nerveuse, etc. » – puisqu'en fait, dans le schéma cartésien, les esprits animaux, | ne jouant aucun rôle dans la phase **145** de conduction sensitive, ne sauraient en aucune façon se répercuter – nous pouvons souscrire à cette appréciation. On doit remarquer, en particulier, que Milne-Edwards nomme mouvements automatiques sensoriaux les mouvements décrits par Descartes. Dans son langage, les mouvements sensoriaux sont des mouvements automatiques induits qui supposent la perception consciente (sensation) des excitations sensitives par le centre excito-moteur, tandis que les réflexes sont des mouvements automatiques induits et inconscients produits « sans l'intervention d'aucune force d'origine mentale » [a]. On comprend dès lors pourquoi il ne cite pas l'article 36 du *Traité des passions* que Du Bois Reymond lui reproche d'avoir négligé. Milne-Edwards semble avoir compris qu'il n'est pas, à proprement parler, question du réflexe dans ce passage de Descartes. Disons enfin que, parmi les précurseurs de Marshall Hall et de Müller, Milne-Edwards cite Astruc, Whytt, Unzer et Prochaska. Est-il plus généreux ou mieux informé que Du Bois Reymond ? En tout cas, il a dû trouver la référence à Astruc dans la thèse de Cayrade qu'il cite à plusieurs reprises [b].

Le mémoire historique le plus complet, le mieux informé est de loin, au XIX ᵉ siècle, le travail de C. Eckhard, *Histoire de l'évolution de la théorie des phénomènes réflexes* (1881). Eckhard aperçoit très clairement la liaison des recherches relatives aux réflexes et des études médicales sur les sympathies. Il cite Descartes, conformément aux observations de Arnold et de Du Bois Reymond, comme le premier précurseur de la théorie du réflexe, comme celui qui aurait même employé le premier le verbe « réfléchir » pour rendre compte du mécanisme de ce type de mouvement. Eckhard est le premier à reconnaître l'importance de Willis, non pas seulement pour ses observations, mais pour ses conceptions assez proches des idées modernes [c]. Il note que Willis place dans l'encéphale le siège de la réflexion, mais paraît avoir admis que des connexions de sympathie

---

a. *Op. cit.*, p. 109-110.

b. *Ibid.*, p. 113-115. – Sur Cayrade, *cf.* p. 134, 138, 154.

c. « Geschichte der Entwickelung der Lehre von den Reflexerscheinungen », in *Beiträge zur Anatomie und Physiologie*, 9te Band, Giessen, 1881, p. 36 : *Er war nicht allein mit vielen ächt reflectorischen Bewegungen bekannt, sondern spricht sich auch über ihre Entstehung in einer Weise aus, welche den gegenwärtigen Vorstellungen sehr nahe kommt.*

pouvaient avoir lieu au niveau d'anastomoses périphériques des nerfs. Eckhard admire beaucoup Whytt, cite rapidement Astruc d'après Cayrade, accorde peu d'importance à Unzer et s'étend plus longuement sur Prochaska

146 dont il trouve que Longet et Jeitteles ont surestimé | l'importance. Il lui reproche surtout de n'avoir apporté sur la question du mouvement réflexe aucune contribution expérimentale comparable à celle de Whytt. Il en vient enfin à l'époque contemporaine, analyse longuement l'œuvre de Marshall Hall, fait allusion à la polémique dirigée contre lui et se range finalement à l'opinion de J. D. George, selon laquelle la portée des travaux de Hall a été exagérée. Le long historique de Eckhard est aussi modéré qu'il est documenté. C'est vraiment le premier travail fondamental sur la question.

Mais le meilleur historique de langue française concernant les recherches sur le réflexe est incontestablement, au XIXᵉ siècle, celui que donne, en 1882, Charles Richet dans sa *Physiologie des muscles et des nerfs* [a]; il est aussi le premier qui fasse mention explicite des travaux et des idées de Thomas Willis. Richet fait remarquer que le concept de réflexe appartient à l'espèce des concepts biologiques lentement mûris : « La découverte des actions réflexes n'est pas, comme celle de la circulation du sang ou des phénomènes chimiques de la respiration, due au génie d'un seul homme. Elle s'est faite graduellement, insensiblement, pour ainsi dire ; et l'enfantement de la théorie actuelle a duré une longue période de temps, c'est-à-dire près de deux siècles (1630 à 1830). Descartes avait conçu le mécanisme de l'action réflexe mais il n'avait vraisemblablement guère fait d'expériences ni précisé le siège des mouvements réflexes. Plusieurs années plus tard, Willis prononça le premier le mot de réflexion » [b]. Ayant rappelé les expériences de Redi et de Swammerdam sur les reptiles décapités, celles de Whytt sur la grenouille, les conceptions d'Astruc et de Unzer, ayant noté que les livres classiques de physiologie du XVIIIᵉ siècle ne tiennent presque pas compte de ces observations – ce qui est injuste pour Haller, comme nous l'avons dit – Richet écrit que Prochaska est le premier à avoir formulé une théorie générale des actions réflexes, grâce à son esprit synthétique qui lui permit de systématiser l'ensemble des acquisitions de ses prédécesseurs [c]. Pour la première fois, dans un ouvrage scientifique français, on peut lire une comparaison documentée des contributions respectives de Descartes et de

a. Paris, Librairie Germer-Baillière, 1882.
b. *Op. cit.*, p. 659.
c. *Ibid.*, p. 660-61.

Willis. Richet cite, après Du Bois Reymond et Milne-Edwards, l'article 13 du *Traité des passions* et ajoute : « Supposons maintenant qu'on remplace le vieux mot : *esprits animaux* par le mot | tout moderne et aussi obscur : **147** *influx nerveux* et les paroles de Descartes pourront être textuellement écrites par l'un de nous pour expliquer l'action réflexe. Soyons sincères : nous n'en savons pas plus que Descartes » [a]. Louable humilité, sur laquelle nous n'aurions à faire de réserves que dans la mesure où elle aurait détourné Richet d'une lecture complète et critique de l'œuvre physiologique de Descartes, lecture qui lui aurait appris que les esprits animaux ne jouent aucun rôle dans la phase de transport centripète d'une excitation sensorielle. Mais nous sommes davantage reconnaissant à Richet de publier la raison profonde pour laquelle Descartes a pris place désormais dans tous les historiques du réflexe : « La physiologie moderne est toute mécaniste. En ce sens, nous sommes tous plus ou moins cartésiens » [b]. Surtout nous admirons la finesse et l'équité d'un jugement qui sait distinguer, en matière de mérite scientifique, entre une stimulation intellectuelle et une recherche effective, et qui reconnaît en Willis l'auteur qui, de Galien à Charles Bell, a fait le plus pour la physiologie du système nerveux [c]. « Descartes l'a conçue [l'action réflexe] le premier ; mais après lui, Willis en a eu une idée plus nette, et il s'est même servi de l'expression, *reflexus*, réflexe, que nous adoptons aujourd'hui [d]. » Jugement à l'appui duquel Richet cite le passage du *De motu musculari* que nous avons reproduit et commenté [e].

Nous ne pouvons pas passer sous silence le fameux travail historique et critique de Jules Soury sur *Le système nerveux central* (1899) [f], encore que les théories sur les fonctions de l'encéphale y tiennent beaucoup plus de place que les théories sur les fonctions de la moelle épinière, et qu'en particulier aucun exposé n'y soit spécialement consacré au réflexe. Mais d'une part, il est possible de reconstituer un historique des travaux et conceptions relatifs à la question, grâce aux notations accessoires qu'il ne manque jamais de leur consacrer ; d'autre part, les énergiques convictions matérialistes de

a. *Ibid.*, p. 506.
b. *Ibid.*
c. *Ibid.*, p. 507.
d. *Ibid.*
e. Cf. *supra*, p. 67.
f. Le système nerveux central. Structure et fonctions, Histoire critique des théories et des doctrines, Paris, Masson, 1899. – Jules Soury, docteur ès lettres, était directeur d'études à l'École pratique des Hautes Études (Histoire des doctrines de physiologie psychologique contemporaine).

J. Soury ne le conduisent jamais à déprécier les contributions d'auteurs qui n'ont pas place au Panthéon des mécanistes. Il admire Descartes, mais
148 il n'admire | pas moins Willis et, à la différence de Du Bois Reymond, ne se croit pas tenu de railler Prochaska parce qu'il localisait encore un *sensorium* dans la moelle épinière [a]. Soury dit que Descartes « reconnut l'acte élémentaire, primordial, simple, du système nerveux central, l'action réflexe, et distingua ce mouvement des autres mouvements » [b], ce qui est un jugement fort mesuré, pour autant précisément que reconnaître et distinguer un phénomène ce n'est pas encore en définir le concept. Du jugement porté sur Willis, on peut d'autant plus regretter qu'il ne soit pas complet qu'il contient tout ce qui est requis pour l'être : « *L'action réflexe*, la chose et le mot, a été nettement observée et décrite par Willis : *Motus est reflexus qui a sensione praevia dependens illico retorquetur* » [c]. On ne décrit pas un mot, on le répète ou on l'invente – ce qui est ici le cas – et quand on le fait suivre d'une proposition, on énonce la compréhension d'un concept. Quant à Prochaska, son originalité tient dans la puissance de généralisation : « Il va de soi que Prochaska n'a point parlé le premier de la réflexion dans les centres nerveux, phénomène explicitement décrit non seulement par Descartes et par Willis, mais souvent observé par tous les physiologistes anciens et modernes sous le nom de mouvement de réflexion. La notion de l'action réflexe est aussi vieille que la physiologie de la moelle et de l'encéphale : la théorie générale de cet ordre de phénomènes appartient seulement à Prochaska » [d]. Il faut se méfier des notions vieilles comme le monde scientifique dont elles font partie. Même en mathématiques, il faut qu'une notion engage la responsabilité de son auteur ou de ses auteurs, et une responsabilité est datée. Cette notion d'action réflexe aurait un surprenant privilège sur d'autres notions physiologiques de non moindre importance, circulation du sang ou sécrétion interne. Il ne peut pas y avoir, en science, de notions vieilles comme ces choses dont la naissance n'a pas eu de témoins. Il peut y avoir des notions solides de toujours, résistantes dès leur apparition, mais elles ont eu un commencement, c'est-à-dire

---

a. Sur Descartes, cf. *op. cit.*, I, p. 371-402 ; sur Willis, cf. *ibid.*, p. 428-442 ; sur Prochaska, cf. *ibid.*, p. 465-473.
   b. *Ibid.*, p. 371.
   c. *Ibid.*, p. 434.
   d. *Ibid.*, p. 468.

qu'elles portent un nom. C'est le cas de la circulation, qui porte le nom de Harvey. On peut sans doute parler d'observations vieilles comme l'homme, et celles qui concernent les phénomènes nommés réflexes au XIX e siècle, grâce à un auteur du XVII e, en font partie. Et en effet, si la distinction du mouvement volontaire | et du mouvement involontaire est devenue 149 un problème de physiologie, c'est en raison de l'importance qu'elle tire d'abord de sa signification religieuse, morale et juridique. Avant d'être un problème scientifique, c'est une question qui concerne l'expérience de la culpabilité et de la responsabilité. Par exemple, Aristote n'est pas seulement l'auteur qui cherche dans le traité *Du mouvement des animaux* un critère de distinction entre les mouvements volontaires et involontaires, il est aussi celui qui mène le même examen relativement aux actes volontaires et involontaires dans l'*Éthique à Nicomaque* (III, chap. I), puisque faute de pouvoir définir le pouvoir et les limites de la volonté, il ne saurait traiter de la vertu en général et du courage en particulier. On peut donc dire, sans erreur, que la notion d'irréflexion est bien plus vieille que la physiologie de la moelle épinière. Mais cette physiologie ne commence à exister comme science qu'au moment où le mouvement irréfléchi est nommé réflexe, sans aucun jeu de mots et par un jeu d'images. De sorte que, renversant la proposition de J. Soury, nous devons dire que c'est la physiologie de la moelle épinière qui est, grâce à Willis et à ses successeurs, aussi vieille que la notion de l'action réflexe.

Si d'ailleurs la notion d'action réflexe était aussi vieille que la physiologie de la moelle épinière, ce serait une notion qu'on devrait dire parvenue sans travail, victorieuse sans combat. Elle n'aurait fondé sa valeur scientifique sur la défaite d'aucune illusion précédente. Or quand Galien et plus tard Whytt conçoivent le mouvement involontaire comme du mouvement volontaire ou réfléchi, automatisé, c'est-à-dire rendu inconscient, par l'habitude, ils énoncent précisément la théorie que la notion de réflexe doit surmonter comme son obstacle intime avant de se constituer. Et c'est pour avoir surmonté cet obstacle que Descartes a sa part qui n'est pas petite, mais différente de celle qu'on lui reconnaît en général, dans l'histoire du réflexe. Les vrais obstacles d'ailleurs sont ceux qui ne tombent pas d'un coup. Celui que nous venons d'indiquer n'est pas si inconsistant qu'il ne subsiste encore même après que le concept de réflexe a reçu de l'expérimentation physiologique et de l'investigation histologique une confirmation solide. Il est vrai qu'il s'agit d'un philosophe, c'est-à-dire, au jugement des savants, d'un attardé. Ravaisson[1], dans le *Testament philosophique* qu'il préparait à loisir en 1899-1900, ne croyait pas devoir renoncer à l'idée essentielle de sa thèse sur *L'habitude* (1837) et continuait à penser que tout mouvement automatique n'est dans son fond que de la réflexion mécanisée par l'oubli.

150   « Devant ce fait capital disparaît | l'hypothèse, si en faveur aujourd'hui, des mouvements qu'on appelle réflexes et qui seraient des réponses absolument machinales du corps organisé à des impressions et des sollicitations du dehors, mouvements par lesquels les savants qui y ont recours ne prétendent pas seulement expliquer des phénomènes qu'on croit involontaires, mais paraissent nourrir l'espoir d'expliquer ceux qui passent pour dépendre en totalité ou en partie de la volonté »[a]. Ainsi donc, au moment même (1899) où Soury écrit, dans sa bonne conscience de psychologue mécaniste, qu'un des éléments de sa conviction a le même âge canonique qu'un canton de la science physiologique, la conviction inverse plus âgée, sans doute plus vieille que l'aristotélisme même, continue encore de vivre dans la pensée d'un éminent aristotélicien français.

Nous devons signaler maintenant un fait de caractère pédagogique particulier à la France. Nous avons dit que l'historique de Richet est le meilleur du XIXe siècle dans un ouvrage français. Disons aussi qu'il est le dernier vraiment digne de ce nom. Par la suite, nous assistons sinon à la disparition du moins à l'exténuation progressive des récapitulations historiques dans les traités élémentaires ou dans les manuels. Dans son *Traité élémentaire de physiologie* (1905) E. Gley[2] réduit au minimum l'historique du réflexe. Il écrit que la première notion du réflexe remonte à Descartes (1640) et qu'Astruc de Montpellier en donna en 1743 une définition frappante : le réflexe est une impression transformée en action. C'est tout. En fait, on ne trouve pas dans la dissertation d'Astruc la

a. *Testament philosophique*, Paris, Boivin, 1933, p. 73. – *Cf.* aussi la n. 20, p. 125, où Ravaisson désigne Vulpian comme un des représentants de l'école qu'il entend réfuter en affirmant que « les mouvements réflexes doivent, au contraire, être réduits, en dernière analyse, au mouvement volontaire ».

1. Félix Ravaisson (1813-1900), philosophe et archéologue français, agrégé de philosophie en 1836, ne fit pas de carrière universitaire mais fut nommé Inspecteur général de l'enseignement supérieur en 1852 puis conservateur des antiquités au Musée du Louvre en 1870. Il eut une réelle influence philosophique.

2. Eugène Gley (1857-1930), physiologiste français, docteur en médecine de Nancy en 1881, fut professeur agrégé à la Faculté de médecine de Paris, et devint en 1908 professeur au Collège de France. Son œuvre porte principalement sur l'endocrinologie, domaine dans lequel il découvrit l'importance des glandes parathyroïdes en 1891.

définition que Gley lui attribue et l'on peut se demander s'il n'y a pas ici une confusion, car cette définition est attribuée à Ch. Rouget [1] par Beaunis [a].

Il ne nous appartient pas de rechercher ici les causes de l'indifférence quasi générale pour l'histoire des questions, dans la pratique de l'enseignement scientifique en France, ni encore moins de la juger. On serait tenté de l'expliquer par l'accélération de la recherche, et la multiplication des publications, et donc par l'obligation d'être informé de ce passé immédiat qui fait la substance de l'actualité, aux dépens, faute du temps nécessaire, des travaux plus anciens sur lesquels l'actualité a déjà porté son | jugement, soit qu'elle les ait condamnés, soit qu'elle les ait absorbés. 151 Mais alors le phénomène devrait être de tous les pays, ce qui n'est pas. C'est ainsi que l'on doit signaler, dans cette récapitulation d'historiques, les pages remarquables que J. F. Fulton consacre à un exposé documentaire et critique des principales théories concernant la contraction musculaire et ses conditions nerveuses au début de son ouvrage *Muscular contraction and the reflex control of movement* (1926), comme aussi les brèves mais substantielles notes historiques qui précèdent chaque chapitre de son traité *Physiology of the nervous system* (1938) [b]. On doit également mentionner les sommaires historiques, exactement documentés, qui figurent dans les récentes rééditions, dues aux soins de C. A. Lovatt Evans [2], du traité

a. *Nouveaux éléments de physiologie humaine*, I, Paris, J.-B. Baillière et fils, 1888, p. 668.

b. *Muscular Contraction and the reflex control of movement*, Baltimore, Williams & Wilkins, 1926. L'historique occupe les 50 premières pages.

Physiology of the nervous system, Oxford University Press, 1938. Cet ouvrage a été traduit en français par Mlle Chatagnon, avec préface du doyen Léon Binet, Paris, Vigot, 1947. Dans cette traduction, la note historique sur le réflexe se trouve p. 53. Fulton y attribue à Unzer le premier emploi de la notion de réflexion, et renvoie à Fearing pour l'ensemble de la question.

1. Charles Marie Benjamin Rouget (1824-1904), physiologiste et histologiste français, doté d'une formation médicale, apporta d'importantes contributions à l'établissement des corrélations entre propriétés physiologiques et structures anatomiques microscopiques, en particulier dans trois domaines : le tissu contractile, les terminaisons nerveuses, et l'œil. Il fut nommé à la chaire de physiologie à l'Université de Montpellier en 1860.

2. Charles Arthur Lovatt Evans (1884-1968), physiologiste anglais, assistant de Starling à l'Université de Londres, docteur ès sciences en 1910, fut nommé en 1918 à la chaire de physiologie expérimentale de l'Université de Leeds, rejoignit en 1919 l'Institut national de recherche médicale de Hampstead, occupa en 1922 la chaire de physiologie de l'Hôpital de Saint-Barthélemy à Londres puis la chaire Jodrell de physiologie de l'University College de Londres, où il travailla avec A.V. Hill dès 1926. Pendant la Seconde Guerre mondiale il travailla à la mise en place expérimentale de la défense chimique.

désormais classique de Starling[1], *Principles of human physiology*. C'est là le signe qu'il faut vraisemblablement chercher ailleurs que dans les servitudes actuelles de la recherche et de l'enseignement scientifiques les raisons du phénomène, propre à la France, précédemment relevé. Il semble bien qu'il s'agisse d'une certaine conception des rapports de la science et de son histoire.

On ne trouve pas d'historique du réflexe dans l'ouvrage aujourd'hui classique de Sherrington, *The integrative action of the nervous system* (1906). Le nom de Willis n'y est pas cité. Celui de Descartes l'est deux fois, mais à propos de la théorie de l'émotion et de la théorie de l'innervation réciproque. Par contre, comme on l'a signalé à plusieurs reprises, Sherrington mentionne Descartes et Willis comme précurseurs dans la découverte du réflexe, en plusieurs passages de son essai sur Jean Fernel.

Il faut accorder une attention spéciale à l'historique retracé par J. Lhermitte en tête des *Fondements biologiques de la psychologie* (1925) quoiqu'il concerne surtout le problème de la correspondance entre les fonctions cérébrales et la vie psychique[a]. Il se présente comme un abrégé de l'ouvrage de J. Soury, mais n'ignore pas l'historique de Ch. Richet. Comme dans ce dernier, l'importance de Willis y est signalée à l'égal de celle de Descartes. Mais on doit regretter que, du fait d'une lecture superficielle du *Traité de l'homme* ou de la simple relation d'abrégés de seconde 152 | main, la louange n'y soit pas mesurée à la rigueur de la justification qui l'accompagne. « L'ensemble des réactions défensives consécutives à une action nocive s'effectue, selon Descartes, par l'ébranlement des esprits dont la circulation se réalise à travers le réseau serré des fibres nerveuses suivant un plan fixe et préétabli. » Dans son tout, cette proposition n'est pas fausse, mais le détail n'en est pas sûr. Où l'ébranlement initial des esprits a-t-il son lieu et son origine ? Est-il bien exact que Descartes conçoive une circulation des esprits[b] ? Et se fait-on une idée bien distincte de la façon dont Descartes conçoit le filet nerveux et son enveloppe quand on écrit

a. Paris, Gauthier-Villars, 1925, p. 7-24.

b. Descartes parle bien de passages que Dieu a laissés parmi les filets et où les esprits peuvent être conduits vers les nerfs, mais cette disposition est strictement intra-cérébrale. Cf. *Traité de l'homme*, Adam-Tannery, XI, p. 192 ; Bridoux, p. 866. Et dans le cerveau le mouvement des esprits n'est pas une circulation mais une agitation.

1. Ernest Henry Starling (1866-1927), physiologiste anglais, étudia la médecine au Guy's Hospital de Londres en 1882, avant de se consacrer à la physiologie. Nommé professeur de physiologie à University College de Londres en 1899, il contribua à de nombreux domaines de la physiologie mais en particulier à l'endocrinologie pour laquelle il inventa le terme d'hormone en 1905.

plus bas : « Chez l'homme qui dort, les tuyaux conducteurs se relâchent de telle manière que les ébranlements provoqués par les objets extérieurs sont impuissants à pénétrer jusque dans le cerveau pour y être sentis et perçus ? » Mais les tuyaux enveloppant les fibres ne sont conducteurs que dans le sens centrifuge. Mais ce qui se relâche, selon Descartes, dans le sommeil ce sont les petits filets qui composent la substance du cerveau [a]. Bref ces notions d'anatomo-physiologie trop sommaires pour être exactes, et qui, si l'on se réfère aux textes, ne concernent que la phase cérébrale du mouvement, sont insuffisantes, selon nous, à soutenir un jugement aussi définitif que celui-ci : « Incontestablement, nous avons ici la première démonstration de ce que doit être un acte automatique ou réflexe. La conception de l'arc réflexe n'appartient ni à Prochaska ni à Marshall Hall, elle est née du génie de Descartes » [b]. Il est bien vrai que Descartes nous montre – et non pas nous démontre – ce que peut être – et non ce que doit être – une structure d'automatisme. Mais automatisme neuro-moteur n'est pas équivalent de réflexe. Et à notre connaissance personne n'a revendiqué pour Prochaska la conception initiale de l'arc réflexe.

Quant à Willis, J. Lhermitte lui reconnaît la supériorité de son anatomie sur celle de Descartes, un meilleur sens du siège des fonctions d'automatisme, un usage explicite du terme réflexion. Mais il nous semble que Lhermitte ne connaît pas directement Willis. S'il cite l'exemple du réflexe de grattage, c'est d'après Soury. Enfin, c'est surtout l'anticipation de la théorie chimique de l'influx nerveux par analogie avec la déflagration de la poudre | qui paraît « presque prophétique » à Lhermitte. En 1925, en effet, les idées de Keith Lucas et de Bayliss sur la propagation de l'influx nerveux sont bien connues sinon classiques. Et c'est très justement que Lhermitte pense à eux à propos de Willis.

Ce n'est pas un historique mais une longue monographie que l'ouvrage essentiel de Franklin Fearing, *Reflex action* (1930) [c]. Nous n'avons rien à en dire ici de spécial, après ce que nous en avons dit à plusieurs reprises. Nous le mentionnons simplement à son rang dans notre revue chronologique.

On a vu que Gley réduit l'historique du réflexe à deux noms et deux dates : Descartes (1640) et Astruc (1743) [d]. Lapicque, en 1930, le réduit à un nom et

a. *Traité de l'homme*, Adam-Tannery, XI, p. 197 ; Bridoux, p. 869-870.

b. *Op. cit.*, p. 19.

c. Baltimore, Williams & Wilkins. Cet ouvrage de 350 pages comporte une très importante bibliographie.

d. Nous nous demandons à quoi correspond, dans l'œuvre de Descartes, cette date de 1640. Quant à 1743 c'est la date que Cayrade assigne à la Dissertation d'Astruc. Voir *supra*, p. 98, n. 5.

à une date : Astruc (1743), dans la *Physiologie générale du système nerveux* qu'il écrit pour le *Nouveau traité de psychologie* de G. Dumas[a]. Dans ce même traité, Georges Dumas[1] écrit que « Descartes a formulé, d'après les faits, la conception moderne du réflexe » dans un assez long exposé sur les théories mécanistes de Descartes concernant l'expression des émotions[b]. Et encore que ce soit sortir de la physiologie proprement dite que de citer Pierre Janet, nous voulons rapprocher de l'opinion de Dumas relative à Descartes une opinion qui nous paraît plus juste et qui consiste à dire que le mouvement automatique élémentaire étudié par Descartes « est devenu l'acte réflexe »[c].

a. Paris, Alcan, vol. I, 1930, chap. IV, p. 148. Lapicque justifie, à son tour, le choix du mot réflexe par l'image du miroir.

b. *Ibid.*, vol. III, 1933, liv. II, chap. I, p. 45.

c. « Descartes, à qui l'on attribue la considération de la pensée comme point de départ de la vie de l'esprit, ne parlait du Cogito qu'au point de vue philosophique. Il a été aussi l'un des premiers à étudier un autre phénomène comme primordial quand il décrivait dans un schéma célèbre un homme assis auprès d'un feu qui retire sa main quand elle est brûlée. Ce mouvement élémentaire si bien étudié par Descartes et par Malebranche est devenu « l'acte réflexe » et toute une psychologie a été édifiée qui prend cet acte réflexe comme point de départ. Griesinger[1] commençait déjà à dire que tous les mouvements de l'homme n'étaient que des complications de l'acte réflexe. » *Les débuts de l'intelligence*, Paris, Flammarion, 1935, p. 34. – Il est exact que W. Griesinger (1817-68), neuro-psychiatre renommé, dans un article : « Über psychische Reflexactionen » (1843, in *Gesam. Abhandlungen*, I, Berlin, 1872), a tenté pour la première fois de composer toutes les actions de l'âme sur le modèle du réflexe.

Exner[2], célèbre physiologiste autrichien, a construit lui aussi une explication générale de toutes les fonctions psychiques à partir du réflexe, poussant la logique jusqu'à faire du réflexe ce que nous appellerons un Contre-Cogito ; on ne devrait plus dire, selon Exner : Je pense, Je sens, mais : Il pense en moi, Il sent en moi (Über allgemeine Denkfehler, *Deutsche Rundschau*, LVIII, 1889). *Cf.* J. Soury, *Le système nerveux central*, *op. cit.*, II, p. 1072-1073.

1. Georges Dumas (1866-1946), médecin et psychologue français, ancien élève de l'École normale supérieure, agrégé de philosophie en 1889, docteur en médecine de Paris en 1894, disciple de Théodule Ribot, fut chef du laboratoire de psychologie à l'hôpital Sainte-Anne à partir de 1897, professeur de psychologie expérimentale à la Sorbonne de 1912 à 1937, et professeur de psychologie pathologique à l'Institut de psychologie. Ses leçons à Sainte-Anne eurent un grand retentissement. Il semble que Canguilhem ait été l'un de ses auditeurs.

2. Wilhelm Griesinger (1817-1868), médecin allemand, docteur en médecine de Tubingen en 1838, fut l'un des fondateurs de la psychiatrie en Allemagne. Directeur de l'hôpital de Zurich en 1860 et en 1865 directeur du département de psychiatrie de l'hôpital de la Charité à Berlin, il élabora le programme d'une pathologie psychiatrique fondée sur la physiologie cérébrale, cherchant à décrire des complexes de symptômes, stades d'un processus pathologique unitaire traduit dans la pathologie cérébrale.

3. Sigmund Exner (1846-1926), physiologiste autrichien, docteur en médecine de Vienne en 1870, devint en 1875 professeur extraordinaire et de 1891 à 1917 professeur ordinaire de physiologie à l'Université de Vienne. Il a particulièrement contribué à la physiologie comparée et à la psychophysiologie de la vision.

| C'est encore en langue allemande que paraît, en 1938, un long article [154] de Ernst Marx, *L'évolution de la théorie du réflexe depuis Haller jusqu'à la seconde moitié du XIXe siècle*[a], qui nous semble bien inférieur, pour le contenu et pour l'intérêt, à l'article de Eckhard. Il ne recoupe notre propre étude qu'en ce qui concerne Prochaska. E. Marx[1] fait honneur à ce dernier de la conception initiale du réflexe, mais ignorant – assez inexplicablement – la *Commentatio* de 1784 et ne se référant qu'aux *Lehrsätze aus der Physiologie des Menschen* de 1797, il écrit que Prochaska n'a pas utilisé le terme de réflexion, ce qui est proprement inexact comme on l'a vu plus haut. L'article comprend une digression sur le mécanisme neuro-musculaire de l'union de l'âme et du corps selon Descartes, mais ne dit rien d'une relation possible entre le mécanisme cartésien et la théorie du réflexe.

Signalons encore dans le *Vocabulaire de la psychologie* publié par H. Piéron[2] (1951) l'article relatif au réflexe : « Le réflexe, conçu par Descartes, dénommé par Th. Willis (1682), initialement expérimenté par Robert Whytt (1752) est caractérisé par l'étroite corrélation qui fait dépendre une réponse d'un stimulus déterminé ; pour cette raison, on l'oppose souvent à l'acte volontaire ».

Il faut terminer en relevant dans la leçon de Charles Kayser sur *Réflexes et comportement* (1947) une heureuse dérogation à la tendance française vers l'élimination de l'historique dans l'exposé scientifique. En matière de réflexe, son historique est, au XXe siècle, de loin le meilleur, comme l'est celui de Richet au XIXe siècle – pour la France s'entend. Les contributions respectives de Descartes, de Willis, d'Astruc, de Whytt, de Unzer et de Prochaska y sont précisément signalées, sans confusion de domaines ni de mérites[b]. Quant à l'article de H. E. Hoff et P. Kellaway, *The early history of the reflex* (1952), dont nous avons discuté certaines conclusions dans notre

a. *Die Entwicklung der Reflexlehre seit Albrecht von Haller bis in die zweite Hälfte des 19. Jahrhunderts*, von Ernst Marx, mit einem Geleitwort von Viktor V. Weizsäcker ; in Sitzungsberichte der Heidelberger Akademie der Wissenschaften, Iahrgang 1938, 10. Abhdlg, s. 9-126.

b. Cf. *Bulletin de la Faculté des Lettres de Strasbourg*, 1947, numéro de février, p. 89-108 et numéro de mars, p. 133-148.

1. Ernst Marx, personne non complètement identifiée, chercheur libre, résidant à Auerbach près de Heidelberg, a contribué aux travaux de l'Académie des sciences de Heidelberg.

2. Henri Piéron (1881-1964), pychologue français, agrégé de philosophie, docteur en médecine de Paris en 1912, fonda en 1920 l'Institut de psychologie de l'Université de Paris et fut nommé professeur de physiologie des sensations au Collège de France de 1923 à 1951. Il fut un grand organisateur de la psychologie expérimentale et de l'orientation professionnelle en France.

second chapitre, il reproduit la première d'une série de leçons d'histoire de la médecine, données par deux professeurs de neurologie de l'Université de Dallas (État du Texas) à des étudiants en médecine. C'est, à nos yeux, un modèle du genre [a].

155

|*

Ce sont des circonstances et des motifs bien différents les uns des autres qui rendent compte de l'apparition successive, dans l'historique du réflexe des noms de Descartes, de Willis, d'Astruc et de Prochaska, Unzer étant généralement laissé dans l'ombre. Le nom de Prochaska surgit d'une polémique, qui oppose des vivants à un vivant, Marshall Hall, et qui tourne peu à peu à ce qu'on appelle vulgairement un règlement de comptes. C'est de la petite histoire de coteries scientifiques, comme le devenir de la science en connaît tant. Le nom de Descartes surgit d'une diatribe dirigée contre un mort et dans l'intention apparente de mieux honorer un autre mort. En fait, il s'agit aussi de la liquidation d'une opposition, et même, à bien regarder, de deux. Une culture, par la voix d'un de ses représentants officiels, défend contre une autre culture sa supériorité politique du moment. Une philosophie de la vie, enfermée dans le cadre d'une méthode de recherche biologique, traite comme mythologie une autre philosophie, censée inapte à promouvoir une procédure scientifique efficace. Mécanisme contre vitalisme. Quant à Willis et Astruc, ils sont les seuls dont le surgissement hors de l'oubli ne doive rien à un acte d'agressivité. Cayrade découvre paisiblement Astruc en explorant, en vue d'une thèse de médecine, la littérature médicale du XVIIIe siècle relative au problème des sympathies. Eckhard et Richet nomment enfin Willis, le dernier. C'est bien pourtant ce nom qui aurait dû apparaître immédiatement après celui de Prochaska, dont l'œuvre renvoie naturellement à Willis comme à Unzer. Mais la *Commentatio* de Prochaska a été d'abord utilisée comme projectile et non comme document. On l'a jetée à la tête de ceux qui venaient après lui, avant d'y chercher les traces de ceux qui l'avaient précédé.

En somme, ce sont des événements extrinsèques à toute science et à toute logique qui aboutissent à la composition, sous la forme conventionnelle qu'il finit par prendre dans les traités qui consentent encore à lui faire une place, d'un historique de recherches qui a la prétention, ne fût-ce que rituelle, de retracer le développement logique d'une idée scientifique. Il

a. *Journal of the history of Medicine and allied sciences*, vol. VII, 1952, n° 3, p. 211-249.

faudrait, pour s'en étonner, ne pas faire de différence entre la science et son histoire et croire par exemple qu'un biologiste peut écrire un historique de la question à laquelle il s'intéresse comme il écrit un mémoire sur l'état de ses travaux, en transportant dans la confection d'une histoire, brève ou longue, les mêmes critères de | jugement auxquels il se rapporte lorsque, **156** dans sa compétence de spécialiste, il décide de la vérité d'une hypothèse ou de la fécondité d'une recherche. Cette hypothèse, cette recherche, il ne les voit pas comme des projets mais comme des objets. Quand on juge qu'une proposition scientifique est vraie on lui confère une rétroactivité de validité qui la soustrait immédiatement au devenir des rêves, des ébauches, des échecs, des erreurs, c'est-à-dire des pensées dont la responsabilité incombe à quelqu'un. L'élimination du faux par le vrai – c'est-à-dire le vérifié – lorsqu'elle est accomplie, apparaît comme l'effet quasi mécanique d'une nécessité impersonnelle irrésistiblement manifestée. C'est pourquoi l'importation de ces normes de jugement dans le domaine de l'historique n'y peut engendrer que des malentendus. A faire le bilan des travaux des différents chercheurs dans une généalogie scientifique – et on ne peut le faire avec compétence que si on est spécialiste – on continue à obéir à la règle de l'effet rétroactif du vrai, puisqu'on fait l'historique de la question selon la logique de la vérité du jour identifiée avec la vérité de toujours. Mais c'est le contraire d'une histoire et on conçoit que la tendance soit de réduire progressivement l'historique à rien, puisqu'il ne doit rien se passer sur le plan de ce qui ne passe pas. Sans paradoxe, c'est le positivisme, philosophie de l'histoire généralisant la loi de succession des théories selon un mouvement irréversible substituant le vrai au faux, qui aboutit au mépris scientifique pour l'histoire. Une bibliothèque annexée à un laboratoire se divise finalement en deux sections : un musée et un atelier. Il y a des livres que l'on feuillette comme on regarde des haches de silex, il y en a d'autres que l'on dépouille comme on utilise un microtome. Mais où passe la frontière entre le musée et l'atelier ? Et qui la trace ? Et quand se déplace-t-elle ?

En fait, ceux des savants qui ont esquissé, au siècle dernier, dans un esprit positiviste ou scientiste – qui est l'esprit scientifique importé en histoire – l'historique de leurs recherches ont oublié qu'il n'y a pas de jugement dernier scientifique et que, sous un certain rapport, tout jugement scientifique est un événement. Ce que le savant cherche, il ne sait pas comment il le trouvera, sans quoi ce serait déjà là ou en vue. C'est peut-être l'illusion du jour, demain réfutée, qui aura conduit à établir un fait, trouvé où on ne l'attendait pas, au terme d'une enquête, sans doute éclairée par les erreurs de la veille, mais inconsciente, au jour même, de son propre avenir. Nier cette éventualité, ce serait admettre qu'il n'y a de science que dans l'exploitation des idées ou des faits et jamais dans leur invention. 157 Mais derrière les mots « on | sait », il y a « on n'a pas toujours su ». Dans l'ombre de cette négation au passé composé se dissimule toute l'histoire d'une question. Cette histoire doit être écrite comme une histoire et non comme une science, comme une aventure et non comme un déroulement. Il faut alors renverser ce que Bergson appelle le mouvement rétrograde du vrai et mettre à l'avenir la future vérité de toujours. Il faut savoir admettre dans l'histoire de l'intelligence ce qu'on admet en logique formelle, que le faux peut impliquer le vrai. On est alors conduit à ne pas faire à la logique sa part, et à ne pas se montrer indifférent à la cohérence d'une doctrine quand on est si attentif à la cohérence des doctrines successives. On trouve rarement de l'incohérence dans la pensée d'un auteur quand on sait se faire son contemporain. Son incohérence supposée n'est que pour les successeurs quand ils en jugent d'après ce qu'ils estiment savoir mieux que lui. C'est pourquoi nous ne pouvons pas entièrement partager le jugement porté sur Willis par un historien de la médecine aussi éminent que M. Wickersheimer [1] : « Thomas Willis est, lui aussi, un iatrochimiste fervent; ses études sur le système nerveux, sa définition du réflexe ne doivent rien à la doctrine dont il est l'adepte. Heureuses inconséquences dont il serait facile de multiplier les exemples » [a]. Nous ne croyons pas personnellement à l'inconséquence de Willis. C'est au contraire parce qu'il est rigoureux, formellement s'entend, qu'il développe toutes les conclusions de prémisses fantastiques, et qu'il parvient à un concept d'avenir à partir d'analogies aujourd'hui tenues pour métaphores. Si les historiens de la physiologie avaient toujours été aussi rigoureux que Willis ils ne lui auraient pas si longtemps contesté, au profit d'autres auteurs, la paternité du concept de réflexe. Puisque tout le monde sait et dit que

a. « La médecine au XVIIe siècle », in *Les médecins célèbres*, 1947, Genève, Lucien Mazenod, p. 84.

1. Émile Wickersheimer (1880-1965), médecin, historien de la médecine français, docteur en médecine de Paris en 1905, fut administrateur de la Bibliothèque Nationale et Universitaire de Strasbourg de 1920 à 1950. Il a consacré plusieurs ouvrages importants à la médecine du Moyen Âge et de la Renaissance. Président de la Société internationale d'histoire de la médecine de 1954 à 1964, il fut reçu docteur *honoris causa* de l'Université de Francfort en 1960.

l'impression nerveuse est dite réfléchie dans la moelle épinière comme un rayon lumineux l'est par un miroir, ce qu'ont rappelé, on l'a vu, Arnold, Milne-Edwards et Lapicque entre mille, il fallait conclure que la notion de réflexe pouvait naître – nous ne disons pas qu'elle le devait – dans la pensée d'un auteur pour qui les esprits animaux sont de la lumière. Car il n'est pas naturel d'introduire une loi d'optique dans l'explication d'un phénomène biologique, il faut s'y trouver comme contraint par la rigueur d'une déduction, même si le principe, après coup, s'en révélera faux.

Inversement, puisque Descartes se faisait de la fonction sensitive et de **158** la fonction motrice du nerf deux idées radicalement différentes, la notion de réflexe ne pouvait pas trouver place dans son système, quelque mécaniste qu'en fût l'inspiration. Indifférent à la cohérence de l'auteur, Du Bois Reymond n'était attentif qu'à la cohérence de la succession des doctrines comme si la logique de l'histoire de la science était la logique de la science, telle qu'il pensait en détenir le sens à jamais. Il était alors logique de biffer Prochaska, en raison de l'absurdité donc de l'infécondité supposées du vitalisme. Un pont, soutenu par La Mettrie, était établi entre Descartes et Du Bois Reymond, qu'on pouvait parcourir dans les deux sens et au bout duquel on pouvait lire Descartes avec les yeux de Du Bois Reymond. Mais cette rigueur logique cache un cercle vicieux, une pétition de principe. On condamne Prochaska et autres vitalistes parce que le vitalisme n'a rien engendré de positif dans l'étude des réflexes, mais en détournant ainsi de les lire et par conséquent de trouver dans leurs œuvres ce qu'ils y ont mis, on accrédite l'idée que le vitalisme n'a jamais fait, en biologie, que dresser des obstacles ou engendrer des songes.

En fin de compte, l'histoire de la science ne peut être écrite qu'avec des idées directrices sans rapport avec celles de la science. Sans doute, n'importe qui peut être érudit à ses heures, il n'y faut que de la patience et de la minutie, toutes qualités que la recherche scientifique développe. Mais l'histoire, quand elle prend la science pour objet, n'est pas davantage qu'en d'autres tâches la simple érudition. Elle est une représentation de significations. Dans cet ordre, ce que la science du jour nomme erreur a un droit positif à figurer au même titre que ce qu'elle tient pour la vérité. Ce que le savant rejette l'historien le récupère, sans être pour autant réduit à un rôle de fripier. On doit même ajouter que c'est l'existence significative du savant lui-même qui justifie l'entreprise de l'historien. Si la vérité scientifique était une idole d'objectivité devant qui s'anéantissent les mérites personnels, on comprendrait mal qu'il faille la médiation de travaux dits « personnels », même élaborés en équipe, pour l'établir. Dans ces conditions, le pouvoir d'excommunication hors de la science n'est aux mains d'aucun savant. On veut dire qu'un savant, s'il écrit l'histoire de sa science ou de sa spécialité en portant des condamnations au nom du vrai et du faux de son moment, ne se comporte ni en savant, ni en historien. Comme savant, il ne peut en effet que confirmer ou critiquer des idées ou des théories sans même avoir à se mettre en peine de savoir par qui elles sont venues au jour, et s'il cherche à savoir par qui et comment elles sont **159** venues au jour, son affaire | qui est alors d'historien consiste à comprendre, ce qui veut dire à la fois admettre et sympathiser. Il n'est pas permis de convertir l'exigence intellectuelle sur le terrain scientifique en répulsion personnelle sur le terrain historique.

Il n'y a donc pas à s'étonner de voir l'historique du réflexe se composer peu à peu comme on a vu qu'il a fait, puisque ce sont des motifs non scientifiques qui mènent aux sources de l'histoire des sciences. Il convient seulement de n'être pas dupe du prétexte d'objectivité derrière lequel se dissimulaient des motifs nécessairement étrangers à toute objectivité. Sans aucun paradoxe, la conscience d'une situation qui interdit à l'histoire de la science de se donner pour science est encore la meilleure chance qui soit donnée d'écrire une histoire attentive à tous, attentive au sens de l'effort de chacun, une histoire pleinement significative, sans discrimination idéologique *a priori*, mais non, bien entendu, sans appréciation du rapport entre la partie et le tout provisoire, entre l'instant et la durée.

*

C'est à une appréciation de cette sorte que le moment est arrivé de soumettre les résultats de notre étude.

Nous conviendrons d'appeler « réflexe 1800 » le concept répondant à la définition récapitulative que nous avons proposée. En faisant le récit de sa formation, à travers les obstacles que nous avons indiqués, pour quelle histoire avons-nous en définitive travaillé? Pour l'histoire de la pensée scientifique ou de la pensée préscientifique? Si l'on emprunte à M. Bachelard les repères de discrimination des âges de la pensée scientifique, tels qu'il les indique dans sa nouvelle loi des trois états [a], on tombe en pleine difficulté, puisqu'à son dire même, l'état scientifique, qui s'étend sur le XIXe siècle et le début du XXe, était en préparation dès la

a. *La formation de l'esprit scientifique*, 1938, p. 6-7.

fin du XVIIIe siècle. La tâche semble plus aisée si l'on emprunte au même auteur sa distinction entre l'expérience commune, non composée, faite d'observations juxtaposées, et l'expérience scientifique, en rupture avec la première, saisie dans une perspective d'erreurs rectifiées et de vérifications convergentes quant à leurs résultats, quoique indépendantes quant à leurs techniques[a]. Les expériences de Whytt et de Prochaska seraient communes, celles de Pflüger, par exemple, seraient scientifiques.

Lorsque, vers les années 1850-1853, Pflüger travaille à établir | expérimentalement les lois du réflexe, l'action réflexe n'est plus pour lui **160** un concept seulement hypothétique, permettant une certaine interprétation d'observations données, elle est à la lettre un phénomène dont il cherche la légalité. Pflüger connaît la structure histologique de l'arc réflexe, dont le premier schéma a été proposé en 1844 par Wagner, et quoique cette structure soit moins bien connue à l'époque qu'après la mise au point par Golgi[1] du procédé d'examen des coupes par coloration noire (1873), Pflüger sait – en tout cas sait mieux que Prochaska – par quelles relations intra-médullaires du neurone sensitif ganglionnaire et du neurone moteur médullaire s'opère la réflexion vers la périphérie de l'influx centripète. Mais si l'on regarde bien, ici commence le mouvement de substitution qui va conduire peu à peu, dans le vocabulaire et dans la pensée des physiologistes, la notion d'arc réflexe à prendre la place de la notion de mouvement ou d'action réflexe. Quant à cette dernière notion, si différente soit l'évocation d'expériences, d'appareils, de figures anatomiques qu'elle soulève dans notre esprit, selon que nous le faisons contemporain de Prochaska ou de Pflüger, il reste que les éléments de sa compréhension logique ne sont pas notablement changés quand on passe du réflexe 1800 au réflexe 1850. Il y a, dans la compréhension du réflexe 1850 une idée d'uniformité, de rigidité de la liaison de réflexion, plus nettement marquée que dans le réflexe 1800. Mais, pour autant que c'est Pflüger qui énoncerait la compréhension du réflexe 1850, il y ferait tenir une idée de signification téléologique qui se trouvait déjà dans la pensée de Prochaska. De sorte

a. *Ibid.*, p. 10-11.

1. Camillo Golgi (1844-1926), médecin et anatomiste italien, docteur en médecine de Pavie en 1865, découvrit une nouvelle technique de coloration des tissus nerveux visualisant les cellules nerveuses et leurs prolongements. Il défendit une théorie réticulaire, continuiste, de l'anatomie du système nerveux. Il fut professeur d'histologie et d'anatomie aux Universités de Pavie et de Sienne et reçut en 1906 le prix Nobel de physiologie ou médecine, avec Santiago Ramon y Cajal.

qu'aux yeux d'un des principaux responsables du concept de réflexe 1850, à un moment bien défini de l'âge scientifique, le concept de réflexe 1800 est encore un concept scientifique.

Il n'en est pas du concept de réflexe comme du concept de fermentation. De celui-ci, on peut dire que les travaux de Pasteur[1] marquent la coupure précise entre sa forme préscientifique et sa forme scientifique; de celui-là, on ne peut dire que les premiers travaux scientifiques dans lesquels il apparaît, ceux de Marshall Hall et de Johannes Müller, lui aient imposé une révision telle que seul le mot en aurait subsisté. Le réflexe 1800 n'est pas devenu en 1850 un concept faux, comme sont devenus faux, après les travaux de Pasteur, les concepts de fermentation 1800 et d'épidémie 1800. On ne peut pas dire que le réflexe 1850 soit plus scientifique, parce que purgé à l'époque de toute référence à un animisme périmé, car ce n'est pas vrai de Pflüger. On ne peut pas dire non plus que ce concept soit plus scientifique parce qu'on le voit sous forme d'arc réflexe. Voir une coupe
161 histologique de | moelle ou de ganglion spinal, ou une préparation neuromusculaire, et voir une grenouille sommairement décapitée c'est toujours voir si ce n'est que voir. Si on voit mieux le réflexe de 1850, c'est parce qu'on le voit non seulement par les yeux, mais par un savoir dans lequel est inscrit le réflexe 1800.

C'est ici qu'apparaît une différence vraiment notable entre le réflexe 1850 et le réflexe 1800. En 1800, le réflexe est sans doute un « bon » concept, mais il n'est encore bon à rien. On en discute, mais on n'en sait rien parce qu'on n'en fait rien. Il n'est inscrit que dans les livres. En 1850, le concept de réflexe est inscrit dans les livres et dans le laboratoire, sous la forme d'appareils d'exploration et de démonstration, montés pour lui, et qui ne l'eussent pas été sans lui. Le réflexe cesse d'être seulement concept pour devenir percept. Il existe puisqu'il fait exister des objets qu'il fait comprendre. Relativement au phénomène dont il prétend contenir l'explication, il n'est plus seulement phénoménologique, il est aussi phénoménotechnique. Nous retrouvons encore ici une distinction familière

---

1. Louis Pasteur (1822-1895), chimiste et microbiologiste français, dont les travaux vont de la découverte de la dissymétrie moléculaire des produits organiques naturels aux vaccinations, en passant par l'étude des fermentations, des conditions de vie des microorganismes et par la réfutation de la génération spontanée, a révolutionné la médecine et l'hygiène et a fondé l'Institut Pasteur qui a rayonné à travers le monde.

à la pensée de M. Bachelard[a]. Elle nous paraît encore meilleure que les précédentes car elle est plus tranchée, plus essentielle. La distinction entre le commun et le scientifique n'est pas arrêtée, elle change avec le temps. Les expériences de Legallois étaient plus scientifiques que celles de Whytt ; à côté des expériences de Pflüger, à plus forte raison à côté des expériences de Sherrington, elles semblent communes. Au lieu que la distinction entre comprendre et faire, déduire et produire, est une distinction réelle, même si l'on admet qu'on ne comprend vraiment que ce qu'on fait, car si le comprendre donne son sens au faire et le faire sa sanction au comprendre, il reste que l'on comprend à partir de principes qui sont des jugements et que l'on fait à partir de procédés qui sont des gestes. Et sous ce rapport, il faut maintenir que si le réflexe 1850 est plus scientifique que le concept 1800, parce qu'il a sa place marquée de tant de façons dans le laboratoire du physiologiste et parce qu'il explique une plus grande variété de phénomènes, tant institués que donnés, il n'est pas plus scientifique parce qu'il serait mieux expliqué, c'est-à-dire déduit. Tant qu'on ignore, en effet, ce qu'est l'influx nerveux on ignore aussi ce qu'est la réflexion de l'influx et on garde le mot proposé par Willis, faute de mieux.

De sorte que, si un concept plus scientifique c'est finalement un concept plus phénoménotechnique, il n'y a aucune raison de limiter aux dimensions des laboratoires de physiologie le terrain | sur lequel il fait, en rupture avec **162** tout verbalisme, la preuve de sa validité. Il nous faut rechercher jusqu'à l'hôpital, jusqu'à la clinique, la trace du réflexe 1850. Nous constatons alors que le réflexe de Pflüger est vraiment inscrit dans la séméiologie, dans les techniques de recherche de signes dont la valeur pathognomonique est fondée sur l'existence de réflexes[b]. Quand un externe de service utilise une lampe électrique de poche à la recherche du signe d'Argyll Robertson[c], il ignore, bien entendu, qui est Whytt et quelle description magistrale il a donnée du réflexe pupillaire, et il sait d'Argyll Robertson[1] ce que l'étudiant

---

a. *Le rationalisme appliqué*, 1949, p. 168.

b. *Cf.* J. Dejerine, *Sémiologie du système nerveux*, chap. IX : « Sémiologie des réflexes », *Traité de pathologie générale*, publié par Ch. Bouchard, t. V, Masson, 1901, p. 990-1017.

c. *On an interesting series of eye symptoms in a case of spinal disease*, 1869. Le signe d'Argyll Robertson consiste dans l'abolition de l'accommodation à la lumière avec persistance de l'accommodation à la distance. C'est un signe qui oriente le clinicien vers le diagnostic de syphilis nerveuse.

1. Douglas Argyll Robertson (1837-1909), chirurgien et ophtalmologiste écossais, décrivit en 1869 l'abolition du réflexe photomoteur de contraction des pupilles à la lumière.

en mathématiques sait de Chasles [1] ou de Monge [2], un nom propre, mais il sait en général qu'il est en train d'utiliser la présence ou l'absence du réflexe d'accommodation à la lumière pour la composition d'un diagnostic. Et de même qui peut douter de la réalité du réflexe, du jour où, Erb [3] et Westphal [a] ayant simultanément découvert le phénomène de contraction musculaire sous l'effet de la percussion du tendon, le marteau à percussion ou le stéthoscope garni de gomme, ancêtres provisoires du futur marteau à réflexes, sont utilisés systématiquement à provoquer le fameux réflexe rotulien? Et la valeur séméiologique du signe de Babinski [b][4], fondé sur l'inversion de sens du réflexe cutané plantaire, achève, à la fin du XIX[e] siècle, de donner au réflexe le statut d'un fait biologique dont on ne sait plus désormais si son existence réalise un concept ou si son concept décalque, en quelque sorte, son existence. Les réflexes existent puisque, en somme, le médecin traite et guérit parfois des maladies du système nerveux

a. 1) Erb. *Über Sehnenreflexe bei Gesunden und bei Rückenmarkskranken*, 1875.

2) Westphal [5], *Über einige durch mechanische Einwirkung auf Sehnen und Muskeln hervorgebrachte Bewegungserscheinungen*, 1875.

3) Une des premières études en français sur la question est la thèse de Petitclerc [6] sur les *Réflexes tendineux* (1880), dont Charcot était le rapporteur.

b. « Du phénomène des orteils et de sa valeur séméiologique », *Semaine médicale*, Paris, 1898.

1. Michel Chasles (1793-1880), mathématicien français, ancien élève puis professeur à l'École polytechnique, professeur à la Faculté des sciences de Paris, membre de l'Académie des sciences, développa la géométrie projective.

2. Gaspard Monge (1746-1818), mathématicien français, développa la géométrie descriptive et eut en outre une forte activité institutionnelle, participant à la fondation de l'École normale de l'an III et de l'École polytechnique.

3. Wilhelm Erb (1840-1921), médecin allemand, docteur en médecine de Heidelberg en 1864, fut professeur aux Universités de Heidelberg et de Leipzig. Il utilisa les techniques de l'électrodiagnostic pour l'étude de l'irritabilité des fibres nerveuses, précisa la sémiologie des réflexes tendineux, observa la dégénérescence des fibres dans certaines maladies et fut l'auteur de nombreuses études cliniques.

4. Joseph Jules Babinski (1857-1932), médecin français, docteur en médecine de Paris en 1885, élève de Charcot, chef de service de 1895 à 1922 à l'Hôpital de la Pitié, se consacra à la symptomatologie neurologique.

5. Carl Friedrich Westphal (1833-1890), médecin allemand, neurologue et psychiatre, professeur associé de psychiatrie à l'Hôpital de la Charité à Berlin en 1869, puis professeur ordinaire en 1874, fut l'auteur de nombreuses contributions en anatomie, physiologie et pathologie du système nerveux.

6. Constant Petitclerc, médecin français, fut docteur en médecine de Paris avec son travail *Les réflexes tendineux* effectué dans le service d'I. Straus et soutenu sous la présidence de Charcot à la Salpêtrière en 1880.

dont le diagnostic inclut, au titre de symptômes, les effets de leurs troubles ou de leur disparition.

Mais il faut aller plus loin encore, en reconnaissant que le réflexe 1850 a vu sa validité scientifique se confirmer à proportion de sa vulgarisation, dans la mesure où le terme de réflexe est | sorti du vocabulaire scientifique ou **163** médical pour passer dans le vocabulaire populaire. Chacun sait aujourd'hui ou cherche à savoir, dans la mesure où son travail et son mode de vie en dépendent, s'il a ou non de bons réflexes. L'homme vit aujourd'hui dans une forme de civilisation qui a conféré à la rapidité et à l'automatisme des réactions motrices une valeur double, valeur d'utilité et de rendement pour le machiniste, valeur de prestige pour le sportif. Le réflexe n'est donc plus seulement un fait scientifique connu des spécialistes, il est pour ainsi dire un fait d'utilité publique et de notoriété publique. Une civilisation industrielle cultive plutôt la réaction réflexe, alors qu'une civilisation agricole cultive plutôt la réaction lente ou différée. Ainsi le concept de réflexe n'est pas seulement garanti par les réalisations des physiologistes et des médecins c'est un concept que le premier venu, dans le peuple, se dit, populairement, capable de « réaliser ».

Mais si un concept, comme celui dont nous retraçons l'histoire, ne devient vraiment scientifique qu'en s'incorporant à toute la culture contemporaine, si sa réalité naturelle est garantie par son extension culturelle, il faut qu'il accepte totalement le verdict né du fait de cette incorporation. Dans la mesure où il n'y a de culture que comme histoire, le verdict de la culture est toujours en partie soumis à révision. Cela entraîne quelques conclusions qui pourront paraître décevantes à tous ceux qui pensent, à partir de présupposés différents et souvent opposés, que tout critère de validité scientifique se ramène, en dernière analyse, à un critère historique.

Ce réflexe 1850 qui, jugeant le réflexe 1800, lui reconnaît rétroactivement une valeur déjà, en grande partie, scientifique, comment est-il, à son tour, jugé par le réflexe 1900 et même par le réflexe 1950? En fait l'extension triomphale du réflexe 1850, dans les domaines de la physiologie animale et de la neurologie humaine, l'a conduit à éprouver sa propre limitation et en un certain sens son insuffisance, sous la forme, qu'il accusait de plus en plus, d'un mécanisme rigide de simplicité élémentaire.

Historiquement considérée, la série des observations et études qui ont abouti à la révision du concept de réflexe 1850, commence par une surprise clinique. La recherche systématique des réflexes tendineux, et notamment du réflexe rotulien, conduit à cette constatation que ces réflexes ne sont ni constants ni uniformes, et que leur absence n'a pas nécessairement une signification pathologique. Du jour où Jendrassik[1] observe qu'on peut faire apparaître le réflexe rotulien absent, en obtenant du sujet examiné 164 qu'il fasse un effort de traction sur ses mains accrochées | par leurs doigts fléchis, une floraison d'observations cliniques entraîne cette conclusion formulée par Déjerine[2] : « Il faut être prévenu qu'en dehors de tout état pathologique, certaines dispositions mécaniques ou physiologiques influent sur le phénomène des réflexes tendineux... On pourra ainsi, dans certains cas, faire apparaître ces réflexes qui étaient pour ainsi dire latents »[a].

L'aboutissement de ces observations cliniques, combinées avec les résultats de la révision du concept de réflexe en physiologie et en psychologie, se trouve dans les conceptions de Goldstein, sur lesquelles il serait superflu d'insister après l'étude de M. Merleau-Ponty et la traduction en français de *Der Aufbau des Organismus* (1934)[b].

Quand Sherrington découvre que, pour un réflexe tel que le réflexe de grattage, les limites du champ d'excitation réflexogène sont variables selon les moments, il entre dans la voie au terme de laquelle la physiologie contemporaine abandonne le concept d'un réflexe supporté par un arc linéaire qui ferait se correspondre terme à terme une stimulation ponctuellement localisée et une réponse musculaire isolable. A quoi se substitue une notion de réflexe de laquelle l'idée d'une réaction d'un organe spécifique a disparu au profit de l'idée d'un type de mouvement déjà coordonné, en rapport avec une zone d'excitations dont l'état global de l'organisme codétermine toujours les effets. Et c'est ainsi qu'un physiologiste français, de l'école de Sherrington, L.-C. Soula, peut écrire : « L'ancienne conception du réflexe, routine pédagogique née de la cellule myoépithéliale de l'hydre d'eau douce et du système nerveux du poulpe, peut désormais périmée. L'acte

a. *Op. cit.*, p. 996.

b. *La structure de l'organisme*, trad. fr. de Burckhardt et Kuntz, Paris, Gallimard, 1951 ; voir spécialement sur le réflexe, p. 57-149.

1. Andreas Eugen Jendrassik (1829-1891), médecin hongrois, étudia la médecine à Vienne, et devint en 1860 professeur de physiologie à l'Université de Budapest. Il construisit divers appareils de mesure physiologique et apporta des contributions à la physiologie sensorielle et à la physiologie musculaire.

2. Jules Déjerine (1849-1917), médecin français, docteur en médecine de Paris en 1878, agrégé de médecine en 1886, fut nommé chef de service à la Salpêtrière en 1895, succédant à Vulpian, et professeur de clinique des maladies du système nerveux en 1911. L'un des fondateurs de l'école neurologique française, son œuvre est principalement d'anatomie pathologique, corrélée à la sémiologie.

réflexe, pour localisé qu'il soit dans sa réaction, n'est pas la réponse d'un élément moteur à un élément sensible (*one to one* des auteurs anglais) ; l'acte réflexe, même dans sa forme la plus simple, est la réaction d'un être vivant un et indivisible à une excitation du milieu »[a].

Dans le domaine de l'étude du comportement, la substitution progressive du concept de situation à celui de stimulus et du concept de conduite à celui de réaction, sous l'influence notamment de la psychologie de la forme, a marqué le retour, par delà toutes les réflexologies de style mécaniste, à l'éthologie renouvelée par l'expérimentation comparative et l'observation des animaux en milieu d'élevage approchant le plus possible du milieu naturel. | L'étude des modèles innés de comportement (*innate behaviour* | 165 *patterns*) désigne, par la place qu'elle a prise en éthologie comparée, les bornes de l'explication réflexologique aux prises avec les mouvements de l'organisme considéré comme un tout. Les types de mouvements étudiés par K. Lorentz[1] et N. Tinbergen[2], après C. O. Whitman[3] et O. Heinroth[4], sont caractérisés par la corrélation de leur spontanéité et de leur invariabilité[b]. Quand ses conditions énergétiques internes sont données, le mouvement se déroule intégralement, même dans une situation inadéquate, sous l'influence de stimulations de substitution, et même après évanouissement de la stimulation initiale, selon une modalité d'exercice que Lorentz appelle la réaction en roue libre (*Leerlaufreaktion*). Le

a. *Précis de physiologie*, 2 ᵉ éd., p. 878.
b. K. Lorentz, « The comparative method in studying innate behaviour patterns », in *Symposia of the society for experimental biology*, nº IV : *Physiological Mechanisms in Animal Behaviour*, Cambridge University Press, 1950, p. 221-268.

1. Konrad Zacharias Lorenz (1903-1989), zoologiste et éthologiste autrichien, étudia la médecine à l'Université Columbia en 1922 puis à Vienne où il obtint son doctorat en médecine en 1928. En 1940 il fut nommé professeur dans la chaire de psychologie de l'Université de Königsberg. Ses travaux sur l'agression et sur l'empreinte ont eu un grand retentissement. La Société Max Planck fonda pour lui un Institut de psychologie du comportement. Il reçut le prix Nobel de physiologie ou médecine en 1973.
2. Nikolaas Tinbergen (1907-1988), biologiste hollandais, docteur de l'Université de Leyde en 1932 avec un travail sur le comportement des abeilles, professeur de zoologie à l'Université de Leyde en 1947, fut l'un des fondateurs de l'éthologie et reçut en 1973 le prix Nobel de physiologie ou médecine avec Karl von Frisch et Konrad Lorenz.
3. Charles Otis Whitman (1842-1910), zoologiste américain, docteur ès sciences de l'Université de Leipzig en 1878, professeur à l'Université impériale de Tokyo puis chercheur à la Station zoologique de Naples, devint professeur à l'Université de Chicago. Il fonda et dirigea le laboratoire de biologie marine de Woods Hole de 1888 à 1908.
4. Oskar Heinroth (1871-1945), biologiste allemand, fut directeur de l'Aquarium de Berlin. Il appliqua les méthodes de morphologie comparée au comportement animal.

motif, au sens étymologique du terme, du mouvement ne doit pas être cherché à l'extérieur de l'organisme, mais en lui, dans une accumulation d'énergie à libérer. L'ouverture du bec chez l'oisillon, au moment de la becquée, est un de ces mouvements physiologiques spécifiques. L'étude de ces mouvements n'incline d'ailleurs ses auteurs à aucune philosophie et ne s'accompagne, chez Lorentz notamment, d'aucune renaissance du vitalisme. Car si ces mouvements sont spontanés, leur invariabilité les fait exclusifs de toute adaptation finalisée – échec au vitalisme – et si ces mouvements sont invariables ils sont, aussi, largement indépendants des stimulations externes – échec au mécanisme. A la rigueur du reste, il ne serait pas absurde d'interpréter ces phénomènes en utilisant le schéma cartésien d'un mécanisme moteur à ressort central, déroulant tous ses effets sous condition d'un déclenchement d'origine périphérique. Mais le cartésianisme biologique ne peut pas jouer sur tous les tableaux. Si on l'utilise ici, il faut renoncer à lui sur le terrain de l'interprétation du réflexe 1850.

Enfin il est possible que la notoriété populaire du réflexe soit en train de changer de sens, non sans rapport avec la triple révision, en clinique, en physiologie, en psychologie, du réflexe 1850. Le développement du machinisme industriel vers un automatisme toujours croissant a fait apparaître, comme l'a montré G. Friedmann[a][1], la résistance que l'homme au travail, en tant qu'il s'éprouve lui-même comme totalité, oppose de plus en plus à l'effort conjugué des ingénieurs et des psychotechniciens pour | adapter, toujours plus étroitement, la vitesse et l'uniformité de ses mouvements, décomposés en gestes élémentaires, au fonctionnement des machines et au rendement des entreprises. Au fétichisme tayloriste de la vitesse et de l'uniformité des gestes simples tend à se substituer, dans l'organisation actuelle du travail, la prise en considération de l'aisance des comportements du travailleur en tant qu'individu, c'est-à-dire en tant qu'être total et singulier. Ce n'est sans doute encore qu'une tendance, mais elle suffit à montrer que la réduction scientifique de l'activité du travailleur à une somme de réflexes mécaniques impliquait préalablement la

a. *Problèmes humains du machinisme industriel*, Paris, Gallimard, 1946.

1. Georges Friedmann (1902-1977), sociologue français, de formation philosophique après des études de chimie industrielle, rénova la sociologie du travail en France avec ses ouvrages *Problèmes humains du machinisme industriel* (Paris, Gallimard, 1946) et *Où va le travail humain?* (Paris, Gallimard, 1950).

subordination sociale du travail humain au service exclusif de la machine. Dans la mesure où le travailleur refuse pratiquement d'être mécanisé, il fait la preuve de l'erreur théorique qui consiste à décomposer en réflexes mécaniques ses mouvements propres.

L'exposé, volontairement rapide, des différentes phases de la révision à laquelle le réflexe 1850 a été soumis, entre 1900 et 1950, ne doit pas, bien entendu, entraîner la conclusion paradoxale que le réflexe 1800 était plus scientifique que le réflexe 1850 parce qu'il enfermait quelque réserve à l'égard de la réalité purement mécanique du phénomène correspondant. Mais on peut en conclure que le réflexe selon Prochaska valait mieux que ce qu'en pensaient Du Bois Reymond et ses épigones scientistes. Pour ne pas paraître jouer sur les mots, on ne dira pas que, loin d'être préscientifique, le réflexe 1800 contenait quelque prescience de l'insuffisance, alors inapparente, du concept au nom duquel on le jugeait. On dira seulement qu'en biologie, il est possible à un bon observateur, même dépourvu des moyens techniques supérieurs que le progrès met à la disposition de ses successeurs immédiats, de parvenir à quelques intuitions heuristiques dont la validité ne relève pas entièrement de l'appréciation fondée sur des critères historiques, à des intuitions relatives au sens des phénomènes biologiques moins fluctuantes que les théories composées pour expliquer le mécanisme de ces mêmes phénomènes.

Il peut donc y avoir de ce fait, en biologie, une histoire de la science qui fasse sa juste place à ce que M. Bachelard appelle le « passé actuel », qui ne soit pas exclusivement la paléontologie d'un esprit scientifique disparu, qui tente de ressusciter dans leur vitalité originale les éléments de ce que le même auteur appelle l'histoire sanctionnée ᵃ. En écrivant l'histoire de la formation, durant le XVII ᵉ et le XVIII ᵉ siècle, du concept de réflexe, nous | avons voulu contribuer à la constitution, pour ce qui est de la biologie, de **167** ce que nous nommerons, avec M. Bachelard, « une histoire récurrente, une histoire qu'on éclaire par la finalité du présent » ᵇ sans pour autant, non plus que lui-même, prêcher pour le retour à des mentalités préscientifiques et, en l'espèce, à des pratiques de thaumaturgie médicale.

Nous ne saurions finalement trouver de meilleure justification, pour le sens de notre abrégé d'histoire concernant l'historique du réflexe, que dans quelques mots du physiologiste V. von Weizsäcker, tirés de l'introduction

---

a. *L'activité rationaliste de la science contemporaine*, 1951, p. 25.
b. *Ibid.*, p. 26.

qu'il a écrite pour un historique signalé par nous à son rang : « Il n'y a point de chemin sans direction, point de direction sans but. Ce n'est pas de propos délibéré, mais par nécessité inéluctable que le but de cette recherche historique ne se trouve pas dans l'histoire elle-même, mais dans le présent. On ne peut considérer par soi-même quelque chose que si on ne cherche pas seulement à le voir, mais bien à le voir comme quelque chose, c'est-à-dire à le reconnaître. Donc nous ne voyons rien, dans une succession en laquelle nous ne pouvons parler que d'un cours évolutif. Cette présentation de l'évolution du concept de réflexe a, au contraire, le mérite de nous contraindre à la question : "Évolution vers quoi?" Le réflexe est sans doute un concept qui a eu un devenir, mais aussi un concept que nous utilisons encore aujourd'hui. Ainsi l'étude historique mord sur la recherche scientifique dans l'immédiat » [a].

---

a. Introduction à l'étude d'Ernst Marx, citée plus haut, p. 154. *Op. cit.*, p. 4.

Si l'on met à part Descartes dont la conception mécaniste du mouvement involontaire prépare, avant la lettre, au concept de réflexe un contexte d'intelligibilité et d'extension ultérieures, plutôt qu'un cadre préalable d'apparition nécessaire, il faut convenir que tous les auteurs dont la responsabilité est nettement et directement engagée dans la formation du concept explicite sont des biologistes ou des médecins de tendance animiste ou vitaliste, à l'exception du seul Astruc.

La notion de réflexe met cent soixante-trois ans, entre le *De motu musculari* de Willis (1670) et le premier *Mémoire* de Marshall Hall (1833) à devenir un fait. Au terme de cette période, l'image analogique sur laquelle repose la notion est à la fois familière et oubliée, puisqu'on voit J. W. Arnold la rappeler (1842) pour justifier l'usage d'un terme que M. Hall et J. Müller emploient comme allant de soi. Faute d'avoir éprouvé le besoin de comprendre la signification originelle de la notion, on n'a pas toujours fait à Willis la part qui lui revient justement. Quand J. M. Foster[1] lui reproche de confondre une image et un argument et de croire tenir une preuve quand il a découvert une analogie, il témoigne seulement d'une espèce de puritanisme logique selon lequel toute forme d'imagination serait néfaste à la recherche scientifique[a]. Mais il y a image et image. L'image

a. *Lectures on the History of Physiology during 16th, 17th and 18th Centuries*, 1924, p. 268 : « [Willis] looked upon an illustration as an argument, and when he discovered an analogy, thought he had found a proof. »

1. Michael Foster (1836-1907), physiologiste anglais, docteur en médecine de l'University College de Londres en 1859, fut nommé professeur à University College, et en 1870 à Trinity College à Cambridge, où il devint le premier professeur de physiologie en 1883. Il est l'auteur d'un traité de physiologie ainsi que d'une histoire de la physiologie aux seizième, dix-septième et dix-huitième siècles.

d'un rayon lumineux réfléchi est à peine imaginaire. Elle est le simple véhicule, à peine sensible, qu'un concept géométrique emprunte pour s'introduire dans l'arsenal des concepts du physiologiste. Quand Descartes imagine – car enfin il ne les voit pas tels – les nerfs comme des cordes ou des tuyaux, les muscles comme des voiles de navire et le corps vivant comme une horloge est-il plus raisonnable et plus prudent que Willis imaginant les esprits animaux comme de la lumière et le muscle comme la chambre à feu

170 | d'un canon ? Si le faux peut, formellement parlant, impliquer le vrai, au nom de quelle logique prétend-on condamner l'exercice, dans l'invention des concepts scientifiques, d'une imagination analogique ?

Willis avait une autre intuition originaire de la vie organique que Descartes. Il faut être bien sûr de soi pour condamner la première au profit de la seconde. Qui sait d'ailleurs si ces deux directions d'inspiration en biologie sont exclusives et non complémentaires ? Descartes aborde l'étude des fonctions neuro-musculaires par la mécanique et Willis par la chimie. Mais la situation de la physiologie n'est pas tellement différente aujourd'hui. Qui est le plus proche de l'échelle et de l'ordre des phénomènes aujourd'hui étudiés par le neuro-physiologiste, Descartes imaginant toutes les structures et fonctions organiques sur le modèle des objets et des actes que l'homme peut faire de ses mains, ou Willis imaginant ces mêmes structures et fonctions sur le modèle des opérations que l'homme peut seulement déclencher, en les laissant se faire selon une loi du tout ou rien ? P. Valéry a écrit : « La substance de notre corps n'est pas à notre échelle : les phénomènes les plus importants pour nous, notre vie, notre sensibilité, notre pensée, sont liés intimement à des événements plus petits que les plus petits phénomènes accessibles à nos sens, maniables par nos actes... Le système nerveux, entre autres propriétés ou fonctions, a celle de lier des ordres de grandeur très différents. Par exemple : il relie ce qui appartient au chimiste à ce qui appartient au mécanicien » [a]. Trouvons bon, à notre tour, que la physiologie du système nerveux concilie Willis et Descartes.

Trouvons bon également que le plus grand philosophe français ne soit pas, de ce seul fait, le plus grand des physiologistes sur tous les points. Les philosophes gagneraient parfois quelque inquiétude stimulante à voir leurs auteurs d'élection par d'autres yeux que des yeux de philosophe et à lire les jugements sévères, parfois jusqu'à l'injustice, que des médecins ou des biologistes, se faisant historiens, portent sur Descartes biologiste, sur ses

---

a. *Analecta*, 1935, Paris, Gallimard, p. 160-62.

postulats méthodologiques ou sur telle de ses explications de détail[a]. | Il faut **171**
aussi comprendre ce point de vue, même déplaisant. Comme Renouvier[1]
disait de la physique cartésienne qu'elle est philosophiquement réussie[b],
bien des philosophes, ne voulant pas diviser leur admiration pour Descartes,
diraient volontiers de sa biologie qu'elle est philosophiquement réussie. Le
fait est que les biologistes préfèrent en général la biologie biologiquement
réussie, même si elle doit paraître à d'autres philosophiquement manquée.
Qu'importe à la gloire de Descartes qu'un iatrochimiste ait mieux réussi
que lui l'anatomo-physiologie du mouvement involontaire. On n'ira
pas chercher dans l'œuvre de Willis l'équivalent de la *Géométrie* ni des
Méditations métaphysiques.

Il faut donc savoir admettre que l'histoire de la biologie ne possède
pas seulement sa logique mais aussi son humour propre. Quand le concept
de réflexe a peu à peu acquis au XIXe siècle la valeur d'un fondement
pour une réflexologie de style mécaniste et matérialiste, il dissimulait aux

a. Daremberg est très dur pour Descartes biologiste, dans son *Histoire des sciences médicales* : « Ce qu'il invente [en physiologie] ne vaut pas mieux que ce qu'il rejette » (II, p. 702), et « ni les physiologistes ni les médecins ne sont en rien redevables « au grand esprit » de Descartes des résultats positifs qu'ils ont obtenus » (II, p. 705). Daremberg rapporte le mot de Boerhaave disant qu'on ne retrouve plus Descartes dans Descartes quand il traite des sujets de physiologie.

E. Guyénot n'est pas plus tendre, dans son ouvrage *Les sciences de la vie aux XVIIe et XVIIIe siècles* : « Certes, ce grand philosophe n'était ni médecin, ni anatomiste, et il l'a bien fait voir » (p. 154) et « Ce qui nous surprend le plus, tant nous avons de peine à faire revivre les idées et les connaissances d'une époque, c'est que la machine cartésienne ait pu susciter l'enthousiasme et que les principales explications de Descartes aient pu devenir le point de départ d'une véritable école » (p. 158).

Ch. Singer qui parle plus favorablement et, semble-t-il, plus équitablement de Descartes en plusieurs passages de son *Histoire de la biologie*, nous paraît bien définir la portée de l'œuvre biologique de Descartes : « Le mécanisme de Descartes stimula beaucoup les chercheurs. Mais, sous leur forme originale, les vues mécanistes de Descartes ne demeurèrent pas longtemps acceptables pour les biologistes. Pendant plusieurs générations malgré tout, des littérateurs ayant du goût pour les sciences, mais sans expérience personnelle de ce qu'elles sont, restèrent attachés à l'enseignement de Descartes » (p. 386).

Ce ne sont là que quelques échantillons, prélevés dans des ouvrages accessibles au lecteur français.

b. « La physique de Descartes est une œuvre que, philosophiquement, nous pouvons appeler réussie et, en un sens, complète. » *Philosophie analytique de l'histoire*, 1897, III, p. 296.

1. Charles Renouvier (1815-1903), philosophe français, ancien élève de l'École polytechnique, eut une œuvre importante sans faire de carrère universitaire. S'appuyant en partie sur Kant, il proposa le terme de « néo-criticisme ». Il influença William James.

regards de la plupart des physiologistes et des psychologues ses origines historiques et qu'il avait ses racines, aux XVII ᵉ et XVIII ᵉ siècles, dans des doctrines biologiques et médicales d'inspiration différente de celle dont on l'appelait à soutenir le crédit. Le terrain doctrinal sur lequel s'est formé le concept de réflexe s'est trouvé favorable, nous avons essayé de le montrer, à l'étude des fonctions du système nerveux. On ne pouvait pas s'attendre à voir s'effondrer du premier coup la notion très antique d'un centre, hiérarchiquement premier, de la régulation des mouvements de l'organisme. Avant de concevoir le système nerveux, avec Sherrington, comme un système de systématisations, il fallait d'abord le concevoir, avec Unzer et Prochaska, comme un système de systèmes. Le vitalisme s'est trouvé plus 172 propre que le mécanisme pour rendre familière à la | pensée des biologistes la décentralisation des fonctions de coordination sensori-motrice.

Enfin nous voudrions tirer à l'usage de l'histoire des sciences, quand elle recherche pour quelque concept des précurseurs ou des ancêtres, une autre conclusion. Rien n'est plus périlleux et décevant que de vouloir, à toute force de logique, que des contemporains selon l'état-civil soient aussi des contemporains par la communication intellectuelle. On a vu Descartes ne pas comprendre Harvey sur un point capital de physiologie de la circulation, Haller méconnaître l'ingéniosité novatrice d'Astruc, Du Bois Reymond s'irriter au seul nom de Prochaska. On a vu Legallois s'interdire la systématisation de ses propres expériences faute de la notion adéquate déjà formée de son temps. On a vu George, Jeitteles, Pflüger reprocher à Marshall Hall d'avoir passé vingt-quatre mille heures de travail à enfoncer, selon eux, des portes déjà ouvertes. Inversement, quant aux observations et aux expériences, Prochaska en savait à peine plus que Willis dont un siècle le séparait et beaucoup moins que Hall qui avait 30 ans au moment de la mort de Prochaska. Ainsi va le progrès scientifique qui comporte autant de décalages dans une génération de chercheurs que d'affinités d'une génération à l'autre. En matière d'histoire des sciences aussi, il y a une échelle macroscopique et une échelle microscopique des sujets étudiés. Quand on se place à ce dernier point de vue, on n'aperçoit pas les mêmes liaisons qu'au niveau de la première. De même que l'examen à l'œil nu d'une planche de chêne ne laisse pas deviner le mouvement brownien, de même l'histoire, retracée à grands traits, de la physiologie neuro-musculaire ne laisse pas deviner que Willis y tient une place plus importante que Descartes. On peut, en matière d'histoire des sciences,

transposer un mot de Pascal sévère pour Descartes et dire par exemple :
« Il faut dire, en gros, cela se fait par Descartes et Willis, car cela est vrai.
Mais de dire quel et composer l'histoire cela est ridicule. » Ridicule, s'il
s'agit de composer l'histoire *a priori*, travers difficile à éviter, comme
Pascal reprochait à Descartes de composer la machine, sans expériences.
Mais ni ridicule ni faux si l'histoire sait être l'histoire, c'est-à-dire lecture,
dans les textes, de l'ouverture progressive et difficile de l'intelligence aux
mécanismes, apparemment illogiques, de la vie ; lecture sans accélération
ou télescopage, sans oubli de la durée incompressible qui sépare deux textes
où l'on croit tenir, en les rapprochant, la même idée. Et voilà pourquoi nous
pensons, contre Pascal, que la philosophie, c'est-à-dire ici la philosophie de
l'histoire des sciences, vaut une heure de peine.

QUELQUES TEXTES DE WILLIS
PRÉSENTÉS ET TRADUITS

A) *Les maladies du cœur : pathogénie et thérapeutique.*
B) *Principes d'explication de la contraction musculaire.*
C) *Structure et fonctions du nerf.*
D) *Organes et pouvoirs de l'âme animale.*

| A) LES MALADIES DU CŒUR :
PATHOGÉNIE ET THÉRAPEUTIQUE

Extrait de *Pharmaceutices Rationalis Pars Prima*
Section VI, Cap. I : *De Medicamentis Cardiacis et Alexiteriis*

... Verum enimvero cum alibi satis fuse ostendimus vitae subjectum minime cor, sed imprimis et fere tantum sanguinem esse, ipsamque Animam (a cujus existentia, et actu in corpore, vita dependet) partim in sanguine, partimque in spirituum animalium aggerie fundari, facile sequetur remedia quae vitam integram conservant aut periclitantem instaurant, has animae partes, nempe sanguinem et spiritus animales potius et immediatius quam cor respicere. Hoc enim non viscus nobile et princeps est usque adeo uti perhibetur, sed merus musculus, carne tantum et tendinibus more caeterorum constans, et sanguini circumpellendo inserviens : quoties autem ab hoc munere rite peragendo deficit aut delinquit, hoc non propria ipsius culpa sed aut sanguinis aut spirituum animalium, quibus actuatur, vitio contingit.

Itaque ut medicamentorum quae Cordialia dicuntur rationes et operandi modi innotescant, considerare oportet haec duo ; sc. primo quot aut quibus praecipue modis sanguis aut quoad accensionem aut quoad mistionem suam perperam habens, et non raro periclitans, subsidia, quibus praeservetur aut emendetur, medica requirat. Secundo quo ritu ob defectum aut delictum in regimine animali cor a debito motu impeditur aut pervertitur et propterea medicamenta, quae spirituum copias adaugent, et rectius componant, indicantur.

Quoad prius sanguis, respectu accensionis suae, aut deficit, aut excedit, et utroque respectu, medicamenta diversimoda, nempe calida aut frigida, ceu velut oleum, aut aqua requiruntur ; et propterea vulgo Cardiaca appellantur, etsi cor non omnino afficiant. Nam licet ab iis assumptis saepenumero cordis motus alteratur, et proinde pulsus statim crebrior aut tardior, fortior aut debilior evadat ; attamen hoc ideo fit,

| *Des médicaments cardiaques et des alexitères* [a]   **175**

Comme en vérité nous avons montré ailleurs assez amplement que le support de la vie c'est bien moins le cœur que principalement et presque exclusivement le sang, et que l'âme elle-même (dont l'existence et l'activité dans le corps commandent à la vie) repose en partie sur le sang et sur la masse des esprits animaux, on en déduira aisément que les remèdes qui assurent l'intégrité de la vie ou sa restauration quand elle est en danger concernent ces parties de l'âme, le sang et les esprits animaux, plutôt et plus directement que le cœur. Celui-ci n'est pas un viscère noble et premier à un degré tel qu'on veut bien le dire, mais un simple muscle, seulement composé de chair et de tendons comme tout autre muscle et servant à pousser le sang dans son mouvement circulaire : et chaque fois qu'il manque ou défaille à exécuter régulièrement cette fonction, ce n'est pas par sa propre faute mais par un vice soit du sang, soit des esprits animaux, dont dépend son action, que cela arrive.

C'est pourquoi, afin que soient bien connus les principes et les modes d'action des médicaments nommés cordiaux, il faut être attentif à ces deux points : d'abord le nombre et les principales sortes des secours médicinaux qu'exige, à titre préventif ou curatif, le sang vicié, soit quant à sa chaleur, soit quant à sa composition, et par là souvent malade ; ensuite la manière dont, par défection ou défaillance dans le régime des phénomènes animaux, le mouvement normal du cœur est empêché ou perverti, et partant l'indication des médicaments capables d'accroître la masse des esprits ou d'en rectifier la composition.

En ce qui a trait d'abord au sang et concernant sa chaleur propre, tantôt elle est insuffisante et tantôt excessive : relativement à quoi des médicaments différents, soit échauffants soit rafraîchissants, par exemple l'huile ou l'eau, sont requis. C'est la raison pour laquelle on les nomme vulgairement des cardiaques bien qu'ils n'affectent pas du tout le cœur. Car il arrive que, par suite de leur absorption, le mouvement du cœur soit très souvent changé et que par suite, le pouls se présente aussitôt plus rapide ou plus lent, plus ou moins vigoureusement frappé.

---

a. Un alexitère c'est, à la lettre, un médicament administré à titre préventif. Le mot figure dans le *Dictionnaire* de Littré.

quia cordis motus, omnino a spirituum animalium influxu dependens (miro inter utramque animae portionem consensu et συμπράξι) juxta sanguinis accensionem, exactissime proportionatur : quare prout sanguis a pharmacis ingestis effervescentiam sive aestum suum intendit aut remittit, e vestigio spiritus animales, qui cor agitant, conditioni ejus admussim obsequentes, cor ocius, aut tardius vibrare faciunt, dein si ab eodem medicamine spirituum animalium systasis afficitur, propterea item pulsus magis, aut minus fortis, vehemens efficitur, cum interim istius medicamenti virtus haud magis ad cor ipsum, quam ad manus, aut pedes, aut ad musculum quemvis alium pertingat... [a].

176 | B) PRINCIPES D'EXPLICATION
DE LA CONTRACTION MUSCULAIRE

Extrait de : *De motu Musculari (Exercitatio medico-physica)*

... Hic vero imprimis repetendum erit quod superius innueram, scilicet potentiam, sive virtutem, qua musculus movetur, a cerebro profiscisci, per nervos convehi, ac a fibris carneis contractis proinde abbreviatis perfici : Posterius hoc αὐτοψία comprobatur quinimo vim motivam, etiam a prioribus istis pendere, ac ita longo ductu transferri, ex eo patet quod spirituum influxu, in origine suppresso aut in via intercepto, propterea motus designati exercitium inhibeatur; porro

---

a. *Opera Omnia*, Lyon, 1681, t. II. *Opera Omnia*, Amsterdam, 1682, p. 93-94. Dans cette dernière édition le texte comporte quelques lacunes.

Et pourtant cela est dû au fait que le mouvement du cœur, dépendant entièrement de l'influx des esprits animaux est en rapport très exact avec la chaleur du sang (par une admirable communauté de sentiment et d'action entre ces deux parties de l'âme). C'est pourquoi, selon que le sang, sous l'effet des drogues ingérées, accroît ou diminue son effervescence ou son bouillonnement, immédiatement, les esprits qui actionnent le cœur, en conformité stricte avec l'état du sang, font battre le cœur plus rapide ou plus lent. Enfin si la composition des esprits est affectée par le même médicament, pour cette raison aussi le pouls est rendu plus ou moins fort ou véhément, sans que pourtant la vertu de ce médicament s'étende davantage au cœur lui-même qu'à la main, au pied ou à tout autre muscle... [a].

| *Du mouvement musculaire* 177

Il faut revenir d'abord sur ce que j'avais indiqué plus haut, savoir que la puissance, ou si l'on veut la vertu motrice du muscle, part du cerveau, est véhiculée à travers les nerfs et s'achève par la contraction et donc le raccourcissement des fibres charnues. Et ce que confirme l'observation directe, que la force motrice dépende aussi de ses origines et soit trans-portée sur un long trajet, cela paraît manifestement dans le fait que, par suppression de l'influx des esprits au départ ou par son interruption sur le parcours, l'exécution du mouvement ordonné est empêchée. De plus,

---

a. Nous présentons cet extrait, dans lequel Willis se trompe manifestement sur le mode d'action des tonicardiaques, pour montrer uniquement combien, à la différence d'Aristote ou de Descartes, il tient à expulser le cœur du sommet de la hiérarchie des organes et à le faire rentrer sous la loi commune du mouvement musculaire. On comparera ce passage avec les considérations d'Aristote dans le *De partibus animalium*, III, 4, 667 a 33 *sq.* : « Le cœur, seul des viscères et absolument de toutes les parties du corps, n'a à souffrir d'aucun trouble grave, et cela avec juste raison : lorsque le principe est corrompu, il n'y a rien qui puisse venir en aide aux autres parties qui en dépendent. L'indice qu'aucune maladie n'affecte le cœur, c'est qu'on n'a jamais observé de victime dans laquelle le cœur se soit révélé lésé, comme il se voit de tous les autres viscères » (v. *supra*, p. 11). On notera que l'idée aristotélicienne, selon laquelle la valeur biologique d'un organe hiérarchiquement premier entraîne obligatoirement son incorruptibilité, est reprise par Descartes pour justifier la localisation de l'âme dans la glande pinéale : « ... Cette glande qui, bien que fort petite et fort molle, est si bien gardée au lieu où elle est, qu'elle n'y peut quasi être sujette à aucune maladie. » *Lettre à Mersenne*, 30 juillet 1640, Adam-Tannery, III, p. 123 ; Bridoux, p. 1077.

advertimus impetum motivum, longe majorem esse in musculo sive termino quam in principio aut medio : Quippe cerebrum, ac nervi appensi, cum tenera et fragili substantia constent, nihil fortiter convellere, aut attrahere possunt; musculus autem vim contractivam valide exerens, fere vectis aut trochleae vires adequare videtur : quando quidem igitur motus localis sit actio composita, a pluribus organis, quae in diversis locis consistant, peragenda, cumque virtus ejus longe robustior sit in fine, quam in principio aut via; inquirendum erit qua ratione velut mechanica, impetus motivus ita in progressu augeri, seu multiplicari possit, dein quid a singulis organis, ad motum conferatur.

Quoad pnrius, in Artificialibus, cum ad motum facilitandum, atque vires motrices augendas, plurima excogitata sint instrumenta, cuncta illorum, aut saltem praecipua, ad duo haec capita reduci possunt, scilicet primo aut eadem vis, sive impressio, sine cujusvis novi impetus additione, ab uno termino ad alterum, sive a primo motore, ad mobile continuatur; quae tamen in via plurimum augetur, prout gravitatis centra aut elongantur aut multiplicantur; et enim quo longius a primo gravitatis centro motus incipitur, eo fortius procedit, uti cernitur in vecte, aliisque ad vectem reducibilibus : Dein si ultra primum gravitatis centrum alia successive, ante motus terminum disponuntur, sicut in peritrochio, eadem vis motiva plurimum augeri solet :

nous avons remarqué que l'impétuosité du mouvement [a] est, de loin, plus grande dans le muscle, c'est-à-dire en son terme qu'en son commencement ou en son milieu. En effet, le cerveau et les nerfs qui en partent, composés d'une substance tendre et fragile, ne peuvent rien déplacer ou attirer avec force [b] ; alors que le muscle, manifestant une grande force de contraction, paraît presque capable d'égaler la puissance d'un levier ou d'une poulie. Étant donné donc que le mouvement local est une action composée, dont l'exécution requiert plusieurs organes situés en des régions différentes, et que sa puissance est bien plus grande au terme qu'au départ ou pendant le trajet, il faut chercher selon quel principe, d'ordre mécanique, l'impétuosité du mouvement peut ainsi croître en avançant ou se multiplier, et ensuite quelle est la contribution respective de chaque organe au mouvement.

Touchant le premier point, en matière d'engins, où l'on a inventé plusieurs instruments pour faciliter le mouvement et augmenter la force motrice, tous les dispositifs, ou du moins les principaux peuvent être réunis sous deux chefs : 1° Ou bien la même force ou la même impression motrice sont transportées, sans addition de quelque nouvelle quantité d'impétuosité, d'un terme du mouvement à l'autre, c'est-à-dire du moteur initial au mobile ; et cependant cette force peut être beaucoup augmentée durant le transport, si l'on éloigne ou si l'on multiplie les centres de gravité ; en fait, le mouvement terminal se trouve d'autant plus fort que le mouvement initial est appliqué plus loin du premier centre de gravité, comme on voit dans le levier et autres engins réductibles au levier. En d'autres cas, si au delà du premier centre de gravité on en dispose d'autres successivement

a. On sait que l'*impetus*, notion qui remonte à Buridan (*cf.* R. Dugas [1], *Histoire de la mécanique*, Neuchâtel, 1950, p. 48 *sq.*), est ce qui sert à expliquer, jusqu'à Galilée inclus, le mouvement, proportionnel à la vitesse initiale, d'un mobile sur lequel a cessé de s'exercer l'action du moteur. C'est un terme qu'on ne peut guère traduire qu'en le commentant. Notons que Hobbes a utilisé avant Willis la notion d'*impetus* (et celle de *conatus*) pour expliquer les mouvements de l'animal.

b. Ici est définitivement abandonnée l'idée que les nerfs pourraient provoquer le mouvement musculaire par une traction qu'ils exerceraient. Les nerfs n'ont plus rien de commun avec des cordes. C'est la fin de la confusion aristotélicienne entre nerf et tendon, confusion encore latente dans la distinction galénique des nerfs mous (sensitifs) et des nerfs durs (moteurs).

1. René Dugas (1897-1957), ingénieur et historien des sciences français, ancien élève de l'École polytechnique, ingénieur des mines, fut maître de conférences à l'École polytechnique et directeur des études générales à la SNCF. Il fut également l'auteur de *La méthode dans la mécanique des quanta* (Paris, Hermann, 1935) et *La mécanique au XVIIe siècle* (Neuchatel, Éditions du Griffon, 1954). Il fut membre de l'Académie internationale d'histoire des sciences.

Attamen ad hoc requiritur ut motus instrumenta toto ipsorum tractu, satis robusta ac tenacia fuerint; nam secus impetus motivus adauctus eadem disrumpens intercidit, priusquam actio designata perficitur.

Secundo, subest alter impetus modi in immensum, etiam ad magnam distantiam multiplicandi modus, qui cum virium novarum, sive coplarum recentium additione peragitur : Nempe cum particulae elasticae, sive impetum facientes, in privatis locis, ac velut cellulis dispositae, et

178   conclusae, postea pro data occasione, per levem agentis remori | contactum, aut afflatum in libertatem motus, quem impigre perficiunt, mittuntur. Hac ratione aër compactus et conclusus, cum dato exitu foras se proripit, glandem plumbeam, aliudve objectum impetuose adigens, longe propellit. Satis notum est quam ingentes et saepe horrendos impetus pulvis pyrius circa finem explosus edit, cum in primo succendiculo vis per funem ignarium transmissa, admodum imbellis, levi manus pressione poterat : Sunt et alia varii generis corpuscula explosiva, quae in thecis idoneis recundita, cum a fomite, vel irritamento in motum suscitantur, vim saepe incredibilem exerunt. Proinde hic demum inquiramus oportet, utro ex his modis evenit, vim motivam in musculis tam longe excedere impetum, a cerebro per nervos transmissum sive utrum motus muscularis sit actio mere contractiva, an potius elastica, aut quadantenus evplosixa.

avant le terme du mouvement, comme dans le treuil[a], une même force motrice se trouve normalement multipliée. Toutefois, il est requis à cet effet que les instruments du mouvement, sur toute leur longueur, soient assez robustes et résistants ; car, dans le cas contraire, l'accroissement d'impétuosité motrice se détruit par leur rupture, avant la fin de l'action entreprise ; 2° Il reste un autre moyen de multiplier au plus haut point l'impétuosité, même à grande distance, qui se fait par l'addition de forces nouvelles ou plutôt par des conjonctions postérieures. C'est le cas lorsque des particules élastiques ou impétueuses sont logées et contenues dans des lieux fermés, comme dans des magasins minuscules, | et qu'ensuite 179 à l'occasion du léger contact d'un agent à retardement ou d'un souffle, elles sont livrées à la liberté de leur mouvement qu'elles s'empressent de parachever. C'est la raison pour laquelle de l'air comprimé en vase clos quand il se projette à l'extérieur par une issue donnée, propulse au loin une balle de plomb ou tout autre objet qu'il pousse impétueusement. On connaît assez l'ampleur et souvent les effets effrayants de la puissance que développe la poudre à canon par son explosion dans une enceinte fermée, alors qu'aux premiers instants de l'allumage, la force transmise par la mèche, force tout inoffensive, aurait pu être anéantie par une légère pression de la main. Il existe aussi d'autres corpuscules explosifs de différentes sortes, enfermés dans des magasins appropriés, qui, lorsqu'ils sont excités au mouvement par la chaleur ou une stimulation quelconque déploient une force souvent incroyable[b]. En suite de quoi il convient enfin de rechercher de laquelle de ces façons, il arrive que la force motrice dépasse de si loin dans les muscles l'impulsion transmise par les nerfs à partir du cerveau, c'est-à-dire si le mouvement musculaire est une action de pure contraction ou plutôt élastique et dans une certains mesure explosive[c].

a. *Vectis, trochlea, peritrochium*, le levier, la poulie, le treuil ou la roue, ce sont les machines simples dont Descartes fait la théorie dans son *Explication des engins*, à Huygens, 5 octobre 1637, Adam-Tannery, I, p. 435 ; Bridoux, p. 973.

b. Willis fait ici allusion aux élatères de certaines hépatiques qui projettent les spores hors de leurs capsules, et aux fruits, nommée élatérides par les botanistes, qui éclatent à leur maturité, par exemple le concombre sauvage.

c. Jusqu'à Willis l'explication du mouvement animal est dominée par le schème aristotélicien, « tout mouvement se fait par traction ou par poussée ». On a vu que F. d'Acquapendente utilise la notion d'attraction, Borelli, la notion de rétraction. Descartes au contraire utilise la notion de poussée. Willis rompt avec ce schème, en transformant l'alternative en un dilemme qu'il refuse, et en imaginant le mouvement par explosion, utilisant ce type de causalité que Bergson appelle par déclenchement (*L'évolution créatrice*, 40ᵉ éd., p. 79).

Super his imprimis manifesto liquet musculos attrahere, sc. abbreviatos tendinem cum parte appensa versus se ducere; porro in quantum opus est tractionis munere nunc fortius, interdum debilius, ab ipsis perfici, gravitatis centra, modo propius, modo longius a principio motus habere consita; hinc musculi qui femur extendunt, aut flectunt, praesertim psoae, ac glutaei fibras carneas motrices altius intra corporis truncum recondunt : Qui vero circumagunt femur, juxta ossis tibiae aut foramen, aut tuberculum, aut alicubi in vicinia constituuntur : pariter observare est, in caeteris quibusque membris musculi ventrem, ab articulo, sui motus cardine, pro ratione motus aut fortioris aut debilioris obeundi situm remotiorem, aut propinquiorem obtinere.

At vero minime tenet, quoad reliquas partes motrices, nempe cerebrum et nervos, quae cum musculis in actu motivo cooperantur : Quippe licet vis motiva longo ductu per cuncta haec organa feratur, tamen impossibile videtur, contractionem ita fortiter a musculo peractam, a cerebro tenero, ac immobili inchoari, perque nervos exiles et fragiles continuari, quin necessario supponendum erit, particulas quasdam motivas in musculo recondi, quae pro data occasione, juxta instinctum a cerebro, per nervos traditum, velut explosione quadam in motum concitantur; Quales vero illae particulae fuerint, quo ritu in motum instigantur, et quomodo musculi contractionem inducunt, explicatu difficillimum videtur…

180 | … Sin vero inquiratur, cujus naturae, sc. an spirituo-salinae (prout opinari fas est) aut cujusnam alterius indolis, sint spiritus animales a cerebro in musculos derivati, et deinde utrum latex alter iis immediatus a sanguine suggestus, sulphureus, aut nitrosus existat : super his, quia sensui non constat, nihil temere aut positive pronunciamus : Quandoquidem autem in aliis naturalibus, particulae activae varii generis, quae inter se

A ce sujet, il est d'abord manifeste que les muscles ont une fonction d'attraction, c'est-à-dire que s'étant raccourcis, ils ramènent à eux le tendon avec la partie du corps attenante ; de plus dans la mesure où il est exigé que leurs fonctions de traction soient remplies avec plus ou moins de force, les centres de gravité sont placés plus ou moins loin du point d'application initial du mouvement ; de là vient que les muscles extenseurs et fléchisseurs du fémur, notamment les psoas et les fessiers insèrent leurs fibres motrices charnues assez haut dans le tronc [a]. Ceux qui ont pour effet la circumduction du fémur sont insérés près du creux poplité ou du tubercule tibial, ou quelque part tout près [b]. On observe également dans chacun des autres membres que le ventre du muscle occupe une position plus éloignée ou plus proche de l'articulation, c'est-à-dire de la charnière du mouvement, selon que le mouvement à exécuter est plus fort ou plus faible.

Le fait à expliquer dépend très peu des autres organes du mouvement, tels que le cerveau et les nerfs qui coopèrent avec les muscles dans l'action motrice. En effet, bien qu'il soit possible à la force motrice d'être portée sur un long parcours à travers tous ces organes, il paraît cependant impossible que la contraction exécutée si fortement par le muscle ait son origine dans le cerveau tendre et immobile et se continue à travers les nerfs grêles et fragiles ; d'où il devient nécessaire de supposer que certaines particules motrices sont renfermées dans le muscle, telles qu'à l'occasion, et conformément à l'excitation partie du cerveau et transmise par les nerfs, elles soient mises en mouvement par une sorte d'explosion. Mais quelle est la nature de ces particules, par quelle loi sont-elles excitées au mouvement et comment induisent-elles la contraction du muscle, c'est ce qu'il semble très difficile d'expliquer…

| … Au reste pour la question de savoir quelle est la nature des esprits **181** animaux découlés du cerveau vers les muscles, s'ils sont de la nature de l'esprit de sel (comme on peut le penser), ou de quelque autre nature, et ensuite pour la question de savoir si l'autre suc qui leur est fourni en tout premier lieu par le sang est de nature sulfureuse ou nitreuse : sur tout cela, qui n'est pas objet de constatation sensible, nous ne voulons rien décider à la légère, ni fermement. Étant donné que dans d'autres produits naturels, on trouve des particules actives de genres divers qui, les unes des autres

a. Les muscles fléchisseurs de la cuisse sont le psoas et l'iliaque. Parmi les muscles fessiers, le grand fessier est un muscle extenseur de la cuisse (mais aussi rotateur externe).

b. Nous pensons que cette indication assez floue vise l'insertion inférieure, sur un des tubercules sus-condyliens, du muscle grand adducteur.

dissimiles, aut mutuo effervescere, aut ab invicem elidi, aut alias rarefieri aut expandi aptae sunt, reperiuntur, cumque solummodo a talium congressibus, motus corporum intestini, ac praesertim elastici, quales sunt musculorum contractiones, procedere ponunt, certe praesumare liceat, has omnino a tali causa pendere... [a].

C) STRUCTURE ET FONCTIONS DU NERF

Extrait de *Cerebri Anatome*
Cap. XIX : *De systemate nervoso in genere*

... Itaque ut juxta institutum nostrum systematis nervosi explicationem aggrediar; sub hoc nomine comprehendere liceat partes universas, a quibus spiritu animali dotatis, motus et sensus, scilicet aut alter tantum aut simul utrique in toto corpore peragendi, necessario ac immediate dependent. Ejusmodi autem partes, respectu τοῦ ἐγκέφαλου et medullosae appendicis habent se velut ramosa propago circa arboris truncum concrescens : supponendo nimirum quod cerebri et cerebelli corticales substantiae radicum loco fuerint, quodque medullares ubique substantiae pro stirpe et alburno sumantur : germinatio nervosa in nervorum et fibrarum divaricationes tanquam in ramos, ramusculos et frondes expansa apparebit : vel si ἐγκέφαλος praecipuam Animae sensitivae partem ac potentiam in se continens, pro luminaris cujusdam, tamquam solis aut astri corpore accipiatur ; Systema Nervosum erit radiosa concretio illud circumambiens. Quippe spiritus animales a cerebro et cerebello, cum medullari utriusque appendice, velut a gemino luminari effluentes, systema nervosum irradiant adeoque singulas ejus partes, motus aut sensus at simul utriusque (prout dictum est) organa constituunt. Systematis nervosi tanquam texturae radiosae partes sunt vel primariae scilicet ipsa nervorum corpora, inque spiritus animales ab ἐγκέφαλῳ ac appendice ejus medullari immediate profluunt ; vel secundaria quae sunt fibrae membranis, carni musculosae, tendinibus et parenchymatis quibusdam insitae aut intertextae ; quae item spiritus animales in se continent ; verum illos non nisi mediate et secundario a capite per nervorum corpora derivatos accipiunt.

a. *Opera Omnia*, Lyon, 1681, t. I, p. 680 *sq.* du traité *Affectionum quae dicuntur hystericae et hypochondriacae Pathologia spasmodica vindicata*.

dissemblables, sont aptes, soit à entrer mutuellement en effervescence, soit à éclater tour à tour, soit autrement dit à se raréfier ou à se dilater ; et puisque c'est seulement de conjonctions de semblables particules que peuvent procéder les mouvements internes des corps et spécialement les mouvements d'élasticité, comme le sont les contractions musculaires, il est au moins permis de présumer que ces contractions dépendent entièrement de causes de ce genre...

Du système nerveux en général

Pour en venir, conformément à notre projet, à l'explication du système nerveux, qu'il soit compris sous ce nom toutes les parties qui, une fois pourvues d'esprit animal, commandent la propagation dans tout le corps du mouvement et du sentiment, soit séparément, soit ensemble. Or toutes les parties de cette espèce se comportent, relativement à l'encéphale et à son appendice médullaire comme des rejets ramifiés croissant à la périphérie d'un tronc d'arbre ; en supposant naturellement que le cortex cérébral et cérébelleux tienne lieu des racines et que l'on tienne la substance médullaire cérébrale et cérébelleuse pour la tige et l'aubier, le jet des nerfs et des fibres selon leurs divisions apparaîtra comme une expansion en branches, en rameaux et en feuilles. Ou bien si l'encéphale renfermant la partie principale et la fonction principale de l'âme sensitive, est tenu pour le corps d'un luminaire quelconque comme celui du soleil ou d'un astre, le système nerveux est comme une concrétion rayonnante qui l'environnerait. Effectivement, les esprits animaux émanant du cerveau et du cervelet et de leur appendice médullaire, comme d'un double luminaire, irradient le système nerveux faisant ainsi de chacune de ses parties les organes du mouvement ou de la sensibilité, mais de l'un et de l'autre simultanément (comme il a été dit). Ce système nerveux, comme toute formation rayonnante, a des parties primaires c'est-à-dire les troncs nerveux mêmes où affluent les esprits animaux en provenance immédiate de l'encéphale et de son appendice médullaire ; et des parties secondaires, les fibres implantées ou entretissées dans les membranes, la chair des muscles, les tendons et certains parenchymes. Elles contiennent aussi des esprits animaux, mais qu'elles reçoivent médiatement et secondairement, par dérivation à partir de la tête le long des troncs nerveux.

182 | Supra ostendimus spiritus animales solum modo in cerebro et cerebello procreari, e quibus isti jugiter emanantes, caudicem medullarem (velut organici musici Arcam, quae ventum tibiis omnibus insufflandum excipit) inspirant ac implent : Exinde vero spiritus isti in Nervos quasi totidem fistulas eidem appensas, delati, easdem pleno influxu inflant, actuantque; dein qui e nervis exundant, fibras, ubique in membranis, musculis, aliisque partibus dispersas, subeunt, adeoque corporibus istis, quibus fibrae nervosae intertexuntur, vim motivam et sensificam impertiunt : atque hi spiritus cujusque partis insiti dicuntur in quantum scilicet haud, ut priores intra Nervos conflui in perpetuo sunt fluxu, verum aliquanto stabiliores et magis constantes in corporibus subjectis diutius commorantur; atque solum pro data occasione, scilicet juxta impressiones interius a Nervis acceptas, aut exterius ab objectis inflictas, in lationes diversimodas, pro motu aut sensione hujusaut illiusmodi aut generis efficiendis, ordinantur.

Profecto, spiritus animales intra Nervos, velut aquarum rivi a perenni fonte, viva scaturigine diffluentes, minime stagnant, aut commorantur; sed decursu velut perpetuo dilabentes, novo semper influxu a fonte suppeditato refarciuntur. Interim spiritus, in reliquo nervoso genere, praesertim in membranis et musculoso genere scatentes, sunt velut aquarum paludes et lacus extra rivorum alveos late diffusi quorum aquae stagnantes haud multum sua sponte moventur; verum ab injectis aut ventorum flatibus agitatae, fluctuationes diversimodas concipiunt.

Sed quoniam inter Spirituum et Aquarum motus ac consistentiam non leve discrimen est fortasse rem magis illustraverit, si utriusque generis spiritus, nempe influi insitique, diversorum lucis radiorum actinobolismo conferantur. Itaque lumen quando in cameram obscuram intromittitur, totamque e vestigio illuminat, concipere oportet lucis ita celerrime diffusae particulas esse duplicis generis; nempe aliae sunt corpuscula ab ipso lumine emissa, quae se quaquaversus in orbem diffundunt, ac insuper aliae particulae luminosae sunt corpuscula velut aetherea, prius intra poros aëris existentia, quae a prioribus agitata, et velut accensa, contexturam quasi

| Nous avons montré plus haut que les esprits animaux naissent seulement **183** dans le cerveau et le cervelet : ils en découlent sans interruption, et viennent gonfler et remplir l'appendice médullaire (comme un réservoir d'orgues qui reçoit l'air à chasser dans les tuyaux) ; de là, les esprits transportés dans les nerfs, comme dans autant de tuyaux qui y seraient fixés, les gonflent à plein et les mettent en action. Ceux qui, ensuite, débordent des nerfs pénètrent dans les fibres partout répandues, dans les membranes, les muscles et les autres parties, et par là communiquent à tous ces organes entretissés de fibres nerveuses le pouvoir moteur et sensitif. Et ces derniers esprits sont dits implantés, dans la mesure où ils ne sont pas, comme les premiers qui ont coulé dans les nerfs, en mouvement d'écoulement perpétuel, mais séjournent plus longtemps, avec plus de stabilité et de constance, dans les organes qui leur sont soumis. C'est seulement à l'occasion, et par suite d'impressions reçues intérieurement des nerfs ou infligées extérieurement par des objets, qu'ils sont disposés à se porter en diverses directions pour assurer le mouvement ou le sentiment de telle ou telle façon.

Assurément, semblables à des ruisseaux s'écoulant d'une source permanente, dans un vif jaillissement, les esprits animaux stagnent ou s'attardent à peine à l'intérieur des nerfs ; mais se répandant comme selon un courant perpétuel, ils sont regonflés par un influx toujours nouveau provenant de la source. Cependant que, dans les autres parties du système nerveux, les esprits, surtout ceux qui abondent dans les membranes et les muscles, sont comme des étangs et des lacs étalés largement hors des lits des ruisseaux et dont les eaux stagnantes sont d'elles-mêmes presque immobiles, mais se voient imprimer des fluctuations diverses quand elles sont agitées par des objets qu'on y jette ou par le souffle des vents.

Mais puisqu'il y a grande différence entre les mouvements et la consistance des esprits et des eaux, peut-être les choses deviendront-elles plus claires si l'on compare les esprits de l'un et l'autre genre, ceux qui coulent et ceux qui stagnent, à la projection de diverses sortes de rayons lumineux. En effet, quand la lumière pénètre dans une chambre obscure et l'illumine instantanément en entier, il faut concevoir que les particules lumineuses si rapidement diffusées sont de deux genres : les unes sont des corpuscules émis par la lumière elle-même qui se répandent en toutes directions à la ronde, à quoi s'ajoutent d'autres particules lumineuses, corpuscules d'éther pour ainsi dire, existant préalablement dans les pores de l'air, qui, agitées et comme allumées par les premiers, forment un

flammeam, licet in toto diaphano expansam, efficiunt. Pari modo, spitirus Animales e compage medullari in Nervos emanantes sunt velut radii ab ipso lumine diffusi, atque spiritus alii, ubique in fibris scatentes, quasi particulae lucidae aëri inclusae ac insitae se habent quae a prioribus actuantur, atque in motum ab iis suscitatae facultatis tum sensitivae tum locomotivae actus perficiunt…

184 | … Nervorum ductus non, uti Arteriae et Venae, perforati existunt; nam illorum compages non modo stylo cuivis impervia est; sed et perspicilli sive microscopii applicatio cavitatem nullam his adesse confirmat. Quoad ad tubulos olfactorios attinet, isti ita conditi videntur, non pro spirituum animalium commeatu, verum ut serositates quaedam hac via elabantur : Ipsi autem spiritus in lateribus, ac minime in cavitate utriusque tubuli feruntur; caeteri autem Nervi substantia compacta et plane firma constant, ut humor subtilis qui vehiculum spirituum est, illorum compages, non secus ac spiritus vini extensas fidium chordas, tantummodo sensim perreptando, trajiciat. Hinc arguere licet, quod siquidem spiritus animales pro expansione sua nullam intra Nervos cavitatem manifestam requirunt : neque tali iisdem opus esse intra cerebri compagem quin ventriculos, ita vulgo dictos, in aliud quam hoc munus deputare oporteat…

… Spiritus animales qui fibrarum series ordinatas, et quasi loculos, subeunt implentque, illuc per Nervorum ductus confluunt, attamen spiritus qui fibris musculoso generi intertextis insident, a sanguine arterioso, ibidem copiosius perfuso, nutrimentum, imo et copias subsidiarias accipiunt : quo quidem tum ipsi spiritus propter motus obeundos vim majorem et velut elasticam acquirunt; ita ut eorum impetus forti connixu excitatus, pulveris pyrii explosioni similis videatur : tum etiam spiritus iidem, intra musculos profusius quam in membranis aliisque partibus assolet, continuo absumpti, e pabulo sanguineo quadantenus refarciuntur : Quippe cum succus arteriosus nervoso, intra partes sanguineas scatenti, uberius accedit, opinari fas est, quod iste etiam spiritibus illuc una adductis

réseau analogue à la flamme, c'est-à-dire en expansion dans tout le milieu transparent. De la même façon, les esprits animaux, s'écoulant de leur logement médullaire dans les nerfs, sont comme les rayons diffusés par la lumière elle-même, et les autres esprits, partout répandus dans les fibres, se comportent comme les particules lumineuses incluses et disséminées dans l'air, qui sont activées par les premières et qui, excitées par elles au mouvement, achèvent l'acte de la puissance sensitive ou motrice…

| … Les conduits nerveux ne se présentent pas creux comme les artères **185** ou les veines ; en effet, non seulement leur structure est impénétrable à n'importe quel stylet, mais aussi l'examen au microscope confirme l'absence en eux de toute cavité. En ce qui concerne les tubes olfactifs, ceux-ci paraissent faits non pour l'écoulement des esprits animaux, mais pour l'évacuation par cette voie de certaines sérosités ; quant aux esprits mêmes, c'est dans les parois et non dans la cavité des deux tubes qu'ils sont transportés. Tous les autres nerfs sont faits d'une substance compacte et solide, de sorte que l'humeur subtile qui sert de véhicule aux esprits, traverse leur structure exactement comme l'esprit de vin traverse des cordes de lyre tendues, en s'insinuant tout le long insensiblement. On peut conclure de là que puisque les esprits ne requièrent pour leur expansion aucune cavité apparente à l'intérieur des nerfs, ils n'ont pas besoin davantage d'une telle cavité à l'intérieur de l'édifice cérébral et qu'il convient d'attribuer aux ventricules, ainsi nommés vulgairement, une autre fonction que celle-là… [a].

… Les esprits animaux qui pénètrent dans les entrelacements ordonnés de fibres et les remplissent, comme ils feraient de petits coffres, y confluent par les conduits nerveux, cependant que les esprits résidant dans les fibres entretissées avec les muscles reçoivent du sang artériel, en ces lieux mêmes copieusement répandu, leur aliment et ce qu'on pourrait appeler des renforts. Par quoi les esprits eux-mêmes acquièrent, d'une part, en vue des mouvements à exécuter une force plus grande et comme élastique, de telle façon que leur impétuosité, excitée par ce puissant renfort, ressemble à une explosion de poudre à canon ; et d'autre part, ces mêmes esprits consommés constamment dans les muscles en plus grande quantité qu'il n'est usuel dans les membranes et les autres parties, sont renouvelés dans une certaine mesure par l'aliment sanguin. On peut penser en effet, que lorsque le fluide artériel se mêle plus abondamment au fluide nerveux, jaillissant parmi les particules sanguines, le premier ajoute aux esprits rassemblés là certaines

---

a. On voit qu'en matière de système nerveux, l'anatomie de Willis est rigoureusement non cartésienne.

particulas quasdam quasi nitro sulphureas superinducat, iisque intime affigat; adeoque propter hanc copulam summe flatuosam et rarefieri aptam, ipsi spiritus illic magis activi evadunt; proinde ut in nixu quovis motivo, quo musculum subito intumefaciunt, isti velut accensi exploduntur... [a]

D) ORGANES ET POUVOIRS DE L'AME ANIMALE

Extrait de *De Anima brutorum, Pors prima physiologica*
Cap. IV. *De anima brutorum partibus sive membris*

Anima corporea Brutis perfectioribus et homini communis, cum toti corpori organico extenditur, et singulas, tum partes ejus, tum humores vivificat, actuat et irradiat, ita in duobus illorum eminentius subsistere, atque

186 sedes velut imperiales habere videtur; sunt autem | immediata haec animae subjecta, liquor vitalis, sive sanguis in corde, arteriis et venis perpetuo gyro circumlatus; atque liquor animalis, sive succus nerveus intra cerebrum et appendices ejus blande scaturiens; utrasque has provincias anima cum sua praesentia incolit, ornatque; sed cum tota utrisque simul adesse nequit, quasi divisa, per partes suas ambas eas actuat; cum enim illa sit cujusdam igneae (prout ostendimus) naturae, una pars ejus intra sanguinem gliscens, quasi flamma accensa est, ac altera per liquorem animalem diffusa videtur quasi lumen aut radii lucis a flamma istac emanantes, qui dein a cerebro ac nervis quam a vitris dioptricis excerpti, et multifarum reflexi, vel refracti, propter facultatem animalium exercitia, diversimode configurantur...

... Quapropter longe melius juxta hypothesim nostram, hos spiritus e sanguinis flamma emissos, lucis radiis, saltem iis aurae, aërique intertextis, similes dicamus. Nam sicut lux ad visibilium, aërque ad audibilium omnium impressiones configurantur : ita spiritus animales,

a. *Opera Omnia*, Lyon, 1681, t. I, p. 336 *sq.*

particules pour ainsi dire nitro-sulfureuses et les leur incorpore intimement, en sorte que par cette combinaison extrêmement volatile et raréfiable, les esprits deviennent eux-mêmes plus actifs ; de là vient qu'ils explosent comme après allumage, au cours d'un effort quelconque où ils viennent subitement gonfler le muscle...

Des parties ou des membres de l'âme des bêtes

L'âme corporelle, commune aux animaux supérieurs et à l'homme, a la même extension que l'organisme tout entier dont les parties ou les humeurs sont vivifiées, activées et irradiées par elle ; pourtant elle paraît résider plus éminemment et avoir en quelque sorte son siège impérial en deux de ces humeurs. Sont placées, en effet, immédiatement sous la dépendance de l'âme : d'abord l'humeur vitale, c'est-à-dire le sang circulant perpétuellement dans le cœur, les artères et les veines ; | ensuite l'humeur 187 animale, c'est-à-dire le liquide nerveux qui sourd doucement à l'intérieur du cerveau et de ses appendices. L'âme remplit ces deux territoires de sa présence et les organise ; mais comme elle ne peut être tout entière présente simultanément aux deux, par une sorte de division de soi, elle active de ses propres parties l'un et l'autre. Étant donné qu'elle est une sorte de feu (comme nous l'avons montré), une de ses parties s'insinuant dans le sang s'allume comme une flamme, et l'autre, diffusée dans le liquide animal ressemble à une lumière ou à des rayons lumineux émanant de cette flamme, qui, recueillis par le cerveau et les nerfs comme par des dioptres, et diversement réfléchis ou réfractés, reçoivent différentes configurations en vue de l'exercice des facultés animales...

[*Willis traite ensuite de la nature des esprits animaux et déclare ne rien connaître dans la nature à quoi on les puisse comparer sous tous les rapports. Des liquides chimiques (esprit de vin, térébenthine) ne sont ni élastiques, ni capables de reproduire les simulacres des objets. Quelque volatils qu'ils soient, ils n'approchent pas de la subtilité de l'esprit animal, instantanément évanoui dès que cesse la vie*].

... C'est pourquoi il est bien mieux que, conformément à notre hypothèse, nous disions ces esprits, émis par la flamme du sang, semblables à des rayons lumineux, à ceux du moins qui sont mêlés à l'air, à l'atmosphère. De même, en effet, que la lumière est disposée pour l'impression des choses visibles et l'air pour l'impression des choses audibles : de même les esprits animaux reçoivent les images impresses de ces choses, et en plus des odeurs

illorum, ac insuper odorum, et qualitatum tangibilium εἰϰόνας impressas excipiunt easque πρώτῳ αἰϛθητήριῳ sistunt; ceterum aura, sive particulae aëreae, donec liberae ac impermixtae, nihil impetus aut tumultus creant, attamen illae arctius compressae, nubibus, vel instrumentis conclusae, aut corpusculis sulphureis, aliisque elasticis imbutae, efferae statim factae, in meteora, sc. ventos, turbines et tonitrua saepe horrenda erumpunt : Eodem ritu spiritus animales, donec puri, in apertis ἐγϰέφαλου ejusque appendicis spatiis feruntur, satis tranquilli degunt, verum illi intra musculos conclusi ibidemque particulis sulphureis, a sanguine, ac interdum aliis in locis materia heterogenea perfusi, valde impetuosi, sc. elastici, aut spasmodici evadunt, prout olim fuse ostendimus...

... In mechanicis, ignis, aër et lux sunt praecipua ἐνεργετιϰὰ quibus humana industria, ad opera maxime stupenda, et non minus necessaria uti solet. Hoc Fabrorum, Chymicorum et Vitriariorum aliorumque varii generis coctorum fornaces, vitra dioptrica, instrumenta musica, bellica, mathematica, cum multis aliis machinis nunquam satis admirandis testantur. Pariter opinari licet summum Artificem, sc. Creatorem optimum ab initio ex eorundem particulis utpote maxime activis, etiam subtilissimas et maxime activas viventium animas conflasse...

188　| Cap. VI : *De Scientia seu Cognitione brutorum*

...Quamprimumigiturbrutisperfectioribuscerebrumclarescit,etspirituum animalium systasis satis lucida et defaecata evadit, objecta exteriora sensuum organis illata impressiones faciunt; quae exinde pro continuata spirituum animalium serie, sive diataxi, introrsum versus corpora striata transmissae, sensorium commune afficiunt; cumque ejusdem sensibilis impulsus, velut aquarum undulatio, inde ulterius in corpus callosum, et illinc in cerebri corticem trajicitur, circa rei speciem sensu admissam perceptio infertur,

et des qualités tactiles, et les fixent dans le sensible premier. En outre l'air, ou plutôt les particules d'air, aussi longtemps qu'elles sont libres et pures de tout mélange, ne sont agitées d'aucun choc ou tumulte, et cependant, ces mêmes parties comprimées plus étroitement, contenues soit dans les nuages, soit dans des engins, ou pénétrées de corpuscules sulfureux ou autres particules élastiques, quand elles sont libérées brusquement s'échappent sous forme de météores, c'est-à-dire de vents, de cyclones et de coups de tonnerre souvent effrayants. De la même façon, les esprits animaux aussi longtemps qu'à l'état pur, ils sont transportés dans les espaces libres de l'encéphale et de son appendice, se tiennent assez calmes, mais les mêmes enfermés à l'intérieur des muscles et imprégnés à cet endroit de particules sulfureuses d'origine sanguine, et parfois en d'autres lieux d'une matière hétérogène, deviennent extrêmement impétueux, c'est-à-dire élastiques et spasmodiques comme nous l'avons montré déjà abondamment...

... Dans les machines, le feu, l'air et la lumière sont les sources principales d'énergie que l'art humain a coutume d'utiliser pour des effets non moins nécessaires que tout à fait stupéfiants. De quoi témoignent les fourneaux des forgerons, des chimistes, des vitriers et d'autres cuiseurs de toute espèce, le verre à lunettes, les instruments de musique [a], les engins de guerre, les instruments d'astronomie, ainsi que bien d'autres machines qu'on n'admirera jamais assez. Semblablement, on peut penser que l'Ingénieur Suprême, le Créateur Parfait, a composé originellement avec les mêmes particules, c'est-à-dire les plus actives, les âmes d'êtres vivants les plus subtiles et les plus actives...

| De la science ou de la connaissance des bêtes   189

... Dès que chez les animaux supérieurs, le cerveau s'éclaire et que la composition des esprits animaux devient assez lumineuse et nette, les objets extérieurs en contact avec les organes des sens produisent des impressions ; celles-ci, transportées à l'intérieur vers les corps striés, par une série continue ou une succession ordonnée d'esprits animaux, affectent le *sensorium commune* (le sens commun) ; et lorsque l'impression de quelque sensible, comme une ondulation des eaux, passe de là plus avant dans le corps calleux et de là dans le cortex cérébral, une perception est suscitée

---

a. Au chap. VI du « De Anima brutorum » (*Op. Omnia*, Lyon, 1681, II, p. 45), Willis décrit ces instruments de musique (orgues) et d'astronomie (modèles du ciel).

cui statim imaginatio succedit, ejusque typi relicta vestigia memoriam constituunt : Interea tamen, dum sensibilis impressio, communi sensorio illata, ibidem rei sensatae perceptionem efficit, sicut ejus species quaedam directa ulterius prorsum tendens, imaginationem et memoriam creat; ita ejusdem objecti prout congruum aut incongruum apparet, species alia reflexa appetitum motusque locales ejus executores producit; hoc est spiritus animales pro sensionis actu introrsum spectantes, circa corpora striata repercussi resiliunt; cumque hi statim spiritus alios nervorum principia obsidentes irritant rei sensatae desiderium aut fugam, simulque hujus aut illius membri aut partis motum cieri faciunt : dein siquidem huic, aut isti sensioni, hujus aut illius modi motus semel aut bis successit : postea ut plurimum hic motus istam sensionem velut effectus causam sequitur : atque juxta hunc ritum, per admissas sensibilium ideas et rerum singularum notitia, et agendorum, sine motuum localium habitus paulatim producuntur...

Cap. XI : *De sensibus speciatim, et primo de tactu*

... Species tangibilis ad hunc modum fibris nerveis, sive externi tactus organo impressa, non semper illinc aut saltem non immediate eidem sensorio communi defertur; nam alibi ostendimus quosdam nervos a cerebri alisoque a cerebello partibus oriri; quare cum illi impulsum exterius accidentem immediate ad corpora striata dirigunt, hi posteriores sensionem a fibris, quae alicubi interius circa viscera consitae sunt, traditam, ad cerebellum convehunt;
190 a quo saepe (animali haud conscio) motus involontarius | retorquetur :

touchant l'espèce de l'objet reçue par le sens, à laquelle succède aussitôt l'imagination, et les traces laissées comme par un caractère d'imprimerie forment la mémoire.

Mais tandis que, d'une part, l'impression sensible portée au *sensorium commune* y produit la perception de l'objet senti, et que de même l'une de ses espèces directe, progressant plus avant, produit l'imagination et la mémoire, d'autre part, une autre espèce réfléchie de ce même objet, selon qu'il paraît opportun ou non, suscite l'appétit et les mouvements locaux de son exécution. On doit entendre par là que des esprits animaux, orientés vers le centre en vue de l'acte de sensation, par répercussion aux environs des corps striés rebondissent vers leur point de départ ; et comme ces esprits en excitent aussitôt d'autres séjournant dans les racines des nerfs, ils font naître le désir de la chose sentie ou la fuite, et simultanément le mouvement de tel ou tel membre ou partie du corps : si du moins, tel ou tel mouvement a succédé une ou deux fois à telle ou telle sensation. Par la suite, un mouvement donné suit avec le maximum de fréquence une sensation donnée, comme un effet sa cause. Et de cette façon se créent peu à peu, grâce à la réception des images des choses sensibles, la connaissance du détail des objets et l'habitude d'actes à accomplir, autrement dit de mouvements locaux...

De chaque espèce de sens et d'abord du toucher

[*Willis commence par montrer comment la diversité des qualités sensibles reçues par le toucher est fidèlement reproduite, malgré l'identité de structure et de fonction des fibres nerveuses, grâce à la diversité des mouvements imprimés aux esprits animaux*].

... L'espèce tangible imprimée de cette façon aux fibres nerveuses, c'est-à-dire à l'organe externe du tact n'est pas toujours portée à partir de là, ou du moins ne l'est pas immédiatement, à ce même *sensorium commune*. Nous avons en effet, montré ailleurs que certains nerfs naissent en certaines régions du cerveau, certains autres en certaines régions du cervelet ; c'est pourquoi alors que les premiers dirigent immédiatement vers les corps striés une impulsion survenant de la périphérie tégumentaire, les seconds véhiculent vers le cervelet la sensation apportée par les fibres insérées à l'intérieur dans la région des viscères ; à partir de quoi souvent (l'animal n'en ayant pas conscience) un mouvement involontaire ǀ est réfléchi : **191**

uti cum a pharmaco emetico vomitus nobis insciis aut invitis succedit. Quoad si privata haec sensio ad cerebellum pertinens, paulo fortior ac vehemens fuerit, eadem cerebello trajecto, ulterius etiam ad corpora striata pertingit; uti cum pharmaca stomachum acrius irritantia, cardialgiam, sensionemve alias molestam, quae plane advertuntur inducunt.

Porro cum tangibilis impressio ad corpora striata primo ac immediate appellit, eadem, si levis est, ibidem terminatur, atque species sensibilis statim evanescit; sin objecti impulsus paulo fortior existat, illinc ulterius ad corpus callosum, et non raro ad cerebri corticem trajicitur; et propter eorum affectiones imaginatio et interdum memoria, rei per tactum perceptae, succedunt : quandoque item specie sensibili ad commune sensorium delata, spirituum ῥοπή exinde in nervum eundem aut alio affines reflectitur, adeoque motus locales ciet.

Hujusmodi effectus e communi proverbio satis innotescit scilicet ubi dolor ibi digitus : unicuique enim animali a natura insitum est, locum, ubi sensio molesta excitatur, digito fricare aut comprimere... [a].

---

a. *Opera Omnia*, Lyon, 1681, t. II, p. 29-32, p. 48 et p. 83.

par exemple lorsque le vomissement succède à l'absorption d'un émétique, à notre insu ou contre notre volonté. Que si cette sensation interne intéressant le cervelet a été un peu plus intense et vigoureuse, alors elle va, ayant traversé le cervelet, s'étendre plus loin jusqu'au corps strié; par exemple, lorsque des drogues, irritant plus vivement l'estomac, provoquent une douleur au cardia ou tout autre sensation pénible.

En outre, quand une impression tactile frappe d'abord et immédiatement les corps striés, si elle est légère elle s'y termine et l'espèce sensible s'évanouit aussitôt; si l'impression de l'objet se présente un peu plus intense, elle est transportée plus loin vers le corps calleux et assez souvent vers le cortex cérébral; et par les affections de ces parties, surviennent l'imagination et quelquefois la mémoire de la chose perçue par le tact. Et toutes les fois qu'une espèce sensible ayant été portée au *sensorium commune*, une vague d'esprits est réfléchie à partir de là dans le même nerf, ou dans les nerfs voisins vers quelque autre point, elle suscite par ce moyen des mouvements locaux.

Un effet de ce genre est assez connu, selon le proverbe qui dit : où est la douleur, là est le doigt. Car chaque animal est porté par nature à gratter ou à comprimer du doigt la région du corps où une sensation douloureuse est excitée… [a].

---

a. On trouve dans ce texte ramassé, avec la description exacte de phénomènes réflexes, leur explication par la notion de réflexion et la distinction de types de mouvements fondée sur la distinction anatomique des centres cérébral et cérébelleux.

Cette bibliographie ne contient pas la totalité des ouvrages ou articles cités au cours de notre exposé. Nous omettons volontairement tous ceux qui n'ont été indiqués que pour authentifier une allusion ou donner son poids à une date.

Nous avons présenté cette bibliographie selon une disposition qui reproduit les moments successifs de notre étude. Nous avons indiqué, au début, les ouvrages historiques d'usage général, et, à la fin, les travaux de physiologie, de psychologie et de philosophie dont l'intérêt ne se limite pas au service que nous leur avons demandé. Dans les divisions qui correspondent aux chapitres du présent ouvrage, nous avons réuni en A les traités ou mémoires fondamentaux selon un ordre chronologique, et en B les commentaires ou études critiques selon un ordre alphabétique.

Nous signalons que, dans le cours de notre exposé, les références aux *Œuvres* de Descartes ont été indiquées sans pagination pour toutes celles qui ont trait à des textes accessibles dans les éditions classiques ou populaires et comportant des divisions aisément repérables ; pour les autres textes cartésiens, nous renvoyons à l'édition Adam-Tannery, et chaque fois que c'est possible à l'excellent recueil publié par M. André Bridoux [1] dans la collection de la Pléiade, 2 e édition (Bridoux).

---

1. André Bridoux (1893-1982), philosophe français, professeur puis inspecteur général de l'Instruction publique, fut l'auteur de nombreux ouvrages dont une édition des *Œuvres et lettres* de Descartes (1953).

I. Histoire générale et spéciale de la biologie et de la médecine

1) *Bibliographie des sciences médicales*

Garrison (F. H.) and Morton (L. T.), *A Medical Bibliography, A Check-List of texts illustrating the history of the medical sciences*, London, Grafton & Cº, 1943.

2) *Histoire générale*

Sprengel (K. P. J.), *Versuch einer pragmatischen Geschichte der Arzneikunde*, Halle, J. Gebauer, 1792-1803 (5 vol.).

Daremberg (Ch.), *Histoire des sciences médicales*, 2 vol., Paris, J.-B. Baillière, 1870.

Dumesnil (R.), *Histoire illustrée de la médecine*, Paris, Plon, 1935.

194 | Guyenot (É.), *Les sciences de la vie aux XVIIᵉ et XVIIIᵉ siècles*, Paris, Albin Michel, 1941.

Lejeune (F.), *Leitfaden zur Geschichte der Medizin*, Leipzig, G. Thieme, 1943.

Nordenskiöld (E.), *Geschichte der Biologie*, traduit du suédois en allemand par G. Schneider, Iena, Gustav Fischer, 1926.

Radl (E.), *Geschichte der biologischen Theorien in der Neuzeit*, I, 2ᵉ éd., Leipzig-Berlin, W. Engelmann, 1913.

– *The history of biological theories*, traduit de l'allemand en anglais par E. J. Hatfield, Oxford, University Press, 1930.

Singer (Ch.), *Histoire de la biologie*, traduit de l'anglais par le Dʳ Gidon, Paris, Payot, 1934.

3) *Histoire de la physiologie*

Boruttau (H.), « Geschichte der Physiologie », in *Handbuch der Geschichte der Medizin*, von Th. Puschmann, hgg. von Max Neuburger u. Julius Pagel, t. II, Iena, G. Fischer, 1903 ; p. 327-456.

Foster (S. M.), *Lectures on the History of Physiology during the 16th, 17th and 18th Centuries*, Cambridge University Press, 1924, (1ʳᵉ éd. 1901).

Rothschuh (K. E.), *Geschichte der Physiologie*, Berlin, Springer, 1953.

4) *Histoire de la physiologie du système nerveux*

Neuburger (M.), *Die historische Entwicklung der experimentellen Gehirn und Rückenmarksphysiologie vor Flourens*, Stuttgart, F. Enke, 1897.

Soury (J.), *Le système nerveux central, Structure et fonctions. Histoire critique des théories et des doctrines*, 2 vol., Paris, Carré & Naud, 1899.

5) *Histoire de la physiologie du muscle*

BASTHOLM (E.), *The history of muscle physiology*, Copenhagen, Ejnar Munksgaard, 1950.

II. ÉTAT DU PROBLÈME DU MOUVEMENT MUSCULAIRE
AVANT DESCARTES

A.

ARISTOTE, *Aristotelis de Animalium motione et de Animalium incessu*, éd. W. Jaeger, Teubner, 1913.
– *Traité de l'âme*, éd. G. Rodier, Paris, Leroux, 1900 (2 vol.).
– *Historia animalium.*
– *De partibus animalium.*
– *De Generatione animalium.*
GALIEN, « De motu musculorum », in *Opera Omnia*, éd. Kühn, Leipzig, 1821-1833, t. IV.
– « De fœtuum formatione libellus », *ibid.*, IV.
– « De usu partium », *ibid.*, III.
| – « De placitis Hippocratis et Platonis libri novem », *ibid.*, V. 195
– *Œuvres choisies*, trad. fr. de Ch. DAREMBERG, Paris, 1854 (2 vol.).
LÉONARD DE VINCI, *Les carnets de Léonard de Vinci*, éd. E.M. Curdy, trad. fr. de L. SERVICEN, Paris, Gallimard, 1942 (2 vol.).
FABRICE D'ACQUAPENDENTE, « De Musculis : I. De Musculi Fabrica, II. De Musculi actione, III. De Musculi utilitatibus » (Vicence, 1614), in *Opera omnia Anatomica et Physiologica*, Leyde, 1738.
HARVEY (William), *Exercitatio anatomica de motu cordis et sanguinis in animalibus*, Francfort, 1628.
– *Étude anatomique du mouvement du cœur et du sang chez les animaux* ; aperçu historique et traduction française par Charles Laubry (Paris, Doin, 1950).

B.

ALLBUTT (S. T. C.), « The innate heat », in *Contributions to medical and biological Research, dedicated to Sir William Osler*, New York, 1919, vol. I, p. 219-225.
BOURGEY (L.), *Observation et expérience chez les médecins de la Collection Hippocratique*, Paris, Vrin, 1953.
BRÉHIER (E.), *Chrysippe*, Paris, Alcan, 1910.
DE CORTE, *La doctrine de l'intelligence chez Aristote*, Paris, Vrin, 1934.
FIGARD (L.), *Un médecin philosophe au XVIᵉ siècle. Étude sur la psychologie de Jean Fernel*, Paris, Alcan, 1903.

GILSON (É.), « Descartes, Harvey et la scolastique », in *Études sur le rôle de la pensée médiévale dans la formation du système cartésien*, Paris, Vrin, 1930.

GOMPERZ (Th.), *Les penseurs de la Grèce*, trad. fr. de REYMOND, t. III, Lausanne-Paris, 1911.

JAEGER (W.), *Introduction au De Animalium Motione et De Animalium incessu*, Teubner, 1913.

– « Das Pneuma in Lykeion », in *Hermes*, t. XLVIII, 1913.

– « *Diokles von Karystos* », Berlin, 1938.

LE BLOND (J.-M.), *Introduction et commentaire au Livre I du traité sur Les parties des animaux*, Paris, Aubier, 1945.

MEYER (J. B.), *Aristoteles Thierkunde*, Berlin, 1855.

PHILIPPSON (L.), *De internarum humani corporis partium cognitione Aristotelis cum Platonis sententiis comparata*, Berlin, 1831.

POUCHET (G.), « La biologie aristotélique », *Revue philosophique*, 1884, II, p. 353-384 et 531-557 ; 1885, I, p. 47-63, 173-207 et 288-310.

SCHUHL (P.-M.), « Les premières étapes de la philosophie biologique », *Revue d'Histoire des Sciences*, Juillet-septembre 1952, p. 197-221.

SHERRINGTON (C. S.), « Note on the history of the word tonus », in *Contributions to medical and biological Research, dedicated to Sir William Osler*, New York, 1919, I, p. 261-268.

– *The Endeavour of Jean Fernel*, Cambridge University Press, 1946.

STEIN (L.), *Die Psychologie der Stoa*, Berlin, 1886.

SINGER (C.) et RABIN (C.), *A prelude to modern science (Discussion of the history, sources and circumstances of the Tabulae anatomicae sex of Vesalius)*, Cambridge University Press, 1946.

196 | TAYLOR (A. E.), *A commentary on Plato's Timaeus*, Oxford, 1928.

VERBEKE (G.), *L'évolution de la doctrine du pneuma, du stoïcisme à saint Augustin*, Louvain-Paris, Desclée de Brouwer, 1945.

III. LA THÉORIE CARTÉSIENNE DU MOUVEMENT INVOLONTAIRE

A.

DESCARTES (R.), *Œuvres complètes*, édition Adam et Tannery, Paris, Cerf, 1897-1910, 12 vol.

– *Œuvres et lettres*, édition André Bridoux, collection « Bibliothèque de la Pléiade », Paris, Gallimard, 1952 (2ᵉ éd.).

BORELLI Giovanni Alfonso, *De motu animalium I et II*, Rome, 1680-1681, in Édition de Naples, 1734, augmentée des traités de Jean Bernoulli : *De motu musculorum ; De effervescentia et fermentatione*.

B.

BINET (L.), *Médecins, biologistes et chirurgiens* (Paris, S.E.G.F.P., 1954).

DREYFUS LE FOYER (H.), « Les conceptions médicales de Descartes », *Revue de Métaphysique et de Morale*, janvier 1937, p. 237-286.

GUÉROULT (M.), *Descartes selon l'ordre des raisons*, II, *L'âme et le corps*, Paris, Aubier, 1953.

HERPIN (D r A.), *La querelle de la découverte de la circulation*, Paris, J.-B. Baillière, 1943.

DE SAINT-GERMAIN (D r Bertrand), *Descartes considéré comme physiologiste et comme médecin*, Paris, V. Masson, 1869.

IV. LA FORMATION DU CONCEPT DE MOUVEMENT RÉFLEXE PAR THOMAS WILLIS

A.

WILLIS (Thomas), *Opera Omnia*, Lyon, 1681 (2 vol.).

– *Opera Omnia*, Amsterdam, 1682 (1 vol.).

CROONE (W.), De ratione motus musculorum (1664) ; publié dans le t. I des *Opera Omnia* de Willis, Lyon, 1681, p. 417-434.

STÉNON (Nicolas), « Elementorum myologiae specimen » (1667), in *Opera Philosophica*, Copenhague, 1910, t. II.

B.

MCKIE (Douglas), « Fire and the flamma vitalis : Boyle, Hooke [1] and Mayow », in *Science Medicine and History, written in honour of Charles Singer*, vol. I, Oxford University Press, 1953, p. 469-488.

V. L'ÂME IGNÉE

A.

GASSENDI (P.), « Syntagmatis Philosophici Partis secundae seu Physicae sectionis tertiae membrum posterius : De rebus terrenis viventibus seu de animalibus », liv. III, chap. III et XI, in *Opera Omnia*, Lyon, Anisson & Devenet, 1658. | STÉNON (N.), « Discours sur l'anatomie du cerveau », in *Opera* 197 *Philosophica*, Copenhague, 1910, t. II.

---

1. Robert Hooke (1635-1703), physicien et biologiste anglais, démonstrateur à la Royal Society en 1662, professeur de géométrie à Londres, laissa son nom dans des domaines variés : optique, élasticité, mécanique, astronomie, gravitation même où il affronta Newton. Dans sa *Micrographia* (1665), il décrivit la structure « cellulaire » des tissus des végétaux observés au moyen d'un microscope construit par lui-même.

BERKELEY (George), *La Siris* (1744), trad. fr. de G. BEAULAVON et D. PARODI, Paris, A. Colin, 1920.

DE LA METTRIE (J. O.), « L'homme machine » (1748), in *Œuvres philosophiques*, Amsterdam, 1774 (3 vol.).

– *Textes choisis*, préface et commentaire par Marcelle TISSERAND (Paris, Éditions sociales, 1954).

HARTLEY (D.), *Observations on man, his frame, his duty, and his expectations*, Londres, 1749.

L'Encyclopédie (1751-1758) : articles Ame (des bêtes), Animal, Esprits animaux, Instinct, Nerf, Musculaire, Sensibilité.

HALLER (A. von), *Elementa physiologiae corporis humani*, Lausanne, 1766, t. IV : *Cerebrum, Nervi, Musculi.*

B.

BACHELARD (G.), *La psychanalyse du feu*, Paris, Gallimard, 1938.

WAHL (J.), *Tableau de la philosophie française*, Paris, Éditions de la Revue Fontaine, 1946.

VI. ANIMAUX DÉCAPITÉS ET SYMPATHIES ORGANIQUES

A.

SWAMMERDAM (J.), *Biblia naturae, sive Historia insectorum*, Leyde, t. I, 1737, t. II, 1738.

GOTTSCHED, « Dissertatio de motu musculari » (1694), in *Disputationum anatomicarum selectarum*, vol. III (*ad Lienem, Hepar, Renes, Cutem, Musculos*), recueillies et éditées par HALLER, Göttingen, 1748.

ASTRUC (J.), « De phantasia sive imaginatione » (1723); « An sympathia partium a certa nervorum positura in interno sensorio ? » (1736), in *Disputationum anatomicarum selectarum*, vol. IV, recueillies et éditées par HALLER, Göttingen (1749).

L'Encyclopédie (1751-1758) : article Sympathie.

WHYTT (R.), *An Essay on the Vital and other Involuntary motions of Animal*, Edimburgh, 1751.

– *Observations of the Nature, Causes and Cure of those Disorders which are commonly called Nervous, Hypochondriac, or Hysteric*, Edimburgh, 1764.

– *Traité des maladies nerveuses, hypochondriaques et hystériques*, traduction du précédent, Paris, Didot, 1777, précédé d'un extrait de l'ouvrage sur *Les mouvements vitaux et involontaires des animaux.*

LECAT, *Traité de l'existence, de la nature et des propriétés du fluide des nerfs et principalement de son action dans le mouvement musculaire*; suivi des

Dissertations sur la sensibilité des méninges, des tendons, l'insensibilité du cerveau, la structure des nerfs, l'irritabilité hallerienne, Berlin, 1765.

HALLER (A. von), *Elementa Physiologiae Corporis humani*, Lausanne, 1766, t. IV : *Cerebrum, Nervi, Musculi.*

BERNARD (C.), *Le cahier rouge*, Paris, Gallimard, 1942.

| *B.*   198

BACHELARD (G.), *La terre et les rêveries du repos*, Paris, José Corti, 1948.

FULTON (J. F.), *Muscular Contraction and the Reflex control of Movement*, Baltimore, Williams & Wilkins, 1926 : introduction historique, p. 3-55.

ROSTAND (J.), *Les origines de la biologie expérimentale et l'abbé Spallanzani*, Paris, Fasquelle, 1951.

THOMAS (A.), « Le nouveau-né normal et l'anencéphale (réflectivité, réactivité, automatisme) », *La presse médicale*, 1954, n° 42, p. 885-6.

VII. UNZER ET PROCHASKA

A.

KANT (E.), *Träume eines Geistersehers, erläutert durch Traüme der Metaphysik*, 1766.

UNZER (J. A.), *Erste Gründe einer Physiologie der eigentlichen thierischen Natur thierischer Körper*, Leipzig, Weidmanns Erben und Reich, 1771.

PROCHASKA (G.), « De functionibus systematis nervosi Commentatio », in *Adnotationum academicorum fasciculus tertius*, Prague, Wolfgang Gerle, 1784.

– La même étude est reproduite dans le t. II de *Operum minorum anatomici, physiologici et pathologici argumenti*, Vienne, Wappler et Beck, 1800.

– *Lehrsätze aus der Physiologie des Menschen*, Vienne, C. F. Wappler, 1797.

BICHAT (X), *Recherches physiologiques sur la vie et la mort* (1800), Paris, A. Delahays, 1855.

– « De l'influence nerveuse dans les sympathies », *Journal de Médecine, Chirurgie, Pharmacie*, 1801, p. 472 *sq.*

LEGALLOIS (C. J.), *Expériences sur le principe de la vie* (1812), Paris, A. Delahays, 1855.

B.

KOYRÉ (A.), « The significance of the Newtonian synthesis », *Archives internationales de l'Histoire des Sciences*, 1950, n° 11, p. 291-311.

LAIGNEL-LAVASTINE (M.), « Sources, principes, sillage et critique de l'œuvre de Bichat », *Bulletin de la Société française de Philosophie*, XLVI, n° 1, janvier-février 1952.

VIII. Histoire de l'historique du réflexe
aux XIX e et XX e siècles

HALL (Marshall), « On a particular function of the Nervous System », in *Proceedings of Zoological Society*, London, 1832.

– On the reflex function of the medulla oblongata and medulla spinalis, in *Philosophical Transactions of Royal Society*, London, 1833, CXXIII, p. 635-65.

199 | MÜLLER (Johannes), *Handbuch der Physiologie des Menschen*, I, 1833 et II, 1840, Coblentz, Hölscher.

GEORGE (J. D.), « Contribution to the history of the nervous system », *London Medical Gazette*, XXII, 1837-1838, p. 40-47 et 93-96.

ARNOLD (J.W.), *Die Lehre von der Reflex Function für Physiologen und Aerzte*, Heidelberg, 1842.

LONGET (A.), *Traité d'anatomie et de physiologie du système nerveux*, t. I, Paris, 1842.

PFLÜGER (E.), *Die sensorischen Functionen des Rückenmarks der Wirbeltiere nebst einer neuen Lehre über die Leitungsgesetze der Reflexionen*, Berlin, 1853.

JEITTELES (A. L.), « Wer ist der Begründer der Lehre von den Reflexbewegungen? », in *Vierteljahrschrift für die praktische Heilkunde* (hgg. von der medizinischen Facultät in Prag), 1858, Bd IV, p. 50-72.

DU BOIS REYMOND (E.), « Gedächtnisrede auf Johannes Müller » (1858), in *Abhandlungen der Akademie der Wissenschaften*, Berlin, 1859; réédité avec des notes in *Reden, zweite Folge*, Leipzig, 1887.

BERNARD (Claude), *Physiologie et pathologie du système nerveux* (Leçons du Collège de France), Paris, J.-B. Baillière, 1858.

CAYRADE (J.), *Recherches critiques et expérimentales sur les mouvements réflexes*, Thèse médecine, Paris, 1864.

VULPIAN (A.), *Leçons sur la physiologie générale et comparée du système nerveux*, Paris, Librairie Germer-Baillière, 1866.

BEAUNIS (H.), *Nouveaux éléments de physiologie humaine*, Paris, J.-B. Baillière, 1876.

MILNE-EDWARDS (H.), *Leçons sur la physiologie comparée de l'homme et des animaux*, t. XIII, Paris, Masson, 1878-1879.

ECKHARD (C.), « Geschichte der Entwickelung der Lehre von den Reflexerscheinungen », in *Beiträge zur Anatomie und Physiologie*, Bd IX, Giessen, 1881, p. 29-192.

RICHET (Ch.), *Physiologie des muscles et des nerfs*, Paris, Librairie Germer-Baillière, 1882.

LHERMITTE (J.), *Les fondements biologiques de la psychologie*, Paris, Gauthier-Villars, 1925.

FEARING (F.), *Reflex Action, a study in the history of physiological psychology*, Baltimore, Williams & Wilkins, 1930.

MARX (E.), « Die Entwicklung der Reflexlehre seit Albrecht von Haller bis in die zweite Hälfte des 19. Jahrhunderts (mit einem Geleitwort von Viktor v. Weizsäcker) », in *Sitzungsberichte der Heidelberger Akademie der Wissenschaften, Math.-naturwiss. Klasse,* Jahrgang, 1938, 10. Abhdlg, p. 3-126.

KAYSER (Ch.), « Réflexes et comportement », *Bulletin de la Faculté des Lettres de Strasbourg*, 1947 ; numéro de février, p. 89-110 ; numéro de mars, p. 133-148.

WICKERSHEIMER (É.), « La médecine au XVIIᵉ siècle », in *Les médecins célèbres*, Genève, Lucien Mazenod, 1947, p. 80-85.

| HOFF (H. E.) and KELLAWAY (P.), « The early history of the Reflex », *Journal of* **200** *the History of Medicine and allied Sciences*, New York, vol. VIII, 1952, n° 3, p. 211-249.

JEFFERSON (S. G.), « Marshall Hall, the grasp reflex and the diastaltic spinal cord », in *Science Medicine and History, written in honour of Charles Singer*, vol. II, Oxford University Press, 1953, p. 303-320.

IX. PHYSIOLOGIE, NEUROLOGIE, PSYCHOLOGIE

1) *Physiologie*

BAYLISS (W. M.), *Principles of General Physiology*, London, Longmans & Green, 1915.

CARDOT (H.) et LAUGIER (H.), « Nerfs et réflexes », in *Traité de physiologie normale et pathologique*, publié par G.-H. ROGER et Léon BINET, t. IX, Paris, Masson, 1933, p. 119-211.

FULTON (J. F.), *Physiology of the nervous system*, Oxford University Press, 1938.

– Cet ouvrage a été traduit en français par Mlle CHATAGNON, avec préface du doyen Léon BINET, Paris, Vigot, 1947.

SHERRINGTON (C. S.), *The integrative action of the nervous system*, London, A. Constable, 1906.

SOULA (L. C.), *Précis de physiologie*, 2ᵉ éd., Paris, Masson, 1953.

STARLING (E. H.), *Principles of Human Physiology*, 2ᵉ éd., London, Churchill, 1915 ; 8ᵉ éd. par C. Lovatt Evans, London, Churchill, 1941.

2) *Neurologie*

DÉJERINE (J.), « Sémiologie du système nerveux : chap. IX, Sémiologie des réflexes », in *Traité de pathologie générale*, publié par Ch. Bouchard, t. V, Paris, Masson, 1901.

EY (H.), « Système nerveux et troubles nerveux », in *L'évolution psychiatrique*, 1947, p. 74 *sq.*

GOLDSTEIN (K.), *Der Aufbau des Organismus*, La Haye, Nijhoff, 1934.
– *La structure de l'organisme*, trad. fr. de BURCKHARDT et KUNTZ, Paris, Gallimard, 1951.
MINKOWSKI (Miecislas), *L'état actuel de l'étude des réflexes*, trad. fr. de H. EY, Paris, Masson, 1927.
PETITCLERC (C.), *Les réflexes tendineux*, Thèse médecine, Paris, 1880.

3) *Psychologie*

BUYTENDIJK (F. J. J.), *Traité de psychologie animale*, Paris, PUF, 1952.
JANET (P.), *De l'angoisse à l'extase*, I, Paris, Alcan, 1926.
– *Les débuts de l'intelligence*, Paris, Flammarion, 1935.
GUILLAUME (P.), *La formation des habitudes*, Paris, Alcan, 1936.
LORENTZ (K.), « The comparative method in studying innate behaviour patterns », in *Symposia of the Society for experimental biology*, n° IV : *Physiological Mechanisms in Animal Behaviour*, Cambridge University Press, 1950.
PIÉRON (H.), *Vocabulaire de la psychologie*, Paris, PUF, 1951.
PRADINES (M.), *Traité de psychologie générale*, I, Paris, PUF, 1943.
SPEARMAN (C.), *Les aptitudes de l'homme*, trad. de l'anglais, publication du *Travail humain*, Conservatoire national des Arts et Métiers, 1936.

201

X. PHILOSOPHIE DES SCIENCES ET PHILOSOPHIE BIOLOGIQUE

BACHELARD (G.), *La formation de l'esprit scientifique*, Paris, Vrin, 1938.
– *Le rationalisme appliqué*, Paris, PUF, 1949.
– *L'activité rationaliste de la physique contemporaine*, Paris, PUF, 1951.
CANGUILHEM (G.), *La connaissance de la vie*, Paris, Hachette, 1952.
COMTE (A.), *Cours de philosophie positive*, 43 e et 44 e leçons, éd. Schleicher, t. III.
DE LATIL (P.), *La pensée artificielle, Introduction à la Cybernétique*, Paris, Gallimard, 1953.
MERLEAU-PONTY (M.), *La structure du comportement*, Paris, PUF, 1942.
RUYER (R.), « Le problème de l'information et la cybernétique », *Journal de Psychologie*, octobre-décembre 1952, p. 385-418.
– *La cybernétique et l'origine de l'information*, Paris, Flammarion, 1954.
WIENER (N.), *Cybernetics or control and communication in the animal and the machine*, Paris, Hermann, 1948.

| COMPLÉMENT BIBLIOGRAPHIQUE **202**
(1977)

BRAZIER (Mary A. B.), « The historical development of neurophysiology », in *Handbook of physiology* by Field, Magoun, Hall; American Physiological Society, Washington D.C. 1959 : sect. I, vol. I, p. 1-58.

– « Felice Fontana », in *Per la storia della neurologia italiana* (Coll. Studi e Testi, 6, Instituto di storia della medicina, Milano, 1963).

CANGUILHEM (G.), « Le concept de réflexe au XIXe siècle », in *Von Boerhaave bis Berger* (Die Entwicklung der Kontinentalen Physiologie im 18. und 19. Jahrhundert), Gustave Fischer, Stuttgart, 1964. (Ce texte a été reproduit dans nos *Études d'histoire et de philosophie des Sciences*, Paris, Vrin, 1968; 3e éd. 1975.)

CLARKE (E.) and O'MALLEY (C. D.), *The human Brain and Spinal Cord*, University of California Press, Berkeley and Los Angeles, 1968.

FEARING (F.), « *Reflex action. A study in the history of physiological psychology* », introd. by Richard Held. M.I.T. Press, Cambridge, 1970. (C'est la réédition de l'ouvrage fondamental, signalé dans notre Introduction, épuisé à l'époque où nous avons composé notre étude.)

GREEN (J. H. S.), « Marshal Hall (1790-1857) : A biographical study », *Medical History*, vol. II, n° 2, april 1958, p. 120-133.

HALL (Th. S.), « Descartes'physiological method : Position, principles exemples », *Journal of the history of biology*, 1970, n° 3, p. 53-79.

JACKSON (St. W.), « Force and Kindred notions in 18th-century neurophysiology and medical psychology », *Bulletin of the history of medicine*, 1970, 44, p. 397-410, 539-554.

KEELE (K. D.), *Anatomies of pain*, Blackwell, Oxford, 1957. (Spécialement chapitre 4 : The search for the « sensorium commune ».)

KRUTA (V.), « Med. Dr. Jiri Prochaska (1749-1820), Zivot – Dilo – Doba »; Ceskoslovenske Akademie Ved, Praha, 1956.

– « Georgius Prochaska (1749-1820) et la conception du réflexe », *Scripta medica facultatum medicinae universitatum Brunensis et Olomucensis*, t. 34, n° 7-8, 1961, p. 298-314.

ISLER (H.), *Thomas Willis, Wegbereiter der modernen Medizin*; Wissenschaftliche, Verlagsgesellschaft, Stuttgart, 1965.

LAPLASSOTTE (F.), « Quelques étapes de la physiologie du cerveau du XVIIe au XIXe siècle », *Annales : économies, sociétés, civilisations*; 1970, 25, p. 599-613.

LIDDELL (E. G. T.), *The discovery of reflexes*, Oxford, Clarendon Press, 1960.

LOWRY (R.), « The reflex model in psychology : Origins and evolution », *Journal of the history of behavioral Sciences*, 1970, 6, p. 64-69.

SWAZEY (Judith P.), *Reflexes and motor integration. Scherrington's concept of integrative action*, Harvard University Press, Cambridge, Mass. 1969.

WOLF (H.-B.), « Zur Entdeckung des Patellarsehnenreflexes durch Erb und Westphal », *Münstersche Beiträge zur Geschichte und theorie der Medizin*, Nr. II, Münster 1976.

PAGES

| TABLE DES MATIÈRES [1]

1. Les numéros de pages renvoient à la pagination originale ici en marge.

ANNEXE

CANGUILHEM : TEXTE DE LA 4ᵉ DE COUVERTURE
DE *LA CONNAISSANCE DE LA VIE*
(7ᵉ TIRAGE DE LA DEUXIÈME ÉDITION « REVUE ET AUGMENTÉE »,
PUBLIÉ EN 1985)[1]

« Les études réunies dans cet ouvrage datent des années 1945-1950, à l'exception de la dernière. Depuis quarante ans l'auteur n'a pas ignoré les découvertes et les révolutions conceptuelles dans les sciences biologiques. Une Nouvelle connaissance de la Vie a été esquissée en 1966 dans les *Études d'histoire et de philosophie des sciences*, aussi bien que dans *Le Normal et le Pathologique* (2ᵉ partie : Nouvelles réflexions...). Elle a été poursuivie, en 1977, par *Idéologie et rationalité dans les sciences de la vie*.

L'auteur n'a donc pas répugné à reconnaître l'archaïsme de certaines de ses premières positions et propositions. Mais il maintient que "nouvelle connaissance" n'entraîne pas, pour le philosophe, l'abandon du projet inspirateur de *La Connaissance de la Vie* : s'interroger sur l'étonnant opportunisme de la relation des vivants avec leurs milieux, sur l'originalité de cette présence au monde qu'on nomme la vie, alors même que, selon un grand biologiste français, "on n'interroge plus la vie aujourd'hui dans les laboratoires". »

---

1. *La connaissance de la vie* parut d'abord en 1952 chez Hachette, dans la collection « Science et pensée » dirigée par Ferdinand Alquié.

Il faudra attendre 1965 pour que paraisse une « Deuxième édition revue et augmentée », chez Vrin, dans la collection « Problèmes et controverses ». L'ouvrage fut alors enrichi d'un texte, « La monstruosité et le monstrueux » paru dans *Diogène* en 1962.

L'édition Vrin de 1965 a connu au moins 8 tirages dans la collection « Problèmes et controverses ».

C'est seulement avec le septième tirage de cette 2ᵉ édition qu'apparut, en 1985, en 4ᵉ de couverture le texte ci-dessus, sans nul doute rédigé par Canguilhem lui-même.

Ce texte de 4ᵉ de couverture ne fut pas repris dans les éditions subséquentes en format de poche, à compter de 1992, alors que l'ouvrage passait à la collection « Bibliothèque des textes philosophiques ».

INDEX DES NOMS

TABLE DES MATIÈRES

LA CONNAISSANCE DE LA VIE

LA FORMATION DU CONCEPT DE RÉFLEXE AUX XVIIe ET XVIIIe SIÈCLES

Imprimé en France. - JOUVE-PRINT, 733, rue Saint-Léonard, 53100 MAYENNE
N° 2961995T - Dépôt légal : août 2021